Inhalt

1. Grundlagenwissen Intensivstation 1
2. Psychosoziale Betreuung 43
3. Intensivpflege 83
4. Beatmung 243
5. Zu- und ableitende Systeme 289
6. Aufrechterhalten des Stoffwechsels 331
7. Wundversorgung und Verbände 361
8. Besondere medizinische Diagnostik und Therapie 393
9. Medikamente und ihre Anwendung auf der Intensivstation 527
10. Schmerzeinschätzung und -therapie 565
11. Erkrankungen von A–Z 575
12. Notfälle 891
13. Laborwerte 923

- Sachregister 937

E. Knipfer, E. Kochs (Hrsg.)

Klinikleitfaden Intensivpflege

Klinikleitfaden
Intensivpflege

5. Auflage

Herausgegeben von:
Eva Knipfer, München
Eberhard Kochs, München

Mit Beiträgen von:
Annerose Bürger-Mildenberg, Östingen; Ulrike Busley, Grafing; Cord Busse, Hamburg; Sonja Cuenca, München; Heike Dertinger, München; Thomas Fischer, Berlin; Helga Frank, München; Martin Graessner, München; Christina Greil, Bergen; Thomas Hauer, Freiburg; Christian Hoffmann, München; Annegret Horbach, Stuttgart; Dietmar Kirchberg, München; Frank Kirsch, Schwäbisch Hall; Josef Kloo, München; Werner Kloster, München; Dirk Knück, Rafz (CH); Susanne König, München; Lutz Krüger, Rosenheim; Michaela Kurz, München; Angela Mahlmann, München; Andrea Masset, München; Theresa Matt, München; Susanne Menhard, München; Frank Müller, München; Walter Nagelschmidt, Wermelskirchen; Peter Nydahl, Kiel; Erika Oberauer, München; Sabine Pfeffer, Dettingen; Julia Pongratz, München; Kerstin Protz, Hamburg; Joel Riegert, München; Ricarda Scheiner, Ismaning; Micaela Schneider, Zorneding; Mirko Sicksch, Bad Oeynhausen; Andrea Stoib, Bruckmühl; Dietmar Stolecki, Dortmund; Ina Welk, Kiel; Thomas Zilker, München

Autoren der Vorauflagen:
Renate Bratke, München; Patricia Fischer, Ebersbach a.d. Fils, Vivian Keim, Hamburg; Frank Koch, Rohrbach; Anja Lorenz, München; Marion Lüke, Emsdetten; Ibtisam Mekni, München; Simone Menzel, München; Jürgen Osterbrink, Salzburg; Sabine Schumm, Nürnberg; Antje Tannen, Berlin; Roland Ziebarth, Dortmund

Zuschriften an:
Elsevier GmbH, Urban & Fischer Verlag, Hackerbrücke 6, 80335 München
E-Mail: pflege@elsevier.de

Wichtiger Hinweis für den Benutzer
Die Erkenntnisse in der Pflege und Medizin unterliegen laufendem Wandel durch Forschung und klinische Erfahrungen. Herausgeber und Autoren dieses Werkes haben große Sorgfalt darauf verwendet, dass die in diesem Werk gemachten therapeutischen Angaben (insbesondere hinsichtlich Indikation, Dosierung und unerwünschter Wirkungen) dem derzeitigen Wissensstand entsprechen. Das entbindet den Nutzer dieses Werkes aber nicht von der Verpflichtung, anhand weiterer schriftlicher Informationsquellen zu überprüfen, ob die dort gemachten Angaben von denen in diesem Werk abweichen und seine Verordnung in eigener Verantwortung zu treffen.
Für die Vollständigkeit und Auswahl der aufgeführten Medikamente übernimmt der Verlag keine Gewähr.
Geschützte Warennamen (Warenzeichen) werden in der Regel besonders kenntlich gemacht ($^{®}$).
Aus dem Fehlen eines solchen Hinweises kann jedoch nicht automatisch geschlossen werden, dass es sich um einen freien Warennamen handelt.

Bibliografische Information der Deutschen Nationalbibliothek
Die Deutsche Nationalbibliothek verzeichnet diese Publikation in der Deutschen Nationalbibliografie; detaillierte bibliografische Daten sind im Internet über http://www.d-nb.de/ abrufbar.

Alle Rechte vorbehalten
5. Auflage 2012
© Elsevier GmbH, München
Der Urban & Fischer Verlag ist ein Imprint der Elsevier GmbH.

14 15 16 17   4 3 2 1

Für Copyright in Bezug auf das verwendete Bildmaterial siehe Abbildungsnachweis

Das Werk einschließlich aller seiner Teile ist urheberrechtlich geschützt. Jede Verwertung außerhalb der engen Grenzen des Urheberrechtsgesetzes ist ohne Zustimmung des Verlages unzulässig und strafbar. Das gilt insbesondere für Vervielfältigungen, Übersetzungen, Mikroverfilmungen und die Einspeicherung und Verarbeitung in elektronischen Systemen.

Um den Textfluss nicht zu stören, wurde bei Patienten und Berufsbezeichnungen die grammatikalisch maskuline Form gewählt. Selbstverständlich sind in diesen Fällen immer Frauen und Männer gemeint.

Planung und Lektorat: Andrea Kurz, München
Lektorat und Projektmanagement: Karin Kühnel, München
Redaktion: Petra Becker, Syke
Herstellung: Ulrike Schmidt, München; Kerstin Wilk, Leipzig
Satz: abavo GmbH, Buchloe/Deutschland; TnQ, Chennai/Indien
Druck und Bindung: CPI, Ulm
Umschlaggestaltung: SpieszDesign, Neu-Ulm
Titelfotografie: © colorbox, iStockphoto, Fotolia

ISBN Print 978-3-437-26913-4
ISBN e-Book 978-3-437-18778-0

Ist bereits unter der ISBN 978-3-437-26912-7 erschienen.
Aktuelle Informationen finden Sie im Internet unter **www.elsevier.de** und **www.elsevier.com**

Vorwort

Nicht nur die medizinische Therapie in der Intensivmedizin sondern auch speziell die Intensivpflege war über die letzten Jahre einem stetigen Wandel unterzogen. Dieser ständige Veränderungsprozess wird erwartungsgemäß andauern.
Die Pflege entwickelte sich gleichzeitig mit dem medizinischen Wissen fort und hat darüber hinaus auch eigenständige Kompetenzen in die Behandlung von kritisch kranken Patienten eingebracht. Es ist heutzutage allgemein anerkannt, dass der professionellen Intensivpflege ein wesentlicher Anteil an einer positiven Entwicklung von Intensivpatienten zugemessen werden muss. Beides, sachgerechte Versorgung und menschliche Zuwendung sind bei der Versorgung der oftmals kritisch kranken Patienten unverzichtbare Komponenten der Intensivpflege.
Eine professionelle Intensivpflege setzt mehreres voraus: eingehende Kenntnisse der zugrundeliegenden Krankheiten, deren Veränderungen während der intensivmedizinischen Behandlung sowie die Wahrnehmung und das Eingehen auf die unterschiedlichen subjektiven Bedürfnisse jedes kritisch kranken Patienten. Der jetzt bereits in der **5. Auflage** vorliegende **Leitfaden** berücksichtigt in diesem Sinne die Weiterentwicklung der intensivmedizinischen Pflege und wurde den neuesten Erkenntnissen angepasst. Einzelne Kapitel sind vollständig überarbeitet, neu verfasst und alle auf den neuesten Stand gebracht worden.

Wir danken den bisherigen Herausgebern und Autoren für ihre geleistete Arbeit, ohne die der Klinikleitfaden in der vorliegenden Form nicht zustande gekommen wäre. Ebenso dürfen wir allen Autoren der jetzigen Auflage für ihre Arbeit und ihre Beiträge danken, die die Weiterführung dieses Buches erst ermöglicht haben.
Wie schon für die vorangegangenen Auflagen dürfen wir auch sehr dem Verlag und hier insbesondere Frau Kühnel für die stets konstruktive Zusammenarbeit danken.
Wir hoffen weiterhin, dass diese Auflage, wie auch schon die vorangegangenen, einen breiten Leserkreis finden wird und wir sind davon überzeugt, dass insbesondere Pflegende von intensivpflichtigen und überwachungsbedürftigen Patienten viel Nützliches für ihre teilweise schwierige praktische Arbeit in diesem Klinikleitfaden finden können.
Unsere Leitlinie in der Bearbeitung der 5. Auflage war nach wie vor: aus der Praxis für die Praxis auf dem Stand der aktuellsten Erkenntnisse für die Intensivpflege.

Nun wünschen wir viel Erfolg und Freude an und mit der 5. Auflage.

München, im Februar 2012

Die Herausgeber
Eva Knipfer
Eberhard Kochs

Abkürzungen/Fachbegriffe

ACS	Akutes Koronarsyndrom
ACT	Active clotting time (aktivierte Gerinnungszeit)
ACVB	Aortocoronarer Venenbypass
ADH	Antidiuretisches Hormon
AF	Atemfrequenz
AHA	American Heart Association
AICD	Automatischer implantierbarer Kardiodefibrillator
AK	Antikörper
AMG	Arzneimittelgesetz
AMV	Atemminutenvolumen
ANV	Akutes Nierenversagen
AO	Anordnung
AP	Angina pectoris
APRV	Airway Pressure Release Ventilation
ArbSchG	Arbeitsschutzgesetz
ARC	AIDS-related-complex
ARDS	Akutes Lungenversagen (acute respiratory distress syndrome)
art.	arteriell
AS	Aminosäuren
ASB	Assistent Spontaneous Breathing
ASE	Atemstimulierende Einreibung
ASS	Acetylsalicylsäure
AT III	Antithrombin III
ATL	Aktivitäten des täglichen Lebens
AVK	Arterielle Verschlusskrankheit
AZ	Allgemeinzustand
AZV	Atemzugvolumen
BAA	Bauchaortenaneurysma
bakt.	bakteriell
bath-motrop	Die Reizschwelle des Myokards beeinflussend
BB	Blutbild
BDK	Blasendauerkatheter
bds.	beidseits
BDSG	Bundesdatenschutzgesetz
BE	Base Excess
BE	Broteinheit
BfArM	Bundesinstitut für Arzneimittel und Medizinprodukte
BGA	Blutgasanalyse
BGV	Berufsgenossenschaftliche Vorschriften
Bili	Bilirubin
BIPAP	Biphasic Positive Airway Pressure
BLS	Basic Life Support
BMI	Body-Mass-Index
BQS	Bundesgeschäftsstelle für Qualitätssicherung
BSG	Blutsenkungsgeschwindigkeit
BZ	Blutzucker

Ca²⁺	Kalzium
Cave	Vorsicht
CCS	Canadian Cardiovascular Society
CCT	Kranielles Computertomogramm
Ch	Charriére
Chron.	Chronisch
chronotrop	Steigerung der Herzfrequenz, Aktivierung Sympathikus
CI	Cardiac Index, Herzindex
CK	Kreatinkinase
CK-MB	Kreatinkinase vom Herzmuskeltyp
Cl⁻	Chlorid
CMV	Cytomegalievirus
CNV	Chronisches Nierenversagen
CO$_2$	Kohlendioxid
COPD	Chronic Obstructive Pulmonary Disease, chronisch obstruktive Lungenerkrankung
CPAP	Continuous Positive Airway Pressure
CPP	Cerebraler Perfusionsdruck
CPR	Kardiopulmonale Reanimation
CRP	C-reaktives Protein
CT	Computertomographie
CTG	Cardiotokogramm
Cu	Kupfer
CVVH	Kontinuierliche venovenöse Hämofiltration
d	Tag, dies (lat.= täglich)
DGHM	Deutsche Gesellschaft für Hygiene und Mikrobiologie
diast.	diastolisch
DIC	Disseminated intravasal coagulation, disseminierte intravasale Gerinnung)
Distribution	Verteilung
Dos.	Dosierung
dromotrop	Die Erregungsleitung des Herzens beeinflussend
E. coli	Escherichia coli
EBN/EVM	Evidence-based Nursing/Evidence-based Medicine
ECMO	Extrakorporale Membranoxygenierung
EEG	Elektroenzephalogramm
EK	Erythrozytenkonzentrat
EKG	Elektrokardiogramm
EKZ	extrakorporale Zirkulation
Elimination	Ausscheidung; alle Prozesse , die im Rahmen der Verstoffwechselung zum Unwirksamwerden eines Stoffes führen
EMMV	Extended Mandatory Minute Ventilation
ERCP	Endoskopische retrograde Cholangio-Pankreatikographie
Ery	Erythrozyten
ES	Extrasystole
ESV	Endsystolische Volumen
EZR	Extrazellularraum
Faeces	Stuhlausscheidung

Abkürzungen/Fachbegriffe

FFP	Fresh Frozen Plasma, gefrorenes Frischplasma
FiO_2	Fraktion des inspiratorischen Sauerstoffgehalts
FRC	Funktionelle Residualkapazität
FSP	Fibrinspaltprodukte
GFP	Gefrorenes Frischplasma (Fresh Frozen Plasma)
GFR	Glomeruläre Filtrationsrate
GG	Grundgesetz
GIT	Gastrointestinaltrakt
GKW	Ganzkörperwäsche
GOT	Glutamat-Oxalazetat-Transaminase
GPT	Glutamat-Pyruvat-Transaminase
gyn.	gynäkologisch
h	Stunde
HAES	Hydroxaethylstärke
Hb	Hämoglobin
HDM	Herzdruckmassage
HF	Herzfrequenz
HFV	High Frequency Ventilation
HIT	Heparininduzierte Thrombozytopenie
HIV	Human immunodeficiency virus
HK	Herzkatheter
Hkt.	Hämatokrit
HLM	Herz-Lungen-Maschine
Hunt & Hess	Klassifikation bei Subarachnoidalblutung
HUS	hämolytisch-urämisches Syndrom
HVLP	high-volume-low-pressure
HZV	Herzzeitvolumen
i. v.	intravenös
i.c.	intrakutan
I.d.R.	In der Regel
i.m.	intramuskulär
i.v.	intravenös
IABP	Intraaortale Ballongegenpulsation
ICN	International Council of Nurses
ICP	Intrakranieller Druck
ICR	Interkostalraum
ID	Innerer Durchmesser
IE	Internationale Einheit
Ind.	Indikation
inotrop	Die Kontraktilität des Myokards beeinflussend
ITS	Intensivstation
IZR	Intrazellularraum
K	Kalium
Kcal	Kilokalorie
kgKG	Kilogramm pro Körpergewicht
KH	Kohlenhydrate
KHK	Koronare Herzkrankheit
KI	Kontraindikation
KO	Komplikation

KOF	Körperoberfläche
Kontext-sensitive Halbwertszeit	Parameter für den Wirkungsverlauf eines Pharmakons nach Ende der Zufuhr
Kps.	Kapsel
Krea	Kreatinin
l	Liter
LAP	Linker Vorhofdruck
LDH	Laktatdehydrogenase
LE	Lungenembolie
Leukos	Leukozyten
Lj	Lebensjahr(e)
LK	Lymphknoten
LP	Lumbalpunktion
Lufu	Lungenfunktion
MAP	Arterieller Mitteldruck
MARS	Molecular Adsorbents Recirculating System
max.	maximal
MedGV	Medizingeräteverordnung
mg	Milligramm
Min.	Minute
mind.	mindestens
Miosis	Engstellung der Pupillen
mmHg	Millimeter Quecksilbersäule
MMV	Mandatory Minute Ventilation
MODS	Multiorgandysfunktionssyndrom
MOV	Multiorganversagen
MPG	Medizinproduktegesetz
MRSA	Methicillin-resistente Staphylococcus aureus Stämme
MRT	Magnetresonanztomographie
MS	Magensonde
MTS	Medizinischer Thrombosestrumpf
N.	Nervus
n.A.	nach Anordnung
Na	Natrium
NaCl	Natriumchlorid
NaHCO$_3$	Natriumbikarbonat
neg.	negativ
NIBP	Non-invasive Blood-Pressure, nicht invasive Blutdruckmessung
NMH	Niedermolekulares Heparin
NNM	Nebennierenmark
NNR	Nebennierenrinde
NO	Stickstoffmonoxid
NPN	Nitroprussidnatrium
NRS	Numerische Rangskala
NSAID	Non Steroidale Anti Inflammatory Drugs
NSAR	Nichtsteroidale Antirheumatika
NSTEMI	Infarkt ohne ST-Hebungen
NW	Nebenwirkung

X Abkürzungen/Fachbegriffe

O_2	Sauerstoff
OP	Operation
OPCAB	Off-Pump Coronary Artery Bypass
PAK	Pulmonalarterienkatheter
p. o.	per os
$paCO_2$	Arterieller Kohlendioxiddruck
paO_2	Arterieller Sauerstoffdruck
PAP	Pulmonalarteriendruck
pAVK	Periphere arterielle Verschlusskrankheit
PCA	Patientenkontrollierte Analgesie
PCEA	Patientenkontrollierte Periduralanalgesie
PCWP	Pulmonalarterieller Verschlussdruck, Wedgedruck
PDA	Periduralanalgesie
PDK	Periduralkatheter
pECLA	Pumpless Extracorporeal Lung Assistent
PEEP	Positiver endexspiratorischer Druck
PEG	Perkutane endoskopische Gastroenterostomie
Perspiratio insensibilis	Bezeichnet die nicht wahrnehmbare Verdunstung über die Haut
Pharmakodynamik	Wirkungsmechanismus eines Arzneimittels
Pharmakokinetik	Verlauf der Arzneimittelverteilung im Körper von der Aufnahme bis zur Ausscheidung (Resorption-Distribution-Elimination)
pH-Wert	Konzentrationsbeschreibung der Wasserstoffionenkonzentration in einer Lösung
PM	Pacemaker
postop.	postoperativ
PPI	Protonenpumpeninhibitoren
präop.	präoperativ
PRIND	Prolongiertes reversibles ischämisches neurologisches Defizit
PTA	perkutane transluminale Angioplastie
PTT	Partielle Thromboplastinzeit
RDM	Reinigungs- und Desinfektionsmaschinen
Resorption	Aufnahme
respir.	respiratorisch
rezid.	rezidivierend
RR	Blutdruck nach Riva-Rocci
r-TPA	Rekombinant Tissue Plasminogen Activator
s.c.	subkutan
s.l.	sublingual
s.o.	siehe oben
s.u.	siehe unten
SAB	Subarachnoidalblutung
SaO_2	Sauerstoffsättigung
SDH	Subdurales Hämatom
Se	Selen
Sek.	Sekunde
SGB	Sozialgesetzbuch
Shivering	Kältezittern

SHT	Schädel-Hirn-Trauma
SIMV	Synchronized Intermittent Mandatory Ventilation
SIRS	Systemic-inflammatoric-response-Syndrom
SM	Schrittmacher
SPA	Spinalanästhesie
SSW	Schwangerschaftswoche
stdl.	stündlich
StGB	Strafgesetzbuch
SV	Schlagvolumen
SVR	Systemischer Gefäßwiderstand
syst.	systolisch
TAA	Thorakales Aneurysma
TCD	Transkranielle Dopplersonographie
TEE	Transösophageale Echokardiografie
TENS	Transkutane elektrische Nervenstimulation
tgl.	täglich
Thrombos	Thrombozyten
TIA	Transitorisch ischämische Attacke
TK	Thrombozytenkonzentrate
TMP	Transmembrandruck
TTE	Transthorakale Echokardiografie
TX	Organtransplantation
TZ	Thrombinzeit
UFH	Unfraktioniertes Heparin
UF-Rate	Ultrafiltrationsrate
u/o	und/oder
u.U.	unter Umständen
V.	Vene
v.a	vor allem
VAH	Verbund für Angewandte Hygiene
VAS	Visuelle Analogskala
VC	Vitalkapazität
VCV	Volume Controlled Ventilation
VES	Ventrikuläre Extrasystole
VRS	Verbale Rangskala
VT	Ventrikuläre Tachykardie
VW	Verbandwechsel
W/Ö-Emulsion	Wasser-in-Öl-Emulsionen
WHO	World Health Organization
z.B.	Zum Beispiel
z.T.	zum Teil
Zn	Zink
ZNS	Zentrales Nervensystem
ZVD	Zentraler Venendruck
ZVK	Zentraler Venenkatheter

Abbildungsnachweis

Der Verweis auf die jeweilige Abbildungsquelle befindet sich bei allen Abbildungen im Werk am Ende des Legendentextes in eckigen Klammern. Alle nicht besonders gekennzeichneten Grafiken und Abbildungen © Elsevier GmbH, München.

A300	Reihe Klinik- und Praxisleitfaden, Elsevier GmbH, Urban & Fischer Verlag, München
A400–215	S. Weinert-Spieß, Neu-Ulm in Verbindung mit der Reihe Pflege konkret, Elsevier
F148	C.L. Hicks et al. In: Pain 93 (2001) 93: 173–183, International Association for the study of pain (IASP)
L106	H. Rintelen, Velbert
L115	R. Dunkel, Berlin
L138	M. Kosthorst, Borken
L157	S. Adler, Lübeck
L190	G. Raichle, Ulm
M268	E. Knipfer, München
O478	M. Sicksch, Bad Oeynhausen
O484	E. Oberauer, München
R161	Luxem, Kühn, Runggaldier: Lehrbuch Rettungsdienst, 3. Aufl., Elsevier GmbH, Urban & Fischer Verlag, München
R203	Schäfer: Fachpflege Beatmung, 4. Aufl., Elsevier GmbH, Urban & Fischer Verlag 2005
R206	L. Latasch; E. Knipfer: Anästhesie Intensivmedizin Intensivpflege, 2. Aufl., Elsevier GmbH, Urban & Fischer Verlag, München 2004
R226	Berning: Prophylaxen in der Pflegepraxis, 1. Aufl., Elsevier GmbH, Urban & Fischer Verlag 2006
T170	E. Walthers, Marburg-Bauerbach
T197	B. Danz, Ulm
U244	Covidien Deutschland GmbH, Neustadt
V089	Laerdal Medical GmbH, Puchheim
V141	Maquet GmbH & Co. KG, Rastatt
V174	Janssen-Cilag GmbH, Neuss
V213	PULSION Medical Systems AG, München
V346	LMA Deutschland GmbH, Bonn
V420	Teleflex Medical GmbH, Kernen
V448	Novalung GmbH, Hechingen
V495	Abiomed Europe, Germany
V496	LIFEBRIDGE Medizintechnik AG, Ampfing
V497	Cincinnati Sub-Zero, Cincinnati, USA
W274	EKA European Kinaesthetics Association

1 Grundlagenwissen Intensivstation

1.1 Pflegefachkräfte auf Intensivstationen 2
1.1.1 Krankenpflegegesetz (KrPflG) 2
1.1.2 Weiterbildung 3
1.2 Qualität 4
1.2.1 Ziele der Qualität 4
1.2.2 Qualitätsbeschreibung 4
1.2.3 Blickrichtungen der Qualität 6
1.2.4 Qualitätssicherung 7
1.2.5 Qualitätsmanagement 8
1.2.6 Dokumentation 10
1.2.7 Aufnahme, Übergabe, interdisziplinäre Visite, Pflegevisite 11
1.3 Hygiene 13
1.3.1 Nosokomiale Infektionen (NI) 14
1.3.2 Spezielle Hygienemaßnahmen auf der Intensivstation 19
1.3.3 Krankenhaushygienisch bedeutsame Erreger: „MRE" 21
1.3.4 Personalschutz 22
1.4 Rechtliche Grundlagen 23
1.4.1 Selbstbestimmung 23
1.4.2 Freiheitsentziehende Maßnahmen 25
1.4.3 Schweigepflicht und Datenschutz 26
1.4.4 Führungs- und Handlungsverantwortung 27
1.4.5 Gesetz über den Verkehr mit Arzneimitteln (Arzneimittelgesetz – AMG) 29
1.4.6 Gesetz über den Verkehr mit Betäubungsmitteln (BtmG) 29
1.4.7 Gesetz zur Regelung des Transfusionswesens (Transfusionsgesetz – TFG) 31
1.4.8 Gesetz über die Spende, Entnahme und Übertragung von Organen und Gewebe (Transplantationsgesetz – TPG) 32
1.4.9 Gesetz über Medizinprodukte (Medizinproduktegesetz – MPG) 33
1.4.10 Unfallverhütungsvorschriften 35
1.4.11 Arbeitssicherheitsgesetze 39

1 Grundlagenwissen Intensivstation

1.1 Pflegefachkräfte auf Intensivstationen
Eva Knipfer

Aufgaben der Gesundheits- und Krankenpfleger/innen im interdisziplinären Team der Intensivstation sind z. T. abhängig von den verschiedenen Einrichtungen und Kliniken. Darüber hinaus sind sie geprägt von politischen, wissenschaftlichen, rechtlichen und epidemiologischen Entwicklungen.

Entwicklungen im Gesundheitswesen
Zu nennen sind hier:
- Ökonomisierung im deutschen Gesundheitswesen
- Weiterhin hohe Fallzahlen in den Krankenhäusern
- Verdichtung der Arbeit, d. h. kurze Verweildauer bei häufigerem Patientenwechsel
- Patienten werden älter, sind chronisch krank und brauchen mehr Unterstützung
- Medizinischer Fortschritt

Pflegerische Tätigkeiten
Die pflegerischen Tätigkeiten auf der Intensivstation leiten sich aus dem Krankenpflegegesetz (KrPflG) ab.

1.1.1 Krankenpflegegesetz (KrPflG)

Das **Gesetz über die Berufe in der Krankenpflege** (Krankenpflegegesetz, KrPflG) wurde in seiner jetzigen Form im Bundesgesetzblatt veröffentlicht und ist am 1. Januar 2004 in Kraft getreten. Es regelt u. a. die Erlaubnis zum Führen der Berufsbezeichnung Gesundheits- und Krankenpfleger/in.

§ 3 Ausbildungsziel (gekürzt)
Die Ausbildung soll entsprechend dem allgemein anerkannten Stand pflegewissenschaftlicher, medizinischer und weiterer bezugswissenschaftlicher Erkenntnisse fachliche, personale, soziale und methodische Kompetenzen zur verantwortlichen Mitwirkung insbesondere bei der Heilung, Erkennung und Verhütung von Krankheiten vermitteln.
Die Ausbildung für die Pflege soll insbesondere dazu befähigen:
- Folgende Aufgaben **eigenständig** auszuführen:
  - Erhebung und Feststellung des Pflegebedarfs
  - Planung, Organisation, Durchführung und Dokumentation der Pflege
  - Evaluation der Pflege, Sicherung und Entwicklung der Qualität der Pflege
  - Beratung, Anleitung und Unterstützung von Patienten und ihren Bezugspersonen in der individuellen Auseinandersetzung mit Gesundheit und Krankheit
  - Einleitung lebenserhaltender Sofortmaßnahmen bis zum Eintreffen der Ärztin oder des Arztes
- Folgende Aufgaben **im Rahmen der Mitwirkung** auszuführen:
  - Eigenständige Durchführung ärztlich veranlasster Maßnahmen
  - Maßnahmen der medizinischen Diagnostik, Therapie oder Rehabilitation
  - Maßnahmen in Krisen- und Katastrophensituationen
- Interdisziplinär mit anderen Berufsgruppen zusammenzuarbeiten

- Multidisziplinäre und berufsübergreifende Lösungen von Gesundheitsproblemen zu entwickeln

Diese z. T. wesentlichen Neuerungen im Krankenpflegegesetz passen die Ausbildungsziele an die neuen Anforderungen des Gesundheitswesens an. Der eigenständige Aufgabenbereich der Pflege, die Mitwirkung bei qualitätssichernden Maßnahmen auf der Basis wissenschaftlicher Kriterien sowie die Beratung von Menschen in allen Bereichen von Gesundheit und Krankheit wird auch die fachpraktische Tätigkeit in der Intensivpflege verändern.

1.1.2 Weiterbildung

Die zweijährige Weiterbildung zur/zum Krankenschwester/-pfleger für Intensivpflege und Anästhesie wird an Kliniken berufsbegleitend angeboten. Der theoretische und praktische Unterricht umfasst die Vermittlung von Kompetenzen u. a. in Anatomie, Physiologie, Pathophysiologie, Methoden der Intensivpflege, Ethik, Hygiene, Pflege- und Sozialwissenschaft.

Die Weiterbildung soll den Pflegenden der Intensivstationen und der Anästhesie die notwendigen speziellen Kenntnisse, Fertigkeiten und Verhaltensweisen zur Durchführung der Intensiv- und Anästhesiepflege, der Assistenz bei diagnostischen und therapeutischen Maßnahmen, zur Überwachung des Patienten und zum Handeln im Notfall vermitteln.

Da komplexe Arbeitsprozesse im interdisziplinären Team ein lebenslanges Lernen erfordern, werden zunehmend moderne Methoden der Wissensvermittlung angewandt. Problemorientiertes Lernen am Fall und im Behandlungsteam fordert Basiswissen in wissenschaftlichen Kompetenzen. Die Grundvoraussetzungen sind als Ziele bereits im Krankenpflegegesetz verankert. Diese Kompetenzen schaffen die Grundlage zur Reflexion, um die Qualität der praktischen Tätigkeit kontinuierlich zu verbessern.

> Für intensivpflegerische Tätigkeiten mit dem Ziel, die Sicherheit des Patienten sowie eine hohe Qualität in Diagnostik und Therapie zu gewährleisten, bedarf es hochqualifizierten Pflegepersonals.

Anforderungen an die Weiterbildung
- Fachliche Handlungskompetenzen durch Qualifikation
- Zeitnahe Qualifikation bei Beginn der Tätigkeit im Intensivbereich

Anforderungen an die Einrichtungen
- Mindestquote von qualifiziertem (fachweitergebildetem) Personal
- Vorbehaltene Tätigkeiten für fachqualifiziertes Personal

Literatur
Isfort M, Weidner F. et al. Pflege-Thermometer 2009. Eine bundesweite Befragung von Pflegekräften zur Situation der Pflege und Patientenversorgung im Krankenhaus. Deutsches Institut für angewandte Pflegeforschung (dip), Köln; www.dip.de (letzter Zugriff: 18.6.2011).

Sachverständigenrat zur Begutachtung der Entwicklung im Gesundheitswesen 2007. Kooperation und Verantwortung – Voraussetzungen einer zielorientierten Gesundheitsversorgung, Kurzfassung; www.svr-gesundheit.de. (letzter Zugriff: 25.8.2011).

DGF Deutsche Gesellschaft für Fachkrankenpflege und Funktionsdienste; www.dgf-online.de. (letzter Zugriff: 25.8.2011).

1.2 Qualität

Sabine Pfeffer

Die aus dem Lateinischen abgeleitete Vokabel „Qualität" bezeichnet zunächst ganz allgemein „Beschaffenheit, Eigenschaft". Der Begriff Qualität wird objektiv auf Beschaffenheit und messbare Eigenschaften angewandt. In der pflegerischen Versorgung wird der Qualitätsbegriff unter pragmatischen Aspekten definiert.
Hier bezieht sich die Qualität auf die Differenz zwischen dem, was bei der Patientenbehandlung erreicht werden könnte oder sollte, und dem, was tatsächlich erzielt worden ist. Qualität als wertender Begriff ist also abhängig von Standards und daraus resultierenden konkreten Zielvorstellungen, die man mit pflegerischen Verrichtungen verfolgt.

! Das Ziel ist, nach den geltenden Standards möglichst fehlerfrei zu arbeiten und die Dienstleistungen mit dem Fokus zu erstellen, diese beim ersten Mal richtig zu machen. Dies beinhaltet die kontinuierliche Verbesserung der Prozesse und Dienstleistungen.

1.2.1 Ziele der Qualität

Qualität ist u. a.:
- Das Einhalten von Zusagen und Versprechungen
- Ehrlichkeit, Berechenbarkeit und Zuverlässigkeit
- Verlässliches Erbringen klar definierter Dienstleistungen, die einer Überprüfung standhalten (Patient, Krankenkassen, MDK, Gesetzgeber, Pflegedienstleitungen)

> Qualität gibt Sicherheit und Vertrauen. Dies ist klar erkennbar in der Patienten-Pflegebeziehung.

Qualität wird vom Patienten erwartet und muss in der Pflege mit nachprüfbaren Inhalten gefüllt werden. Dies wird ausgedrückt durch:
- Das Menschenbild
- Zufriedenheit mit der Pflege
- Positive Lebensperspektive
- Menschliche Ausführung der Pflege

1.2.2 Qualitätsbeschreibung

Definitionen der Qualität sind u. a. von Donabedian und Williams vorgenommen worden:

> **Qualität nach Donabedian (1968)**
> Qualität ist der Grad der Übereinstimmung zwischen den Zielen des Gesundheitswesens und der wirklich geleisteten Pflege. Qualität der Pflege ist die Übereinstimmung zwischen der wirklichen Pflege und der zuvor dafür formulierten Standards und Kriterien.

Qualität nach Williams (1978)
Qualität ist der Grad des erreichten Erfolgs der Pflege, der mit verantwortlichem Gebrauch von Mitteln und Leistungen erreicht wird.

Die bestmögliche Gestaltung des Behandlungsverlaufs der Patienten orientiert sich an:
- Aktuellen wissenschaftlichen Erkenntnissen
- Standards, Leitlinien, Richtlinien
- Evidenzbasierter Medizin und Pflege EBM/EBN
- Prozessmanagement

Begriffsdefinitionen qualitätssichernder Maßnahmen

Standard
Unter Standard werden allgemein Begriffe wie Maßstab, Norm, Richtschnur, Leistungs- und Qualitätsniveau verstanden. Merkmale von Standards:
- Bestimmen das Leistungsniveau der Pflege
- Basieren auf den neuesten wissenschaftlichen Erkenntnissen und werden ständig angepasst
- Beinhalten klare Verfahrensanweisung
- Bestimmen Arbeitsabläufe
- Regeln Zuständig- und Verantwortlichkeiten

> Standards ersetzen nicht die Fachkompetenz einer Pflegekraft. Sie führen nur durch Überprüfung und Einbindung in Handlungsabläufe zur kontinuierlichen Verbesserung der Prozesse.

Leitlinien
Leitlinien = systematisch wissenschaftlich entwickeltes Statement für Praktiker und Patienten
Merkmale von Leitlinien:
- Sind Entscheidungshilfe in Bezug auf eine gute med. pflegerische Versorgung unter bestimmten Rahmenbedingungen und Umständen
- Definieren Anforderungen an die Qualität der med.-pflegerischen Versorgung und ermöglichen deren Messung durch Qualitätsindikatoren
- Unterliegen Qualitätsanforderungen und werden regelmäßig auf Gültigkeit überprüft

> Leitlinien sind Orientierungshilfen, bei Bedarf kann oder muss von ihnen abgewichen werden.

Richtlinien
Richtlinien sind von einer rechtlich legitimierten Institution konsentierte schriftlich fixierte und veröffentlichte Regelungen des Handelns oder Unterlassens, die für den Rechtsraum dieser Institution verbindlich sind und deren Nichtbeachtung definierte Sanktionen nach sich zieht.

EBN/EBM

EBN/EBM (Evidence-based Nursing/Evidence-based Medicine) = systematischer Gebrauch der gegenwärtig besten wissenschaftlichen Erkenntnis für Entscheidungen in der med.-pflegerischen Versorgung des individuellen Patienten

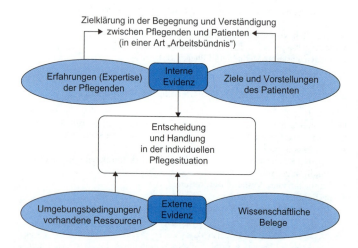

Abb. 1.1 Komponenten evidenzbasierter Pflegepraxis [A300]

> Haftungsrechtlich wird nicht zwischen Standard, Leitlinie und Richtlinie unterschieden. Standards sind „Orientierungshilfen" für den Richter und spiegeln die erforderliche Sorgfalt wider.

1.2.3 Blickrichtungen der Qualität

Die Beschäftigung der Pflegenden mit dem Thema Qualität aus verschiedenen Blickwinkeln.
- **Erfahrung:** Qualität ist absolut und universell erkennbar. Hohe Ansprüche und Leistungen sind oft nicht präzise zu definieren und werden auch durch Erfahrung empfunden.
- **Patientensicht:** Qualität liegt im Auge des Betrachters. Individuelle Patienten haben unterschiedliche Wünsche und Bedürfnisse. Wobei diejenigen Pflegehandlungen, die die Bedürfnisse am besten befriedigen, als qualitativ hochwertig betrachtet werden.
- **Qualitätsprozess:** ist das Einhalten von Spezifikationen; hervorragende Qualität entsteht durch eine gut ausgeführte Arbeit, deren Ergebnis die Anforderungen zuverlässig erfüllt.
- **Preis-Nutzen-Verhältnis:** Qualität wird durch Kosten und Preise ausgedrückt. Ein Qualitätsprodukt erfüllt eine bestimmte Leistung zu einem akzeptablen Preis, z. B. DRG-Entgeltsystem.

Qualitätsdimensionen

Strukturqualität
Strukturqualität beschreibt die Rahmenbedingungen, die zur Durchführung der Pflegeleistungen erforderlich sind. Dies umfasst, z. B.:
- Betriebssystem der Institution
- Organisationsform
- Aus-, Fort- und Weiterbildungsbedingungen
- Stellenbesetzung und Mitarbeiterqualifikationen
- Pflegematerialien und räumliche Ressourcen

Prozessqualität
Prozessqualität bezieht sich auf die pflegerische Handlung:
- Bestimmung von Art und Umfang der pflegerischen Intervention, z. B. in der Pflegeplanung, Pflegevisite
- Festlegung und Beschreibung einer anzustrebenden und für alle verbindlichen Pflegequalität, z. B. in nationalen Expertenstandards

Prozessstandards beschreiben die eigentliche pflegerische Handlung zur Zielerreichung und orientieren sich an EBM/EBN, Standards, Leitlinien und Richtlinien.

Ergebnisqualität
Ergebnisqualität beschreibt allgemein das vorliegende Leistungsergebnis einer Einrichtung. Dazu gehören die Anzahl der behandelten Patienten und der Gesundheits- und Zufriedenheitszustand des Patienten. Das Pflegeergebnis ist somit primärer Beurteilungsmaßstab für die pflegerische Leistung, z. B. subjektives Wohlbefinden des Patienten, interne und externe Patientenbefragungen, Ist-Soll-Vergleich bei Ergebnisstandards. Ergebnisqualität beinhaltet auch die Erfassung von Komplikationsraten, z. B. Infektions-, Mortalitäts-, Dekubitusraten.

> **Beispiel: Bewegung des Patienten nach kinästhetischen Gesichtspunkten**
> - Strukturqualität: Schulung des Pflegepersonals in Kinästhetikkursen
> - Prozessqualität:
>   - Grundlagen der Kinaesthetics werden in der Praxis angewendet
>   - Kontinuierliche Verbesserung der eigenen Bewegungsanleitung
>   - Pflegekompetente Unterstützung des Patienten in seinen Fähigkeiten und Dispositionen
>   - Erkennen spezieller Patientenprobleme
> - Ergebnisqualität:
>   - Verbesserung des subjektiven Befindens des Patienten
>   - Wirksame Methode zur Bewegungs- und Gesundheitsförderung
>   - Rückläufige Belastung des Pflegepersonals bei der Mobilisation
>   - Höhere Fachkompetenz des Pflegepersonals

1.2.4 Qualitätssicherung

Qualitätssicherung ist der Vorgang des Beschreibens von Zielen in Form von Pflegestandards und Kriterien. Das tatsächliche Pflegeniveau kann gemessen und, falls erforderlich, zur Modifizierung der Pflegepraxis evaluiert werden.

1 Grundlagenwissen Intensivstation

Externe Qualitätssicherung bedeutet, dass Standards und Kriterien von Behörden oder ausgewählten Instanzen, z. B. MDK, Sachverständigenrat im Gesundheitswesen, Aqua Institut GmbH, festgelegt werden und durch sie die Qualitätssicherung ausgeführt wird.

Interne Qualitätssicherung bedeutet, dass die Einrichtung selbst die Qualität analysiert, plant, entwickelt und deren Wirksamkeit kontrolliert. Das bedeutet mehr als Sicherung, es ist der Weg zum umfassenden Qualitätsmanagement (UQM).

! Interne Qualitätssicherung beinhaltet nicht das Herausfinden und Bestrafen von schlechter Qualität, sondern muss zu einer ständigen Verbesserung qualitativer Dienstleistungen führen.

Möglichkeiten zur Qualitätssicherung in der Intensivpflege

Wissen und Wissenstransfer

Erweiterung des Wissens und Wissenstransfer durch z. B.:
- Lesen von Fachliteratur und Fachzeitschriften
- Informationsaustausch und Benchmarking innerhalb der Abteilungen und mit anderen Krankenhäusern
- Teilnahme an Fort- und Weiterbildungsmaßnahmen
- Leistungserfassung in der Pflege
- Möglichkeit der freiwilligen Registrierung für beruflich Pflegende nutzen und sich so fortbilden
- Beteiligung an und Durchführung von Pflegeprojekten

Projektarbeit

Erstellen/Entwickeln/Weiterentwickeln von Pflegestandards anhand aktueller wissenschaftlicher Erkenntnisse:
- Überprüfen der Standards anhand von Ergebniskriterien und Patientenbefragungen
- Pflegevisite
- Prozessabläufe erproben

Mitverantwortung übernehmen

- Rechtliche Aspekte einhalten:
  - Dokumentation der Leistungen zum Nachweis und zur Qualitätskontrolle
  - Datenschutzgesetz, Betäubungsmittelgesetz, Medizinproduktegesetz
- Zufriedenheit des Patienten:
  - Beratung und Information des Patienten
  - Patientenbefragungen
  - Verkürzung der Verweildauer der Patienten durch hohe Professionalität
- Zufriedenheit der Mitarbeiter

1.2.5 Qualitätsmanagement

Der erste Schritt zum Qualitätsmanagement beginnt mit der Analyse der Qualität einer Einrichtung. Das ist eine Bestandsaufnahme zum Ist-Zustand. Qualitätsentwicklung ist ein fortdauernder Managementprozess, der das Qualitätsbewusstsein aller Mitarbeiter wecken soll, z. B. beschreibt Deming im „PDCA-Zyklus" die grundlegende Systematik.

PDCA-Zyklus

In einem Plan werden zunächst die Verbesserungsziele benannt. Anschließend werden Maßnahmen zur Zielerreichung geplant. Die Umsetzung dieser Maßnahmen soll in kleinen Schritten (do) erfolgen, damit immer wieder Korrekturen (check) durchgeführt werden können, die zu einer permanenten Verbesserung im Arbeitsalltag führen sollen. Die Ergebnisse (act) des Verbesserungsprozesses werden analysiert und dienen wiederum als Grundlage für weitere Verbesserungen.

- Planen (plan)
- Ausführen (do)
- Überprüfen (check)
- Verbessern (act)

Schematische Darstellung eines Standards im PDCA-Zyklus

Beispiel eines Mundpflegestandards im PDCA-Zyklus (Deming-Kreis) bei intubierten Patienten:

- **Plan** → Problem erkennen, z. B. gefährdete Mundflora, geschwächtes Immunsystem, erhöhte Pneumonieraten
- **Plan** → Ziel formulieren, z. B. Wohlbefinden des Patienten fördern, Mundhygiene
- **Plan** → Maßnahmen planen, z. B. ausreichende Mundbefeuchtung, Mundspülung
- **Do** → Maßnahmen durchführen, z. B. Mundpflegestandard 1× pro Schicht, Dokumentation der Tätigkeit
- **Check** → Auswertung der Ergebnisse, z. B. Auswertung der Pneumonierate im letzten Halbjahr
- **Act** → Maßnahmen anpassen, z. B. Überarbeitung des Mundpflegestandards, Änderung der Pflegematerialien

Rechtliche und wirtschaftliche Aspekte des Qualitätsmanagements

Die wirtschaftlichen Grundlagen des Qualitätsmanagements ergeben sich unmittelbar aus den Finanzierungsmöglichkeiten (z. B. Pflegeversicherung, Privatzahler, Trägerfinanzierung) und aus dem Finanzbedarf der Einrichtungen. Ein wichtiger Aspekt ist hier die Vermeidung von Haftungsaufwendungen durch Qualitätsmanagement. Auch in Deutschland wird von der Rechtsprechung die strafrechtliche Verfolgung für Behandlungsfehler und Missstände in der Aufbau- und Ablauforganisation gesehen.

Die rechtlichen Grundlagen sind bestimmt in § 113 SGB XI. Die Vereinigungen der Träger der Pflegeeinrichtungen auf Bundesebene, die Bundesarbeitsgemeinschaft der überörtlichen Träger der Sozialhilfe, die Bundesvereinigung der kommunalen Spitzenverbände sowie die Spitzenverbände der Pflegekassen haben eine Vereinbarung über **„Gemeinsame Grundsätze und Maßstäbe zur Qualität und Qualitätssicherung in der ambulanten und stationären Pflege sowie für die Entwicklung eines internen Qualitätsmanagements, das auf stetige Sicherung und Weiterentwicklung der Pflegequalität ausgerichtet ist"** unter Beteiligung des Medizinischen Dienstes der Spitzenverbände der Krankenkassen, des Verbandes der privaten Krankenversicherung e. V., der Verbände der Pflegeberufe auf Bundesebene, der maßgeblichen Organisationen für die Wahrnehmung der Interessen und die Selbsthilfe der pflegebedürftigen und behinderten Menschen sowie unabhängiger Sachverständiger erarbeitet.

Diese daraus resultierenden Vereinbarungen sind laut Gesetzestext im Bundesanzeiger zu veröffentlichen und für alle Pflegekassen und deren Verbände sowie für alle zugelassenen vollstationären Einrichtungen unmittelbar verbindlich (§ 113 Abs. 1 SGB XI).

- Auf Grundlage der Qualitätsvereinbarung nach § 113 SGB XI ist verbindlich ein umfangreiches Pflegedokumentationssystem einzuführen.
- In § 113a SGB XI wird die Sicherung der Pflegequalität durch **die Entwicklung und Aktualisierung der Expertenstandards** gefordert.

1.2.6 Dokumentation

! Im Rahmen der „gerichtsfesten" und „effizienten" Organisation spielt die Dokumentation eine entscheidende Rolle. Sie muss den Entlastungsnachweis mangelnden Verschuldens bzw. des Vorliegens von Haftungsausschlusstatbeständen ermöglichen können.

Diese Anspruchsvorgabe definiert den Rahmen dessen, was an Dokumentation erstellt und geführt bzw. gesammelt werden sollte. Sie umfasst:

- Dokumente zum Nachweis, z. B. Laborbefunde, Konsile, Röntgenbilder
- Obliegende Anweisungspflichten, z. B. Zuweisung von Aufgaben, Kompetenzen, Verantwortlichkeiten, Durchführung von Pflegestandards, Pflegeplanung
- Dokumente, die Aufzeichnungen über durchgeführte Überwachungs- und Kontrollmaßnahmen beinhalten, z. B. Überwachungsprotokolle, Vitalzeichenparameter

Pflegedokumentation

Eine Form der Dokumentation ist die Pflegedokumentation. Sie erschließt alles zu einer individuellen Akte und dokumentiert den Pflegeverlauf des Patienten. Ihr wichtigster Teil ist die Pflegeplanung. Sie ist eine wichtige Steuerungsfunktion in der internen Qualitätssicherung. Aus ökonomischer Sicht ist sie auch ein Leistungsnachweis für die jeweiligen Kostenträger.

Inhalt der Pflegedokumentation

- Stammdaten
- Ärztliche Behandlungen
- Screening- und Assessmentinstrumente
- Pflegeplanung
- Anordnungsbogen
- Intensivpflegedokumentation

! „Es muss alles vollständig, wahr und klar dokumentiert werden, was praxisrelevant, vergütungsrelevant, prüfungsrelevant oder juristisch erforderlich ist." (Lay 2004)

Ziele der Dokumentation

- Zeitnahe Dokumentation
- Erinnerungshilfe für geplante oder geführte Versorgungsmaßnahmen
- Kommunikationshilfe für Austausch von Informationen
- Organisation von Versorgungsmaßnahmen
- Kontrolle und Steuerung des Betriebsgeschehens
- Vergütung der erbrachten Leistung

- Erfüllung von Meldepflichten und rechtlicher Anforderungen
- Kritische Reflexion einzelner Krankheitsverläufe
- Nachträgliche Bewertung von Handlungsabläufen
- Darstellung exemplarischer Krankheitsverläufe

Eine analytisch durchdachte Dokumentation beinhaltet erfahrungsgemäß ein erhebliches Verbesserungspotenzial zugunsten einer transparenten und effizienten Organisation.

1.2.7 Aufnahme, Übergabe, interdisziplinäre Visite, Pflegevisite

Die hier vorgestellten Visitenformen sind Instrumente der Qualitätssicherung und somit ein relevanter Aspekt in der Qualitätssicherung. Aus dem Lateinischen abgeleitet bedeutet der Begriff *visitare*, „besuchen". Es handelt sich bei einer Visite um einen Besuch, bei dem man etwas in Erfahrung bringen möchte. Der Begriff der Visite wurde überwiegend im medizinischen Bereich verwendet und ist im breiten Feld der Pflege nicht mehr neu.

Aufnahme

Ein effizientes Aufnahmemanagement verbessert die Ablauforganisation im Patientenprozess, optimiert die Kommunikation und stärkt in diesem Zusammenhang die Patientenorientierung.

Qualitätsmerkmale
- Verwaltung der Patientendaten:
  - Stammdaten
  - Ärztliche Behandlungen
  - Medikamente
  - Pflegeanamnese (Pflegegespräch, Risikoeinschätzungen, geplante pflegerische Versorgung)
- Rechtzeitige Planung notwendiger Untersuchungen und Eingriffe, Abstimmung der weiteren Versorgungsleistungen
- Zentrale Bettenplanung
- Vermeidung unnötiger Wartezeiten
- Patientenzufriedenheit
- Gleich bleibende Versorgungsqualität bei reduzierten Kosten

Patienten erwarten einen schnellen ungehinderten Zugang zur Versorgung und wünschen sich Rücksichtnahme auf ihre individuellen Präferenzen und Werte.

Übergabe

Die Übergabe sichert den Informationsfluss zwischen den am Pflegeprozess beteiligten Personen. Sie kann mündlich, schriftlich oder vor Ort erfolgen. Innerhalb des Pflegeteams und den zeitlich folgenden Schichten ist es eine direkte Kommunikationsform mit dem Ziel der Bildung eines interdisziplinären Behandlungsteams und einer gemeinsamen Entscheidungsfindung.

Qualitätsmerkmale
- Vollständigkeit der Patienteninformation
- Verständnis und Umsetzung der Informationen
- Ablauforganisation optimieren (Zeitrahmen vorgeben, Störfaktoren ausschließen)
- Ablauf einer strukturierten Kommunikation mithilfe eines Gesprächsleitfadens

> Die Übergabe ist eine Strukturkomponente der Pflegequalität und ein wichtiger Baustein der Pflegevisite.

Interdisziplinäre Visite
Die Visite mit allen beteiligten Akteuren zu gestalten ist ein Aspekt der Qualitätssicherung. Dieses Verfahren verbessert die Ergebnis- und Prozessqualität (▶ 1.2.3) und schafft Transparenz für alle Beteiligten, insbesondere für den Patienten.

Qualitätsmerkmale
- Schaffung eines multiprofessionellen Teams im Rahmen des Fallmanagements
- Verantwortung für gemeinsam abgesprochene Maßnahmen in der Behandlung und Betreuung der Patienten
- Schaffung von Interprofessionalität und gegenseitige Akzeptanz
- Koordination der Behandlung in die Tagesabläufe der unterschiedlichen Berufsgruppen

Pflegevisite
Mit der Pflegevisite können unterschiedliche Ziele verfolgt werden. Ein Ziel sieht die Pflegevisite als Führungs- und Steuerungsinstrument vor. Das andere Ziel soll den Patienten zur gemeinsamen Entscheidungsfindung in den Pflegeprozess einbinden. Die Pflegevisite ist ein Instrument der internen Qualitätssicherung (▶ 1.2.4).

Vor- und Nachteile
- Vorteile:
  - Unterstützung und Präzisierung des Pflegeprozesses
  - Verbesserung des Informationsaustausches
  - Einbeziehung des Patienten in den Pflegeprozess
- Nachteil: zeitlicher und personeller Ressourceneinsatz

Qualitätsmerkmale

Kernelemente einer Pflegevisite
- Anerkennung der Pflegenden als Experten
- Instrument der Personalentwicklung
- Qualitätsverbesserungsinstrument im Hinblick auf:
  - Fachkompetenz
  - Angemessenheit
  - Patientenorientierung
  - Zufriedenheit

Spezifische Anforderungen
- Transparenz – transparentes Kontrollsystem
- Selbstbestimmung der Pflege – somit auch Sicherung der Pflege
- Selbstständigkeit der Pflege – aus der Pflegevisite resultierende Maßnahmen führen Pflegende im Rahmen ihrer Kompetenz durch
- Kontinuität und persönliche Sicherheit im Pflegeprozess
- Sicherheit und Risikovermeidung – Gewährleistung einer adäquaten Reaktion bei Veränderungen

1.3 Hygiene

Thomas Hauer

Einführung
Aus krankenhaushygienischer Sicht sind die **Kenntnisse über die bei der medizinischen Versorgung relevanten Übertragungswege von Erregern** sowie die **Berücksichtigung der Erkenntnisse aus der internationalen Fachliteratur** Grundlage für eine optimale Versorgung von Patienten.

! In Bezug auf manche Fragestellungen beschränkt sich die Studienlage jedoch auf Bewertung von Ausbruchssituationen und Umgebungskontaminationen. In diesen Fällen müssen auch Analogieschlüsse herangezogen werden.

- Aktuelle evidenzbasierte Richtlinien zum Infektionsschutz werden z. B. vom Robert Koch-Institut bzw. von der Kommission für Krankenhaushygiene und Infektionsprävention (KRINKO), den europäischen Centers for Disease Control (ECDC) und den nordamerikanischen Centers for Disease Control and Prevention (CDC) herausgegeben.
- Diese Richtlinien geben einen Rahmen vor, der jedoch immer auf die individuellen Gegebenheiten der jeweiligen Intensivstation angepasst und im Detail ausgearbeitet werden muss.
- Eine Unterstützung durch einen Krankenhaushygieniker ist dabei sinnvoll.

Wichtige aktuelle Informationsquellen zur Infektionsprävention
Robert Koch-Institut: www.rki.de
European Centers for Disease Control and Prevention: www.ecdc.eu
Centers for Disease Control and Prevention: www.cdc.gov

Gesetzliche Grundlagen
- Es gibt keine gesetzlich festgelegten „Hygienevorschriften" für die Arbeitsabläufe bei der Patientenversorgung.
- Grundlage für die juristische Beurteilung von Medizin-Schadensfällen ist aber die Beachtung des jeweils aktuellen krankenhaushygienischen Wissensstands (siehe oben), der durch Hinzuziehung von Fachgutachtern festgestellt werden muss.
- Das Infektionsschutzgesetz, die verschiedenen bundeslandspezifischen Hygieneverordnungen sowie die technische Regel für biologische Arbeitsstoffe (TRBA 250) machen jedoch verbindliche Vorgaben, um Voraussetzungen für einen ausreichenden Infektionsschutz zu schaffen.
- Eine funktionierende Erfassung nosokomialer Infektionen mit einer vergleichenden Analyse soll eine Bewertung eigener Hygienepraktiken ermöglichen. Dabei ist das Monitoring von sogenannten „device-assoziierten" Infektionen

wie der Beatmungspneumonie, der venenkatheterassoziierten und Harnwegskatheter-assoziierten Infektionen von Interesse.
- Die wichtigsten Referenzdaten stellt das nationale Referenzzentrum für Surveillance zur Verfügung (www.nrz.surveillance.de).

Gesetzlich gefordert werden
- Infektionserfassung
- Hygieneplan
- Unterstützung durch Hygienefachpersonal
- Regelmäßige Fortbildung zur Infektionsprävention
- Angemessener Personalschutz

1.3.1 Nosokomiale Infektionen (NI)

Im Krankenhaus erworbene Infektionen in der Folge medizinischer Interventionen wie diagnostische, therapeutische und pflegerische Maßnahmen werden als nosokomiale Infektionen (NI) bezeichnet. Diese können teilweise, aber nicht vollständig durch krankenhaushygienische Maßnahmen verhütet werden.

Häufigkeiten
Aus Katheter- bzw. Beatmungstagen und Infektionshäufigkeiten aus KISS berechnet (Geffers 2011), resultieren pro Jahr bundesweit ca. 36.100 device-assoziierte Infektionen auf Intensivstationen, davon:
- Beatmungsassoziierte Pneumonien 18.900
- ZVK-assoziierte Sepsisfälle 6.000
- Harnwegskatheter-assoziierte Harnwegsinfektionen 11.200
! Die Art, Dauer und Häufigkeit invasiver Maßnahmen bestimmen das exogene Risiko.

Die häufigsten invasiven Maßnahmen
- Injektionen und Punktionen
- Katheterisierung von Blutgefäßen, Harnblase
- Mechanische Beatmung
- Operative Eingriffe

Die typischen Erreger bakterieller nosokomialer Infektionen sind gleichzeitig auch Vertreter der normalen menschlichen Körperflora:
- Staphylokokken (*S. aureus*, koagulasenegative Staphylokokken)
- Gramnegative Stäbchen (*E. coli, Klebsiella pneumoniae, Pseudomonas aeruginosa, Enterobacter*)
! Ein regional unterschiedlicher Anteil ist Standard-Antibiotika resistent!
- MRSA bei S. aureus, ESBL-Bildner bei den gramnegativen Stäbchen, VRE bei Enterokokken

Erregerreservoire
- **Endogen:** Erreger, die aus der körpereigenen Flora des Patienten stammen. Diese sind entweder bei Aufnahme ins Krankenhaus/auf die Intensivstation bereits vorhanden oder werden während des Aufenthalts erworben. Unter Antibiotikatherapie können dabei Resistenzen selektiert werden.
- **Exogen:** Erreger aus der belebten (andere Patienten, Personal) oder unbelebten (z. B. Wasser, Oberflächen) Umgebung eines Patienten.

Übertragung

Die Übertragung von Infektionserregern bei der medizinischen Versorgung erfolgt am häufigsten durch indirekten Kontakt **über die Hände** des Personals, seltener durch gemeinsame Quellen wie (Leitungs-)Wasser, kontaminierte Flächen oder kontaminierte Nahrung; bei bestimmten Erkrankungen auch durch die Luft, z. B. bei offener Tuberkulose der Atemwege (▶ Tab. 1.1).

Tab. 1.1 Übertragungswege mit Präventionsmaßnahmen

Übertragungsweg	Beispiel	Präventionsmaßnahmen
Direkter Kontakt	Beispiel: Selbstinokulation bei Hand-Gesichts-Kontakt mit Erkältungs- oder Noroviren	Standardhygiene
Indirekter Kontakt	Beispiel Hände: MRSA-Übertragung beim Verbandswechsel; Übertragung von ESBL-bildenden Enterobakterien beim Umgang mit Beatmungszubehör	Standardhygiene
Indirekter Kontakt bei Umgebungskontamination	Beispiel Diarrhö: Übertragung von *Clostridium difficile* oder Noroviren durch kontaminierte Flächen über die Hände	Standardhygiene einschließlich Handschuhen, Schutzkittel, möglichst Einzelzimmer
Über (große) Tröpfchen	Durch Husten, Sprechen, Intubation, Absaugen, Bronchoskopie Reichweite 1–2 m Eintrittspforten: Konjunktiven, Nase, Mund Erreger: Influenzaviren, Pneumokokken, Meningokokken, *Haemophilus influenzae*	Standardhygiene, zusätzlich bei Patientenkontakt chirurgische Maske, möglichst Einzelzimmer, mind. jedoch 1 m Abstand, Influenza-Impfung für Patienten und Personal
Aerogen über die Luft	Tröpfchenkerne, Baustaub (Aspergillen), Verbreitung durch Luftstrom, Inhalation offene Lungentuberkulose	Prävention durch zusätzlich Einzelzimmer, FFP2-Masken für Patienten und Besucher

Standardhygienemaßnahmen

Die Standardhygiene schließt alle Maßnahmen ein, die bei der Versorgung jedes Patienten zu berücksichtigen sind.

! Standardhygiene ist notwendig bei allen Patienten, nicht nur bei Besiedelung mit multiresistenten Erregern!

Händehygiene

! Die Händehygiene ist die wichtigste Grundlage der Prävention nosokomialer Infektionen

Durchführung

- Ausreichend Händedesinfektionsmittel in die trockenen Hände geben
- Damit Hände vollständig benetzt werden, gründlich verreiben, bis die Hände trocken sind
- Dauer 30 Sek.

Die 5 Indikationen der Händehygiene

1. Bevor der Mitarbeiter den Patienten direkt berührt, z. B.:
- Auskultieren
- Palpieren
- Vor dem Anlegen der Handschuhe

2. Unmittelbar vor einer aseptischen Handlung, z. B.:
- Kontakt mit invasiven Devices (Katheter, Vorbereitung i. v. Medikation etc.)
- Kontakt mit nicht intakter Haut (Verbände, Injektionen etc.)
- Schleimhautkontakt (Augentropfen, Mundpflege, Absaugen)

3. Unmittelbar nach Kontakt zu potenziell infektiösem Material, z. B.:
- Schleimhautkontakt (Mundpflege, Absaugen)
- Kontakt mit nicht intakter Haut (Verbände)
- Kontakt mit invasiven Devices (Blutentnahme über Katheter, Wechsel von Sekretbeutel, Absaugen etc.)
- Kontakt mit Blut, Urin, Stuhl, Erbrochenem etc.

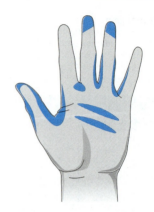

Abb. 1.2 Besonders zu beachtende Stellen bei der Händedesinfektion [L157]

4. Nach Patientenkontakt, z. B.:
- Waschen
- Klinische Tätigkeiten wie Puls-/Blutdruckmessung, Auskultieren, Palpieren
- Nach dem Ausziehen der Handschuhe

5. Auch nach Verlassen der unmittelbaren Patientenumgebung, ohne direkten Kontakt zum Patienten gehabt zu haben, z. B.:
- Direkter Kontakt mit Bett, Spritzenpumpen, Monitoren am Bettplatz, Beatmungsgerät
- Persönliche Gegenstände des Patienten

Händewaschen mit Wasser und Seife
- Händewaschen ist weniger gut hautverträglich als die Händedesinfektion und ist daher nur bei grober Verunreinigung der Hände indiziert sowie bei möglicher Kontamination mit *Clostridium difficile*.
- ! Künstliche Fingernägel, Ringe, Schmuck oder Armbanduhren erschweren die Händehygiene und werden auf der Intensivstation nicht getragen.

Hautschutz
- Um die Haut durch häufiges Waschen und/oder Desinfizieren vor Schädigung zu schützen, regelmäßige Hautpflege mit entsprechend dem individuellen Hauttyp ausgewählten Pflegemitteln durchführen, z. B. nach der Arbeit bzw. vor längeren Pausen.
- Sog. Hautschutzmittel vor der Arbeit auftragen → geben einen gewissen Schutz vor Wasser und Händedesinfektionsmitteln
- Nur im Fall einer groben Kontamination mit potenziell infektiösem Patientenmaterial Händewaschung und Händedesinfektion unmittelbar hintereinander durchführen

Persönliche Schutzausrüstung (PSA)
Barrieremaßnahmen zum Eigenschutz und zur Reduktion des Übertragungsrisikos über kontaminierte Bereichskleidung und respiratorische Tröpfchen

Allgemeine Regeln der Standardhygiene
Beim Umgang mit **ALLEN** Patienten immer dann, wenn Kontakt mit Blut, Körperflüssigkeiten, Sekreten oder Ausscheidungen zu erwarten ist:
- Beim Ablegen des Schutzkittels Kontamination von Haut und Kleidung vermeiden
- Vor Verlassen des Patientenzimmers PSA ausziehen, entsorgen und Händedesinfektion durchführen
- Schutzhandschuhe und Schutzkittel nicht bei mehreren Patienten verwenden
- Mit Schutzkittel/Plastikschürze nicht den Bettplatz verlassen
- Mundschutz/Schutzbrille bei Verspritzen von Blut/Sekreten bei Intubation, trachealem Absaugen, Aufbereitung von Instrumenten etc. tragen

> **Achtung**
> Händehygiene, Handschuhe, Schutzkittel, Masken, Augenschutz werden **unter Berücksichtigung** der beabsichtigten Tätigkeit bzw. möglichen Exposition eingesetzt

Das bedeutet, die Wahl von über die Standardhygiene hinausgehenden Barrieremaßnahmen bereits vor dem mikrobiologischen Erregernachweis treffen, z. B. bei:
- Diarrhö mit vermuteter infektiologischer Genese → Kontaktisolierung
- Meningitis → Tröpfchenisolierung für 24 h
- Verdacht auf offene Lungentuberkulose → aerogene Isolierung und Tragen von FFP2-Masken

Mund-Nasen-Schutz (Masken)

Chirurgischer Mund-Nasen-Schutz (chirurgische Masken)
- Chirurgische Masken verhindern die Freisetzung respiratorischer Tröpfchen beim Träger zum Schutz des Patienten. Sie müssen gut sitzen und dicht am Gesicht anliegen.
- Schützen den Träger vor Erreger, die durch respiratorische Tröpfchen übertragen werden, z. B. Meningokokken oder Influenzaviren
- Beim Kontakt der Hände, insbesondere mit der Innenseite der Maske, kommt es zur Kontamination der Hände mit potenziell pathogenen Keimen aus dem Nasen-Rachen-Raum.
- ! Deshalb Maske nicht herunterhängen lassen, sondern anbehalten oder ganz ablegen → nach Kontakt Hände desinfizieren.

Masken Typ FFP 2 oder 3
- Schützen den Träger vor aerogen übertragbaren Erregern wie Tuberkulosebakterien
- Sie müssen am Gesicht dicht anliegen, damit durch das Filtermaterial geatmet wird
- Vollbartträger können sich damit nicht ausreichend schützen

Schutzbrillen

Schutzbrillen sind zu tragen, wenn mit einer Kontamination der Augen mit potenziell infektiösem Material gerechnet werden muss, z. B. fiberoptische Intubation, Bronchoskopie.

Handschuhe

- Reduktion des Übertragungsrisikos von Erregern auf Patienten und Personal
- Schutz des Personals vor Hepatitis B, C, HIV durch Kontakt mit Blut und Körperflüssigkeiten
- Nach Kontamination sofort auszuziehen, d. h.:
  - Zwischen der Versorgung verschiedener Patienten
  - Nach bestimmten Tätigkeiten beim gleichen Patienten
  - Vor anderen Tätigkeiten (Dokumentation, Telefonieren)
- Händedesinfektion nach dem Ausziehen der Handschuhe
- Handschuhe selbst nicht desinfizieren
- Handschuhmaterial an die Tätigkeit anpassen (Nitril bei Latexallergie, PE für Tätigkeiten ohne starke mechanische Beanspruchung)

Schutzkittel, z. B. Plastikschürze

- Als „Nässeschutz", beim Waschen etc.
- Bei möglichem Kontakt mit Stuhl, Urin, Blut, Sekreten etc.
- Beim Verbandswechsel von großen Wunden

Bereichskleidung

> Bereichskleidung ist keine Schutzkleidung und muss bei zu erwartender Kontamination geschützt oder bei sichtbarer Kontamination gewechselt werden.

- Bereichskleidung ist meist farbig zur sichtbaren Abgrenzung, die Farbe hat jedoch keine hygienische Bedeutung → auch außerhalb der Bereiche tragbar
- Konsiliarärzte und Physiotherapeuten → Händedesinfektion und Schutzkittel gemäß den Regeln der Standardhygiene
- Bereichsschuhe nur im OP aus Gründen des Arbeitsschutzes erforderlich → sind waschbar und können nach Kontamination mit Patientenmaterial maschinell gereinigt werden → Aufbereitung im Schuhwaschprogramm von Reinigungs- und Desinfektionsautomaten

> **Angehörige und Besucher**
> - Werden in die Händehygiene eingewiesen
> - Kittel sind nicht routinemäßig erforderlich
> - Die Notwendigkeit zusätzlicher Barrieremaßnahmen wird entsprechend des/der jeweiligen Übertragungswege(s) festgelegt: Mund-Nasen-Schutz bei Influenza oder Meningokokken, FFP2-Maske bei Tuberkulose.
>
> Für den Zutritt von Kindern gilt keine spezifische Altersgrenze. Entscheidungskriterien sind Compliance (Aufsicht) sowie Freiheit von floriden Infekten (auch bei Geschwisterkindern).

1.3.2 Spezielle Hygienemaßnahmen auf der Intensivstation

Durch die Anwendung vielfältiger invasiver Techniken stellen die Beachtung und Einhaltung der Standardhygienemaßnahmen (▶ 1.3.1) entscheidende Voraussetzungen für die Prävention von Infektionen dar. Dazu gehört auch aseptisches Arbeiten bei Injektionen, Punktionen und bei der Intubation.

Umgang mit Infusionen und intravenösen Medikamenten

- Arbeitsfläche vor dem Aufziehen von i. v. Medikamenten wischdesinfizieren, auf ausreichenden Abstand zu Waschbecken achten, ggf. Spritzschutz anbringen
- Bei allen Infusionslösungen Verfallsdatum beachten
- Vor jeder Zubereitung Hände desinfizieren
- Konsequente aseptische Bedingungen einhalten
- Aufgrund der hohen Anforderungen an den aseptischen Umgang mit Mehrdosisbehältern sollte, nach Möglichkeit, Eindosisbehältern generell der Vorzug gegeben werden.
- Kurzinfusionen erst kurz vor Gebrauch richten
- I. v. Medikamente erst kurz vor Gebrauch richten → Lagerung im Kühlschrank nicht mehr akzeptiert

> **Achtung**
> Lipidlösungen bieten nach einer Kontamination Bakterien und Pilzen ein hervorragendes Nährmedium → Propofol sofort verwenden. Für jede Spritze muss eine neue Perfusorleitung verwendet werden.

- Infusionssysteme mit reinen Lipidlösungen alle 24 h wechseln, solche mit Propofol nach 12 h und solche mit Blutprodukten nach 6 h, ansonsten nicht häufiger als alle 72 h (gilt auch für immunsupprimierte Patienten)
- Manipulationen an Infusionssystemen möglichst gering halten

Anlage von Gefäßkathetern und andere Eingriffe

Tab. 1.2 Eingriffsspezifische Hygieneanforderungen in der Intensivmedizin nach Schulz-Stübner (in Eckart 2007), Forst, Burchardi – Intensivmedizin – p 2, 26. Erg. – Lfg. 12/07

Maßnahme	Venenverweilkanüle	Arterie	ZVK/PAK	Punktionstracheotomie	Epiduralkatheter/peripherer Nervenkatheter zur Analgesie	Bronchoskopie/BAL
Hautdesinfektion# (z. B. Octenidin oder Chlorhexidin/Alkohol)	✓	✓	✓	✓	✓	✓
Sterile Handschuhe	–	✓	✓	✓	✓	✓

Tab. 1.2 Eingriffsspezifische Hygieneanforderungen in der Intensivmedizin nach Schulz-Stübner (in Eckart 2007), Forst, Burchardi – Intensivmedizin – p 2, 26. Erg. – Lfg. 12/07 (Forts.)

Maßnahme	Venenverweilkanüle	Arterie	ZVK/ PAK	Punktionstracheotomie	Epiduralkatheter/peripherer Nervenkatheter zur Analgesie	Bronchoskopie/BAL
Steriler Kittel	–	–	✓	✓	(✓)	(✓)
Sterile Abdeckung	–	Kleines Feld	Großes Feld	Großes Feld	Großes Feld	Kleines Feld
Haarhaube	–	–	✓**	✓**	✓**	–
Mundschutz	–	–	✓	✓	✓	Gesichtsschutz und Schutzbrille

ZVK: zentraler Venenkatheter; PAK: Pulmonalarterienkatheter
** Stellenwert von Einzelmaßnahmen wie der Haarhaube umstritten;
\# Einwirkzeiten beachten
✓ empfohlen; (✓) erwägenswert; – nicht erforderlich

> Bei der Anlage zentraler Gefäßzugänge sind alkoholische Hautdesinfektionsmittel in Kombination mit einem länger wirksamen Bestandteil, z. B. Octenidin, Chlorhexidin, zu bevorzugen.

Beatmungsassoziierte Pneumonie

Die beatmungsassoziierte Pneumonie ist die häufigste schwerwiegende nosokomiale Infektion auf Intensivstationen. Die Vermeidung von Mikroaspirationen und/oder die Keimreduktion von aspiriertem Material stehen im Fokus fast aller Präventionsmaßnahmen:

- Oberkörperhochlagerung 30–45° über die meiste Zeit
- Regelmäßige Mundpflege (▶ 3.5.5) und Beseitigung von **Zahnplaques**
- Regelmäßige Dekontamination der Mundhöhle mit z. B. Octenidin oder **Chlorhexidin**
- **Subglottische Absaugung** (spezieller Tubus erforderlich)
- Orale Intubation (▶ 4.2.2) bevorzugen (Reduktion der Sinusitisgefahr)
- Adäquater **Cuffdruck** (regelmäßige Messung, ▶ 4.2.1)
- Kontinuierliche Oszillation im **Spezialbett** (▶ 3.4.4)
- **HME-Filter** (Wechsel gemäß Herstellerempfehlungen, mechanische Beanspruchung beachten, ▶ 4.5.1)
- Tägliche Unterbrechung der Analgosedierung (wenn klinisch vertretbar)
- Stressulkusprophylaxe mit Sucralfat oder, wenn klinisch vertretbar, keine Stressulkusprophylaxe (nur tendenzielle Reduktion der Pneumonieraten)
- Selektive Darmdekontamination (▶ 11.4.2), besonders für Hochrisikopatienten erwägenswert, Resistenzentwicklungen insbesondere bei systemischer Antibiotikakomponente und bei Vorkommen von MRSA, ESBL beachten

1.3 Hygiene

- Trotz erhöhten Aspirationsrisikos **frühzeitige enterale Ernährung** (▶ 6.2.1) anstreben

1.3.3 Krankenhaushygienisch bedeutsame Erreger: „MRE"

Staphylokokken, Enterobakterien und Enterokokken können unabhängig von ihrem Resistenzverhalten schwere nosokomiale Infektionen verursachen. Antibiotikaresistente Varianten dieser Erreger (sogenannte **multiresistente Erreger oder MRE**) sind:
- Methicillin-resistente *Staphylococcus aureus* (MRSA)
- Breitspektrum-Betalaktamase bildende Enterobakterien (ESBL)
- Multiresistente Pseudomonaden
- Vancomycin-resistente Enterokokken (VRE)

Besiedlung mit multiresistenten Erregern (MRE)
Jeder Patient sollte als potenziell besiedelt betrachtet werden, da auch bei etabliertem Screening, z. B. auf nasale MRSA-Besiedlung oder enterale ESBL-Bildner, ein Teil der besiedelten Patienten unerkannt bleibt.

Achtung

Bei jedem Patienten unabhängig vom bekannten Besiedlungs- oder Infektionsstatus müssen die Standardhygienemaßnahmen gleichermaßen beachtet werden. Diese schützen weitestgehend vor Übertragungen, auch bei unerkannt mit MRE-besiedelten Patienten.

Über die Standardhygiene hinausgehende Maßnahmen
Die Unterbringung von MRE-besiedelten Patienten in einem Einzelzimmer mit Vorraum ist zur Verhinderung von Übertragungen nicht erforderlich – sie erleichtert und befördert allenfalls die Einhaltung der Standardhygienemaßnahmen beim jeweiligen Patienten. Dies darf aber umgekehrt nicht dazu führen, dass bei Patienten im Mehrbettenbereich weniger sorgfältig vorgegangen wird.
Sinnvoll ist eine Unterbringung im Einzelzimmer dagegen bei klinischen Konstellationen **mit hohem Verbreitungspotenzial** in die Umgebung, z. B. bei
- Ausgedehnter Hautbesiedlung bei generalisierter Psoriasis
- Großflächiger Wundinfektion oder Verbrennungen
- Tracheostoma, Husten
- Inkontinenz, Diarrhö

Über die Standardhygiene hinausgehende Maßnahmen gelten unabhängig von der Resistenzlage des jeweiligen Erregers und richten sich nach den Übertragungswegen und dem Verbreitungspotenzial in die Umgebung.

Clostridium difficile
Toxin bildende *Clostridium difficile*-Stämme (C. diff.) können als Komplikation antimikrobieller Therapien schwere Kolitiden auslösen. Die Kontaktübertragung kann durch Sporen erfolgen, die weniger auf Desinfektionsmittel (insbesondere Alkohol) reagieren als vegetative Formen.

Achtung
Bei Nachweis von *C. difficile* und symptomatischer Erkrankung/Diarrhö zusätzlich Händewaschen vor der Händedesinfektion, als zusätzliche Barrieremaßnahmen Schutzkittel und Handschuhe tragen.

Zur Flächendesinfektion sollte ein sporenwirksames Präparat, z. B. auf Basis eines Sauerstoffabspalters, verwendet werden.

Flächendesinfektion – welche Flächen und wie oft?

Nach sichtbarer/möglicher Kontamination mit potenziell infektiösem Material sofort Reinigung und Desinfektion durchführen

- Flächen: patientennah, Bedienoberflächen von Geräten, Flächen mit häufigem Handkontakt → 1× pro Schicht
- Arbeitsfläche unmittelbar vor dem Richten von i. v. Medikamenten oder Verbandsmaterial
- Keine Desinfektionsmittel versprühen (Personalschutz, zudem fehlt der Wischeffekt)
- Routinemäßiges Reinigen/Desinfizieren der Geräte und Materialien nach Patientenwechsel
- Für Geräteoberflächen und kleinere (Arbeits-)Flächen kann Alkohol verwendet werden → Materialverträglichkeit prüfen
- Bei jedem Umgang mit Flächen- und Gerätedesinfektionsmittel zum Selbstschutz Handschuhe tragen
- Desinfektionsmittel-Lösungen im kalten Wasser ansetzen, Dosierung und Einwirkzeit beachten (Herstellerangaben)
- Flächen ausreichend feucht abwischen
- Desinfektionslösungen nicht mischen
- Keine Raumdesinfektion mit Formaldehyd

1.3.4 Personalschutz

Schutz vor mit Blut assoziierten Infektionen (Hepatitis B, C, HIV)
- Vorsichtiger Umgang mit Kanülen und anderen spitzen und scharfen Gegenständen → vorsichtige und sofortige Entsorgung in Abwurfbehälter, die max. zu zwei Dritteln gefüllt werden dürfen
- Schutz der Haut und Schleimhaut durch Einmalhandschuhe, Maske und Schutzbrille
- Verwendung sogenannter verletzungssicherer Kanülen
- Bei zu erwartendem Kontakt mit Körpersekreten Einmalhandschuhe tragen
- Aktive Immunisierung gegen Hepatitis B

Achtung
Gebrauchte Kanülen (auch Skalpelle etc.) **niemals in die Schutzkappe zurückstecken**, sondern in geeignete Container abwerfen; gebrauchte Kanülen, Nadeln oder Skalpelle nicht biegen oder brechen

Vorgehen bei Verletzungen
Jedes Krankenhaus sollte über eine schriftlich fixierte Behandlungsrichtlinie und einen verantwortlichen Ansprechpartner verfügen. Bei Verdacht auf Verletzungen mit infektiösem Material (Hepatitis B, C, HIV) sollte nach folgendem Schema gehandelt werden:
- Bluten lassen bzw. ausstreichen → 2 Min.
- Desinfektion mit Hautdesinfektionsmittel, bei Kontakt mit Schleimhaut (z. B. Auge oder Mund) sorgfältig mit Schleimhautdesinfektionsmittel oder Wasser (was schneller zur Hand) spülen → 3 Min.
- Kanüle oder Instrument aufheben für mikrobiologische Untersuchung
- D-Arzt-Meldung: verfasst Unfallbericht mit Zeit, Ort, Hergang, Zeugen etc.
- Blutabnahme beim Verletzten und beim Spender
- Ggf. Postexpositionsprophylaxe gegen HIV oder Hepatitis B anbieten

Antiretrovirale Medikamente sollten innerhalb der ersten Stunden verfügbar sein

Impfungen
Auf einen ausreichenden Impfschutz sollte jeder, der im Gesundheitsbereich arbeitet, eigen- und allgemeinverantwortlich achten.
- Dies betrifft neben dem Basisschutz gegenüber Tetanus, Poliomyelitis und Diphtherie vor allem **Hepatitis B und Influenza.**
- Wegen des vorübergehenden Impfschutzes muss die Influenza-Impfung jährlich wiederholt werden.
- Für Personal mit Kontakt zu Neugeborenen und immunsupprimierten Patienten (z. B. neonatologische Intensivstation) ist die Überprüfung des Immunstatus gegenüber **Varicella-Zoster-Virus und Pertussis** und ggf. die aktive Immunisierung erforderlich.

> Aktive Immunisierung gegen Hepatitis B und jährliche Impfung gegen Influenza ist sowohl zum Eigen- als auch zum Patientenschutz erforderlich.

Literatur
Eckart J, Forst, H, Burchardi H. Intensivmedizin, Landsberg: Ecomed, p 2, 26. Erg.-Lfg. 12, 2007.

1.4 Rechtliche Grundlagen
Dietmar Kirchberg

1.4.1 Selbstbestimmung

Das Selbstbestimmungsrecht des Menschen ergibt sich aus Artikel 1 und 2 des Grundgesetzes (GG):
Art. 1 Abs. 1 GG:
„Die Würde des Menschen ist unantastbar."
Art. 2 GG:
„(1) Jeder hat das Recht auf die freie Entfaltung seiner Persönlichkeit, soweit er nicht die Rechte anderer verletzt und nicht gegen die verfassungsmäßige Ordnung oder das Sittengesetz verstößt.

(2) Jeder hat das Recht auf Leben und körperliche Unversehrtheit. Die Freiheit der Person ist unverletzlich. In diese Rechte darf nur auf Grund eines Gesetzes eingegriffen werden."

- Es handelt sich hierbei um Menschenrechte, die unveräußerlich und unverzichtbar sind.
- Sie sind dem Menschen von Natur aus gegeben und müssen nicht erst vom Gesetzgeber geschaffen werden.
- Sie stehen daher jedem Menschen in Deutschland zu, unabhängig von seiner Staatszugehörigkeit.
- Eine Verletzung dieser Grundrechte stellt eine Straftat gegen das Leben (§ 211 ff, StGB), die körperliche Unversehrtheit (§ 223 ff, StGB) oder die persönliche Freiheit (§ 232 ff, StGB) dar.

> Rechtfertigungsgründe für einen Verstoß gegen das Selbstbestimmungsrecht sind die Einwilligung des Patienten, dessen mutmaßliche Einwilligung, Notwehr, rechtfertigender Notstand oder eine richterliche Anordnung.

! Das Selbstbestimmungsrecht des Menschen wiegt höher als die pflegerische Sorgfaltspflicht!

Patientenverfügung

Patienten haben das Recht, in persönlichen Angelegenheiten für den Fall der Geschäfts- und/oder Einwilligungsunfähigkeit infolge einer Krankheit oder hohen Alters vorzusorgen.

„Die Entscheidung über die Einleitung, die weitere Durchführung oder Beendigung einer ärztlichen Maßnahme wird in einem gemeinsamen Entscheidungsprozess von Arzt und Patient bzw. Patientenvertretern getroffen.

Die Indikationsstellung und die Prüfung der Einwilligungsfähigkeit ist Aufgabe des Arztes." (Bundesärztekammer 2010)

Notfallsituation

„In Notfallsituationen, in denen der Wille des Patienten nicht bekannt ist und für die Ermittlung individueller Umstände keine Zeit bleibt, ist die med. indizierte Behandlung einzuleiten, die im Zweifel auf die Erhaltung des Lebens gerichtet ist. Hier darf der Arzt davon ausgehen, dass es dem mutmaßlichen Willen des Patienten entspricht, den ärztlich indizierten Maßnahmen zuzustimmen.

Entscheidungen, die im Rahmen einer Notfallsituation getroffen wurden, müssen daraufhin überprüft werden, ob sie weiterhin indiziert sind und vom Patientenwillen getragen werden.

Ein Vertreter des Patienten ist so bald wie möglich einzubeziehen; sofern erforderlich, ist die Einrichtung einer Betreuung beim Betreuungsgericht anzuregen." (Bundesärztekammer 2010)

Literatur

Empfehlungen der Bundesärztekammer und der Zentralen Ethikkommission bei der Bundesärztekammer zum Umgang mit Vorsorgevollmacht und Patientenverfügung in der ärztlichen Praxis. Deutsches Ärzteblatt 2010; 107 (18); www.bundesaerztekammer.de (letzter Zugriff: 25.8.2011).

1.4.2 Freiheitsentziehende Maßnahmen

Strafbare freiheitsentziehende Maßnahmen stellen einen schwerwiegenden Eingriff in die Persönlichkeitsrechte und damit in die Grundrechte eines Menschen dar. Dazu zählen „alle Handlungen, die geeignet sind, die Ortsveränderung des Betroffenen zu unterbinden" (Kampmann 1994). Vorausgesetzt, der Betroffene ist in der Lage, sich überhaupt bewegen zu können. Dies ist i. d. R. nicht der Fall bspw. bei Gelähmten oder Bewusstlosen.

Strafbare freiheitsentziehende Maßnahmen stellen den Straftatbestand einer Körperverletzung (§ 223 StGB) und der Freiheitsberaubung (§ 239 StGB) dar. Zivilrechtliche Konsequenzen können sein: Schadensersatzpflicht (§ 823 BGB) und Ersatz eines immateriellen Schadens (§ 253 BGB, „Schmerzensgeld").

Freiheitsentziehende Maßnahmen können unterschiedlich erfolgen:
- Mechanisch durch Gitter, Gurte oder verschlossene Türen
- Medikamentös durch Sedativa
- Elektronisch durch spezielle Türschlösser

Rechtfertigungsgründe für freiheitsentziehende Maßnahmen sind:
- Einwilligung des Patienten (§ 228 StGB)
- Notwehr (§ 32 StGB)
- Rechtfertigender Notstand (§ 34 StGB) → Fremd- oder Eigengefährdung
- Unterbringung auf gesetzlicher Grundlage
- Richterliche Anordnung
- Eine medizinische Indikation, d. h. eine med. gebotene, kurzfristige freiheitsentziehende Maßnahme

! Der bloße Verdacht einer Sturzgefährdung rechtfertigt keine freiheitsentziehende Maßnahme!

Anordnung

! Die Anordnung einer freiheitsentziehenden Maßnahme hat stets durch einen Arzt und stets schriftlich zu erfolgen!

- Pflegenden steht ein „Fixierungsrecht" bei rechtfertigendem Notstand (§ 34 StGB), d. h. bei Fremd- oder Eigengefährdung zu. Anschließend ist unverzüglich der Arzt zu informieren, der über das Fortbestehen der freiheitsentziehenden Maßnahme entscheidet.

! Angehörige haben grundsätzlich kein Anordnungsrecht!

Folgende Maßnahmen bedürfen **immer einer richterlichen Anordnung:**
- Längerfristige, ganz- oder mehrtägige freiheitsentziehende Maßnahmen
- Kurzfristige freiheitsentziehende Maßnahmen in Folge
- Regelmäßige freiheitsentziehende Maßnahmen, stets zur selben Zeit aus wiederkehrendem Anlass
- Freiheitsentziehende Maßnahmen an betreuten Personen (geregelt in § 1906 BGB)

! Ein vom Gericht gestellter Betreuer ersetzt keine richterliche Anordnung und hat kein grundsätzliches Anordnungsrecht!

Vor jeder Durchführung freiheitsentziehender Maßnahmen hat eine Rechtsgüterabwägung zwischen dem Grundrecht auf Freiheit bzw. dem Selbstbestimmungsrecht des Patienten und der beruflichen Sorgfalts- und Aufsichtspflicht des Fachpersonals zu erfolgen.

Dokumentation

Dokumentiert werden müssen:
- Einwilligung des Patienten, falls vorliegend
- Art, Grund und Dauer der freiheitsentziehenden Maßnahme
- Verabreichung von Medikamenten
- Sofern vorhanden: Vorliegen einer richterlichen Anordnung

Ein gesonderter Dokumentationsbogen kann, muss aber nicht verpflichtend geführt werden.

Pflegerische Aspekte

- Erhöhte Gefahr von Druckgeschwüren und Immobilität
- Erhöhte Sturz- und Verletzungsgefahr
- Sitz der Fixierungsmittel regelmäßig überprüfen
- Fixierungsmittel sind Medizinprodukte und fallen unter die Bestimmungen des MPG und der MPBetreibV (▶ 1.4.9)
- Freiheitsentziehende Maßnahmen führen immer zu einer erhöhten Aufsichtspflicht, die angemessen und an der Situation des Patienten ausgerichtet sein muss.

Literatur

Bayerisches Staatsministerium für Arbeit und Sozialordnung, Familie und Frauen: Verantwortungsvoller Umgang mit freiheitsentziehenden Maßnahmen in der Pflege, Leitfaden des Bayerischen Landespflegeausschusses, November 2006; www.stmas.bayern.de/pflege/pflegeausschuss/fem-leitfaden.pdf (letzter Zugriff: 25.8.2011).
www.eure-sorge-fesselt-mich.de (letzter Zugriff: 25.8.2011).
Berzlanovich A. Risiken bei der Anwendung freiheitsentziehender Maßnahmen. Tagungsunterlagen Fachtagung „FreiMut – Verantwortungsvoller Umgang mit freiheitsentziehenden Maßnahmen in der stationären Altenpflege" des Bayerischen Staatsministeriums für Arbeit und Sozialordnung, Familie und Frauen. Eching, 2007; www.stmas.bayern.de/pflege/dokumentation/ftfm-berzlanovich.pdf (letzter Zugriff: 25.8.2011).
Isfort M, Borutta M. Fixierungsfallgeschichten im Kreis Aachen. DIP Amt für Altenarbeit, 2008.
Köpke S, Meyer G. Freiheitseinschränkende Maßnahmen in Alten- und Pflegeheimen: Zwickmühle der Altenpflege. Pflegezeitschrift, Stuttgart: Kohlhammer, 10/2008.
Landeshauptstadt München. Sozialreferat: Umgang mit freiheitsentziehenden Maßnahmen im häuslichen Bereich. München 2009; www.muenchen.de/betreuungsstelle. (letzter Zugriff: 25.8.2011).
Redufix. Ein Projekt zur Reduzierung körpernaher Fixierung; www.redufix.de. (letzter Zugriff: 25.8.2011).
Röhlig H. W. Bitte anschnallen! – Aktuelles zu Freiheitsentziehenden Maßnahmen. Seminarskript 11. Süddeutscher Pflegetag, 6.10.2009, München, Klinikum/LMU Großhadern.
Roßbruch R. Zur Kompetenz eines Betreuers in Fixierungsmaßnahmen einzuwilligen. PflegeRecht 2006; 10: 455f.

1.4.3 Schweigepflicht und Datenschutz

Die pflegerische Schweigepflicht ist in einer Vielzahl von Gesetzestexten verankert:
- Grundgesetz (GG)
- Strafgesetzbuch (StGB)
- Sozialgesetzbücher (SGB)
- Bundesdatenschutzgesetz (BDSG)
- Tarifverträge

1.4 Rechtliche Grundlagen

Unbefugte Weitergabe von Informationen
§ 203 StGB stellt die unbefugte Weitergabe von Privatgeheimnissen durch Pflegende oder Ärzte als Angehörige der Heilberufe unter Strafe. Hierunter fallen:
- Name, Befunde oder sonstige Daten des Patienten
- Angaben zum Aufenthalt in der Einrichtung oder zu seiner Behandlung
- Äußerungen des Patienten.

! Beim Patienten erhobene Daten stellen Sozialdaten gemäß § 67 SGB X dar, die nicht unbefugt erhoben, verarbeitet oder genutzt werden dürfen.
! Gleichzeitig dürfen diese Daten nur an die Personen weitergegeben werden, die unmittelbar an der Versorgung des Patienten beteiligt sind. Diese Personen unterliegen ebenso der Schweigepflicht.
! Demgegenüber steht die Verpflichtung des Patienten, alle Tatsachen anzugeben, die die an seiner Versorgung beteiligten Berufsgruppen für eine sach- und fachgerechte Versorgung benötigen (§ 60 SGB I).

Persönlichkeitsrecht
Das Bundesdatenschutzgesetz (BDSG) und die Datenschutzgesetze der Bundesländer schützen den Einzelnen davor, durch den Umgang mit seinen personenbezogenen Daten in seinem Persönlichkeitsrecht beeinträchtigt zu werden.
! Daten sind dann personenbezogen, wenn sie persönliche oder sachliche Verhältnisse einer natürlichen Person beschreiben. Dazu genügt es, wenn die Person zwar nicht namentlich benannt ist, anhand der Daten aber identifiziert werden kann.

Bundesdatenschutzgesetz
Das BDSG regelt die Datenerhebung, -verarbeitung und -nutzung. Gleichzeitig legt es die Rechte und Pflichten der Aufsichtsbehörden fest und formuliert für natürliche Personen, über die bei öffentlichen und nicht öffentlichen Stellen Daten gespeichert sind, unabdingbare Rechte.

Literatur
Bundesärztekammer, Kassenärztliche Bundesvereinbarung: Empfehlungen zur ärztlichen Schweigepflicht, Datenschutz und Datenverarbeitung in der Arztpraxis. Deutsches Ärzteblatt, 2008; 105 (19): 1026–1030.

1.4.4 Führungs- und Handlungsverantwortung

Führungsverantwortung
Diagnostische und therapeutische Maßnahmen auf einer Intensivstation sind dem Arzt vorbehalten. Unter folgenden Voraussetzungen kann er diese an das Pflegepersonal delegieren:
- Die Tätigkeit ist nach ärztlichem Standesrecht delegierbar
- Der Patient ist einverstanden
- Die Pflegeperson verfügt über das nötige Wissen, Können und die notwendigen Mittel zur Durchführung
- Das persönliche Eingreifen des Arztes ist nicht erforderlich
- Eine Dienstanweisung des Arbeitgebers steht dem nicht entgegen

Der anordnende Arzt ist im Rahmen seiner Führungsverantwortung verantwortlich dafür, dass die Anordnung vollständig, fachlich richtig und korrekt übermittelt ist. Die Pflegeperson, die die übertragene Aufgabe ausführen soll, muss persönlich ausgewählt und richtig angeleitet sein sowie stichprobenartig kontrolliert werden.

Organisations- und Handlungsverantwortung

Der Krankenhausträger ist im Rahmen seiner Organisationsverantwortung für eine ausreichende Organisation der Patientenversorgung zuständig. Hierzu zählt insbesondere eine geeignete Personalauswahl.

Mitarbeiter der Intensivstation müssen verfügen über:
- Formale Qualifikation (= Ausbildung)
- Oder materielle Qualifikation (= Erfahrung, Schulung)
- Zeitliche und materielle Ressourcen
- Die Pflegeperson ist im Rahmen ihrer Handlungsverantwortung für die fachlich korrekte Durchführung der angeordneten Maßnahme verantwortlich.

Nach diesem Grundprinzip der Delegation hat die Anordnung immer patientenbezogen zu erfolgen.

> **Es gilt der Grundsatz:**
> Je größer das mögliche Gefährdungspotenzial einer delegierten Tätigkeit für den Patienten, in desto geringerem Umfang kann die Tätigkeit vom Arzt delegiert und vom Pflegepersonal durchgeführt werden.

Mündliche Anordnung

Eine mündliche und/oder telefonische ärztliche Anordnung an das Pflegepersonal ist grundsätzlich möglich. Böhme und Jacobs empfehlen folgendes Vorgehen:
1. Dokumentation des Ereignisses in der Patientendokumentation
2. Wiederholung der telefonischen Anordnung
3. Anordnung ausführen
4. Dokumentation in der dafür vorgesehenen Patientendokumentation
5. Name des anordnenden Arztes mit Zusatz „mündlich" oder „telefonisch"

Die Anordnung wird gemäß der Fünf-R-Regel dokumentiert:
- **R**ichtiger Patient
- **R**ichtiges Medikament
- **R**ichtige Dosierung
- **R**ichtige Applikationsform
- **R**ichtiger Zeitpunkt (Böhme u. Jacobs 1997)

Behauptet der anordnende Arzt, dass das, was von der Pflegeperson dokumentiert wurde, falsch sei, trifft ihn für diese Behauptung die Beweislast.

Ablehnung einer Anordnung

Aus folgenden Gründen muss die Durchführung einer angeordneten Aufgabe abgelehnt werden (nach Böhme 1997):
- Anordnung verstößt gegen Strafgesetze
- Sie ist rechtswidrig
- Sie gehört nicht zu den vertraglich vereinbarten Aufgaben in der Berufsausübung
- Sie ist erkennbar falsch und würde bei Ausführung zu einer Patientenschädigung führen
- Durchführung der Anordnung ist dem Mitarbeiter unmöglich, da er sie nicht ausreichend beherrscht
- Durchführung der Anordnung ist dem Mitarbeiter im konkreten Einzelfall nicht zumutbar.

Literatur
Böhme H, Jacobs P. Rechtsfragen bei ärztlichen Anordnungen. Die Schwester/Der Pfleger, Bibliomed 1997; 2: 149.
Jacobs P. i. v.-Injektionen durch das Krankenpflegepersonal – erlaubt oder verboten? Die Delegation ärztlicher Aufgaben im Spannungsfeld von Recht und Berufspolitik. 2. A. Melsungen: Bibliomed; 1990, S. 29–32.

1.4.5 Gesetz über den Verkehr mit Arzneimitteln (Arzneimittelgesetz – AMG)

Zweck des Gesetzes
„Es ist der Zweck dieses Gesetzes, im Interesse einer ordnungsgemäßen Arzneimittelversorgung von Mensch und Tier für die Sicherheit im Verkehr mit Arzneimitteln, insbesondere für die Qualität, Wirksamkeit und Unbedenklichkeit der Arzneimittel (...) zu sorgen." (§1 AMG)
Dies gilt insbesondere für die folgenden Bereiche:
- Anforderungen an Herstellung, Zulassung, Abgabe, Verkehr mit Arzneimitteln und ihre Überwachung
- Schutz des Menschen bei der klinischen Prüfung, Sicherung und Kontrolle der Qualität, Beobachtung, Sammlung und Auswertung von Arzneimittelrisiken
- Haftung für Arzneimittelschäden

Begriffsbestimmungen
- Definition des Arzneimittelbegriffs erfolgt in § 2 AMG
- 33 weitere Begriffe sind in § 4 AMG definiert

Kennzeichnung
Die Kennzeichnung ist in § 10 AMG geregelt:
- Arzneimittel müssen auf den Behältnissen und, soweit verwendet, auf den äußeren Umhüllungen in gut lesbarer Schrift, allgemeinverständlich in deutscher Sprache und auf dauerhafte Weise mit einer Vielzahl von vorgeschriebenen Kennzeichnungen versehen sein.
- Angegeben sein müssen Verfallsdatum mit dem Hinweis „verwendbar bis" in Monat und Jahr, Warnhinweise, Aufbewahrungshinweise für die Verbraucher, Lagerhinweise für die Fachkreise.
- Durchdrückpackungen sind zu kennzeichnen mit Namen oder Firma des pharmazeutischen Unternehmens, Bezeichnung des Arzneimittels, Chargenbezeichnung und dem Verfallsdatum.
- Arzneimittel dürfen nur mit einer Packungsbeilage in den Verkehr gebracht werden, die die Überschrift „Gebrauchsinformation" trägt. Diese muss allgemein verständlich in deutscher Sprache und in gut lesbarer Schrift eine Vielzahl in § 11 AMG festgeschriebener Informationen enthalten.

1.4.6 Gesetz über den Verkehr mit Betäubungsmitteln (BtmG)

Das Gesetz über den Verkehr mit Betäubungsmitteln (BtMG) regelt den generellen Umgang mit Betäubungsmitteln, insbesondere die Herstellung, das Inverkehrbringen, den Verkehr, die Verschreibung sowie die Überwachung von Betäubungsmitteln. Betäubungsmittel sind die in den Anlagen I–III des BtMG aufgeführten Stoffe und Zubereitungen:

- **Anlage I:** nicht verkehrsfähige Betäubungsmittel
- **Anlage II:** verkehrsfähige, aber nicht verschreibungsfähige Betäubungsmittel
- **Anlage III:** verkehrsfähige und verschreibungsfähige Betäubungsmittel

Wichtige Regelungen

Verschreibung und Abgabe auf Verschreibung – § 13 BtMG
„Die in der Anlage III bezeichneten Betäubungsmittel dürfen nur von Ärzten (…) und nur dann verschrieben (…) werden, wenn ihre Anwendung am oder im menschlichen (…) Körper begründet ist. Die verschriebenen Betäubungsmittel dürfen nur im Rahmen des Betriebes einer Apotheke und gegen Vorlage der Verschreibung abgegeben werden." (§ 13 BtMG)

Sicherungsmaßnahmen – § 15 BtMG
„Wer am Betäubungsmittelverkehr teilnimmt, hat die Betäubungsmittel, die sich in seinem Besitz befinden, gesondert aufzubewahren und gegen unbefugte Entnahme zu sichern." (§ 15 BtMG)

Dokumentation – § 17 BtMG
Das Krankenhaus muss – getrennt für jede Betriebseinrichtung und für jedes Betäubungsmittel – fortlaufend folgende Aufzeichnungen über jeden Zugang und jeden Abgang eines Betäubungsmittels auf einer Intensivstation führen:
- Datum
- Name des Patienten oder sonstiger Verbleib
- Name des Lieferers, z. B. Apotheke
- Zugegangene oder abgegangene Menge einschl. der Gewichtsmenge bzw. Stückzahl oder Volumen und den sich daraus ergebenden Bestand

> Diese Aufzeichnungen, i. d. R. im sog. **„BtM-Buch"**, sind drei Jahre, gerechnet von der letzten Aufzeichnung, gesondert aufzubewahren (§ 17 BtMG).

Vernichtung – § 16 BtMG
„Der Eigentümer von nicht mehr verkehrsfähigen Betäubungsmitteln hat diese auf seine Kosten in Gegenwart von zwei Zeugen in einer Weise zu vernichten, die eine auch nur teilweise Wiedergewinnung der Betäubungsmittel ausschließt sowie den Schutz von Menschen und Umwelt vor schädlichen Einwirkungen sicherstellt. Über die Vernichtung ist eine Niederschrift zu fertigen und diese drei Jahre aufzubewahren." (§ 16 BtMG)

BtMG auf der Intensivstation
Für die Einhaltung des BtMG auf der Intensivstation ist der zuständige Arzt verantwortlich. Er kann bestimmte Aufgaben an das Pflegepersonal delegieren, z. B.:
- Die gesonderte Aufbewahrung der Betäubungsmittel im „BtM-Schrank" durch die leitende Intensivpflegeperson und/oder die zuständige Schichtleitung
- Nachweis über den Verbleib, den Verbrauch und den Bestand der auf einer Intensivstation verwendeten Betäubungsmittel

Der Arzt kontrolliert in regelmäßigen, gesetzlich nicht festgeschriebenen Intervallen den Bestand der Betäubungsmittel und dokumentiert im „BtM-Buch":
- Namen
- Datum
- Unterschrift

1.4.7 Gesetz zur Regelung des Transfusionswesens (Transfusionsgesetz – TFG)

Zweck des Gesetzes

Festgelegt in § 1 TFG:
„Zweck dieses Gesetzes ist es, (...) zur Gewinnung von Blut und Blutbestandteilen von Menschen und zur Anwendung von Blutprodukten für eine sichere Gewinnung von Blut und Blutbestandteilen und für eine gesicherte und sichere Versorgung der Bevölkerung mit Blutprodukten zu sorgen und deshalb die Selbstversorgung mit Blut und Plasma auf der Basis der freiwilligen und unentgeltlichen Blutspende zu fördern."

Wichtige Regelungen

- Der Betrieb einer Spendeneinrichtung setzt eine ausreichende personelle, bauliche, räumliche und technische Ausstattung voraus.
- Die „leitende ärztliche Person" (§ 4 TFG) ist ein approbierter Arzt, der über die erforderliche Sachkunde verfügt.
- Es werden grundlegende Anforderungen an die Auswahl der spendenden Personen benannt, deren vorhergehende Aufklärung und Einwilligung ist zwingend vorgeschrieben.
- Spendenentnahme, Feststellung der Spenderidentität und die durchzuführenden Laboruntersuchungen haben nach dem Stand der medizinischen Wissenschaft und Technik zu erfolgen (www.bundesaerztekammer.de letzter Zugriff: 25.8.2011)

Anwendung von Blutprodukten

- Blutprodukte sind nach dem Stand der medizinischen Wissenschaft und Technik anzuwenden. Dabei sind die Anforderungen an die Identitätssicherung, die vorbereitenden Untersuchungen sowie die Aufklärung und Einwilligung zu beachten.
- Die Anwendung von Blutprodukten im Rahmen der Krankenbehandlung ist nach dem AMG (▶ 1.4.5) zu dokumentieren (§ 14 TFG).
- Alle Aufzeichnungen müssen 30 Jahre aufbewahrt werden und zu Zwecken der Rückverfolgung unverzüglich verfügbar sein (§ 14 TFG).
- Nicht angewendete Blutprodukte sind innerhalb der zu versorgenden Einrichtung sachgerecht zu lagern, zu transportieren, abzugeben oder zu entsorgen (§ 17 TFG).
- Der Verbleib nicht angewendeter Blutprodukte ist zu dokumentieren (§ 17 TFG).
- Nicht angewendete Eigenblutentnahmen dürfen nicht an anderen Personen angewendet werden (§ 17 TFG).
- Für Blutdepots, also Einrichtungen, die Spenden nicht selbst entnehmen, diese aber lagern und abgeben, gelten dieselben Qualitäts- und Sicherheitsstandards (§ 11a TFG).

> **Achtung**
> Das Anhängen von Blutkonserven ist nach gerichtlich bestätigter Auffassung der pflegerischen und ärztlichen Berufsverbände eine ärztliche Aufgabe, die nicht an Pflegepersonen delegiert werden kann.

1.4.8 Gesetz über die Spende, Entnahme und Übertragung von Organen und Gewebe (Transplantationsgesetz – TPG)

Zweck des Gesetzes
Das Gesetz über die Spende, Entnahme und Übertragung von Organen und Gewebe (TPG) regelt die Organspende, Organentnahme sowie die Organübertragung auf andere Menschen sowohl beim lebenden als auch beim verstorbenen Menschen. Gleichzeitig verbietet es den Handel mit menschlichen Organen (§ 1 TPG).

Organentnahme
Eine Organentnahme:
- Darf nur von einem Arzt durchgeführt werden
- Setzt bei toten Organspendern dessen Einwilligung voraus → liegt diese nicht vor, dürfen die nächsten Angehörigen den mutmaßlichen Willen des Verstorbenen kundtun
- Setzt voraus, dass der Tod des Organspenders sowie der endgültige, nicht behebbare Ausfall der Gesamtfunktion des Großhirns, des Kleinhirns und des Hirnstamms nach Regeln, die dem Stand der Erkenntnisse der medizinischen Wissenschaft entsprechen, festgestellt wurde.

! Feststellung durch zwei dafür qualifizierte Ärzte, die weder an der Entnahme noch an der Übertragung der Organe des Organspenders beteiligt sind (§ 5 TPG)

Transplantationen bei Lebenden
Transplantationen bei Lebenden legt § 8 TPG fest:
- Transplantationen bei Lebenden sind nur mit der Einwilligung des volljährigen Spenders möglich, der zudem über alle damit einhergehenden Risiken umfassend aufgeklärt sein muss.
- Die Organübertragung von Lebendspendern ist beschränkt auf enge Verwandte, Ehegatten und Lebenspartner oder andere Personen, die dem Lebendspender eng verbunden sein müssen.

Weitere Regelungen
- Die Übertragung von Herz, Niere, Leber, Lunge, Bauchspeicheldrüse und Darm darf nur in dafür zugelassenen Transplantationszentren durchgeführt werden (§ 9 TPG).
- Organvermittlung (§ 12 TPG):
  - Transplantationszentren sind verpflichtet, Wartelisten der zur Transplantation angenommenen Patienten zu führen.
  - Aufnahme eines Patienten in die Warteliste hat nach Regeln zu erfolgen, die dem Stand der Erkenntnisse der medizinischen Wissenschaft entsprechen, insbesondere nach Notwendigkeit und Erfolgsaussicht einer Organübertragung.

! **Koordinierungsstelle** für die anonyme Verteilung von Spenderorganen an mögliche Organempfänger ist die gemeinnützige Eurotransplant International Foundation (ET) im niederländischen Leiden (www.eurotransplant.org).

1.4.9 Gesetz über Medizinprodukte (Medizinproduktegesetz – MPG)

Mit dem Gesetz über Medizinprodukte (MPG) werden vertragskonform fünf Richtlinien des Europäischen Rates umgesetzt.

Zweck des Gesetzes
Der Zweck des MPG ist in § 1 MPG festgelegt:
„Zweck dieses Gesetzes ist es, den Verkehr mit Medizinprodukten zu regeln und dadurch für die Sicherheit, Eignung und Leistung der Medizinprodukte sowie für die Gesundheit und den erforderlichen Schutz der Patienten, Anwender und Dritter zu sorgen."

! Zubehör von Medizinprodukten wird laut § 2 MPG als eigenständiges Medizinprodukt behandelt.

Begriffsbestimmungen
Laut § 3 liegt ein Medizinprodukt vor, wenn es vom Hersteller zur Anwendung an Menschen für folgende Zwecke bestimmt ist:
- Erkennung, Verhütung, Überwachung, Behandlung, Linderung oder Kompensierung von Krankheiten
- Erkennung, Überwachung, Behandlung, Linderung oder Kompensierung von Verletzungen oder Behinderungen
- Untersuchung, der Ersetzung oder der Veränderung des anatomischen Aufbaus oder eines physiologischen Vorgangs
- Empfängnisregelung
- Wenn es im oder am Menschen angewendet und dessen bestimmungsgemäße Hauptwirkung weder durch pharmakologisch oder immunologisch wirkende Mittel noch durch Metabolismus erreicht wird, dessen Wirkungsweise aber durch solche Mittel unterstützt werden kann

Für die Praxis werden die Medizinprodukte unterteilt in aktive und nicht aktive Medizinprodukte, diese wiederum in solche mit und solche ohne Messfunktion. Neben dem Begriff „Medizinprodukt" werden im § 3 MPG 25 weitere Begriffe definiert, z. B.: Sonderanfertigung, Zubehör für Medizinprodukte, Zweckbestimmung, Hersteller oder Medizinprodukte aus Eigenherstellung.

Medizinprodukte-Betreiberverordnung (MPBetreibV)

Auf Grundlage des MPG wurde die Verordnung über das Errichten, Betreiben und Anwenden von Medizinprodukten (MPBetreibV) erlassen, um die Bestimmungen des MPG inhaltlich zu konkretisieren und praktikabel zu gestalten. Als Regelungsmodell enthält sie die Medizingeräteverordnung (MedGV), jedoch mit Erweiterungen, Ergänzungen und wichtigen Änderungen. Sie enthält somit die zentralen Regelungen für die Anwender von Medizinprodukten.
- Anwender eines Medizinprodukts ist jede Person, die – unabhängig von ihrer beruflichen Qualifikation – ein Medizinprodukt eigenverantwortlich anwendet, somit auch eine Pflegeperson einer Intensivstation.
- Betreiber der auf einer Intensivstation angewendeten Medizinprodukte ist der Träger des Krankenhauses.
- Die Bestimmungen des MPG und der MPBetreibV gelten in gleicher Weise auch für alle Leihgeräte.

1 Grundlagenwissen Intensivstation

- Medizinisch-technische Geräte, die bis zum 30.6.2001 nach den Bestimmungen der MedGV in Verkehr gebracht wurden, dürfen auch weiterhin betrieben und angewendet werden.

> Es ist verboten, Medizinprodukte zu betreiben und anzuwenden, wenn:
> - Der begründete Verdacht besteht, dass sie die Sicherheit und die Gesundheit der Patienten, Anwender und Dritter bei ihrer Zweckbestimmung entsprechenden Verwendung über ein nach den Erkenntnissen der medizinischen Wissenschaft vertretbares Maß hinausgehend gefährden (§ 4 MPG)
> - Das Verfallsdatum abgelaufen ist (§ 4 MPG)
> - Sie mit irreführender Bezeichnung, Angabe oder Aufmachung versehen sind (§ 4 MPG)
> - Sie Mängel aufweisen, durch die Patienten, Beschäftigte oder Dritte gefährdet werden können (§ 14 MPG).

Zentrale Regelungen der MPBetreibV

Anwendung
- Medizinprodukte dürfen nur ihrer Zweckbestimmung entsprechend, nach den Vorschriften der MPBetreibV, den allgemein anerkannten Regeln der Technik sowie den Arbeitsschutz- (▶ 1.4.11) und Unfallverhütungsvorschriften (▶ 1.4.10) betrieben und angewendet werden.
- Nur solche Personen dürfen Medizinprodukte anwenden, die dafür die erforderliche Ausbildung oder praktische Kenntnisse und Erfahrungen besitzen.
- Vor jeder Anwendung eines Medizinprodukts hat sich der Anwender von dessen Funktionsfähigkeit und ordnungsgemäßem Zustand zu überzeugen und die Gebrauchsanweisung sowie die sonstigen beigefügten sicherheitsbezogenen Informationen und Instandhaltungshinweise zu beachten (§ 2 MPBetreibV).
- Gebrauchsanweisungen sind so aufzubewahren, dass sie dem Anwender jederzeit zugänglich sind (§ 9 MPBetreibV).

Einweisung
- Verpflichtend vorgeschrieben ist die Einweisung des Anwenders in die sachgerechte Handhabung eines Medizinprodukts nur für Medizinprodukte nach MedGV und für die sog. „Anlage-1-Geräte", die nach dem MPG in Verkehr gebracht wurden.
- In die Handhabung dieser „Anlage-1-Geräte" darf nur der Hersteller, eine Person, die im Einvernehmen mit dem Hersteller handelt oder die vom Betreiber beauftragte Person einweisen (§ 5 MPBetreibV).
- In die Handhabung aller „MedGV-Geräte" darf jeder einweisen, der dafür geeignet ist (§ 15 MPBetreibV).
- Für alle anderen Medizinprodukte ist eine Einweisung expressis verbis nicht vorgeschrieben. Sie ergibt sich indirekt aus dem Anwendungsverbot, den Bestimmungen des § 2 MPBetreibV (▶ oben) und der beruflichen Sorgfaltspflicht.
- Wiederholungseinweisungen sind nicht verpflichtend vorgeschrieben.

Literatur
Kirchberg D. Das Medizinproduktegesetz: Was Pflegende wissen müssen. Bestimmungen, Beispiele, Konsequenzen. Hannover: Schlütersche, 2003.
Kirchberg D. Das Medizinproduktegesetz (MPG). Praxisnahe Arbeitshilfen und Formulare für das sichere Betreiben und Anwenden von Medizinprodukten. CD-ROM. 3. A. Hannover: Schlütersche, 2011.

1.4.10 Unfallverhütungsvorschriften

Annerose Bürger-Mildenberger

Unfallverhütungsvorschriften sind rechtsverbindliche Vorschriften: bei vorsätzlichen, grob fahrlässigen Verstößen durch Krankenhausbetreiber oder Arbeitnehmer kann ein Bußgeld verhängt werden. Der Krankenhausbetreiber muss Sicherheitsbeauftragte bestellen, die durch technische Aufsichtsbeamte der Berufsgenossenschaften überwacht werden.

Arbeitsmedizinische Vorsorge
Bedeutung: Den Gesundheitszustand durch Vorsorgeuntersuchungen vor Aufnahme und während des Beschäftigungsverhältnisses überwachen.

Kleidung
- Schutzkleidung
  - Bei Patientenbetreuung: zweckentsprechend, glattflächig, auf der Vorderseite geschlossen, leicht waschbar, desinfizierbar, möglichst kochfest
  - Der Krankenhausbetreiber muss für Bereitstellung in ausreichender Anzahl, Desinfektion, Reinigung, Instandhaltung, für getrennte Aufbewahrungsmöglichkeit von Schutzkleidung und Privatkleidung sorgen
  - Schutzkleidung vorm Betreten von z. B. Speiseräumen ablegen
- Schuhwerk: Schutz des Vorderfußes, Fersenriemen, Absatz flach oder mittelhoch, ausreichend breit
- Bereitstellen (und verwenden!) von dünnen flüssigkeitsdichten Handschuhen bei Kontakt mit z. B. Blut, Eiter
- Feste, flüssigkeitsdichte Handschuhe: Desinfektion von z. B. Geräten, Flächen
- Gesichts-, Kopfschutz beim Verspritzen infektiöser Stoffe, z. B. Eiter bei der Abszesseröffnung), Mundschutz, Schutzbrille
- Umgang mit Zytostatika vermitteln
- Flüssigkeitsdichte, zusätzliche Kleidung bei Durchnässungsgefahr
- Keinen Schmuck tragen

Brandschutz
- Informieren über Umgang mit brennbaren Flüssigkeiten
- Regelmäßig unterweisen
- Informieren über Standort und Funktionsweise von Feuerlöschern
- Regelmäßig die Sicherheitsaspekte bei Stationsleitungsbesprechungen diskutieren
- Informieren über den Handlungsablauf und Telefonnummern im Brandfall (Alarmplan)

Verkehrswege
- Bei Auffälligkeiten technischen Dienst informieren, z. B. defekte Sicherheitsbeleuchtung
- Nichts auf Verkehrswegen abstellen (Unfallverhütung)
- Bewusstes Gehen (Stolpern vermeiden)
- Benutzen von Handläufen bei Treppen (Vermeidung von Stürzen)

Medizinische Geräte
Nur nach Unterweisung (MPBetreibV) bedienen

Hautschutz
Häufige Allergene meiden bzw. ersetzen, z. B. Formalin, Desinfektionsmittel, Antibiotika, Nickel (Modeschmuck)

> **Maßnahmen zum Schutz der Haut**
> - Injektionslösungen/Infusionen korrekt zubereiten, z. B. mit Handschuhen
> - Sprühdesinfektion vermeiden
> - Instrumentenreinigung mit Schutzhandschuhen
> - Modeschmuck auch privat meiden
> - Regelmäßige Hautpflege
> - Handschuhe beim Kontakt mit z. B. Desinfektionsmitteln tragen (vermeidet Austrocknung der Haut)
> - Keinen Schmuck bei der Arbeit tragen
> - Desinfektionsmittellösungen nach Gebrauchsanweisung zubereiten
> - Händedesinfektionsmittel auf trockene Hände auftragen
> - Indikationen der hygienischen Händewaschung oder/und der hygienischen Händedesinfektion beachten (▶ 1.3.1)
> - Mehrmals täglich Hände eincremen
> - Verwendung von Dosiergeräten bei Reinigungsmitteln
> - Handschuhe nur so lange wie nötig tragen, bei Beschädigungen wechseln
> - Arbeitsmedizinische Hautvorsorgeuntersuchung ist notwendig bei Arbeiten mit Latexhandschuhen > 30 µ/g Proteingehalt bei > 4 h tägliche Feuchtarbeit.
> - Bei 2–4 h besteht ein Angebot zur Vorsorgeuntersuchung.

Elektrischer Strom
- Fehler an Sicherungsautomaten beseitigen lassen
- Nur geprüfte Geräte verwenden
- Elektrogeräte vor Gebrauch genau ansehen, nur zweckentsprechend verwenden
- Gebrauchsanleitungen der Geräte beachten, einweisen lassen (MPG)
- Angegebene Wattzahl bei Leuchten beachten
- Stecker nie an der Schnur aus der Steckdose ziehen: Gefahr blanker Drähte, Kabelbruch
- Mehrfachsteckdosen oder Tischverteiler benutzen
- Für Reparaturen Technischen Dienst verständigen
- Elektrische Geräte von Wasser fernhalten

1.4 Rechtliche Grundlagen

Leitern und Tritte
Konsequent benutzen (keine Kisten, Stühle u. a.), ganz ausklappen, auf sicheren Untergrund achten

Glas und Ampullen
Ampulle mithilfe eines Tupfers aufbrechen → Glas in Glasabfall werfen

Umgang mit formaldehydhaltigen Stoffen (potenziell krebserregend)
- Nur gezielt nach Hygieneplan anwenden
- Evtl. durch andere Stoffe ersetzen
- Handschuhe bei jeder Verwendung tragen
- Lösungen nicht mit heißem Wasser ansetzen (Dämpfe), Konzentration einhalten
- Flächendesinfektion nur bei guter Lüftung, Wischverfahren dem Sprühverfahren vorziehen
- Raumdesinfektion mit Schutzausrüstung
- Instrumentendesinfektion nur in abgedeckten Gefäßen
- Nicht zur Haut- und Händedesinfektion einsetzen

Alkoholische Desinfektionsmittel (explosiv)
- Nicht ungezielt versprühen
- Bei Verschütten lüften, Flüssigkeit aufnehmen
- Beseitigen von Zündquellen (Brand-, Explosionsgefahr)
- Keine Raumdesinfektion durchführen
- Zur Flächen- und Gerätedesinfektion wässrige Lösungen, nicht mehr als 10 % Alkohol, benutzen
- Gefäße mit alkoholischen Desinfektionsmitteln zur Instrumentendesinfektion abgedeckt halten
- Vor Einsatz elektrischer Geräte auf der Haut Desinfektionsmittel trocknen lassen
- Händedesinfektion nicht in der Nähe von Zündquellen
- Nur in Sprühgeräte geben, bei denen sich die Dämpfe nicht entzünden können

Sauerstoff (brandfördernd)
- Rauchverbot! Flasche vor Sturz, Schlag, Erwärmung schützen; Flaschen stets anketten
- Aufbewahrung nur in blauen Flaschen mit weißer Aufschrift
- Transport nur mit geschlossenem Ventil und befestigter Schutzkappe
- Beim Öffnen der Flaschen keine Gewalt anwenden
- Flasche nie im Patientenzimmer wechseln
- Sauerstoffflaschen immer betriebsbereit halten
- In leeren Flaschen Restdruck von mind. 0,5 atü belassen: Flasche ist mit Folie ausgekleidet, diese fällt sonst zusammen
- Volle und leere Flaschen getrennt lagern
- Bei Störungen Technischen Dienst verständigen

> **Achtung – Explosionsgefahr bei Sauerstoffflaschen!**
> - Vorsicht Fall!
>   - Volle Flaschen liegend oder stehend fixiert lagern
>   - Nicht in Durchgängen, Patientenzimmern oder Treppenhäusern lagern
>   - Lagerraum muss Fenster haben

- Vorsicht Feuer!
  - O$_2$ selbst ist nicht brennbar, fördert aber die Verbrennung
  - Nicht in explosionsgefährdeten Räumen lagern
  - Vor Sonne und Wärmeeinwirkung schützen
- Vorsicht Fett: Ventile nie mit Fett oder Öl in Kontakt bringen

Umgang mit Latexmaterialien

Bei Mitarbeitern im Gesundheitswesen treten in den letzten Jahren immer wieder Soforttyp-Allergien und Ekzemerkrankungen (hauptsächlich Hände) auf.
Latex ist ein Produkt, das zu Hause (z. B. Schnuller, Kondom, Kabel, Gummimaterial) und im Krankenhaus (z. B. Handschuhe, Beatmungsmasken, Infusionsbestecke) häufig eingesetzt wird.

Ursachen für die Allergiezunahme
- Häufige und längere Tragezeiten von Handschuhen
- Änderung der Herstellungsverfahren: Zunahme der Allergenkonzentration
- Verwendung gepuderter Latexhandschuhe

Übertragungsweg
- Kontaktallergie
- Inhalative Latexallergie
- Parenterale Aufnahme

Ursache
- Hautkontakt, Schleimhautkontakt, z. B. bei Untersuchungen
- Einatmen von Latexproteinen, die an Handschuhpuderpartikel gebunden sind, werden durch An- und Ausziehen in die Luft gewirbelt
- Aufnahme über Blutweg durch, z. B. Infusionen, latexhaltige Infusionssysteme

Symptome
- Lokale Urtikaria (Nesselsucht mit schubweise stark juckenden Quaddeln)
- Generalisierte Urtikaria
- Urtikaria mit Schleimhautsymptomen, z. B. Schnupfen, Asthma
- Anaphylaktischer Schock

Therapie
- Vermeidung bzw. Weglassen des Allergens zu Hause und im Beruf, z. B. Verwendung latexfreier Handschuhe
- Bei inhalativer Latexallergie: Einsatz ungepuderter Handschuhe auf Station
- Medikamentöse Therapie, z. B. Antihistaminika
- Evtl. Arbeitsfeldwechsel bzw. Umschulung

Kontaktadresse
Selbsthilfegruppe L. A. I. e. V., Postfach 210413, 72027 Tübingen, www.laiv.de

Prophylaxe
- Aufklärung und Information über Ursachen und Auswirkungen
- Regelmäßige Hautpflege
- Vermehrter Einsatz von latexfreien Handschuhen und Materialien
- Einsatz von ungepuderten Latexhandschuhen

- Bewusster Einsatz von Latexprodukten: Handschuhe nur dann anziehen, wenn auch notwendig (Infektionsschutz, bei manchen Tätigkeiten auch Verwendung von Kunststoffhandschuhen möglich)
- Latexprodukte zu Hause reduzieren

> Kreuzreaktionen zwischen Latex und verschiedenen rohen Früchten sind möglich, z. B. Kiwi, Banane, Avocado, Pfirsich, Esskastanie, Melone, Mango, Ananas, Kartoffel, Tomate oder Pflanzen (z. B. Ficus benjamini). Die Proteine der Früchte und Pflanzen stimmen mit dem Latexprotein überein. Bei einer allergischen Reaktion auf diese Früchte oder Pflanzen auf Latexallergie testen lassen.

Schutz vor Schnitt- und Stichverletzungen
- Impfung Hepatitis B
- Tragen von Schutzhandschuhen bei Kontakt mit Blut, Blutbestandteilen und Körperflüssigkeiten
- Atemschutz und Schutzbrille bei Eingriffen tragen, bei denen Blut verspritzt werden kann, z. B. Bronchoskopie, Extubation
- Entsorgung von Skalpellen, Lanzetten, Kanülen in bruch- und durchstichsichere Behälter

! Schutzkappen nicht auf Kanülen zurückstecken

Sofortmaßnahmen
- Wunde zur Blutung anregen
- Desinfektion mit alkoholischem Präparat (VAH-Liste), Verband
- Betriebsarzt informieren

Kontaktadresse
BGW, Pappelallee 35/37, 22089 Hamburg

1.4.11 Arbeitssicherheitsgesetze

Annerose Bürger-Mildenberger

Hoch komplexe Arbeitsprozesse in Einrichtungen des Gesundheitswesens erfordern neben Maßnahmen zur Gewährleistung der Sicherheit der Patienten ebenso Maßnahmen zur Gewährleistung der Sicherheit der Beschäftigten an ihren Arbeitsplätzen. Grundlegende Anforderungen hierzu formulieren das:
- Arbeitsschutzgesetz (ArbSchG)
- Arbeitssicherheitsgesetz (ASiG)
- Unfallverhütungsvorschrift der Berufsgenossenschaft

Diese werden ergänzt durch eine Vielzahl an Verordnungen, Normen und Empfehlungen zu unterschiedlichsten Bereichen, etwa zur Hygiene oder zur Gestaltung von Bildschirmarbeitsplätzen.

Arbeitsschutzgesetz (ArbSchG)

Allgemeine Vorschriften
- Ziel des Gesetzes über die Durchführung von Maßnahmen des Arbeitsschutzes zur Verbesserung der Sicherheit und des Gesundheitsschutzes der Beschäftigten bei der Arbeit ist, die Sicherheit und den Gesundheitsschutz der

Beschäftigten bei der Arbeit durch Maßnahmen des Arbeitsschutzes zu sichern und zu verbessern (§ 1 ArbSchG).
- Maßnahmen des Arbeitsschutzes im Sinne des ArbSchG sind Maßnahmen zur Verhütung von Unfällen bei der Arbeit und arbeitsbedingten Gesundheitsgefahren einschl. Maßnahmen der menschengerechten Gestaltung der Arbeit (§ 2 ArbSchG).

Pflichten des Arbeitgebers
- Arbeitsschutzmaßnahmen → grundlegende Pflicht des Arbeitgebers
- Kosten für Arbeitsschutzmaßnahmen trägt der Arbeitgeber (§ 3 ArbSchG)
- Allgemeine Grundsätze sind in § 4 ArbSchG formuliert, z. B. Arbeit ist so zu gestalten, dass eine Gefährdung für Leben/Gesundheit möglichst vermieden wird
- Erforderliche Maßnahmen sind durch eine Beurteilung der Arbeitsbedingungen zu ermitteln (§ 5 ArbSchG)
- Der Arbeitgeber hat die Beschäftigten über Sicherheit und Gesundheitsschutz bei der Arbeit während ihrer Arbeitszeit ausreichend und angemessen zu unterweisen (§ 12 ArbSchG).
    - Die Unterweisung umfasst Anweisungen/Erläuterungen, die eigens auf den Arbeitsplatz oder Aufgabenbereich der Beschäftigten ausgerichtet sind.
    - Die Unterweisung muss bei der Einstellung, bei Veränderungen im Aufgabenbereich, der Einführung neuer Arbeitsmittel oder einer neuen Technologie vor Aufnahmen der Tätigkeit der Beschäftigten erfolgen.
- ! Der Arbeitgeber kann einzelne Aufgaben/Pflichten auf geeignete Mitarbeiter übertragen → Letztverantwortung bleibt jedoch bei ihm (§ 13 ArbSchG)
- Arbeitgeber ist verpflichtet, die Erfüllung übertragener Aufgaben zu kontrollieren (§ 7 ArbSchG)

Pflichten der Beschäftigten
- Beschäftigte haben die Hinweise des Arbeitgebers zu beachten und dafür Sorge zu tragen, dass durch ihre Tätigkeit andere Personen nicht gefährdet werden (§ 15 ArbSchG).
- Beschäftigte sind verpflichtet, jede von ihnen festgestellte unmittelbare erhebliche Gefahr für die Sicherheit und Gesundheit sowie jeden an den Schutzsystemen festgestellten Defekt unverzüglich zu melden (§ 16 ArbSchG).

Arbeitssicherheitsgesetz (ASiG)
Das Gesetz über Betriebsärzte, Sicherheitsingenieure und andere Fachkräfte für Arbeitssicherheit (ASiG) verpflichtet in § 1 den Arbeitgeber, Betriebsärzte und Fachkräfte für Arbeitssicherheit zu bestellen. Diese sollen ihn beim Arbeitsschutz und bei der Unfallverhütung unterstützen. Damit sollen folgende Ziele erreicht werden:
- Arbeitsschutz- und Unfallverhütungsvorschriften sollen den Betriebsverhältnissen entsprechend Anwendung finden
- Verwirklichung gesicherter arbeitsmedizinischer und sicherheitstechnischer Erkenntnisse zur Verbesserung des Arbeitsschutzes und der Unfallverhütung
- Hoher Wirkungsgrad von Maßnahmen, die dem Arbeitsschutz und der Unfallverhütung dienen

Verantwortlichkeiten
Betriebsärzte und Fachkräfte für Arbeitssicherheit sind verpflichtet, den Arbeitgeber beim Arbeitsschutz und bei der Unfallverhütung in allen Fragen des Gesundheitsschutzes zu unterstützen (§§ 3 u. 6 ASiG). Dazu zählt z. B.:
- Beratung in arbeitsphysiologischen, -psychologischen und sonstigen ergonomischen sowie arbeitshygienischen Fragen, dazu zählen insbesondere
  - Fragen des Arbeitsrhythmus, der Arbeitszeit und der Pausenregelung
  - Gestaltung der Arbeitsplätze, des -ablaufs und der -umgebung
- Beurteilung der Arbeitsbedingungen
- Wiedereingliederung Behinderter in den Arbeitsprozess
- Beobachtung der Durchführung des Arbeitsschutzes und der Unfallverhütung, z. B. durch regelmäßige Begehung der Arbeitsstätten

Unfallverhütungsvorschrift „Grundsätze der Prävention"
Die zum 1. Januar 2004 in Kraft getretene Unfallverhütungsvorschrift „Grundsätze der Prävention" (BGV A1) der Berufsgenossenschaft für Gesundheitsdienst und Wohlfahrtspflege (BGW) ist die zentrale Basisvorschrift eines neu gestalteten berufsgenossenschaftlichen Vorschriftenwerks für die Prävention.
- Hinsichtlich der Pflichten des Unternehmers sowie des Versicherten verweist die BGV A1 an vielen Stellen inhaltlich auf das ArbSchG und das ASiG (▶ dort).
- Die BG-Regel BGR A1 erläutert und konkretisiert die BGV A1 (vom Oktober 2005, Fassung Januar 2009).

Hygieneverordnungen
Dietmar Kirchberg

Bisher hat nur etwa die Hälfte der Bundesländer gesetzlich verbindlich Hygieneverordnungen auf Grundlage des Infektionsschutzgesetzes erlassen. Ein bundesweites Hygienegesetz, das diese Verpflichtung für alle Bundesländer vorschreibt, wird derzeit erarbeitet.
Exemplarisch wird hier die „Bayerische Hygieneverordnung" kurz skizziert.

Verordnung zur Hygiene und Infektionsprävention in medizinischen Einrichtungen (Bayerische Hygieneverordnung – MedHygV)
- In Kraft getreten zum 1.1.2011
- Breit gefächerter Geltungsbereich: Krankenhäuser, stationäre und ambulante Einrichtungen, Rettungsdienste einschl. Rettungsfahrzeugen sowie sonstige Einrichtungen in Bayern, in denen heilberufliche Tätigkeiten ausgeübt werden (§ 1)
- Diese Einrichtungen sind verpflichtet, die dem jeweiligen Stand der der medizinischen Wissenschaft entsprechenden, allgemein anerkannten Regeln der Hygiene zu beachten und alle erforderlichen Maßnahmen zur Erkennung, Verhütung und Bekämpfung von Infektionen zu treffen (§ 2)
- Hygienepläne zu erstellen und kontinuierlich fortzuschreiben
- Hygieneorganisationsstrukturen und Verfahrensregelungen zur Infektionshygiene vorzuhalten
- Eine Hygienekommission zu bilden
- Geeignete Hygienefortbildungen für die Mitarbeiter sicherzustellen
- Hygienebeauftragte Ärzte zu bestellen
- Hygienefachkräfte sowie Hygienebeauftragte in der Pflege zu beschäftigen (§ 3)

- Fortlaufend/-systematisch nosokomiale Infektionen und aufgetretene Krankheitserreger mit spez. Resistenzen zu erfassen, analysieren und bewerten (§ 9)

Literatur

Abt-Zegelin A, Böhme H, Jacobs P. „Patient unauffällig" – Rechtliche und pflegefachliche Anforderungen an die Dokumentation unter besonderer Berücksichtigung von DRGs und PQsG, Teil 3. Die Schwester/Der Pfleger, Bibliomed 2004; 43 (3).

Bergmann KO, Kienzle HF, Krankenhaushaftung. Organisation, Schadensverhütung und Versicherung Leitfaden für die tägliche Praxis. 3. A. DKG Düsseldorf, 2010.

th-h.de/infos/jura/einwilligung.php (letzter Zugriff: 24.8.2011)

Igl G. Weitere öffentlich-rechtliche Regulierung der Pflegeberufe und ihrer Tätigkeiten. Voraussetzungen und Anforderungen. München: Urban & Vogel, 2008.

Klie T. Rechtskunde. Das Recht Pflege alter Menschen. 9. A. Hannover: Vincentz, 2009.

Mürbe M. Rechtliche Grundlagen Klinikleitfaden Pflege. 6. A. München: Elsevier, 2008.

Mürbe M, Stadler A. Berufs-, Gesetzes- und Staatsbürgerkunde. Kurzlehrbuch für Pflegeberufe. 10. A. München: Elsevier 2010.

www.bundesaeztekammer.de www.gesetze-im-internet.de

2 Psychosoziale Betreuung

Annegret Horbach
Autorin der 3. Auflage: Vivian Keim

2.1	Situation des Patienten auf der Intensivstation 44	2.5.2	Umgang mit Patienten bei von der Norm abweichendem Verhalten 60
2.2	Ängste und Belastungsfaktoren 45	**2.6**	**Religiöse Bedürfnisse und kultursensibler Umgang** 63
2.3	Krankheitsbewältigung 47	2.6.1	Besonderheiten einer Auswahl von Glaubensrichtungen 63
2.4	Wohlbefinden des Patienten fördern 48	2.6.2	Umgang mit Patienten mit Migrationshintergrund 66
2.4.1	Umgebung des Patienten 48	**2.7**	**Angehörige** 67
2.4.2	Zeitgestaltung 50	2.7.1	Situation der Angehörigen 67
2.4.3	Kommunizieren 51	2.7.2	Allgemeiner Umgang 69
2.4.4	Ruhe und Schlaf fördern 53	2.7.3	Besuchszeiten 69
2.4.5	Wahrnehmungsfähigkeit bei sedierten und komatösen Patienten 54	2.7.4	Besonderheiten bei Eltern kranker Kinder 69
2.4.6	Bewusstseinsbeeinträchtigte Kinder 55	2.7.5	Beratung/Unterstützung 70
2.4.7	Sicherheit und Geborgenheit vermitteln 55	**2.8**	**Sterben und Tod** 71
2.5	**Als „schwierig" empfundene Patienten** 57	2.8.1	Sterbebegleitung 71
2.5.1	Umgang mit Emotionen des Patienten und daraus resultierende konflikthafte Situationen 57	2.8.2	Sterben in verschiedenen Religionen 76
		2.8.3	Umgang mit Verstorbenen 78
		2.8.4	Umgang bei Hirntod 80

Die psychosoziale Betreuung ist nicht Aufgabe einer speziellen Berufsgruppe. Vielmehr sind alle am Behandlungs- und Genesungsprozess aktiv Beteiligten involviert, also auch unterstützende Therapeuten und Konsiliardienste. Auf Intensivstationen sind v. a. folgende Berufsgruppen angesprochen:
- Pflegende
- Mediziner/innen
- Sozialarbeiter/innen
- Psycholog/innen, Psychotherapeut/innen
- Seelsorger/innen

Umgangsempfehlungen haben somit für alle Gültigkeit. Im Folgenden wird der Schwerpunkt auf die Berufsgruppe der Pflegenden gelegt, die durch die ständige Präsenz am Intensivbett den zeitlichen Löwenanteil an der psychosozialen Betreuung des Patienten übernimmt.

2.1 Situation des Patienten auf der Intensivstation

Die Intensivstation ist den dort Tätigen bestens vertraut. In der täglichen Routine geht gern unter, dass dies für Patienten ganz anders ist. Wenn ein Patient auf die Intensivstation aufgenommen wird, geschieht dies nicht selten ungeplant in einer Notfall- bzw. Krisensituation. Er hat das Gefühl, sich plötzlich in einer anderen Welt zu befinden. Er wird von „grünen Männlein" (oder blauen) empfangen, futuristisch anmutende Geräte mit blinkenden Tasten erwarten ihn, unbekannte Geräusche und plötzliche Signaltöne lassen ihn erschrecken. Häufig wechselndes oder unvorhersehbar auftauchendes Personal, das sich für ihn oft nicht einer bestimmten Berufsgruppe zuordnen lässt, trägt zusätzlich zu seiner Verunsicherung bei und lässt den Stress ansteigen.

> In diesem hoch technisierten System kommt es einmal mehr darauf an, dem Patienten zu zeigen, dass er als Mensch gesehen und von Menschen betreut wird, die ihn als solchen behandeln und seine Würde achten!

Allgemeiner Umgang
- Freundliche Atmosphäre
- Ruhige und zielgerichtete Handlungen
- In geschlossenen Räumen (geschlossene Türen)
- Sichtschutz zu anderen Patienten
- Rechtzeitige Informationen an den Patienten
- Berücksichtigung der Situation aus der Sicht (Empathie) des Patienten
- Intimsphäre achten und körperlich bedingte Einschränkungen berücksichtigen

Vorstellung und einführende Information
Im Rahmen der psychosozialen Betreuung der Patienten kann – ebenso wie im täglichen Leben – die erste Kontaktaufnahme weichenstellend für die Schaffung einer Vertrauensbasis sein. Um dem ansprechbaren Patienten eine erste Orientierung zu geben und Unsicherheit zu nehmen, ist es von Bedeutung, ihm einfache, aber für ihn wichtige Informationen zu Beginn des Intensivstationsaufenthalts (▶ 3.1.1) zu vermitteln.

- Sich dem Patienten vorstellen: Name und Beruf/Funktion, jeder trägt zusätzlich ein gut lesbares Namensschild im Brustbereich
- Bettplatz erklären, z. B. Bedienung von Hilferuf, Bett, Licht, Nachttisch
- Hinweis auf Überwachungsgeräte und Signale, die **seiner** Sicherheit dienen
- Gebrauch oder Einschränkung von Telekommunikationsmitteln
- Informationen zu Mahlzeiten oder Nahrungs- bzw. Flüssigkeitskarenz
- Hinweis zum Rauchverbot
- Weiteres Vorgehen besprechen
- Allgemeiner Ablauf, z. B. Schichtwechsel, Visiten
- Information über Besuchszeiten → bevorzugte, nicht ausschließliche
! Besuche sollten jederzeit ermöglicht werden (▶ 2.7.3)
- Kontaktmöglichkeiten zur „Außenwelt"
- Abklären, wer von den Angehörigen oder Bekannten Ansprechpartner sein soll/darf
- Informationsbedarf erfragen, auch mehrmals

Der Patient kann sich diese Informationen i. d. R. nicht alle merken. Unterstützend (nicht ersatzweise) kann eine Broschüre zum Nachlesen überreicht werden, einzelne Informationen werden zu den jeweiligen Anlässen wiederholt gegeben.

2.2 Ängste und Belastungsfaktoren

Kommt ein Patient auf die Intensivstation, ist er dort sowohl durch seine Krankheit bzw. den lebensbedrohlichen Zustand, in dem er sich befindet, als auch durch zahlreiche äußere weitere Faktoren mit Belastungen und Ängsten konfrontiert, die sich auf sein psychisches Befinden und damit auf den Behandlungsverlauf und den Medikamentenverbrauch auswirken.

Beeinflussende Ängste
Der Aufenthalt auf einer Intensivstation löst bei Betroffenen nicht nur in Notfallsituationen, sondern auch bei geplanter Aufnahme Unsicherheit und Ängste aus.

Angst, hilflos und ausgeliefert zu sein
- Sich nicht wehren zu können
- Die Situation nicht kontrollieren zu können
- Scham vor Zurschaustellung des Körpers
- Verlust der Intimsphäre

Angst vor der Behandlung
- Vor den unbekannten Apparaturen
- Ungewissheit über das Ausmaß der Therapie und die Aufenthaltsdauer
- Angst vor Schmerzen, vor Komplikationen, vor bleibenden Schäden, vor schlechter Prognose und Angst, die Station nicht mehr lebend verlassen zu können
- In operativen Fächern zusätzlich Angst vor dem Operationsergebnis, z. B. vor:
  - Unschöne Narben oder Entstellung
  - Funktionseinschränkung und Leistungseinbuße
  - Der Erfordernis einer weiteren Operation

2 Psychosoziale Betreuung

Angst vor der Zukunft (krankheitsbedingt)
- Vor familiärer Belastung und Auswirkungen auf Arbeitsfähigkeit, Berufstätigkeit und Lebensqualität
- Hinzu kommen evtl. Befürchtungen zur mangelnden Versorgung nahestehender Angehöriger während des Krankenhausaufenthalts, z. B.:
  - Von minderjährigen Kindern, v. a. bei intensivpflichtigen Müttern
  - Des Ehepartners, z. B. bei älteren Patienten
  - Von pflegebedürftigen Eltern(teilen), die normalerweise vom intensivpflichtigen (mit) versorgt werden
  - Von zum Haushalt gehörenden Tieren, etwa bei Alleinstehenden
  - Bei intensivpflichtigen Kindern steht oft die Angst vor sozialem Entzug im Vordergrund (Abwesenheit von Eltern, Entbehrung von Freunden).

Neben diesen zielgerichteten Ängsten führen eine Reihe weiterer Faktoren zur psychischen Belastung von Intensivpatienten (Möglichkeiten der Pflegenden ▶ unten).

Belastungsfaktoren

Belastungsfaktoren durch die Erkrankung
- Unvorbereitete stationäre Aufnahme
- Störung der zeitlichen und örtlichen Orientierung (▶ 2.4.2)
- Störung der kognitiven Leistungsfähigkeit
- Verletztes Körperbild und Körperintegrität, z. B. bei Unfallpatienten

Belastungsfaktoren durch das Setting Intensivstation
- Störung des Tag-Nacht-Rhythmus durch engmaschige Kontrollen, Beleuchtung in der Nacht bzw. konstantes Licht
- Eingeschränkte Mobilität
- Reizüberflutung durch unbekannte Geräusche, Alarmtöne, Geräte
- Fehlende Rückzugsmöglichkeit, reduzierte Privatsphäre
- Sensorische Deprivation: Fehlen von Berührungen, angenehmen oder bekannten akustischen, optischen und olfaktorischen Reizen (▶ 2.4.1)

Belastungen interaktioneller Art
- Mangelnde Information des Patienten, Visiten über statt mit ihm
- Soziale Rolle und Stellung des Patienten ist unterbrochen, er ist mit impliziten Verhaltensregeln konfrontiert
- Kommunikationsdefizit trotz ständig anwesenden Personals (▶ 2.4.3)
- Häufig wechselndes Personal (Schichtdienste, Arbeitsverteilung)
- Eingeschränkte Kommunikationsfähigkeit, z. B. durch:
  - Erkrankung (Aphasie)
  - Therapie (Intubation)
  - Unterlassenen Hilfsmitteleinsatz (nicht eingesetzte Hörgeräte)

Möglichkeiten der Pflegenden
- Auf Ängste mitfühlend eingehen
- Befürchtungen ernst nehmen
- Patienten beruhigen und ggf. ablenken (▶ 2.3)
- Für das Wohlbefinden des Patienten (▶ 2.4) sorgen

- Die Belastungen des Patienten auf Intensivstationen sind u. a. auslösende Faktoren für Verhaltensweisen mit Konfliktpotenzial (▶ 2.5) und akute „Verwirrtheit" (▶ 2.5.2).
- Die Bedeutung einer tragfähigen therapeutischen Beziehung für die Prophylaxe psychischer Störungen kann nicht hoch genug eingeschätzt werden.

2.3 Krankheitsbewältigung

Krankheitsbewältigung (Coping) kann als das Bemühen definiert werden, bereits bestehende oder erwartete Belastungen durch die Krankheit intrapsychisch (emotional und kognitiv) oder durch zielgerichtetes Handeln aufzufangen, auszugleichen, zu meistern oder zu verarbeiten. Gelingt dies nicht, übersteigen die Anforderungen die Bewältigung, so entsteht Stress.

Bewältigungsformen
Gernot Sonneck beschreibt drei große Gruppen von Krankheitsbewältigungsformen:

Emotional ausgerichtete Bewältigungsformen
Sie entsprechen weitgehend den Abwehrvorgängen:
- Wut ausleben, emotionale Entspannung (Gefühle ausdrücken)
- Auflehnung, Selbstbeschuldigung
- Ablenkung
- Valorisierung (Bewusstmachen der eigenen Werte)
- Altruismus (Selbstlosigkeit)
- Religiosität
- Optimismus
- Passive Kooperation, Rückzug
- Resignation, Isolation

Kognitive Bewältigungsformen
Kognitive Bewältigungsformen = intrapsychisch-rationale Verarbeitung
Bewusste intellektuelle Auseinandersetzung mit der Krankheit:
- Wahrnehmen der Erkrankung
- Beurteilung nach Schwere und Prognose
- Problemanalyse und Entschlussfassung mit den nötigen Konsequenzen:
  - Rumifizierung (grübeln, gedanklich an der Krankheit festhalten)
  - Relativierung
  - Haltung bewahren
  - Sinngebung
  - Religiosität
  - Akzeptierung

Bewältigungsformen, die direktes Handeln auslösen
Sie sind dem Behandlungsteam unmittelbar zugänglich und werden aus medizinischer Sicht häufig als die bestgeeigneten Bewältigungsformen betrachtet:
- Ablenkendes Anpacken
- Kompensation

- Konstruktive Aktivität
- Zuwendung
- Krankheitsbezogenes Zupacken
- Aktives Vermeiden
- Passive Kooperation

- Zu Beginn der Behandlung ist es wichtig, die vom Patienten eingesetzten Abwehrvorgänge und Bewältigungsformen zu unterstützen.
- Im Verlauf der Erkrankung sind auch andere Bewältigungsformen notwendig, um dem Patienten zu helfen, seine Erkrankung und die damit verbundenen Konsequenzen zu akzeptieren. Hierbei müssen Krankheitsstadium, Persönlichkeit und Prognose berücksichtigt werden.
- Das Wissen und Verstehen dieser Einflussfaktoren in der Auseinandersetzung mit dem Kranksein gibt dem Intensivpersonal die Möglichkeit, situations- und phasengerecht auf den Patienten einzugehen. Nur so kann die für die Behandlung unbedingt notwendige Kooperation entwickelt werden, denn Information und Argumentation sind für Patienten nur dann wirksam, wenn sie auch emotional unterstützt werden. Nur in der Auseinandersetzung mit den Faktoren kann erwartet werden, dass die Krankheit in einem hohen Maße bewältigt bzw. in das Leben des Patienten integriert werden kann.

2.4 Wohlbefinden des Patienten fördern

2.4.1 Umgebung des Patienten

Überlegungen zur Umgebungsgestaltung gehen neben dem technisch Notwendigen immer von der Situation des Patienten aus und werden von dem Wissen über die Gefahr der sensorischen Deprivation bei gleichzeitiger Reizüberflutung geleitet.

Lautstärke
Auf Intensivstationen herrschen oft hohe Lärmpegel, was vom dortigen Personal während des Arbeitsprozesses nicht immer wahrgenommen wird, für dieses selbst und insbesondere die kritisch Kranken aber gesundheitsschädigend sein kann. Zur Sensibilisierung der Mitarbeiter ist daher das Aufhängen von Lärmampeln hilfreich, die den Schallpegel kontinuierlich messen und fürs Personal über ein Ampelsystem sichtbar machen: z. B. rot > 85 dB, grün < 45 dB (45 dB = zulässiger Grenzwert in den USA – für D derzeit noch nicht festgelegt).

Bilder
Nicht nur Farbdrucke des Hauses, sondern v. a. auch private Bilder des Patienten (Kinderbilder, Fotos) verwenden: Angehörige ansprechen, Patienten nach Wünschen fragen. Bei beeinträchtigtem Sehvermögen große und klar erkennbare Motive in Blickweite des Patienten installieren; auch an der Decke über dem Kopfende oder an den Seitenwänden/Paravents.
! Bauseits oder beim nächsten Farbanstrich könnten farbige Deckenelemente oder Mandalas berücksichtigt werden.

2.4 Wohlbefinden des Patienten fördern

Musik
Gegebenenfalls. vorhandene Einrichtung nutzen (Bedienerleiste Nachtschrank). Andernfalls Angehörige bitten, ein Abspielgerät mit Lieblingsmusik mitzubringen (Darbietung über Kopfhörer, Lautstärke beachten!).
! Darauf achten, dass keine „Dauerbeschallung" erfolgt (Zeitfenster für Musikhören).

> In den Momenten, da der Patient den Kopfhörer benutzt, kann er kaum oder gar nicht vernehmen, wenn er angesprochen wird. Deshalb machen sich Pflegende visuell oder taktil bemerkbar, sobald sie ans Bett herantreten, entfernen dann den Kopfhörer (wenn der Patient dies nicht selber kann) und informieren über ihre Vorhaben, bevor sie mit der vorgesehenen Maßnahme beginnen.

Düfte
Gewohnte Seifen, Duschgels, Rasierwasser, Parfüms, Deodorants wirken nicht nur erfrischend, sondern bringen dem Patienten auch vertraute Düfte. Gleichzeitig überdecken sie den typischen und oft als unangenehm wahrgenommenen Geruch der Intensivstation.

Bettplatz
- Med. Geräte und Infusionsflaschen möglichst außerhalb des Blickfelds stellen
- Alarmgebende Geräte nicht in unmittelbarer Kopfnähe, das Kopfende nicht unmittelbar unter eine Monitorleiste schieben
- Blickfeldänderung und -erweiterung durch Verschieben des Bettes, Anheben des Bettniveaus und Oberkörperhochlagerung
- Sicht aus einem Fenster, auf den Flur oder, wenn Kontakt beidseits gewünscht, auf einen Mitpatienten freimachen
- Falls Mobilisationshilfe, z. B. Patientenhaltegriff, nicht möglich (frei zugängliches Kopfende), eine am Bettende festgemachte Strickleiter oder Mullbinde anbieten

Nachttisch
- Muss für den Patienten immer erreichbar sein
- Platz für private Dinge freihalten, nicht blockieren durch z. B. medizinische Geräte, gelesene Zeitungen, altes Geschirr, Flaschen
- Nachttisch ist beweglich, Patienten auf Sturzgefahr hinweisen

Licht
- Hell und dunkel entsprechend dem Tag-Nacht-Rhythmus und den Patientenbedürfnissen, z. B. beim Lesen
- Nachts kleines Dämmerlicht zur Orientierung
- Direktes Neonlicht vermeiden, möglichst indirekte Lichtquelle

Zu- und Ableitungen
- Funktion und Aufgabe erklären
- Für sicheren Halt sorgen
- Monitorkabel für freie Bewegung im Bett lang genug wählen.

- Auf Schnittblumen aus Hygiene- und Platzgründen (Aktionsradius im Notfall) verzichten
- Angehörige reagieren oft mit Ratlosigkeit auf zurückgegebene Dinge („Steht es so schlecht?"), daher immer Grund für Rückgabe erklären.

2.4.2 Zeitgestaltung

Die Monotonie auf Intensivstationen führt dazu, dass Patienten sich vermehrt selbst beobachten, was zur Hypochondrie führen kann. Ständiges Auf-sich-Beziehen durch Konzentration auf Gesprächsfetzen, Stimmen und Gerätealarme ebnet den Weg für neue Ängste, Halluzinationen evtl. bis zum „Durchgangssyndrom" (Verwirrtheitszustand, ▶ Tab. 3.1). Hinzu kommen Grübeleien über die eigene Perspektive, die Ängste forcieren und zu Depression und Aggression führen können. Die Kombination aus totaler Überwachung, aufgezwungener Immobilität, psychischer und physischer Unterbeschäftigung unterstützt Unruhezustände und Aggressivität.

Tagesablauf strukturieren
- Uhr und Kalender im Blickfeld des Patienten anbringen, Orts- und Zeitangaben in Pfleghandlungen wiederholt einbinden
- Bestimmte Tätigkeiten zu festen Zeiten durchführen (wiederkehrender Rhythmus)
- Gegebenenfalls Mitbestimmung und Hilfe zur Selbsthilfe im Tagesablauf, z. B. Körperpflege, Essen
- Nahziele einbauen, z. B. ein Zeitmaß beim Arbeiten mit dem Atemtrainer
- Besuche fördern, individuelle Besuchszeiten ermöglichen
- Tag-Nacht-Rhythmus gewährleisten: unterschiedliche Betriebsamkeit, andere Beleuchtung (▶ 2.4.4)

Lesen
- Brille/Kontaktlinsen oder Lupe bereitstellen
- Lesestoff zur Verfügung stellen und Angehörige zum Mitbringen von Lesestoff ermuntern
- Sehbehinderten Patienten Dienste zum Vorlesen anbieten bzw. organisieren
- Gelähmten, immobilen Patienten eine Lesehilfe anbieten bzw. bauen.
  - Einfacher Buchhalter auf dem Nachtschrank oder eine über dem Kopf angebrachte Plexiglasscheibe auf der das Lesematerial mit Schrift nach unten liegt. Personal fragt nach, ob umgeblättert werden muss.

Elektronische Medien
- Kleinstfernseher, Radio/MP3-Player o. Ä. nur mit Kopfhörer
- Komatösen das Radio in Ohrnähe positionieren
- Auf etwaige Störungen im Monitoring achten (funkentstört?)

Beschäftigung
- Dem Wunsch nach Schreiben nachgeben
- Gedächtnistraining, Kreuzworträtsel o. Ä. anbieten
- Krankengymnastik durch selbstständiges Training unterstützen
- Eventuell Ergotherapie

2.4.3 Kommunizieren

Kommunikation bedeutet wechselseitiger Informationsaustausch. Informationen werden von einem Sender ausgesandt und sind an einen Empfänger gerichtet.

Sender → Nachricht → Empfänger

Nachrichten können auf verschiedene Arten unter Einbeziehung aller Sinnesmodalitäten bei Sender und Empfänger übermittelt werden. Es ist nicht möglich, nicht zu kommunizieren, denn alles Verhalten in einer zwischenmenschlichen Interaktion drückt etwas aus.
Will sich eine Person durch Schweigen der Kommunikation entziehen, so ist genau das der Inhalt der Nachricht: „Ich will nicht!"

Kommunikationsbeeinträchtigte Patienten

! Nonverbale Formen der Kommunikation gewinnen dann eine tragende Bedeutung, wenn Menschen von Sprache aktiv oder passiv keinen oder nur eingeschränkten Gebrauch machen können, z. B. durch Tracheostoma, Bewusstseinseintrübung, Sedierung, fremde Muttersprache, Aphasie, Gehörlosigkeit oder Schwerhörigkeit.
- Wenn Sprache nicht angewandt und/oder verstanden werden kann, sind Personen auf nonverbale Signale angewiesen. Ähnlich wie bei Kleinkindern im vorsprachlichen Stadium wird eine besondere Sensibilität für Berührungen, Stimmungen, Tonlage, Mimik und Gestik entwickelt.
- Umgekehrt achten auch Pflegende mehr auf nichtsprachliche Signale und interpretieren z. B. Körperhaltung, Gestik, Mimik, Atmung der Patienten im Hinblick auf deren Befindlichkeit.

Es muss zunächst sorgfältig differenziert werden, um welche Art von Kommunikationseinschränkung es sich handelt und welche Ressourcen der Person noch zur Verfügung stehen. Zentrale Fragen sind z. B.:
- Kann der Patient hören und inhaltlich verstehen?
- Funktioniert die Wortbildung?
- Wie weit kann sich der Patient artikulieren?
- Kann der Patient lesen?
- Kann der Patient schreiben?

Es ist ein bedeutender Unterschied:
- Ob die kommunikative Beeinträchtigung schon seit Längerem besteht (also vor dem aktuellen Krankenhausaufenthalt) und der Patient schon Umgangsstrategien entwickelt hat und Hilfsmittel einsetzt → dann eignen sich die Pflegenden deren Benutzung an
- Oder ob die Beeinträchtigung erst aktuell entstanden ist → dann geben die Pflegenden Hilfestellung und Anleitung zur Kommunikation und zu Hilfsmitteln, die zur Verfügung stehen

Hilfen und Tipps bei der Kommunikation
- Persönliche, namentliche Anrede
- Deutliche, langsame Sprache, kurze Sätze, einfache Begriffe
- Das Gesagte durch Gestik unterstreichen

- Maßnahmen erläutern, ankündigen z. B. „Ich werde Sie jetzt waschen."
- Bei stark verlangsamt sprechenden oder in der Sprache eingeschränkten Patienten gilt → geduldig warten, nicht unterbrechen, bei der Suche nach Begriffen helfen, loben!
- Fragen stellen, die mit „Ja" bzw. „Nein" (also auch mit leichter Gestik) beantwortet werden können
- Wenn Nicken oder Kopfschütteln nicht möglich ist, Signale vereinbaren, z. B. „Wenn Sie ‚Ja' meinen, drücken Sie meine Hand."
- Eventuell das Aufschreiben von Nachrichten ermöglichen → Schreibzeug, feste Unterlage bereitstellen, spezielle Hilfsmittel
- Selbst Nachrichten aufschreiben, wenn das Gesagte nicht verstanden wird
- Bei fremdsprachigen Patienten von Dolmetscher, z. B. Angehörige, Landsmann, Hauspersonal, wichtige Standardsätze (Fragen und Antworten) aufschreiben lassen, die nach Bedarf eingesetzt werden können: z. B. „Haben Sie Schmerzen?", „Guten Morgen".
- Je nach Beziehung zum Patienten Körperkontakt nutzen, z. B. Hand halten, streicheln, in den Arm nehmen, um Vertrautheit und Zuwendung zu signalisieren. Dabei immer auf die Grenzen des Patienten achten und sie respektieren.

Keine „Oder-Sätze" („Wollen Sie Rasierwasser oder lieber Gesichtscreme?") formulieren, wenn der Patient sich nicht verbal äußern kann. Dem Patienten nur **ein** Angebot machen, das er annehmen oder ablehnen kann. Verneint er, kann die nächste Frage folgen.

Kommunikationshilfsmittel

Umgang mit patienteneigenen Hilfsmitteln
Patienten, die an Hilfsmittel, wie z. B. Brille, Kontaktlinsen, Hörgerät, Sprechapparat für Kehlkopflose, gewöhnt sind, sollten diese so früh und so häufig wie möglich wieder benutzen. Das erspart ihnen weitere Verunsicherungen (akustisch, optisch) und im Fall von Schwerhörigkeit den Mitpatienten unnötige Belastungen.
- Die Pflegenden halten die Patienten zur Benutzung an oder setzen ihnen die Hilfsmittel am Tag auf bzw. ein.
- Auf Sauberkeit (Verschmutzung entfernen) und Funktionsfähigkeit (Batterien?) achten
- Für Informationen zum Umgang mit bestimmten Hilfsmitteln Angehörige befragen, sonst Optiker, Hörgeräteakustiker, Hersteller ansprechen, auch Behindertenverbände geben Tipps

- Patienteneigene Hilfsmittel sind in der Regel sehr teuer und wurden häufig über einen langen Prozess hinweg individuell angepasst. Entsprechend besorgt sind Patienten und Angehörige um deren Unversehrtheit. Stationen sollten über einen Standard verfügen, wie die Utensilien versorgt bzw. aufbewahrt werden, wenn sie nicht im Einsatz sind, z. B. bei Nacht.
! Bei der Benutzung der Hilfsmittel sind Druckstellen durch die Patientenlagerung zu vermeiden.

2.4 Wohlbefinden des Patienten fördern

Einsatz neuer Hilfsmittel
Neue Hilfsmittel sollten vom fachkundigen, informierten Personal ruhig und geduldig eingeführt werden. Die Vorteile müssen für den Patienten klar und leicht erkennbar sein, sonst überwiegt die Unsicherheit angesichts eines technischen Instruments.

Sprechhilfen
Für sprach- und sprechbehinderte Menschen wurden Sprechhilfen entwickelt, um die Verständigung zu erleichtern. Die Auswahl und Anschaffung wird meist von Ergotherapeuten vorgenommen.
- Sprechtafel: zweiseitig bedruckte Tafel mit unterschiedlichen (individuell beschreibbaren) Feldern → ermöglicht die Formulierung unterschiedlicher Gefühle, Wünsche, Zustandsäußerungen
- Communicator: funktioniert nach dem Prinzip einer Schreibmaschine im Mini-Format, ist leicht zu handhaben

Kontakt mit Bewusstlosen
Charakteristisch für den Kontakt mit bewusstlosen Patienten ist die **vermeintlich** einseitige Kommunikation: der Patient sendet kaum adäquate Signale zurück, reagiert nicht oder nur diffus, z. B. bei Beatmung, Sedierung oder Patienten im Koma.

! Aus der fehlenden (oder vom Personal nicht wahrgenommenen) Rückmeldung darf nie geschlossen werden, dass die Informationen den Patienten nicht erreicht haben.

! Es ist immer davon auszugehen, dass alle Impulse vom Patienten aufgenommen werden, wenn auch kein digitales, also wortwörtliches Begreifen des Gesagten erfolgt.

Die nonverbalen und analogen Aspekte der Kommunikation erreichen auch diese Menschen und werden von ihnen aufgenommen.

Grundsätze der Kommunikation mit Bewusstlosen
- Bewusstlose Patienten ansprechen, mit ihnen reden, sie über Maßnahmen informieren, im Kontakt mit ihnen bleiben
- Besonders auf Tonlage, Tonfall und die eigene Stimmung achten. Es ist wichtig, dass sich die gesprochene Beruhigung auch beruhigend anhört
- Möglichkeiten des Körperkontakts nutzen, z. B. beim Waschen
- Hektik und Auseinandersetzungen am Patientenbett vermeiden
- Auf mögliche, minimale Signale des Patienten achten
- Die Ansätze der Kinaesthetics (▶ 3.6.2) und der Basalen Stimulation® (▶ 3.6.4) stellen wichtige Konzepte bei der Pflege bewusstloser Patienten dar und bieten Behandlungsstrategien an.

Bei Bewusstlosen besteht die Gefahr, dass Pflegende zu wenig mit ihnen kommunizieren, da diese Patienten keine Unterhaltung einfordern können.

2.4.4 Ruhe und Schlaf fördern

Für das Wohlbefinden des Patienten ist es wichtig, dem Tagesablauf Struktur zu geben. Dabei sind sowohl Gewohnheiten des Patienten als auch pflegerische und therapeutische Maßnahmen zu berücksichtigen.

Handlungsprinzipien
- Tag-Nacht-Rhythmus und Ruhephasen gewährleisten, Geräuschpegel minimieren, Maßnahmen in Absprache mit allen Berufsgruppen koordinieren
- Individuelle Schlafzyklen beachten bzw. dokumentieren. Auf Wünsche und Bedürfnisse des Patienten eingehen.
- Hilfsmittel anbieten, z. B. Ohropax®, Augenbinde (z. B. leichtes Tuch über die Augen legen)
- Ursachen ergründen, z. B. Schmerzen, Angst, unbequeme Lage, Frieren, Durst, ggf. mit dem Patienten nach adäquater Abhilfe suchen
- Gegebenenfalls den Patienten vor der Ruhezeit mobilisieren, auch unruhige und verwirrte Patienten
- Körperpflege nach den Patientenwünschen bzw. -bedürfnissen ausrichten
- Basale Stimulation® in Form einer abendlichen Teil- oder Ganzkörperwaschung mit warmem Wasser, warmes Fußbad
- Beruhigende Tees, z. B. Baldriantee

- Fixierungen verstärken häufig Unruhezustände; deshalb nur bei vital bedrohlichen oder nicht beherrschbaren Situationen einsetzen und mit dem Patienten das Klärungsgespräch suchen. Akut nötige Fixierung bedürfen einer ärztlichen bzw. richterlichen Anordnung (▶ 1.4.2)
- Starke Erregungs- bzw. Unruhezustände können lebensbedrohlich sein, evtl. Sedierung erwägen

---

2.4.5 Wahrnehmungsfähigkeit bei sedierten und komatösen Patienten

Bei sedierten und komatösen Patienten ist die Wahrnehmungs- und Reaktionsfähigkeit verändert. Reize können sowohl abgeschwächt als auch verstärkt wahrgenommen und die Botschaft anders interpretiert werden, als dies bei klarem Bewusstseinszustand der Fall wäre. Die Reaktionen als Antwort auf die Reize sind (krankheitsbedingt oder medikamentös) unterdrückt, sodass vom Patienten als unangenehm empfundene Sensationen von Pflegenden evtl. nicht wahrgenommen werden.

Handlungsprinzipien
Im Umgang mit sedierten oder komatösen Patienten sind folgende Grundsätze zu beachten:
- Patient ist am Geschehen beteiligt und nicht Objekt desselben
- Pflegende stellt sich immer namentlich vor
- Durch gleiche Bezugspersonen Kontinuität und Vertrautheit schaffen.
- Patienten vor einer Pflege- und Kontrollmaßnahme immer informieren, dabei Ansprechbarkeit bzw. Wahrnehmung kontrollieren.
- Bei schmerzhaften und belastenden Maßnahmen, z. B. Absaugen, Patienten vorher ausreichend sedieren bzw. analgesieren und anschließend eine Ruhephase gönnen.
- Nonverbale Zeichen, z. B. Mimik, Schweiß, Vitalparameter und Hautfarbe, weisen oft auf Schmerzen, Atemnot, Unruhe durch Harn- bzw. Stuhldrang oder eine unbequeme Lage hin.

- Notwendigkeit und die evtl. Lockerung einer Fixierung prüfen. Eine zu stark eingeschränkte Bewegungsfreiheit potenziert häufig Unruhe.
- Unnötige Geräusche und Alarme vermeiden, keine lauten Gruppengespräche bzw. Diskussionen am Patientenbett
- Ruhephasen und Tag-Nacht-Rhythmus einhalten
- Basale Stimulation® als fester Bestandteil des Pflegeplans, mit Förderung der Patientenressourcen, z. B. Ansprache durch vertraute Personen, Hören von bevorzugter Musik

Sedierte, komatöse und beatmete Patienten erleben ihr Sein (Bewegung, Schmerz, Stuhldrang u. a.) und ihre Umwelt je nach Eintrübung nur im Unterbewusstsein. Eine genaue Zuordnung der Dinge ist meist nicht möglich.
Tipps:
- Ein verlegter bzw. abgeklemmter Katheterschlauch oder Stuhldrang kann die Ursache für einen unerklärlichen Schweißausbruch, RR-Anstieg, Unruhezustand oder eine Tachykardie sein.
- Positive Vitalzeichenänderung und eine entspannte Mimik können Anzeichen für eine Ruhephase sein, jetzt eine Störung genau überdenken. Intervalle der automatischen RR-Messung überprüfen und anpassen
- Schmerzhafte und belastende Maßnahmen, z. B. Absaugen, mit dem Hinweis ankündigen, dass diese in x Minuten (Zeit angeben) erfolgen werden. Patienten bis dahin in Ruhe lassen. Nach dieser Zeit Maßnahme erneut ankündigen und dann durchführen. Dies soll verhindern, dass schon das alleinige Herantreten ans Bett als bedrohliches Signal wahrgenommen wird.

2.4.6 Bewusstseinsbeeinträchtigte Kinder

Im Wesentlichen sind die gleichen Punkte zu berücksichtigen, die unter „Wahrnehmungsfähigkeit bei sedierten und komatösen Patienten" (▶ 2.4.5) aufgeführt sind. Eine besondere Bedeutung erfährt hier die Zuwendung. Wann immer es möglich ist, sollten Eltern oder nahe Bezugspersonen einbezogen werden. Ist dies nicht möglich, übernimmt die Pflege weitestgehend das Geschehen:
- Bewusstlosem Kind Zuwendung geben durch Reden und Hautkontakt
- Spiele, Windspiele oder Mobile in Sichtbereich aufhängen
- Spieluhr oder Lieblingsmärchen (Kassette, CD) abspielen
- Gewohntes Kuscheltier geben
- Häusliche Rituale fortsetzen, z. B. Rituale beim Zubettgehen und Aufstehen
- Geschichte vor der Nachtruhe vorlesen
- So viel Kontakt mit Angehörigen wie möglich, diese in die Pflege einbeziehen
- Känguruhing, Rooming-In bei Früh- und Neugeborenen

2.4.7 Sicherheit und Geborgenheit vermitteln

Damit der Patient sich gut ver- und umsorgt weiß, hat das Personal ein sicheres Auftreten. Dieses vermittelt es z. T. durch den routinierten Umgang mit Arbeitssicherheitsmaßnahmen, die Grundlage jeglichen Handelns sind (Arbeitssicherheitsgesetze ▶ 1.5.11 Unfallverhütungsvorschriften ▶ 1.5.10).

- Alle am Patienten benutzten Geräte routinemäßig, z. B. nach Reinigung/Desinfektion bzw. vor Patientenaufnahme, und unmittelbar vor ihrem Einsatz auf Funktion und Sicherheit prüfen.
- Einmal pro Schicht Notfallgeräte (Defibrillator, Laryngoskop) und Material (Tuben, Medikamente) überprüfen.
- Falls Probleme im pflegerischen, technischen, persönlichen Bereich auftreten, Kollegen zurate ziehen.

Sicherheit und Geborgenheit werden nicht nur durch versierten Umgang mit Technik, sondern durch den professionellen Umgang in der jeweiligen Situation vermittelt.

Handlungsprinzipien
- Ruhiges, routiniertes Ausführen von Tätigkeiten am Patienten oder Bettplatz
- Jegliche Handlungen vorher erklären
- Klingel in Reichweite positionieren (auf der Bettdecke fixieren)
- Sicht- und Rufkontakt auf Wunsch ermöglichen
- Verdeutlichen, dass im Krisenfall sofort Hilfe geleistet wird
- Patienten Angst vor seiner Eigenbewegung nehmen, z. B. durch verständliches Erklären und gut fixierten Zu- und Ableitungen
- Persönliche Lebensgewohnheiten berücksichtigen, persönliche Dinge ermöglichen, z. B. Bilder, Düfte
- Einbinden der Familie:
  - Ansprache u. Berührung durch vertraute Personen, wichtig bei Sedierten bzw. Komatösen
  - Austausch über Krankheit und Perspektive erhält andere Qualität
  - Evtl. Besucherregelung überdenken (▶ 2.7.3)
- Krankheitsbilder, Probleme und Auseinandersetzungen über Therapie nicht am Patientenbett diskutieren (auch nicht die von anderen Patienten)

Verständigung
- Anrede des Patienten mit seinem Namen
- Eventuell Aufbau und Training eines nonverbalen Verständigungssystems (▶ 2.4.3)
- Kommunikation mit tief sedierten bzw. komatösen Patienten durch Berührung und ruhige Sprache (Erklärungen) aufrechterhalten → immer die ganze Hand auflegen, hektische bzw. punktuelle Berührungen vermeiden

Monitoring
- Fehlalarme durch fachgerechte und adäquate Einstellung vermeiden
- Bei Monitoralarmen zuerst Sprach- und Sichtkontakt mit dem Patienten halten → dann Alarm löschen → Ursache unter Erklärung beheben oder im Ernstfall Hilfe holen → Hektik vermeiden, sie stört auch die eigene Handlungsfähigkeit
- Monitore möglichst ohne EKG-Ton und Zimmeralarm betreiben; Zentralalarm ist optimal, aber nicht zu laut einzustellen
- Ängste abbauen, z. B. Erklären der Funktion von Infusions- und Spritzenpumpen als Selbstverständlichkeit, Patienten auf Alarme vorbereiten
- Alarmgebende Geräte nicht unmittelbar am Kopf des Patienten platzieren, Alarmlautstärke angemessen einstellen

- Ängstliche und „schwierige Patienten" haben oft Gründe für ihr Verhalten.
- Lautes Rufen, Fluchen und Schreien kann nicht nur Patienten verunsichern.

2.5 Als „schwierig" empfundene Patienten

Die Auseinandersetzung des Patienten mit seiner Krankheit, d. h. mit der organischen Erkrankung oder seinem Zustand und damit zusammenhängenden psychosozialen Aspekten, kann zu Verhaltensweisen führen, die Konfliktpotenzial bergen.
Während Gefühle wie Angst und Hilflosigkeit relativ leicht nachvollziehbare „physiologische" Reaktionen mit sich bringen, die für Pflegende gut handhabbar sind, verlangen auf Intensivstationen psychische Zustände mit von der Norm abweichendem Verhalten ein besonders hohes Maß an Handlungskompetenz. Das Behandlungsteam spricht in diesem Zusammenhang häufig von „schwierigen Patienten".

2.5.1 Umgang mit Emotionen des Patienten und daraus resultierende konflikthafte Situationen

Angst und Hilflosigkeit

Zeichen
Schreckhaftigkeit, Stressreaktionen des Körpers, Unsicherheit im Verhalten

Konflikthafte Situation
- Misstrauen gegenüber den Behandelnden
- Mangelnde Compliance/Adherence

Möglichkeiten der Pflegenden
- Befürchtungen erfragen, auf Ängste eingehen
- Stetig (unaufgefordert) informieren, es sei denn, der Patient wünscht dies ausdrücklich nicht
- Patienten in Entscheidungen einbeziehen oder selbst treffen lassen, auch wenn es nur Kleinigkeiten sind
- Patienten frühzeitig anleiten, Dinge selbst zu übernehmen; ihn bestätigen, dass er das richtig macht (loben)

Hoffnungslosigkeit

Zeichen
Niedergeschlagenheit, depressive Stimmung, verbunden mit Antriebsminderung. Geringe Teilnahme des Patienten an therapeutischen und rehabilitativen Maßnahmen. Tritt oft im Rahmen einer schweren oder unheilbaren Erkrankung auf, z. B. terminale Niereninsuffizienz, Tumorerkrankungen, Querschnittslähmungen.

Konflikthafte Situation
Der Bewältigungsprozess des Patienten durchläuft mehrere Phasen und hat eine eigene Dynamik.

Möglichkeiten der Pflegenden
- Realistische Hoffnung vermitteln, z. B. über Heilungschancen, Therapiemöglichkeiten; verdeutlichen, was Lebensqualität auch mit Einschränkungen möglich ausmacht.
- Bestehende Möglichkeiten ausschöpfen, z. B. Prothetik, Physiotherapie
- Ressourcen stärken und aktivieren, z. B. durch aktivierende Pflege, Ergotherapie, Angehörige, Selbsthilfegruppen
- Konkrete Hilfe bei der Integration anbieten, z. B. Sozialarbeiter einbeziehen
- Zur Unterstützung der Bewältigung Kontakt mit Psychologen ermöglichen
- Gefühle und Entscheidungen des Patienten akzeptieren, Patienten Zeit lassen
- Druck auf den Patienten vermeiden, nur dann kann er die Realität annehmen
- Den Patienten mit seiner Verzweiflung nicht allein lassen, sondern diese akzeptieren, verstehen und begleiten.
- Gefühl vermitteln, dass alle therapeutischen Möglichkeiten ausgeschöpft werden. Krankheit als Sinn begreifen, annehmen, helfen (▶ 2.3)

Unzufriedenheit

Konflikthafte Situation 1
Patienten lösen das Gefühl aus, man könne ihnen nichts recht machen.

Möglichkeiten der Pflegenden
- Prüfen, ob der Patient **nachvollziehbare, greifbare** Gründe für seine Unzufriedenheit hat, z. B. schlecht sitzender Gips (Patienten mit Gipsbeschwerden haben immer recht!)
- Im Gespräch mit dem Patienten nach Möglichkeiten suchen, die ihn zufriedener machen.
- Es gibt Patienten, die nicht zufriedengestellt werden können. Im Gespräch diese Wahrnehmung mitteilen und gleichzeitig das Bemühen um sein Wohlbefinden deutlich machen.

Konflikthafte Situation 2
Personal gegeneinander ausspielen

Möglichkeiten der Pflegenden
- Konsequent untereinander Informationen austauschen (Dokumentation)
- Gemeinsame Strategie dem Patienten gegenüber (Pflegeplanung) einhalten
- Loyalität untereinander, der Versuchung widerstehen, der/die „Liebste" zu sein

Konflikthafte Situation 3
Das Äußern von und Klagen über Beschwerden, die nicht nachvollziehbar erscheinen, wird oft als Wehleidigkeit interpretiert.

Möglichkeiten der Pflegenden
- Das Schmerzerleben jedes Menschen ist unterschiedlich, die Wahrnehmung des Patienten akzeptieren, z. B. Schmerzskala einsetzen (▶ 10.2.1).
- Angst und Unsicherheit durch deutliches Hervorheben der Bemühungen verringern

2.5 Als „schwierig" empfundene Patienten

Unzufriedenheit stellt im Prozess der Auseinandersetzung mit einer Diagnose, mit dem Leben und im Rahmen der Sterbebegleitung eine wichtige Phase dar. Zeichen, z. B. Nörgeleien: Es ist wichtig, sich selbstkritisch mit dem Verhalten und den Gefühlen dieser Patienten auseinanderzusetzen. Fallbesprechungen und Supervisionen erleichtern die Situation der Behandelnden.

Aggressivität

Aggressives Verhalten ist Ausdruck von Angst und/oder Wut.

Konflikthafte Situation 1
Verbale Angriffe gegen Pflegepersonal und andere Patienten

Möglichkeiten der Pflegenden
- Kooperative Entschärfung anstreben, eigene Aggressivität kontrollieren
- Anlässe und Gründe hinterfragen und akzeptieren
- Keine erzieherischen Maßnahmen, Machtkämpfe vermeiden, schwächere Angegriffene schützen

Konflikthafte Situation 2
Tätlicher Angriff des Patienten als Gegenwehr bei Gefühl der Angst oder Bedrohung, z. B. Patient wehrt sich gegen pflegerische Maßnahmen (kratzt, schlägt)

Möglichkeiten der Pflegenden
- Pflegerische Maßnahmen zunächst unterbrechen
- Versuchen, Vertrauen herzustellen, Nähe anbieten, z. B. durch Gespräch, Körperkontakt
- Bezugspersonen des Patienten hinzuziehen
- Deeskalieren! Versuchen, ein Handgemenge zu vermeiden; ggf. Mitpatienten schützen, diese und sich selbst in Sicherheit bringen, geeignete Hilfe holen, z. B. weiteres Pflegepersonal, Arzt, im Extremfall Sicherheitsdienst oder Polizei
- Den Patienten beruhigen, nach Möglichkeit entwaffnen; Arzt, ggf. weitere Vorgesetzte informieren und dokumentieren

Schulungen zur „gewaltfreien Kommunikation" sowie spezielles Deeskalationstraining stellen hilfreiche Angebote für Pflegende dar.

Kompetenzstreitigkeiten

Zwischen den Wünschen und Ansichten des Patienten und dem Interventionsvorhaben der Pflegenden können deutliche Unterschiede liegen, die zu Konflikten führen.

Konflikthafte Situation 1
Patienten wollen über Therapie und Pflege selbstständig entscheiden. Dies ist häufig bei Patienten mit chronischen oder lang andauernden Erkrankungen, die über ihre Erkrankung gut aufgeklärt sind, der Fall.

Möglichkeiten der Pflegenden
- Keine Kompetenzstreitigkeiten mit Patienten austragen

- Erfahrungen und Anregungen des Patienten nutzen und ihn als Behandlungspartner akzeptieren
- Patienten aktiv am Entscheidungsprozess beteiligen, und wenn es nicht geht, ihm das Gefühl vermitteln, aktiv beteiligt zu sein

Konflikthafte Situation 2
Die Belastungen der Angehörigen von chronisch Kranken führen oft zu Konflikten mit den Behandelnden.

Möglichkeiten der Pflegenden
- Mit Angehörigen kooperieren und in die Behandlung einbeziehen
- Aufklärung ermöglichen (Arzt)
- Anregungen und Einwände ernst nehmen
- Gesprächsbereitschaft verdeutlichen
- Auf Wunsch Kontakte zu Seelsorger, Angehörigengruppen, Psychologen anbieten

2.5.2 Umgang mit Patienten bei von der Norm abweichendem Verhalten

Akute Verwirrtheit
Reversibler Zustand akuter Desorientiertheit, oft durch physiologische Schwankungen, z. B. bei Diabetes mellitus, Leberfunktionsstörungen, Intoxikationen oder O_2-Mangel, Dehydratation, Fieber, Durchgangssyndrom und die für den Patienten belastende Versorgung auf der Intensivstation (fehlender Tag-Nacht-Rhythmus, Reizüberflutung, Ängste und Belastungsfaktoren) hervorgerufen. Eine Rückentwicklung der Symptomatik kann bei Behandlung der physiologischen Ursachen und Reduktion der intensivtypischen Belastungsfaktoren erfolgen.

Konflikthafte Situation
Der Patient ist:
- Zeitlich und/oder örtlich desorientiert, d. h., er weiß nicht, wo er ist
- Kann seine Situation und Umgebung nicht begreifen
- Hat meist Angst, fühlt sich mitunter bedroht

Möglichkeiten der Pflegenden
- Beruhigung in Form von Zuwendung stets einer Ruhigstellung vorziehen
- Langsam und deutlich sprechen
- Pflegerischen Maßnahmen erklären und ggf. demonstrieren
- Vertraute Bezugspersonen, z. B. Angehörige, können akute Desorientiertheit abschwächen
- Keine Kritik am Verhalten des Patienten üben, sondern ruhiges Richtigstellen der Situation, evtl. die Deutung des Patienten akzeptieren (Pflegekraft wird mit Mutter verwechselt, Krankenhaus ist das Zuhause)
- Medikamentöse Therapie nach Anordnung (Arzt)
! Sedativa können die Symptomatik verstärken
! Entscheidungsfähigkeit kann im Hinblick auf medizinische Eingriffe/Maßnahmen eingeschränkt sein

2.5 Als „schwierig" empfundene Patienten

Abhängigkeit, Sucht
Ein psychisches und physisches Zustandsbild als Folge der Einnahme einer psychotropen Substanz mit dem übermäßigen Verlangen nach Einnahme dieser Substanz, charakterisiert durch Verhaltensstörungen, Kontrollverlust, Toleranzentwicklung, psychische und/oder physische Entzugserscheinungen.

Konflikthafte Situation 1
Entzugserscheinungen, motorische und innere Unruhe, Aggressivität, z.B. bei Alkoholabhängigkeit

Möglichkeiten der Pflegenden
Wenn Alkoholtherapie nicht Grund des Krankenhausaufenthalts ist:
- Dokumentation, Information
- Patienten auf das Problem ansprechen
- Therapieangebot, auf Selbsthilfegruppen hinweisen, z. B. anonyme Alkoholiker
! Niemand kann zum Entzug gezwungen werden, vorrangig ist die Stabilisierung der akuten Situation!
- Präoperativ: Ersatztherapie anbieten (Arzt), z. B. Distraneurin®
- Postoperativ: Delirium verhindern

Konflikthafte Situation 2
Somnolenz bis Koma bei akuter Alkohol- (▶ 11.4) und/oder Medikamentenintoxikation (▶ Kap. 11.49)

Möglichkeiten der Pflegenden
- Sicherstellen der Toxine, z. B. im Erbrochenen und Urin
- Begleitpersonen und Dritte befragen
- Bewusstseinszustand überwachen und protokollieren
- Aspiration von Erbrochenem verhindern
- Patienten bei Angst und Unruhe beruhigen

Konflikthafte Situation 3
Intoxikation durch psychotrope Substanzen, z. B. Kokain, Weckamine, Opiate (▶ Kap. 11), Medikamentenintoxikationen
- Somnolenz bis Koma
- „Horrortrips", Halluzinationen, Tobsuchtsanfälle
- Depressive Symptomatik, Suizidalität
! Zustandsbild variiert individuell und in Abhängigkeit von Art, Dosis und zusätzlich aufgenommenen Substanzen

Möglichkeiten der Pflegenden
- Größtmögliche Reizabschirmung, da hypersensible Wahrnehmung psychotische Tendenzen verstärken kann
- Patienten beobachten
- Überwachen der Vitalfunktionen (▶ 8.2)
- Patienten beruhigen und Angst nehmen (evtl. körperliche Nähe herstellen, festhalten = Halt geben)
- Medikamentöse Therapie nach Anordnung → auf entsprechende Nebenwirkungen achten

Suizidalität

Ein psychischer Zustand, in dem alle Gedanken, Phantasien, Impulse und Handlungen darauf ausgerichtet sind, gezielt den eigenen Tod herbeizuführen.

> Suizidhandlungen werden meist direkt oder indirekt vom Betroffenen angekündigt. Diese Ankündigungen immer ernst nehmen!

Konflikthafte Situation 1
Zustand nach Suizidversuch, Patient realisiert die Situation

Möglichkeiten der Pflegenden
- Keine Vorwürfe
- Psychiatrisches Konsil
- Kontakt zu Psychologen, Therapie anbieten
- Reale Konfliktbewältigung unterstützen, z. B. bei Trennung, Einsamkeit, Arbeitslosigkeit
- Wiederholungsgefahr im Gespräch abklären
- Beobachtungen dokumentieren

Konflikthafte Situation 2
Autoaggressives Verhalten:
- Direkt, z. B. Zufügen von Verletzungen, Entfernen von Kathetern und Infusionen
- Indirekt, z. B. Nahrungsverweigerung, Therapieverweigerung

Möglichkeiten der Pflegenden
- Wahrnehmen, dokumentieren
- Patienten offen auf das Verhalten ansprechen
- Verstärkte Zuwendung; Gespräche anbieten ggf. delegieren, z. B. Seelsorger, Therapeuten
- Gemeinsam nach möglichen Ursachen suchen, z. B. Schmerzen, soziale Probleme (Ehe, Beruf)

Konflikthafte Situation 3
- Todeswunschäußerung
- Andeutung der suizidalen Absicht
- Verweigerung sozialer Kontakte mit Äußerungen über ein sinn- und perspektivloses Leben

Möglichkeiten der Pflegenden
- Wahrnehmen, dokumentieren
- Alle verantwortlichen Personen (Arzt, Pflegeverantwortliche) informieren
- Sofortige Intervention durch einen Psychiater oder Seelsorger
- Den Patienten nicht allein lassen und versuchen, ihn auf der Station zu halten.

2.6 Religiöse Bedürfnisse und kultursensibler Umgang

Umgang mit religiösen Bedürfnissen
Religionen und Kulturen bilden das Fundament der Lebensgestaltung. Sie haben oft praktische Auswirkungen und Einfluss auf das tägliche Handeln und spielen daher auch im Intensivbereich eine zu berücksichtigende Rolle. In welchem Maß ein Mensch Rituale und Verhaltensweisen lebt, ist sehr individuell. Insofern stellt die folgende Liste nur eine Orientierungshilfe dar.

2.6.1 Besonderheiten einer Auswahl von Glaubensrichtungen

- Dem Wunsch nach seelsorgerischem Beistand entsprechen, dabei für Schutz der Intimsphäre sorgen
- Patienten und Angehörigen Raum für religiöse Handlungen geben

Evangelische Kirche

Religiöse Bräuche und Kultur
- 1. Advent ist Beginn des Kirchenjahres, Buß- und Bettag und 31. Oktober
- In der Woche vor Ostern und Karfreitag keinen Fleisch- und Alkoholgenuss
- ! Keine Vorschriften bei Diagnostik und Therapie!
- Gebeichtet wird im seelsorgerischen Gespräch oder während der Abendmahlfeier (gesprochenes Sündenbekenntnis)
- Seelsorgerische Betreuung übernimmt der zuständige Gemeindepastor oder Krankenhausseelsorger in Form von Zuspruch und religiösen Handlungen

Römisch-katholische Kirche

Religiöse Bräuche und Kultur
- Fleisch- und Alkoholverbot für Katholiken am Aschermittwoch und Karfreitag (oft wird generell freitags auf Fleisch- und Wurstwaren verzichtet) → Kranken wird dies freigestellt.
- Fastenzeit von Aschermittwoch bis Ostersamstag
- Empfang der Sakramente bedeutet Geborgenheit und Glaube
- Krankensalbung zur Kräftigung bei Krankheit, mehrmals im Leben möglich
- Beichte im Beichtgespräch mit einem Geistlichen
- Heilige Kommunion (Eucharistie) zur Darstellung der Gemeinschaft mit Jesus Christus, durchgeführt durch einen Geistlichen oder beauftragten Christen
- ! Keine Vorschriften bei Diagnostik und Therapie!
- Seelsorgerische Betreuung übernimmt der zuständige Gemeindepfarrer oder Krankenhausseelsorger

Orthodoxe Kirche
Gläubige sind durch Tradition und den jeweiligen Kulturraum geprägt

Religiöse Bräuche und Kultur
- Fasten wird meist streng gehandhabt. Hilfe zur Festigung des Glaubens an Gott und das Heilsgeschehen: Mittwoch und Freitag zum Gedächtnis an das Heilige Kreuz, Karfreitag und am 1. Tag des „großen Fastens" wird nichts gegessen und getrunken, an allen anderen Fastentagen Fleischverzicht → bei Krankheit erfolgt die Art des Fastens in Absprache mit dem Geistlichen
- Die Körper- und Grundpflege im Krankenhaus wird gern von strenggläubigen orthodoxen Christen in der Familie übernommen.
- Seelsorgerische Betreuung durch Priester oder Diakon
- Krankensalbung durch einen Geistlichen üblich

Judentum
Individuelles Leben der religiösen Tradition: liberal, konservativ oder orthodox

Religiöse Bräuche und Kultur
- Arbeitsverbot am Samstag (Sabbat beginnt am Abend des Vortags)
- Je einen Fastentag im Herbst, Winter und Frühjahr, dabei keine Nahrungsaufnahme → Ausnahme bei Schwerkranken
- Täglich 3 Gebete (Morgen-, Nachmittags- und Abendgebet)
- Händewaschung sofort nach dem Aufstehen und vor den Mahlzeiten
- Beenden der Körperpflege vor Eintreten des Sabbats, Bartpflege mit Rasiercreme oder elektrischem Rasierer → Hilfe bei der Grundpflege durch die Angehörigen üblich
- Kopfbedeckung bei Strenggläubigen als Ausdruck der Ehrfurcht vor Gott in Form einer Kappe (genannt Kippa, Kappel = jiddisch oder Jamulka = slawisch) oder eines Kopftuchs bei Frauen üblich
- Ernährung:
  - Nur ausgeblutetes Fleisch (koscher) und bestimmte Arten von Geflügel und Fisch
  - Verbot von Schweine- und Hasenfleisch
  - Fleisch und Milchspeisen dürfen nicht zusammen gekocht, angerichtet oder verzehrt werden (separates Geschirr und Besteck)
  ! Wartezeit zwischen Fleisch- und Milchaufnahme bei Kranken und Kindern ist auf 1 Stunde reduziert!
! Keine Vorschriften bei Diagnostik und Therapie!
- Seelsorgerische Betreuung durch den zuständigen Rabbiner

Islam
Starke und unterschiedliche Prägung der Tradition durch den jeweiligen Kulturraum

Religiöse Bräuche und Kultur
- In der Fastenzeit (Ramadan = 9. Monat des islamischen Jahres, dadurch in wechselnden Jahreszeiten) wird von Sonnenaufgang bis -untergang nicht gegessen und getrunken → eine Ausnahme bilden Kranke, Kinder, Reisende, Schwangere, Frauen zur Zeit der Menstruation und nach der Geburt
- Gebetszeiten 5-mal tgl. (morgens, mittags, nachmittags, abends, nachts) in Richtung zur Kaaba in Mekka
- Bei der Körperpflege:

2.6 Religiöse Bedürfnisse und kultursensibler Umgang

- Gilt äußerliche Reinheit als Zeichen für innere Reinheit. Die Reinigung des Körpers kann nur unter fließendem Wasser stattfinden.
- Körperliche Sauberkeit beinhaltet die Entfernung sämtlicher Körperhaare.
- Alles, was den Körper verlässt, gilt als unrein und führt zu einer nachfolgenden Reinigung.
- Vor dem Lesen im Koran, dem Gebet und Fasten müssen Gesicht, Hände und Füße gewaschen werden.

- Die Grundpflege wird oft von Familienangehörigen übernommen, besonders bei Frauen ist die Intimsphäre zu wahren.
- Die Frau gilt während der Menstruation und bis 40 Tage nach Entbindung als unrein.
- Verhüllung des Körpers und Kopfbedeckung der Frau gilt als Zeichen der Ehrfurcht vor Gott und als Schutz vor dem Nackt- und Ausgeliefertsein, vor Blicken bzw. einer Belästigung.
- Ernährung: Verbot von Schweinefleisch, nur ausgeblutetes Fleisch
! Keine Vorschriften bei Diagnostik und Therapie!
! Bluttransfusion möglichst nur aus der eigenen Familie!
- Seelsorgerische Betreuung durch religiösen Beauftragten

Hinduismus

Glaubens- und Lebensform der Inder ist stark mit volkstümlichen Kulten und Riten verbunden. Drei Hauptgottheiten: Brahma der Schöpfer, Wischnu als Erhalter, Schiwa der Zerstörer; zahlreiche Nebengottheiten

Religiöse Bräuche und Kultur

Das Kastensystem als soziale Werteskala dient der Interpretation des Reinkarnationsglaubens. Ursprung liegt in dem Glauben, dass mit jedem nachfolgenden Leben durch gute Lebensführung der gläubige Hindu der Erleuchtung einen Schritt näher kommt. Ausdruck dafür ist die Lebensform bzw. Kaste, in die er wiedergeboren wird (Karma). Sünden des vorhergehenden Lebens werden durch die Wiedergeburt in eine niedere Lebensform, z. B. Wurm, oder Kaste ausgedrückt.

- Askese, Feiern und Opfer jeglicher Art sind als Form der rituellen und spirituellen Huldigung oder als Weg zur Erlösung je nach Gottheit und Ziel anzutreffen.
- Rituale und Fastenzeiten sind individuell zu erfragen und zu berücksichtigen.
- Die Grundpflege wird gern von den Angehörigen übernommen.
! Keine Vorschriften bei Diagnostik und Therapie!
- Seelsorgerischer Beistand durch Priester oder Angehörige
- Sterben und Tod als Möglichkeit, eine Stufe der Erlösung näher zu kommen; der Mensch wird wiedergeboren

Buddhismus

Wiedergeburtslehre ähnlich dem Hinduismus, wobei Götter keine überwertige Qualität besitzen. Buddhistische Ethik steht im Dienst der Selbsterlösung mit der Forderung nach Gewaltlosigkeit, mitleidiger Liebe, Enthaltsamkeit und der meditativen Versenkung. Ziel ist, der Folge des Karmas, der Wiedergeburt, zu entkommen und ins Nirwana einzugehen.

Religiöse Bräuche und Kultur

- Kultische Handlungen sind nicht üblich

- Selbstauferlegte Askese ist zu berücksichtigen und zu hinterfragen
- Selbstauferlegtes Fasten oder Vegetariertum sehr häufig
! Keine Vorschriften bei Diagnostik und Therapie!
- Religiöser Beistand durch Mönche oder Gemeindeangehörige

Zeugen Jehovas

Erwartung der baldigen Wiederkunft Christi und des Weltgerichts im Mittelpunkt der Lehre. Gott (Jehova) hat zum Ziel, für die Menschen in seinem Königreich das Paradies wiederherzustellen.

Zeugen Jehovas leiten ihren Glauben nur von ihrem Verständnis der Bibel ab, die die von Gott geoffenbarte religiöse Wahrheit beinhaltet.

Religiöse Bräuche und Kultur
- Erwachsenentaufe
- Zentraler Punkt: Bibelstudium
- Hirtenbesuche und Predigttätigkeit (Männer)
- 5 Treffen pro Woche, Königreichsaal
- Ablehnung traditioneller Feiertage, z. B. Ostern, Weihnachten, Neujahr, Geburtstage, wegen ihres meist heidnischen Ursprungs
- Einzige religiöse Feier ist das Gedächtnismahl am 14. Nissan (jährlich, wechselndes Datum)
- Haben Krankenhausinformationsdienst und Krankenhaus-Verbindungskomitees eingerichtet für den Kontakt zu Ärzten, Krankenhäusern und Pflegepersonal

> **Achtung**
> - Abgelehnt werden die Verwendung von Bluthauptbestandteilen (Blutplasma, Blutplättchen, roten und weißen Blutkörperchen), die Blutspende und die präoperative Eigenblutspende
> - Der Patient entscheidet über die Verwendung von Plasmafraktionen (z. B. Albumine, Globuline, Gerinnungsfaktoren, Fibrinogen) und Ableitungen von den anderen Komponenten (Hämoglobinlösung von Erythrozyten, Interferone und Interleukine von Leukozyten)
> - Das Gleiche gilt für Organ- und Knochenmarktransplantationen
> ! Eltern treffen die Einscheidung für ihre minderjährigen Kinder!

2.6.2 Umgang mit Patienten mit Migrationshintergrund

Im Umgang mit Patienten mit Migrationshintergrund gilt:
- Freundlichkeit und ein Lächeln werden immer verstanden
- Sitten und Gebräuche kulturell und regional unterschiedlich geprägt, nicht nach dem Herkunftsland vereinheitlichen bzw. vereinfachen
- Ggf. Dolmetscher bestellen und zusätzlich eine kleine Übersetzungsliste mit notwendigen Redewendungen und Vokabeln anfertigen
- Offene nonverbale/verbale Ablehnung bzw. akute Verhaltensänderung sofort wahrnehmen, zurückhaltend agieren und evtl. später ergründen
- Familienhierarchie und Stellung der Frau in der jeweiligen Gesellschaftsform beachten, evtl. geschlechtsspezifische Betreuung notwendig

- Bei Familienangehörigen bzw. Sachkundigen nach Tabus und Gebräuchen erkundigen
- Ungestörtes Ausüben der religiösen Bedürfnisse ermöglichen, ggf. in Absprache mit den Angehörigen
- Der Umgang mit Schmerz und Trauer hat eine andere Tradition und ist oft mit sehr emotionalen Ritualen besetzt.

Das bei uns häufig praktizierte Streicheln über den Kopf eines Kindes als Zeichen für Trost und Zuneigung verletzt in anderen Kulturen die Ehre und Würde des Betroffenen oder seiner Angehörigen.

2.7 Angehörige

2.7.1 Situation der Angehörigen

Im Intensivumfeld lassen sich für Angehörige grundsätzlich zwei räumlich bedingte Situationen unterscheiden:
- Situation des Wartenden, „des Bittstellers" im Warteraum, der Besucherumkleide oder auf Fluren, also die Situation „vor" der Intensivstation
- Situation des Besuchenden, des „Patientenbegleiters" am Bett, also die Situation „auf" der Intensivstation

Situation „vor" der Intensivstation

In den meisten Krankenhäusern ist ein Wartezimmer für die Intensivstation eingerichtet. Die Angehörigen sind in der Zeit des Wartens, insbesondere in der schweren Phase, wenn der Patient erst unmittelbar eingeliefert oder verlegt wurde, meist auf sich allein gestellt. In dieser Stresssituation, in der kaum Informationen zum Zustand des Patienten vorliegen und die Zeit nicht zu vergehen scheint, können Bücher, Broschüren und ein abwechslungsreiches Ambiente die Situation erträglich machen. Eine geräuschlose Uhr hilft die tatsächlich verstreichende Zeit wahrzunehmen. Für die Besucher sollte zumindest Trinkwasser bereitstehen.

Informationen bei Wartezeiten

- Melden sich Angehörige zum Besuch an, ist ihnen mitzuteilen, wann sie voraussichtlich eingelassen werden können bzw. wann voraussichtlich eine auskunftgebende Person zur Verfügung steht.
- Muss die Zeitangabe korrigiert werden, sind die Angehörigen darüber sofort zu informieren, nicht abwarten, bis sie sich wieder melden → erspart Frustration auf beiden Seiten!
- Mitarbeiter stellen sich namentlich vor und tragen ein gut lesbares Namensschild im Brustbereich.

Allgemeine Informationen

- Konstante Ansprechpartner aus dem Team benennen und deren Visitenkarte überreichen
- Sprech- und Besuchszeiten bekannt geben. Besuche sollten jederzeit ermöglicht werden

- Allgemeine Hinweise zu Funktion und Aufbau der Intensivstation
- Was braucht der Patient für den Aufenthalt auf der ITS und was nicht, z. B. Wäsche, Utensilien
- Erklären, welche Mitbringsel unangebracht sind, z. B. Blumen, bestimmte Nahrungsmittel, und welche hilfreich sein könnten, z. B. Foto, Lieblingsmusik (▶ 2.4.1)
- Unterstützungsmöglichkeiten anbieten, z. B. psychologische Betreuung, Seelsorge, Sozialdienst

! Hilfreich ist ein Faltblatt, auf dem die Informationen nachgelesen werden können. Es ergänzt die persönlich übermittelten Informationen, es ersetzt sie aber nicht!

> Nichts ist unbefriedigender, als die Ankündigung durch die Sprechanlage: „Es kommt gleich jemand", und dann tut sich nichts. Die Angehörigen befinden sich in einer Krisensituation und haben schnell das Gefühl, vergessen worden zu sein, oder interpretieren in die Wartezeit, dass sich die Situation verschlechtert haben könnte. Für sie sind zuverlässige Aussagen wichtig, also eine Angabe darüber, wie lange und warum sie voraussichtlich noch warten müssen.

Situation auf der Intensivstation

Die Intensivstation wirkt mit ihrer Hightechausstattung und dem optisch im Vergleich zu den allgemeinen Krankenabteilungen deutlich anders gekleideten Personal auf die Angehörigen bedrohlich und fremdartig wie auf Patienten.

Zwar erfahren die Angehörigen die Behandlung nicht am eigenen Leib, für sie kommt aber eine andere Dimension hinzu: Sie erleben die Situation und Bedrohung des Patienten im Gegensatz zu ihm selbst, bei vollem Bewusstsein bzw. ohne medikamentöse Unterstützung/Erleichterung.

Belastungsfaktoren und Verhalten der Angehörigen

Ein großer Teil der Ängste und Befürchtungen, die der Patient je nach Bewusstseinszustand selbst hegt (▶ 2.2), kann auch für Angehörige von Bedeutung sein. Hinzu kommen Bedenken wirtschaftlicher Art, wenn der Erkrankte der „Ernährer" der Familie ist, oder – insbesondere bei infausten Prognosen – noch ungeklärte Dinge und unbereinigte Beziehungskonflikte.

Im Umgang mit der Situation auf der Intensivstation treten bei Angehörigen allgemein folgende Emotionen auf:
- Angst: die vitale Bedrohung des geliebten Angehörigen
- Hilflosigkeit: das Gefühl der Ohnmacht, des Nicht-helfen-Könnens
- Unsicherheit: das „richtige" Verhalten am Patientenbett
- Wut und Ärger: über die Situation/Krankheit
- Misstrauen gegenüber dem Personal, ob alles richtig sowie alles Machbare getan wird oder umgekehrt zu viel („sinnlose Quälerei")

Anhand dieser Faktoren lassen sich im Wesentlichen folgende Verhaltensweisen von Angehörigen erklären:
- Ständig wiederkehrende Fragen über Zustand, Krankheitsverlauf, Therapie und Prognose, obwohl darüber bereits mehrfach gesprochen wurde
- Befragen unterschiedlicher Mitglieder des Teams
- Beschimpfen und aggressives Verhalten dem Team gegenüber

- Kontrolle ausüben, wo dies noch möglich ist, und Herumkommandieren der Teammitglieder
- Besuche vermeiden, um sich der Situation zu entziehen

> Angehörige wollen in der Regel nicht Material für juristische Prozesse sammeln, sondern suchen Informationen zur Bewältigung der Situation. Diese sollen ihnen helfen, die Geschehnisse zu begreifen!

2.7.2 Allgemeiner Umgang

Es ist wichtig, die Verhaltensweisen der Angehörigen aus deren Krisensituation heraus zu sehen und nicht persönlich gekränkt zu sein. Der Umgang mit Angehörigen ist geprägt von Präsenz, Zuwendung, Empathie und Akzeptanz.
Wichtige Schritte sind:
- Schock der ersten Konfrontation mit der Situation mildern
- Regelmäßige und verständliche Informationen geben
- Eingehen auf die aktuelle Situation und Hilflosigkeit der Angehörigen
- Gespräche stets im angemessenen Rahmen (keine „Flurgespräche") führen
- Reaktionen der Angehörigen erfassen
- Versuch, Angehörige als Partner zu gewinnen und sie in das Behandlungsteam zu integrieren

> Nicht immer ist der nächste Angehörige auch der geeignetste Ansprechpartner für das Intensivteam!

2.7.3 Besuchszeiten

Besuchszeiten werden offen gehandhabt, d. h., Besuche sollten grundsätzlich immer ermöglicht werden. Zu berücksichtigen sind dabei der Tag-Nacht-Rhythmus, die Belastungssituation des Patienten und der Mitpatienten.
Zum Besuch ermutigt werden insbesondere Angehörige von:
- Kindern
- Hochängstlichen
- Verwirrten
- Geistig Behinderten
- Patienten, deren Sterbeprozess begonnen hat

2.7.4 Besonderheiten bei Eltern kranker Kinder

Grundsätzlich haben die Umgangsformen, die mit Angehörigen von erwachsenen Patienten gepflegt werden, auch bei Eltern von erkrankten Kindern Gültigkeit (▶ 2.7.2).
Eltern benötigen aber sehr viel mehr Zuwendung, weil sich die Frage des „Warum" aufdrängt („Das Kind hat doch noch kaum gelebt").
Besonders wichtig ist die Förderung der Eltern-Kind-Beziehung:
- Einbindung in die Pflege ihres Kindes
- Anleiten bei der Versorgung des Kindes, insbesondere wenn Maßnahmen zu Hause fortgesetzt werden müssen

- So viele Kontakte wie möglich gewähren
- Liegesessel zur Verfügung stellen, damit ein ständiger Kontakt mit dem Kind möglich ist. Rooming-in (Bereitstellung eines Betts) ist auf Intensivstationen nur ausnahmsweise möglich, ggf. kann ein Gästebett im Haus genutzt werden.
- Känguruhing ermöglichen (das nur mit einer Windel bekleidete Früh- oder Neugeborene liegt auf der unbekleideten Brust von Mutter oder Vater)

Es ist sehr wichtig, dass Eltern erleben, etwas für ihr Kind tun zu können.
- Pflegende nehmen sich mit der emotionalen Zuwendung zum Kind dort zurück, wo Angehörige Beziehungsarbeit leisten.
- Sozialarbeiter und Psychologen sind frühzeitig hinzuzuziehen, da die Situation eine große Belastung für die ganze Familie, d. h. auch für Geschwisterkinder, darstellt.

2.7.5 Beratung/Unterstützung

Die akzeptierende Grundhaltung des Intensivteams gegenüber den Angehörigen ermöglicht es, zugrunde liegende Ängste und Befürchtungen anzusprechen. So können Spannungen und emotionales Aufschaukeln verhindert werden.

Aspekte der Beratung und Unterstützung

- Angehörigen mitteilen, dass sie für den Patienten wichtig und zur Unterstützung auf der Station willkommen sind
- Unter Berücksichtigung des Patientenwillens mind. einen Ansprechpartner unter den Angehörigen festlegen, z. B. Partner, Kinder, Eltern
- Angehörige in Körperpflege und Mobilisation einbinden – auch über den Einzelfall hinaus, z. B. indem Unterstützungsbereitschaft im Detail erfasst und dies bei der Pflegeplanung/im Pflegeprozess berücksichtigt wird
- Zu Tätigkeiten anleiten, die zu Hause fortgesetzt werden müssen, z. B. bei chronisch-progredienter Erkrankung, bei Querschnittslähmung
- Über weitere Unterstützungsmöglichkeiten im Rahmen des Krankenhausaufenthalts informieren, z. B. Case Manager, Sozialarbeiter, Psychologe, Seelsorger
- Über Unterstützungsmöglichkeiten außerhalb der Klinik informieren, z. B. Krankenkasse, Pflegedienste, Selbsthilfegruppen
- Bei Angehörigen von Patienten mit langer Liegedauer Hinweis auf preisgünstige Übernachtungs- und Verpflegungsmöglichkeit geben

Angehörige können dem Patienten mehr Abwechslung bieten und mit ihm mehr Gespräche führen, als Pflegende es leisten können. Mit der Unterstützung der Angehörigen findet der Patient leichter in die Realität zurück.
! Für eine frühe Aktivierung kritisch Kranker im Sinne des Patientenempowerments spielen Angehörige eine entscheidende Rolle.

2.8 Sterben und Tod

> Liegt eine Patientenverfügung vor, in der der Patient festgelegt hat, welche medizinischen und pflegerischen Untersuchungen, Behandlungen und Eingriffe durchgeführt oder unterlassen werden sollen, so haben sich Pflegende wie Ärzte daran zu halten.

Im Kontakt mit sterbenden Patienten können Pflegende nichts mehr zum Heilungsprozess beitragen. Pflege, im Sinne von Hilfe, erfordert hier ein anderes Verhalten: Linderung und Begleitung stehen im Vordergrund.
! Der Tod eines Patienten darf nicht mit dem Versagen pflegerischen Handelns gleichgesetzt werden.

2.8.1 Sterbebegleitung

Sterbephasen nach Elisabeth Kübler-Ross
Die hier beschriebenen Phasen können in ihrer Reihenfolge variieren, wiederkehren, unterschiedlich lang sein oder auch gar nicht durchlaufen werden. Sie entsprechen der Individualität des Patienten.

Phase 1: Nichtwahrhabenwollen
- Patient leugnet ab, fordert neue Untersuchungen
- Schutzbehauptungen: „Es ist ein Irrtum unterlaufen", „Verwechslung geschehen"

Motive des Patienten
- Muss leugnen, weil er die Wahrheit noch nicht ertragen kann
- Das Nichtwahrhabenwollen dient dem Aufbau einer inneren Verteidigung.

Förderliche Reaktion
- Das Leugnen des Patienten sollte uneingeschränkt akzeptiert werden.
- Evtl. Gespräche über den Tod anbieten, aber nur wenn und so lange der Patient es wünscht
- Keine Vorwürfe, auch wenn der Patient sich nicht an Verordnungen hält

Phase 2: Zorn
- Patient gesteht Krankheit und Tod ein und ist wütend über sein Schicksal
- Niemand macht etwas richtig (Pflegepersonal, Angehörige)
- Es entstehen Sonderwünsche, Forderungen, Streit, anspruchsvolle Haltung

Motive des Patienten
- Neid auf die Lebenden
- Erleben von Machtlosigkeit und mangelnder Einflussnahme
- Angst zu sterben und nach dem Tod vergessen zu werden
- Laut sein = „Ich lebe noch!"

Förderliche Reaktion
- Verständnis zeigen, Verärgerung erzeugt neuen Groll
- Hinwendung und Aufmerksamkeit vermitteln das Gefühl, beachtet zu werden und beruhigen den Patienten, Zorn nicht persönlich nehmen

- Einfluss immer zugestehen, wo er möglich ist!

Phase 3: Verhandeln
- Tod wird als unvermeidbar erkannt
- Evtl. Handel mit Gott und/oder dem Therapieteam, um einen bestimmten Tag, um Schmerzfreiheit für gewisse Zeit, um Teilnahme an Ereignissen. Patient bietet dafür z. B. Wohlverhalten, Therapieteilnahme

Motive des Patienten
Hauptwunsch: Verlängerung der Lebensspanne

Förderliche Reaktion
- Anerkennen der Aushandlungsbereitschaft.
Handel ermöglichen und für den Pflege-/Behandlungsprozess nutzbar machen.

Phase 4: Depression
- Patient kann nicht mehr leugnen (Krankheitsverlauf)
- Gefühl des schrecklichen Verlusts

Motive des Patienten
- Patient trauert um bereits verlorene Lebensqualität und/oder um den bevorstehenden Verlust, z. B. der Familie, des Partners und des Lebens
- Patient zieht Bilanz über sein Leben

Förderliche Reaktion
- Still dabei sein, Trauer zulassen
- Anerkennung der Trauerarbeit des Patienten (Zustimmung)
- Hilfe bei der Bewältigung noch zu erledigender Dinge, z. B. Testament, letzter Aufenthalt zu Hause, Aussöhnung und Konfliktausräumung

Phase 5: Zustimmung
Patient in ruhiger Erwartung, müde, oft schwach, wenig gesprächig, oft nur Gesten

Motive des Patienten
- Emotionen sind ausgesprochen, Trauer, Wut, Neid liegen hinter ihm
- Der Patient resigniert nicht, sondern nimmt sein Los an.

Förderliche Reaktion
- Patient in Ruhe, aber nicht allein lassen
- Gefühl vermitteln, nicht vergessen zu werden, ohne hektische Betriebsamkeit
- Nähe und Beistand anbieten, ohne ihn aufzudrängen

Aufklärung über den nahen Tod

Die meisten Patienten wissen auch ohne jede Aufklärung, dass sie todkrank sind!
Aufklärungsgespräche führt ausschließlich der Arzt (nicht delegierbar)!

Zusätzlich zur ärztlichen Aufklärung
- Auseinandersetzung mit der tödlichen Krankheit ermöglichen
- Gesprächspartner zur Verfügung stellen, auch den Angehörigen
- Informationen geben, sooft und so viel der Patient wünscht
- Das Gefühl vermitteln, dass alles Menschenmögliche getan wird.

Betreuung

Alles, was in der Sterbebegleitung von Pflegenden gefordert und für Sterbende gewünscht wird, basiert auf den Annahmen, dass dieser Prozess lange genug dauert, um den Patienten das Erleben aller Sterbephasen zu ermöglichen, und dass die Sterbenden einen bestimmten Bewusstseinszustand brauchen, um die entsprechende Auseinandersetzung zu führen.

Beide Voraussetzungen sind gerade im Intensivbereich häufig nicht gegeben, viele Patienten sterben plötzlich, sind bewusstlos oder sediert.

Konsequenz für Pflegende

- Die meist schmerzhafte Auseinandersetzung bleibt erspart
- Die positiven Seiten des Prozesses, das Annehmen, Jasagen, Abschiednehmen, können nicht erlebt werden
- Konfrontation mit Schock, Entsetzen, Fassungslosigkeit der Hinterbliebenen

> Pflegende müssen den Prozess des Sterbens **für sich** beenden. Entsprechend ihrer eigenen Weltanschauung/Philosophie/Einstellung wissen sie, dass die Seele der Verstorbenen da, wo immer sie ankommen soll, auch ankommt – obwohl der Abschiedsprozess vom Leben nicht beobachtet werden kann.
> Alle Beteiligten sollen sich deutlich machen, dass die genannten Voraussetzungen für den Sterbeprozess lediglich Hypothesen sind. Ob und welche Abschiedsarbeit im Unbewussten und in kurzer Zeit möglich ist, das wissen wir nicht.

Pflegeprinzipien

Grundsätzlich sollte bei Patienten, deren baldiges Sterben als wahrscheinlich gilt, Folgendes beachtet werden:

- Falls vom Patienten gewünscht: Kann Verlegung auf eine periphere Station, Palliativeinheit oder Entlassung nach Hause oder eine Palliativstation ermöglicht werden?
- Ist die Besuchszeit großzügiger zu gestalten, z. B. in der Nacht
- Sehr gute, den Wünschen des Patienten maximal adaptierte Grundpflege!
- Als Gesprächspartner zur Verfügung stehen bzw. geeignete Personen für Gespräche anbieten, z. B. Seelsorger, Freunde, Mitarbeiter
- Nähe (evtl. Körperkontakt) anbieten und herstellen
- Die vom Patienten aufgebauten Abwehrmechanismen (Leugnen, Verdrängen) sind zu respektieren, d. h., der Patient entscheidet, ob, wann und mit wem er sprechen möchte.
- Eine möglichst angenehme Atmosphäre schaffen, z. B. Blumen, persönliche Bilder, ggf. Musik, frische Luft
- Ruhebedürfnis des Patienten beachten, ohne ihn allein zu lassen (evtl. Einzelpflegeplatz)
- Bei fremdsprachigen Patienten für Beistand in der Muttersprache sorgen (Konsulate, örtliche Ausländerbehörde, fremdsprachige Kollegen)
- Die Religion des Patienten berücksichtigen (▶ 2.8.2)
- Linderung der Schmerzen, gute Schmerztherapie muss nicht sedieren!

> Jeder Mensch entscheidet für sich selbst darüber, von wem und welcher Beistand angenommen wird.

Angehörige
Hinterbliebene durchlaufen (analog zu den Phasen des Sterbens) Zustände der Trauer, mit denen sie den Prozess des Abschiednehmens bewältigen.

Phasen der Trauer (nach Bowlby und Parkes)
- Phase der Betäubung, Schmerz und Wut in Ausbrüchen, Ohnmacht. Absolutes Ausagieren der Gefühle bis zu scheinbarer Reaktionslosigkeit
- Phase der Sehnsucht und Suche nach der verlorenen Person, z. B. werden Orte oder Plätze aufgesucht, die an den Verstorbenen erinnern
- Phase der Linderung des Schmerzes durch Vermeidung. Angehörige verhalten sich, als wäre der Todesfall nicht eingetreten, z. B. führen sie Gespräche mit dem Verstorbenen, decken weiter den Tisch für ihn
- Phase der Desorganisation und Verzweiflung. Ein Weiterleben erscheint sinnlos und nicht erstrebenswert
- Phase der Reorganisation und Bewältigung, hinterbliebene Ehefrauen nehmen z. B. wieder eine Arbeit auf und organisieren ihr Leben neu

Hilfen für die Angehörigen
- Notwendigkeit und Funktion von Geräten, Behandlungs- und Pflegemaßnahmen erklären (vermittelt den Angehörigen Sicherheit und das Gefühl, einbezogen zu werden)
- Ständige Anwesenheit oder Besuche zu jeder Zeit ermöglichen
- Reaktionen des Patienten erklären, z. B. Wut, Zorn, Ruhebedürfnis, Ärger
- Den Angehörigen Zeit zum Abschied lassen, das Alleinsein mit dem Patienten ermöglichen
- Wenn von Angehörigen gewünscht, das Waschen und Kleiden des Verstorbenen ermöglichen
- Auch nach Todeseintritt den Angehörigen Gesprächspartner zur Verfügung stellen, ggf. auf entsprechende Selbsthilfegruppen und andere Unterstützung hinweisen
- Auf formale Angelegenheiten vorbereiten, Form und Institution der Bestattung klären lassen

Sterben von Säuglingen und Kindern
„Wenn deine Eltern sterben, so nehmen sie ein Stück Vergangenheit mit. Wenn deine Kinder sterben, so stirbt die Zukunft."
- Die Sterbephasen sind nicht übertragbar. Kinder haben, entsprechend der kindlichen Entwicklung, ein anderes Bild vom Tod und können die Endgültigkeit des Sterbens oft nicht verstehen.
- Kindersterblichkeit galt früher als normal (Kinderkrankheiten, Infektionen u. a.). Heute stellen sie das Schlimmste dar, was Eltern passieren kann, bedeuten eine Katastrophe, die größte Tragik für die Betroffenen. Eine Auseinandersetzung mit dieser Thematik wird meist vermieden
- Führt bei Eltern häufig zu Konflikten, Trennung vom Partner oder psychosomatischen Erkrankungen
- Stellt eine extrem große Belastung dar, erfordert massive Unterstützung, z. B. durch Elterngruppen, Psychologen, Seelsorger
- Für das sterbende Kind wird alles Menschenmögliche getan.

2.8 Sterben und Tod

Sterben von Neugeborenen, Säuglingen
- Das Entstehen und Wachsen einer Eltern-Kind-Beziehung ermöglichen
- Einbindung in die Pflege, Unterstützung bei den ATL anbieten, die Eltern u. U. ermutigen, diese Funktionen für ihr Kind zu übernehmen. Es ist wichtig, dass sie erleben, etwas für ihr Kind tun zu können/getan zu haben.
- So viel Kontakt wie möglich gewähren, damit die Eltern wissen, worum (bzw. über wen) sie trauern.
- Erinnerungsstücke sammeln lassen, z. B. Fotos, Hand- und Fußabdruck, Locke
- Nottaufe anbieten
- Auch ein sehr kleines Kind/Neugeborenes kann beerdigt werden. Eltern auf diese Möglichkeit hinweisen, damit sie später einen Ort zum Trauern haben.

> **Nottaufe**
> Besteht akute Lebensgefahr, kann jeder Christ die Nottaufe durchführen. Die Taufformel darf reduziert werden auf: „Ich taufe dich im Namen des Vaters und des Sohnes und des Heiligen Geistes. Amen." Ist Wasser verfügbar (die kath. Kirche akzeptiert auch ungeweihtes Wasser), wird beim Sprechen der Taufformel der Kopf des Täuflings dreimal mit Wasser übergossen oder benetzt. Christliche Taufzeugen sind erwünscht. Die Taufe muss dem zuständigen Pfarramt baldmöglichst mitgeteilt werden, dieses bestätigt sie.

Sterben nach langer Krankheit
Pflegekräfte und Familie kennen sich schon lange, manchmal über Jahre. Jede einzelne Pflegekraft ist stark involviert und gefordert, immer wieder gilt es, eine Balance zwischen Distanz/Abgrenzung und Einlassen/Mitleiden zu finden.
Wichtig: Der Familie als Individuum, als Mensch begegnen, sich nicht hinter einer professionellen „Standardfassade" verstecken.

Tod und danach
- Komplette Grundpflege, evtl. gemeinsam mit den Eltern
- Schläuche/Sonden entfernen, Wunden schließen
- Das Kind auf Wunsch der Eltern „hübsch" anziehen, Spielzeug mitgeben; bei Obduktion diese Informationen an den Bestatter weiterleiten.
- Für die Eltern: Heimfahrt und Beistand organisieren

> Eltern haben die Möglichkeit, von ihrem verstorbenen Kind zu Hause Abschied zu nehmen. Zu den Formalitäten (Transport der Leiche, Aufbahrungsdauer) bitte (landesrechtliche) Bestimmungen/Gesetze beachten!

Unterstützung für die Eltern
- Selbsthilfegruppen/Beratungsstellen nennen (Adressenliste mit den Telefonnummern sollte ausgehändigt werden). Die Bereitschaft, sich mit anderen Menschen über den eigenen Schmerz auseinanderzusetzen, kommt oft erst Wochen nach dem Tod
- Ein Gesprächstermin mit der Klinik für die Zeit „danach" anbieten, z. B. 6 Wochen nach dem Tod.
- Für Fragen einen Ansprechpartner aus dem Team nennen, da viele Fragen und Gedanken erst später auftauchen.

- Evtl. Informationen zum Trauerprozess geben

Bewältigung durch die Pflegenden

Dringend erforderlich zur Aufrechterhaltung der eigenen Stabilität:
- Realisieren, dass kranke, sterbende Menschen sowie trauernde, verzweifelte Eltern und Angehörige, aber auch Leid, Schmerzen **eine** Seite des Lebens darstellen
- Bewusstes Erleben von Lebendigkeit, Heiterkeit
- Beziehungen und Situationen aufsuchen oder herstellen, in denen Schwäche gezeigt, Unterstützung angenommen werden kann
- Aussprechen eigener Gefühle wie Hilflosigkeit, Traurigkeit, Angst
- ! Nicht versuchen, diese Gefühle abzuwehren!
- Offenheit im Team, die gemeinsame Reflexion und Trauerarbeit ermöglicht
- Themenbezogene Fortbildung

> Trauer um einen verstorbenen Menschen ist niemals ein Zeichen von mangelnder Professionalität, sondern von Menschlichkeit. Pflegekräfte sollten sich gegenseitig diese Trauer zugestehen und als Würdigung des Verstorbenen respektieren.

2.8.2 Sterben in verschiedenen Religionen

Die individuelle Begleitung Sterbender erfordert auch eine Berücksichtigung der jeweiligen Religion. Bei aller Hilflosigkeit und Ohnmacht bietet der Glaube den Menschen in dieser Situation Trost, Halt und Orientierung.

Unabhängig davon, ob die Pflegenden die Religion des Kranken teilen, können sie religiöse Unterstützung ermöglichen, indem sie auf Wunsch:
- Einen entsprechenden Geistlichen benachrichtigen
- Kontakt zur Glaubensgemeinschaft herstellen
- Klären (lassen), ob eine religiöse Trauerfeier stattfinden soll
- Spezielle religiöse Handlungen und Regeln berücksichtigen
- Texte aus Gebeten, Liedern oder heiligen Schriften vorlesen
- Die mit dem Tod verbundene Überzeugung respektieren
- Das Vertrauen in die höhere Macht, die die Existenz nach dem Tode trägt, stärken
- Den Patienten nicht allein lassen

> Respekt vor einer Religion ist nicht unbedingt damit verbunden, diese Religion auch zu teilen. Wichtig für die Pflegenden ist es, sich über die eigene Religiosität bzw. Weltanschauung klar zu sein und zu spüren, wann andere Überzeugungen die eigenen Grenzen überschreiten.

Römisch-katholische Kirche

Bedeutung des Todes
- Der Tod ist nicht das Ende des definitiven Lebens: Prinzip der Auferstehung.
- Treten vor das Jüngste Gericht mit der Folge Hölle, Fegefeuer zur Verbüßung der Sünden oder (ggf. anschließend) ewiges Leben im Himmel

2.8 Sterben und Tod

Gebräuche
Bei Schwerkranken Geistlichen (Krankenhausseelsorger) hinzuziehen, er gibt:
- Gelegenheit zur Beichte und zum Gebet
- Hände werden unterhalb der Brust gefaltet und umfassen Kreuz oder Rosenkranz.
- Sakrament der Krankensalbung (früher letzte Ölung genannt), nach dem Verständnis einer Stärkung (kann mehrmals im Leben empfangen werden)

Nach Eintritt des Todes
- Kerze im Zimmer als Symbol für den Glauben an die Auferstehung anzünden

Evangelische Kirche

Bedeutung des Todes
- Sterben bedeutet den Übergang in ein neues, ewiges Leben
- Gott führt die Menschen durch den Tod hindurch zur Vollendung, die in der vollen Gemeinschaft mit Gott gesehen wird.

Gebräuche
- Keine Vorschriften
- Auf Wunsch wird vom Pastor das Abendmahl gefeiert.
- Angehörige und Pflegende können an dieser Zeremonie teilnehmen.

Nach Eintritt des Todes
- Keine Vorschriften

Judentum

Bedeutung des Todes
- Der Tod betrifft nur den Körper des Menschen, die Seele ist göttlich, daher unsterblich.
- Nach dem Tod existiert die Seele in Gott weiter.
- Glaube an die Auferstehung der Toten

Gebräuche
- Die Familie oder die jüdische Gemeinde (Rabbiner) übernehmen die religiöse Begleitung.
- Spezielle Gebete und Sündenbekenntnisse, werden üblicherweise auf Hebräisch gesprochen.
- Maßnahmen und Medikamente, die Leben retten bzw. Leiden lindern, sind erlaubt.
- Sterbende sollen nicht allein sein.

Nach Eintritt des Todes
- Die Autopsie ist gemäß der Religion unerwünscht, bedarf also einer besonderen Notwendigkeit und Begründung.
- Hinterbliebenen Totenwache und rituelle Waschung ermöglichen
- Verstorbene werden mit einem weißen Leinengewand bekleidet.

Islam

Bedeutung des Todes
- Sterben bedeutet Verwandlung

- Die Seele trennt sich vom Körper und erlebt eine Entwicklung gemäß der Lebensweise des Verstorbenen auf Erden: Strafen in der Hölle für Ungläubige; Paradies für die, die sich zu Lebzeiten zum Islam bekennen, ihren religiösen Pflichten nachkommen und Buße tun.

Gebräuche
- Trinken anbieten, denn ein Muslim darf nicht durstig sterben
- Männer von Männern, Frauen von Frauen pflegen lassen
- Beistand durch den religiösen Beauftragten und Angehörige (meist große Schar, da sie diese religiöse Pflicht sehr ernst nehmen)
- Sterbegebet, wobei der Sterbende die Finger gen Himmel hebt, meist wird er auf die rechte Körperseite gelegt, Gesicht in Richtung Mekka

Nach Eintritt des Todes
- Verstorbene werden von islamischen Gläubigen mit fließendem Wasser gewaschen.
- Keuschheit der Patienten beachten, sie nie ganz aufdecken
- Beim Mann werden die Hände über den Bauch, bei der Frau über die Brust gelegt
- Einhüllen in Leinentücher
- Strenges Ritual: Füße dürfen nicht nach Südosten gerichtet sein

Zeugen Jehovas

Bedeutung des Todes
- Der Mensch ist Seele
- Auferstehung: Rückkehr aus dem Tod zur Zeit des Tausendjährigen Reiches unter Gottes Herrschaft. Diese Zeit steht nahe bevor.

Gebräuche
- Keine Bräuche, keine besonderen Vorschriften, keine Zeremonien
- Auch wenn der Patient kraftlos ist, seinen Glauben respektieren (also keine Blutspende)

Nach Eintritt des Todes
- Familie und Gemeinde geben weitere Informationen

2.8.3 Umgang mit Verstorbenen

Zeichen des Todes
- Pulslosigkeit
- Atemstillstand
- Bewusstlosigkeit
- Weite reaktionslose Pupillen
- Fehlender Muskeltonus

Sichere Todeszeichen
- Totenflecken → nach 0–4 h, rotviolette Flecken, die nach spätestens 24 h nicht mehr wegzudrücken sind
- Leichenstarre → nach 2–6 h, schreitet vom Kopf zur Peripherie hin fort und löst sich nach 2–3 Tagen

Totenbescheinigung (Leichenschauschein)

- Landesrechtliches Dokument: Es wird von dem Arzt ausgefüllt, der innerhalb von 24 h nach dem Tod die Leichenschau vornimmt.
- Die Bescheinigung besteht aus einem offenen Teil für amtliche Zwecke und einem vertraulichen Teil mit Angaben zur Todesursache (Grundlage der amtlichen Todesstatistik).
- Todesbescheinigung besteht aus vier Teilen (Durchschreibverfahren):
  - Weißer Teil an die Verwaltung
  - Blauer Zettel an die Pathologie
  - Gelber Zettel über die Verwaltung an Angehörige/Bestattungsunternehmer → bei Vorlage des gelben Zettels stellt das Standesamt die Sterbeurkunde aus
  - Rosa Zettel zum Verbleib in der Krankengeschichte

Die von einem Arzt auszuschreibende Totenbescheinigung, muss folgende Daten enthalten:

- Personalien des Toten, Todesfeststellung, Todeszeitpunkt
- Todesart (setzt Kenntnis der Vorgeschichte voraus)
- Ist der feststellende Arzt auch der behandelnde Arzt?
- Lag eine übertragbare Krankheit im Sinne des Bundesseuchengesetzes vor? Wenn ja: Amtsarzt im örtlichen Gesundheitsamt benachrichtigen
- Todesursache: unklar, natürlich, unnatürlich, z. B. Gewalt, Verletzungen, Suizid, Vergiftung
- Bei unnatürlichem oder unklarem Tod ist die Staatsanwaltschaft zu informieren (Arzt).
- Der unterschreibende Arzt muss den Toten untersucht haben.
- Die Unterschrift muss unbedingt leserlich sein (bzw. Name in Druckschrift darunter).

Weiteres Vorgehen

Wenn der Tod durch den Arzt festgestellt und bestätigt ist:

- Bei allen Handlungen und Handhabungen mit Toten beachten: Die Würde des Menschen ist unantastbar – auch über den Tod hinaus.
- Patienten waschen, frisches Hemd anziehen, evtl. mit den Angehörigen zusammen (Trauer und „letzten Dienst" ermöglichen); Drainagen u. a. entfernen, Wunden verbinden
- Flach, d. h. ohne Kissen, lagern, für Augen- und Kieferschluss sorgen, z. B. Polster unters Kinn
- Schmuck, Ehering und andere Wertsachen, z. B. Uhren, entfernen und in Verwahrung nehmen (Krankenhausverwaltung)
- Angehörigen Zeit zum Abschiednehmen lassen
- Identifikationskarte („Zehkarte") vollständig ausfüllen und an einer Großzehe befestigen (Mullbinde)
- Todesmeldung für die Krankenhausverwaltung (hausinternes Formular) ausschreiben lassen (Arzt)
- „Leichenschauschein" für den Pathologen vom Arzt ausgefüllt mitschicken
- Den Toten abholen lassen bzw. wegbringen (klinikintern). Keine Kissen, Lagerungshilfsmittel o. Ä. auf dem Verstorbenen lagern!

> Angehörige haben die Möglichkeit, vom Verstorbenen zu Hause Abschied zu nehmen. Zu den Formalitäten (Transport der Leiche, Aufbahrungsdauer) bitte (landesrechtliche) Bestimmungen/Gesetze beachten!

2.8.4 Umgang bei Hirntod

Als Hirntod gilt der vollständige und irreversible Verlust der Gesamtfunktionen des Großhirns, Kleinhirns und Hirnstamms. Der Ausfall des Atemzentrums in der Medulla oblongata macht eine maschinelle Beatmung notwendig. Die Pflege von hirntoten Patienten hat zwei wesentliche Ziele:
- Wahrung der Menschenwürde
- Organprotektion

Durch die Möglichkeit der Organspende wird der Sterbeprozess des Spenders künstlich verlängert. Er erfährt u. U. weiterhin eine intensive Diagnostik, Therapie und Pflege. Ethische Grundsätze für den Umgang mit Patienten gelten für den gesamten Betreuungsprozess (auch über den Tod hinaus) und für alle Beteiligten.

Bei der Planung und Gestaltung der Pflege werden die Angehörigen des Patienten berücksichtigt. Sie erleben den schmerzhaften Verlust eines Menschen und müssen diesen bewältigen. Die Reaktionen auf die Konfrontation mit dem Sterben sind vielfältig und müssen respektiert werden. Die vom Patienten zu Lebzeiten verfügte Organspende oder die für Angehörige anstehende Entscheidung über eine Organentnahme stellt eine zusätzliche Belastung dar. Ein sensibler Umgang mit den Betroffenen ist wichtig.

Umgang mit den Angehörigen
- Lange Wartezeiten vermeiden
- Bei einem Besuch der Angehörigen diese auf äußerliche Veränderungen des Patienten vorbereiten, z. B. Intubation, Verletzungen.
- Den Angehörigen Zeit und Raum geben, um sich von dem Patienten verabschieden zu können.
- Aufklärung über pflegerische Maßnahmen und Beobachtungen durch die Pflegekraft. Sie ist meist auch Ansprechpartnerin bei Fragen oder Unsicherheiten der Angehörigen.
- Aufklärung über Zustand und Prognose des Patienten sowie über die Kriterien einer Organentnahme durch den Arzt
- Da hirntote Patienten nicht unbedingt tot erscheinen (kein Kreislaufstillstand), fällt es den Angehörigen oft schwer, den Tod zu akzeptieren. Oft erfordert es mehrere Erklärungen und Bestätigungen von verschiedenen Personen.
- Nach Beschluss zur Organspende Angehörige auf die Situation nach der Operation vorbereiten:
  - Wohin kommt der Verstorbene nach der OP?
  - Wie wird er von wem versorgt?
  - Kann er aufgebahrt werden?
- Angebot zur Unterstützung durch Psychologen (▶ 2.8.1)

Nicht nur der Patient und seine Angehörigen, sondern auch die Pflegekräfte sind von dieser Situation betroffen. Sie erkennen die Grenzen des therapeutisch Machbaren, haben evtl. Zweifel an der Notwendigkeit bestimmter Maßnahmen oder sind verunsichert, welche pflegerischen Interventionen (jetzt noch) angebracht sind. Betrieblicher Aktivismus, Verdrängung oder Verleugnung sind häufige Bewältigungsformen solcher ethischer Grenzsituationen. Hilfe erfolgt durch Besprechungen im Team und durch Psychologen, z. B. mittels Supervision.

Literatur
Burchardi R, Larsen R, Kuhlen R, Jauch KW, Schölmerich J. Die Intensivmedizin, 10. A. Heidelberg: Springer, 2008.
Geisler L. Feind, Freund oder Partner? – Angehörige im Krankenhaus. Mabuse, 167, Juni 2007.
Horbach A. Is any damage inflicted on patients with hearing aids by the common presurgical preparation standards? EORNA, Dublin, 2006.
Horbach A, Fleischer S, Berg A, Behrens J, Kuß O, Becker R, Neubert T. Kann die Angst von Patienten durch strukturierte Informationen während des Intensivstationsaufenthaltes gemindert werden? Eine multizentrische, randomisierte kontrollierte Studie (RCT). Düsseldorf: German Medical Science GMS Publishing House, 2011.
Larsen R. Anästhesie und Intensivmedizin für die Fachpflege. 7. A. Heidelberg: Springer, 2007.
Liedke A. Kann der beatmete Patient aktiv kommunizieren? Eine explorative Pilotstudie zur Interaktion zwischen Pflegepersonal und beatmeten Patienten auf einer Intensivstation. Dissertation Martin-Luther-Universität, Halle-Wittenberg, 2006.
Sonneck G: Medizinische Psychologie – ein Leitfaden für Studium und Praxis, Wien: Facultas-Universitätsverlag, 1996.

3 Intensivpflege

3.1 Aufnahme und Transfer eines Intensivpatienten 84
3.1.1 Aufnahme auf der Intensivstation 84
3.1.2 Transfer intensivpflichtiger Patienten 85
3.2 Monitoring 90
3.2.1 Beobachten und Überwachen von Bewusstseinszuständen 90
3.2.2 Beobachten und Überwachen der Haut 95
3.2.3 Beobachten und Überwachen der Körpertemperatur 97
3.2.4 Beobachten und Überwachen der Atmung 99
3.2.5 Beobachten und Überwachen der Herz- und Kreislauffunktion 103
3.2.6 ICP-Messung und Ventrikeldrainage 126
3.2.7 Lumbale Liquordruckmessung und -drainage 130
3.2.8 Beobachten und Überwachen der Nierenfunktion 132
3.3 Prophylaxen 133
3.3.1 Dekubitusprophylaxe 133
3.3.2 Kontrakturen-, Spitzfuß- und Muskelatrophieprophylaxe 139
3.3.3 Thromboseprophylaxe 143
3.3.4 Pneumonie- und Atelektasenprophylaxe 148
3.3.5 Soor- und Parotitisprophylaxe 158
3.3.6 Aspirationsprophylaxe 160
3.3.7 Obstipationsprophylaxe 161
3.3.8 Intertrigoprophylaxe 164
3.3.9 Zystitisprophylaxe 165

3.4 Mobilisation und Lagerung 167
3.4.1 Aktive und passive Mobilisation 167
3.4.2 Lagerung 169
3.4.3 Pflegerische Interventionen bei Lageveränderung des Patienten 172
3.4.4 Spezielle Intensivbetten 173
3.5 Körperpflege 177
3.5.1 Ganzkörperwaschung bei Schwerkranken 177
3.5.2 Spezielle therapeutische Waschung am Beispiel der Wahrnehmungsfördernden Ganzkörperwaschung 179
3.5.3 Hautpflege 180
3.5.4 Augen- und Nasenpflege 182
3.5.5 Spezielle Mundpflege 184
3.6 Spezielle Pflegekonzepte 191
3.6.1 Das Bobath-Konzept 191
3.6.2 Kinaesthetics in der Pflege 199
3.6.3 Kau- und Schlucktraining 207
3.6.4 Basale Stimulation® 211
3.6.5 Intensivpflegetagebuch 218
3.7 Pflege in besonderen Situationen 222
3.7.1 Pflege von Patienten mit Diarrhö 222
3.7.2 Pflege bei Erbrechen 224
3.7.3 Pflege bei Fieber 227
3.7.4 Pflege von Patienten mit einer Suchterkrankung 231
3.7.5 Pflege von Patienten bei hygienerelevanten Erregern 236

3.1 Aufnahme und Transfer eines Intensivpatienten

3.1.1 Aufnahme auf der Intensivstation

Andrea Masset

Da die Aufnahme eines Patienten auf die Intensivstation Stress und eine große psychische Belastung für alle Betroffenen darstellt, sind eine gute Planung und eine ebensolche Vorbereitung von großer Wichtigkeit. Bei Schichtbeginn getroffene interdisziplinäre Absprachen, bezogen auf geplante Zu- und Abverlegungen, fördern einen reibungslosen Tagesverlauf. Vorab werden personelle Ressourcen für evtl. auftretende Notfallaufnahmen geplant. Bei der Ankündigung eines Patienten durch die Rettungsleitzentrale oder einer notfallmäßigen Verlegung innerhalb der Klinik werden umgehend **wichtige Informationen** erhoben.

Vorbereitung

Wichtige Informationen bei Anmeldung eines Intensivpatienten

- Voraussichtliche Ankunftszeit
- Diagnosen; besteht Isolationspflicht, z. B. MRSA (▶ 3.7.5), onkologischer Patient (▶ 8.2.2)
- Klinischer Zustand des Patienten, z. B. Unfall, Reanimation
- Laufende Infusionen, Medikamente, z. B. Katecholamine
- Evtl. Beatmungssituation
- Evtl. sofort geplante Diagnostik oder Therapie, z. B. CT, OP

Richten des Aufnahmeplatzes

- Intensivbett, ggf. mit Spezialmatratze (▶ 3.4.4), ggf. nach hausinternem Standard
- Monitor im Stand-by mit Ableitungsmöglichkeiten für: EKG, Pulsoxymetrie, RR (▶ 3.2)
- ! Alarmgrenzen und Messintervalle eingeben
- Handbeatmungssystem und Beatmungsbeutel: O_2-Schlauch, Reservoir, Maske
- Evtl. Respirator im Stand-by nach hausinternem Standard oder ärztlicher Anweisung
  - O_2-Konzentration
  - Beatmungsmodus einstellen, ggf. überprüfen
- Absaugvorrichtung mit Absaugkatheter
- Infusionslösungen mit System, Hahnenbank und Dreiwegehähne
- Notfallmedikamente
- Reanimationswagen mit Möglichkeit zur Intubation (in Reichweite) (▶ Kap. 4)
- Defibrillator bereitstellen → auf Funktionsfähigkeit prüfen!
- Evtl. Richten eines arteriellen Systems zur invasiven RR-Messung (▶ 3.2.5)
- Ärztliche und pflegerische Dokumentationsbögen
- Blutröhrchen, Anforderungsscheine (ggf. Patientenaufkleber)

3.1 Aufnahme und Transfer eines Intensivpatienten

Aufnahme
Zwei Pflegende und ein Arzt versorgen den Patienten bei der Aufnahme und legen ihn vorsichtig in das Intensivbett. Der Grad der vitalen Bedrohung bestimmt die weitere Reihenfolge des Ablaufs.

Erste Maßnahmen
- Kontakt aufnehmen, sich dem Patienten namentlich vorstellen (▶ 2.1)
- Patienten beruhigen, Sicherheit vermitteln
- ! Patienten über alle Tätigkeiten informieren
- Klinische Beurteilung des Krankheitszustands und des körperlichen Befindens, z. B. Bewusstlosigkeit (▶ 3.2.1)
- Patientenkleidung so weit wie nötig entfernen
- Patienten an den Monitor anschließen → Alarmgrenzen nach ersten Messergebnissen anpassen
- Beatmungspflichtige Patienten an den Respirator anschließen, Parameter nach ärztl. Anordnung einstellen (▶ Kap. 4)
- Nach hausint. Standard oder ärztl. AO: Anlage/Assistenz von venösen und/oder arteriellen Zugängen (▶ 5.1.2); liegende Venenzugänge versorgen
- Mitgebrachte Medikamente, Infusionen u. laufende Spritzenpumpen auf Förderrate und Konzentration prüfen und ggf. durch stationsinternen Standard ersetzen
- Alle vorhandenen Zu- und Ableitungen anschließen
- Saugpumpen anschließen und auf Funktionsfähigkeit prüfen
- Inhalte von Sonden- und Drainageablaufbeuteln prüfen und dokumentieren
- Evtl. spezielle Lagerungen durchführen (▶ 3.3)

Dokumentation
Zeitnahe Dokumentation:
- Vitalwerte, EKG-Rhythmus, Temperatur
- Urinausscheidung
- Medikamente
- Vigilanz
- O_2-Gabe bzw. Respiratoreinstellung
- Körpergewicht und -größe
- Hautstatus

Weiteres Vorgehen
- Ggf. Blasendauerkatheter legen und anschließen (▶ 5.4.1)
- Ggf. Magensonde legen und anschließen (▶ 5.3.1)
- Blutentnahme (▶ 8.1.1)
- Weitere Untersuchungen anmelden und koordinieren, z. B. Röntgen, CT, OP
- Patienten in der Verwaltung anmelden
- Sobald der Patient versorgt ist und alle weiteren Schritte eingeleitet sind, kann mit dem Patienten oder den Angehörigen die Pflegeanamnese erstellt werden.

3.1.2 Transfer intensivpflichtiger Patienten

Mirko Sicksch

Transporte von Patienten bedeuten sowohl für die Patienten als auch für das Personal ein gewisses Maß an Belastung. Bei den Patienten steht oft Angst im Vordergrund, Angst vor Schmerzen oder vor dem Grund des Transports an sich, z. B.

in den OP-Saal oder zur Diagnostik. Zudem ist für viele Patienten die Umgebung ungewohnt und sie fühlen sich aufgrund der Erkrankung unselbstständig und hilflos.

Für das Pflegepersonal besteht ein großer organisatorischer, logistischer und administrativer Aufwand. Es werden zwei verschiedene Arten von Transfers unterschieden:
- Innerklinischer Transfer
- Interhospitaler Transfer

Während für den innerklinischen Transfer das Pflegepersonal und der zuständige Arzt verantwortlich sind, übernimmt die Verlegung in eine andere Klinik i. d. R. der Rettungsdienst. In beiden Fällen gilt jedoch, dass eine gut strukturierte Organisation und sorgfältige Durchführung wesentlich zum Erfolg des Transports und damit zur Verhinderung eines Transporttraumas beitragen.

Innerklinischer Transfer von Intensivpatienten
- Bei der Durchführung eines innerklinischen Transfers ist die kontinuierliche Versorgung des Patienten auch auf dem Transportweg die oberste Maxime.
- Um nichts zu vergessen oder zu übersehen, wird ein strukturiertes Schema angewandt.

Vorgespräch
- Wohin soll der Transport erfolgen?
- Warum soll der Transport erfolgen?
- Wann soll der Transport erfolgen?
- Welcher Arzt begleitet den Transport?
- Wie lange dauert der Transport voraussichtlich?

Sind diese Fragen geklärt, wird die notwendige Ausrüstung zusammengestellt.

Monitoring
- Steht ein Transportmonitor zur Verfügung?
- Welches Monitoring muss mitgenommen, was kann optional eingesetzt werden?
- Sind die Akkus aufgeladen (wichtig)?
- Alarmauswahl und Einstellung der Alarmgrenzen erfolgt abhängig vom Patientenzustand

Mindeststandard
- EKG-Rhythmus-Überwachung (▶ 3.2.5)
- RR-Messung invasiv/nichtinvasiv (▶ 3.2.5)
- Pulsoxymetrie (▶ 3.2.4)

Atmung
- Transportrespirator bei intubierten und beatmeten Patienten
- Wichtig ist, dass die aktuelle Beatmungsform weitergeführt werden kann, ansonsten empfiehlt es sich vor Transportbeginn, eine BGA abzunehmen, um zu überprüfen und zu dokumentieren, dass die Ventilation ausreichend ist.

Mindeststandard
- Sauerstoff, auch bei nicht beatmeten Patienten; i. d. R. ordnet der Arzt eine Sedierung an
- Beatmungsbeutel mit Maske und Möglichkeit zur Absaugung → um Zwischenfällen adäquat begegnen zu können (▶ Kap. 4)

3.1 Aufnahme und Transfer eines Intensivpatienten

Patientenvorbereitung
- Wachen und auch komatösen Patienten über den bevorstehenden Transport informieren
- Ruhigen Ablauf gewährleisten, Stress und Hektik vermeiden
- Tubusfixierung, Gefäßzugänge und Drainagen auf sicheren Sitz überprüfen
- Patienten ggf. vor Transportbeginn endotracheal absaugen
- BDK und ggf. Drainagebeutel vor Transportbeginn entleeren → dokumentieren
- Adäquate Schmerztherapie in Absprache mit dem Arzt (▶ 9.5)

Medikamente
- Spritzenpumpen und Notfallmedikamente → es gilt: so viel wie nötig, so wenig wie möglich
- Vor Transportbeginn klärt der/die Pflegende mit dem begleitenden Arzt:
  - Auf welche Medikamente (v. a. Pumpen) verzichtet werden kann
  - Welche Medikamente zusätzlich mitgenommen werden, z. B. Sedativa (▶ Kap. 9)

! Hier empfiehlt es sich, einen Hausstandard zu entwickeln.

Weitere Aspekte

Ordnung
- „Life-lines" sortieren, weitestgehend reduzieren und ausreichend verlängern
- Die Monitorkabel neben dem Patienten entweder Richtung Kopf- oder Fußende führen. Alle Leitungen, z. B. für Medikamente, invasive RR-Messung, verlaufen darüber, damit der Lagewechsel am Zielort schnell und unproblematisch durchgeführt werden kann.

Reserven
Reserven müssen bedarfsgerecht (abhängig z. B. von Untersuchungsdauer und -ort) eingeplant und mitgenommen werden. Dies gilt für:
- Alle Medikamente
- Sauerstoff → Sind z. B. Sauerstoffanschlüsse im CT vorhanden oder muss auch dort O_2 aus der Flasche entnommen werden?
- Akkus → Sind die Akkus aufgeladen?

Weitere Materialien
- Fahrstuhlschlüssel
- Vollständige Patientenakte, Röntgenbilder

Transporteinheit
▶ Abb. 3.1
Entweder werden Respirator, Monitor und Infusionsspritzenpumpen einzeln oder als System in „modularer Bauweise" am/im Bett angebracht. Diese Module bestehen idealerweise aus folgenden Komponenten:
- Transportgestell:
  - Halterung der Geräte und Infusionen, Befestigungsmöglichkeit am Bett
  - Das Gestell sollte sich auf Rollen befinden (rückenschonendes Arbeiten)
- Transportrespirator: klein, handlich, robust und verfügt über viele Beatmungsmodi
- Transportmonitor: Ableitung aller notwendigen Parameter, lange Akku-Laufzeit

- Sauerstoff, z. B. mit Brille, Nasensonde → Achtung: Flasche rechtzeitig ersetzen!
- Beatmungsbeutel: immer mit Maske, O_2-Leitung, Reservoir-Beutel, PEEP-Ventil
- Absaugung: mit Kathetern und Handschuhen
- Spritzenpumpen und -halterung (▶ 5.1.5)

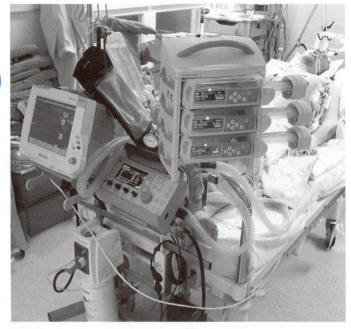

Abb. 3.1 Transporteinheit im Einsatz. [O478]

Transportbeginn

Der Transport kann beginnen, wenn alle Vorbereitungen getroffen, die notwendigen Unterlagen komplett sind und der Patient informiert und hämodynamisch so stabil wie möglich ist. Muss mit einer respiratorischen Insuffizienz gerechnet werden, so könnte der Arzt vor Transportbeginn eine Intubation erwägen, da auf dem Transportweg keine optimalen Bedingungen herrschen.

> **Transportphase**
> - Patienten stets Ruhe und Sicherheit vermitteln
> - Die Pflegende lässt den Patienten während des Transports nicht allein.
> - Die Pflegende oder der Arzt haben ständig Sichtkontakt zum Patenten und Monitoring.
> - Die Transportdauer wird so kurz wie möglich gehalten.

3.1 Aufnahme und Transfer eines Intensivpatienten

- Sind Komplikationen zu befürchten, so ist im Vorfeld entsprechend Vorsorge zu treffen.
- Exakte Dokumentation v. a. von Komplikationen und Zwischenfällen

Checkliste innerklinischer Transfer eines Beatmungspatienten
- Aufzugschlüssel
- Transportables Monitoring: EKG, RR (invasiv/nichtinvasiv), Pulsoxymetrie, ggf. Kapnometrie (▶ 3.2)
- Notfallkoffer
  - Notfallmedikamente, Sedativa/Hypnotika, Sympathikomimetika, Antihypotonika, Antihypertonika, Aerosolspray, Vasodilatator (▶ Kap. 9)
  - Intubationszubehör: Tubus 7,0/7,5 mm ID, Laryngoskop mit Spatel, Führungsdraht, 10-ml-Blockerspritze, Guedel-Tubus (▶ Kap. 4)
  - Handbeatmungsbeutel mit Sauerstoffanschluss und Reservoir, Beatmungsmasken verschiedene Größen
  - Verschiedene Spritzengrößen, Aufziehkanülen, Venenverweilkanülen, Stauschlauch, Blutdruckmanschette, Stethoskop, Absaugkatheter (verschiedene Größen), Pflaster
- Transportable Beatmungseinheit
  - Gefüllte Sauerstoffflasche mit funktionstüchtiger Beatmungseinheit, z. B. Oxylog® oder Kuhn-System
  - Funktionstüchtige Absaugung
  - Sauerstoffmaske für spontan atmende Patienten
- Ggf. Defibrillator
- Zugänge und Drainagen
  - Nur die notwendigsten am Patienten befindlichen Spritzenpumpen und Infusionen mitnehmen → mit dem verantwortlichen Arzt absprechen
  - Zugänge und Drainagen am Patienten sichern, z. B. Fixierungen für ZVK, Tubus, Trachealkanüle, Magensonde überprüfen (▶ Kap. 5)
- Patientenunterlagen: ärztliche und pflegerische Dokumentation, Röntgen- und CT-Bilder, Befundmappe

Interhospitaler Transfer von Intensivpatienten
Der Interhospitaltransfer eines Intensivpatienten wird vom Rettungsdienst durchgeführt.
Der behandelnde Arzt ordnet die Verlegung an, der Arzt oder das Pflegepersonal übernimmt die Organisation des Transportes.

Art des Transports
Der Arzt entscheidet über die Art des Transports. Zur Verfügung stehen:
- Luftgebundener Transport: Rettungshubschrauber (RTH) oder Intensivtransporthubschrauber (ITH)
- Bodengebundener Transport: Rettungstransportwagen (RTW), Intensivtransportwagen (ITW)

Ist der Transport zeitkritisch, so kommen Rettungstransportwagen und Rettungshubschrauber zum Einsatz. Benötigt der Patient eine umfassende Betreuung, so sind der Intensivtransportwagen oder der Intensivtransporthubschrauber vorzuziehen, da sie über die geeigneten materiellen und personellen Ressourcen verfügen.

Was ist vorzubereiten?
- ! Vorbereitungen ruhig und einem standardisierten Ablauf folgend durchführen
- ! Patienten und Angehörige über die geplante Verlegung informieren und aufklären
- Patientenakte und Verlegungsbriefe bereitlegen. Wichtig ist hier auch der pflegerische Verlegungsbrief.
- Der Patient sollte, wenn möglich, respiratorisch stabil sein.
- Medikamentenregime für den Transport anpassen: notwendige Medikamente laufen weiter, andere nach Rücksprache mit dem Arzt für den Transport ggf. abstellen. Auf ausreichende Reserven achten!
- Drainage- und Urinbeutel wechseln
- Fixierung aller Zu- und Ableitungen überprüfen
- Persönliches Eigentum des Patienten bereitstellen
- ! Mitgabe nur nach Unterschrift durch den Übernehmenden
- Zum Lagewechsel empfiehlt sich meist ein Rollbrett → Patienten beim Lagewechsel Ruhe und Sicherheit vermitteln

Patientenabfragebögen
Soll der Patient mit einem ITW/ITH transportiert werden, wird das Transportmittel mit der Anmeldung des Transports festgelegt. Fast alle Intensivtransportsysteme verwenden Patientenabfragebögen, anhand derer sie den Transport vorbereiten können. Alle beinhalten:
- Personenbezogene Daten: Name, Anschrift, Kostenträger (Krankenkasse)
- Transportziel: Krankenhausname, evtl. Station (wenn bekannt)
- Alter und Gewicht, Diagnose
- Durchgeführte Operation(en) und Therapien
- Verlegungsgrund
- Respiration/Beatmungsmuster etc., Hämodynamik
- Zugänge und Katheter
- Informationen zum laufenden Infusionsregime

Die Ankunftszeit des Transportmittels wird in der Regel vorher angekündigt, sodass eine Vorlaufzeit besteht. Die Übergabe erfolgt anhand der ärztlichen und pflegerischen Dokumentation.

3.2 Monitoring

Angela Mahlmann

3.2.1 Beobachten und Überwachen von Bewusstseinszuständen

Abstract
***Bewusstsein** (Wachsein): Gesamtheit der psychischen Vorgänge, wie Ansprechbarkeit, zeitliche, räumliche und persönliche Orientiertheit*
***Bewusstseinsstörungen:** alle Abweichungen von der normalen Bewusstseinslage, bedingt durch akute zerebrale Schädigung, z. B. Trauma, Infektion und Vergiftung*
***Schlaf** ist eine physiologische Veränderung der Bewusstseinslage.*

Einteilung und Ursachen von Bewusstseinsstörungen

Einteilung
Die Bewusstseinsstörungen können in qualitative (▶ Tab. 3.1) und in quantitative (▶ Tab. 3.2) Bewusstseinsstörungen unterteilt werden.

Tab. 3.1 Qualitative Bewusstseinstörungen

Zustand	Charakteristik	Motorik/Reflexe/Sensibilität
Absencen	Tgl. häufig auftretende Bewusstseinspausen von 5–20 Sek.	Zucken der Arme, Reflexerhebung sehr schwierig, reagiert kaum auf Schmerzreize
Dämmerzustand	Traumähnliche Bewusstseinseinengung, Orientierung fehlt oder ist erhalten	Patient kann schwierige Tätigkeiten ausführen, alle Reflexe vorhanden, reagiert auf leichteste Berührungen
Delir	Eintrübung, Desorientiertheit, Halluzination, wahnhafte Ideen, inkohärentes Denken, ängstliche Unruhe	Motorische Unruhe, Reflexe reichen von übersteigert bis kaum wahrnehmbar, reagiert auf leichteste Berührung, weitgehend schmerzunempfindlich
Durchgangssyndrom	Verwirrtheit, Angstsymptomatik, Halluzinationen, wahnhafte Ideen, häufig Fluchtgedanken, Selbstüberschätzung	Motorische Unruhe, Bettflucht, Reflexe erhalten, reagiert auf geringste Berührung, ist aber weitgehend schmerzunempfindlich bis hypersensibel

Tab. 3.2 Quantitative Bewusstseinsstörungen

Zustand	Charakteristik	Reflexe/Motorik
Benommenheit	Leichte Bewusstseinseintrübung, Orientierung meist herabgesetzt oder eingeschränkt, gestörte Aufmerksamkeit, jederzeit erweckbar, Denken und Handeln verlangsamt, leichte Artikulationsstörungen, kurze Gespräche sind möglich	Vollständig erhalten
Somnolenz	Starke Benommenheit, beständige Schläfrigkeit oder Schlafneigung, Weck- und Ansprechbarkeit ist erschwert, kann aber durch Weckreize jederzeit unterbrochen werden, Apathie und Antriebslosigkeit, Störung der zeitlichen und örtlichen Orientierung, träge und kloßige Sprache, Mimik undifferenziert	Vollständig erhalten, seitengleiche Bewegungen, Koordinationsstörungen
Sopor	Starker Grad der Bewusstseinsstörung, tiefschlafähnlich, völlige Desorientiertheit, nur durch Schmerz bzw. starken Reiz erweckbar, Mimik und Lallen bei Schmerz, keine Reaktion auf Ansprache	Schutzreflexe verringert, Kornealreflex erhalten, primitive Reflexe wie Schmatz- und Greifreflex erhalten, ungezielte Abwehrbewegungen
Koma	Höchster Grad der Bewusstlosigkeit, lebensbedrohlich, evtl. Atemstörungen, keine Kontrolle über Darm und Blase	Verringert bis erloschen, absolute Bewegungslosigkeit, ohne Blickfixation, Pupillenreaktion verringert bis erloschen

Ursachen
- Zentral bedingt, z. B. Schädel-Hirn-Trauma, Infektionen, ischämischer Schlaganfall
- Intoxikationen, z. B. Schlafmittel, Alkohol, Atropinvergiftung
- Stoffwechselstörungen, z. B. diabetisches Koma
- Iatrogen, z. B. Sedierung
- Psychiatrische Erkrankungen, z. b. schizophrene Psychose

Überwachung des Bewusstseins
Überwachung des Bewusstseins → Überprüfen, Erkennen und Dokumentieren von Bewusstseinsveränderungen

Durchführen
- Möglichst durch den gleichen Personenkreis, um kleinste Veränderungen festzuhalten
- In wechselnder Reihenfolge fragen nach:
  - Identität → Personalien, Familienverhältnisse, Bezugspersonen erkennen und nennen
  - Aktueller Zeit und Lokalität
  - Aktueller persönlicher Situation
- Sensorische Prüfung: berühren, kneifen
- Patient soll einfache Anordnungen ausführen, z. B. Augen öffnen, bestimmte Dinge zeigen, Hand drücken
- Pupillenreaktion ermitteln: Weite, Form und Reflex
- Die Überprüfung weiterer Vital- und Nervenfunktionen integrieren, z. B. Atmung, Schluckreflex, Lidreflex
- Qualität der Sprache beurteilen, z. B. motorische, sensorische Aphasie, verwaschene Sprache
- Veränderungen dem Arzt mitteilen und dokumentieren

Bewusstseinskontrolle mithilfe der Glasgow-Koma-Skala
Glasgow-Koma-Skala (▶ Tab. 3.3) ist eine Skala zur Abschätzung einer Bewusstseinsstörung. Für Augenöffnung, verbale Kommunikation und motorische Reaktion werden Punkte vergeben.

- Die Übergänge der einzelnen Bewusstseinsstadien sind fließend.
- Vor der Kontrolle keine sedierenden Medikamente verabreichen. Zur Differenzierung zwischen Koma und tiefer Sedierung können medikamentöse Antagonisten wie Anexate® und Narcanti® eingesetzt werden.
- Patienten und seine Vitalparameter engmaschig beobachten.
- Anamnese über Vorerkrankungen erheben, z. B. Schwerhörigkeit, Sensibilitätsstörung oder Blindheit.

Neurologische Überwachung
Christian Hoffmann

Bewusstseinslage

Glasgow-Koma-Skala

Zur groben Beurteilung dient die unten stehende Glasgow-Koma-Skala (▶ Tab. 3.3). Diese erfasst jedoch nicht vollständig die tatsächliche Bewusstseinslage. Bei sedierten oder bewusstlosen Patienten entfällt die Überprüfung der Sprache.

Tab. 3.3 Glasgow-Koma-Skala

Prüfung	Reaktion	Punkte
Augen öffnen	Spontan	4
	Auf Anruf	3
	Auf Schmerzreiz	2
	Auf Schmerzreiz nicht	1
Motorik	Auf Aufforderung	6
	Auf Schmerzreiz gezielt	5
	Massenbewegung	4
	Beugesynergismen	3
	Strecksynergismen	2
	Keine Abwehr, schlaffer Muskeltonus	1
Verbale Antwort	Orientiert klar	5
	Verwirrt	4
	Einzelne Worte	3
	Unverständliche Laute	2
	Keine Antwort	1

Schweregrad: leicht: 14–15 Punkte; mittel: 9–13 Punkte; schwer: 3–8 Punkte

Weitere Kriterien

- Wird er aggressiv, ruhiger, erschrickt er?
- Ist der Patient apathisch oder aggressiv?
- Wie reagiert der Patient auf vertraute Personen, Stimmen, Berührungen?
- Ist der Patient zu Ort, Zeit und zur eigenen Person orientiert?
- Antwortet er auf Fragen spontan/verlangsamt/erst nach wiederholter Aufforderung?
- Sind Schutzreflexe intakt?
- ! Schluckauf und Erbrechen können Hirndruckzeichen sein!

Pupillenkontrolle

Wichtige Kontrollmöglichkeit bei Patienten mit erhöhtem Hirndruck ist die Pupillenkontrolle (▶ Tab. 3.4). Anhand der Pupillen ist ein zerebrales „Ereignis", z. B. Nachblutung bei neurochirurgischen Patienten, häufig zuerst zu erkennen. Dabei auch auf Bulbusstellung achten (▶ Abb. 3.2).

Tab. 3.4 Beurteilungskriterien von Pupillen und Bulbusstellung

Pupillenweite	Eng, mittelweit, weit
Pupillenform	Normal, entrundet
Lichtreaktion	Prompt, träge, keine
Seitenvergleich	Isokor, anisokor
Bulbusstellung	• Normal: Mittelstellung, achsengerecht • Pathologisch: abweichende Achsenstellung, Seitenstellung oder Divergenz der Bulbi

Tab. 3.5 Pupillenveränderungen und ihre häufigen Ursachen

Eng (Miosis)	Opiate, Cholesterinesterasehemmer, Mittelhirnsyndrom, Kompression des Hirnstamms
Weit (Mydriasis)	Mydriatikumgabe, Gabe von Betasympathikomimetika, Hypoxie, Intoxikation, Bulbärhirnsyndrom
Seitendifferenz	Läsion des N. oculomotorius, intrazerebrale Blutung
Entrundet, weit und ohne Lichtreaktion	Hirnstammausfall, Hirntod

- Es gibt auch Patienten mit angeborenen bzw. vorbestehenden Pupillendivergenzen oder einem Glasauge.
- Medikamente können die Pupillengröße verändern, z.B. diverse Augentropfen, Katecholamine und Morphine (▶ Tab. 3.5)

Divergenzstellung

"skew deviation"

Konjugierte Blickwendung zur Läsionsseite

"ocular bobbing" (schnelle Abwärtsbewegung mit langsamer Rückdrift)

Abb. 3.2 Bulbusstellungen [L190]

Motorik, Sensibilität und Reflexe
Neben den bisher genannten Kriterien sind auch zu berücksichtigen:
- Motorik:
  - Lebhafte oder verlangsamte Bewegungen
  - Gesicht, z. B. hängender Mundwinkel, Zungendeviation, fehlender Lidschluss
  - Extremitäten, z. B. fehlende Spontanbewegung, Hemiparese, Paraparese, Tetraparese, Bewegungsunruhe, z. B. Myokloni, epileptische Anfälle, Tremor
- Sensibilität:
  - Reaktionen auf Druck, Berührung, Schmerz, Temperatur
  - Kraft: Hände drücken lassen oder mit der Hand gegen die Füße drücken
  ! Immer rechte und linke Seite im Vergleich austesten!

- Reflexe:
  - Schutzreflexe → Lid- und Kornealreflex, Husten, Würgen
  - Pathologische Reflexe → gesteigerter oder abgeschwächter Muskeleigenreflex, Kloni, positives Babinski-Zeichen

Literatur
www.dgn.org Deutsche Gesellschaft für Neurologie (letzter Zugriff: 9.8.2011)

3.2.2 Beobachten und Überwachen der Haut

Angela Mahlmann

Beobachtungskriterien

Hautfarbe

- **Hypoämie** (Blässe): Anämie durch akute oder chronische Blutverluste, Schock, Hypotonie, lokal durch art. Durchblutungsstörungen
- **Hyperämie** (Rötung): Fieber, Hypertonie, Verbrennungen; lokal bei Entzündungen, Ekzemen, Erythemen und Druckstellen
- **Zyanose** (Blaufärbung der Haut und Schleimhäute): pulmonale Stauung, z. B. durch:
  - Herzinsuffizienz (▶ 11.28)
  - Lungenerkrankungen, z. B. Pneumonie (▶ 11.68), Emphysem, Pneumothorax (▶ 11.67), Karzinom, Embolie
  - Herzfehler, z. B. Fallot-Tetralogie
- **Ikterus** (Gelbfärbung):
  - Hämolyse und Bilirubinstoffwechselstörungen bei Leberzirrhose, Cholezystitis, Hepatitis
  - Pfortaderstau durch Rechtsherzinsuffizienz
  - Chronische Niereninsuffizienz führt zur Ablagerung von Urochrom in die Haut; gekoppelt mit Anämie (▶ 11.6), wird eine schmutzig-gelbe Hautfarbe erzeugt
- **Pigmentveränderungen:** Pigmentmangel (Albinismus = helle Haut, weiße Haare, rote Iris), Hyperpigmentierung (Bronzefärbung bei Morbus Addison), Pigmentflecke (Muttermal)
- **Marmorierung** (bläulich-rot): Zentralisation durch Schock und hohes Fieber, Durchblutungsstörungen durch pAVK, Embolie oder akute globale Kreislaufinsuffizienz

Hauttyp

- Feuchte Haut: Fieber (Krisis), kardiale Belastung, Stress (z. B. Beatmung), Schock
- Trockene Haut: Exsikkose, z. B. diabetisches Koma, Dehydratation bei Erbrechen und Diarrhö, stehende Hautfalten, Kachexie (Mangelernährung)
- Fettige Haut: bei Seborrhö

Spannung und Beschaffenheit der Haut

- Exsikkose, Dehydratation und Kachexie erzeugen Spannungsverlust (stehende Hautfalten)
- Ernährungsstatus (▶ 6.1.2)

- Dekubitus
- Hämatome bei Traumen (Kompartmentsyndrom) und nach OP
- Petechien: evtl. bei Gerinnungsstörungen/Antikoagulanzientherapie auftretende punktförmige Hautblutung
- Spider-Nävi: sternenförmige Hautgefäßerweiterung, z. B. bei Leberzirrhose
- Striae: Streifen nach radikalem Gewichtsverlust und nach Schwangerschaft
- Effloreszenzen, z. B. bei Herpes oder Akne (Bläschen, Knötchen, Quaddeln), Ekzem (Schuppenflechte)
- Intertrigo: lokal abgegrenztes, juckendes, brennendes, rotes, erosives Gebiet in Hautfalten

Ödeme

- **Kardial:** Rechtsherzinsuffizienz erzeugt Stauung/Wasseransammlung an den tiefsten Stellen im Körper → liegend in der Sakralgegend (Anasarka), stehend und sitzend an Fußrücken und -knöcheln
- **Renal** (hydrämisch): Niereninsuffizienz bedingt Gesichts- und Lidödeme
- **Hepatogen:** bei schweren Leberfunktionsstörungen Aszites, später generalisiert als Eiweißmangelödeme
- **Lymphatisch:** Lymphknotenentnahme führt zu Lymphstauung, z. B. bei Mammaresektion auf der OP-Seite
- **Kachektisch:** Bauchödem durch Hypoproteinämie, bei Mangelernährung, z. B. bei Karzinom, Tbc oder ungenügender, eiweißarmer parenteraler bzw. enteraler (Sonden-)Kost

Zunge

- Blau: generalisierte Zyanose (< 85 % des Hämoglobins mit O_2 versorgt)
- Belegt: mangelnde Mundpflege bei Nahrungskarenz, Infekt, gastroenterale Ursachen
- Trocken: Flüssigkeitsdefizit bedingt durch Fieber, therapeutisch zur kardialen Entlastung
- Ledern: bei Urämie
- Trocken, rot, glatt und atrophisch: bei Eisenmangel
- Glatt-lackiert (Hunter-Zunge): bei Vitamin-B_{12}-Mangel
- Weiß belegt: bei Soorbefall

Schweiß

Beobachtungskriterien

Menge

- **Anhydrosis** (Schweißproduktion fehlt): seltene Störung, durch Verletzung der Sympatikusbahnen (z. B. Tumor), durch Verbrennungen → führt ggf. zum Wärmestau
- **Hypohydrosis:** bei diabetischem Koma, urämischem Koma, nach Atropininjektion, bei Hypothyreose, nach Verbrennungen; durch Austrocknung verringerte Schweißproduktion, heiße und stark gerötete Haut → führt ggf. zum Wärmestau
- **Hemihyperhydrosis:** bei Hemiplegie, Enzephalitis; Schweißproduktion betrifft nur eine Körper- oder Gesichtshälfte

- **Hyperhydrosis** (vermehrte Schweißproduktion): bei Fieberabfall, Tbc, Schock, Morbus Parkinson, Adipositas, Hitze, Angst; zeigt sich besonders auf der Stirn, den Händen, Füßen, Achselhöhlen und im Genitalbereich

Beschaffenheit
- Warm und großperlig: Hyperhydrosis, körperliche Tätigkeit, Stress (z. B. mangelnde Sedierung bei Beatmungspatienten), Schmerz, thyreotoxisches Koma
- Kalt, klebrig und kleinperlig: Hypoglykämie, Nachtschweiß, Erbrechen, Kreislaufstörungen, z. B. Myokardinfarkt, kardiogener Schock, Lungenembolie (▶ Kap. 11)
- Fettig: Seborrhoe, erhöhte Talgsekretion

Geruch
- Ketoazidose: fruchtähnlicher Geruch bei Diabetes mellitus (▶ 11.18)
- Urin: urämisches Koma und Nierenversagen (▶ 11.58)
- Säuerlich: Lungenerkrankungen, durch bakt. Zersetzung bei mangelnder Körperpflege (Bromhidrose)
- Erdig oder lehmig, z. B. hepatisches Koma

Intensivpflege
Pflege der Haut ▶ 3.5.3

Hautpflege bei Schweißbildung
- Haut häufig abwaschen, ohne Zusätze; bei riechendem Schweiß ggf. milde Badezusätze, z. B. Weizenkleie → aggressive Substanzen meiden, regelmäßige Hautpflege (▶ 3.5.3)
- Ablösungsgefahr für sämtliche Pflaster und Fixierungen, ggf. mit Mullbinden fixieren
- Verbandswechsel bei feuchten Verbänden vornehmen (Entzündungsgefahr)
- Besonderheiten dokumentieren

- Kalter, klebriger Schweiß ist immer ein Alarmzeichen für ein Akutgeschehen! Arzt informieren!
- Beim Intensivpatienten bedeutet Fieber nicht gleich Infektion. Messdauer: kontinuierlich oder engmaschig (▶ 3.2.3)

3.2.3 Beobachten und Überwachen der Körpertemperatur

Temperaturmessung

- Im Monitoringbereich auf die Kompatibilität bzw. Zulassung der einzelnen Geräte und Verbindungskabel (Adapter) achten
- Wasser als Gleitmittel bei rektaler Messung nutzen; Fett oder Vaseline führen zur Messungenauigkeit
- Dekubitusgefahr bei rektal liegenden Sonden; an das zusätzliche Kabel im Bett denken (Hygiene, Lagerung)
- Immer die Art der Temperaturmessung (▶ Tab. 3.6) dokumentieren, da Abweichungen der Ergebnisse durch die Messmethode bestehen.

Tab. 3.6 Spezielle Formen der Temperaturmessung

Art/Lokalisation	Vorteil	Nachteil
Elektronisches Thermometer mit externem Temperaturfühler • Messort: orale oder rektale Messung • Messdauer: 30 Sek.	• Getrennte und einfach zu wechselnde Messfühler für orale und rektale Messung • Einzelmessungen in Folge möglich durch einfaches Wechseln der Fühlerschutzkappen • Gut desinfizierbar • Akkubetrieb mit Ladestation • Gut ablesbar	• Kreuzinfektionsgefahr durch Kontakt des Verbindungskabels mit dem Patientenbett bei rektaler Messung
Innenohrthermometer • Messort: Infrarotmessung am Trommelfell • Messdauer: 2 Sek.	• Einzelmessungen in Folge möglich • Gut desinfizierbar • Kerntemperaturanzeige • Diebstahlsicherung • Kein Eingriff in die Intimsphäre des Patienten • Keine Verletzungsgefahr	• Messungenauigkeit bei Verunreinigung durch Ohrschmalz oder starkem Haarwuchs im Gehörgang • Batteriebetrieb • Entzündungen
Temperatursonde des Monitors • Messort: rektale, inguinale, ösophageale Messung • Kabel mit integrierter Fühlerspitze • Messdauer: intermittierend, kontinuierlich	• Gut desinfizierbar • Kontinuierliche Anzeige • Temperaturverlauf ist grafisch darstellbar • Geringere Belastung für den Patienten durch Dauermessung	• Messfehler durch Verrutschen • Bei ösophagealer Anwendung: Gefahr von Husten und Würgereiz sowie Entstehen von Nasen- bzw. Munddekubiti und Schleimhautläsionen • Bei rektaler Messung: Dekubitusgefahr bei langer Liegezeit und Messfehler durch Stuhl
Zentrale Venen- und Pulmonaliskatheter • Messort: V. cava bzw. Pulmonalarterie • Messsonde im Katheter integriert • Messdauer: kontinuierlich	• Kerntemperatur • Keine zusätzliche Belastung für den Patienten • Grafische Verlaufsdarstellung am Monitor • Kein Eingriff in die Intimsphäre	• Indikationsstellung und Risiken von Venen- und Pulmonalkathetern
Foley-Blasendauerkatheter • Messort: Harnblase • Eingearbeiteter Sensor in der Katheterspitze mit einem Verbindungskabel zum Monitor • Messdauer: kontinuierlich	• Keine zusätzlichen Belastungen für den Patienten. • Grafische Verlaufsdarstellung auf Monitor	• Indikationsstellung und Risiken eines transurethralen Blasenkatheters (▶ 5.4.1) • Druckstellengefahr durch Verbindungskabel

3.2 Monitoring

Tab. 3.6 Spezielle Formen der Temperaturmessung *(Forts.)*

Art/Lokalisation	Vorteil	Nachteil
Hauttemperatursensor • Messort: Klebeelektrode, ist nach Indikation und Möglichkeiten auf der Haut anzuordnen • Messdauer kontinuierlich	• Geringe Belastung für den Patienten • Grafische Verlaufsdarstellung • Vergleich zwischen Kern- und Hauttemperatur möglich	• Allergische Hautreaktion auf Elektrodenklebstoff, Juckreiz • Messfehler durch Ablösen der Elektrode bei Schweißbildung

Intensivpflege
- Pflege bei Fieber (▶ 3.7.3)
- Hypothermie (▶ 11.39)

3.2.4 Beobachten und Überwachen der Atmung

Beurteilen der Atmung
Ist die Atmung beeinträchtigt oder behindert, entwickelt der Mensch Unwohlsein, Angst und Atemnot.

Atemfrequenz
- Abhängig vom Alter sowie von Körperhaltung, Aktivität und psychische Situation
- Gesteigerte Atemfrequenz, z. B. bei Schmerz oder Fieber

Atemrhythmus
- Regelmäßige In- und Exspiration
- Vertiefte Atmung, z. B. als kompensatorische Atmung, um Ketoazidose auszugleichen (Kussmaul-Atmung)

Atemgeräusch
- Erfassen mit oder ohne Stethoskop
- Inspiratorischer oder exspiratorischer Stridor, z. B. durch Behinderung im Bereich des Kehlkopfs oder obstruktive Veränderungen der Bronchien
- Brodelnde Geräusche, z. B. bei Lungenödem
- Schneeballknirschen bei Hautemphysem

Atemqualität
- Atemnot in horizontaler Lage, z. B. bei Linksherzinsuffizienz
- Atemnot mit Nasenflügelatmung bei Hypoxie
- Schonatmung bei Schmerzen

Atemgeruch
- Azetongeruch (fruchtig nach faulen Äpfeln) bei diabetischen Koma
- Bittermandel bei Zyankalivergiftung
- Ammoniak (ähnlich wie Salmiakgeist), z. B. bei Urämie, hepatischem Koma
- Eitrig-süßlich, z. B. bei bakt. Infektionen, kariösen Zähnen, Angina
- Sondennahrung kann Atemgeruch beeinflussen

Thoraxbewegungen
- Seitendifferente Atembewegung: kann auf einen Pneumothorax (▶ 11.67), Atelektasen oder eine einseitige Intubation hindeuten
- Paradoxe Thoraxbewegung: erkennbar durch Thoraxhebung bei Exspiration und Thoraxsenkung bei Inspiration, z. B. Zeichen einer Rippenserienfraktur, Verlegung der oberen Luftwege (durch z. B. nach hinten gefallene Zunge, Fremdkörper, abgeknickten oder sekretverstopften Tubus)

Diagnosemittel
- Atemskala nach C. Bienstein zur Einschätzung der Atemsituation (▶ Tab. 3.7)
- Weitere diagnostische Maßnahmen durch den Arzt über körperliche Untersuchung, Röntgenbild und Blutgasanalyse (▶ 6.4, ▶ Tab. 4.5 BGA)
- ! Die Auswirkungen einer gestörten Atmung sind durch die Beobachtung der Lippen-, Haut- und Fingernagelfarbe (Zyanose) und des Allgemeinzustands, z. B. kalte und feuchte Haut, ängstlicher und unruhiger Patient, schnell zu erkennen!

- Nagellack, Lippenstift und Gesichtskosmetika können eine Zyanose überdecken
- CO_2-Intoxikierte sehen „rosig" aus

Tab. 3.7 Atemskala zur Einschätzung der Atemsituation nach C. Bienstein

Atemfrequenz	Atemtiefe	Rhythmus	Mögliche Ursache
Schnell	Flach	Regelmäßig	Respiratorische Insuffizienz (unspezifisch)
Schnell	Flach	Regelmäßig	Angst, Aufregung, Schmerz
Langsam	Vertieft	Regelmäßig	Opiatmissbrauch
Schnell	Vertieft/flach	Unregelmäßig	Vergiftungen
Schnell	Vertieft	Regelmäßig	Metabolische Störung
Langsam	Flach	Unregelmäßig	Präfinal

Pulsoxymetrie
Die Pulsoxymetrie stellt eine nichtinvasive kontinuierliche Methode zur Erfassung der arteriellen Sauerstoffsättigung (SaO_2) und der peripheren Pulsfrequenz dar.

Prinzip des Messverfahrens
- Mittels Lichtabsorptionstechnik wird die Sauerstoffsättigung gemessen (SpO_2)
- Messung der peripheren Pulsation durch photoelektrischen Pulsaufnehmer:
  - An der Messstelle verändert sich die Lichtdurchlässigkeit durch verstärkte periphere Durchblutung während der Systole.
  - Das vom Sender ausgesendete Licht (rotes und infrarotes Licht) wird teilweise von der Haut und dem darunter liegenden Gewebe absorbiert.

- Der Empfänger nimmt das durchgelassene Licht auf.
- Sättigungsgrad wird durch Ermittlung des pulsierenden Teils des Lichtsignals – das vom Hämoglobin absorbierte Licht – errechnet, **Normwert 96–100 %.**
- Weitergabe an den Monitor als elektrische Signale
- Schwankungen der durchgelassenen Lichtintensität werden erfasst, die plethysmografische Pulskurve leitet sich davon ab. Anhand der Amplitude sind Rückschlüsse auf die Durchblutung an der Messstelle möglich.

Besondere Indikationen
- Patient mit bekanntem Pulsdefizit
- Patient nach Schrittmacheranlage/transkutaner Schrittmachertherapie, um Pulsdefizite z. B. infolge nicht beantworteter Schrittmacherstimulation erfassen zu können.

Sensorart und Lokalisation
- Zur Verfügung stehen Klipp- oder Klebesensoren
- Die Auswahl des Sensors ist abhängig von:
  - Patientengruppe (Alter/Gewicht der Patienten)
  - Messort und Umfang des Messortes
  - Aktivität des Patienten
- Die Platzierung erfolgt bei Erwachsenen i. d. R. am Finger, am Ohr oder an einer Fußzehe

Durchführen der Pulsoxymetrie

Vorbereiten des Sensors
- Sensor reinigen und trocknen
  - Abwischen mit Seife und Wasser, anschließend mit klarem Wasser abspülen
  - Desinfektion, z. B. mit Äthanol, Isopropylalkohol, Desinfektionsbad
  - Sterilisation abhängig vom Sensorhersteller

Anlage des Sensors
- Anlage des Ohrsensors
  - Ohr muss ausreichend durchblutet sein
  - Ohrringe entfernen
  - Vermeidung von Druckschäden: Sensor nicht an Knorpelstellen anlegen, Zugentlastung anbringen, Aufnahmeort häufig wechseln
- Anlage des Fingersensors/Zehensensors
  - Künstliche Fingernägel und Nagellack entfernen, lange Fingernägel kürzen
  - Einfall von Fremdlicht verhindern durch vollständige Bedeckung des Fotozellenfensters
  - Für einen sicheren Sitz des Pulsoxysensors sorgen, ggf. Klebesensor verwenden
  - Aufnahmeort zur Vermeidung von Druckstellen mind. alle 2 h wechseln
  - Klebesensoren zur Vermeidung von Hautmazerationen alle 12 h wechseln

- Aufnahmeort des Sensors bei schlechter peripherer Blutzirkulation stündlich wechseln
- Einfall von Fremdlicht durch vollständige Bedeckung des Fotozellenfensters verhindern
- Sensor umschließt z. B. den Finger vollständig

Fehlerquellen und Gefahren
- Störung bei der Signalerfassung durch verminderte periphere Durchblutung, z. B. bei Zentralisation; Pulswellen können vom Pulsaufnehmer nicht erfasst bzw. nicht korrekt verwertet werden
- Beeinträchtigung der Messgenauigkeit: Umgebungslicht (Neonlicht), Elektrochirurgie, vasokonstriktive Medikamente, Bewegungsartefakte, Muskelzittern, Unruhe des Patienten, RR-Messung, Nagellack
- Keine Messung bei CO-Vergiftungen möglich:
  - Keine Unterscheidung zwischen Oxyhämoglobin und Dyshämoglobin
  - Falsch hohe Werte bei Hb-Belegung durch Kohlenmonoxid, z. B. Rauchinhalation
- Bildung von Druckstellen durch zu starken Druck des Clips
- Hautmazeration durch Feuchtigkeitsbildung unter dem Klebesensor
- Messwerte bei Hypothermie oder Kreislaufzentralisation nur eingeschränkt verwendbar

Apparative Respirationsüberwachung
- **Atemfrequenz**
  - Messung der Atemfrequenz über EKG-Elektroden (registrieren die sich bei In- und Exspiration verändernde Hautspannung)
  - Atemzüge bei Gesunden pro Minute: Erwachsene 16–20, Kinder 20–30, Neugeborene/Säuglinge 30–40
  - Zeitverzögerung der Alarme bei Unterschreiten einer festgelegten Atemfrequenz einstellen
  - Atemkurve auf dem Monitor, Kurvenfarbe sollte stationsintern gleich sein
- **Atemtiefe:** z. B. über Triggerschwellen (▶ 4.5.1) einzustellen, gezählt werden nur Atemzüge, die diese Triggerschwellen überschreiten
  - **Apnoe:** z. B. meist verschiedene Stufen zur Einstellung der Apnoezeit, Monitoralarm, wenn Apnoedauer die eingestellte Apnoezeit überschreitet
- **Fehlerquellen**
  - Zu flache Atmung
  - Unruhiger Patient, Muskelzittern
  - Diskonnektierte Kabel oder Elektroden; defekte Kabel

- Atemfrequenzmonitor wegen der Artefaktanfälligkeit nicht ganz zuverlässig → alarmträchtig
- Funktion sehr von der Lokalisation der Klebeelektroden und vom Patienten abhängig: Adipositas, Schweiß
- Elektroden ggf. zusätzlich mit Pflaster fixieren (▶ 3.2.5)

3.2.5 Beobachten und Überwachen der Herz- und Kreislauffunktion

Die Herz-Kreislauf-Funktion kann durch verschiedene apparative Methoden erfasst und beurteilt werden. Zu einer ersten Orientierung und Beurteilung des Patientenzustands dient das Standardmonitoring. Je nach Risikoeinschätzung, Zustand des Patienten und Krankheitsverlauf können weitere invasive Monitoring-Instrumente notwendig sein (erweitertes Monitoring).

> **Achtung**
> Die apparative Überwachung kann jedoch lediglich die klinische Beobachtung ergänzen, nicht aber ersetzen. Alle Parameter sollen immer in Kombination mit dem klinischen Erscheinungsbild beurteilt werden.

Standardmonitoring
- Herzfrequenz und Herzrhythmus
  - Über das Standard-EKG
  - Über das kontinuierliche EKG-Monitoring
- Periphere Pulsfrequenz über die Pulsoxymetrie
- Blutdruck
  - Nichtinvasive Blutdruckmessung nach Riva-Rocci (RR)
  - Nichtinvasive oszillometrische maschinelle Blutdruckmessung (NIBP)

Erweitertes Monitoring
- Blutdruck über invasive arterielle Druckmessung
- ZVD intermittierend oder kontinuierlich über zentralvenösen Katheter oder Pulmonaliskatheter (▶ 5.1.3)
- Herzzeitvolumen (HZV), pulmonalarterieller Druck (PAP), enddiastolischer linksventrikulärer Verschlussdruck (Wedge-Druck, PCWP) über Pulmonal-arterienkatheter oder PiCCO-System®

EKG-Monitoring
= Elektrokardiogramm = Herzspannungskurve
Unter EKG versteht man die Aufzeichnung der Summe der elektrischen Aktivitäten aller Herzmuskelfasern. Dazu zählen:
- Kontinuierliche Erfassung der Herzströme über Hautklebeelektroden, in besonderen Fällen über Nadelelektroden (z. B. bei Verbrennung) und Aufzeichnung ihres spezifisch zeitlichen Verlaufs als Herzstromkurve
- Erfassen und Überwachen des Herzrhythmus und der Herzfrequenz über Einzel- oder Zentralmonitor
- Erfassen von Abweichungen durch Unter- oder Überschreiten vorgegebener Alarmgrenzwerte
- Erfassen von Herzrhythmusstörungen durch spezielle Arrhythmieprogramme

Entstehung und Ausbreitung der Herzströme
Unphysiologische Abweichungen eines EKG-Bilds können nur in Kenntnis der normalen Abläufe am Herzen erkannt und interpretiert werden.

Reizbildung

Die normale Erregungsbildung entsteht im Sinusknoten (primäres Erregungszentrum oder Schrittmacher) → Sinusrhythmus → P-Welle im EKG.

Über drei Leitungsbahnen gelangt der elektrische Impuls zum AV-Knoten.

Der AV-Knoten bremst die ankommenden elektr. Impulse und übergibt sie an das His-Bündel. Darüber hinaus ist der AV-Knoten selbst in der Lage, Reize zu bilden (sekundärer Schrittmacher). Das Bündel teilt sich in rechten und linken Tawara-Schenkel und weiter in Purkinje-Fasern. Die Reizbildungsfähigkeit ist ein besonderes Merkmal des Herzmuskels und findet sich auch bei der Arbeitsmuskulatur (tertiäre Schrittmacher) (▶ Abb. 3.3, ▶ Abb. 3.4).

Die Erregungseigenfrequenzen nehmen von Schrittmacher zu Schrittmacher ab:
- Sinusknoten → 50–100/Min.
- AV-Knoten → 40–60/Min.
- Kammer-Purkinje-System → 20–40/Min.

Die sekundären und tertiären Erregungszentren kommen nur zur Geltung, wenn:
- Diese unter pathologischen Verhältnissen eine abnorm hohe Eigenfrequenz entwickeln
- Der Sinusimpuls aus- oder abfällt
- Der Sinusimpuls infolge einer Leitungsstörung die Kammern nicht erreicht

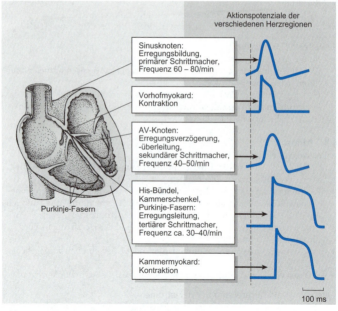

Abb. 3.3 Erregungsleitungssystem des Herzens [L190]

3.2 Monitoring

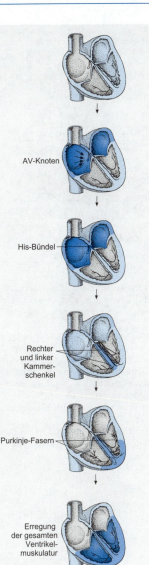

Abb. 3.4 Erregungsausbreitung [L190]

EKG-Kurve

Zur Analyse der Herzstromkurve (EKG-Kurve ▶ Abb. 3.5) wird das Intervall, das einem Herzschlag entspricht, in Abschnitte unterteilt, denen folgende elektrophysiologische Vorgänge im Herzen zugeordnet werden können:

- P-Welle: Reizbildung im Sinusknoten → Vorhoferregung → Erregungsverzögerung durch den AV-Knoten
- PQ-Intervall: Überleitungszeit zwischen dem Beginn der Vorhoferregung und dem Anfang der Kammererregung
- PQ-Strecke: voll erregte Vorhöfe
- QRS-Komplex: Erregungsausbreitung über Purkinje-Fasern → Kammererregung
- ST-Strecke: voll erregte Kammer
- QT-Strecke: Gesamtdauer der Kammererregung
- T-Welle: Repolarisation oder Nachschwankung der Kammer
- U-Welle: Entstehung nicht geklärt, möglicherweise Nachpotenzial durch Ionenwanderungen während der Diastole
- TP-Strecke: Herzdiastole (▶ Abb. 3.5)

Ziele des EKG-Monitorings

- Beurteilung der elektrischen Aktivität des Herzens (Herzrhythmus)
- Erfassen von Herzrhythmusstörungen und Beurteilung des Gefährdungsgrades des Patienten im Zusammenhang mit seinem Gesamtzustand
- Darstellung von QRS-Komplexen und deren Beurteilung
- Darstellung von Vorhofaktionen (P-Welle)
- Darstellung der ST-Strecke und deren entsprechende Beurteilung

EKG-Registrierung

Um die genannten Ziele zu erreichen, müssen die zur Registrierung notwendigen Schritte korrekt durchgeführt werden.

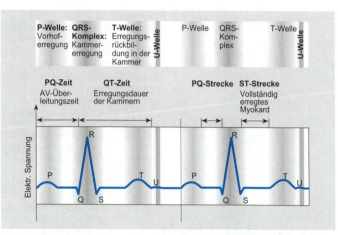

Abb. 3.5 Zacken, Wellen, Strecken und Komplexe im EKG (Ableitung II)

Elektrodenwahl

Zum Einsatz kommen Elektroden mit einem metallischen Elektrodenkörper aus Silber/Silberchlorid und einem elektrolythaltigen Gel. Es werden unterschiedliche Elektrodenformen und -arten von den verschiedensten Firmen angeboten.

Herstellerbedingte Unterschiede:
- Trägermaterial, z. B. aus Vlies, Schaumstoff, Santara (elastisches Fixierpflaster)
- Gelschicht, z. B. als Solid-Gel-Schicht (ein selbsthaftendes leitfähiges Gel), als Nass- oder Feuchtgel, als Gel-Schwämmchen

! Klebeelektroden haben die Aufgabe, ionische Ströme und Spannungen, die im Gewebe und an der Körperoberfläche vorhanden sind, aufzunehmen und in Form von verstärkten Signalen an den Monitor weiterzuleiten.

Zur Erhaltung einer guten Ableitungsqualität werden an die Klebeelektroden spezielle Anforderungen gestellt:
- Gute Signalherstellung und -übertragung: Reduktion des Hautflächenwiderstands durch den ausreichenden Kontakt des leitenden Gels zur Haut (Reduktion der Impedanz)
- Hauthaftung und -verträglichkeit der Klebeelektrode:
  - Die Klebefläche soll so klein wie möglich, hautverträglich, gut haftend und rückstandsfrei zu entfernen sein.
  - Für Feuchtigkeit undurchlässig
- Einfaches Handling: schnelles und einfaches Entfernen der Schutzfolie und Anbringen des Ableitungssets

Vorbereitung des Patienten
- Patienten informieren über:
  - Sinn und Zweck der Hautklebeelektroden und des Elektrodenkabels
  - Vorgehen bei der Elektrodenanlage

- Brustbehaarung rasieren:
  - Einverständnis zur Rasur bei wachen Patienten einholen (ohne Einverständnis Körperverletzung!)
  - Die Brustbehaarung sollte zur Verbesserung der Leitfähigkeit entfernt werden
- Haut reinigen und entfetten:
  - Haut sollte intakt, sauber und trocken sein
  - Vorhandene Salbenreste abwaschen, ggf. Haut mit Alkohol entfetten

Elektrodenanlage und Ableitungswahl

Bei Anlage der Elektroden und Wahl der Ableitung folgende **Ziele** berücksichtigen:
- Minimierung der Artefakte
- Bewegungsfreiheit des Patienten erhalten
- Defibrillation muss jederzeit möglich sein
- Anlage von Einmal-Klebepaddels, z. B. zur transkutanen Schrittmachertherapie, sollte ohne Umsetzung der Elektroden möglich sein
- Positive QRS-Amplitude zur Minimierung von Artefaktfehlalarmen (> 1 mV)

Die am häufigsten verwendete **Platzierung** erfolgt nach der modifizierten bipolaren Brustwandableitung nach Einthoven mit dem 3fach-Ableitungsset (3-Kanal-EKG)
- Hautklebeelektroden nach Standard anbringen (▶ Abb. 3.6):
  - 1 Elektrode **(rot):** Platzierung in Höhe 2. ICR Medioklavikularlinie rechts (unterhalb des rechten Schlüsselbeins)
  - 1 Elektrode **(gelb):** Platzierung in Höhe 2. ICR Medioklavikularlinie links (unterhalb des linken Schlüsselbeins)
  - 1 Elektrode **(grün/schwarz):** Platzierung in Höhe 6. ICR Medioaxillarlinie links (unterhalb des Rippenbogens)
- Standardanschluss des 3fach-Ableitungssets erfolgt in der sog. „Ampelregelung" (von rechts beginnend rot – gelb – grün):
- Zur Verfügung stehen die Ableitungen I bis III. Die Ableitungen unterscheiden sich durch die unterschiedliche Spannung innerhalb des Ableitungssets:
  - Ableitung I: Spannungsdifferenz zwischen roter (–) und gelber (+) Elektrode
  - Ableitung II: Spannungsdifferenz zwischen roter (–) und schwarzer/grüner (+) Elektrode
  - Ableitung III: Spannungsdifferenz zwischen gelber (–) und grüner/schwarzer (+) Elektrode

---

- In der Reanimationsphase Elektroden an den Extremitäten anlegen. Der Thoraxbereich bleibt so zur Herzdruckmassage und zur Defibrillation frei.
- Elektroden nicht direkt über Knochen, Fettgewebe oder Hauptmuskeln anbringen
- Bei Adipositas, Lungenödem, Lungenemphysem und Pneumothorax rote und gelbe Elektroden auf dem jeweiligen Schultergelenk, grün/schwarze Elektrode auf dem Sternum anbringen.
- Bei Schrittmacheranlage zur Minimierung von Artefakten und fehlerhaften EKG-Aufzeichnungen:
  - Elektroden nicht direkt über dem Schrittmacheraggregat und dem Schrittmacherkabel anbringen
  - Ableitung mit dem am besten sichtbaren Schrittmacherspike wählen
  - Schrittmachererkennung am Monitor aktivieren

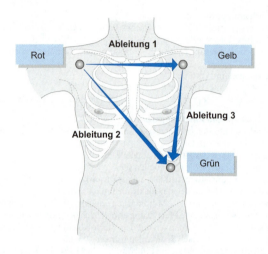

Abb. 3.6 Elektrodenanlage bei Verwendung eines 3fach-Ableitungssets [L157]

Erweitertes EKG-Monitoring
Eine erweiterte EKG-Registrierung erfolgt über ein 5fach-Ableitungsset (5-Kanal-EKG).
Sinnvoll ist dies bei Patienten beispielsweise nach frischer Schrittmacherimplantation.
Mögliche Ableitungen sind:
- Ableitung nach Einthoven I–III
- Ableitung nach Goldberger (aVR, aVL, aVF)
- Brustwandableitung nach Wilson V
! Empfehlung bei Patienten mit kardiologischen Erkrankungen, nach herzchirurgischen Eingriffen
- Die Hautklebeelektroden und das 5fach-Ableitungsset werden nach Standard angebracht (▶ Abb. 3.7):
  - 1 Elektrode **(rot):** Platzierung in Höhe 2. ICR Medioklavikularlinie rechts (unterhalb des rechten Schlüsselbeins)
  - 1 Elektrode **(gelb):** Platzierung in Höhe 2. ICR Medioklavikularlinie links (unterhalb des linken Schlüsselbeins)
  - 1 Elektrode **(schwarz – neutral):** Platzierung in Höhe 6. ICR Medioaxillarlinie rechts
  - 1 Elektrode **(grün):** Platzierung in Höhe 6. ICR Medioaxillarlinie links
  - 1 Elektrode **(weiß):** Platzierung in Höhe 4. ICR (rechts vom Sternum ▶ Abb. 3.7)
  - Platzierung der EKG-Elektroden zur Durchführung eines 12-Kanal-EKG V_1–V_6 und Extremitätenableitung ▶ Abb. 3.7

3.2 Monitoring

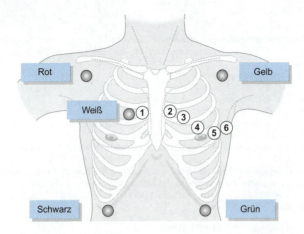

Abb. 3.7 Platzierung der EKG-Elektroden an der Brustwand und den Extremitäten zur Durchführung eines 12-Kanal-EKG bzw. eines 5-Kanal-EKG [L157]

Monitoreinstellungen

Alarmgrenzen
Einstellen und Aktivieren von Alarmgrenzwerten:
- Erfolgt ggf. nach Absprache mit dem Arzt
- Der Patientensituation anpassen, um unnötige Alarmmeldungen zu vermeiden und bei Veränderungen frühzeitig Alarmmeldungen zu erhalten
- Häufige Standardeinstellung: unterer Grenzwert 50/Min., oberer Grenzwert 140/Min.
- Vermeiden von Fehlalarmen durch kurzzeitige Unterdrückung der Alarmfunktion → Re-Aktivierung nicht vergessen!
- Regelmäßige Kontrolle der Alarmgrenzen, Anpassung an klinische Veränderungen
- Unterscheidung der Alarme nach ihrer Dringlichkeit: 4 Stufen → Asystoliealarm, Alarm, Warnung, Störung

Monitorbild
Die Aufzeichnung (1 Kanal oder mehrere Kanäle), die Ableitungsauswahl (Ableitung I–III, erweiterte Ableitungen) und die Diagnostik (Arrhythmieprogramm) ist von der jeweiligen Monitoranlage abhängig.

Schrittmacherpatienten
Bei Schrittmacherpatienten zur Erkennung von Schrittmacherspikes und zur Vermeidung von Doppelzählung der Herzfrequenz:
- „Schrittmacherfunktion" aktivieren
- Ableitung anpassen

Intensivpflege

Patientenbeobachtung
- Gesamtsituation des Patienten beobachten, um Alarmsituationen besser beurteilen zu können (Alarmierung korrekt oder Fehlmessung). In Alarmsituation:
  - Patienten ansprechen
  - Ggf. Karotispuls kontrollieren
  - Ggf. Elektroden auf korrekten Sitz überprüfen
- Beweglichkeit des Patienten:
  - Bei Mobilisation im Bett oder außerhalb Kabellänge beachten und Kabel sichern, um Stolperfallen zu verhindern
  - Bei Anlage der Klebeelektroden auf Bewegungsfreiheit des Patienten achten
- Haut regelmäßig kontrollieren: bei allergischen Reaktionen und Hautreizungen, z. B. durch das Klebemittel der Elektroden, ausgelaufenes Elektrodengel oder Feuchtigkeit, sofortiger Wechsel des Elektrodenmaterials und der Lokalisation (Arztinformation)

Kontrolle des Überwachungssystems
- Elektroden regelmäßig inspizieren:
  - Hautkontakt, Klebezustand, Elektrodenzustand (Ablösen der Elektrode durch Feuchtigkeit, schlechter Hautkontakt durch Austrocknen oder Auslaufen der Gelschicht)
  - Elektrodenwechsel spätestens nach 48 h, je nach Bedarf auch früher
- Beobachten der EKG-Qualität:
  - Darstellung der einzelnen Abschnitte
  - Bei Störungen Ursache suchen und beheben
- Steckverbindungen und Ableitungsset kontrollieren → defekte Komponenten zur Vermeidung von fehlerhaften Aufzeichnungen und zur Sicherheit des Patienten sofort austauschen

---

- Klebeelektroden sind nach dem Öffnen der Schutzverpackung oder bei offener Lagerung nur begrenzte Zeit haltbar (siehe Herstellerangabe)
- Kontaktgel der Elektroden trocknet sehr schnell aus, die Qualität der Ableitung verschlechtert sich merklich → Packung nach Entnahme immer verschließen!

Mögliche Fehlerquellen
Mögliche Fehlerquellen sind in ▶ Tabelle 3.8 dargestellt.

Tab. 3.8 Fehlerquellen im Rahmen des EKG-Monitorings

Störung	Ursache	Maßnahmen
Schwankende Grundlinie (▶ Abb. 3.8)	• Elektroden locker oder ausgetrocknet • Elektrodenposition falsch • Patientenbewegung	• Klebeelektroden überprüfen • Elektrodenposition überprüfen, nicht auf Gelenke oder Knochen positionieren • Anschluss und Kontinuität der Kabel kontrollieren

Tab. 3.8 Fehlerquellen im Rahmen des EKG-Monitorings (Forts.)

Störung	Ursache	Maßnahmen

Elektrische Störung (▶ Abb. 3.9)	• Überlagerung durch kleine periodische Schwingungen
	  – Zu geringer Elektrodenkontakt mit der Haut
	  – Elektromagnetische Felder in der Nähe elektrischer Leitungen oder Geräte
	• Kabelbruch
		• Klebeelektroden überprüfen
		• Hautwiderstand durch entsprechende Vorbereitung reduzieren
		• Elektrodenkabel auf Defekte überprüfen
		• EKG-Einstellung am Monitor überprüfen, Einstellung ggf. ändern, z. B. auf S-Filter, Diagnose
		• Verlauf des Elektrodenkabels überprüfen, möglichst fern von Elektroleitungen und Geräten führen

Bewegungsartefakte durch Muskelzittern/ Muskelanspannung (▶ Abb. 3.10)	• Erzeugung elektrischer Potenziale durch Anspannung und Bewegung des Patienten	• Für Entspannung sorgen • Patienten in bequeme Lagerung bringen • Bei Kältezittern entsprechende Wärmezufuhr • Elektrodenposition überprüfen, auf Bewegungsfreiraum achten
Zu kleine Amplitude	• Elektrodenposition falsch • Elektrode trocken • Amplitude zu klein eingestellt • Lungenödem, Lungenemphysem, Adipositas, Pneumothorax • Elektrodenfläche zu klein • Hautwiderstand zu groß	• Klebeelektroden überprüfen • Hautwiderstand durch entsprechende Vorbereitung reduzieren • Monitoreinstellung überprüfen – ggf. Amplitude verändern • Elektrodenposition überprüfen • Material austauschen
Kein EKG-Bild	• Monitorlinie nicht aktiviert • EKG-Stecker herausgezogen • Elektrodenklemme entfernt • Defektes Kabel/Monitor • Lichteinfall	• Monitoreinstellung überprüfen • Monitoranschlüsse, EKG-Kabel und Ableitungskabel überprüfen • Anschluss der Elektrodenklemme überprüfen

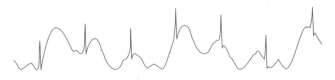

Abb. 3.8 Schwankende Nulllinie [L157]

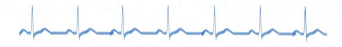

Abb. 3.9 Wechselstrom-Störung [L157]

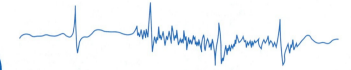

Abb. 3.10 Muskelzittern [L157]

Dokumentation
- Ausdruck der erfassten Daten in regelmäßigen Abständen
- Handschriftliche Erfassung der Werte in der Verlaufsdokumentation entsprechend der Patientensituation und/oder Arztanordnung
- Besonderheiten, Auswirkungen von Maßnahmen (Pflege oder Arzt) auf Herzfrequenz oder Herzrhythmus im Pflegebericht und/oder der Pflegedokumentation vermerken

> **Bei Reanimation**
> Vorwarnung bei Manipulationen an der EKG-Ableitung abgeben, um falsche Interpretation der EKG-Aufzeichnung zu vermeiden. Durch Kompression des Brustkorbs kann es zu Artefakten kommen.

Nichtinvasive Überwachung des Blutdrucks (NIBP)

Nichtinvasive Erfassung und Dokumentation des systolischen und diastolischen Blutdrucks und des arteriellen Mitteldrucks.

Normwerte des Blutdrucks

Tab. 3.9 Normwerte des Blutdrucks		
Alter	Systolisch	Diastolisch
Neugeborene	75 mmHg	50 mmHg
2.–6. Monat	85 mmHg	65 mmHg
6. Monat bis 3. Lebensjahr	90 mmHg	65 mmHg
4.–9. Lebensjahr	95 mmHg	60 mmHg
10. und 11. Lebensjahr	100 mmHg	60 mmHg
12. und 13. Lebensjahr	105 mmHg	65 mmHg
ab 14. Lebensjahr	110 mmHg	70 mmHg
Erwachsene	100–140 mmHg	60–80 mmHg

Indikationen und Messhäufigkeit
- Verlaufsdiagnostik bei Patienten ohne invasive arterielle Drucküberwachung
- Verlaufsdokumentation bei Patienten unter Blutdrucktherapie, z. B. Hypertonika oder Katecholaminen
- Die Messhäufigkeit richtet sich nach Patientensituation und ärztlicher Anweisung

Messmethoden
- Einzelmessung nach Riva-Rocci (RR) und Korotkoff-Methode
- Maschinelle Messung nach oszillometrischer Methode

Prinzip der oszillometrischen Methode
- Manschette wird über einen angenommen systolischen Druck aufgepumpt. → Der Manschettendruck fällt langsam ab. → Die gegen die Manschette anprallende Pulsdruckwelle erzeugt Druckoszillationen (Druckschwankungen). → Diese werden aufgenommen und der systolische, mittlere und diastolische Druck ermittelt.
- Der Signalaufnehmer ist die Manschette selbst

Gerätetechnik
- Einzelgeräte, z. B. Dinamap®, Elmed®
- Teilmodul einer Monitoreinheit mit zentralem Speicher und einer Dokumentationsform, z. B. von Datex Engström Ohmeda®, Hellige Marquette®, Siemens®, HP®

Messorte
- Oberarm rechts und links
- Oberschenkel rechts und links

> - Manschette nicht an den Dialyse-Shuntarm, Infusionsarm oder Arm mit invasiven Gefäßzugängen anlegen
> - Messort sollte zur Vergleichbarkeit der Werte beibehalten werden

Durchführen der maschinellen Messung

Patienteninformation
Patienten informieren über:
- Maßnahme, ihre Besonderheiten und Messintervall
- Verhalten während der Messung: Patient sollte die Extremität während der Messung ruhig und, wenn möglich, gerade liegen lassen, die Muskulatur entspannen

Monitoreinstellungen
- Messverfahren und -intervall am Monitor einstellen (manuell, automatisches Intervall): Anpassen an Patientensituation, nach ärztlicher Anordnung, Nachtruhe des Patienten beachten
- Alarmgrenzwerte einstellen: Patientensituation angepasst, nach ärztlicher Anordnung

- Aufpumpdruck – Einstellung abhängig vom verwendeten Gerät:
  - Automatische Einstellung des Aufpumpdrucks nach 1. Messung → Nachregulation abhängig vom Blutdruck
  - Manuelle Einstellung des Aufpumpdrucks → max. Druck ca. 30 mmHg über dem angenommenen systolischen Blutdruckwert
  - Nachpumpen der Manschette ist meist sehr schmerzhaft
- Ablassdruck:
  - Einstellung erfolgt an den meisten Geräten automatisch
  - Bei manueller Einstellung empfiehlt sich ein Mittelwert von 4 mmHg

Anlegen der Manschette

! Auf exakte Anpassung der Manschette achten, Markierung auf der Manschette beachten

- Manschettengröße → Die Manschette sollte ⅔ des Oberarms bedecken und sich im vorgesehenen Bereich schließen lassen (▶ Tab. 3.10).
- Luft aus Manschette vollständig entfernen
- Markierung „Arterie" über die versorgende Arterie anlegen
- Manschette schließen, sollte möglichst dicht anliegen
- Manschette befindet sich etwa auf Herzhöhe

Tab. 3.10 Richtmaß für die Manschettengröße

Manschette	Größe (Breite)	Körperteilumfang (Länge)
Großer Erwachsener	15 cm	33–47 cm
Standard	12 cm	25–35 cm
Kleiner Erwachsener	9 cm	18–26 cm
Kind	6 cm	10–19 cm
Säugling	4–5 cm	9–14 cm

Die Messung

- Blutdruckmessung auslösen
- Blutdruckwerte erfassen, auf Korrektheit überprüfen und dokumentieren

Handlungsprinzipien bei NIBP-Messung

Patientenbeobachtung

- Blutzirkulation der Extremität beobachten
- Haut vor Mazerationen schützen:
  - Manschette zur Entlastung der Haut häufig öffnen
  - Verschwitzte oder verschmutzte Manschette sofort austauschen, nach Herstellerangabe reinigen und desinfizieren
  - Haut abtrocknen, dünnes feuchtigkeitsaufnehmendes Tuch zwischen Haut und Manschette einlegen → auf Faltenfreiheit achten!
- Interpretation der Messwerte, bei Abweichungen vom eingestellten Grenzwert gilt immer:
  - Gesamtsituation beachten, Ursachen für einen plötzlichen Blutdruckanstieg können z. B. Schmerzen oder eine volle Blase sein

- Patient beobachten und befragen
- Arzt informieren

> **Achtung**
> Bei Patienten mit Gerinnungsstörungen (DIC, Lysetherapie, Marcumar®) gilt:
> - Blutdruckmessung so selten wie möglich durchführen → Arztrücksprache
> - Blutdruckmessung manuell auslösen
> - Hautzustand beobachten, z. B. auf Hämatombildung, Schwellung, petechiale Blutung

Kontrolle des Messsystems
- Manschettensitz häufig überprüfen, Manschette kann bei unruhigen Patienten oder nicht genauer Passform leicht verrutschen
- Gesamtes Mess-System auf knick-, quetsch- und dehnungsfreien Verlauf beobachten

- Fehlerhafte Messung bei extrem hypotonen Zuständen, z. B. im Schock, durch Medikamenteneinfluss
- Aufpumpgrenze vor Messung eines neuen Patienten zurücksetzen

Tab. 3.11 Fehlerquellen im Rahmen des nichtinvasiven Blutdruckmonitorings

Störung	Ursache	Maßnahmen
Blutdruckmessung zu hoch	• Manschette zu klein • Manschette lose • Manschette unterhalb der Herzhöhe angebracht	• Richtige Manschettengröße wählen • Manschette korrekt anlegen • Patientenlage überprüfen
Artefakte	• Manschette rutscht an der Messstelle • Bewegung, Zittern, Arrhythmien	• Richtige Manschettengröße wählen • Manschette korrekt anlegen • Patientensituation einschätzen • Patienten informieren und zur Mitarbeit aktivieren
Technische Störungen	• Undichtigkeit der Manschette: im Schlauch oder Anschluss • Manschette blockiert, z. B. durch Abknicken des Schlauchs	• Anschlüsse überprüfen
Geringes Pulssignal	• Falsche Manschettenposition • Verminderte Zirkulation	• Manschette korrekt anlegen • Zirkulation überprüfen – Messort neu wählen

Invasives Blutdruckmonitoring (intraarteriell)

Zur Überwachung des invasiven Blutdrucks muss der Patient mit einem arteriellen Zugang (▶ 5.1.4) versorgt sein. Dieser wird an eine Druckmesseinheit angeschlossen. Eine Druckmesseinheit setzt sich immer aus folgenden Bestandteilen zusammen:

- Katheter (Messsonde)
- Komprimierbarer 250- oder 500-ml-NaCl-Beutel (0,9 %)
- Flüssigkeitsgefülltes Druckmesssystem
- Transducer (Druckwandler)
- Kabel
- Druckmodul am Monitor (zur grafischen und numerischen Anzeige) (▶ Abb. 3.11)
- Haltevorrichtung

Das Ziel ist eine kontinuierliche invasive Erfassung und Dokumentation des systolischen, diastolischen Blutdrucks und des arteriellen Mitteldrucks.
Normwerte des Blutdrucks ▶ Tab. 3.9
Assistenz bei der Anlage eines arteriellen Zugangs ▶ 5.1.4

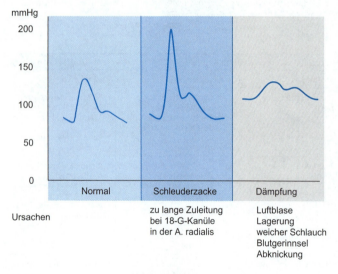

Abb. 3.11 Arterielle Druckkurve: normal und mit Messstörungen [L157]

Vorbereitung

- Komprimierbarer 250- oder 500-ml-NaCl-Beutel (0,9 %) zur Infusion in Druckmanschette einlegen, System mit Transducer verbinden und Patientenzuleitung blasenfrei füllen
- Druckmanschette auf 300 mmHg aufpumpen
- Transducerverbindung mit Kabel zum Monitor herstellen

- Transducerhalterung auf Herzhöhe des Patienten (wenn mit ZVD-Messung integriert; Herzhöhe des Patienten ist Referenzpunkt für Transducer) am Bett befestigen
- Transducer kalibrieren: roten 3-Wege-Hahn am Transducer zur Atmosphäre öffnen und zum Patienten schließen → mittels Abgleichtaste am Monitor nullen → Atmosphärendruck 0 mmHg → dann wieder zum Patienten hin öffnen und Atmosphärenteil schließen

Messstörungen bei arterieller Druckmessung

Druck wird zu niedrig angezeigt
Mögliche Fehlerquellen bei zu niedriger Anzeige der Blutdruckwerte sind:
- Luftblase oder Gerinnsel im System (Kurve gedämpft) (▶ Abb. 3.11) → aspirieren und System spülen
- Kanülenspitze liegt an der Gefäßwand an → spülen, Position der Extremität verändern
- Transducer falsch platziert → Position korrigieren
- Falscher Nullabgleich → erneut abgleichen, pro Schicht kontrollieren
- Abknickungen im System → System korrigieren, ggf. austauschen
- Mangelnde Kompression des Systems → Spülbeutel enthält nicht genügend Flüssigkeit (Spülbeutel erneuern); mangelnder Druck auf den Druckbeutel (Druck erhöhen)
- Transducer defekt → Transducer austauschen

Druck wird zu hoch angezeigt
Mögliche Fehlerquellen bei zu hoher Anzeige der Blutdruckwerte sind:
- Transducerposition zu niedrig → Position korrigieren
- Blutreste im Transducer → Transducer erneuern
- Unkorrekter Nullabgleich → wiederholen
- Transducer defekt → Transducer austauschen

Nichtübereinstimmung der Messwerte
Mögliche Fehlerquellen bei Nichtübereinstimmung der invasiv und manuell gemessenen RR-Werte:
- Falsche Transducerposition → korrigieren
- Invasive Messung ist bei instabilen und schwachen Herz-Kreislauf-Verhältnissen genauer

> Die Messwerte der invasiven arteriellen Druckmessung können aufgrund der unterschiedlichen Messmethodik mit denen der unblutigen Druckmessung nach Riva-Rocci nicht direkt verglichen werden. Hier ist nur ein Trendvergleich möglich.

Komplikationen
- Gefäßverschluss (weiße, kalte Hand), Gangrän
- Embolien (bei intermittierender Spülung)
- Infektionen
- Diskonnektion mit lebensbedrohlichem Blutverlust, Herausrutschen des Katheters
- Nervenschädigung, Gefäßspasmus, Hämatombildung
- Intraarterielle Injektion

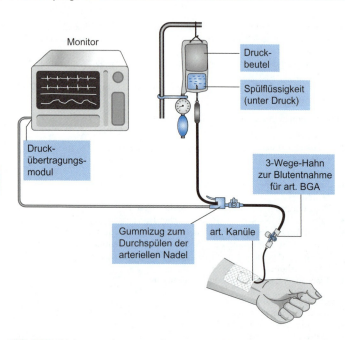

Abb. 3.12 Ableitungen der art. Druckmessung [L157]

Zentralvenöser Druck (ZVD)
Der zentralvenöse Druck ist der Druck, der im oberen und unteren klappenfreien Hohlvenensystem herrscht. Er ermöglicht Aussagen über vorhandenes intravasales Volumen, deren Verteilung und lässt Rückschlüsse auf die Leistung des rechten Ventrikels zu.
Normalwert: 4–8 mmHg

Messmethode
- Die Messung erfolgt invasiv mittels eines zentralen Venenkatheters (ZVK ▶ 5.1.2), dessen Spitze in der oberen Hohlvene unmittelbar vor der Einmündung in den rechten Vorhof liegt.
- Messung kontinuierlich elektronisch über einen mit dem Monitor verbundenen Transducer (Druckwandler) möglich
- Darstellung als grafische Kurve und als Messwert auf dem Monitor
- Elektronisch kann der ZVD auch über den Pulmonalarterienkatheter (PAK ▶ 5.1.3) gemessen werden.

ZVD-Messung über ZVK
Assistenz beim Legen eines ZVK ▶ 5.1.2
Zur Durchführung wird eine Druckmesseinheit wie zur invasiven Blutdruckmessung benötigt. Häufig wird der ZVD an mehrlumigen Kathetern gemessen. Hierbei erfolgt die Messung i. d. R. am distalen Schenkel.

! Auf keinen Fall darf die Messung am Katecholaminschenkel erfolgen!

Elektronische ZVD-Messung über Transducer
- Die ZVD-Messung erfolgt über den Transducer
- ZVK und Transducer durch einen blauen Dreiwegehahn mit langem **starrem** Plastikschlauch miteinander verbinden
- Geeigneten Referenzbereich am Druckeinschub des Monitors wählen, Amplitudenhöhe ist zwischen 20 und 300 mmHg wählbar
- Patienten, falls möglich, zur Messung flach lagern → Patienten vorher informieren
- Referenzpunkt (Nullpunkt) in Höhe des rechten Vorhofs einstellen
- Mess-System zur Atmosphäre öffnen, Nullabgleich durch Drücken der Abgleichstaste am Monitor vornehmen, Mess-System und ZVK am Dreiwegehahn wieder verbinden
- Messergebnis bzw. den ZVD-Wert am Monitor (Mitteldruck) ablesen und dokumentieren
- Die Messung ist korrekt, wenn eine typische ZVD-Kurve auf dem Monitor erscheint.

> **Achtung**
> - Patienten mit erhöhtem Hirndruck ohne kontinuierliche Hirndruckmessung sowie Patienten mit erhöhter Aspirationsgefahr zur ZVD-Messung **niemals** flach lagern.
> - Bei beatmeten Patienten den ZVD in der Exspirationsphase messen; eingestellten PEEP-Wert evtl. abziehen.

ZVD-Messung über PAK
Die ZVD-Messung erfolgt über die proximale Öffnung des PAK (▶ 5.1.3) im oberen, klappenlosen Hohlvenensystem.
- Verbindung zwischen dem proximalen Schenkel des PAK und dem Transducer per Dreiwegehahn herstellen
- Durch Umstellen der Dreiwegehähne über den Transducer den ZVD und PAP bzw. PCWP messen
- Der Nullpunkt für alle Druckmessungen liegt auf Höhe des rechten Vorhofs.

Interpretation der Messwerte
Erhöhter ZVD-Wert
ZVD ist erhöht bei:
- Hypervolämie
- Kardial bedingt, z. B.: Rechtsherzinsuffizienz, Lungenembolie, Luftembolie im rechten Herzen, Herzklappenfehler, Perikardtamponade (▶ Kap. 11)
- Mechanisch bedingt: Spannungspneumothorax (▶ 11.67), hoher PEEP (▶ 4.5.1), erhöhter abdomineller Druck

Niedriger ZVD-Wert
ZVD ist erniedrigt bei:
- Hypovolämie, z. B. Blutverlust, Diuretikagaben, starkes Schwitzen
- Schock (▶ 12.2)

Messfehler
- Luft im System
- Falscher Referenzpunkt oder fehlerhafter Nullabgleich

- Dreiwegehahn nicht oder nicht vollständig geöffnet
- Abgeknickte Leitungen
- Eine über das gleiche Katheterlumen laufende Infusion
- Zu geringer Druck (200–300 mmHg) auf dem Spülbeutel
- Mikrothromben an der Katheterspitze
- Patient ist nicht in flacher Lage

Messparameter des Pulmonalarterienkatheters (= Swan-Ganz-Katheter)

Der Pulmonaliskatheter wird perkutan durch den rechten Vorhof und die rechte Herzkammer in die A. pulmonalis geschoben. Es können verschiedene Messgrößen erfasst werden (▶ Tab. 3.12, ▶ Abb. 3.13). Er dient v. a. zur Messung der Drücke im rechten Herzen, in der Pulmonalarterie, des Pulmonalarterienverschlussdrucks (PCWP, Wedgedruck) und des Herzzeitvolumens (HZV).

Tab. 3.12 Messgrößen und Normwerte bei den Messungen über den Pulmonalarterienkatheter

Messgröße	Normwert
Zentraler Venendruck (ZVP)	1–10 mmHg (Mittel 5 mmHg)
Rechter Vorhofdruck (RAP)	–1 bis +8 mmHg (Mittel 4 mmHg)
Rechter Ventrikeldruck (RVP)	Systolisch 20–30 mmHg (Mittel 25 mmHg) Enddiastolisch 2–8 mmHg (Mittel 4 mmHg)
Pulmonalarteriendruck (PAP)	Systolisch 16–30 mmHg (Mittel 24 mmHg) Diastolisch 5–16 mmHg (Mittel 10 mmHg) Mitteldruck 10–22 mmHg (Mittel 16 mmHg)
Wedgedruck (PCWP)	5–16 mmHg (Mittel 16 mmHg)
Herzzeitvolumen (CO) in Ruhe	5–6 l/min
Herzindex (CI)	3–3,3 l/min/m²
Auswurffraktion (EF)	61,8 ± 8,4 %
Schlagvolumen (SV)	60–90 ml/beat

Zur Messung wird eine Druckmesseinheit wie zur invasiven Blutdruckmessung benötigt, ferner ein Monitoreinschub für Pulmonalisdrücke und das HZV-Modul mit Zubehör. Die Messparameter werden kontinuierlich (grafische und numerische Anzeige am Monitor) und z. T. auch diskontinuierlich ermittelt.

! Die Durchführung der Messungen ist allein ärztliche Tätigkeit.

Intensivpflegende

- Kennen Messgrößen und Normwerte bei Messungen über den Pulmonaliskatheter (▶ 5.1.3)
- Können typische Druckverlaufkurven beurteilen (▶ Abb. 3.13, ▶ Abb. 3.14)
- V. a. die Beurteilung der Wedgekurve ist für Intensivpflegende unerlässlich, z. B. zur Erkennung eines unbeabsichtigten Vorschwemmens des Katheters in die Dauerwedgeposition (▶ Abb. 3.14c)

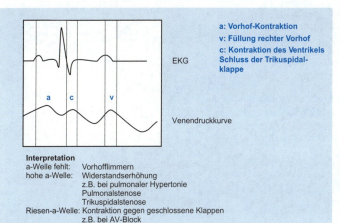

Abb. 3.13 Typische Druckverlaufskurven [L157]

Interpretation
a-Welle fehlt: Vorhofflimmern
hohe a-Welle: Widerstandserhöhung
z.B. bei pulmonaler Hypertonie
Pulmonalstenose
Trikuspidalstenose
Riesen-a-Welle: Kontraktion gegen geschlossene Klappen
z.B. bei AV-Block
Knotenrhythmus
hohe V-Welle: Klappeninsuffizienz

a: Vorhof-Kontraktion
v: Füllung rechter Vorhof
c: Kontraktion des Ventrikels
Schluss der Trikuspidalklappe

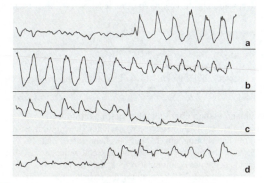

Abb. 3.14 Druckkurven bei der PA-Katheterisierung. [A300]
a) Druckkurvenverlauf beim Vorschieben des PA-Katheters in den Ventrikel …
b) … vom re. Ventrikel in A. pulmonalis …
c) … in A. pulmonalis in Wedgeposition …
d) … beim Entblocken des Ballons

Wedgedruck (PCWP)

- Zur Ermittlung des PCWP (**p**ulmonary **c**apillary **w**edge **p**ressure) wird der Ballon an der Katheterspitze aufgepumpt und mit dem Blutstrom in die Wedgeposition eingeschwemmt.
- Die Wedgeposition ist erreicht, wenn der Ballon sich in die Pulmonalarterie einklemmt und diese verschließt. → Verschlussdruck

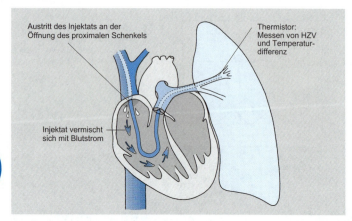

Abb. 3.15 Thermodilutionsmethode [L157]

- Der Verschlussdruck entspricht bei gesunder Herzfunktion dem Druck im linken Vorhof und im linksventrikulären enddiastolischen Druck.
- Die Wedgeposition ist durch eine spezifische Kurve (▶ Abb. 3.14c) gekennzeichnet.

Achtung
- Der Ballon darf während der PCWP-Messung wegen der Gefahr eines Lungeninfarkts nur ca. 10–15 Sek. geblockt sein.
- Nach Entblocken des Ballons müssen auf dem Monitor wieder der Pulmonalarteriendruck und die Pulmonaliskurve sichtbar sein.

Herzzeitvolumenmessung über Pulmonalarterienkatheter
Bestimmung des Herzzeitvolumens (HZV) nach der Thermodilutionsmethode als Grundlage zur Errechnung abgeleiteter Größen durch den HZV-Computer (▶ Abb. 3.15), z. B. Herzindex (CI), systemische Gefäßwiderstände (SVR, PVR)
Assistenz beim Legen eines Pulmonalarterienkatheters (▶ 5.1.3)
Die HZV-Messung ist von der Verwendung des jeweiligen Monitors abhängig.

Durchführung
- HZV-Gerät oder Monitor (wenn für HZV-Messung geeignet) mit Katheter verbinden. Der Anschluss erfolgt am distalen Lumen (▶ Abb. 5.1).
- Erforderliche Parameter, z. B. Körpergröße, Kathetertyp, Katheterkennung, nach Betriebsanleitung in den Monitor eingeben
- 10 ml kalte Glukose-5 %-Lösung oder NaCl 0,9 % über das proximale Lumen des PAK in der exspiratorischen Phase als Bolus injizieren → kalte Flüssigkeit wird mit dem Blut im rechten Vorhof verdünnt und zum Thermistor nahe der Katheterspitze geschwemmt. Das HZV-Gerät errechnet durch Verdünnung und Erwärmung der Injektionslösung (Thermodilution) das HZV in Litern pro Minute.

- Der HZV-Computer ermittelt anhand der Temperaturdifferenz folgende Messwerte:
    - Herzzeitvolumen (HZV)
    - Herzindex (CI)
    - Systemarterieller Gefäßwiderstand (SVR), pulmonalarterieller Gefäßwiderstand (PVR)
    - Schlagvolumen (SV)
- Messung 3 × wiederholen, um einen Mittelwert zu erhalten
- Alternative: kontinuierliche HZV-Messung mit speziellen Pulmonalarterienkathetern. Diese arbeiten mit „Wärmeverdünnung" (Heizdraht in den Katheter integriert) anstelle von Kälteverdünnung und sind günstig für Situationen mit rasch wechselnden Kreislaufverhältnissen.

PiCCO (= Pulse Contour Cardiac Output)

Die PiCCO-Technologie ist eine Kombination von zwei Messmethoden zum erweiterten hämodynamischen Patientenmonitoring. Für die Messung benötigt der Patient einen beliebigen zentralvenösen (▶ 5.1.2) und einen arteriell platzierten speziellen Thermodilutionskatheter. Darüber hinaus werden ein spezieller Monitor der Firma Pulsion sowie die entsprechenden Anschlusskabel und Leitungen vom Monitor zum Patienten benötigt.

Vorteile gegenüber dem Pulmonaliskatheter
- Geringe Invasivität (nur zentralvenöser und arterieller Zugang nötig)
- Leichte Interpretierbarkeit der gemessenen Werte
- Kontinuierliche hämodynamische Messung:
    - Kalibriertes Pulskontur-Herzzeitvolumen
    - Nachlast (nur korrekt bei kont. ZVD-Messung!)
    - Volumenreagibilität werden Schlag für Schlag gemessen
- Genaue Bestimmung des Volumenstatus des Patienten durch direkte Messung
- Bestimmung des extravaskulären Lungenwassers (ermöglicht Diagnose oder Ausschluss eines Lungenödems direkt am Krankenbett)
- Kein Rö-Thorax zur Lagekontrolle nötig
- Geringer Zeitaufwand und kostengünstiger
- Längere Liegedauer des Katheters
- Schnellere Erkennung einer hämodynamischen Instabilität durch Schlag-für-Schlag-HZV-Messung.
- Komplikationen treten selbst nicht auf, es gelten die möglichen Komplikationen bei ZVK und arteriellem Zugang

Messparameter
Die Parameter werden z. T. diskontinuierlich mittels transpulmonaler Thermodilutionstechnik, aber auch kontinuierlich durch die arterielle Pulskonturanalyse ermittelt (▶ Tab. 3.13).

Technik
- Verbinden des Injektat-Temperatursensorgehäuses mit dem Sideport erster Dreiwegehahn-ZVK

3 Intensivpflege

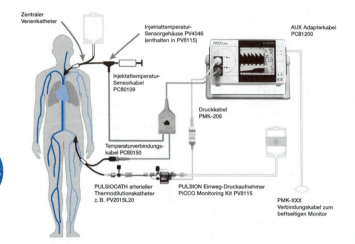

Abb. 3.16 PiCCO-Anschlussschema [V213]

- Legen eines PiCCO-Katheters in eine große Arterie: A. femoralis, A. brachialis, A. axillaris
- Injektat-Temperatursensor sowie Temperaturstecker des arteriellen Katheters und dessen Druckleitung mit dem PiCCO-Monitor oder PiCCO-Modul verbinden
- Start der Thermodilutionsmessung
- Nach *Stabil*- bzw. *Bereit*meldung Applikation des Kältebolus über den Injektatsensor
- Bei unzureichender Thermodilutionskurve (Fehlermeldung, Sternchen oder Fragezeichen) → Verbesserung der Messung durch mehr Volumen, größere Kälte, kürzere Injektionszeit, höhere Temperatur des Blutes (Temperaturunterschied rT > 0,2 °C)
- Thermodilutionsmessung zur Kalibrierung 3 × wiederholen
- Rekalibrierung 1× pro Schicht und immer bei größeren Volumen- oder Kathecholaminveränderungen
- Alarmgrenzen KHI/PCHI setzen (Normwert 3–5 l/Min/m^2)
- Kurzbedienungsanleitungen zu allen verfügbaren PiCCO-Plattformen können heruntergeladen werden unter: www.pulsion.com

CeVOX

Die CeVOX-Technologie ermöglicht die Kontrolle einer ausreichenden Organoxygenierung durch kontinuierliche Messung der zentralvenösen Sauerstoffsättigung über eine in den liegenden ZVK eingeführte Fiberoptiksonde. Auch hier bedarf es eines speziellen Geräts.

Zu den Anwendungsgebieten gehören im Allgemeinen:
- Notfallmedizin
- Septischer und kardiogener Schock

Tab. 3.13 Messparameter von PiCCO

Kategorie	Parameter	Bedeutung	Normwerte	Kontinuierlich	Diskontinuierlich
Fluss	HI*	Herzindex	3–5 l/min/m^2		×
	KHI* = PCHI*	Kontinuierlicher Pulskonturherzindex (Schlag-zu-Schlag-HI)	3–5 l/min/m^2	×	
	SVI	Schlagvolumenindex (Auswurf pro Herzschlag)	40–60 ml/m^2	×	
Vorlast	GEDI*	Global Enddiastolischer Volumenindex (Blutvolumen der 4 Herzhöhlen)	680–800 ml/m^2		×
	ITBI	Intrathorakaler Blutvolumenindex (Blutvolumen von Herz und Lunge)	850–1.000 ml/m^2		×
	SVV*/**	Schlagvolumenvariation (Volumenreagibilität)	0–10 %	×	
	PPV**	Pulsdruckvariation (Volumenreagibilität)	0–13 %	×	
Nachlast	SVRI	Systemischer Gefäßwiderstandindex	1.700–2.400 dyn*sec*cm^{-5}*m^2	×	
	MAD	Mittlerer arterieller Blutdruck	70–90 mmHg	×	
Kontraktilität	GEF	Globale Ejektionsfraktion (Verhältnis zwischen Vorlast und SV)	25–35 %		×
	dPmax	Linksventrikuläre Kontraktilität (Steigungssteilheit der art. Druckkurve)	Verlaufsbeurteilung	×	
	CFI	Kardialer Funktionsindex (Verhältnis von Herzindex und Vorlast)	4,5–6,5 1/min		×
Chronotropie	HF	Herzfrequenz	60–80 bpm	×	
Lunge	ELWI*	Extravasaler Lungenwasserindex (Lungenödem)	3–7 ml/kg		×
	PVPI	Pulmonalvaskulärer Permeabilitätsindex (Permeabilität des Lungengewebes)	1–3		×

Absolutwerte (nicht indexierte Werte) haben keine Normbereiche und sind nur im Trendverlauf nutzbar
* Hauptparameter
** SVV/PPV nur gültig beim kontrolliert beatmeten, rhythmischen Patienten

- Verbrennung, Polytrauma
- Postoperative Überwachung
- Perioperative Überwachung in der Herzchirurgie

Indikationen
- Präseptische Patienten
- Patienten in der Notfallmedizin zur schnellen Beurteilung und geringer Invasivität
- Optimierung des Beatmungsmusters und der PEEP-Einstellung
- Perioperative Überwachung von Hochrisikopatienten oder -eingriffen

Vorteile
- Geringe Invasivität (nur zentralvenöser, kein pulmonalarterieller Zugang notwendig)
- Applikation der Sonde über distalen Schenkel des ZVK
- Weiterbenutzung des Messschenkels zur Infusion möglich
- Leichte Interpretierbarkeit der gemessenen Werte
- Kontinuierliche zentralvenöse Sauerstoffsättigungsmessung
- Kalibrierung über venöse BGA

Funktionsprinzip
In der Lunge wird das Hämoglobin im Blut mit Sauerstoff beladen. Über den vom Herzen erzeugten Fluss wird das aufgesättigte Blut zu den Verbrauchsorganen transportiert. Nachdem die Organe Sauerstoff aus dem angebotenen arteriellen Blut entnommen haben, lässt sich vor dem rechten Vorhof über den ZVK der verbleibende Sauerstoff im venösen Blut bestimmen → $ScVO_2$: Normwert 70–80 %
- Eine **unzureichende $ScVO_2$** (< 70 %) lässt auf ein **mangelndes Sauerstoffangebot** schließen.
- Eine **übernormale $ScVO_2$** (> 80 %) lässt auf ein **Sauerstoffausschöpfungsproblem der Organe** schließen (Organversagen, Minderperfusion).

> **Achtung**
> Eine $ScVO_2$ außerhalb der Normwerte bedarf einer unmittelbaren Klärung der Ursache!

3.2.6 ICP-Messung und Ventrikeldrainage

Christian Hoffmann

Der intrakranielle Druck (ICP) wird über eine Hirndrucksonde im Hirnparenchym oder Hirnventrikel gemessen (▶ Abb. 3.17). Sonden im Epiduralraum und Subduralraum haben zunehmend an Bedeutung verloren. Die kontinuierliche Hirndruckkurve ähnelt einer arteriellen Blutdruckkurve und schwankt atem- und blutdruckabhängig:
- A-Wellen (Plateau-Wellen) charakterisieren kurzfristige ICP-Anstiege (ca. 50–80 mmHg) für etwa 5–20 Min., hervorgerufen durch reflektorische Zunahme des zerebralen Blutvolumens nach vorherigem Abfall des zerebralen Perfusionsdrucks (CPP).
- B-Wellen durch rhythmisch auftretende ICP-Anstiege unter 30 mmHg als Folge von Veränderungen der Atmung
- C-Wellen, ebenfalls kleine rhythmische Wellen, haben keine klinische Relevanz

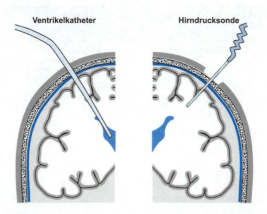

Abb. 3.17 Möglichkeiten der Hirndruckmessung [L157]

Definition
Zerebraler Perfusionsdruck = CPP
Der CPP ist eine Messgröße, die sich aus der Differenz von arteriellem Mitteldruck (MAP) und Hirndruck (ICP) errechnet: MAP – ICP = CPP
Beispiel: *Aus einem MAP-Wert von 110 mmHg und einem ICP-Wert von 30 mmHg ergibt sich ein CPP-Wert von 80 mmHg, denn 110 mmHg – 30 mmHg = 80 mmHg.*
! *Fällt der CPP-Wert unter ca. 60 mmHg, kommt es zur Abnahme der Hirndurchblutung mit der Gefahr von zerebralen Ischämien und Absterben von Hirngewebe bis hin zum Hirntod.*

ICP-Messung im Hirnparenchym
Über ein Bohrloch wird eine Sonde ins Parenchym gelegt.

Tab. 3.14 Vor- und Nachteile der ICP-Messung im Hirnparenchym	
Vorteile	**Nachteile**
Relativ geringe Infektionsgefahr	Liquorentnahme nicht möglich
	Sonden können oft nicht nachkalibriert werden (Drift der Nulllinie)

ICP-Messung im Ventrikel
Über ein Bohrloch wird ein Katheter im Vorderhorn eines Seitenventrikels platziert.

Tab. 3.15 Vor- und Nachteile der ICP-Messung im Ventrikel	
Vorteile	**Nachteile**
Liquorentnahme zu diagnostischen (Bakteriologie) und therapeutischen Zwecken (Druckentlastung) möglich	Erhöhte Infektionsgefahr durch die Drainage im Ventrikel

Tab. 3.15 Vor- und Nachteile der ICP-Messung im Ventrikel *(Forts.)*	
Vorteile	**Nachteile**
Gabe von Antibiotika in den Ventrikel möglich (Arzt)	Häufig Verlegung des Katheters durch Gewebe und Blut, daraus entstehen Messungenauigkeiten bzw. Messfehler
	Durch fehlhaft zu niedrig hängenden Beutel Gefahr des „Leerlaufens" und damit von Blutungen und Einklemmung

Verhaltensweise bei externer Ventrikeldrainage

Anschließen an den Monitor

Durchführung
- Druckabnehmersystem an Ventrikelsonde konnektieren

> **Achtung**
> Hohe Infektionsgefahr (Ventrikulitis)! → sterile Handschuhe, steriles Abdecktuch und Mundschutz verwenden, großzügig desinfizieren

- Druckabnehmer mit Monitor verbinden
- Druckabnehmer in Höhe des Foramen Monroi platzieren (▶ Abb. 3.18):
  – In Rückenlage Höhe des äußeren Gehörgangs
  – In Seitenlage Höhe der Nasenwurzel. Hausinterne Abweichungen sind möglich, wichtig ist, dass eine Einigung auf einen Einstellpunkt erfolgt.

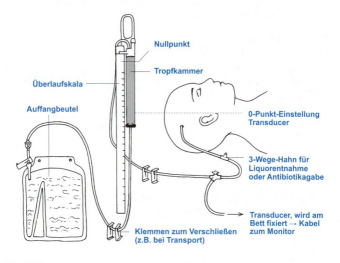

Abb. 3.18 Aufbau einer externen Ventrikeldrainage [L157]

- Nullabgleich
- Überlaufsystem mit Tropfkammer und Auffangbeutel anbringen
- Alarmgrenzen nach ärztlicher Anordnung am Monitor einstellen

Dokumentation
- Arzt gibt die Höhe der Tropfkammer über Ventrikelhöhe an
- Drainage offen oder geschlossen? Ab welchen Werten ist sie zu öffnen?
- Druckwerte stündlich dokumentieren: offene Drainage dafür ca. 10 Sek. schließen
- ! Vorsicht: falls ICP sprunghaft nach oben schnellt, Drainage sofort wieder öffnen, Arzt informieren!
- 8-stdl. Liquormenge bilanzieren

Beobachtung und Monitoring
▶ Kap. 11, Hirndruckerhöhung
- Nullabgleich durchführen, Durchgängigkeit 1× pro Schicht und bei Bedarf prüfen
- Höhe des Druckabnehmers prüfen
- Kurve am Monitor beurteilen: bei gedämpfter Kurve System überprüfen, ggf. erneuern
- Liquor auf Menge, Farbe und Konsistenz beobachten und dokumentieren
- ! Normaler Liquor ist klar!

- Um ein „Auslaufen" des Liquors zu vermeiden, Tropfkammer nie offen unter Ventrikelniveau hängen
- Verstopfte Drainagen nicht anspülen → Arzt informieren
- Bei notwendiger Diskonnektion des Systems: Sprühdesinfektion, Mundschutz und sterile Handschuhe, sterile Unterlage und neuen Verschlusskonus verwenden

---

Komplikationen
- Liquorkissen: häufig in der Nähe der Drainageeintrittsstelle als teigige Schwellung → evtl. Punktion und Kopfdruckverband (Arzt), dabei Ohren abpolstern, genau beobachten und dokumentieren
- Liquorfluss neben der Drainage → Arzt informieren, ggf. neue Naht, steril abdecken

Umgang beim Transport
- Drainage nach Rücksprache mit dem Arzt schließen
- Zur Überwachung an Transportmonitor anschließen
- Drainage nicht unter Ventrikelniveau hängen

Drainage entfernen
- Regelmäßige Liquorabnahmen aus der Drainage durch den Arzt für mikrobiologische Untersuchung zur frühzeitigen Erkennung einer Ventrikulitis. In diesem Fall wäre ein Drainagewechsel nötig.
- Drainageentfernung oder -wechsel erfolgt durch den Arzt, anschließend gute Beobachtung der Wunde, besonders auf Liquoraustritt

Literatur
Danz H, Hoffmann Ch. Pflege von Patienten, die aufgrund von erhöhtem Hirndruck mit einer externen Ventrikelmesssonde und Liquorableitung versehen wurden. Intensiv, Fachzeitschrift für Intensivpflege und Anästhesie 1998; 1: 2–10.

3.2.7 Lumbale Liquordruckmessung und -drainage

Eva Knipfer

Die spinale Ischämie ist eine gefürchtete Komplikation in der thorakoabdominalen Aortenchirurgie. Deshalb ist die Protektion des Rückenmarks während und nach der Operation eine wichtige Aufgabe. Infolge einer Ischämie entwickeln sich:
- Neurologische Ausfälle wie sensorische Defizite
- Paraparesen und Paraplegien

Die kontinuierliche kontrollierte lumbale Liquordruckmessung und -drainage ist eine Methode zur Bestimmung und Verbesserung der Perfusion des Rückenmarks.

Einsatz
- Intervention bei langstreckigem thorakoabdominalem Aortenaneurysma und abdominalen Aortenaneurysmen
- Anwendung bei operativen, endovaskulären und Hybridverfahren
- Sehr selten Notwendigkeit bei infrarenalen Aneurysmen

> Gefahren der Druckerhöhung und somit Gründe für eine Liquordruckmessung und -drainage sind:
> - Bei Ausklemmung der Aorta folgt eine Druckerhöhung im Spinalkanal.
> - Der Druck auf das Rückenmark steigt.
> - Es kommt zur Stase der Mikrozirkulation in den Kapillaren des Rückenmarks und verstärkt die Ischämie des Rückenmarks.
> - Durch diese Mikroangiopathie kommt es zur Störung der Blut-Spinalmark-Schranke und zu Ödembildung. Eine weitere lokale Kompression ist die Folge.

Ziel
Druckspitzen durch Messung und Drainage von Liquor während der Operation vermeiden, da Gefahr des Kompartments des Rückenmarks besteht

Methode
Katheteranlage
- Anlage erfolgt bereits päroperativ
- Spinalkatheter i. d. R. L4/L5

Mess- und Ableitungssystem
- Manuell unregelmäßige Liquordrainage (vgl. auch Ventrikeldrainage ▶ 3.2.6)
- Kontinuierlicher druckgesteuerter Liquorabfluss (z. B. LiquoGuard®)
- Geschlossenes steriles System
- Steuerung durch voreingestellten Spinaldruck
- Limitiert durch gewählte maximale Flussrate

Verhaltensweise bei lumbaler Liquordruckmessung
- System (siehe Ventrikeldrainage) und ggf. LiquoGuard® vorbereiten
- Druckabnehmer mit Monitor verbinden und Druckabnehmersystem an Spinalkanalsonde konnektieren
- Nullpunkt wählen, i. d. R. Herzmittellinie wie bei ZVD- oder arterieller Druckmessung
- Nullabgleich
- Alarmgrenzen und Liquorablassdruck nach ärztlicher Anordnung

> **Achtung**
> Normwert 8–12 mmHg, dieser Wert sollte weder über- noch unterschritten werden.
> Druckentlastung durch manuellen Liquorablass oder automatisch nach voreingestelltem Spinaldruck

- Verbandswechsel nach Hygienestandard

Beobachtung und Monitoring
- Nullabgleich zum Schichtbeginn durchführen
- Höhe des Druckabnehmers prüfen
- Kurve am Monitor beurteilen: bei gedämpfter Kurve System überprüfen, ggf. erneuern
- Liquor auf Menge, Farbe und Konsistenz beobachten und dokumentieren
- ! Normaler Liquor ist klar!
- Kontrolle vom DMS (Durchblutung, Motorik und Sensorik) der unteren Extremität
- Nachblutung aus Katheterstelle
- Kontinuierliche Überwachung präoperativ bis ca. 3 Tage postoperativ

Komplikationen
- Katheterassoziierte Meningitis
- Katheterbrüche (nicht selten bedingt durch die häufigen und intermittierenden Liquorentnahmen am Tropfkammersystem)
- Intraspinale Hämatome oder intrakranielle subdurale Hämatome

Drainage entfernen
- Nach Entfernung der Drainage durch den Arzt Wunde gut beobachten, besonders auf Liquoraustritt achten
- Kontrolle vom DMS (Durchblutung, Motorik und Sensorik) der unteren Extremität nach ärztl. Angaben
- Nach Entfernung der Drainage soll der Patient aufgrund der Nachblutungsgefahr für 24 h Bettruhe einhalten.

Literatur
Klemz N, Luther B, Köster P, Nowak T, Berendes E. Kontinuierliche kontrollierte lumbale Liquordrainage zur Prävention der spinalen Ischämie bei thorakoabdominaler Aortenchirurgie. Gefäßchirurgie, Springer 2010; 15 (2):113–116.

3.2.8 Beobachten und Überwachen der Nierenfunktion

Eva Knipfer

Die Niere ist das wichtigste Organ zur Kontrolle des Wasser- und Elektrolythaushalts und kontrolliert die extrazelluläre Flüssigkeit (▶ 6.3). Das Gesamtvolumen des extrazellulären Raums (EZR), etwa 20 % des Körpergewichts (≈ 14 Liter bei 70 kg KG), wird ca. 15-mal am Tag filtriert.

! Normwert der Urinausscheidung: 1 ml/kg KG/h

Definitionen
- Oligurie = Harnausscheidung < 500 ml tgl.
- Anurie = Harnausscheidung < 100 ml tgl.
- Polyurie = Harnausscheidung > 3 l tgl.

Parameter zur Beurteilung der Nierenfunktion
- Kontrolle der kontinuierlichen Urinausscheidung über:
  - Transurethralen Blasenkatheter (▶ 5.4.1)
  - Suprapubischen Katheter (▶ 5.4.2)
  - Nieren- bzw. Ureterfisteln (▶ 5.4.3)
- Flüssigkeitsbilanzierung
- Verlauf der harnpflichtigen Substanzen: Kreatinin und Harnstoff im Serum
- Kaliumkontrolle

Oligurie oder Anurie
- Blasenkatheter verstopft oder abgeklemmt
- Hypotonie
- Hypovolämie, z. B. durch Nahrungskarenz oder Blutverluste oder zu geringe Flüssigkeitszufuhr bzw. unzureichende Volumentherapie
- Gestörte Sauerstoffaufnahme in der Lunge (interstitielles Lungenödem)
- Niedriges Herzzeitvolumen (▶ 3.2.5) oder kardiales Pumpversagen
- Folge verschiedener Operationsverfahren (Kardiochirurgie) oder toxischer Substanzen
- Vasomotorenversagen mit Vasodilatation
- Nephrotoxische Substanzen, z. B. Aminoglykoside, Cephalosporine
- Myoglobin oder freies Hämoglobin
- Eiweiß bei Verbrennungskrankheit
- Medikamente: Dopamin in niedriger Dosierung, Diuretika

Polyurie
- Diabetes mellitus (▶ 11.18)
- Diabetes insipidus bei SHT (▶ 8.3.6)
- Alkohol (hemmt die ADH-Ausschüttung)

Maßnahmen

Allgemein
- Bilanzierung der Ein- und Ausfuhr von Flüssigkeiten
- Gesamtbilanz über 24 h, Zwischenbilanzen 8-stdl., in Ausnahmefällen kann eine Bilanz auch stdl. notwendig sein:
  - Trinken, Infusionen und Wassergehalt fester Nahrungsmittel
  - Menge der unmerklichen Flüssigkeitsverluste über Haut und Atmung (Perspiratio insensibilis)

- Schwitzen (Perspiratio sensibilis)
- Flüssigkeitsverluste über den Magen-Darm (Erbrechen, Diarrhö)
- Verlust über Sonden, Drainagen und Katheter
- Wundsekret

Bei Oligurie
- Katheterkontrolle und kontinuierliche Überprüfung der Urinausscheidung
- Volumenzufuhr erhöhen
- Diuretikagabe n. ärztl. AO, z. B. Furosemid (Lasix®)
- Patient zum Trinken animieren, jedoch Vorsicht bei kardiologischen Patienten!
- Flüssigkeitszufuhr führt zur Belastung des Herzens
- Hämofiltration (▶ 8.2.4): Arztanordnung, Shaldon oder Shunt notwendig

> **Notfall**
> Die Ursache einer Oligurie oder Anurie ist immer zu klären, da die Oligurie ein möglicher Hinweis auf Niereninsuffizienz oder Nierenversagen sein kann. Die Anurie ist das Leitsymptom des Nierenversagens (▶ 11.58) und damit ein Notfall!

Bei Polyurie
- Wasser- und Elektrolytausgleich (▶ 6.3)
- Therapie der Ursache, z. B. Blutzuckereinstellung oder bei Diabetes insipidus
- Hormongabe, z. B. Desmopressin (Minirin®)

3.3 Prophylaxen

Lutz Krüger

3.3.1 Dekubitusprophylaxe

Der Nationale Expertenstandard „Dekubitusprophylaxe in der Pflege" wurde 2010 aktualisiert und im Februar 2011 offiziell vorgestellt. Das Deutsche Netzwerk für Qualitätsentwicklung in der Pflege (DNQP) hat neue wissenschaftliche Erkenntnisse, Studien und internationale Leitlinien der NPUAP und EPUAP in die Überarbeitung einfließen lassen. Die Inhalte des Standards gelten als Richtlinie der qualitativen Umsetzung pflegerischer Maßnahmen im Bereich der Dekubitusprophylaxe.

Grundlagen

Ziele
- Prävention und Behandlung von Dekubitalgeschwüren
  - Gleichmäßige Druckverteilung auf den ganzen Körper
  - Druckentlastung der gefährdeten Körperregionen
  - Intakte, trockene Haut

Definition
„Ein Dekubitus ist eine lokal begrenzte Schädigung der Haut und/oder des darunterliegenden Gewebes, in der Regel über knöchernen Vorsprüngen, infolge von Druck oder von Druck in Kombination mit Scherkräften. Es gibt eine Reihe von weiteren Faktoren, die tatsächlich oder mutmaßlich mit Dekubitus assoziiert sind;

deren Bedeutung ist aber noch zu klären." (nach NPUAP und EPUAP 2009) (▶ Tab. 3.16)

Tab. 3.16 Unterscheidung von Dekubitus, feuchtigkeitsbedingten Läsionen und verbandsbedingten Hautschädigungen (vgl. EPUAP und NPUAP 2009)

Dekubitus	Feuchtigkeitsbedingte Läsion	Verbandsbedingte Hautschäden
• Druck und/oder Scherkräfte sind vorhanden • Lokalisiert über einem knöchernen Vorsprung oder in einem Bereich des Körpers, der Druck ausgesetzt ist • Meist regelmäßig geformte Wunde; Achtung: Auch ein Dekubitus kann eine unregelmäßige Form haben. • Scharf begrenzte Ränder • Hauterythem lässt sich nicht wegdrücken	• Häufig intragluteal, kann über einem knöchernen Vorsprung auftreten • Druck und Scherkräfte sollten ausgeschlossen werden können • Feuchtigkeit ist vorhanden – z. B. glänzt die Haut feucht, bedingt durch Harninkontinenz oder Diarrhö • Kann eine diffuse Form haben • Verschiedene eng beieinanderliegende Bereiche können beteiligt sein • Ränder sind häufig unscharf abgrenzbar oder unregelmäßig • Oberflächlich, wenn nicht infiziert • Keine Nekrose vorhanden • Rötung ist ungleichmäßiger verteilt • Es kann eine Mazeration der angrenzenden Haut vorliegen • Häufig symmetrisch (wie bei einem Abklatschbild)	• Treten an Stellen auf, an denen Verbände oder Pflaster verwendet wurden • Können als Hautverfärbung, Kontaktdermatitis oder in Form von verletzter oder abgezogener Haut in Erscheinung treten • Haben tendenziell die Form des Pflasters oder Verbands

Web-Tipp
European Pressure Ulcer Adisory Panel (www.epuap.org) und Puclas Tool

Patientengruppe mit erhöhtem Risiko
- Bettlägerige und immobile Patienten
- Analgosedierte/komatöse Patienten
- Adipöse und kachektische Patienten
- In der Wahrnehmung und sensorisch beeinträchtigte Patienten
- Inkontinente Patienten
- Patienten mit schlechtem Allgemein- und/oder Ernährungszustand

Ursachen des Dekubitus
- Erhöhter Auflagedruck: kapillare Minderdurchblutung und O_2-Mangelversorgung des Gewebes
- Scherkräfte: Verschiebung der Gewebeschichten gegeneinander
- Reibung: Abschürfungen, oberflächige Ulzerationen oder Blasenbildung

3.3 Prophylaxen

- Schlechtes Mikroklima, z. B. durch Dehydratation, Feuchtigkeit, Fieber
- Druck von außen, z. B. durch Kabel, Verschlussstopfen, Drainagen

Beobachtung
- Hautbeobachtung der gefährdeten Körperregionen, bezogen auf die Art der Lagerung
  - Rückenlage: Ellenbogen, Schulterblatt, Hinterkopf, Ohren, Sitzbeinhöcker, Fersen, Dornfortsätze, Steißbein
  - Seitenlage: Ohren, Jochbeinknochen, seitliche Rippen, vorderer Beckenkamm, Kniegelenke innen und außen, Wadenbeine, Trochanter major, äußerer Fußknöchel
  - Sitzen: Sitzbeinhöcker
  - Bauchlage: Stirn- und Beckenknochen, Kniescheibe, Schienbein, Zehen, Rippenbögen, Schultergelenk
- Gradeinteilung (▶ Tab. 3.17)

Tab. 3.17 Dekubitus Gradeinteilung EPUAP & NPUAP 2009

Kategorie	Symptome
I	**Wegdrückbare Rötung:** • Bei intakter Haut, hauptsächlich über Knochenvorsprüngen • Bei dunklen Hauttypen ggf. nicht zu erkennen, Farbe kann in dem Fall von der Umgebung abweichen
II	**Teilweiser Verlust der Haut:** • Eine an der Oberfläche offene Wunde mit hellrotem Wundbett ohne Beläge • Es kann sich auch um eine geschlossene oder offene seriöse Blase handeln.
III	**Vollständiger Hautverlust:** • Subkutanes Fettgewebe kann sichtbar sein, Knochen, Sehnen oder Muskelgewebe hingegen nicht • Wunde kann Beläge aufweisen • Unterminierung und Untertunnelung sind möglich
IV	**Vollständiger Gewebeverlust:** • Alle Gewebeschichten mit freiliegendem Knochen, Sehnen oder Muskelgewebe • An manchen Stellen befinden sich Beläge oder Schorf. • Unterminierung und Untertunnelung sind häufig.

Maßnahmen

Risikoeinschätzung
- Patientenscreening (Pflegeanamnese)
- Individuelle Einschätzung zur Aktivität und Mobilität des Patienten
- Strukturierte und **vollständige Hautinspektion** bei jedem Lagewechsel und der Grundpflege. Bei Risikopatienten (s. o.) häufiger
- Subjektive Wahrnehmung des Patienten beachten (Patienten nach Schmerzen und Unbehagen fragen)
- Externe Faktoren (Drainagen, Sonden, Katheter, Tubus) berücksichtigen

- Skalen zur Risikoeinschätzung, z. B. Braden-Skala, **nur in Verbindung** mit einer klinischen Einschätzung einsetzen

Bewegungsförderung
- Aufklärung und Information des Patienten
- Motivation zur Eigenbewegung
- Eigenbewegung fördern und durch gezielten Einsatz von Lagerungsmitteln gewährleisten
- Individuellen Bewegungsplan erstellen (regelmäßige Bewegung, Positionswechsel), ▶ 3.4.3
- Mikrolagerung (▶ 3.4.4)
- Scherkräftearmer Transfer

Weitere Maßnahmen
- Gefährdete bzw. schon gerötete Körperstellen frei lagern
- Bei trockener Haut jeden dritten Tag rückfettende Waschzusätze verwenden, z. B. Esemtan® Ölbad → keine Seife benutzen!
- Starke mechanische Reibung meiden, z. B. Abrubbeln nach dem Waschen
- W/Ö-Emulsion verwenden, Ö/W-Emulsion entzieht der Haut mehr Wasser und trocknet aus; Cremes, Pasten und Öle können die Poren verstopfen
- In durch Feuchtigkeit gefährdeten Hautregionen Hautschutzprodukte verwenden, z. B. Cavilon® Creme oder Chiron® Creme
! Hyperämisierende Substanzen und Hautmassagen an gefährdeten Körperregionen schaden der Haut!
- Bei Gebrauch von Inkontinenzhosen oder Einlagen diese häufig kontrollieren und bei Feuchtigkeit **sofort** wechseln. Ansonsten nur atmungsaktive Unterlagen (Safetex-Unterlage) verwenden
- Eiweiß- und vitaminreiche Ernährung sowie ausreichende Flüssigkeitszufuhr bewirken und fördern eine intakte Haut

Einsatz von Hilfsmitteln	
Druckverteilende Hilfsmittel	Druckreduzierende Hilfsmittel
Polymere Schaumstoffe Gelgefüllte Lagerungssysteme Wasserbettauflagen Viskoelastische Schaumstoffe	Wechseldruckmatratzen Luftstrommatratzen Spezialbetten

Auswahlkriterien für die jeweiligen Hilfsmittel berücksichtigen.

Druckverteilende Hilfsmittel
- Kissen und Decken: gut zum Abstützen und Polstern geeignet, nehmen Schweiß gut auf und sind problemlos im Hygieneaufwand
- Polymere Schaumstoffe, z. B. Kaltschaummatratzen, → lassen Eigenbewegung zu
- Nacken- und Knierollen aus verschiedenen Schaumstoffen mit Kunststoffüberzug: kurzer Einsatz, z. B. zum Abstützen eines Beins oder leichtes Anheben der Knie
- Schaumstoffkeile mit Kunststoffüberzug: Einsatz je nach Größe und Winkel bei der Seitenlagerung, Beinhochlagerung, Oberkörperhochlagerung

> Bei Schienen zur speziellen Ruhigstellung und Lagerung von Extremitäten nach Traumen, Gefäßoperationen oder zur intermittierenden Spitzfußprophy-laxe darauf achten, dass Hohlräume und Schienenübergänge, z. B. unter dem Knie oder der Ferse, gut abgepolstert sind → Kontrolle auf Effektivität, Druckstellen

- Spezielle Kopfhalteschalen aus perforiertem Schaumstoff: Bei neurochirurgischen Patienten kann der Kopf in Mittelstellung gelagert werden.
- Mit Wasser gefüllte Einmallatexhandschuhe: geeignet zur Druckentlastung für z. B. Ellenbogen und Ferse → immer auf Dichtigkeit prüfen
- Gelkissen: gallertartiges Synthetikmaterial mit Kunststoffüberzug; Druckgeschwüren wird nur vorgebeugt, wenn auf dem Gelkissen Eigenbewegung möglich ist
! Alle Hilfsmittel nur mit Bezug verwenden, Desinfektion
- Einsatz von speziellen Intensivbetten bzw. Weichlagerungssystemen (▶ 3.4.4)

Anleitung und Beratung
- Aufklärung von Patienten und Angehörigen über
    - bestehende Dekubitusgefährdung und die Notwendigkeit von prophylaktischen Maßnahmen
    - Hautbeobachtung sowie druckentlastende und druckverteilende Maßnahmen

Literatur
Deutsches Netzwerk für Qualitätsentwicklung in der Pflege (DNQP), unter www.dnqp.de (letzter Zugriff: 12.8.2010).
Internationale Übersicht Dekubitusprophylaxe. Druck, Scherkräfte, Reibung, Mikroklima im Kontext. Ein Konensusdokument. London: Wounds International, 2010.
Internationale Leitlinien Dekubitusprophylaxe. Prävalenz und Inzidenz im Kontext. Ein Konensusdokument. London: MEP Ltd., 2010.
Balzer K, Feuchtinger J, Tannen A, Kottner J. Die klinische Einschätzung ist das Maß der Dinge. Dekubituseinschätzung nach dem aktuellen Expertenstandard. Pflegezeitschrift, Kohlhammer 2011; 64 (3).
Schröder G. Gefahren die im Liegen lauern. Dekubitus vorbeugen. Heilberufe, Betten in der Pflege 4/2011.

Spezielle Matratzen
Derzeit können von den unterschiedlichen Firmen verschiedene Weichlagerungsmatratzen bezogen werden, von denen eine Auswahl im Folgenden beschrieben wird.

Schaumstoffmatratzen
Thermo contur® (Hill-Rom), TheraRest®VE, Classic (KCI)
- Werden auf Standardmatratze aufgelegt
- Anatomische geformte Zonen zur besseren Gewichtsverteilung
- Körperformen passen sich gut der Matratze an
- Wasserdampfdurchlässiger Bezug zur besseren Körperklimatisierung
- Bezug durch verschweißte Nähte dicht, damit keine Flüssigkeiten ins Innere dringen kann
- Für Patienten bis 160 kg KG (je nach Hersteller)

AtmosAir® 4.000, 9.000 (KCI)
- Werden auf Standardmatratze aufgelegt
- Mit dynamischem Luftkammersystem, das nichtenergetisch betrieben wird

- Druckverteilung über Ventile in den Luftkammern
- Verstärkter Matratzenrand zur stabilen Mobilisation

Clinisert 2® (Hill-Rom)
- Werden auf Standardmatratze aufgelegt
- Matratzenkern mit hochelastischem Würfelkern
- Bezugsmaterial aus scher- und reibungskräftereduzierendem Gewebe
- Verstärkte Seitenränder zur besseren Mobilisation
- Für Patienten bis 130 kg KG

Vorteile
- Einfach zu benutzen
- Preisgünstiger Beitrag zur Dekubitusprophylaxe auch bei Wirbelsäulenverletzungen durch breitflächige Druckverteilung auf dem Wabensystem
- Alle Lagerungsarten bleiben erhalten
- Bett bleibt fahrbereit

Nachteile
- Durch Schutzbezug nur Wischdesinfektion möglich
- Rein prophylaktische Maßnahme, Bewegungsplan (▶ 3.3.2) entfällt in keinem Fall
- Mobilisation mit kleineren Patienten ist schwierig, da höhere Bettoberkante
- Braucht zusätzlichen Lagerraum

Wechseldruckmatratzen
Duo2®, Primo®, Alto® (Hill-Rom); TheraKair®, TheraKair Vario, First Step® (KCI)
- Werden auf Standardmatratze aufgelegt
- Mit separater kleiner Gebläse- und Steuereinheit, somit energetisch betrieben
- Nicht nur zur Dekubitusprophylaxe, sondern auch zur Therapie vorhandener Druckgeschwüre
- Gute hygienische Eigenschaften durch Portex-® bzw. Gore-Tex®-Bezüge
- Für Patienten bis 140 kg KG (je nach Hersteller)
! Lagerung entfällt nicht

Vorteile
- Regelbare einzelbelüftete Seitenpolster für Kopf, Oberkörper und Beine
- Zuschaltbare, regelbare Heizung
- Maximaldruck der Luftkissen bei der Lagerung bzw. Mobilisation
- Einfach zu installieren
- Alle Lagerungsvarianten sind möglich
- Notfallentlüftung für Reanimation
- Bett bleibt fahrbar
- Patient ist mit Zug am Laken im Bett gut zu positionieren
- Reinigung des Bezugs durch Wischdesinfektion oder über die Firma
- Durch kurzzeitiges Abstellen des Gebläses Wahrnehmungsförderung möglich

Nachteile
- Gewichtsbeschränkung erfragen
- Austrocknen der Haut und Wärmestau möglich
- Ständige Geräuschkulisse
- Akute Rutschgefahr beim Betten, Lagern und Mobilisieren
- Weitere Möglichkeiten/Hilfsmittel/Betten zur Lagerung (▶ 3.4)

Literatur
www.hill-rom.com, www.kci-medicl.com, www.novacare.org, www.wi-bo.de/de, www.thevo.info (letzter Zugriff: 14.8.2011)

3.3.2 Kontrakturen-, Spitzfuß- und Muskelatrophieprophylaxe

Grundlagen

Ziele
- Beweglichkeit der Gelenke erhalten
- Möglichst physiologische Gelenkstellung im Ruhezustand
- Sehnen und Bänder bleiben elastisch
- Muskelkraft bleibt erhalten

Patientengruppe mit erhöhtem Risiko
- Gelenke über längere Zeit in unphysiologischer Stellung
- Bettlägerigkeit, Immobilität
- Entzündliche oder degenerative Gelenkerkrankungen
- Nervenlähmungen, Spastiken
- Menschen mit Verletzungen, nach operativen Eingriffen oder Verbrennungen in Gelenknähe (Narbenzug)

Beobachtung
- Schmerzen in Ruhe und bei Bewegungen
- Begrenzte Beweglichkeit in den Gelenken
- Unfähigkeit, sich zielgerecht zu bewegen

Ursachen
- Immobilität
- Verminderte Muskelkraft, verminderte Kraft und Ausdauer
- Neuromuskuläre Beeinträchtigung
- Wahrnehmungsstörungen
- Bewegungseinschränkung, z. B. Gipsverbände, Fixateur externe
- Medikamentenwirkung, z. B. Neuroleptika, Muskelrelaxanzien, Sedativa
- Krankheitsbedingte Fehl- und Schonhaltung
- Pflege- und Behandlungsfehler

Maßnahmen

Anleitung
Patienten zu aktiven Bewegungsübungen anleiten:
- Füße kreisen lassen, Zehen krallen, Rad fahren
- Gesäß anheben lassen
- Arme abwinkeln lassen, Ellenbogen und Beine beugen
- Isometrische Spannungsübungen, d. h. für wenige Sekunden einzelne Muskelgruppen anspannen lassen
- Aktive Lageveränderungen: sitzen, stehen, gehen

Aktives und passives Durchbewegen
Gelenke in allen Bewegungsachsen passiv bzw. assistiert durchbewegen, mind. 2 × tgl. (▶ Abb. 3.19, ▶ Abb. 3.20, ▶ Abb. 3.21, ▶ 3.22, ▶ Abb. 3.23, ▶ Abb. 3.24, ▶ Abb. 3.25):

- Gelenkbereiche immer mit beiden Händen u Abb. mgreifen und die Bewegungen gleichmäßig und langsam ausführen
- Bewegungen nur so weit ausführen wie möglich, Schmerzäußerung vom Patienten ernst nehmen

> **Achtung**
> Bei folgenden Erkrankungen/Symptomen sind nur eingeschränkte Bewegungsübungen und Lagewechsel möglich:
> - Instabile Kreislaufsituation
> - Massives Hirnödem, Instabile Frakturen, Wirbelsäulenverletzungen
> - Schmerzhafte und entzündliche Gelenkerkrankungen

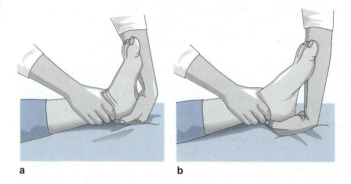

Abb. 3.19 a + b Beugung und Streckung des Fußgelenks. [L157]

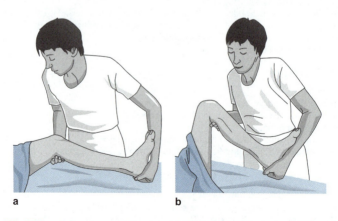

Abb. 3.20 a + b Beugung und Streckung des Knies und Hüftgelenks. [L157]

3.3 Prophylaxen

Positionierung der Extremitäten in physiologischer Funktionsstellung

Gelenke in Funktionsstellung lagern:
- Oberarm in 30° Abduktion
- Unterarm leicht erhöht in 80°-Beugestellung
- Handgelenk liegt leicht überstreckt, Handrücken zeigt nach oben
- Fingergelenke leicht gebeugt, Daumen zum Zeigefinger in Oppositionsstellung
- Hüft- und Kniegelenk leicht gestreckt
- Fußgelenk in rechtwinkeliger Stellung, Innen- und Außenrotation vermeiden
- Druck durch die Bettdecke auf die Füße vermeiden (Bettbogen)

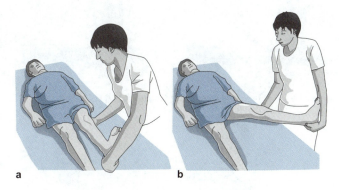

Abb. 3.21 a + b Abduktion und Adduktion der Hüfte. [L157]

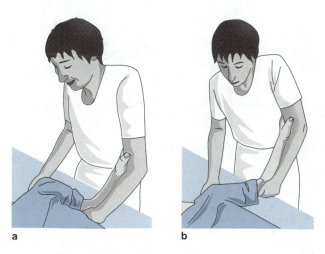

Abb. 3.22 a + b Abduktion und Adduktion der Schulter. [L157]

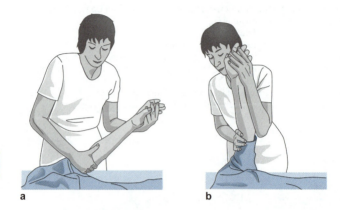

Abb. 3.23 a + b Rotationsbewegung der Schulter. [L157]

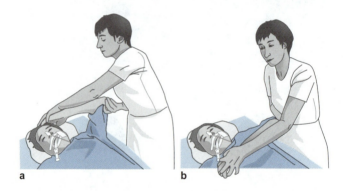

Abb. 3.24 a + b Bewegungsübungen des Ellenbogens mit gleichzeitiger Wahrnehmungsförderung. [L157]

Bewegungsplan

Regelmäßige Lageveränderungen des Patienten:
- Lagewechsel nach Abschätzung der Pathogenese und Belastbarkeit des Patienten
- ! Bewegungsplan und Arten der Lagerung (▶ 3.4)
- Extremitäten immer leicht erhöht lagern, um venösen Rückfluss zu verbessern → Achtung: nicht bei arteriellen Durchblutungsstörungen und dekompensierter Herzinsuffizienz (▶ 11.28)
- Durchbewegen der Extremitäten des Patienten während des Lagerungsvorgangs bzw. der grundpflegerischen Tätigkeit (▶ Abb. 3.19, ▶ Abb. 3.20, ▶ Abb. 3.21, ▶ Abb. 3.22, ▶ Abb. 3.23, ▶ Abb. 3.24, ▶ Abb. 3.25)

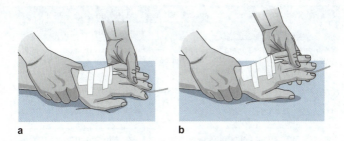

Abb. 3.25 a + b Beugung und Streckung des Handgelenks. [L157]

- Ggf. Analgetika und Sedativa rechtzeitig vor Lagewechsel verabreichen (Arztanordnung!)
- Vorher ggf. Nasenrachenraum oder endotracheal absaugen
- Bei katecholaminpflichtigen Patienten Rücksprache mit dem Arzt
! Hohe Aspirationsgefahr bei nicht intubierten komatösen Patienten
- Zu- und Ableitungen, z. B. Infusionen, Beatmungsschläuche, Hämofiltration, für den Lagewechsel sichern. Anschließend sämtliche Kabel, Schläuche und Drainagen „druckfrei positionieren"
! Vor dem Lagewechsel Flüssigkeit aus den Beatmungsschläuchen bzw. Wasserfallen entfernen, sonst ungewollte Lavage

3.3.3 Thromboseprophylaxe

Grundlagen

Ziele
- Venösen Rückfluss fördern
- Thrombembolie vorbeugen

Patienten mit erhöhtem Risiko
- Operative und nichtoperative Medizin (▶ Tab. 3.18)
- Längere Bettlägerigkeit
- Frühere tiefe Venenthrombose (TVT)/Lungenembolie oder venöse Thromboembolien bei Verwandten 1. Grades
- Thrombophilie, Hämostasedefekte
- Maligne Erkrankung
- Chronische Herzinsuffizienz, Zustand nach Herzinfarkt
- Höheres Alter (> 60 Jahre), Übergewichtige (BMI > 30)
- Bettlägerige, immobile Patienten, Schwangere und Wöchnerinnen
- Personen mit schweren Infektionen, z. B. Sepsis, Pneumonie
- Stark ausgeprägte Varikose (Krampfadern)

Beobachtung
- Schwere- und Spannungsgefühl im betroffenen Bein
- Schwellung und Überwärmung der Extremität
- Rötung der oberflächlichen Venen

Tab. 3.18 Risikogruppen (aus AWMF-Leitlinie „VTE-Prophylaxe", 2009)

	Operative Medizin	Nichtoperative Medizin
Niedriges Risiko	• Kleinere operative Eingriffe • Verletzungen ohne oder mit geringem Weichteilschaden • Kein zusätzliches bzw. nur geringes dispositionelles Risiko, sonst Einstufung in höhere Risikokategorie	• Infektion oder akut-entzündliche Erkrankung ohne Bettlägerigkeit • Katheter/Portkatheter • Kein zusätzliches bzw. nur geringes dispositionelles Risiko, sonst Einstufung in höhere Risikokategorie
Mittleres Risiko	• Länger dauernde Operationen • Gelenkübergreifende Immobilisation der unteren Extremität im Hartverband • Arthoskopische assistierte Gelenkchirurgie an der unteren Extremität • Kein zusätzliches bzw. nur geringes dispositionelles Risiko, sonst Einstufung in höhere Risikokategorie	• Akute Herzinsuffizienz (NYHA III/IV) • Akut dekompensierte, schwere COPD ohne Beatmung • Infektion oder akut-entzündliche Erkrankung mit strikter Bettruhe • Stationär behandlungsbedürftige maligne Erkrankung • Kein zusätzliches bzw. nur geringes dispositionelles Risiko, sonst Einstufung in höhere Risikokategorie
Hohes Risiko	• Größere Eingriffe in Bauch- und Beckenregion bei malignen Tumoren oder entzündlichen Erkrankungen • Polytrauma, schwere Verletzungen der Wirbelsäule, des Beckens und/oder der unteren Extremität • Größere Eingriffe an Wirbelsäule, Becken, Hüft- und Kniegelenk • Gefäßchirurgische Eingriffe	• Schlaganfall mit Beinparese • Akut dekompensierte, schwere COPD mit Beatmung • Sepsis • Schwer erkrankte Patienten mit intensivmedizinischer Behandlung

- Wadenschmerzen bei dorsaler Flexion des Fußes, Wadenkneifschmerz, Wadenkompressionsschmerz
- Fußsohlendruckschmerz
- Zyanotische, glänzende Hautverfärbung der betroffenen Extremität
- Tachykardie
- Nur bei 25 % der Patienten mit tiefer Venenthrombose treten klinische Zeichen auf!

Ursachen

Virchow-Trias
- Veränderung der Blutzusammensetzung:
  - Viskosität ↑ durch Zunahme der Blutzellen, Flüssigkeitsmangel durch Diuretika
  - Aktivierung der plasmatischen Gerinnung
  - Thrombozytose, Thrombopathien, Gerinnungsstörungen
  - Medikamente: Prothrombinkomplexderivate, Kortikoide, hormonale Kontrazeptiva
  - Fettreiche Ernährung.

- Veränderung der Gefäßwände:
  - Chronische Entzündungen, z. B. Phlebitis
  - Sklerotische Veränderung, z. B. durch Diabetes mellitus
  - Hypoxische Schäden: venöse Stauung, kardiale und Pulmonalinsuffizienz, Stase
  - Traumen: Frakturen, OP, Venenkatheter und -kanülen, Gefäßimplantate
- Veränderung des Blutstroms:
  - Wirbelungen durch Aneurysmen, Herzklappenfehler, Varizen
  - Abflussbehinderungen: Tumoren, Narbenstränge, Hämatomkompression
  - Hämofiltration
  - Verlangsamung durch lange Bettruhe, RR-Senkung, Stauungsinsuffizienz, Lähmung, Relaxierung, Blutleere (z. B. bei OP)

Maßnahmen

Säulen der Thromboembolieprophylaxe sind:
- Basismaßnahmen: Atemübungen, Anleitung zu Eigenübungen, Frühmobilisation, Bewegungsübungen
- Physikalische Thromboembolieprophylaxe: MTS, Kompressionsstrümpfe, intermittierende pneumatische Kompressionsverfahren (IPK)
- Medikamentöse Thromboembolieprophylaxe

Übersicht der Maßnahmenstrategien bei individuellen Patientengruppen ▶ Tab. 3.19

Tab. 3.19 Maßnahmenstrategien bei potenziell gefährdeten Patientengruppen (vgl. van Hülst et al. 2011)

	Intensiv	Polytrauma	OP Bauch-/Beckenbereich	Trauma Hüft-/Beckenbereich	Gynäkologische OP	Neurochirurgie (ZNS)	Gefäßchirurgie Bauch-/Beckenbereich	Herz-/Thoraxchirurgie
Basismaßnahmen				↑↑	↑↑		↑	
Physikalische Therapie		↑↑	↔ (MTS)	(MTS)	↑↑	↑↑	↑	
Medikamentöse Therapie	↑↑	↑↑	↑↑	↑↑	↑↑	↔	↑↑	↑↑

Anleitung
Patienten zu Eigenübungen auffordern und anleiten

Frühmobilisation
- Erste Mobilisation nach Möglichkeit schon am OP-Tag
- Kritische Indikationsstellung immobilisierender Maßnahmen wie z. B. Fixierung
- Verkürzung des Immobilisationszeitraums (Bettruhe kritisch hinterfragen)

Atemübungen
- Tiefes Ein- und Ausatmen, z. B. mithilfe eines SMI-Trainers® (▶ 3.3.4)

Bewegungsübungen
- Bettfahrrad
- Krankengymnastik
- Passives Durchbewegen
- Thromboseprophylaxebeutel

> **Thromboseprophylaxebeutel**
> - Den Schlauch von zwei einfachen Magensondenbeuteln (ohne Ventil) auf ca. 10 cm kürzen
> - Einen Beutel mit Luft füllen
> - Beide Beutel mittels Adapter verbinden und diesen mit Pflaster fixieren
> - Beutel zwischen Fußbrett und Patienten legen
> - Patienten auffordern, die Luft mittels Fußdruck von einem Beutel in den anderen zu pressen

Beinvenenkompression

Medizinische Thromboseprophylaxestrümpfe (MTS)
! Bedürfen einer ärztlichen Arztanordnung
- Müssen sorgfältig angepasst werden → Maßband verwenden, alle zwei Tage neu messen
- Immer im Liegen anziehen
- Patient trägt sie, solange er immobil ist (auch nachts) bzw. bis er ausreichend mobilisiert ist
- Bei trockener Haut Hautpflege durchführen
- Auf Druckstellen durch Falten der MTS achten
- Zehen auf Durchblutungsstörungen beobachten
- MTS sollten max. nur 10-mal gewaschen werden
- Aufgrund der gleichbleibenden Kompression sind MTS dem Wickeln der Beine vorzuziehen.

> **Achtung**
> Kontraindikationen:
> - Periphere arterielle Durchblutungsstörung
> - Schwere Neuropathie
> - Ausgeprägte periphere Ödeme
> - Lokale Infektionen, Nekrosen, Verletzungen

Kompressionsstrümpfe
- Bringt der Patient ggf. schon mit
- Sollten immer, auch wenn der Patient schon mobil ist, getragen werden

Kompressionsverband
- Nur im Liegen bei entstauten Beinvenen anlegen
- Bindenarten und Bindenbreite berücksichtigen
- Alle 12 h wechseln

- Ungleichmäßiges Wickeln fördert Stauungen

Intermittierende pneumatische Kompressionsverfahren (IPK)
- Anwendung, Druckintensität und -dauer bedürfen einer ärztlichen Anordnung
- Hohen Stellenwert, wenn medikamentöse Prophylaxe kontraindiziert ist
- Blutströmungsgeschwindigkeit lässt sich um bis zu 240 % steigern

> **Achtung**
> Kontraindikationen:
> - Dekompensierte Herzinsuffizienz oder schwer einstellbarer Hypertonus
> - Ausgedehnte Entzündungsreaktionen
> - Traumen
> - Neuropathien

Lagerung
- Beine hochlagern (20–30°), dabei Abknickung der Gefäße in Kniekehle und Leiste vermeiden
- ! Vorsicht bei peripherer arterieller Verschlusskrankheit und Herzinsuffizienz

Ausstreichen
- Erhöht nur kurzzeitig den venösen Druck
- ! **Kontraindiziert** bei bestehender Thrombose, Herzinsuffizienz, Hautverletzungen und Schmerzäußerung
- Bein am Fußgelenk mit beiden Händen umfassen und herzwärts ausstreichen

Medikamentöse Therapie
- Zur medikamentösen VTE-Prophylaxe stehen Heparine, Fondaparinux und andere Antikoagulanzien zur Verfügung (▶ 9.3.1)
- Unter Abwägung von Effektivität, Blutungs- und HIT-II-Risiko soll niedermolekulares Heparin (NMH) gegenüber unfraktioniertem Heparin (UFH) bevorzugt eingesetzt werden.
- Kontraindikationen und fachspezifische Besonderheiten sollen berücksichtigt werden.
- Die medikamentöse VTE-Prophylaxe sollte zeitnah zur risikoverursachenden Situation begonnen werden.
- Die Dauer der medikamentösen Thromboembolieprophylaxe orientiert sich am Fortbestehen relevanter Risikofaktoren für venöse Thromboembolien.

Literatur

AWMF Leitlinien 003/001: S3-Leitlinien Prophylaxe der venösen Thromboembolie (VTE) (06/2010), unter: www.uni-duesseldorf.de/AWMF/ll/003–001.htm (letzter Zugriff: 14.8.2011).

AWMF Leitlinien 037/006: Medizinscher Thromboseprophylaxe-Strumpf (MTS) (2004), unter: www.uni-duesseldorf.de/AWMF/ll/037–006.htm (letzter Zugriff: 4.10.2007).

Ewers, A. Den venösen Rückstrom fördern. Physikalische Maßnahmen zur Vermeidung einer Thrombose in der Pflegepraxis. Die Schwester/Der Pfleger, Bibliomed 2005; 44: 430.

van Hülst S, Alban S, von Spiegel T, Schröder S. Thromboseprophylaxe auf der chirurgischen Intensivstation. DIVI, Deutscher Ärzte-Verlag 2011; 2 (1).

Strunk-Richter G. Thrombosen verhindern. Zeitschrift Heilberufe, 12/2010.

Bartoszek G, Blotenberg B. Tiefe Beinvenenthrombose – Prophylaxe der Thromboembolie. PflegeIntensiv, Bibliomed, 1/2011.

3.3.4 Pneumonie- und Atelektasenprophylaxe

Grundlagen

Ziele
- Freie Atemwege
- Seitengleiche Belüftung der Lungen
- Intakte Schleimhaut und guter Sekretabtransport
- Aspirationen vermeiden
- Infektionen vermeiden

Patientengruppe mit erhöhtem Risiko
- Immobile Menschen, Bettlägerige
- Menschen mit oberflächlicher Atmung aufgrund von Schmerzen oder reduziertem AZ
- Menschen mit akuten oder chronischen Erkrankungen der Atemwege
- Beatmungspatienten, Patienten nach maschineller Beatmung
- Bewusstseinseingetrübte oder bewusstlose Patienten
- Patienten mit thorakalen Schmerzzuständen
- Nach Oberbaucheingriffen
- Menschen mit erhöhter Aspirationsgefahr, z. B. durch Schluckstörungen
- Alter: < 1 Jahr oder > 65 Jahre

Beobachtung
- Erschwerte Ein- bzw. Ausatmung verbunden mit Unruhe, Kurzatmigkeit, Kutscherhaltung
- Abnorme Atemgeräusche, z. B. Stridor, Rasseln, Giemen, Pfeifen
- Veränderung der Atmung: Tachypnoe, Bradypnoe, vermehrter Einsatz der Atemhilfsmuskulatur, Nasenflügelatmung
- Abnormale Atembewegungen
- Auffälliger Atemgeruch
- Konsistenz, Menge, Farbe und Geruch des Sputums
- Hautfarbe, z. B. Blässe, Zyanose

Ursachen
- Mangelnde Belüftung der Lunge
- Austrocknung der Atemwege
- Verminderter Sekretabtransport/Hustenstoß
- Künstliche Atemwege wie oraler/nasaler Endotrachealtubus, Trachealkanüle → ventilatorassoziierte Pneumonie (VAP)
- Aspiration (▶ 3.3.6)

> **Ventilatorassoziierte Pneumonie (VAP)**
> Durch einen notwendigen künstlichen Atemweg steigt das Risiko, an einer VAP zu erkranken, um das 6–21-Fache. Bei bis zu 50 % der beatmeten Patienten kommt es in der Zeit der künstlichen Beatmung zu einer VAP. Hauptursache für die VAP ist die „stille" Aspiration von erregerhaltigem Material aus der Mundhöhle und dem Magen-Darm-Trakt.

Maßnahmen zur Prävention der VAP sind:
- Hygienische Händedesinfektion vor und nach jeder Manipulation am Tubus und Beatmungssystem
- 30–45° Oberkörperhochlagerung
- Cuffkontrolle
- Tägliche Sedierungspause/Weaning-Bereitschaft/Extubation anstreben
- Regelmäßige strukturierte klinische Kontrolle der Mundhöhle, z. B. Oral-Assessment-Guide (▶ 3.4.5)
- Plaqueentfernung durch spezielle Mundpflege (▶ 3.4.5)
- Oropharyngeale Dekontamination
- Verwendung von Trachealtuben bzw. Trachealkanülen mit der Möglichkeit zur subglottischen Absaugung

Maßnahmen
- Einschätzen des Pneumonierisikos → Atemskala nach Bienstein
- Maßnahmen erfolgen nach „LISA" (▶ Abb. 3.26)

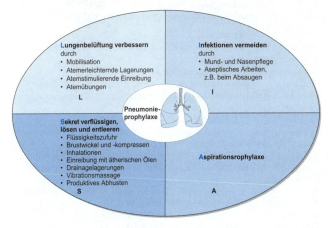

Abb. 3.26 „LISA" – Ziele und Maßnahmen zur Pneumonieprophylaxe im Überblick. [R226]

Verbesserung der Lungenbelüftung
- Für Frischluftzufuhr sorgen
- Mobilisation → Aufsitzen im Bett, Sitzen auf der Bettkante, Stehen vor dem Bett
- Patienten zum Recken und Strecken anregen sowie zum tiefen Durchatmen anhalten
- Stimulierender Kältereiz am Rücken durch kalte bzw. kühlende Flüssigkeit → bei Verwendung von alkoholischen Flüssigkeiten, z. B. Franzbranntwein®, unbedingt die Haut nachfetten, sonst trocknet sie aus
- Lippenbremse, auf Konsonanten (K) ausatmen

- Kontaktatmung → Patient atmet an die Stellen, an denen er die ihm aufgelegten Hände (Brust, Bauch, Flanke) spürt, fördert die Wahrnehmung der tiefen Einatmung
- Hautreizgriffe (Packegriff) → Pflegekraft hält eine Hautfalte an der Flanke oder am Bauch. Der Patient muss nun durch tiefes Einatmen diese Hautfalte „wegatmen".
- Atmen gegen Widerstände → Luftballon aufblasen, Tuch wegpusten, mit Strohhalm Blasen im Wasserglas erzeugen
- **Kontraindikation:** Lungenemphysem
- SMI-Trainer = Sustained Maximal Inspiration (anhaltende maximale Einatmung), z. B. Mediflow®, Triflow® → Bälle sollen nach der Inspiration so lange wie möglich in der Schwebe gehalten werden.
- Training mit SMI-Geräten kann der Atelektasenbildung vorbeugen
- ! Eröffnung bestehender Atelektasen ist nicht möglich!
- Atemerleichternde Lagerungen, besonders bei immobilen Patienten. Verschiedene Lungenbezirke werden durch die unterschiedliche Dehnung des Brustkorbs besser belüftet (▶ Abb. 3.27)
- Atemstimulierende Einreibung → Methode aus der Basalen Stimulation® kann den Patienten zu einer ruhigen und tiefen Atmung verhelfen

Vermeidung von Infektionen
- Präoperative Reduktion endogener Risiken, z. B. Einstellen des Rauchens, präoperatives Atemtraining
- Regelmäßige Mund- und Nasenpflege (▶ 3.5.5 und ▶ 3.5.4)
- Cuffdruckkontrolle 1× pro Schicht und nach Manipulation am Tubus
- Zum Absaugen sterilen Absaugkatheter verwenden, vor dem Absaugen nicht kontaminieren
- Beobachtung und Dokumentation des Trachealsekrets
- Händedesinfektion vor und nach jedem Kontakt mit: Tubus, Tracheostoma, Beatmungszubehör, Schleimhäuten, respiratorischem Sekret
- Zusätzlich keimarme Handschuhe bei jedem Kontakt mit Schleimhäuten, respiratorischem Sekret oder Gegenständen, die mit respiratorischen Sekret kontaminiert sind
- Keine Antibiotikaprophylaxe zur Prävention postoperativer Pneumonie
- Eine Empfehlung für oder gegen die Verwendung von Beatmungsfiltern kann nicht gegeben werden
- 30–45° Oberkörperhochlagerung (▶ Tab. 3.21)
- Wenn vertretbar, sollte auf eine Stressulkusprophylaxe verzichtet werden.

Sekret verflüssigen, lösen und entleeren

Allgemeine Maßnahmen
- Auf ausreichende Flüssigkeitszufuhr bzw. ausgeglichene Flüssigkeitsbilanz achten
- Patienten zum produktiven Husten anleiten, auf die Silbe „Huff" ausatmen
- ! Individuelle Schmerztherapie bei z. B. schmerzbedingter Schonatmung
- Inhalation → Wirkungsweise ist abhängig von der Tröpfchengröße der Inhalate (▶ Tab. 3.20)

3.3 Prophylaxen

Tab. 3.20 Verschiedene Inhalate und ihre Anwendung (Berning 2006)			
Inhalat	Tröpfchengröße	Wirkungsort	Anwendung
Dampf	> 30 μm	Mund-Nasen-Rachen-Raum bis Kehlkopf	Infekte im Nasen-Rachenbereich
Aerosol	10–30 μm	Trachea, Bronchien	Bronchitis, Asthma bronchiale
Nebel	< 10 μm	Bis zu den Alveolen	Meist bei Patienten, die durch den offenen Mund atmen, zur Anfeuchtung der Atemluft

Abklopfen
- ! **Kontraindikationen** (▶ Kap. 11): z. B. frischer Myokardinfarkt, Lungenembolie, Thrombose, Schädel-Hirn-Trauma, Thoraxtraumen, Frakturen oder Tumore der Wirbelsäule, erhöhte Blutungsneigung, erhöhter intrakranieller Druck
- Am Ende der Inspiration und während der Exspiration bis zum Beginn der nächsten Inspiration mit hohler Hand abklopfen
- Nierengegend und Wirbelsäule nicht abklopfen
- Betroffener Lungenflügel sollte in Seitenlage oben liegen, damit das gelöste Sekret gut abfließen kann.
- Ggf. Schmerzmittelgabe vor der Behandlung

Vibrationsmassage mit Vibrationsgerät
! Das Vibrationsgerät (Vibrax®) besitzt nur eine Zulassung als Massagegerät!

Kontraindikationen
▶ Abklopfen
- Anwendung führt daher eher über die entstehende Muskelentspannung zu entspannter Atmung
- Bei der Anwendung sollte der Patienten am besten sitzen. Möglich auch in Seitenlage
- Aus hygienischen Gründen Vibrax® mit Einmalhandschuh versehen
- Zur Massage Öl (z. B. Mandelöl) oder warme Lotion verwenden
- Massage von außen und von allen Richtungen zum Lungenhilus ausführen
- Vibration in der Exspirationsphase unter leichtem Druck für mind. 20 Min. anwenden
- Wirbelsäule und Nierenlager aussparen

Manuelle Vibrationsmassage
- Beide Hände flächig auf den Thorax legen
- (Be-)Atmungsrhythmus spüren
- Während der inspiratorischen Pause bzw. mit Beginn der Exspiration bis zum Beginn der nächsten Inspiration mit beiden Händen feine, schüttelnde Bewegungen durchführen, die den Brustkorb in Schwingungen versetzen.
- ! Während der gesamten Dauer der Vibrationsmassage den Hautkontakt halten!
- Manuelle Vibrationen auch mit Phonationsübungen kombinierbar → Patient auffordern, auf die Vokale (a, e, i, o oder u) auszuatmen

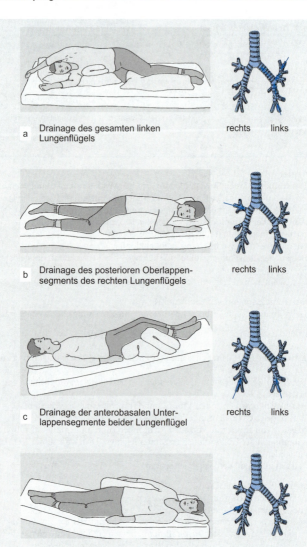

Abb. 3.27 Verschiedene Lagerungsdrainagen. [L190]

3.3 Prophylaxen

Tab. 3.21 Atemerleichternde Lagerungen zur besseren Belüftung verschiedener Lungenabschnitte (Berning 2006)

Lagerungstyp	Wirkung	Beschreibung
Oberkörperhochlagerung	Erleichtert Atmung, deshalb bei Dyspnoe anwenden	• Oberkörper erhöht lagern • Zur Unterstützung der Atemhilfsmuskulatur zusätzlich Arme abstützen; reduziert gleichzeitig den Druck auf die Sitzbeinhöcker • Einsatz einer Rolle unter den Oberschenkeln zur Entspannung der Bauchmuskulatur **Beachten:** • Dekubitusgefahr durch Scherkräfte, wenn Patient nach unten rutscht, sowie im Steißbeinbereich • Rutschbremse und Druckreduktion an den Fersen beachten • Lagerung regelmäßig wechseln, da sie eine verminderte Belüftung der unteren Lungenabschnitte forciert
Seitenlagerung	• Verhindert Sekretansammlung • Gute Belüftung des oben liegenden Lungensegments • Erleichtert Abhusten von Sekret	• Bei 90°-Lagerung ggf. oben liegendes Bein anwinkeln lassen – oft genügt es, den Patienten in die 30°-Seitenlagerung zu bringen • Unten liegenden Arm ausstrecken • Evtl. Lagerungshilfsmittel verwenden • Seitenlagerung zweistündlich wechseln, damit alle Lungensegmente belüftet werden **Beachten:** • Hohe Druckbelastung in 90°-Lagerung, deshalb bei Dekubitusgefährdung nach 30 Min. Lagerungswechsel • Die Effektivität lässt sich steigern, wenn der obere Arm ebenfalls nach vorne und oben gelagert wird, sodass der Brustkorb zusätzlich gedehnt wird
Halbmondlagerung in Rückenlage	Gute Belüftung der Lunge auf der gedehnten Seite durch Vergrößerung der Atemfläche	• Rückenlage: eine Hand des Patienten unter den Kopf legen, die andere Hand und die gestreckten und geschlossenen Beine bewegen sich aufeinander zu • Lagerung so lange, wie es der Patient toleriert, etwa 5–10 Min.

Tab. 3.21 Atemerleichternde Lagerungen zur besseren Belüftung verschiedener Lungenabschnitte (Berning 2006) *(Forts.)*

Lagerungstyp	Wirkung	Beschreibung
Dreh-Dehnlage	• Erleichtert Atmung • Vergrößert Atemfläche	• Patienten in Seitenlage lagern • Oben liegenden Arm unter den Kopf legen • Oberkörper so weit wie möglich auf den Rücken drehen, Beine bleiben in Seitenlagerung **Beachten:** • Wird von alten Menschen häufig nicht gut toleriert, nur für 5–10 Min. anwenden • Nicht anwenden, wenn der Patient Schmerzen hat, z. B. bei Wirbelsäulenerkrankungen, Arthrose, Osteoporose
V-A-T-I-Lagerung		
A-Lagerung	• Belüftet obere Lungenabschnitte (Lungenspitzen) • Entlastet Steißbein	• Jeweils zwei leichte Kissen zu Schiffchen formen • Zeigen die Öffnungen der Schiffchen nach außen, sind Mikrobewegungen möglich • Schiffchen wie ein A unter den Rücken, sodass ihre Spitzen etwa in Höhe des Nackens enden • Wirbelsäule liegt frei, Arme auf zusätzlichem Kissen • Kann auch mit aufgerollter Decke oder „Schlange" durchgeführt werden • Zusätzliches Kissen unter den Kopf legen • Kissen unter Oberschenkel, Knie dadurch ca. 15° Beugung • 2–3× tgl. für ca. 30 Min.
V-Lagerung	Belüftet die Flanken	• Jeweils zwei leichte Kissen zu Schiffchen formen • Schiffchen wie ein V unter den Rücken, sodass ihre Spitzen etwa in Höhe des Steißbeins enden • Teile der Wirbelsäule und Schulterblätter liegen frei • Zusätzliches Kissen unter den Kopf legen • Kissen unter Oberschenkel, Knie dadurch ca. 15° Beugung • Druckreduktion an den Fersen beachten • 2–3× tgl. für ca. 30 Min. **Beachten:** Wegen hoher Druckbelastung im Steißbeinbereich nicht bei Dekubitusgefahr anwenden

3.3 Prophylaxen

Tab. 3.21 Atemerleichternde Lagerungen zur besseren Belüftung verschiedener Lungenabschnitte (Berning 2006) *(Forts.)*

Lagerungstyp	Wirkung	Beschreibung
T-Lagerung	• Dehnt Brustkorb und vergrößert Atemfläche • Stützt Wirbelsäule und Schultern	• Zwei leichte Kissen zu Schiffchen formen • Patienten in Rückenlage bringen • Schiffchen in T-Form unter den Rücken des Patienten legen, sodass die Wirbelsäule und die Schultern unterstützt sind. Zur besseren Belüftung der Lunge liegen die Rippen frei. • Zusätzliches Kissen unter den Kopf legen • Kissen unter Oberschenkel, Knie dadurch ca. 15° Beugung • Druckreduktion an den Fersen beachten
I-Lagerung	• Dehnt Brustkorb und vergrößert Atemfläche • Stützt Wirbelsäule	• Ein Kissen zum Schiffchen formen • Patient in Rückenlage bringen • Schiffchen so unter den Rücken legen, dass die Wirbelsäule unterstützt ist • Sonst wie bei T-Lagerung • Eignet sich besonders für kleine, schmale Menschen

Lagerungsdrainagen

! **Kontraindikationen: z. B.** Herzinsuffizienz (▶ 11.28), schwere Kreislaufstörungen, Lungenödem (▶ 11.46)
- Bedarf einer ärztlichen AO
- Bei Patienten mit geringen Sekretmengen (< 30 ml/d) gilt der Effekt der Lagerungsdrainage als fraglich!
- Lagerungsdrainagen (▶ Abb. 3.27) können durch Vibrationsmassagen oder Abklopfen unterstützt werden.
- Patient sollte zuvor inhalieren

Apparative Atemhilfen

VRP
VRP-Gerät (Vario-Resistance-Pressure) = Flutter®, Acapella® choice, RC-Cornet®
VRP-Geräte funktionieren nach dem Prinzip der Ausatmung gegen einen vibrierenden Widerstandsdruck.
- Der Flutter® erzeugt so Schwingungen im Bronchialsystem und lockert dadurch Sekret in der Lunge.
- Resonanz und Frequenz können durch Variieren des Ansatzwinkels im Mund individuell angepasst werden.
- Kippen nach unten senkt, Kippen nach oben erhöht die Frequenz der Vibration
- Patient muss aufrecht sitzen und langsam atmen
- Acapella® choice funktioniert nach dem Prinzip des Flutters®, ist aber unabhängig von der Lagerung des Patienten zu benutzen (somit auch in Seitenlage), da der Widerstand über ein Drehrad reguliert wird.

Clini-Jet® (Hochfrequenzluftinjektor)

Bei Spontanatmung werden über ein Mundstück (offenes System), bei Intubation über einen Adapterkonus (Rüsch T-Konnektor®/Winkelkonnektor®) mit einem regelbaren Druck von 0–5 bar zusätzlich hochfrequent 600 Gasstöße in der Minute insuffliert. Der Sauerstoffanteil ist regelbar.

Indikationen
- Aerosoltherapie zur Sekretolyse (▶ Tab. 3.20, ▶ Tab. 3.22)
- Direkte Eröffnung von Mikroatelektasen

Tab. 3.22 Clini-Jet®-Therapie

Durchführung über Mundstück	Durchführung über Tubus
• 5 Min. in Abständen von 1–2 h • Befeuchterkammer (Querstromprinzip) füllen, z. B. mit NaCl 0,9 %, Vermeidung von Austrocknung im Mundbereich	• 5 Min. in Abständen von 1–2 h • Zur CO_2-Elimination im Weaning • Bei Ateminsuffizienz Rüsch T-Konnektor® verwenden, Winkeladapter bei kontrollierter Beatmung
• Mundstück zwischen Lippen und Zähnen einführen • Patient beißt auf Zahn-/Kieferteil • Zum Gewöhnen in der Stellung „Tube" beginnen • Patient dazu anhalten, bei geschlossenem Mund normal zu atmen	• Tubusanschlussschlauch bietet keine Befeuchtung → für Befeuchtung sorgen, sonst Sekreteintrocknung mit Verstopfungsgefahr

- Direkte Sekretlösung in den Atemwegen
- Erhöhen der Hustenbereitschaft/-effizienz
- Erhöhen eines geringen Atemminutenvolumens bei flacher Atmung
- CO_2-Elimination aus den Atemwegen im Weaning (▶ 4.5.5)
- ! **Kontraindikationen:** Pneumothorax, Asthma bronchiale

> Das Gerät ist laut (Maschinengewehr); es ist ein Schalldämpfer mit geringer Wirkung erhältlich

Intermittent Positive Pressure Breathing (IPPB)

IPPB = intermittierende Beatmungsinhalation, z. B. mit Inhalog® oder Therapiebird®

Indikationen/Ziele
- Erhöhung der Hustenbereitschaft/-effizienz
- Entfaltung von Mikroatelektasen und Verbesserung der alveolären Situation durch maschinell erhöhten Inspirationsdruck
- Sekretmobilisation durch Erweiterung der Atemwege
- Spontanatmung verbessern durch größeres Luftangebot
- Aerosoltherapie zur Sekretolyse und Bronchodilatation

Kontraindikationen
- Frühe postoperative Phase bei Ösophagus-, Magen- bzw. Lungenresektion
- Unkooperative und verwirrte Patienten
- Übelkeit, Erbrechen

- Pneumothorax
- Schwere Herzinsuffizienz, Lungenödem
- Haut-/Mediastinalemphysem

Durchführung
- Geräte an Druckquelle (Druckluft und/oder Sauerstoff) und ggf. Strom anschließen. Gerät nur nach MPG-Einweisung (▶ 1.5.9) bedienen!
- Patient muss wach und orientiert sein
- Patient in eine aufrechte Position bringen
- Ärztlich angeordnetes Medikament in das Inhalationsgefäß füllen
- Inspirations- und Exspirationstrigger patientenindividuell anpassen
- Patienten zum ruhigen und gleichmäßigen Ein- und Ausatmen anhalten

> - Flow: zu hoch → Gefahr von Turbulenzen; zu niedrig → Inspirationsphase wird unangenehm lang
> - Druckgrenze zu Anfang niedrig halten, um eine Überblähung zu vermeiden
> - Triggerschwelle: zu niedrig → Gefahr der Hyperventilation; zu hoch → Gefahr der Hypoventilation
> - Mund muss um das Mundstück geschlossen sein, ggf. Zahnprothese überprüfen
> - Keine „dicken Backen" und „Zungenbremse" (schneller Druckanstieg) tolerieren. Es sind Zeichen für falsches Atemverhalten.

Medikamentöse Inhalationstherapie
Einige Medikamente verbessern die Lungenbelüftung, indem sie vermehrtes oder festsitzendes Bronchialsekret lösen bzw. verflüssigen.
Grundsätzliches zur Inhalationstherapie:
- Inhalative Bronchodilatatoren (z. B. Anticholinergika, β_2-Sympathometika) sind den oralen Bronchodilatatoren vorzuziehen. Eine geringere Dosis hat die gleiche Wirkung und weniger Nebenwirkungen.
- Wichtig bei inhalativer Applikation ist die richtige Inhalationstechnik (Umgang mit Dosieraerosolen/Pulverinhalatoren erklären und kontrollieren).
  - Optimales Atemmanöver nach einer Ausatmung
  - Dosieraerosole (mit und ohne Spacer): langsame tiefe Inspiration, anschließend Anhalten des Atems
  - Pulverinhalator: rasche tiefe Inspiration
  - Vernebler: langsame tiefe Inspiration mit kurzer Pause
- Bei beatmeten oder kognitiv eingeschränkten Patienten die Medikamente über einen Vernebler oder Dosieraerosole mithilfe eines Spacers applizieren.
- Beim Inhalieren eines beatmeten Patienten über den Vernebler einen vorhandenen HME-Filter für die Zeit der Inhalation ausbauen.
- Vernebler nach dem Gebrauch wieder aus dem System entfernen und aufbereiten bzw. kontaminationsfrei lagern.

Medikamente zur Inhalationstherapie und deren Wirkansatz
Die verschiedenen Medikamente haben einen unterschiedlichen Wirkansatz. Sie bedürfen, u. a. aufgrund von möglichen Nebenwirkungen, der ärztlichen Anordnung.
- Sekretolytika: Erhöhung des Sekretvolumens
- Mukolytika: Herabsetzung der Viskosität
- Anticholinergika: Verringerung der Sekretproduktion, Erweitern die Bronchien

- β$_2$-Sympathometika: Steigerung der mukoziliären Clearance
- Theophyllin: Bronchodilatation
- Glukokortikoide: Reduktion von Atemwegsentzündungen, leichtere Verbesserung der Lungenfunktion

Literatur

Berning, A. Prophylaxen in der Pflegepraxis. München: Elsevier Urban & Fischer, 2006.
Kardos P. et al. Leitlinien der Deutschen Gesellschaft für Pneumologie und Beatmungsmedizin zur Diagnostik und Therapie von erwachsenen Patienten mit akutem und chronischem Husten. In: Pneumologie 2010; 64: 336–374.
Krüger L. Mundpflege up to date. Spezielle Mundpflege bei beatmeten Patienten. Intensiv, Thieme 2010; 18: 148–152.
Mattner F, Gastmeier P. Empfehlungen zur Prävention nosokomialer Pneumonien nach den Guidelines der CDC und HICPAC. AINS, Thieme 2005; 40: 79–84.
Nydahl P, Rotaug O. Ein Pflege-Beatmungskonzept, Teil 3. Orientierung am Patientenleben. Intensiv, Thieme 2010; 18: 191–197.
Robert-Koch Institut, Bundesgesundheitsblatt 43 (2000), Prävention der nosokomialen Pneumonie, S. 302–309
Rothaug, O, Kaltwasser, A. Atemtherapeutische Maßnahmen beim spontanatmenden Intensivpatienten. Intensiv, Thieme 2007; 15: 4–13.
Rothaug O, Köberich S. Aspekte der Prophylaxe beatmungsassoziierter Pneumonie durch Mikroaspiration bei beatmeten Patienten. Intensiv, Thieme 2006; 14: 56–62.
Schmidt M. Mundpflege als Pneumonieprophylaxe? PflegeIntensiv, Bibliomed 2008; 04/08.
Schwabbauer N. Kaltwasser A. Trautmann M. Beatmungsfilter, Atemgasbefeuchtung, Medikamentenverneblung. In: Krankenhaushygiene up2date 3/2008, 173–184.
Vogelmeier C. Leitlinien der Deutschen Atemwegsliga und der Deutschen Gesellschaft für Pneumologie und Beatmungsmedizin zur Diagnostik und Therapie von Patienten mit chronisch obstruktiver Bronchitis und Lungenemphysem (COPD). In: Pneumologie 2007; 61: e1–e40.

3.3.5 Soor- und Parotitisprophylaxe

Die Prophylaxe einer Soorpilzinfektion der Schleimhäute (meist durch *Candida albicans*) und der Parotitis (Entzündung der Speicheldrüsen) werden oft im Zusammenhang genannt, obwohl es zwei unterschiedliche Erkrankungen sind, die sich allerdings auf die Mundhöhle beschränken.

Grundlagen

Ziele
- Mundschleimhaut und Speicheldrüse sind intakt
- Ausreichender Speichelfluss
- Veränderungen der Mundschleimhaut gezielt behandeln
- Schmerzfreies Kauen

Patienten mit erhöhtem Risiko
- Personen mit verminderter/fehlender Kau- bzw. Schluckfunktion
- Somnolente und komatöse Patienten
- Beatmete Patienten
- Patienten mit Nahrungskarenz oder Appetitmangel
- Operationen im Bereich von Mund und Kiefer
- Personen mit ausschließlicher Mundatmung

- Personen mit schweren Allgemeinerkrankungen
- Einnahme bestimmter Medikamente, z. B. Antibiotika, Immunsuppressiva, Zytostatika, Neuroleptika

Beobachtung
- Mundtrockenheit
- Weißlich, graue belegte Zunge
- Schmerzen im Mund
- Sichtbare, schmerzhafte Schwellung der Ohrspeicheldrüse
- Rötung, Blutung, Bläschen, Belege an der Mundschleimhaut
- Mundgeruch
- Läsionen und Geschwüre im Mund und an den Lippen

Ursachen
- Unzureichende Mundhygiene
- Xerostomie (Mundtrockenheit) durch:
  - Mangelnde/fehlende Kau- und Schlucktätigkeit oder Speichelproduktion
  - Nahrungs- und Flüssigkeitskarenz
  - Dehydratation
  - Medikamente
  - Mundatmung
- Infektionen im Mund-Rachen-Bereich
- Reduzierte Abwehrlage

Maßnahmen
- Kontrolle der Mundschleimhaut **mit** Spatel und Taschenlampe
- Als Hilfestellung zur Beurteilung des Mund-Rachen-Raums steht z. B. der Oral Assessment Guide zur Verfügung (▶ 3.5.5, ▶ Tab. 3.28)

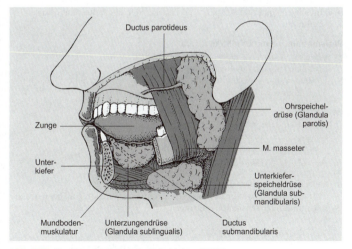

Abb. 3.28 Sitz der wichtigsten Speicheldrüse. [L190]

- Problemorientierte Mundpflege (▶ 3.5.5)
- Massieren und Ausstreichen der Speicheldrüsen
- Speichelfluss fördern:
  - Kauen von Brotrinde oder Kaugummi bzw. Imitieren von Kaubewegungen
  - Mundpflege mit verdünnten Zitronensaft/Lemon-Sticks
! Zitronensäure ist zur Mundpflege nicht geeignet.
  - Patienten an frisch aufgeschnittener Zitrone riechen lassen
  - Individuelle Geschmacksvorlieben bei der Mundpflege berücksichtigen
  - Lutschen von zerstoßenem Eis
  - Ausreichende Flüssigkeitszufuhr (2–3 l/d) → Achtung bei Herz- und Niereninsuffizienz
- Bei Zahnprothesenträgern:
  - Zahnprothesen bei wachen, tracheotomierten oder nasal intubierten Patienten einsetzen
  - Zahnprothese mind. 2× tgl. entfernen, reinigen und Mundhöhle inspizieren
  - Restzähne penibel mit Zahnbürste reinigen

Literatur
Gottschalk, T. et al. Welche Mittel werden zur Behandlung von Mundproblemen in der Literatur beschrieben? Eine Analyse von deutsch- und englischsprachigen Veröffentlichungen zwischen 1990–2001. Pflege, Hans Huber 2002; 15: 137.
Krüger, L. Richtiger Umgang mit den „Dritten". Pflegeintensiv, 2006; 3: 20–24.

3.3.6 Aspirationsprophylaxe

Grundlagen

Ziele
- Freie Atemwege
- Eindringen von Fremdkörpern und Flüssigkeiten in den Respirationstrakt verhindern

Patientengruppe mit erhöhtem Risiko
- Bewusstlose bzw. bewusstseinseingeschränkte Personen
- Beatmete Patienten und nach Langzeitbeatmung
- Personen mit neurologischen Erkrankungen, z. B. Apoplex, hoher Querschnitt
- Stark adipöse Patienten

Beobachtung
Je nach Zustand des Patienten:
- Räuspern und Husten
- Pfeifendes Atemgeräusch bei der Inspiration
- Atemnot/Ersticken, Zyanose
- Gurgelnde Stimme
- Gehäufte und immer wiederkehrende Pneumonien
- Symptomlose Aspiration bei ausgeschaltetem Hustenreflex, z. B. bei Bewusstseins- und/oder Sensibilitätsstörungen

Ursachen
- Gestörter oder nicht vorhandener Schluckvorgang
- Primitiver bzw. fehlender Husten- und Schluckreflex
- Liegende Magen- oder Ernährungssonde

Maßnahmen

Bei beatmeten Patienten
- Cuff muss dicht sein → Cuffdruckkontrolle mind. alle 8 h
- Cuffdruck zur Mundpflege leicht erhöhen

> **Achtung**
> Nicht vergessen den Cuff wieder zu entblocken.

- Oberkörperhochlagerung (insbesondere bei Sondenkostapplikation, ▶ 6.2.1)
- Regelmäßiges Absaugen der „Jammerecke" (Raum oberhalb des Cuffs)
- Magensondenlage kontrollieren sowie Refluxkontrolle
- Kontrolle der Schutzreflexe vor Extubation → Patienten zum Husten bzw. Schlucken auffordern

Bei bewusstlosen/bewusstseinseingetrübten Patienten
- Keine orale Flüssigkeits- und Nahrungsgabe
- Ggf. keine gastrale Sondenkostgabe, Anlage einer Duodenalsonde oder PEJ (▶ 5.3.1)

Bei bewusstseinsklaren Patienten
- Oberkörper zum Essen hochlagern
- Zahnprothesensitz kontrollieren
- Tiefere Sitzposition der Pflegekraft bei der Essenseingabe
- Essen in kleinen Portionen anreichen
- Patienten Zeit zum Kauen und Schlucken geben
- Keine parallelen Pflegetätigkeiten durchführen, Patienten beobachten
- Kau- und Schlucktraining (▶ 3.6.3) durch Logopäden veranlassen
- ! Je flüssiger die Nahrung, desto leichter kann es zur Aspiration kommen!

3.3.7 Obstipationsprophylaxe

Grundlagen

Ziele
- Regelmäßige Defäkation (mind. 3 × pro Woche)
- Schmerzfreie Darmentleerung

Patientengruppen mit erhöhtem Risiko
- Immobile, exsikkierte oder analgosedierte Patienten
- Einnahme bestimmter Medikamente, z. B. Antazida, Eisenpräparate, Laxanzienabusus, Antiparkinsonmittel, Opiate
- Patienten mit schlechtem AZ, unausgewogener Ernährung oder bekannten Darmveränderungen, z. B. Divertikel, Tumor, Briden

Beobachtung

- Defäkationshäufigkeit
- Stuhlbeschaffenheit: Farbe, Konsistenz (hart, dunkel, trocken)
- Darmgeräusche (nur spärlich oder gar nicht vorhanden?)
- Starkes Pressen beim Stuhlgang → Kotsteine
- Bauchschmerzen, Blähungen, Übelkeit und Völlegefühl
- Kleine schmierige Stuhlmengen

Ursachen

Akut
- Polypen/Stenosen
- Karzinom
- Postoperativ

Chronisch
Chronische Obstipation → > 3 Mon. andauernd
- Organische oder funktionale Veränderungen, z. B. Querschnittslähmung
- Bewegungsmangel
- Medikamentennebenwirkungen
- Ballaststoffarme Ernährung
- Altersbedingte Veränderungen, z. B. verminderte Rektumsensibilität, Muskelschwäche

Temporär
Temporäre Obstipation = vorübergehend und < 3 Mon. andauernd
- Begleiterscheinung vieler Erkrankungen, z. B. Hypothyreose, Leber- und Gallenerkrankungen
- Medikamentennebenwirkungen oder nach Intoxikationen

Maßnahmen

Ernährung
- Ausreichende Flüssigkeitszufuhr:
  - Mind. 2 l/d → Achtung: Herz- und Niereninsuffizienz
  - Bilanzierung
  - Lauwarmes Wasser oder Sauerkrautsaft auf nüchternen Magen
  - Bei Tenesmen auch Fencheltee
- Ballaststoffreiche Ernährung:
  - Leinsamen, Weizenkleie, Müsli oder Dörrobst immer mit reichlich Flüssigkeit verabreichen
  - Ballaststoffreiche Sondenkost wählen
  - Regelmäßige Gabe probiotischer Lebensmittel (z. B. Actimel®) zur Unterstützung der Darmflora
- Frühzeitiger enteraler Kostaufbau, auch bei intubierten Patienten (über Magensonde)

Bewegung
- Frühmobilisation: Sitzen an der Bettkante, vor dem Bett stehen, über den Flur gehen
- Bettfahrrad, Krankengymnastik, passives Durchbewegen

Allgemeine und physikalische Maßnahmen
- Wenn möglich, Faktoren (z. B. Stress), die zur Stuhlunterdrückung führen, ausschalten, z. B.:
  - Ungestörte Stuhlausscheidung ermöglichen, im Patientenzimmer für Sichtschutz sorgen
  - Patienten nach Myokardinfarkt ggf. Toilettenstuhl benutzen lassen → nur in Absprache mit Arzt
- Feuchtwarme Bauchwickel
- Kolonmassage:
  - Anregung der Peristaltik
  - Durchführung frühestens 1 h nach der letzten Mahlzeit
  - Massagerichtung ist der natürliche Verlauf des Dickdarms, also beginnend im rechten Unterbauch, dann aufwärts bis zur Nabellinie, unterhalb des Bauchnabels zur linken Seite, endend im linken Unterbauch
  - Kreisende Bewegungen im Atemrhythmus, mit leichtem Druck bei der Ausatmung, ohne Druck bei der Einatmung
  - Dauer der Kolonmassage ca. 5–10 Min.

Rektale Maßnahmen
- **Klistiere:** Klysmen/Miniklistier zur Reinigung des Enddarms
- **Digitales Ausräumen:** indiziert bei Obstipation durch verhärteten Stuhl oder Kotsteinen

Reinigungseinlauf/Schwenkeinlauf
- Indikationen:
  - Ausgeprägte Obstipation
  - Darmreinigung bei Dünn- und Dickdarmuntersuchungen
  - Kontrastmittelapplikation bei Röntgenuntersuchungen des Darms
- ! Kontraindikationen: mechanischer Ileus, instabiler Kreislauf, akute Peritonitis, Vaginal- und Rektumfistel, Frühschwangerschaft, bei drohender Fehlgeburt, 4–6 Tage nach Darmoperationen

Medikamentöse Obstipationsprophylaxe
▶ Tab. 3.23

- Wie bei allen anderen Maßnahmen auch muss vor der Medikamenteneinnahme ein Ileus ausgeschlossen sein!
- Zeit des Wirkungseintritts bei der Applikation bedenken
- Abführmittel können bei längerer Anwendung zur Gewöhnung führen.

Tab. 3.23 Medikamentöse Obstipationsprophylaxe

Gruppe/Präparat	Wirkmechanismus	Besonderheiten
Quellmittel, z. B. Leinsamen, Weizenkleie, Agiocur®, Mucofalk®	• Nicht resorbierbare Substanzen, die im Darm aufquellen • Dehnen die Darmwand reflektorisch • Anregung der Darmperistaltik	• Auf ausreichende Flüssigkeitszufuhr achten • Zur längerfristigen Anwendung • Langer Wirkungseintritt > 12 h

Tab. 3.23 Medikamentöse Obstipationsprophylaxe *(Forts.)*

Gruppe/Präparat	Wirkmechanismus	Besonderheiten
Osmotisch wirkende Substanzen, z. B. Bifiteral®, Movicol®, Laxofalk®	• Verflüssigen den Darminhalt durch Flüssigkeitsverschiebung aus dem Darm • Reflektorischer Reiz durch Quellwirkung	• Auf ausreichende Flüssigkeitszufuhr achten • Zur längerfristigen Anwendung • Unterschiedlichen Wirkungseintritt beachten
Gleitmittel: • Oral, z. B. Paraffinöl • Rektal, z. B. Agarol®	• Wirken durch ihren Schmiereffekt • Reizen die Rektumschleimhaut	• Zäpfchen wirken schnell (10–20 Min.) und erleichtern die Entleerung bei hartem Stuhl im Rektum • Längerer Wirkungseintritt (> 8 h) bei oraler Anwendung • Bei längerfristiger Anwendung Störung der Vitaminresorption
Darmreizende Präparate, z. B. Laxobaral®, Liquidepur®, Dulcolax®, Agiolax®	• Hemmen über eine Irritation der Darmschleimhaut die Resorption von Natrium und Flüssigkeit • Fördern gleichzeitig die Absonderung anderer Elektrolyte in den Darm, z. B. Kalium und Kalzium	• Nur für den kurzzeitigen Einsatz geeignet • Bei Dauereinnahme drohen schwerwiegende Nebenwirkungen, z. B. Hypokaliämie, Osteoporose durch Kalziummangel, Darmatrophie und Leberschäden.

3.3.8 Intertrigoprophylaxe

Grundlagen
Ziel: Erhaltung intakter Haut in gefährdeten Arealen

Patienten mit erhöhtem Risiko
- Adipöse Patienten
- Inkontinente Menschen
- Menschen mit Spastiken und Lähmungen
- Bettlägerige
- Menschen mit starker Schweißbildung

Beobachtung
- Rote, juckende, schmerzende oder brennende Hautdefekte in Hautfalten, bei Pilzinfektionen oder Bakterien mit weißlichem oder nässendem Belag
- Gefährdete Körperareale sind alle Stellen, an denen Haut auf Haut liegt:
  - Im Halsbereich, den Achselhöhlen und unter den Brüsten
  - In Bauchfalten, den Leisten und den Innenseiten beider Oberschenkel
  - In der Analfalte und der Dammregion

Ursachen
- Reibung und Mazeration der Haut durch Feuchtigkeit, Hyperhydrosis, Inkontinenz → Aufquellen der Haut
- Reibung der Haut, z. B. durch enge Kleidung oder starkes Abtrocknen
- Falsche Hautpflege

Maßnahmen
- Gefährdete Patienten über die Gefahr des Wundwerdens informieren und beraten
- Häufige Kontrolle gefährdeter Körperareale
- Gefährdete Hautareale häufiger waschen und gründlich trockentupfen (!), nicht stark reiben oder rubbeln
- Bei pflegerischen Maßnahmen im betroffenen Areal Händedesinfektion und Handschuhe anziehen
- Kleidung darf an gefährdeten Körperarealen nicht zu eng sein, sollte Feuchtigkeit aufnehmen und luftdurchlässig (Baumwolle) sein
- Mit Pflegemittel sparsam umgehen, auf Allergieneigung achten
! Auf Puder verzichten → kann die Poren verschließen, verklumpen und lässt sich schlecht entfernen
- An besonders gefährdeten Körperstellen Mullkompressen einlegen und regelmäßig wechseln
- Ggf. gefährdete Hautstellen mit dünnen Hydrokolloidplatten versorgen
- Bei vorliegender Pilzinfektion (Abstrich!) ggf. Canesten® auftragen

3.3.9 Zystitisprophylaxe

Ca. 90 % der nosokomialen Harnwegsinfektionen sind nachweislich durch einen transurethralen Blasenkatheter verursacht.

Grundlagen

Ziele
- Intakte Blasenschleimhaut
- Entzündungen werden vermieden

Patienten mit erhöhtem Risiko
- Patienten mit transurethralem Blasendauerkatheter (▶ 5.4.1)
- Patienten mit mangelnder oder geschwächter Abwehrlage, z. B. alte oder immunsupprimierte Menschen
- Stuhl- und urininkontinente Patienten

Beobachtung
- Fieber
- Bakteriennachweis im Urin (Urinstatus, Uricult)
- Farb- und Geruchsveränderung des Urins: übel riechend und trüb
- Krustenbildung an der Harnröhrenöffnung (Meatus urethrae)
- Schmerzhafter Harndrang oder Krämpfe der Blasenmuskulatur, Dysurie

Ursachen
- Einschieben von Mikroorganismen aus dem Bereich der Harnröhrenöffnung und Urethra
- Verunreinigung und mangelnde Hygiene im Intimbereich, dadurch aszendierende (aufsteigende) Harnwegsinfektion = extrakanalikulär
- Reflux von abgeleitetem stehendem Urin = intrakanalikulär
- Urothelirritationen und Harnröhrenstrikturen
- Mangelnde Flüssigkeitszufuhr

- Ablagerungen am Kathetersystem
- Geöffnetes System, z. B. bei Diskonnektion von Ablaufbeutel oder Blasenspülung
- Zytostatikatherapie
- Material und Verweildauer eines Katheters
- Unsachgemäße Durchführung der Katheterisierung

Maßnahmen
! Der Einsatz eines Blasendauerkatheters (BDK) bedarf einer strengen Indikationsstellung.

Katheterauswahl
- Bei einer Verweildauer:
  - Von < 5 Tagen → Latexkatheter
  - Von > 5 Tagen → Vollsilikonkatheter
- Die Größe des Katheters richtet sich nach der Größe der Harnröhrenöffnung
! In der Regel reicht ein Katheter Ch 12
! Bei absehbarer längerfristiger Katheterisierung ist der suprapubische Blasenkatheter (mit Temperatursonde) vorzuziehen (▶ 5.4.2)

Suprapubischer Blasenkatheter

Vorteile
- Umgehung der Harnröhre → keine Harnröhrenstriktur
- Keine postinstrumentelle Urethritis, Prostatitis, Epididymitis
- Reduktion nosokomialer Harnwegsinfektionen
- Spontanmiktion sowie Restharnbestimmung möglich
- Geringe subjektive Patientenbelästigung und geringerer Pflegeaufwand

Nachteile
- Mehr Kontraindikationen: Blasentumor, großer Abdominaltumor, Markumarisierung, Makrohämaturie, Hauterkrankungen im Punktionsbereich, Schwangerschaft, nicht gefüllte Blase
- Nicht delegierbare ärztliche Tätigkeit
- Zusatzmaßnahmen erforderlich, ggf. Blasenfüllung
- Wenn Komplikationen, dann gravierend

Handlungsprinzipien im Umgang mit transurethralem BDK
! Transurethralen Blasendauerkatheter so früh wie möglich entfernen
- „Blasentraining" (intermittierendes Abklemmen) wird aufgrund initiierter Infektionskomplikation nicht mehr durchgeführt → Dauerkatheter entfernen und Patienten ggf. einmalkatheterisieren
- Streng aseptisches Vorgehen beim Legen eines Blasendauerkatheters
- Katheter mit sterilem Aqua dest. oder steriler 8–10-prozentiger Glyzerin-Wasserlösung (bei Silikonkatheter) blocken → Überblockung unbedingt vermeiden
! Geschlossene Ableitungssysteme nicht trennen!
- Ist eine Diskonnektion unvermeidbar, Konnektionsstellen unter aseptischer Sprüh-Wischdesinfektion mit einem alkoholischen Präparat wieder konnektieren
- Keine Spülung zur Infektionsprophylaxe oder zum Entfernen von Inkrustationen → Katheterwechsel
- Auffangbeutel immer frei hängend ohne Bodenkontakt anbringen, Drainageschlauch so legen, dass er nicht abknicken kann

- Um das Zurücklaufen von Urin zu vermeiden, Auffangbeutel nicht über Blasenniveau anheben
- Beim Ausleeren des Auffangbeutels Einmalhandschuhe tragen, Nachtropfen am Auslassschlauch vermeiden
- Reinigung des Genitales mit Wasser und Seifenlotion ohne antiseptische Substanz, 2× tgl.
- Meatusnahe Katheterinkrustationen schonend mit Mullkompressen beseitigen, die mit Schleimhautdesinfektionsmittel (z. B. Octenisept®) getränkt sind
- Auf ausreichende Flüssigkeitszufuhr achten → mind. 2 l am Tag

Literatur
Berning A. Prophylaxen in der Pflegepraxis. München: Elsevier/Urban & Fischer, 2006.
Heuwinkel-Otter A, Nümann-Dulke A, Matscheko N. Menschen pflegen. Band 2. Heidelberg: Springer, 2006.
Kamphausen U. Prophylaxen in der Pflege. 6. A. Stuttgart: Kohlhammer, 2010.
Kellnhauser E, Schewior-Popp S, Sitzmann F. Thiemes Pflege. 11. A. Stuttgart: Thieme, 2009.
Larsen R. Anästhesie und Intensivmedizin für Schwestern und Pfleger. 6. A. Berlin: Springer, 2003.
Latasch L, Knipfer E. Anästhesie, Intensivmedizin, Intensivpflege. 2. A. München: Elsevier/Urban & Fischer, 2004.
Lauber A, Schmalstieg P. Prävention und Rehabilitation. Stuttgart: Thieme, 2004.
Menche N. Pflege Heute. 5. A. München: Elsevier, 2011.
Philbert-Hasucha S. Pflegekompendium. Heidelberg: Springer, 2006.
Ullrich L, Stolecki D, Grünewald M. Thiemes Intensivpflege und Anästhesie. Stuttgart: Thieme, Stuttgart 2005.

3.4 Mobilisation und Lagerung
Lutz Krüger

3.4.1 Aktive und passive Mobilisation

Grundlagen
Frühzeitiger Beginn der Maßnahmen ist abhängig von der Pathogenese, der physischen und psychischen Belastbarkeit des Patienten und dem Therapieziel.
Immobilität hat unabhängig von der Ursache weitreichende Folgen (vgl. Nydahl, Flohr, Rotaug, 2010):
- Erhöhtes Thromboserisiko
- Dekubitusgefahr
- Verschlechterung der Atmung/Anstieg des Pneumonierisikos
- Obstipation, Harninkontinenz, Elektrolytverschiebungen, Ödembildung
- Hormonelle Störungen, Veränderung der Blutgerinnung
- Immobilitätsosteoporose/Kontrakturen
- Emotionale und kognitive Veränderungen bis hin zur Depression

Ziele
- Muskulatur erhalten und stärken, Beweglichkeit der Gelenke erhalten
- Ausreichende Knorpel- und Synovialernährung
- Aktivierung des Kreislaufs
- Psychische Stabilisierung des Patienten: Selbstwertgefühl stärken

Passives und unterstützendes Bewegen

Anwenden bei Patienten, die aus eigener Energie nicht handeln dürfen oder können (▶ 3.2.1)

Prinzipien
- Mikrobewegungen fördern und unterstützen
- Gelenke um alle Gelenkachsen bewegen
- Proximales Gelenk fixieren
- Eigengewicht der distalen Extremität unterstützen

Maßnahmen
- Eigenbewegung fördern: Hals, Schulter und Hüfte nicht mit Lagerungsmaterial blockieren; wenn möglich, Patienten auf eine normale Matratze legen, um die Körperwahrnehmung zu fördern
- Frühmobilisation nach Stufenplan
- Patienten nach kinästhetischen Grundsätzen bewegen (▶ 3.6.2)
- Passive Bewegungsübungen (▶ Abb. 3.19– ▶ Abb. 3.25)
- Kontrakturprophylaxe (▶ 3.3.2)
- Lagern und Drehen im Bett

Passive Bewegungstherapie
- Regelmäßig, frühzeitig mind. 2× tgl. jedes Gelenk physiologisch bewegen
- Reihenfolge: mit den kleinen Gelenken beginnen
- Langsam ausführen, das nächste Gelenk fixieren (▶ Abb. 3.19– ▶ Abb. 3.25)
- Bei Widerstand aufhören; Schmerz- und Belastungsgrenze beachten und nicht überschreiten
- Vitalzeichen, Mimik, Hautfarbe und ggf. plötzliche Schweißausbrüche als Schmerzzeichen beachten
- Ablösen der passiven durch aktive Bewegungsübungen so früh es geht

Aktive Mobilisation

Anwenden bei Patienten, die die eigene Kraft nutzen können und dürfen. Aktives Bewegen ist der passiven Bewegungstherapie immer vorzuziehen, wenn es der Zustand des Patienten zulässt.

Maßnahmen
- Wie passive Mobilisation, nur z. T. oder gar nicht unterstützt
- Bettfahrrad oder 2 miteinander verbundene Katheterbeutel, einer mit Luft gefüllt, im Wechsel treten (▶ 3.3.3)
- Auf die Bettkante, in den Sessel, Mobilisationsstuhl oder Rollstuhl setzen
- Stehen, Gehtraining

Kontraindikationen
Frischer Myokardinfarkt, Zustand nach CPR, akute Angina pectoris, frische Lungenembolie, bekannte Thrombose, akutes SHT mit erhöhtem Hirndruck, akute Insulte, Gehirnblutung, instabile Frakturen, Extensionen, post-OP bei Gefäßplastiken, offenes Abdomen, offener Thorax, schwere COPD, BMI > 45, großlumige Femoraliskatheter (> 24 h) (vgl. Nydahl et al. 2010)

3.4 Mobilisation und Lagerung

Durchführung
- Art und Zeitpunkt der Maßnahmen in Absprache mit Kollegen, Therapeuten und Ärzten in den Pflegeplan einbinden, z. B. bei der Körperpflege, Betten
- Alle Maßnahmen vor und während der Ausführung genau erklären, um Ängsten und Unsicherheiten zu begegnen, auch bewusstlose Patienten ansprechen
- Vor Beginn nach Schmerzen erkundigen, evtl. Schmerzzeichen beachten und ggf. adäquat Analgetika verabreichen
- Alle Alarme, Zugänge, Trachealtubus, -kanüle, Beatmungsschläuche, Katheter und sonstige Drainagen auf die Maßnahme einrichten bzw., wenn möglich, abbauen
- Mitarbeit des Patienten auf die Ressourcen und Erkrankung des Patienten abstimmen:
  - Assistierte Form: Patient führt mit leichter Unterstützung Übungen selbst durch
  - Aktive Form: völlig selbstständige Durchführung
  - Resistive Form: Patient führt Übungen gegen einen manuellen Widerstand aus
- Überforderung vermeiden, schrittweise steigern
- Mobilisation nach Stufenplan (vgl. Nydahl, Flohr, Rotaug, 2010)
  - Passive Bewegungsübungen (bei Bewusstlosen)
  - Sitzen im Bett
  - Mobilisation an die Bettkante
  - Stehen vor dem Bett (nicht alleine durchführen, Gefahr der Kreislaufinsuffizienz)
  - Vor dem Bett auf der Stelle treten
  - Sitzen im Sessel: Sicherheit durch Präsenz und Sichtkontakt geben
  - Gehtraining nur bei stabilem Kreislauf mit zwei Pflegekräften
- Patient dazu anhalten, mehrmals täglich alle Gelenke, so weit ihm möglich, zu bewegen (Kontrakturen- und Spitzfußprophylaxe ▶ 3.3.2)
- Maßnahmen, Zeitpunkt und Fortschritte (auch für den Patienten sichtbar) dokumentieren

---

- Monitoring: Atemfrequenz, Hautfarbe, Schweiß beobachten und den Patienten indirekt nach Übelkeit und Schwindel fragen (z. B. „Fühlen Sie sich wohl?"), oftmals sind HF und RR nur relativ verwertbar (Medikamenteneinfluss)
! Einfluss der PDA (z. B. Halbwertszeit) beachten: bis 2–3 h nach letzter Medikamentengabe keine Mobilisation außerhalb des Bettes
- Mobilisation immer mit dem Patienten und dem Arzt vorher absprechen
- Der Toilettenstuhl ist für Herzinfarktpatienten meist weniger belastend als das Steckbecken.

3.4.2 Lagerung

Mikropositionswechsel
- **Indikationen:** Stimulation zur Mikrobewegung, Schmerzpatienten, nächtliche Positionswechsel

- **Durchführung:** Minimales Verschieben der großen Gelenke, z. B. Hüfte oder Schulter. Kleine Kissen/gefaltetes Handtuch unter Rücken, Hüfte, Bein, Schulter positionieren, um geringe Lageveränderungen zu erzielen (▶ Abb. 3.21).
- Zweistündlicher Positionswechsel

Flachlagerung/Rückenlagerung
- **Indikationen:** Rücken-OP, Wirbelsäulen- oder Beckenfrakturen
- Kurzzeitig mit Knierolle zur Bauchentlastung
- **Durchführung:** Bett flach, Fußstütze und kleines Nackenkissen einbetten, Kopf liegt in gleicher Ebene zur Wirbelsäule, evtl. Knierolle (Kontrakturgefahr), Arme hochlagern, Ellenbogen weich lagern, Gelenke im Wechsel in Ruhe- bzw. Funktionsstellung lagern

Fünf-Kissen-Lagerung
- **Indikationen:** Weich- und Hohllagerung gefährdeter Regionen in Rückenlage, Freilagerung bereits betroffener Hautregionen
- **Durchführung:** 1. Kissen unter dem Kopf, 2. Kissen unter dem Rücken, sodass die Schultern und der Steiß freiliegen, 3. Kissen unter den Oberschenkeln (Kniekehle frei), 4. Kissen unter den Unterschenkel, wobei die Fersen freiliegen, 5. Kissen am Fußende zur Spitzfußprophylaxe
- Diese Lagerung kann auch in 30°-Seitenlage durchgeführt werden.

30°-Seitenlagerung
- **Indikationen:** Dekubitusprophylaxe und -therapie, zur Nahrungsaufnahme bei Dekubitus im Sakralbereich
- ! **Kontraindikationen:** kardiopulmonale Instabilität, frische Wirbelsäulenverletzungen und Bandscheibenoperationen
- **Durchführung:** Kopfteil eben bis leicht erhöht, Patient auf die jeweilige Seite drehen und mit Kissen bzw. Decken am Rumpf und unter den Beinen abstützen (dabei nie ein Bein mit dem anderen belasten) und mit Kissen abpolstern, Füße frei halten
- ! Weitere Möglichkeit: Matratze auf ganzer Länge einer Seite mit 30°-Kunststoffkeilen unterlegen, Unterarme möglichst hochlagern

90°-Seitenlage
- **Indikationen:** nach Lungenteilresektion, Hemiplegie
- ! **Kontraindikation:** wie bei 30°-Lagerung, Beckenfraktur, instabile Rippenfraktur, Frakturen im Oberarm-Schulterbereich, SHT, ggf. Extension
- **Durchführung:** wie 30°-Lagerung
- ! Trochanter, belastetes Schultergelenk und Kopfhälfte (Ohr) sind stark dekubitus- und kontrakturgefährdet

Bauchlagerung 135° oder 180°
- **Ziel:** Verbesserung des pulmonalen Gasaustauschs, Verminderung/Minimierung des Lungenschadens, Sekretmobilisation
- **Indikationen:** akute Lungenschädigung (ALI/ARDS)
- ! **Kontraindikationen:** instabiler Kreislauf/Schock, bedrohliche Herzrhythmusstörungen, frische bzw. instabile Wirbelverletzungen, erhöhter intrazerebraler Druck, Extension und offenes Abdomen

3.4 Mobilisation und Lagerung

Durchführung 180°-Bauchlagerung
- Zeitpunkt des Lagewechsels mit Kollegen absprechen, mind. zwei zusätzliche Helfer
- Alle Infusionsleitungen, Perfusorleitungen, Magensonde etc. zum Kopf hoch ausleiten.
- Alle Drainagen zum Fuß hin ausleiten
- Bei stabilen Kreislaufverhältnissen EKG-Kabel und nichtinvasive Blutdruckmessung (▶ 3.2.5) kurzzeitig abbauen.
- ! SaO_2-Messung belassen
- Lagerungsmaterialien vorbereiten
- Augen vor der Lagerung mit dünnem Pflaster verschließen, um einen kompletten Lidschluss zu gewährleisten.
- Geschlossenes Absaugsystem verwenden, um eine endotracheale Absaugung auch in dieser Lagerung durchführen zu können
- Patienten möglichst nahe an eine Bettkante bewegen
- Der Arm auf der Seite, worüber die Bewegung ausgeführt werden soll, wird so weit wie möglich unter das Gesäß gelegt.
- Kopfteil gerade, Kopf liegt etwas zur Seite der Bewegung gedreht auf einem kleinen Kissen. Tubus, Beatmungsschläuche werden vom ersten Helfer gesichert.
- Der Helfer am Kopf übernimmt die Anweisung für den Ablauf.
- Helfer 2 und 3 drehen den Patienten nun auf Weisung langsam auf die Seite, positionieren die Lagerungskissen am Thorax und am Becken und drehen den Patienten weiter auf den Bauch.
- Der Bauch soll in der Endposition frei liegen.
- Fußkissen oder eine Rolle in die Spannbeuge zur Entlastung der Zehen legen oder Patient so weit ans Bettende rutschen (lassen), bis Füße überhängen
- EKG und nichtinvasive Blutdruckmessung wieder anschließen
- Lagerung des Kopfes entweder zur Seite (Lage der Ohren kontrollieren) oder auf spezielle Lagerungskissen mit Aussparungen für Nase und Augen, damit auf den Augenbulbus kein Druck entsteht
- Arme am Körper anlegen oder angewinkelt mit den Handflächen nach unten lagern. Zwischen diesen beiden Möglichkeiten der Armposition regelmäßig wechseln.
- Tipp: Bauchlagerungsbett

Durchführung 135°-Bauchlagerung
Wie 180°-Bauchlagerung, ist insgesamt etwas leichter durchzuführen, zusätzlich:
- Lagerungsmaterialien vorbereiten, am besten Stillkissen oder längsgerollte Bettdecke
- Der Arm auf der Seite, über die die Bewegung ausgeführt werden soll, wird so weit wie möglich unter das Gesäß gelegt.
- Kopfteil gerade, Kopf liegt etwas zur Seite der Bewegung gedreht auf einem kleinen Kissen. Tubus und Beatmungsschläuche werden vom ersten Helfer gesichert.
- Lagerungsmaterial in die Bettmitte legen und den Patienten langsam über die Seite rollen, sodass er mit Thorax, Bauch und Becken auf dem Lagerungsmaterial zum Liegen kommt
- Unten liegenden Arm leicht abgewinkelt nach hinten auslagern, oben liegenden Arm in Funktionsstellung lagern

> **Achtung – Bauchlagerung**
> - Zur Behandlung pulmonaler Komplikationen sollte der Patient jeweils für mind. 12 h in dieser Lage verbleiben.
> - Ausreichende Analgosedierung
> - Kontrolle exponierter Druckstellen, wie Knie, Becken, Gesicht, Mamille, Fuß
> - Massive Gesichts- und Augenlidödeme lassen sich häufig nicht vermeiden.
> - Bei Patienten mit Schädel-Hirn-Trauma ICP beachten.

Kontinuierliche laterale Rotationstherapie (KLRT)
- **Ziel:** Vermeiden von pulmonalen Komplikationen (Atelektasen, Pneumonie, pulmonaler Sekretstau), Verbesserung des pulmonalen Gasaustausch
- **Indikationen:** akute Lungenschädigung (ALI/ARDS), vor allem bei Schwerstverletzten, wenn eine andere Lagerungsmöglichkeit nicht möglich ist.
- ! **Kontraindikationen:** schwerer Schock, frische bzw. instabile Wirbelverletzungen, Körpergewicht > 150 kg

Durchführung KLRT
- Einweisung und Schulung erfolgt i. d. R. durch einen Mitarbeiter der Firma
- Kinetische Therapie (▶ 3.4.4)

3.4.3 Pflegerische Interventionen bei Lageveränderung des Patienten

Allgemeines zur Vorbereitung
- Bei jeder Art der Patientenlagerung sollten kinästhetische Aspekte (▶ 3.6.2) zum Selbstschutz (Rückenleiden) und zum schonenden Umgang mit dem Patienten angewendet werden.
- Information des Patienten über die geplante Maßnahme
- Gut geplante Vorbereitung durch Einbeziehen anderer Kollegen oder Berufsgruppen
- Ausreichend Lagerungsmaterialien bereitstellen
- Alarme deaktivieren und kurzzeitig entbehrliche Kabel und Schläuche abbauen
- Anus-praeter-Beutel und Ausstreifbeutel mit Wundsekret vor Lagewechsel leeren

Allgemeines zur Durchführung
- Jede Lagerungsart hat Einfluss auf die Beatmungsparameter, z. B. veränderte Compliance und Resistance mit allen Konsequenzen auf Sauerstoffaufnahme, Atemfrequenz, Spitzendruck.
- Aktuelle Lagerungsart auf Blutgasanalysen bzw. im Beatmungsprotokoll dokumentieren
- Beim Umlagern auf Schmerzzeichen achten, ausgelöst z. B. durch Drainageschläuche, Filtrationskanülen, ZVK
- Auf sich verändernde ggf. erhöhte Systemdrücke achten
- Infusionsleitungen, Thoraxdrainageschläuche und direkte Zuleitungen zu körpernahen Anschlüssen (z. B. Filtrationsschläuche) in ihrer Länge der Lagerung anpassen bzw. nachführen, um unerwünschte Spannungen zu vermeiden

- Zu- und Ableitungen: adäquat fixieren, Abknickungen und Dislokation vermeiden, ggf. abpolstern
- Sogverhalten an der Thoraxdrainage beachten, evtl. ändern → Information an den Arzt
- In Seitenlagerung über 30° müssen aufgrund der Schlauchlänge Drainageablaufsysteme auf der anderen Bettseite angebracht werden. Urin- und Drainagebeutel vor Anheben über Patientenniveau zuklemmen (Rücklauf vermeiden), nach Öffnen auf Abfluss achten (Heberprinzip)

Allgemeines zur Nachsorge
- Alle Kabel und Schläuche wieder anschließen und Alarme wieder aktivieren
- Druckaufnehmer justieren
- Klingel und andere Utensilien, z. B. Getränke, Bilder, in Patientennähe bringen
- Patientenbeobachtung (liegt er bequem, möchte er anders liegen, bei sedierten Patienten Mimik beobachten)

Literatur
Schwartz F. Schutz für die gefährdete Haut. Die Schwester/Der Pfleger, Bibliomed 2005; 6: 436–438.

Nydahl P. Flohr HJ. Rotaug O. „Möchten Sie heute aufstehen?". Gehen mit beatmeten Patienten. PflegeIntensiv, Bibliomed 2010; 21–25.

S2e-Leitlinie der Deutschen Gesellschaft für Anästhesiologie und Intensivmedizin (DGAI) Lagerungstherapie zur Prophylaxe oder Therapie von pulmonalen Funktionsstörungen. www.dgai.de/06pdf/13_Lagerungstherapie-Leitlinie.pdf (letzter Zugriff: 17.8.2011).

3.4.4 Spezielle Intensivbetten

Es besteht die Möglichkeit, verschiedene Intensivbetten unterschiedlicher Firmen für spezielle Einsatzbereiche zu verwenden.

Generell sind immer Herstellerangaben und das MPG (▶ 1.5.9) bei allen Spezialbetten zu beachten.

Low Air Loss System

TotalCare® Duo 2® (Hill-Rom); TheraPulse® (KCI)
- Komplette Betten, deren Matratzen aus einem Luftkammersystem bestehen und somit eine steuerbare Wechseldrucklagerung zur Dekubitusprophylaxe bzw. -therapie von schwerstkranken Patienten gewährleisten
- Möglichkeit der Pulsationstherapie (wellenartiges Aufblasen der einzelnen Luftkammern) zur Verhinderung/Therapie von Druckgeschwüren und Ödemen

TotalCare SpO2RT® (Hill-Rom); TryaDyne Proventa® (KCI)
- Zusätzlich die Möglichkeit der Perkussions- und Vibrationstherapie beim pneumoniegefährdeten Patienten
- Automatische Patientenpositionierung (einstellbarer Lagewechsel bis zu 45°)

BariAir® (KCI)
- Speziell für adipöse Patienten bis 300 kg KG
- Alle Funktionen wie bisher beschrieben
- Verbesserte Patientenmobilisation durch Sitzpositionsstellung

Vorteile

- Partielle Druckentlastung für Dekubitus und dekubitusgefährdete Patienten
- Sekretmobilisation durch 45° Positionierung und Perkussion
- Einführung bzw. Einstellung erfolgt über Firmenpersonal
- Wasserabweisendes, aber wasserdampfdurchlässiges Material (meist Gore-Tex®)
- Eingebaute Heizung, Akkubetrieb möglich, z. T. integrierte Waage
- Patient lässt sich durch Zug am Laken im Bett gut positionieren
- Notfallentlüftung für Reanimation
- Reinigung und Desinfektion über die Firma bzw. Wischdesinfektion

Nachteile

- Schweres Bewegen und Fahren der Low-Flow-Betten
- Erschwerte Mobilisation der Patienten durch Betthöhe
- Ständige Geräuschkulisse
- Haut kann durch warmen trockenen Luftstrom (Wärmestau) austrocknen
- Akute Rutschgefahr durch verminderte Reibung zwischen Kunststoff und Laken, daher Vorsicht beim Betten. Immer Bettgitter benutzen!
- Kauf- und Mietpreis hoch

Air Fluidised System

Clinitron® AF (Hill-Rom); FluidAir® Elite (KCI)
Patient liegt auf einem in einer Wanne lose eingespanntem Filtertuch. Der darunter von einer Turbine kontinuierlich oder im Intervall aufgewirbelte bzw. verflüssigte feine Quarzsand hält den Auflagedruck bei 15–17 mmHg. Die Arbeitstemperatur ist von 28–34 °C regulierbar.

Vorteile

- Hervorragende Druckentlastung und gute Heilungstendenz bei großen Hautdefekten, z. B. Dekubiti und Verbrennungen
- Passt sich an die Körperform im Schwebemodus an
- Nach Abschalten feste Unterlage, z. B. zum Betten, Lagern
- Körperflüssigkeit durchdringt das Filtertuch und wird vom Quarzsand aufgesaugt
- Aufbereitung, Entsorgung und Einweisung über die jeweilige Firma

Nachteile

- Evtl. Orientierungsverlust des Patienten durch Schwebelage
- Patienten leiden zudem nicht selten an Übelkeit
- Bett ist durch hohes Gewicht (ca. 1 t) unbeweglich
- Herzbettlage und Kopftieflage nicht möglich
- Für Wirbelsäulenverletzte nicht geeignet
- Mobilisation und Oberkörperhochlagerung sind problematisch
- Arbeitshöhe nicht verstellbar, hoher Wannenrand
- Warmer und trockener Luftstrom trocknet Haut und feuchte Verbände aus
- Erhöhte Geräuschkulisse und Raumtemperatur
- Hoher Kauf- und Mietpreis

- Das Bauchlagerungsbett LAD 2010
- Mithilfe dieses Bettes sollen die vorhandenen Risiken beim Drehmanöver in die Bauchlage (wie Tubusdislokation, Verlust von Zugängen) reduziert werden.

- Dieses Bett wurde von ärztlichen und pflegerischen Kollegen des Berufsgenossenschaftlichen Universitätsklinikum Bergmannheil in Bochum entwickelt, da es derzeit kein vergleichbares Bett auf dem Markt gibt.
- Das Bett wurde von mehreren unabhängigen Instituten überprüft, hat eine CE-Zertifizierung und erfüllt die Anforderungen nach Anhang 1 der RL 93/42 EWG nach MPG
- Weitere Informationen unter: www.wechsellagerungsbett.de

Kinetische Therapie

TriaDyneProventa® (KCI); Respistar® (Hill-Rom) Matratzensystem; TotalCare® Serie (Hill-Rom)

Betten zur Dekubitusprophylaxe und kinetischen Therapie der Ateminsuffizienz (Rotation bis 45°) mit zusätzlicher Perkussions- und Vibrationsmöglichkeit im Thoraxbereich über hochfrequente Luftbewegungen in der Matratze.

Vorteile
- Rotation und Perkussion lassen sich programmieren
- Viele Funktionen sind über im Seitenschutz integrierte Knöpfe zu steuern
- Bett-, Kopf- und Fußteil elektrisch höhenverstellbar
- Matratzenbezug mit Austauschsystem wechselbar
- Basale Stimulation® ist über unterschiedliche Luftdrücke in den drei unteren Matratzensegmenten möglich
- Integrierte Waage
- Zugelassen bis 180 kg KG (fährt selbst mit Patienten noch adäquat)
- Über die ganze Länge röntgenfähig, verfügt über spezielle Röntgenfilmtaschen
- Beim Herunterklappen des Seitenschutzes automatisch Rückenlagerung des Patienten
- Im Akkubetrieb nur LOW-FLOW-Funktion
- Reanimationsstellung

Nachteile
- Rotation und Vibration können zur Unruhe des Patienten führen
- Tubusdiskonnektion unter der Vibration möglich
- Lautes Arbeitsgeräusch, gerade bei schweren Patienten
- Hoher Kauf- und Mietpreis

RotoRest® (KCI)

Beidseitige Drehung bis auf eine Neigung von 62° im individuellen Takt bei optimaler Lagerungsstabilität. Extremitäten, Rumpf und Kopf werden in gepolsterten und herausnehmbaren Haltesegmenten fixiert.

! Vorgeschrieben ist ein Probelauf mit allen zuführenden Patientenschläuchen, -kabeln und -drainagen!

Vorteile
- Bei polytraumatisierten Patienten mit Becken-, Wirbelsäulen- und multiplen Frakturen einsetzbar (Indikation prüfen)
- Gute Wirkungsweise durch schnellen Einsatz bei schwerem Thoraxtrauma
- Drehwinkel, Rotationsseite und Pausenintervalle individuell einstellbar
- Sechs einzelne Zugangsöffnungen zur pflegerischen Versorgung des Patienten

- Eingebaute Röntgenfilmplatte, die Aufnahmen vom Thorax ermöglicht
- Rotation auch mit Extension möglich

Nachteile
- Nicht ausreichend sedierte und wache Patienten geraten bei 62°-Stellung leicht in Panik
- Erhöhte Dekubitusgefahr schon bei kleinen Pausen der Rotation (Nichtrotation), verursacht durch Scher- und Reibungskräfte, wenn Haltesegmente nicht fachgerecht eingebaut sind
- Bett ist sehr schwer und schlecht zu bewegen
- Körper- und Gewichtsgrenzen (max. 2 m/nicht adipös)
- Hoher Auflagedruck unter max. Seitenlage
- Bei Fixateur externe (▶ 8.3.7) Anordnung des Operateurs einholen
- Bettauflage ist relativ hart
- Körperflüssigkeit kann in die Halterung der Segmente laufen und ggf. von den Polstern aufgenommen werden.
- Umständliches Beziehen und Reinigen der Polster und des Bettes
- Polsterbezüge nur über die Firma erhältlich
- Aufwendiges, auf das Bett zentriertes Aufrüsten der weiteren Medizintechnik
- Ventilatorbetrieb ist ungefiltert

> **Tipps und Tricks bei Spezialbetten**
> Beim Einsatz von spezifischen Intensivbetten zur Dekubitusprophylaxe darf nicht vergessen werden, dass der Patient trotz der hohen Wirksamkeit dieser Lagerungssysteme immer noch laut Bewegungsplan gelagert werden muss, um u. a. Dekubitus, Kontrakturen und Pneumonien zu vermeiden und die Wahrnehmung zu fördern!
> - Bei Respistar® und TriaDyne® müssen bei starker Rotation die Arme seitlich mit Kissen hochgelagert werden, sonst rutschen sie unter den Körper. Die Kissen verhindern in der Rotation allzu engen Kontakt mit dem Seitenschutz.
> - Orientierungslosigkeit nimmt bei längerer Verweildauer auf weichen Medien zu
> - Bei den genannten Spezialbetten, Matratzen und Auflagen Laken nicht fest einziehen
> - Keine Gummiunterlage zwischen Laken und Filtertuch bzw. Auflageoberfläche
> - Genaue Dokumentation aller eingestellten Bettparameter
> - Herausrutschen des Patienten beim Betten mit Luftsystemen durch Ausschalten vermeiden (ggf. zusätzlichen Seitenschutz verwenden)
> - Spezialschonbezüge und Polster rechtzeitig ordern oder Firma schriftlich auf Lieferzeitraum, -datum und -menge fixieren
> - Bei Rotationsbetrieb oft Angst bis Panik beim Patienten, ggf. Sedierung erwägen
> - Extubationsprophylaxe bei Rotationssystemen:
>   - Beatmungsschläuche von hinten über den Kopf frei mit etwas Spiel führen
>   - Probeläufe mit verschiedenen Variationen der Gänsegurgelführung durchführen

- Bei Infusionen genug Schlauch lassen → Probelauf
- Nicht mit Pflaster fixieren → vorhandene Klettverschlüsse benutzen
• Extubationsgefahr bei Schnellentlüftung der Luftkisseneinheiten zur Reanimation durch fixierte Beatmungsschläuche
• Pendelbewegungen des Kopfs unter der Rotation mit Extubationsgefahr durch seitliches Abpolstern vorbeugen
• Luftkissenrotationseinheiten nur mit Sicherheitsgurt bzw. Seitenschutz verwenden
• Der Namenszusatz Therapie bedingt evtl. eine Arztanordnung für den Einsatz eines Systems

Literatur
Goertz O, Hirsch T, Lehnhardt M, Wiebalck A, Steinau H.-U, Hormann H.H, Swol J. Vorstellung eines neu entwickelten Bettes zur Bauchlagerungstherapie des beatmeten Patienten. Anästhesie & Intensivmedizin, Aktiv Druck&Verlag GmbH 2010; 51: 484–490.
Goertz O, Hirsch T, Lehnhardt M, Wiebalck A, Steinau H.-U, Hormann H.H, Swol J. Bauchlagerung. Neues Bett erleichtert Wendemanöver. PflegeIntensiv, Bibliomed 2010; 2: 26–29.
www.hill-rom.com, www.kci-medical.com (letzter Zugriff: 15.8.2011).

3.5 Körperpflege
Christina Greil

3.5.1 Ganzkörperwaschung bei Schwerkranken

Handlungsprinzipien

Allgemein
• Zuerst Kontakt mit dem Patienten aufnehmen, z. B. durch Begrüßung mit persönlicher Vorstellung und Information über die beabsichtigten Pflegemaßnahmen

! Das Berühren und Unterstützen des Patienten bei Pflegehandlungen erfolgt immer mit der ganzen Handfläche und wird verbal begleitet. Vor Beginn einer Maßnahme die Reaktion bzw. Antwort des Patienten nach erfolgter Information abwarten.

• Patientenwünsche berücksichtigen, Ressourcen des Patienten gezielt einsetzen und, wenn möglich und gewünscht, Angehörige in Pflegehandlungen integrieren
• Intimsphäre des Patienten wahren, z. B. Sichtschutz, einzelne Körperpartien nur unvollständig aufdecken

Besonderheiten bei der Vorbereitung
• Anamnese des Patienten erheben: Allergien, z. B. Waschlotionen, Pflaster, und Hautkrankheiten, z. B. Psoriasis, Pilzbefall, erfragen
• Fixierungen und Lagerungen des Tubus, der EKG-Elektroden sowie aller Zu- und Ableitungen, z. B. Beatmungsschläuche, Katheter, Sonden, kontrollieren und sichern

- Für sicheren Seitenschutz (Schutz gegen Herausfallen des Patienten und evtl. Haltegriff für den Patienten) sorgen
! Auf ausreichende Analgesie, evtl. Sedierung nach ärztl. AO, achten → Anflutungs- und Halbwertszeit der Medikamente berücksichtigen

Besonderheiten bei der Durchführung
- Vitalparameter (RR, Puls, Temperatur), Atmung, Mimik, Hautfarbe und ggf. Hautveränderungen überprüfen, während der Pflegedurchführung beobachten und anschließend dokumentieren
- Aus hygienischen Gründen Schutzkittel tragen und 2-Schüssel-Methode einsetzen
- Patientenbett auf persönliche Arbeitshöhe einstellen, je nach Patient und ärztl. Anordnung eingeschränkte Lagerungsmöglichkeiten beachten; wenn möglich, Patienten erst zum Drehen flach lagern
- Wenn vorhanden, patienteneigene Pflegeprodukte verwenden → vertrauter Geruch fördert das Wohlbefinden und wirkt stimulierend
- Patienten mit Marcumar® oder Lysetherapie (▶ 8.2.8) trocken rasieren, ansonsten Nassrasur (Hygiene) bevorzugen
- Bauchnabel mit Stieltupfer reinigen (Nabelstein, Keimreservoir)

Wasserzusätze

- Intubierte und beatmete Patienten vor dem Waschen absaugen (endotracheal, Hals-, Nasen-, Rachenraum), da eine Flachlagerung oft eine Mobilisation des Bronchialsekrets bewirkt
- Pilzbefallene Körperstellen zuletzt waschen

Tab. 3.24 Wasserzusätze bei der Ganzkörperwaschung

Indikationen	Substanz	Wirkungsmechanismus	Anwendung
Reinigung der Haut	Wasser	• Lösen von wasserlöslichem Schmutz	• Wasser nicht zu heiß wählen; Patientenwunsch berücksichtigen • Haut, die spannt, rückfettende Lotion erforderlich
	Seife	• Lösen von nicht wasserlöslichem Schmutz • Primär alkalisch (pH 8–11) • Lösbarkeit des Hydro-Lipid-Mantels • Austrocknen der Haut durch Verdunstung körpereigenen Wassers	• Gründliches Abspülen von der Haut • Rückfettende Lotionen erforderlich
	Flüssigseife (84 % Wasseranteil)	• Wirkungsmechanismus wie Seife • Enthalten z. T. Fettsäuren als Zusatz (rückfettende Substanzen)	• Gründliches Abspülen von der Haut • Rückfettende Lotionen erforderlich

3.5 Körperpflege

Tab. 3.24 Wasserzusätze bei der Ganzkörperwaschung *(Forts.)*

Indikationen	Substanz	Wirkungsmechanismus	Anwendung
Patienten mit sehr trockener Haut	Badeöle	• Hohes Rückfettungspotenzial • Können die Hautporen verstopfen (Achtung bei Fieber!)	• Haut nur trockentupfen, damit der Ölfilm auf der Haut verbleibt • Anwendungshäufigkeit 2–3× pro Woche • Keine gleichzeitige Verwendung von Seifenzusätzen, Duftessenzen und Desinfektionsmitteln → evtl. Auslöser für Hautreizung bzw. Allergie

3.5.2 Spezielle therapeutische Waschung am Beispiel der Wahrnehmungsfördernden Ganzkörperwaschung

Auf folgende Umgebungsfaktoren ist bei therapeutischen Waschungen zu achten:
- Durchführung der Ganzkörperwaschung nur von einer Pflegeperson
- Für angenehm warme Zimmertemperatur sorgen
- Für ruhige Atmosphäre im Zimmer sorgen, Störungen während der Waschung vermeiden
- Gespräche während der therapeutischen Waschung reduzieren

- Punktuelle, oberflächliche, streifende, fliehende oder zerstreute Berührungen vermeiden
- Für gute Rückfettung der Haut sorgen, dabei Halt der Verbände, Tubenfixierungen und EKG-Elektroden sichern

Tab. 3.25 Wahrnehmungsfördernde Ganzkörperwaschung nach dem Bobath-Konzept® (▶ 3.6.1)

Indikationen	• Hemiplegie • Neurologische Ausfälle
Ziele	• Förderung der bewussten Wahrnehmung der plegischen Körperseite • Wiedererlernen verlorener Bewegungsfähigkeiten • Hemmung bzw. Vermeidung der Spastik
Material	• 1–2 raue Waschhandschuhe und Handtücher
Wassertemperatur	• Nach Wunsch des Patienten
Zusätze	• Keine Zusätze • Vertraute Seife bzw. Waschlotion des Patienten
Pflegemaßnahmen	• Pflegepersonal steht bei der stärker betroffenen Körperseite des Patienten • Grundsätzlich von der weniger betroffenen Körperseite ausgehend zur stärker betroffenen Körperhälfte hin waschen, beide Körperhälften gleichzeitig einbeziehen

Tab. 3.25 Wahrnehmungsfördernde Ganzkörperwaschung nach dem Bobath-Konzept® (▶ 3.6.1) *(Forts.)*

• An den Fingern beginnend, über die Hand, den Arm, die Schulter, das Sternum zur stärker betroffenen Seite hin waschen • Flächenhafte Berührungen mit deutlichem Druck anwenden • Rumpf, Beine und Rücken nach dem gleichen Prinzip behandeln • Gesicht separat waschen, Intimbereich aussparen • Abtrocknen sowie Eincremen des Patienten erfolgen in gleicher Weise

3.5.3 Hautpflege

Ziele

Ziel der Hautpflege ist, den Fett- bzw. Säureschutzmantel der Haut und die Hautfeuchtigkeit bei trockener Klimaanlagenluft, medikamentenbedingten Hautveränderungen, häufigem Waschen sowie trotz Pflaster bzw. Klebematerialien, Schweiß, Inkontinenz und Bettlägerigkeit zu erhalten.

Grundsatz

Der beste Hautschutz ist das Aufrechterhalten der äußeren Schutzschicht der Haut. Veränderungen des physiologischen pH-Werts der Haut begünstigen das Bakterienwachstum und führen zu Wundsein und Dekubitus.

Tab. 3.26 Hautpflege bei unterschiedlichen Hauttypen

Hauttyp	Hauteigenschaft	Präparat	Wirkungsmechanismus
Normale Haut	• Glatt • Geschmeidig • Rosig • Elastisch	• Leicht rückfettende Emulsion/Creme (W/Ö)	• Der Fettanteil führt der Haut Feuchtigkeit zu und hält die eigene Hautfeuchtigkeit zurück. • Tiefenwirkung stärker als bei Ö/W-Lotionen • Gewährleistung von Wärmeaustausch • Luftdurchlässigkeit vorhanden
Fettige Haut (Seborrhoea oleosa)	• Stärkere Talgproduktion • Poren verstopfen • Neigt zu Mitessern und Pickeln	• Hydrophile Creme (Ö/W ca. 70 % Wasseranteil)	• Wirkt kühlend • Begünstigt starke Verdunstung und spendet Feuchtigkeit • Der hohe Wasseranteil verursacht ein Aufquellen der Hornschicht und vergrößert die Hautoberfläche.

3.5 Körperpflege

Tab. 3.26 Hautpflege bei unterschiedlichen Hauttypen *(Forts.)*

Hauttyp	Hauteigenschaft	Präparat	Wirkungsmechanismus
Trockene Haut	• Spröde, rau, neigt zu Hautrissen • Keine Schweiß- und Talgproduktion • Poren nicht sichtbar, oft dünn und gespannt • Schuppenbildung	• Lipophile Creme (W/Ö, ca. 30 % Wasseranteil)	• Hoher Fettanteil führt der Haut Feuchtigkeit zu und hält die eigene Hautfeuchtigkeit zurück • Tiefenwirkung stärker als bei Ö/W-Lotionen • Gewährleistung von Wärmeaustausch • Luftdurchlässigkeit vorhanden
Trockenfettige Mischhaut	• Wenig Schweiß- und Talgproduktion • Fettige Schuppen	• Rückfettende Emulsion/Creme (W/Ö)	• Gewährleistung von Wärmeaustausch, da der Fettfilm durch die Wasseranteile luftdurchlässig ist

Besonderheiten bei der Hautpflege

Tab. 3.27 Pflegeprobleme, die eine besondere Hautpflege erfordern

Pflegeproblem	Ursachen/Hautmerkmale	Pflegemaßnahmen
Inkontinenz	• Starke hautangreifende Verunreinigung • Oft entzündliche Hautveränderungen	• Nach dem Waschen gut abtrocknen • Im Intimbereich prophylaktisch keine Salben und Cremes anwenden • Hilfsmittel bei Inkontinenz einsetzen, siehe Fäkalkollektor® (▸ 3.7.1)
Pflaster- und elektrodenbehaftete Haut	• Lokal gereizte und gerötete Hautpartien evtl. mit Juckreiz	• Pflasterverträglichkeit erfragen und beobachten • Kleinste und verträglichste Pflaster- bzw. -Klebevariante wählen • EKG-Elektroden tgl. umsetzen
Pilzbefall	• Gerötete oder weiß belegte Hautstellen (besonders im Intimbereich bzw. in Hautfalten)	• Nach ärztlicher Anordnung antimykotisch wirksame Salbe auftragen
Intertrigo (▸ 3.3.8)	• Rote, erosive, juckende und brennende Herde in den Körperfalten, z. B. der Analfalte, Damm, unter der Brust, unter der Bauchschürze, zwischen den Oberschenkeln	• Betroffene Hautbereiche trocken halten • Gründlich abtrocknen, nicht reiben oder rubbeln • Haut auf Hautkontakte in den Körperfalten vermeiden, z. B. durch Einlegen von Mullkompressen

- Inhaltsstoffe von Pflegemitteln können Allergien auslösen
- Salben gezielt einsetzen, lediglich zur Pflege bzw. Therapie lokal begrenzter Hautbezirke
- Pasten nicht bei trockener Haut anwenden
- Schwer zugängliche Hautpartien in Schienen, unter Verbänden (z. B. Rucksackverband) und Beine in Thrombosestrümpfen nicht vergessen
- ! Dokumentation des Hautzustands sowie Hautveränderungen, angewandte Pflegemittel, Heilmittel, nach ärztlicher AO und Beurteilung der Pflegewirkung
- Bei Air-Fluidised-Liegesystemen® (▶ 3.4.4) kein Öl verwenden

3.5.4 Augen- und Nasenpflege

Augenpflege

Ziele
Ziel der Augenpflege ist das Vermeiden von Augenschäden bei Fehlen des Lidreflexes bzw. inkomplettem Lidschluss, z. B. bei Analgosedierung und Bewusstlosigkeit. Die Augen sollen vor Austrocknen, Hornhautulzerationen, Infektionen sowie vor dauerhafter Sehminderung geschützt werden.

Durchführung
- Patienten über die beabsichtigte Pflegemaßnahme informieren
- Händedesinfektion
- Keine Pflegeutensilien ins Bett oder auf den Patienten legen
- Im Rahmen der Ganzkörperwaschung das Auge bei geschlossenem Lid mit klarem Wasser vom äußeren in den inneren Lidwinkel vorsichtig reinigen
- Augeninspektion auf Veränderungen bzw. Verletzungen der Binde- und Hornhaut; evtl. Pupillenreaktion (▶ 3.2.1) prüfen
- Bei inkomplettem Lidschluss, Konjunktivitis oder Verletzungen der Binde- und Hornhaut ist das vorsichtige Applizieren einer Augensalbe (z. B. Bepanthen®-Augensalbe) in den Bindehautsack indiziert.
- Bei trockenen Augen oder zur Prophylaxe von Lidverklebungen bei Hornhauterosionen ggf. Vidisic®-Gel zum Schutz vor Austrocknung verwenden
- ! Achtung: Der Konus der Tube darf das Auge nicht berühren.
- Auf Verfallsdatum und Temperaturstabilität von Tropfen und Salben achten → Angaben des Herstellers beachten
- Ein zusätzliches Zukleben mit hautfreundlichem Pflaster für die Sicherstellung des Lidschlusses ist möglich. Achtung: Hornhaut darf dabei nicht verletzt werden. → Methode bei häufiger Pupillenkontrolle wegen möglicher Hautirritationen ungeeignet
- Bei Augeninfektionen: Kontamination mit dem anderen Auge vermeiden, nach ärztl. Rücksprache augenärztliches Konsil

Dokumentation
Dokumentation über:
- Kompletten bzw. inkompletten Lidschluss
- Aussehen der Konjunktiven und Augenlider, z. B. Rötung, Hämatom, Schwellung, Trockenheit, Tränenfluss, Trübung, Schmerz

- Pupillenreaktion und Augenstellung

> ! Das Spülen des Auges mit NaCl 0,9 % sollte Augenverätzungen vorbehalten bleiben, da der Schutz durch die Reduzierung des natürlichen Tränenfilms nach der Spülung verloren geht.
> - Blutkrusten vorsichtig mit NaCl 0,9 % anfeuchten → nicht scheuern oder reiben, da schmerzhaft und Nachblutungsgefahr
> - Traumatisierte, geschwollene Augen vorsichtig ohne großen Druck kühlen
> ! Keine Kamillelösungen am Auge benutzen. Schwere allergische Reaktionen sind möglich!

Nasenpflege

Ziele
Ziele der Nasenpflege beinhalten:
- Erhaltung bzw. Wiederherstellung einer intakten Nasenschleimhaut
- Gewährleisten von Sekretabflusses
- Verhindern von Entzündungen und ggf. von Druckgeschwüren, z. B. durch Nasensonden oder Nasotrachealtuben
- Schutz vor Hautirritationen durch Fixierungsmaterial

Durchführung
- Patienten über die beabsichtigte Pflegemaßnahme informieren
- Hände desinfizieren und Einmalhandschuhe anziehen
- Sekret aus Nase, Mund und Rachen steril und atraumatisch absaugen, dabei Katheter ohne Sog einführen
- Dünne Watteträger mit steril filtriertem Wasser tränken, Naseneingänge damit reinigen, Verkrustungen vorsichtig lösen
- Nasenschleimhaut inspizieren
- Mit dünnen Watteträgern Nasensalbe über den Naseneingang einbringen und Nasenschleimhaut vorsichtig eincremen
- Tubus- und/oder Sondenfixierung entfernen, ggf. vorher anfeuchten, Pflasterreste beseitigen
- Nasensonde bzw. Nasotrachealtubus frei im Naseneingang fixieren, wenn möglich, Befestigungsstelle verändern; ggf. Nasenrücken mit Hydrokolloidplatte schützen und Fixierungspflaster darauf befestigen
- Bei Patienten mit sehr empfindlicher Haut Nasensonde bzw. Nasotrachealtubus ggf. mit Hydrokolloidpflaster (▶ 7.4.3) unterpolstern

Dokumentation über:
- Sonden- bzw. Tubuslage und Liegezeit
- Hautzustand

> - Vorsichtiges Durchführen der Pflegemaßnahmen wegen Verletzungsgefahr der Nasenschleimhaut, evtl. Blutungen
> ! Nie ölige Substanzen zum Reinigen der Nase verwenden, da das Öl über den Rachen in die Trachea laufen kann (Aspirationspneumonie)!
> - Panthenolsalbe nicht zu dick in den hinteren Bereich der Nase einbringen → Infektionsgrundlage für Sinusitis, besonders bei nasal intubierten Patienten

3.5.5 Spezielle Mundpflege

Ziele
- Erhaltung bzw. Wiederherstellung einer intakten, sauberen und feuchten Mundschleimhaut sowie einer belagfreien Zunge
- Verhinderung von Infektionen der Mundhöhle und der Speicheldrüse
- Bewahrung einer regelrechten Ohrspeicheldrüsentätigkeit
- Gesunderhaltung von Zähnen, Zahnfleisch und Lippen
- Eine beschwerdefreie Nahrungsaufnahme
- Schmerzfreies Schlucken des Patienten

Assessment
Beurteilung des Mundraums unter Verwendung eines Assessments:
- Basisdokumentation zur Erfassung des aktuellen Zustands im Mund
- Verlaufsdokumentation zur Wirkungsbeurteilung
- Übersicht über häufig vorkommende Veränderungen im Mundbereich beim Oral-Assessment-Guide (OAG) (▶ Tab. 3.28)

Der Oral-Assessment-Guide (OAG) wurde für onkologische Patienten entwickelt und dient der gezielten Beurteilung des Mundraums. Durch die festgelegten Beobachtungskriterien, für deren Ausprägungen Punkte vergeben werden, können Veränderungen des Mundraums festgestellt werden.

Tab. 3.28 Oral-Assessment-Guide (OAG; Berning 2006)

Kategorie	Instrumente zur Bewertung	Messmethoden	Numerische und beschreibende Klassen		
			1 Punkt	2 Punkte	3 Punkte
Stimme	Auditiv	Sprechen mit dem Patienten	Normal	Vertieft oder heiser/rau	Schwierigkeiten oder Schmerzen beim Sprechen
Schlucken	Inspektion	Den Patienten bitten zu schlucken. Würgereflextest: vorsichtig einen Spatel hinten auf die Zunge legen und drücken	Normales Schlucken	Leichte Schmerzen beim Schlucken	Unfähigkeit, zu schlucken
Lippen	Optisch/palpatorisch	Beobachten und Ertasten des Gewebes	Glatt, rosig und feucht	Trocken oder rissig	Geschwürig oder blutend
Zunge	Optisch/palpatorisch	Beobachten und Ertasten des Erscheinungsbilds des Gewebes	Rosig, feucht; Papillen vorhanden	Belegt oder Verlust der Papillen mit einem glänzenden Erscheinungsbild mit oder ohne Rötung	Blasen oder Rhagaden

3.5 Körperpflege

Tab. 3.28 Oral-Assessment-Guide (OAG; Berning 2006) *(Forts.)*

Kategorie	Instrumente zur Bewertung	Messmethoden	Numerische und beschreibende Klassen		
			1 Punkt	2 Punkte	3 Punkte
Speichel	Zungenspatel und optisch	Spatel vorsichtig in den Mund einführen, unter Berührung der Mitte der Zunge und des Mundbodens	Wässrig	Dick oder zäh	Kein Speichel
Schleimhaut	Optisch	Beobachten des Erscheinungsbilds des Gewebes	Rosig und feucht	Gerötet oder belegt (verstärkte Weißfärbung), ohne Geschwüre	Geschwüre mit oder ohne Blutung
Zahnfleisch	Zungenspatel und optisch	Vorsichtig das Gewebe mit der Spatelspitze drücken	Rosig, gepunktet und fest	Ödematös mit oder ohne Rötung	Spontane Blutung oder Blutung bei Druck
Zähne oder gebisstragender Bereich	Optisch	Beobachten des Erscheinungsbilds der Zähne und des gebisstragenden Bereichs	Sauber, ohne Ablagerungen	Zahnbelag oder Speisereste in einzelnen Bereichen (zwischen den Zähnen, falls vorhanden)	Zahnbelag oder Speisereste entlang des ganzen Zahnfleischrands oder im gebisstragenden Bereich

Ab 8 Punkten sollte die Indikation zur speziellen Mundpflege geprüft werden.

Tab. 3.29 Übersicht über verschiedene Mundpflegematerialien

Pflegematerialien	Indikationen/Wirkung	Besonderheiten
Holzspatel und Stablampe	• Verwendung zur Inspektion und Beurteilung von Mund, Mundschleimhaut, Zunge, Zähnen und Zahnfleisch	• Vorsichtige Anwendung, besonders bei Patienten mit Blutungsgefahr
Weiche Zahnbürste und Zahnpasta	• Effektivste Reinigungsmethode zur Mundhygiene	• Benutzung der eigenen Zahnbürste • Die Anwendung orientiert sich am Zustand des Patienten
Zungenreiniger	• Effektive Reinigung des Mundes sowie des Zungenbelags	• Geringer Zeitaufwand • Geringerer Würgereiz • Bessere Toleranz • Verbesserung des Essverhaltens

Tab. 3.29 Übersicht über verschiedene Mundpflegematerialien (Forts.)

Pflegematerialien	Indikationen/Wirkung	Besonderheiten
Péan-Klemme® und Mull-Gaze-Tupfer®	• Anfeuchten der Mundschleimhaut • Reinigung des Mundes sowie losgelöster Beläge	• Möglicher Würgereiz • Unzureichend zur Plaquebeseitigung • Bei Patienten mit natürlichem Gebiss sind diese Instrumente nur kurzfristig anzuwenden.
Wattestäbchen, Schaumstoff-Applikatoren, z. B. Toothette®, DentaSwabs®, Mull-Gaze-Tupfer®	• Anfeuchtung der Mundschleimhaut sowie Reinigung des Mundes • Bei Mundschleimhautschädigungen oder Blutungsgefahr	• Unzureichend zur Plaquebeseitigung • Bei Patienten mit natürlichem Gebiss sind diese Instrumente nur kurzfristig anzuwenden.
Glyzerin-Lemon-Sticks®	• Zur vorübergehenden Durchführung der Mundhygiene • Anfeuchtung der Mundschleimhaut sowie Reinigung des Mundes	• Erosive und austrocknende Wirkung auf die Zahnsubstanz bzw. Mundschleimhaut • Unzureichend zur Plaquebeseitigung
Atomiseur-Munddusche	• Einsatz bei Kieferverdrahtung • Zur Reinigung der Zähne sowie Massage der Gingiva	• Kein Wegspülen von Belägen
Absaugkatheter	• Entfernung von Sekretansammlungen	• Achtung bei Patienten mit Blutungsgefahr

Tab. 3.30 Übersicht über verschiedene Mundpflegemittel

Mundpflegemittel	Indikation/Anwendung	Besonderheiten
Steriles Wasser, steriles filtriertes Wasser	• Reinigend	• Kann eingesetzt werden, wenn andere Reinigungsmaßnahmen oder -mittel nicht angebracht sind
Kamille (als Blütenaufguss, Teeaufgussbeutel oder als Fertigextrakt Kamillosan®) Salbei (als Teeaufgussbeutel, Tinktur)	• Soor- und Parotitisprophylaxe (▶ 3.3.5) • Antibakterielle Eigenschaft • Entzündungshemmende Eigenschaft • Prävention oder Behandlung von Mukositis, Gingivitis (keine gesicherte wissenschaftliche Grundlage)	• Salbeianwendungen nicht > 14 Tage (Thyongehalt) • Austrocknende Wirkung

3.5 Körperpflege

Tab. 3.30 Übersicht über verschiedene Mundpflegemittel *(Forts.)*

Mundpflegemittel	Indikation/Anwendung	Besonderheiten
Salviathymol® N	• Prophylaxe und Behandlung von Stomatitis, Gingivitis, Soor und Aphthen • Als Mundspüllösung, in Mundduschen oder zum Auftragen mit Watteträgern geeignet (keine gesicherte wissenschaftliche Grundlage)	• Lösung entsprechend der Gebrauchsanweisung herstellen • Enthält Alkohol • Überempfindlichkeitsreaktionen oder Allergien auf Inhaltsstoffe möglich
NaCl 0,9%	• Granulationsfördernd, reinigend • Bei Stomatitis	• Kann eingesetzt werden, wenn andere Reinigungsmaßnahmen oder -mittel nicht angebracht sind
Chlorhexidin, Hexetidin	• Desinfektion des Mund-Rachenraums • Keimzahlreduktion • Parodontitis • Aphthen • Bei Infektionen im Mund/Rachenraum	• Enthält Alkohol (nicht bei Alkoholkranken anwenden) • Keine Anwendung bei Mundschleimhautläsionen, da gewebetoxisch und wundheilungshemmende Wirkung • Verfärbungen von Zähnen und Zunge möglich • Geschmacksirritationen
Glyzerin, Zitronensäure, Limonenextrakte	• Prä- bzw. postoperativ bei Nahrungskarenz	• Erfrischend und angenehmer Geschmack
Antimykotika (z. B. AmphoMoronal®)	• Therapie bei Soorinfektionen • Antimykotisch	• Nach ärztlicher Verordnung
SOD (▶ unten) Polymyxin, Tobramycin, Amphotericin B	• Reduktion von gramnegativen Stäbchenbakterien • Antimykotisch	• Nach ärztlicher Verordnung

Vorbereitung

Die Mundpflege erfolgt:
- Nach den Mahlzeiten, um Speisereste zu entfernen
- Bei sondierten Patienten die Mundhygiene **vor** den Mahlzeiten durchführen, da jede Stimulation im Mundbereich zu Übelkeit oder Erbrechen führen kann.

- Patienteninformation über die beabsichtigte Pflegemaßnahme
- Materialien richten
- Händedesinfektion und Einmalhandschuhe anziehen
- Schutztuch unterlegen, Oberkörper hochlagern
- Ablauf der Magensonde sicherstellen, ggf. Sondenkostgabe unterbrechen

Durchführung
- Inspektion und Beurteilung der Mundhöhle (▶ Tab. 3.28)
- Sekretansammlungen im Mund-, Nasen- und Rachenraum vorsichtig absaugen

> **Plaqueentfernung**
> - Die Zahnreinigung (Zahnbürste) zur Plaqueentfernung erfolgt 2× tgl., die Reinigung der Zahnzwischenräume mit Interdentalraumbürstchen 1× tgl.
>
> **Befeuchtung**
> - Bei sedierten bzw. bewusstseinseingeschränkten Patienten ist **zusätzlich** alle 2–4 h eine Mundhygiene notwendig.
> - Zur Anfeuchtung des Mundes nur sterile Flüssigkeiten verwenden
> - Orale Dekontamination mit Chlorhexidin oder Octenidin bei Beatmeten zur Prävention nosokomialer Pneumonie

- Die Reinigungsmethode orientiert sich am Patienten:
  - Zähne mit weicher, kleiner Zahnbürste putzen, von „rot nach weiß" (vom Zahnfleisch zu den Zähnen), anschließend Mund spülen mittels Munddusche oder Spritze mit aufgesetztem Absaugkatheter, bis die Zahnpasta vollständig entfernt ist, Flüssigkeitsansammlungen vorsichtig absaugen
  - Ist das Zähneputzen nicht möglich, Watteträger oder Tupfer anfeuchten und nacheinander Wangentaschen, Zahnfleisch, oberen Gaumen, unteren Gaumen und Zunge auswischen, ggf. mit neuem Watteträger wiederholen
  - Bei der patientengeführten, unterstützenden Mundpflege führt die Pflegekraft die Hand des Patienten mit dem einzusetzenden Mundpflegematerial zur Reinigung der Mundhöhle und evtl. der Zähne.
  - Ggf. Zahnprothesenpflege mit Zahnbürste und Zahncreme oder Selbstreinigungstabletten
- Vorhandene Borken und ablösende Salbenreste auf den Lippen, Beläge der Zunge und der Mundhöhle mit einem Zungenreiniger bzw. einer weichen Zahnbürste lösen, anschließend wegspülen bzw. vorsichtig absaugen
- Mund erneut auf Blutungen, Hämatome, Beläge, Läsionen, Rhagaden, entzündliche Prozesse, Soor und Karies inspizieren; ggf. Pflegemittel auftragen
- Lippenpflege mit Fett- oder Bepanthen®-Salbe durchführen
- Dokumentation

Besonderheiten beim intubierten Patienten
- Bei wachen Patienten auf ausreichende Analgesie achten, da Manipulationen am Tubus sehr schmerzhaft und unangenehm sein können
- ! Cuffdruck prüfen und für die Zeit der Mundpflege höher blocken → bei zu niedrigem Cuffdruck besteht Aspirationsgefahr!
- Tubuslage kontrollieren
- Tubusfixierung zur Vermeidung von Hautdefekten schonend lösen
- Mundpflege/Zahnreinigung durchführen → Tubus bei gelöster Fixierung sichern und beobachten!
- Nur sterile Flüssigkeiten zur Mundpflege verwenden
- Die Zunge mit einem Holzspatel vorsichtig herunterdrücken und den Tubus in den anderen Mundwinkel umlagern, auch auf die Umlagerung im Rachenraum wegen möglicher Druckstellen achten
- Beißschutz bei Bedarf erneuern (Mullbinde, Guedel-Tubus, Beißkeil)

3.5 Körperpflege

- Bei sehr empfindlichen Lippen evtl. in die Mundwinkel Kompressen als Schutz einlegen
- Tubusfixation mit einem Tubusbändchen
! Lagekontrolle und Cuffdruck reduzieren
- Lunge auskultieren, bei Bedarf endotracheal absaugen
- Zug und Druckentlastung durch spannungsfreies Zuführen der Beatmungsschläuche gewähren
- Dokumentation

SOD = selektive orale Dekontamination
Eine Paste oder Suspension aus Polymyxin, Tobramycin und Amphotericin B zusätzlich zur Mundpflege 4× täglich in den Mund einbringen.

SDD = selektive digestive Dekontamination
Zusätzlich zur SOD wird die Antibiotikalösung über die Magensonde appliziert.

Besonderheiten bei Patienten mit nasalem Tubus
- Grundsätzlich Mundpflege wie bei der oralen Intubation
- Mundpflege kann einfacher durchgeführt werden
- Nasenpflege ▶ 3.5.4

Tab. 3.31 Übersicht über häufig vorkommende Veränderungen im Mundbereich beim Intensivpatienten

Veränderung	Symptome	Ursache	Maßnahme/Therapie
Trockene Zunge, trockene Mundschleimhaut	• Trockene Zunge, trockene Mundschleimhaut	• Mundatmung • Fieber • Negativbilanzierung • Medikamentennebenwirkungen (Psychopharmaka) • Ungenügend angewärmte/angefeuchtete Atemluft	• Alle 2–4 h Befeuchtung durchführen • Alle 4–6 h Mundpflege durchführen • Bilanz nach ärztlicher Anordnung ausgleichen • Temperaturkontrolle, evtl. Fiebersenkung • Atemluft anwärmen/anfeuchten
Zungenbelag	• Zäher gelbbraun, borkiger Belag, fest haftend bis abziehbar	• Fehlende, mechanische Reinigung (Nahrungskarenz)	• Plaqueentfernung: Beläge mit Zungenreiniger oder weicher Zahnbürste entfernen und ausspülen
Mundgeruch	• Mundgeruch	• Mangelnde Mundhygiene • Gingivitis • Begleiterscheinung bei Erkrankungen, z. B. der Niere, Leber, des Darms und bei Diabetes mellitus	• Plaqueentfernung: Zungenbelag (▶ oben) • Alle 2–4 h Befeuchtung durchführen • Bilanz nach ärztlicher Anordnung ausgleichen

Tab. 3.31 Übersicht über häufig vorkommende Veränderungen im Mundbereich beim Intensivpatienten *(Forts.)*

Veränderung	Symptome	Ursache	Maßnahme/Therapie
Soor	• Weißer, fest haftender Zungenbelag	• Mangelnde Mundhygiene • Aufsteigende Infektion • Immunsuppression	• Befeuchtung • Alle 4–6 h Mundpflege durchführen • Moronal®-Tinktur nach ärztlicher Anordnung
Zahnfleischbluten	• Zahnfleischbluten	• Gerinnungsstörung • Gingivitis	• Mundhygienetätigkeiten äußerst vorsichtig durchführen
Aphthen	• Kleine, rundliche an Zunge, Zahnfleisch, Gaumen und Wangenschleimhaut auftretende Erosionen, Schmerzen bis zur Nahrungsverweigerung	• Häufig mechanische Ursachen, z. B. Fixierbändchen des oralen Tubus, Zahnprothese, Kieferverdrahtung	• Befeuchtung • Salbei- bzw. Kamillenteespülung • Salviathymol® N
Rhagaden	• Kleine schmerzhafte Hautrisse an Mund- und Nasenwinkeln	• Eisen- und Vitaminmangel • Überdehnung der Haut	• Eincremen mit Bepanthen®-Salbe
Stomatitis	• Gerötete, geschwollene Mundschleimhaut, brennende Schmerzen, Trockengefühl, Mundgeruch	• Mangelnde Mundhygiene • Infektion	• Befeuchtung • Salbei- bzw. Kamillenteespülung • Bepinseln mit Pyralvex® oder Myrrhentinktur • Salviathymol® N
Herpes labialis	• Schmerzhafte kleine, in Bläschen übergehende Erhebungen an den Lippen und der Mundschleimhaut, Borkenbildung nach Aufplatzen der Bläschen	• Schmierinfektion • Herpesinfektion	• Abheilungsprozess oft selbstständig • Aciclovirsalbe nach ärztl. AO

- Beim Berühren des Gaumens oder der Zunge kann ein Brechreiz ausgelöst werden, daher mit Pflegematerial nicht zu tief in den Rachenraum eindringen.

- Laut einer Literaturstudie fehlen weitgehend fachwissenschaftlich orientierte Begründungen für oder gegen einzelne Mundhygienemaßnahmen.
- Die interdisziplinäre Zusammenarbeit zwischen Intensivpflegenden, Ärzten, Zahnärzten und Dentalhygienikern wäre für den Patienten mit Mundproblemen von großem Nutzen.

Literatur

Abidia R. Oral care in the Intensive Care Unit: A review. J Contemporary Dental Practice, 1/2007.

Chan E, Ruest A, Meade M, Cook D. Oral decontamination for prevention of pneumonia in mechanically ventilated adults: systematic review and metaanalysis. BMJ, 2007.

de Smet A, Kluytmans J, Cooper P, Mascini E, Benus R, van der Werf T, van der Hoeven J, Pickkers P, Bogaers-Hofman D, van der Meer N, Bernards A, Kuijper E, Joore J, Leverstein-van Hall M, Bindels A, Jansz A, Wesselink R, de Jongh B, Dennesen P, van Asselt G, te Velde L, Frenay E, Kaasjager K, Bosch F, van Iterson, Thijsen S, Kluge G, Pauw W, de Vries M, Kaan J, Arends J, Sturm J, Harinck H, Voss A, Uijtendaal E, Pharm D, Blok H, Thieme Groen E, Pouw M, Kalkman C, Bonten M: Decontamination of Digestive Tract and Oropharynx in ICU Patients. N Engl J Med Januar 1 2009

Gottschalck T, Dassen T, Zimmer S: Empfehlungen für eine Evidenz-basierte Mundpflege bei Patienten in Gesundheits- und Pflegeeinrichtungen, Bern: Hans Huber, 2004.

Gottschalck T, Dassen T, Zimmer S. Untersuchung einiger häufiger gebrauchter Mittel, Instrumente und Methoden zur Mundpflege hinsichtlich einer evidenz-basierten Anwendung, Bern: Hans Huber, 2003.

Gottschalck T, Dassen T. Welche Mittel werden zur Behandlung von Mundproblemen in der Literatur beschrieben? – Eine Analyse von deutsch- und englischsprachigen Veröffentlichungen zwischen 1990 und 2001, Bern: Hans Huber, 2002.

Knipfer E, Behrens J. Augenschäden sicher vermeiden. Die Augenpflege beim Intensivpatienten – basiert sie auf Erfahrungswissen oder beweisbaren Fakten? Eine Umfrage unter Pflegenden und eine Literaturstudie beleuchten die Pflegemaßnahmen aus einem neuen Blickwinkel. Die Schwester/Der Pfleger PflegenIntensiv, Bibliomed 2005; 1.

Liberati A, D'Amico R, Pifferi S, Torri V, Brazzi L, Parmelli E. Antibiotic prophylaxis to reduce respiratory tract infections and mortality in adults receiving intensive care. Syst Rev The Cochrane Collaboration, 2009.

Munro C, Grap M, Jones D, McClish D, Sessler C. Chlorhexidine, toothbrushing, and preventing ventilator-associated pneumonia in critically ill adults. American J of Critical Care, 18 (5): 2009.

O'Keefe-McCarthy S, Santiago C, Lau G. Ventilator Associated Pneumonia Bundled Strategies: An Evidence-Based Practice, 2008.

3.6 Spezielle Pflegekonzepte

3.6.1 Das Bobath-Konzept

Michaela Kurz, Autorin der Vorauflagen: Marion Lüke

Das Bobath-Konzept ist heute eines der erfolgreichen Therapiekonzepte zur Unterstützung der Rehabilitation von Patienten mit Schädigungen des zentralen Nervensystems. Es ist darauf ausgerichtet, die Funktion der betroffenen Seite wie auch das Zusammenspiel beider Körperhälften zu fördern und von Beginn an die bestmögliche Lebensqualität der Patienten zu erreichen. Der frühestmögliche Beginn der Therapie ist für den weiteren Verlauf der Erkrankung entscheidend. Laut Berta Bobath, der Begründerin des Konzepts, sollte *sich „… der Umgang des Pati-*

enten durch die Schwester nicht von dem Umgang seitens des Therapeuten im frühen Stadium unterscheiden. Bestehen darin deutliche Unterschiede, so würde der Patient neu gelernte Bewegungen nicht beibehalten können und sie schon gar nicht ins tägliche Leben übertragen können." (Bobath 1993)

Die Anwendung des Bobath-Konzepts gehört somit für alle Mitarbeiter/innen auf Intensivstationen zur grundlegenden Handlungskompetenz. Das Bobath-Konzept wird fortlaufend weiterentwickelt und überarbeitet.

Definition und Indikation

Das Bobath-Konzept ist ein rehabilitativer Ansatz in Therapie und Pflege von Patienten mit Schädigungen des Gehirns oder des Rückenmarks. Es wird ein Lernprozess des Patienten angestrebt, mit dem die ausgefallenen Bewegungsmuster neu erlernt werden können. Dieser Lernprozess basiert auf der Fähigkeit der Nervenzellen, sich lebenslänglich an veränderte Situationen anzupassen (die sogenannte Neuroplastizität des Gehirns).

Grundprinzipien

Die Grundprinzipien bei der Arbeit mit dem Bobath-Konzept sind:
- Verbesserung der gestörten Wahrnehmung
- Regulation des Muskeltonus
- Bahnung physiologischer Bewegungsabläufe
- Wiedererlernen verloren gegangener Bewegungsabläufe

Einsatzbereiche

Das Bobath-Konzept wird bei allen Erkrankungen eingesetzt, die mit zentral bedingten teilweisen oder vollständigen Lähmungen (Paresen bzw. Plegien) von Körperabschnitten einhergehen. Weitere Symptome, die durch die Paresen oder Plegien bedingt sind:
- Haltungs- und Gleichgewichtsstörungen
- Bewegungsstörungen
- Unkontrollierbare niedrige Muskelspannung (schlaffe Lähmung i. d. R. im Frühstadium)
- Unkontrollierbare hohe Muskelspannung (spastische Lähmung entwickelt sich i. d. R. im weiteren Verlauf)
- Störungen der Körperwahrnehmung (Propriozeption)

Erkrankungen

- Apoplektischer Insult (▶ 11.37)
- Hirnblutungen wie intrazerebrale Blutung (▶ 11.38), Subarachnoidalblutung
- Schädel-Hirn-Trauma (▶ 11.74)
- Z. n. neurochirurgischen Operationen, z. B. Tumorexstirpation
- MS
- Erkrankungen des ZNS mit Paresen bzw. Spastiken
- Frühkindliche Hirnschäden

Ziele

- Vermindern und Vorbeugen von abnormen Haltungs- und Bewegungsmustern
- Hervorrufen eines normalen Haltungs- und Bewegungsmusters auf Basis eines normalen Tonus

3.6 Spezielle Pflegekonzepte

Da durch das Bobath-Konzept ein Lernprozess angestrebt wird, indem vorhandene Synapsen aktiviert bzw. die Bildung neuer Synapsen angeregt wird, können die pflegerischen Maßnahmen auch als Lern- oder Förderungsangebote bezeichnet werden. Die Gestaltung der Pflege im Sinne solcher Angebote verbessert die Entwicklung des Patienten in Bezug auf Selbstständigkeit und Unabhängigkeit deutlich. Die Lernangebote, die immer die o. g. Grundprinzipien verfolgen, lassen sich entsprechend in die folgenden drei Bereiche einteilen.

Verbessern der gestörten Wahrnehmung (Bilateralität)
- Die gelähmte Körperhälfte wird nicht mehr oder nur noch teilweise als eigener Körper wahrgenommen.
- Das Zusammenspiel der beiden Körperhälften ist gestört, sodass auch die nicht betroffene Seite nicht mehr voll einsatzfähig ist.
- Es wird daher **nicht** von betroffener und nicht betroffener Seite gesprochen, sondern von der mehr und weniger betroffenen Seite.
- Ziel therapeutischer Pflege ist, die Vollständigkeit des Körperbilds wiederherzustellen.
- Die Verbesserung der gestörten Wahrnehmung wird u. a. durch entsprechende Lagerungen und Umfeldgestaltung gefördert.
- Besonders schwere Formen der Wahrnehmungsstörung sind: die sogenannten Neglect- und die Pusher-Symptomatik.
- Diese Störungen treten häufig bei Schädigung der nicht dominanten Hemisphäre (i. d. R. rechts) auf.
! Die Hemiplegie ist ein Symptom, das den Menschen als Ganzes betrifft und nicht nur einzelne Körperteile!

Neglect-Symptomatik
- Bei der Neglect-Symptomatik besteht eine Halbseitenunaufmerksamkeit, d. h., Reize, die von der mehr betroffenen Seite kommen, werden von den Patienten nicht beachtet.
- Dementsprechend entfällt eine Reaktion der Patienten, wenn sie von der stärker betroffenen Seite angesprochen werden.
- Die Reize werden daher zunächst von vorne angeboten, um eine Reaktion des Patienten zu erreichen; im weiteren Verlauf werden die Stimuli nach und nach mehr über die stärker betroffene Seite angeboten.

Pusher-Symptomatik
- Bei der Pusher-Symptomatik schieben die Patienten ihren Körper aus jeder Lage über den Körperschwerpunkt auf die mehr betroffene Seite herüber und leisten Widerstand bei jedem passiven Versuch, ihren Körperschwerpunkt in/über die Mittellinie zu bringen.
! Die Patienten selbst bemerken die verschobene Körperhaltung nicht, da in ihrer Wahrnehmung ihre Mittellinie verschoben ist.

Ausbilden von Spastiken vermeiden (Muskeltonusregulation)
Die Ausbildung von Spastiken soll insbesondere durch tonusregulierende Lagerungen vermieden bzw. ihre Ausprägung gehemmt werden.

Anbahnen von physiologischen Bewegungsabläufen
- Erlernte Bewegungsabläufe, die im Gehirn in sogenannten Bahnen ablaufen, werden durch eine Verletzung des entsprechenden Hirnareals zerstört.
- Das Gehirn verfügt jedoch über eine Vielzahl von Nervenzellen, die nicht genutzt werden und in denen neue Bahnen entstehen können (Neuroplastizität).
- Durch regelmäßige Informationen an das Gehirn werden die verlorenen Bewegungsmuster neu angebahnt.
! Diese regelmäßigen Informationen können, z. B. durch Führen der betroffenen Extremität, bei der Durchführung der Körperpflege im Sinne von physiologischen Bewegungsabläufen gegeben werden.

Lernangebote
Es gibt vielfältige Lernangebote zur Gestaltung der Pflegesituation. Es werden u. a. Lernangebote für folgende Bereiche beschrieben und nach bestimmten Kriterien durchgeführt:
- Umfeldgestaltung
- Tonusregulierende Lagerung
- Gestaltung von physiologischen Bewegungsabläufen

> Grundsätzlich alle Lernangebote individuell auf den Patienten und seine Situation abstimmen.

Umfeld „reizvoll" gestalten
Das Umfeld eines Patienten mit Hemiplegie so gestalten, dass möglichst alle Reize von der mehr betroffenen Seite an ihn herangetragen werden.

Unterstützende Maßnahmen
- Nachttisch auf die mehr betroffene Seite stellen
- Ansprache von der stärker betroffenen Seite (Pflegende, Therapeuten, Angehörige)
- Wichtige Gegenstände, wie z. B. Telefon, Bilder, an die stärker betroffene Seite stellen.
! Ziel dieser Maßnahmen ist, dass die stärker betroffene Seite tagsüber automatisch so viel Stimulation wie möglich erfährt.

Tonusregulierend lagern
Die Lagerung des Patienten ist gerade in der Frühphase der Erkrankung eine häufig wiederkehrende Handlung. Diese motorisch orientierte Handlung ist eine gute Gelegenheit für regelmäßige Lernangebote.
! Nicht die abschließend erzielte Lagerung hat Priorität, sondern die Bewegungsübergänge, die letztendlich zu der Lagerung führen.
- Diese Bewegungen orientieren sich an den Prinzipien der normalen Bewegung.
- Lagerung ist daher im Prinzip auch als ein physiologischer Bewegungsablauf zu sehen, erfährt aber aufgrund der häufigen Anwendung besondere Berücksichtigung.
- Die Besonderheit der Lagerung liegt in der tonusregulierenden Wirkung. Prinzipiell ist der Muskeltonus umso höher, je kleiner die Unterstützungsfläche für den Körper ist.
! Auch psychischer Stress (z. B. Situation auf der Intensivstation) kann zu einem höheren Muskeltonus führen.

3.6 Spezielle Pflegekonzepte

Tab. 3.32 Lagerungsarten und ihre Vor- und Nachteile

Lagerungsarten nach Wertigkeit	Vorteile	Nachteile
Sitzen im Stuhl am Tisch (▶ Abb. 3.29)	• Alle Ziele werden optimal verfolgt.	• Patient ist in der Frühphase häufig nicht stabil genug.
Liegen auf der stärker betroffenen Seite (▶ Abb. 3.30)	• Wirkt tonusregulierend und bewusstseinsfördernd • Ermöglicht Aktivität • Simuliert Stellung beim Gehen, wirkt damit vorbereitend auf Mobilisation	• Patient toleriert flache Lagerung nicht bzw. Flachlagerung ist kontraindiziert
Liegen auf der weniger betroffenen Seite	• Wirkt tonusregulierend	• Patient ist in seiner Aktivität stark eingeschränkt • Bewusstmachung der betroffenen Seite fehlt
Rückenlage	• Bei entsprechender Lagerung: Schlafposition, Entspannung	

Ziele der Lagerung
- Regulieren des Muskeltonus
- Die stärker betroffene Körperseite bewusst machen
- Vermeiden von Komplikationen
- Anbahnung von Bewegungsabläufen
- Steigern des Wohlbefindens

Lagerungsarten
Die Lagerungsarten haben einen unterschiedlichen therapeutischen Effekt. Daher sollten sogenannte höherwertige Lagerungen häufiger gewählt werden.

Beschreibung der unterstützenden Maßnahmen
! Die im Folgenden sehr schematisch beschriebenen Lagerungsarten sind, wie bereits erwähnt, nicht als starre Vorgabe zu sehen, sondern geben einen Anhalt für die Pflegenden, wohin die Bewegung gehen soll.

Sitzen im Stuhl am Tisch
- Stuhl mit gerader Sitzfläche, fester Rückenlehne und Armlehnen
- Gesäß berührt die Rückenlehne
- Füße stehen parallel und ca. hüftbreit mit der ganzen Fußsohle auf dem Boden
- Unterschenkel leicht nach hinten und versetzt
- Oberkörper durch Unterstützung mit Kissen im LWS-Bereich leicht nach vorne beugen
- Zwischen Thorax und Tischkante ein Kissen legen, an das sich der Patient anlehnt
- Mehr betroffenes Schulterblatt vorziehen und den Arm auf dem Tisch lagern
- Evtl. die stärker betroffene Seite zusätzlich mit einem Kissen unterstützen

> Diese Lagerung so früh wie möglich anwenden, da sie die besten therapeutischen und prophylaktischen Effekte besitzt.

Liegen auf der stärker betroffenen Seite
- Patienten zunächst möglichst nah an die Bettkante der weniger betroffenen Seite bewegen
- Den mehr betroffenen Arm vor der Drehung ca. 90° vor dem Oberkörper abwinkeln.
- In Seitenlage dem Patienten ein festes Kissen zum Anlehnen in den Rücken legen und den Rumpf leicht nach hinten drehen
- Seitenschutz dient zur Stabilisierung.
- Schulter hervorholen, indem man unter der Achsel hindurch an das Schulterblatt der stärker betroffenen Seite greift und mit der anderen Hand einen Gegendruck auf das Sternum ausübt.
- Arm im Ellenbogengelenk nicht überstrecken
- Kopf zur weniger betroffenen Seite hoch und nach vorne gebeugt lagern.
- Das stärker betroffene Bein liegt parallel zur Bettkante und ist in der Hüfte gestreckt.
- Das weniger betroffene Bein liegt in ca. 80° Hüftbeugung komplett auf einem Kissen, dass Knie ist leicht gebeugt und liegt nicht tiefer als die Hüfte.

Liegen auf der weniger betroffenen Seite
- Patienten zunächst möglichst weit zur Bettkante der mehr betroffenen Seite lagern
- In Seitenlage ein kleines Kissen vor den Bauch legen, damit der Patient sich daran anlehnen kann.
- Zur Sicherheit Seitenschutz anbringen
- Das weniger betroffene Bein liegt parallel zur Bettkante, ist in der Hüfte gestreckt und im Knie leicht gebeugt.
- Das stärker betroffene Bein liegt leicht gebeugt komplett auf einem Kissen, das Knie darf aufgrund der Tendenz zur Bauchlage ruhig tiefer liegen als die Hüfte.

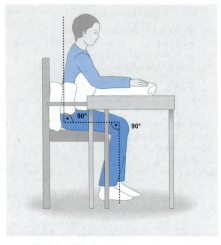

Abb. 3.29 Sitzen am Tisch [L157]

3.6 Spezielle Pflegekonzepte

- Der stärker betroffene Fuß muss vollständig auf dem Kissen gelagert werden, um die Supination über den Kissenrand zu vermeiden.
- Kopf nach vorne gebeugt lagern
- Den weniger betroffenen Arm kann der Patient individuell lagern.
- Mehr betroffenen Arm auf einem Kissen und mit gestreckten Fingern im 90°-Winkel zum Oberkörper lagern
- ! Schulter des stärker betroffenen Arms weit hervorholen → **Gefahr der „schmerzhaften Schulter"**
- Hervorholen der Schulter: Oberarm anheben und mit der anderen Hand das Schulterblatt fassen und vorsichtig hervorziehen

Rückenlage
- Kopfteil des Bettes ganz flach stellen
- Patienten möglichst weit zur Bettkante an die weniger betroffene Seite lagern
- Kopf mit zwei Kissen lagern, die zu einem V geformt werden
- Schulter und Becken der mehr betroffenen Seite mit Kissen unterlagern, dabei die Ecke des Kissens unter der Hüfte zwischen den Beinen hervorziehen, um eine Außenrotation zu vermeiden
- Stärker betroffenen Arm in Außenrotation leicht vom Körper abgewinkelt und erhöht lagern
- Kniegelenke nur leicht unterlagern
- Fußsohlen müssen frei bleiben

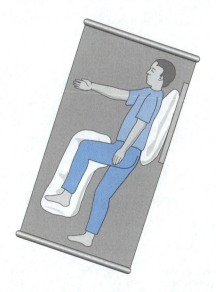

Abb. 3.30 Liegen auf der stärker betroffenen Seite [L157]

Achtung
Keine Spitzfußprophylaxe durch Fußstützen oder Ähnliches!
Keine Gegenstände, die dazu gedacht sind, eventuell einer Flexorenspastik entgegenzuwirken, in die stärker betroffene Hand legen!

Physiologische Bewegungsabläufe gestalten
Die Gestaltung von physiologischen Bewegungsabläufen gilt dem Wiedererlernen von verlorenen Handlungsmustern durch regelmäßige Informationen.
- Diese Informationen sind so früh wie möglich anzubieten – also auch schon auf der Intensivstation!
- Grundlegendes Prinzip ist: stärker betroffene Seite durch das Führen der Extremität in physiologische Bewegungsmuster durch den Pflegetherapeuten einbeziehen
! Grundsätzlich eignen sich alle täglich wiederkehrenden Aktivitäten, um dem Patienten entsprechende Informationen zu bieten.
- In der Frühphase stehen jedoch neben der Lagerung die Körperpflege und evtl. die Nahrungsaufnahme im Vordergrund.

Beispiel Körperpflege
- Im Rahmen der Körperpflege wäscht sich der Patient sein Gesicht, evtl. auch die stärker betroffene Seite selbst.
- Die weniger betroffene Seite wird durch Führung des mehr betroffenen Arms durch die Pflegende gemeinsam mit dem Patienten gewaschen.

Achtung
Wichtig beim Führen des stärker betroffenen Arms ist die Unterstützung des Ellenbogengelenks, um die Entstehung einer sogenannten „schmerzhaften Schulter" zu vermeiden.

Schulterschmerz
Schulterschmerzen treten bei einem hohen Prozentsatz aller Hemiplegie-Patienten auf. Es handelt sich dabei nicht um ein Symptom der Hemiplegie, sondern um eine Komplikation, die durch professionelle Pflege und Therapie vermieden werden kann.
Ursache: Die Schulter ist ein muskelgeführtes Gelenk; dadurch kommt es bei einer schlaffen Lähmung zu einer schmerzhaften Subluxation, in deren Folge es zu Mikrotraumen kommt.
! Zur Vermeidung der schmerzhaften Schulter ist die mechanische Belastung grundsätzlich so niedrig wie möglich zu halten:
- Beim Lagern die Schulter vorsichtig am Schulterblatt vorziehen (tonusregulierend lagern)
- Bei Bewegungen den ganzen Arm unterstützen, um Zug auf das Schultergelenk zu vermeiden
- Niemals am Arm ziehen, eher den Oberarm in Richtung der Gelenkpfanne schieben
- Den weniger betroffenen Arm nicht „herunterfallen" lassen
- Patienten bitten, den stärker betroffenen Arm mit seinem weniger betroffenen Arm zu führen

Anwendungszeitpunkt der Lernangebote
Die Lernangebote des Bobath-Konzepts dürfen nicht isoliert in zeitlich begrenzten Maßnahmen zur Anwendung kommen. Sie müssen sich:
- im gesamten Tagesablauf,
- durchgängig in den Handlungen aller beteiligten Berufsgruppen,
- als regelmäßig wiederkehrende Information wiederfinden.

Trotz intensiver Bemühungen um den Patienten hat auch das Bobath-Konzept Grenzen. Der Rehabilitationserfolg ist auch bei optimaler Umsetzung des Konzepts nicht garantierbar und von weiteren Faktoren abhängig, z. B. dem Ausmaß der Hirnschädigung sowie der Motivation und Mitarbeit des Patienten.

Literatur
Davies P. Hemiplegie – Ein umfassendes Behandlungskonzept für Patienten nach Schlaganfall und andere Hirnschädigungen, 2. A. Heidelberg: Springer, 2002.

3.6.2 Kinaesthetics in der Pflege

Andrea Stoib

Das Konzept der Kinaesthetics in der Pflege wurde von Hatch (Verhaltenskybernetiker und Tänzer) und Maietta (Psychologin) in den 70er-Jahren entwickelt und unter Einfluss von K. U. Smith (Verhaltenskybernetiker), Varela und Maturana (Neurobiologen) sowie Kinaesthetics-Trainern weiterentwickelt. Es unterstützt Menschen bei ihrem Lernprozess zu einer wirksameren Interaktion über Berührung und Bewegung. Dies ist v. a. für Menschen in pflegenden Berufen interessant, die täglich ihren Körper einsetzen, um andere Menschen zu motivieren und ihnen zu helfen, in Bewegung zu kommen. Kinaesthetics ist ein ressourcenorientiertes Konzept, das die Achtung auf die Patienten, die Pflegenden und auf Beziehung hat.

Grundlagen des Konzepts
Kinaesthetics beruht im Wesentlichen auf zwei Grundlagen (vgl. Suter et al. 2010):
- **Den wissenschaftlichen Grundlagen** aus der Kybernetik, Verhaltenskybernetik, Neurobiologie und verwandten Gebieten.
- Ein zentrales Element der Kybernetik ist die „Feedback Control Theory". Sie beschreibt modellhaft, dass lebende Systeme ihr Verhalten in einem zyklischen Prozess kontrollieren. Entsprechend geht Kinaesthetics davon aus, dass der Mensch seine Gesundheits- und Lernprozesse als Feedbackprozesse von innen reguliert und die Bewegungskompetenz in der Steuerung dieser Prozesse eine zentrale Rolle spielt.
- **Die zweite Grundlage von Kinaesthetics** ist die direkte Wahrnehmung und Erfahrung der eigenen Bewegung. Kinaesthetics basiert auf dem Wissen und Verständnis der erfahrbaren Bewegung, der „Innenansicht" der Bewegung, mit der Idee, dass diese die Basis der Bewegungs- und Handlungskompetenz ist. Die Wirkung zeigt sich im Tun.

Ziel des Konzepts
- Die eigene Bewegungskompetenz kennen und erweitern
- Die eigene Gesundheit erhalten und fördern
- Die Gesundheit der Patienten positiv beeinflussen und erhalten

- Die Unterstützung des Patienten aktiv beteiligend und selbst kontrollierend gestalten
- Sich in der Interaktion als wirksam und hilfreich erleben
- Lernprozesse gestalten, indem Bewegung durchgeführt, beschrieben, analysiert sowie ziel- und situationsorientiert verändert werden kann

Spezielle Intensivpflege

Bewegungsschwierigkeit
- Fixierung durch Zugänge und Schlauchsysteme, z. B. ZVK, Tubus/Trachealkanüle, Thoraxdrainage, Shunt
- Mobilitätseinschränkungen, z. B. SHT, Frakturen, Schwellungen
- Veränderung der Muskelspannung, meist eine reduzierte Muskelspannung, teilweise auch eine erhöhte Muskelspannung bis spastische Muster

! Resultat → erhöhter Organisationsaufwand und vermehrte Anstrengung der Pflegenden/Therapeuten, da sie erst Muskelspannung regulieren und dann bewegen müssen, um die Pat. in eine neue Position zu bekommen

Sicherheitsaspekt
Pflegende sind bemüht, jede Bewegung auch auf die Sicherheit und korrekte Lage der Zugänge abzustimmen, dadurch ergibt sich meist eine Bewegungsreduzierung aufgrund folgender Grundannahme:
- Je weniger ich bewege, desto geringer ist die Gefahr, liegende zu- und ableitende Systeme unbeabsichtigt zu entfernen.

! Resultat → die elementare Bedeutung der Bewegung für die Wahrnehmung und Gesundheitsentwicklung tritt in den Hintergrund.

Bewegungskompetenz

> Die Bewegungsunterstützung im Alltag auf der Intensivstation, z. B. damit Pat. wieder erfahren, wie sie sich selbst die Lage angenehmer gestalten können, kann hemmend oder fördernd sein. Voraussetzung ist das Wissen um physiologische Bewegungen, sensible Interaktion und situativ angepasstes Handeln.

- Hier ist jede Pflegende gefordert, permanent die eigenen Handlungen in der Geschwindigkeit, Größe der Bewegung, dem Einbeziehen des Patienten mit der eigenen Berührungsqualität, Kontaktfläche und eigener Bewegung abzustimmen. Dies erfordert neben dem medizinischen Wissen eine hohe Kompetenz. Diese „Bewegungskompetenz" ist nicht selbstverständlich, sondern erfordert viel an Information, eigener Reflexionsfähigkeit und kontinuierlichem Training.
- Dieses Wissen kann nicht durch Bücher oder Videos vermittelt werden, sondern erfordert intensive Fortbildungen, z. B. Kurse, Reflexionstage oder Praxisbegleitungen durch Peer-Tutoren bzw. Kinaesthetics-Trainer.

Kinaesthetics-Konzeptsystem
Das Kinaesthetics-Konzeptsystem ist das erste Kinaesthetics-Werkzeug, das für das Lernen und die eigene Gesundheitsentwicklung vermittelt wird. Dieses Werkzeug ist ein Angebot, um Situationen und Aktivitäten leichter sortieren, analysieren und verändern zu können, damit das Ziel direkter erreicht werden kann.

3.6 Spezielle Pflegekonzepte

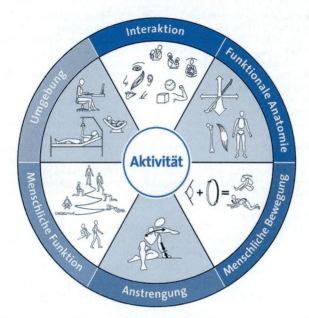

Abb. 3.31 Die Konzepte der Kinaesthetics. Mithilfe der Konzepte kann die jeweilige Aktivität wahlweise nach unterschiedlichen Aspekten betrachtet werden. [W274]

Es gibt **sechs verschiedene Kinaesthetics-Konzepte,** dadurch kann jeder Bewegungsprozess auch aus sechs verschiedenen Blickwinkeln betrachtet werden.
Im Mittelpunkt des Konzeptsystems steht die Lebensqualität.

1. Konzept: Interaktion
Die Basis der Kinaesthetics bildet die Interaktion, da sie die wechselseitige Bezugnahme zwischen zwei Teilen unseres Körpers, zwei oder mehreren Personen oder uns und der Umgebung erklärt.

Sinne
Die Sinne ermöglichen uns die Wahrnehmung und Kontaktaufnahme zur Umgebung, die Wahrnehmung unseres Körpers mit all seinen Bedürfnissen und die Organisation des Gewichtsverlaufs bei der Bewegung in der Schwerkraft.
- **Sehen:** ermöglicht, komplexe Eindrücke über die Augen zu erfassen (z. B. Gegenständen, Farben, Helligkeit), hat Auswirkung auf das Gleichgewicht
- **Hören:** die Schallwellen bieten eine Differenzierung hoch/tief und laut/leise
- **Riechen:** Riechsinneszellen haben direkten Zugang zum Gehirn, große Bedeutung im Bereich der sozialen Beziehungen und eine stark emotionale Komponente, tritt v. a. in den Vordergrund bei visueller und akustischer Überreizung
- **Schmecken**: Kinaesthetischer Fokus liegt darauf, den Patienten durch eine gute Positionierung dahingehend zu unterstützen, dass Essen und Trinken

leichter und gezielter erfolgen können, sowie auf der Art und Weise der Unterstützung bei der Essenseingabe, z. B. geführte Hilfestellung
- **Tasten:** Über unsere Haut und ihre Nervenstruktur können wir gut über Druck und Gewicht Veränderungen wahrnehmen. Äußerst sensibel sind die Handflächen, Fußsohlen und der Mundbereich.
- **Kinästhetisches Sinnessystem:** Durch Sinneszellen in der Haut, in den Muskeln und an den Gelenkansätzen können u. a. Schmerzen, Muskelspannung, Vibrationen und Stellung der Gelenke in der Schwerkraft (z. B. Arm anheben) unterschieden und wahrgenommen werden. Durch die Mechanorezeptoren unserer Haut, den visuellen Apparat, der sich am Horizont orientiert, und das Vestibularsystem im Innenohr wird das Gleichgewicht bei jeder Bewegung organisiert. Das kinästhetische Sinnessystem ermöglicht die Feinabstimmung zur Gestaltung aller Lebensaktivitäten. Speziell in der Begleitung intensivpflichtiger Patienten hat die Achtung auf die kinästhetische Sensibilität und Anpassungsfähigkeit der Pflegenden eine starke Auswirkung auf die Pflegequalität (Beziehungsqualität und Bewegungskompetenz).

Bewegungselemente
Lebende Wesen bewegen sich durch Gleichgewichtsverlagerung. Die Eigenschaften dieser Bewegung werden in drei Kategorien (Bewegungselemente) beschrieben: Raum, Zeit und Anstrengung (▶ Tab. 3.33).

Interaktionsformen
Die Beziehungsgestaltung wird anhand von Nähe (Raum), Zeitorganisation und Anstrengungsaspekten beschrieben. Unterschieden werden drei Interaktionsformen:
- **Gleichzeitig-gemeinsame Interaktion:** ist sehr nah, Aktionen geschehen ohne zeitl. Verzögerung (gleichzeitig), die Anstrengung wird von beiden bestimmt → Die Interaktion ist bestimmt von der kontinuierlichen wechselseitigen Anpassung im Führen/Folgen.
- **Schrittweise Interaktion:** gibt mehr Raum, ist weniger nah, zeitlich verzögert, die Anstrengung wird von einer oder beiden Personen bestimmt, um Schritt für Schritt eine Aktivität gemeinsam durchzuführen → Die Interaktion ist bestimmt vom Nacheinander im Führen/Folgen und der Anpassung.
- **Einseitige Interaktion:** ist unabhängig vom anderen (zeitlich, vom Anstrengungsaspekt), räumlich kann sie sehr nah oder entfernt sein (z. B. Reanimation oder Angebot, sich die Zähne zu putzen mit dem Zahnputzset, das neben dem Essenstablett vorbereitet ist) → Die Interaktion beabsichtigt keine Anpassung an die Reaktion des anderen.

Tab. 3.33 Bewegungselemente: Raum, Zeit und Anstrengung

Innerer Raum	Äußerer Raum
Vorgegeben durch die Form und Größe der Knochen, den Gelenksspielraum, die Muskelspannung, die Beweglichkeit des Bindegewebes	Begrenzt durch die Umgebung Achtung: für Patienten, sind Pflegende eine sehr wichtige Umgebung
Innere Anstrengung	**Äußere Anstrengung**
Körpereigene Muskelkraft, die wir bei der Bewegung einsetzen	Kräfte, die aus der Umgebung auf den Körper einwirken, z. B. Schwerkraft, Menschen

3.6 Spezielle Pflegekonzepte

Tab. 3.33 Bewegungselemente: Raum, Zeit und Anstrengung *(Forts.)*	
Innere Zeit Die individuelle Zeit, die notwendig ist, um eine Bewegung durchzuführen	**Äußere Zeit** Zeitliche Vorgaben von außen, durch Dienstplan, Tagesstruktur und akute Veränderungen

2. Konzept: funktionale Anatomie

Jede Aktivität führen wir mit unserem Körper durch, indem wir ihn bewegen. Unsere Anatomie bestimmt, wie wir uns bewegen können, und unsere Bewegungen bestimmen, wie sich unsere Anatomie im Laufe des Lebens verändern wird.

Knochen und Muskeln
- Knochen tragen das Gewicht (stabil)
- Muskeln bewegen und helfen das Gewicht der Knochen zu verlagern (instabil = veränderlich)

Massen und Zwischenräume
- Massen sind: Kopf, Brustkorb, Becken, Arme und Beine; sie sind stabil, dadurch gut geeignet zur Kontaktaufnahme bei Bewegungsunterstützung.
- Zwischenräume sind: Hals, Achseln, Taille und Leisten; sie sind instabil, also beweglich.
- ! Die Zwischenräume bestimmen durch ihren Bewegungsspielraum die Beweglichkeit der Massen.

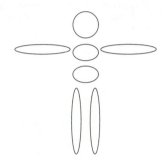

Abb. 3.32 Die Massen des Menschen.

Orientierung
Leben bedeutet ständige Orientierung. Voraussetzung für eine gute räumliche Orientierung ist die Fähigkeit, Orientierung im eigenen Körper zu erleben. Durch die Schwerkraft können wir gut Ordnung in unserem Körper erfahren, indem wir auf die Gewichtsverlagerung innerhalb des Körpers achten:
- Gewicht wird von einer Masse zur nächsten verlagert: höher oder tiefer im Körper (Richtung Kopf oder Füße)
- Gewicht kann über die Vorderseiten oder über unsere Rückseiten verlagert werden, dadurch Beeinflussung der Anstrengung möglich

- Durch eine gute Organisation der Knochen, damit diese das Gewicht gut an die Unterstützungsfläche abgeben können, kann bei Bewegung Anstrengung reduziert werden → Gewicht, das an die Unterstützungsfläche abgegeben wird, muss nicht gehalten werden, z. B. Bein hochhalten oder mit gebeugtem Knie, Gewicht wird über das Becken an die Matratze geleitet.
- Werden Zwischenräume durch Festhalten blockiert, schränken sie die Beweglichkeit der Massen stark ein. Patient und Pflegende benötigen mehr Kraft und Anstrengung.

- Bei stark bewegungseingeschränkten oder verkrampften Pat. ist bei der Orientierungsförderung eine Waschung bzw. Streichung sehr hilfreich.
- Die Rückseiten (Streckmuskeln) können Gewicht gut fortlaufend abgeben, die Vorderseiten (Beugemuskeln) bringen uns in Bewegung. Dadurch wird die körperliche Orientierung des Betroffenen verstärkt, die Muskeln entspannen sich und leiten das Gewicht besser weiter, z. B.: vom Liegen zum Sitzen kommen: Kopf beugen, Oberkörper zur Seite, den Oberarm, Unterarm, die Hand bewegen, bis das Gewicht von Kopf und Brust auf dem Becken angekommen ist

3. Konzept: menschliche Bewegung

Jeder Mensch hat seine individuelle Art, sich zu bewegen. Diese ist durch die Eigenschaft der Massen und Zwischenräume und durch die Beziehung zueinander bestimmt.
- Die Bewegungsbausteine: **Haltungsbewegung und Transportbewegung**
  - Der Körper kann stabile und instabile Bewegungen wahrnehmen.
  - Als stabil sind Bewegungen in den einzelnen Massen (Haltungsbewegungen) wahrnehmbar. Sie halten Beziehung zwischen den Massen, höher oder tiefer im Körper.
  - Als instabil sind die Bewegungen im Zwischenraum (Transportbewegungen) erfahrbar. Sie ermöglichen den nötigen Spielraum zwischen den Massen, um diese zu bewegen.
- Die Bewegungsmuster: **parallele und spiralige Bewegungsmuster**
  - Ein paralleles Bewegungsmuster liegt vor, wenn das Gewicht bei der Bewegung nur in einer einzigen Körperachse verlagert wird.
  - Das spiralige Bewegungsmuster ist die Verlagerung des Gewichts von einer Masse zur nächsten, indem verschied. Körperachsen genutzt werden.

- Parallele Bewegungsmuster sind gut geeignet zum Muskelaufbautraining.
- Spiralige Bewegungsmuster ermöglichen Bewegung/Mobilisation mit wenig Kraft.
- Spiralige Bewegungen lassen sich besser kontrollieren, da sie fließend und damit jederzeit umkehrbar sind.

4. Konzept: Anstrengung

Anstrengung ist der Motor jeder Bewegung, deren es bedarf, um das Gewicht der Massen zu bewegen. Die Qualität und die Quantität der Anstrengung bestimmen die Motivation für weitere Bewegungen.
! Durch Ziehen (Gewicht geht vom Kontaktpunkt weg) und Drücken (Gewicht geht zum Kontaktpunkt hin) können wir die Anstrengung differenzieren.

Je gezielter wir das Zusammenspiel des Ziehens und Drückens abstimmen, desto leichter wird die Bewegung erfahrbar sein. Die Pflegende muss sich während der Mobilisation dem Patienten anpassen: an seine Ressourcen; an das Bewegungsmuster, das als hilfreich ausgewählt wurde, und an die Zeit, die der Patient braucht. So können das Ziehen und das Drücken gut abgestimmt werden.

3.6 Spezielle Pflegekonzepte

5. Konzept: menschliche Funktion
Diese befasst sich mit zielgerichteten Bewegungen, die wir für Leben(squalität) machen.

Einfache menschliche Funktion
- Fähigkeit, eine Position oder Grundposition einzunehmen.
- Es gibt 7 Grundpositionen (▶ Abb. 3.33). Sie ermöglichen, mit wenig Anstrengung in einer Stellung zu verbleiben oder sich im Raum zu bewegen.

Komplexe menschliche Funktion
- Zielgerichtete Bewegung in einer Position (Bewegung am Ort), um z. B. das Leben zu erhalten, oder die komplexe Bewegung der Fortbewegung, um diese leichter gestalten zu können (z. B. gehend)
- **Bewegung am Ort:** auf der Intensivstation geht es hier vor allem darum, unwillkürliche Bewegungen am Ort, z. B. das Atmen, zu erleichtern und zu unterstützen. Dies kann durch gezielte Bewegungsunterstützungen beim seitlichen oder kopfwärts Bewegen ermöglicht werden. Wenn Menschen bewegt und nicht gehoben werden, können sie auch während der Bewegung atmen.
- **Fortbewegung:** unterschieden werden zwei Formen der **Fortbewegung in horizontaler Richtung**:

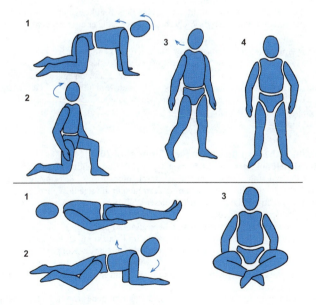

Abb. 3.33 Grundpositionen [L157]

- Gehen: Das Gewicht wird auf der Unterstützungsfläche, z. B. von einem Bein auf das andere, verlagert.
- Springen: Das Gewicht wird in der Luft verlagert.
* Des Weiteren unterscheiden wir zwei Formen der **Fortbewegung in der vertikalen Richtung**: den Wechsel von höheren zu tieferen Positionen und umgekehrt über **Positionswechsel oder durch Fallen**.
  - Positionswechsel, durch gezielte Gewichtsverlagerung (auf der Unterstützungsfläche) von einer Masse zur nächsten, z. B. durch Nutzung der Grundpositionen.
  - Fallen bezeichnet den Einfluss der Schwerkraft auf eine oder mehrere Massen. Auf der Intensivstation spielt dies eine große Rolle bei Patienten mit hypotoner Muskelspannung, z. B. beim Beinanstellen und -halten, damit das Bein nicht „fällt" (wegrutscht und streckt) und es zu Verletzungen im Kniebereich kommt.

6. Konzept: Umgebung

Die Umgebung ist immer neutral. Wir erleben unsere Bewegung durch und im Kontakt mit der Umgebung. Gemeint ist damit die Spannungsregulation des Körpers bei der Anpassung an die Umgebung oder beim Gebrauchen der Umgebung, um sich in Bewegung zu bringen.

* Das Bettgitter kann hilfreich für die Selbstkontrolle in der Bewegung von Patienten sein, damit sie die Anstrengung dosieren und die eigenen Bewegungsressourcen einsetzen können.
* Und andererseits ist das Bettgitter auch eine Einschränkung des Bewegungsraums, um dem Patienten die Sicherheit zu geben, die er auch braucht.

> Durch eine angepasste Umgebungsunterstützung können die Lernfähigkeit und die menschlichen Funktionen, z. B. Atmung, Essensaufnahme, Ausscheidung, erheblich verbessert werden. So schränken z. B. weiche Lagerungsmaterialien und Matratzen die eigene Bewegung und Motivation zur Bewegung eher ein, härtere Matratzen und Lagerungsmaterialien hingegen laden zur Bewegung ein, fördern dadurch die Wachheit, Orientierung und die vitalen Funktionen, z. B. Kreislauf, Atmung.

Das Kinaesthetics Curriculum (vgl. Suter et al 2010)

* **Im Mittelpunkt des Curriculums stehen die Bildungsfelder:** Ein Kinaesthetics-Bildungsanlass ist immer ein Selbstevaluationsprozess. Selbstevaluation basiert auf der Achtung auf sich und Vertrauen in die eigene Wahrnehmung von Bewegung und dem Verstehen dieser Wahrnehmung. Es werden 7 Bildungsfelder unterschieden:
  - Eigene Bewegung: meine eigene Bewegungskompetenz
  - Handling: meine Bewegungskompetenz im Kontakt mit anderen Menschen
  - Konzeptverständnis: mein Verständnis des Inhalts der Konzepte
  - Lernumgebung: meine Gestaltung der Lernsituation für mich und andere
  - Organisation: meine Bewegungskompetenz im Kontakt mit einer Gruppe von Menschen
  - Grundwissen: meine Annahmen und Theorien in der Auseinandersetzung mit aktuellen wissenschaftlichen Theorien
  - Analyse und Dokumentation

- **Entscheidend für die innere Haltung im Alltag ist das Menschenbild** (vgl. Enke 2010): Kinaesthetics ist geprägt von der Humanistischen Psychologie. Menschen gestalten den Umgang mit anderen Menschen respektvoll. Jeder Mensch hat Fähigkeiten und Ressourcen, die gefördert werden können. Bildung und Weiterentwicklung sind ein zentrales Grundbedürfnis und die konkrete Ausgestaltung wirkt persönlichkeitsbildend. Jeder Mensch gestaltet sein Leben und seine Lernprozesse durch Bewegung, dies ist ein Prozess von innen. Die Umgebung hat Auswirkung auf Lernen und Entwicklung.

Literatur
Suter R, Marty-Teuber B, Knobel S, Marty-Teuber S. Kinaesthetics Konzeptsystem. 4. A. EKA Linz, 2010.
Enke A. Kinaesthetics und Humanistische Psychologie. Lebensqualität – Die Zeitschrift für Kinaesthetics. 4. A. Siebnen, 2010.
Asmussen-Clausen, M. Praxisbuch Kinaesthetics. München: Urban & Fischer, 2006.
Maturana H, Varela F. Der Baum der Erkenntnis, die biologischen Wurzeln des menschlichen Erkennens. Berlin: Goldmann, 1990.
Maturana H, Pörksen B. Vom Sein zum Tun. Die Ursprünge der Biologie des Erkennens. Heidelberg: Carl-Auer, 2002.

Weitere Informationen, Trainerlisten, Adressen für Seminare:
- Kinaesthetics Deutschland, Berliner Platz 1, D-24937 Flensburg info@kinaesthetics.de, www.kinaesthetics.de
- Kinaesthetics Schweiz , Nordring 20, CH-8854 Siebnen www.kinaesthetics.ch
- Kinaesthetics Österreich, Petrinumstr. 12, AT-4040 Linz www.kinaesthetics.at
- Kinaesthetics Italien, Via C. A. Tron 27, IT-10065 S. Germano Chisone www.kinaesthetics.it
- Lebensqualität – die Zeitschrift für Kinaesthetics www.zeitschriftlq.com

3.6.3 Kau- und Schlucktraining

Andrea Stoib

Kau- und Schluckstörungen können einerseits das soziale Zusammenleben und andererseits den Genuss während der Nahrungsaufnahme erheblich beeinträchtigen. Dies hat eine Einschränkung der Lebensqualität zur Folge. In der Intensivpflege spielt das Kau- und Schlucktraining während oder nach Langzeitbeatmungen und neurologischen Erkrankungen eine große Rolle.

Ursachen für Kau- und Schluckstörungen
- Neurogene Erkrankungen, z. B. Erkrankungen des ZNS, der Hirnnerven, des neuromuskulären Übergangs und Muskelkrankheiten
- Strukturell-mechanische Veränderungen, z. B. Verletzungen, chirurgische Eingriffe, Tumoren, Entzündungen
- Psychogene Ursachen, z. B. Ängste, Psychosen

Anzeichen von Ess- und Schluckstörungen
Ist eine der folgenden Anzeichen für das Schlucken gegeben, besteht der Verdacht einer Schluckstörung (Dysphagie)
- Hustenreiz vor/während/nach dem Schluckvorgang
- Würgen, Verschlucken
- Reduzierter Hustenreflex

- Vermehrter Speichelfluss
- Speisereste sammeln sich in Wangentaschen oder bleiben am harten Gaumen hängen
- Sensibilitätsstörungen
- Stimme klingt rau, heiser, gurgelnd oder gehaucht
- Primitive Reflexe treten auf: Such- oder Einstellreflex, Beißreflex, Saug-Schluckreflex
- Temperaturanstieg nach Nahrungsaufnahme

Funktion des Schluckvorgangs
Der Schluckvorgang wird in **4 Phasen** eingeteilt.

Orale Vorbereitungsphase
- Umfasst das Kauen und Einspeicheln der Nahrung, die dann als Speisebolus in der Zungenschüssel gesammelt wird
- Zeitliche Dauer variiert je nach subjektiven Essgewohnheiten

Orale Phase
- Bezeichnet den Bolustransport vom Mundraum zum Oropharynx
- Dauer etwa 1 Sek.
- Eine wellenförmige Bewegung der Zunge transportiert den Speisebrei in Richtung Rachen
- Der Schluckreflex wird ausgelöst

Pharyngeale Phase
- Beginnt mit dem Schluckreflex
- Speisebolus passiert den Rachen und trifft auf den oberen Speiseröhrensphinkter
- Eine fein abgestimmte Koordination von Zungen-, Kehlkopf-, und Rachenmuskeln bestimmt dieses Reflexgeschehen, das in ca. 0,7 Sek. erfolgt.
- Voraussetzungen sind die Unterbrechung der Kaubewegung und das Anhalten der Atmung
- Durch den Kontakt mit der Nahrung hebt sich das Gaumensegel, dadurch wird der Nasenraum geschlossen und es kann keine Nahrung über die Nase austreten.
- Gleichzeitig wird der Kehlkopf nach vorne oben unter das Zungenbein gehoben und der Rachenraum für die Boluspassage erweitert.
! Laryngeale Verschlussmechanismen wie Senken des Kehldeckels, Taschenfaltenschluss und Glottisschluss sichern die Luftwege vor eindringenden Nahrungspartikeln.

Ösophageale Phase
- Umfasst den Bolustransport durch die Speiseröhre in den Magen mittels peristaltischer Wellen
- Die Wellen verlaufen gleichmäßig mit einer Geschwindigkeit von 2–4 cm pro Sek.
- Mit der Öffnung des unteren Ösophagussphinkters endet der reflexgesteuerte Schluckakt.

Kau- und Trinktraining vorbereiten
! Kau- und Trinktraining nach Möglichkeit in Absprache mit einer Logopädin durchführen

Richtige Körperhaltung
- Patient muss genügend Muskeltonus zum Aufrichten und Halten der Körperspannung gegen die Schwerkraft aufbauen können, sonst sind zu viel Energie und Aufmerksamkeit darauf gerichtet und das Kau- und Schlucktraining ist ineffektiv
- Oberkörper in Sitzstellung, evtl. Patienten zusätzlich mit Lagerungsmaterial stützen, damit das Gewicht des Kopfes und des Oberkörpers gut auf das Becken verlagert werden kann
- Auf Körpersymmetrie achten
- Kopf und Schulterbereich leicht nach vorne beugen, leichte Nickstellung des Kopfes
- Die Füße haben entweder Bodenkontakt oder im Herzbett Kontakt zum harten Lagerungsmaterial.

- Ein zusammengesunkener Oberkörper oder ein nach hinten überstreckter Kopf erhöht die Gefahr der Aspiration!
- Patienten mit einer Schluckstörung nicht allein essen lassen!
- Absauggerät muss in greifbarer Nähe sein

Stimulation der Wangen- und Mundmuskulatur
- Wangenmuskulatur mit Zeige- und Mittelfinger ausstreichen (▶ Abb. 3.34)
- Vom Jochbein zum Mundwinkel, von der Nase zur Oberlippe, von der Kinnspitze zur Unterlippe, mehrmals wiederholen
- Mit den Fingerspitzen Wangenmuskulatur beklopfen (**Tapping** = Lockern der Muskulatur)
- Mit einem feuchten Finger Konturen des Mundes nachzeichnen

Stimulation des Mundinnenraums
- Mit einem feuchten Finger in der Mitte der oberen Zahnreihe ansetzen und entlang des Zahnfleisches nach hinten streichen, 3-mal pro Seite wiederholen; ebenso mit der unteren Zahnreihe verfahren (▶ Abb. 3.34)
- Den Finger drehen und mit kreisförmigen Bewegungen die Wangen innen ausstreichen
- Erfolgt kein Schluckreflex, diesen mittels Kieferkontrollgriff (▶ Abb. 3.35) provozieren
- Mundbodenbereich mit Zeigefinger und mäßigem Druck vom Kinn in Richtung Kehlkopf ausstreichen
- Basale Stimulation® (▶ 3.6.4)

Kieferkontrollgriff
▶ Abb. 3.35
- Mundbodenbereich unterstützen
- Mundlippenschluss unterstützen
- Unterkiefer beim Kauen führen → Förderung des Schluckaktes

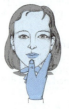

Abb. 3.34 Stimulation des Mundinnenraums [L157]

Abb. 3.35 Kieferkontrollgriff (von unten und seitlich) [L157]

Die elf goldenen Essregeln
1. Gute Sitz- und Kopfhaltung → aufrecht
2. Nicht mit dem Patienten während des Essens „plaudern"
3. Fragen erst stellen, wenn der Mund leer und alles geschluckt ist
4. Patienten beim Essen Zeit lassen
5. Kleinen Bissen/Schluck nehmen
6. Gut kauen und auf Lippenschluss beim Schlucken achten
7. Nach jedem Schluck die Tasse abstellen
8. Der Mund muss leer sein, bevor die nächste Portion eingebracht wird.
9. Sind noch Speisereste im Mund, dann nachschlucken (ohne Flüssigkeit)
10. Inspektion der Mundhöhle und Mundpflege nach dem Essen
11. Nach dem Essen noch mind. 20 Min. aufrecht sitzen

Kautraining
- Wünsche des Patienten bei der Speisen- und Getränkewahl berücksichtigen
- Zu Beginn des Trainings feste Nahrung in angefeuchteten Kompressensäckchen anbieten, z. B. Kartoffeln, Gemüse, Obst. Die Kompressensäckchen erleichtern die Kontrolle. Die Nahrung wird nun durch das Kauen und den Speichel durch die Kompresse gedrückt.
→ Dadurch gezieltere, einfachere Wahrnehmung.
- Wenn der Patient sich selten verschluckt hat (beim Üben mit dem Kompressensäckchen), dann kann Breikost angeboten werden.
- Die Nahrung nicht auf die vordere Zunge, sondern in die Mitte legen.
- Kleine Mengen auf den Löffel nehmen
- Evtl. Schluckakt durch Ausstreichen des Mundbodenbereichs unterstützen (Kieferkontrollgriff ▶ Abb. 3.35)
- Nach jedem Bissen nachschlucken lassen und Wangentaschen auf Nahrungsreste kontrollieren
- Erst dann den nächsten Bissen geben

Trinktraining
! Zu Beginn des Trinktrainings mit dickflüssigen Getränken anfangen, z. B. angedicktem Kräutertee, angedicktem Kaffee, angedickten Limonaden ohne Kohlensäure → verminderte Aspirationsgefahr
- Dünnflüssige Getränke erst anbieten, wenn das Trinken geübt ist

- Getränke und Suppen mit Trinkhalm anbieten → bessere Dosierung der Trinkmenge möglich, stärkerer Schluckreflex
- Becher und Tassen nur zur Hälfte füllen
- Keine kohlensäurehaltigen Getränke zum Trinktraining anbieten

- An Temperaturkontrolle der Speisen und Getränke denken
- Kontinuierlich auf Speisereste in den Wangentaschen achten
- Beim Berühren der Unterkieferzähne kann ein Beißreflex ausgelöst werden.

3.6.4 Basale Stimulation®

Andrea Stoib

Das Konzept der Basalen Stimulation® entwickelte Fröhlich (Sonderpädagoge und heilpädagogischer Psychologe) in den 70er-Jahren aufgrund seiner Arbeit im Behindertenbereich. Dieses Konzept geht davon aus, dass auch schwerst wahrnehmungsgestörte Kinder etwas wahrnehmen können, selbst wenn für Außenstehende (Eltern, Pflegende, Therapeuten) keine Reaktionen sichtbar sind. Diese Kinder brauchen elementare (basale) Anregungen sowie gezielte und systematische Informationen (Stimulationen) über sich selbst und ihre Umwelt. Bienstein (Krankenschwester und Pädagogin) übertrug in den 80er-Jahren gemeinsam mit Fröhlich das Konzept der Basalen Stimulation® in die Krankenpflege. Dabei stellten sie fest, dass die Förderungsmöglichkeiten behinderter Kinder ebenso bei Erwachsenen mit Wahrnehmungsveränderungen Anwendung finden konnten.

Definition
Basale Stimulation = ein Wahrnehmungs- und Begegnungskonzept
„Basale Stimulation ist ein Konzept menschlicher Begegnung, das individuelle – ggf. voraussetzungslose – Möglichkeiten und Anregungen bietet, in dialogisch-kommunikativen Prozessen schwer beeinträchtigten oder von schwerer Beeinträchtigung bedrohten Menschen Entwicklungsbedingungen zu gestalten, die dazu geeignet sind, Gesundheit und Wohlbefinden, Bildung und gemeinschaftliche Teilhabe sowie die Selbstbestimmung der angesprochenen Personen zu fördern, zu erhalten oder zu unterstützen." (vgl. Mohr 2010)

Grundlagen der Basalen Stimulation®

Philosophie
Der Patient wird als gleichwertiger Partner verstanden. Dies bedeutet, den Partner so zu akzeptieren, wie er ist, und für einen Lebensabschnitt zu begleiten als:
- Ganzheitlichen Menschen mit einer individuellen Geschichte und der Fähigkeit zum Erfahren, Erleben und Lernen
- Einen Menschen mit dem elementaren Bedürfnis nach Ausdruck und Kommunikation in jeder Lebenssituation
- Einen Menschen mit einer Identität, die sich sowohl geistig als auch körperlich manifestiert

Daraus ergibt sich folgende Grundhaltung gegenüber dem Patienten:
- Wir wissen nicht, was gut für ihn ist. Wir können Angebote geben und die Reaktionen empfindsam wahrnehmen.

- Wir sind auf der Suche nach Kommunikations- und Interaktionswegen. Wertschätzung, Vertrauen und Sicherheit sind wichtige Grundlagen, um sich selbst weiterentwickeln zu können.
- Wir wählen die Angebote entsprechend den Themen, Zielen und Entwicklungsprozessen des Patienten, lassen ihn auswählen und passen die Angebote an seine Bedürfnisse an.

Grundlagen für eine fördernde Pflege
- Bereitschaft, eine Beziehung mit dem Patienten zu gestalten
- Pflegehandlungen situativ anpassen und die Veränderungen genau dokumentieren
- Austausch und Reflexion im therapeutisch-pflegerischen Team → roter Faden
- Biografische Anamnese durch Angehörige und Freunde als Grundlage für die Pflegeplanung
- Beraten und Einbeziehen der Angehörigen in Pflegehandlungen
- Jede Förderung beinhaltet die Elemente: Wahrnehmung, Bewegung und Kommunikation
- Professionelle Schulung in Basisseminaren und Aufbauseminaren der Basalen Stimulation® mittels Anleitung und Selbsterfahrung
- Kontinuierliche Prozessbegleitung durch ausgebildete Praxisbegleiter

Intensivpflege
In der Intensivmedizin geht es in erster Linie um den Erhalt des Lebens. In diesem Akutstadium kann u. U. eine Reduzierung des Menschen auf seine Funktionalität beobachtet werden. Der Mensch als Individuum kommuniziert mit seiner Umwelt über Fähigkeiten, die noch vorhanden sind, z. B. Atmung, Herzfrequenz, Schwitzen, Muskeltonus, Ausscheidung.

Die wenigsten Patienten auf einer Intensivstation haben sich bewusst für die Verlegung/Einweisung auf diese Station entschieden. Die Mehrzahl „erwacht" auf der Intensivstation nach einem akuten Ereignis und kennt sich nicht aus. Die meisten hatten nicht die Möglichkeit, sich die Räumlichkeiten der Intensivstation, das Personal, die „unbekannten" Geräte anzuschauen und somit die ersten Hemmschwellen abzubauen. Somit finden sie sich unvorbereitet an einem fremden, häufig nicht einzuordnenden Ort wieder.

Es gibt aber auch geplante Verlegungen auf die Intensivstation, als Anschlussbehandlung nach einer OP. In diesem Fall erhalten Patienten heute im Rahmen einer guten präoperativen Pflege die Möglichkeit, sich über die postoperative Situation zu informieren und sich vorzubereiten. Ein Vorgehen, das sich im klinischen Alltag bewährt hat.

Zentrale Ziele der Basalen Stimulation®
Die Grundlage einer hilfreichen Intervention durch Pflegende ist, das individuelle Ziel bzw. Thema des Patienten herauszufinden. Dies ermöglicht die situative Anpassung und Begleitung des Eigenentwicklungsprozesses. Um nicht nur mechanistische Reize zu setzen, nicht nur Standards abzuarbeiten, ist das Setzen von Prioritäten bei den Zielen eine wichtige Intervention der professionell Pflegenden. Aufgrund von Erfahrungen gelten diese neun Ziele als die zentralen Ziele der Basalen Stimulation®:
- Leben erhalten + Entwicklung erfahren
- Das eigene Leben spüren

- Sicherheit erleben + Vertrauen aufbauen
- Den eigenen Rhythmus entwickeln
- Das Leben selbst gestalten
- Die Außenwelt erfahren
- Beziehung aufnehmen + Begegnung gestalten
- Sinn und Bedeutung geben
- Autonomie + Verantwortung leben

Jeder Intensivpatient hat seine eigene Schwerpunktgestaltung. Steht für den einen, das Leben zu erhalten, seinen Kreislauf zu stabilisieren, die Atmung weitgehend selbst zu bestimmen, im Vordergrund, können für den anderen die Kontaktaufnahme mit der Umwelt, die Beziehungsaufnahme und Begegnungsgestaltung, z. B. neurologische Erkrankungen, Locked-in-Syndrom, elementar sein.

Biografische Anamnese
Für eine individuelle Pflege ist es hilfreich, eine gute Informationssammlung zu haben. Hier ist ein biografischer Anamnesebogen von Vorteil. Vor geplanten Eingriffen mit anschließendem Aufenthalt auf einer Intensivstation ist es sinnvoll, diesen Bogen dem Patienten oder seinen Angehörigen auszuhändigen. Dadurch haben diese die Möglichkeit, ihn in Ruhe auszufüllen. Viele Fragen sind oft nicht auf Anhieb zu beantworten, sondern benötigen mehr Zeit, um sich darüber Gedanken zu machen, z. B. die Frage nach der Einschlafposition oder nach körperlichen Bereichen, die für jeden zu berühren sind, bis hin zu Bereichen, bei denen Berührung nur schwer auszuhalten ist.
Bei einem ungeplanten Aufenthalt auf der Intensivstation wird dieser Bogen meist den Angehörigen mitgegeben mit der Bitte, diesen baldmöglichst ausgefüllt wiederzubringen.

Beispiel für Fragen des biografischen Anamnesebogens
- Wie ausgeprägt sind die einzelnen Sinne in ihrer Wahrnehmung? → z. B. Sehschwäche, Schwerhörigkeit re/li, Geruchseinschränkungen, Geschmacksveränderungen, bekannte Sensibilitätsstörungen (z. B. in Händen oder Füßen)
- Welche Position ist die bevorzugte Einschlafposition?
- Gibt es eine Position/Lage, die nicht angenehm ist?
- Welche Gewohnheiten gibt es bezüglich des Waschens? → z. B. morgens oder abends, kaltes oder warmes Wasser, mit oder ohne Zusätze
- Wie ist der Umgang mit Krankheit? Ist hier der Rückzug im Vordergrund oder ist auch die Bitte um Hilfe möglich?
- Gab es eingreifende Ereignisse? → Heirat, Kinder, familiäre Verhältnisse

Wahrnehmung, Bewegung, Kommunikation
Bewegung bedarf der sensorischen Information, Kommunikation bedarf der Bewegung und die sensorische Information wird ihrerseits auch erst in kommunikativen Bezügen erworben (vgl. Fröhlich 1996).

Definition
Wahrnehmung ist eine sinngebende Verarbeitung von inneren und äußeren Reizen im Kontext der Erfahrung und des Lernverhaltens.
Bewegung bedeutet Veränderung. Meist ist Bewegung im motorischen Sinne gemeint und beinhaltet die Feinabstimmung, das Tempo, den Rhythmus, die Dynamik, die Muskelspannung, die Kraft und den Ausdruck.

Kommunikation kann verbal oder nonverbal erfolgen. Meist wird mit Kommunikation das gesprochene Wort oder die geschriebene Sprache gemeint. Im Pflegealltag sind wir überwiegend mit der nonverbalen Kommunikation beschäftigt. Wahrnehmen können wir diese durch Mimik und Gestik bis zu den vegetativen Zeichen, wie z. B. Puls, Blutdruck, Schwitzen, Sekretion, Atemrhythmus, -frequenz und -tiefe, Zähneknirschen.

Angebote der Basalen Stimulation®

- Die Angebote werden anhand der Beziehungsgestaltung, der Ziele und der Situation strukturiert und gegeben.
- Diese Angebote dienen zur Verbesserung der Körperwahrnehmung sowie zur Verbesserung der Umgebungswahrnehmung und Steigerung der Lebensqualität.
- Die einzelnen Wahrnehmungsbereiche können wir im Alltag nur schwer voneinander getrennt betrachten.
- Bei jeder Aktivität bekommen wir Informationen aus den verschiedenen Wahrnehmungsbereichen.
! Wir können nur unterscheiden, worauf wir den Schwerpunkt der Stimulation legen.

Somatische Stimulation
Somatische Stimulation ist die Stimulation zur Wahrnehmungsverbesserung der Körpergrenzen und der Sensibilität (Oberflächen- und Tiefensensibilität).

Berühren
- Jede Art von Berührung (Pflege ist oft Berührung) beinhaltet die Kontaktaufnahme bzw. Beziehungsgestaltung zum Patienten, setzt Reize und zeigt dem Patienten seine Körpergrenzen auf.
- Konstante, flächige und deutliche Berührungen vermitteln Ruhe, Beständigkeit und helfen dem Patienten bei der Orientierung.
- Zaghafte, leichte Berührungen (kurzes Streicheln) sind nicht eindeutig wahrzunehmen, übermitteln keine Information, verunsichern den Patienten und können leicht „fehlgedeutet" werden. Der Kontakt mit der Handfläche wird der „Fingerspitzen-Berührung" vorgezogen werden.
- Unangenehme Erfahrungen wie grobes Anfassen beim Lagewechsel, Schmerzen bei der Mundpflege, fördern den Rückzug des Patienten von seiner Umwelt.

Initialberührung
- Dient als Signal für Anfang und Ende des Kontakts und der Pflegehandlung mit dem Patienten
- Besteht aus einem klaren Druck am Arm, an Hand, Schulter oder im Bereich des Brustkorbs mit gleichzeitiger verbaler Begrüßung bzw. Verabschiedung und Information über die kommende Pflegehandlung bzw. die Ruhephasen
- Erfolgt für diesen Patienten immer in der gleichen Weise
- Ist idealerweise am Bett in Wort und Bild dokumentiert

Waschungen und Ausstreichungen
- Ganzkörperwaschungen (▶ 3.5.1) oder auch Teilwaschungen:
  - Material, z. B. hart, weich, nur Waschhandschuh zum Waschen und Trocknen, Badetuch zum Abdecken der noch nicht gewaschenen bzw. gewaschenen Körperregionen
  - Frage nach einem Waschzusatz, z. B. nur Wasser, Pfefferminztee, Zitrone

- Temperatur des Wassers
- Die Intensität durch den Druck der Berührung, ist vom Ziel der Stimulation abhängig.
• Für die Ausstreichungen gelten die gleichen Vorgaben, sie finden lediglich trocken, entweder über der Kleidung oder direkt auf der Haut, statt.
• Die verschiedenen Angebote werden auch situativ kombiniert: aktivierend, beruhigend, aufrichtend, beugend, Waschung nach kinaesthetischem Prinzip, Bobath-orientiert, entfaltend (▶ 3.5.1)
• Beim Waschen/Ausstreichen die Bewegungen wiederholen. Patienten, die wahrnehmungsbeeinträchtigt sind, brauchen mehr Zeit für das Erfassen und die Verarbeitung von Reizen.

Lagerung
▶ 3.4
• Härte der Matratze und Lagerungskissen an den Hautzustand und die Wahrnehmung anpassen
• Feste Kissen, Handtücher, Badetücher als Lagerungsmittel unterstützen die Wahrnehmung der Körpergrenzen, z. B. Hirse-, Kirschkernkissen
• Bei der Mobilisation die Beine anstellen und die Füße gegen die Matratze drücken → Patient erfährt so: „Hier ist mein Körper zu Ende."
• Körperteile des Patienten aufeinanderzulegen (in Beziehung zueinander zu bringen), fördert die Propriozeption (Eigenkörperwahrnehmung), z. B. Hand auf Hand, Hand auf Bauch, Hand auf Oberschenkel

> Die Lagerung auf Luftkissenbetten fördert den Verlust des Körpergefühls, da der Patient keine Unterlage spürt und dadurch das Gefühl für seine Lage und Körpergrenzen verliert. Hier immer abwägen, ob die Wahrnehmung oder die Dekubitusprophylaxe im Vordergrund steht. Wie gefährdet ist der Patient in dieser Situation? (▶ 3.4.4)

Vestibuläre Stimulation
Vestibuläre Stimulation dient der unwillkürlichen motorischen Steuerung des Gleichgewichts. Durch die Propriozeptoren in der Haut, die Muskelspindeln, die Gelenke und Sehnen, unser vestibuläres Organ im Innenohr und durch unser visuelles Organ sind wir in der Lage, eine Position einzunehmen, sie zu halten und zu verändern. Dadurch wird letztlich auch die Orientierung im Raum gefördert.
• Regelmäßiger Lagewechsel: 30°-Lagerungen, steile Lagerungen, Embryonallagerung, Herzbett
• Patienten so früh wie möglich nach ärztlicher Rücksprache zum Sitzen an der Bettkante, in den Rollstuhl oder zum Stehen mobilisieren (▶ 3.6.1)
• Patienten mit Unterstützung aufsetzen, dabei durch Körperkontakt Sicherheit vermitteln
• In der Seitenlage, z. B. beim Waschen oder Betten, Patienten langsam hin- und herschaukeln
• Beim Waschen Arm oder Bein auf ein Handtuch legen, oberhalb zusammenschlagen und die Extremität hängend sanft hin- und herbewegen
• Zur Nahrungsaufnahme Oberkörper hochlagern, damit der Patient Sattheitsgefühl spürt. Dabei sind Bolusgaben (wenn möglich) der kontinuierlichen Zufuhr von Sondenkost vorzuziehen. (▶ 6.2)

- Positionsveränderungen kinästhetisch durchführen
! Auf langsame und dosierte Bewegung achten, damit es zu keiner Überstimulation kommt. Viele Intensivpatienten sind diesbezüglich sehr empfindlich und reagieren sofort mit Nystagmus bis Erbrechen.

Vibratorische Stimulation
Vibratorische Stimulation fördert das Gefühl für die Größe, Körpertiefe, Struktur und Zusammengehörigkeit des Körpers. Stimulation durch Vibration erfolgt durch Schwingungen. Hier wird zwischen hochfrequenten und niederfrequenten Vibrationen unterschieden. Beide Möglichkeiten haben Einfluss auf den Muskeltonus.

Hochfrequente Stimulation
Diese Schwingungen gehen in die Körpertiefe und werden über die Knochen weitergeleitet. Mögliche Angebote z. B.:
- mit der Handfläche schnelle Muskeltonusveränderungen/Schwingungen am Rücken oder Brustkorb mit:
  - Elektrischer Zahnbürste, Rasierapparat
  - Vibrax®, elektrischen Massagegeräten, Vibrationskissen

Niederfrequente Stimulation
Diese Schwingungen gehen hauptsächlich in die Muskulatur. Mögliche Angebote z. B.
- Atemstimulierende Einreibung, Massagen, Ausstreichungen, Stimulation bei der Musiktherapie
- Angehörige können die Hand des Patienten an den eigenen Brustkorb (Sternum) legen und erzählen oder singen.

Weitere Stimulationsmöglichkeiten
Bei den folgenden Stimulationsmöglichkeiten wird die Wahrnehmung auf die Umwelt, die Umgebung und die Menschen gelenkt. Somit ist die Förderung als soziales Individuum mit der Achtung auf Steigerung der persönlichen Lebensqualität gerichtet.

Auditive Stimulation
Auditive Stimulation bedeutet, Angebote über Schallwellen, Töne, Klänge und Geräusche zu geben. Bei der Verarbeitung im akustischen Cortex der Großhirnrinde werden die eintreffenden Nervenimpulse entziffert, analysiert und mit Erinnerungsbildern verglichen.
Dies bedeutet, jedes Geräusch ist mit Erinnerungen und Assoziationen besetzt, die abrufbar sind. Dies führt auch zu Fehlinterpretationen. Häufig beschreiben ehemalige Patienten der Intensivstation, sie hätten die Situation dort ähnlich wie auf einem Bahnhof empfunden.
Angebote der auditiven Stimulation:
- Langsam und deutlich in einer normalen Tonlage sprechen; einfache Sätze ohne Nebensätze bilden
- Die eigene Stimme als Instrument nutzen; sie kann einschmeichelnd, vertrauenserweckend, aber auch aktivierend und eindeutig motivierend sein
- Keine Fachbegriffe verwenden, der Patient ist „berufsfremd" – dies führt zu mehr Distanz

- Um ein Wortgewirr zu vermeiden, sollte nur eine Person mit dem Patienten reden
- Überprüfen, ob die Lautstärke und Häufigkeit der Alarme an diesem Bettplatz adäquat sind
- Lieblingsmusik anbieten. Wenn dies über Kopfhörer geschieht, sollte der Kopfhörer ca. 20 cm Abstand zum Ohr haben, da der Patient sich sonst nicht abwenden kann.
- Besucher zum Erzählen und Vorlesen auffordern, z. B. Tageszeitung
- Kassetten mit Aufnahmen von familiären Situationen und Grüßen der Familie abspielen

> Hier gilt vor allem der Grundsatz: Jede Stimulation hat einen klaren Anfang und ein klares Ende. Permanente Beschallung durch Radio und Fernseher ist keine hilfreiche auditive Stimulation.

Oral-gustatorisch-olfaktorische Stimulation
Die oral-gustatorisch-olfaktorische Stimulation bezeichnet die Anregung des Mundraums durch Geschmack und Geruch.

Der Mund- und Nasenbereich ist besonders sensibel und stellt den „Zugang zum Inneren" dar. Er gehört zu den intimsten Zonen des Menschen. Gleichzeitig ist dieser Bereich in der Anästhesie- und Intensivpflege häufig „belegt", z. B. durch Tubus, Magen-/Ernährungssonde, Trachealkanüle. Dies führt zu verminderten und unangenehmen Wahrnehmungsangeboten. Was zur Folge hat, dass der Patient versucht, sich diesen Angeboten zu entziehen, z. B. durch Zähnezusammenbeißen, Kopfwegdrehen.

- Orale Angebote durch vertrauten, bekannten Geschmack können den Patienten motivieren, den Mund zu öffnen und Vertrauen aufzubauen. Dies kann eine hilfreiche Vorbereitung zur Mundpflege sein.
- Bei der Mundpflege gewohnte Zahnpasta (nicht verwenden bei Schluckstörungen!) und weiche Zahnbürste benutzen
- Vertraute Geschmacksrichtungen anbieten, z. B. in Mullkompresse eingewickeltes Gummibärchen, Tupfer mit Nutella oder in Lieblingsgetränk (Bier, Saft) getränkt. Für diese Art der Stimulation muss der Mund reizlos sein (frei von Borken und Schleimhautläsionen).
- Eigene Kosmetika verwenden, z. B. Tagescreme, Körperlotion, Rasierwasser, Parfüm, Deo
- Nasale Sonden vermindern den Geruchssinn aufgrund der Schwellung, die entstehen kann.

> - Bei der oralen Stimulation immer an die Schluckproblematik denken. Die Geschmacksstoffe vorher mit Logopädie und Ärzten absprechen bzw. Milchprodukte, Früchtetees, Säfte und Bier meiden.
> - Vorsichtiger Umgang bei der Mundpflege: Keine Gewaltanwendung! Langsames und geduldiges Vorgehen, sich ggf. über das Kämmen, Gesichtwaschen und die Gesichtsmassage zum Mund vorarbeiten

Visuelle Anregung

Das Krankenhaus stellt für das Auge insgesamt eine reizarme Umgebung dar. Speziell auf der Intensivstation ist der Fokus auf Funktionalität und weniger auf individuelle Raumgestaltung gelegt. Patienten in Rückenlage sind in ihrem Gesichtsfeld eingeschränkt: sie sehen häufig nur die weiße Decke, die Lampen oder Gesichter der Pflegepersonen. Durch diese Monotonie können verschwommene Bilder entstehen und durch die Reizarmut Halluzinationen.

- Möglichst einfach gestaltete Motive und Bilder, anfangs in Schwarz-Weiß, wählen
- Große Bilder, Fotos von Angehörigen oder gemalte Bilder von Kindern oder Enkeln in das Blickfeld hängen – hier auf guten Kontrast achten
- Durch den Lagewechsel verändert sich das Gesichtsfeld des Patienten.
- Beim Ansprechen des Patienten beugt sich nur eine Person über den Patienten.
- Individuelle Hilfsmittel anwenden, z. B. Brille
- Hilfstafeln mit dem Namen der betreuenden Pflegekraft, des zuständigen diensthabenden Arztes, Datum und Tageszeit

Taktil-haptische Stimulation

Über Hand- und Fußfläche werden Gegenstände erfahrbar. Der Patient *be-greift* seine Umgebung. Er erfährt die Umgebung dreidimensional.

- Vor Beginn des Waschens Hand des Patienten in das Wasser tauchen, damit er die Temperatur prüfen kann. Den Waschhandschuh erfahren lassen.
- Vor der Zahnpflege Zahnbürste in die Hand geben
- Beim Einsatz eines neuen Kissens dieses erst in die Hand des Patienten geben
- Körperteile in Beziehung bringen, z. B. Hand auf den Bauch legen und diese durch Bewegung den Bauch erfahren lassen.
- Ggf. dem Patienten seine Zu- und Ableitungen erfahrbar machen, z. B. Magensonde/Ernährungssonde, PEG, Trachealkanüle, als Prophylaxe der akuten Entfernung und zum Verständnis über die Korrektheit der Zugänge und Kanülen

Literatur

Mohr L. Basale Stimulation in 9 Sprachen, Begriff und Kommentar, Internationaler Förderverein Basale Stimulation® e. V. Norderstedt: Books on Demand GmbH, 2010.
Bienstein C, Fröhlich A. Basale Stimulation® in der Pflege, Die Grundlagen, 6. A. Bern: Huber, 2010.
Fröhlich A. Basale Stimulation® in der Pflege, Das Arbeitsbuch. 2. A. Bern: Huber, 2010.
Nydahl P, Bartoszek G. Basale Stimulation in der Pflege Schwerstkranker. 5. A. München: Urban & Fischer, 2008.
Pickenhain L, Basale Stimulation: neurowissenschaftliche Grundlagen. Düsseldorf: Düsseldorf, 1998.
Schmidt RF. Neuro- und Sinnesphysiologie, 2. A. Berlin: Springer, 1995.

3.6.5 Intensivpflegetagebuch

Dirk Knück, Peter Nydahl

Abstract

Das Intensivtagebuch ist ein Tagebuch, das während der Zeit der Bewusstlosigkeit eines Patienten von zumeist Pflegenden und Angehörigen geschrieben wird. In dem Tagebuch werden chronologisch die Aufnahme des Patienten, aber auch Umweltbeschreibungen und Entwicklungsschritte beschrieben. Der Patient kann später das Tagebuch lesen und die Zeit seiner Bewusstlosigkeit rekonstruieren. Gerade sedierte Patienten ha-

ben ein hohes Risiko, unter real erlebten Träumen zu leiden (Griffith et al. 2007, Schelling 2008), und können durch das Lesen der Tagebucheinträge besser verstehen, was Traum und was Wirklichkeit war (Storli 2007). Heute gilt das Tagebuch als evidenzbasierte Maßnahme mit einer lang anhaltenden Wirkung für Patienten: Das Tagebuch wirkt auf Patienten. Einzelne Studien berichten von positiver bis sehr positiver Akzeptanz; Unterstützung der Krankheitsverarbeitung; besseres Verstehen, Begreifen und Sinngebung sowie Einfluss auf die Entstehung von posttraumatischen Belastungsstörungen, Angst und Depression (Nydahl, Knück 2010), ebenso auch als Copingstrategie für Angehörige. Das Tagebuch ist somit ein zentrales Element der Patientennachsorge.

Kurzdefinition
Das Intensivtagebuch ist ein Tagebuch, das während der Zeit der Sedierung und Beatmung eines Patienten von Pflegenden und Angehörigen geführt wird und in dem meist Ereignisse und Entwicklungen beschrieben werden. Der Patient kann später das Tagebuch lesen und damit die Zeit während seiner Bewusstlosigkeit rekonstruieren und verstehen.

Indikation
- Patienten mit einer Beatmungsdauer und Sedierung von ≥ 3 Tagen UND voraussichtlicher Überlebenschance
- Auch bei vorübergehender Bewusstlosigkeit, z. B. Enzephalitis
- Angehörige (als Coping für die Eltern Frühgeborener oder Angehörige sterbender Patienten)
- Patienten mit vorübergehender Bewusstseinsstörung (Pat. im Delirium)

Kontraindikationen
- Keine bekannt, aber: wenig sinnvoll bei allen Patienten, die nicht lesen bzw. die Sprache nicht verstehen können, z. B. persist. sens. Aphasie; schwere Demenz; geistig Schwerbehinderte
- Eingeschränkte Kontraindikation: Patienten, die die deutsche Sprache nicht beherrschen

Einträge
- 1. Eintrag: Zusammenfassung der Ereignisse, die zur Aufnahme und Therapie des Patienten geführt haben
- Weitere Einträge: tgl. zu Veränderungen und Entwicklungen, z. B. ein erstes Sitzen auf der Bettkante, aber auch Interventionen wie z. B. eine Tracheotomie
- Erwähnung von Besuchen (Wer war wann da?)
- Zum möglichen Erleben des Patienten und Umfeldbeschreibungen
- Zeit: 5 Min. pro Schicht, bei längeren Verläufen 1 Eintrag pro Tag

Eintragende Personen
- Pflegende und nahe Angehörige
- Ärzte, Therapeuten, Besucher
- Der Patient selbst, wenn er wach ist

Schreibstil
Wertschätzend, ehrlich, beschreibend, so als würde die Pflegende den Patienten direkt ansprechen. Beinhaltet reflexive Fragen. Sie sollen den Prozess der Selbstreflexion des Patienten anregen. Die Absicht dieser Fragen ist die Mobi-

lisierung der Selbstheilungskräfte. Sie sollen den Patienten dazu bringen, über derzeitige Wahrnehmungen und Handlungen nachzudenken, um neue Möglichkeiten zu entwickeln oder in Betracht zu ziehen.

1. Eintrag: Zusammenfassung der Ereignisse, die zur Aufnahme und Therapie des Patienten geführt haben:
Beispiel: „Hallo Frau xy, Sie sind heute Morgen zu Hause zusammengebrochen. Ihr Mann hat gleich den Notarzt gerufen, der Sie sofort ins Krankenhaus gebracht hat. Sie sind sehr erschöpft gewesen und mussten künstlich beatmet werden. Dazu bekommen Sie Medikamente, die Sie tief schlafen lassen. Viele Patienten berichten nach so einem Schlaf, dass Sie geträumt hätten. Vielleicht tun Sie das auch? Damit Sie diese Träume verstehen können und wissen, was in der Zeit passiert ist, schreiben wir das Tagebuch für Sie. Wir hoffen, dass es später mal eine Hilfe für Sie sein wird."

Erleben des Patienten: tgl. Beschreibungen, die auch die Fähigkeiten und das mögliche Erleben des Patienten beschreibt – damit er/sie später nachlesen kann, wie es ihm wohl ging
Beispiel: „Heute Nacht ist im Zimmer viel los gewesen, bei Ihnen wie auch Ihrem Nachbarpatienten war viel zu tun. Ständig brummt, piept und summt es. Ich weiß nicht, was Sie mit den Stimmen und Geräuschen verbinden? Frühere Patienten erzählten, sie hätten die Beatmungsmaschine als Dampfmaschine, die Matratze wie ein Schiff, die Geräte wie einen Supermarkt oder Flughafen wahrgenommen. Möglichkeiten zur Verwechselung gibt es viele."

Entwicklungsschritte; z. B. ein erstes Sitzen auf der Bettkante o. Ä., aber auch Interventionen wie z. B. eine Tracheotomie
Beispiel: „Hallo Frau, xy, heute sind Sie tracheotomiert worden. Dazu haben Sie eine Narkose bekommen, allerdings auch ein Medikament, das vor einigen Tagen wahrscheinlich für Ihre Albträume ursächlich war. Ich betreue Sie nun die zweite Nacht und hoffe, Sie sind entspannt. Zeitweise wirken Sie etwas unruhig, was ich gut verstehe. Deshalb bekommen Sie auch etwas zum Schlafen. Ich freue mich schon darauf, Sie wach zu erleben!"

Erwähnung von Besuchen (Wer war wann da?) oder Umfeldbeschreibungen
Beispiel: „Heute Vormittag war Ihr Mann da. Er scheint sich Sorgen zu machen, wir haben mit ihm gesprochen und er kommt bald wieder – wie jeden Tag."

Reflexive Fragen: Das mögliche Fragen wird als Frage formuliert – regt den Patienten später an, selbst darüber nachzudenken, was wirklich und was geträumt war:
Beispiel: „Hallo Frau xy, heute war Ihr Mann da und hat Sie an den Händen massiert. Ihre Schwester kam auch dazu."
oder
„Hallo Frau xy, Ihre Erinnerung an die letzten Tage ist gut und Sie und ich haben vereinbart, dass wir das Tagebuch noch so lange weiterschreiben, wie Sie hier auf der Intensivstation sind. … aber vielleicht schreiben Sie danach ja selbst weiter? Einen angenehmen Tag wünscht Ihnen … (die Pflegende)."

Ins Intensivtagebuch gehören nicht:
- Diagnosen oder Nebendiagnosen

- Teamkonflikte: „Ich hätte Sie ja gern aufgesetzt, aber keiner wollte mitmachen."
- Therapieentscheidungen: „Heute wurde die Therapie eingestellt und ich finde das ganz schlimm für Sie."
- Persönliche Probleme: „Sie tun mir so leid."
- Beleidigende Formulierungen: „Sie sehen heute echt scheiße aus."

Aufgrund möglicher Missverständnisse scheint es empfehlenswert, zumindest in der ersten Implementierungsphase das Tagebuch vor der Übergabe an einen Patienten/Angehörigen von geschultem Personal gegenlesen zu lassen.

Fotos
Fast alle skandinavischen Studien arbeiteten mit Fotos in dem Tagebuch. Sehr hilfreich für Patienten sind Fotos, die sie (in einer nicht kompromittierenden Lage) während ihres Aufenthaltes zeigen.
- Fotos mit Patient und Angehörigen oder Personal: „Ich war da nicht alleine."
- Fotos wichtiger Entwicklungsschritte, z. B. Erstfoto, erstes Bettkante-Sitzen, erstes Stehen
- Happy-End-Foto zur Entlassung

Prinzipiell ist aber das Fotografieren von nicht einwilligungsfähigen Patienten rechtlich diskutabel, daher wird der Gebrauch von Beispielfotos eines leeren Bettenplatzes empfohlen.

Verbleib
- Die meisten Autoren empfehlen, dem Patienten das Tagebuch zu übergeben, wenn er „so weit ist" (nicht genau definiert), in der Regel noch im KH auf der Allgemeinstation. Patienten vermissen das Fortführen des Tagebuchs nach der Verlegung, daher empfiehlt es sich, das Tagebuch dem Patienten/Angehörigen bei Verlegung mitzugeben und auf der Allgemeinstation weiterzuführen.
- Für die langfristige Evaluation scheint es ratsam, eine Kopie des Tagebuchs vor der Übergabe anzufertigen
- Verstorbene Patienten: Es ist empfehlenswert, den Angehörigen anzubieten, das Tagebuch mitzunehmen (ist für diese nachgewiesen oftmals hilfreich). Sonst Aufbewahrung des Tagebuches für 12 Monate.

Nutzen
Das Intensivtagebuch hat zum Ziel, den Patienten später zu ermöglichen, die Situation während seiner Bewusstlosigkeit zu rekonstruieren und zu verstehen.
- Patienten bewerten das Tagebuch positiv.
- Viele Patienten und Angehörige lesen das Tagebuch mehrfach.
- Das Tagebuch hilft, die „verlorene Zeit" der Beatmung zu rekonstruieren.
- Das Tagebuch drückt die Anteilnahme des Teams aus
- Patienten können durch das Tagebuch dem Geschehen einen Sinn und eine Bedeutung geben.
- Das Tagebuch scheint ein mögliches PTBS (posttraumatische Belastungsstörung) zu lindern bzw. zu vermeiden.
- Das Tagebuch vermindert Angst und Depressionen nach dem Intensivaufenthalt.
- Tagebuchschreiben ist durch die Dimension der Anteilnahme pflegerische Aktivität

Nebenwirkungen des Tagebuchs
- Vereinzelte Berichte über „emotionale" Reaktionen von Patienten (Weinen aus Rührung)
- Nervosität beim ersten Lesen des Tagebuches

Literatur
Griffith RD, Jones C. Seven lessons from 20 years of follow-up of intensive care unit survivors. Curr Opin Crit Care, 2007;13: 508–513.

Schelling G. Post-traumatic stress disorder in somatic disease: lessons from critically ill patients. Prog Brain Res. 2008; 167: 229–37.

Storli SL, Lindseth A, Asplund K. „Being somewhere else" – delusion or relevant experience? A phenomenological investigation into the meaning of lived experience from being in intensive care. International Journal of Qualitative Studies on Health and Wellbeing, 2007; 2(3), 144–159.

Nydahl P, Knück D. Träume und Traumata – eine systematische Übersichtsarbeit zur Wirkung des Tagebuches auf Intensivpatienten. DIVI, 2010; 1 (1): 31–37.

www.intensivtagebuch.de, www.intensivnachsorge.de, www.nydahl.de (letzter Zugriff: 23.8.2011).

3.7 Pflege in besonderen Situationen

3.7.1 Pflege von Patienten mit Diarrhö

Christina Greil

Definition
Die Diarrhö ist definiert als eine gesteigerte dünnflüssige Stuhlfrequenz (> 3 Stühle/Tag) mit mehr als 200 g/Tag. Durch Flüssigkeitsverlust kommt es zu Elektrolytverschiebung und erhöhter Infektanfälligkeit.

Anamnese, Symptome und Komplikationen

Anamnese

Tab. 3.34 Ursachen für eine Diarrhö

Ursachen für eine akute Diarrhö	Ursachen für eine chronische Diarrhö
• Infektionen, z. B. viral, bakteriell, parasitär • Nebenwirkung von Medikamenten, z. B. Antibiotika, Strahlen- und Zytostatikatherapie, Kontrastmittel, Digitalisintoxikation • Nebenwirkung von enteraler Ernährung, z. B. durch Bolusgaben, zu rasche Zufuhrgeschwindigkeit, zu niedrige Temperatur der Sondenkost, bakteriell kontaminierte Ernährung, hyperosmolare enterale Ernährung oder bestimmte Fette werden nicht verwertet • Psychische Belastung und Stress	• Nahrungsmittelallergie • Laxanzienabusus • Entzündliche Darmerkrankungen • Postgastrektomiesyndrome • Endokrinmetabolische Störungen

3.7 Pflege in besonderen Situationen

Symptome
- Häufige Stuhlentleerung (> 3 Stühle/Tag)
- Verminderte oder flüssige Stuhlkonsistenz
- Vermehrte Stuhlmenge (> 200 g/Tag)
- Patienten haben zudem häufig krampfartige Bauchschmerzen, Übelkeit und Erbrechen, ggf. Fieber

Komplikationen
- Dehydratation
- Elektrolytentgleisung
- Erhöhte Infektionsgefahr berücksichtigen

Diagnostik und Therapie

Diagnostik
- Stuhlinspektion: Stuhlfrequenz, Konsistenz, Volumen, Farbe, Stuhlbeimengungen, z. B. Blut, Schleim
- Mögliche Ursachen klären, z. B. Bezug zur Nahrungsaufnahme, Medikamenteneinnahme
- Temperaturmessung
- Hydratationszustand, Vitalparameter messen
- Laboruntersuchung, Stuhlkultur
- Evtl. Koloskopie

Spezifische medizinische Therapie
! Verabreichung bedarf einer ärztlichen Anordnung
- Flüssigkeits- und Elektrolytsubstitution
- Obstipierende Medikamente (z. B. Loperamid) → hemmen die Darmperistaltik, verzögern jedoch die Ausscheidung infektiöser Erreger
- Antibiotikagabe bei infektiöser Diarrhö (Antibiotika können Diarrhö verstärken)
- Spasmolytika bei krampfartigen Bauchschmerzen
- Ursachenbehandlung

Intensivpflege

Beobachten und Monitoring
- Engmaschig zu überwachen sind:
  - Darmgeräusche, Abwehrspannung des Abdomens, Übelkeit und Unruhe
  - Stuhlkonsistenz, Stuhlbeimengungen und Stuhlfrequenz
- Kontrolle der Einlaufgeschwindigkeit der enteralen Sondenkost → rasche Einlaufgeschwindigkeit sowie Bolusgaben vermeiden!
- Vitalparameter

Maßnahmen

Allgemein
! Patienten die mögliche Angst vor der Beschmutzung des Betts nehmen!
- Entlastungsdarmrohr einführen: max. Liegezeit 30 Min. → Achtung: Perforationsgefahr!
- Bei sedierten Patienten Fäkalkollektor® bzw. Flexi-Seal® verwenden

Tab. 3.35 Fäkalkollektor®	
Vorbereitung	• Patienten in Seitenlage bringen, den Analbereich reinigen, Haare entfernen und sorgfältig trocknen. Plastikkappe des Auslasses schließen. Wenn nötig, Öffnung des Hautschutzes vergrößern; After dehnt sich bei der Ausscheidung. Evtl. auf der Klebefläche einen Ring aus Klebepaste anbringen, um einen sicheren Halt zu gewährleisten.
Durchführung	• Die Hautschutzplatte des Fäkalkollektors so falten und die Gesäßhälften des Patienten so heben, dass die Perianalregion gut zugänglich ist. Hautschutzplatte als Erstes am Damm des Patienten fixieren, dann rund um die Steißbein-Region und zuletzt an den oberen Gesäßhälften festdrücken.
Nachsorge	• Bei dünnflüssigem Stuhlgang kann ein Sekretauffangbeutel an den Fäkalkollektor angeschlossen werden. Bei weichem Stuhlgang Kappe geschlossen halten und Beutel nach Bedarf in ein Auffanggefäß entleeren.

Flexi-Seal®
Stuhldrainagesystem zum vorübergehenden Ableiten von dünnflüssigem Stuhlgang bei bettlägerigen, immobilen oder inkontinenten Patienten. Es schützt Wunden vor Verunreinigung durch Stuhl und minimiert das Risiko von Hautschäden sowie der Infektionsausbreitung. Das Produkt kann an bis zu 29 aufeinanderfolgenden Tagen angewendet werden. Flexi-Seal® ist 100-prozentig latexfrei. Ein weicher, anschmiegsamer Retentionsballon sorgt für geringen Druck sowie für eine leichte Einführung und Entfernung.

- Dokumentation der Stuhlinspektion: Berücksichtigung der Stuhlmengen in der Flüssigkeitsbilanz

Prophylaxen
- Dekubitusprophylaxe (▶ 3.3.1), Intertrigoprophylaxe (▶ 3.3.8)

Körperpflege
- Intimbereich mehrmals täglich vorsichtig reinigen, für Hautschutz sorgen
- Bei Nahrungskarenz alle 4–6 h Mundpflege (▶ 3.5.5) durchführen

Ernährung
- Für ausreichend Flüssigkeit mit adäquatem Elektrolytanteil sorgen
- Fachgerechte Auswahl und Zufuhr der enteralen Sondenkost
- Schlackenarme Kost (schwarzer Tee/Zwieback) anbieten
- ! Unter Nahrungskarenz und bei infektionsbedingter Diarrhö nur ungesüßten Tee reichen

3.7.2 Pflege bei Erbrechen

Christina Greil

Definition Erbrechen
Das Erbrechen ist ein komplexer Vorgang, bei dem nach Verschluss des Pylorus und Relaxation von Fundus und Kardia Magen- bzw. auch Ösophagusinhalt durch Kon-

traktion der Bauch- und Zwerchfellmuskulatur entleert wird. Es besteht immer die Gefahr einer Aspiration. Maßnahmen zur Aspirationsprophylaxe (▶ 3.3.6) sind essenziell.

Anamnese, Symptome und Komplikationen

Anamnese
Ursachen für Erbrechen:
- Gastrointestinale Ursachen:
  - Nebenwirkung von enteraler Ernährung, z. B. durch Bolusgaben, zu rasche Zufuhrgeschwindigkeit, zu niedrige Temperatur der Sondenkost, bakteriell kontaminierte Kost, hyperosmolare enterale Ernährung
  - Entzündliche Erkrankungen, z. B. akute Gastroenteritis, Pankreatitis (▶ 11.63), Ulkuskrankheit
  - Passagestörungen, z. B. Ileus (▶ 11.36), Stenosen
  - Gastrointestinale Blutungen
- Intoxikationen und Medikamenteneinnahme, z. B. Lebensmittelintoxikation, Digitalisintoxikation, Zytostatika, Alkohol
- Starke Schmerzen, z. B. bei Myokardinfarkt (▶ 11.57), Nierenkolik
- Urämie, diabetische Ketoazidose
- Erkrankungen des ZNS, z. B. erhöhter Hirndruck, Meningitis (▶ 11.50)
- Vestibuläre Ursachen, z. B. Morbus Menière
- Schwangerschaft
- Psychogene Essstörung, z. B. Anorexia nervosa, Bulimie

Symptome
Vorboten des Erbrechens sind oft:
- Übelkeit, Würgereiz, Speichelfluss
- Schweißausbruch, Blässe
- Bradykardie, weite Pupillen

Aus der Tageszeit, der Häufigkeit, dem Geruch, den Beimengungen und der Art des Erbrechens lassen sich Hinweise auf die Ursache des Erbrechens ableiten.

Tab. 3.36 Diagnostische Hinweise beim Erbrechen und ihr Vorkommen

	Diagnostische Hinweise	Vorkommen
Aussehen	Kaffeesatzartig (braun-schwarz)	Obere GI-Blutung
	Frischblutartig (dunkel-schwarzrot)	Ösophagusvarizenblutung
	Weißlich, hell	Magensaft
	Grün-dunkelgrün	Galle
	Faulig, stinkend mit Speiseresten vom Vortag	Pylorusstenose, Pylorusverschluss
Art	Schwallartiges Erbrechen	Allergische Reaktion, Hirndrucksteigerung
	Schlaff-atonisch, dunkelbraun-kotartig, stinkend	Ileus
	Regurgieren (zurückströmen)	Ösophagusstenose, Ösophagusdivertikel

Tab. 3.36 Diagnostische Hinweise beim Erbrechen und ihr Vorkommen *(Forts.)*

	Diagnostische Hinweise	Vorkommen
Zeitpunkt	Nüchternerbrechen	Alkoholkranke, Schwangerschaft
	Anhaltendes Erbrechen	Zytostatikatherapie, Hirndrucksteigerung
	Postprandiales Erbrechen	Magenausgangsstenose, Ulkuskrankheit

Komplikationen
- Aspiration
- Dehydratation, Elektrolytentgleisung
- Bei lang anhaltendem Erbrechen: Gefahr einer metabolischen Alkalose (▶ 6.4)
- Selten:
  - Mallory-Weiß-Syndrom: Schleimhauteinrisse im Ösophagus-Kardia-Bereich mit Blutung
  - Boerhaave-Syndrom: Ösophagusruptur mit retrosternalen Thoraxvernichtungsschmerzen

Diagnostik und Therapie

Diagnostik
- Inspektion des Erbrochenen: Frequenz, Konsistenz, Volumen, Farbe, Beimengungen, Geruch
- Hydratationszustand, Vitalparameter messen
- EKG, Sono Abdomen, ggf. Endoskopie
- Laboruntersuchung
- Evtl. Rö-Thorax, Abdomen, Schädel-CT

Spezifische medizinische Therapie
! Verabreichung bedarf einer ärztlichen Anordnung
- Flüssigkeits- und Elektrolytsubstitution
- Antiemetika
- Pharmakologische Optimierung der gastralen Motilität und der Darmperistaltik
- Ursachenbehandlung

Intensivpflege

Beobachten und Monitoring
- Bei intubierten Patienten Cuffdruck kontrollieren, ggf. erhöht nachblocken
- Erbrocheneninspektion
! Kontrolle der Einlaufgeschwindigkeit der enteralen Sondenkost → rasche Einlaufgeschwindigkeit sowie Bolusgaben vermeiden!
- Vitalparameter

Maßnahmen

Erste Maßnahmen
! Enterale Sondenernährung stoppen und liegende Magensonde ableiten
- Patienten nicht allein lassen, ihn psychisch unterstützen

- Patienten (wenn möglich) mit erhöhtem Oberkörper lagern, aufsitzen lassen, ggf. Rücken, Stirn und Nacken stützen
- Bewusstlose Patienten in Seitenlage bringen, Kopfkissen entfernen, für ungehinderten Abfluss des Erbrochenen sorgen
- Nierenschale und Zellstoff reichen
- Bei vorhandenen OP-Wunden im Abdomenbereich mit der flachen Hand leichten Gegendruck ausüben, um die Schmerzen zu lindern.
- Vorhandene Zahnprothesen entfernen
- Bei Verdacht auf Aspiration endotracheal absaugen

Weitere Maßnahmen
- Erbrochenes evtl. zur späteren Untersuchung aufbewahren
- Dokumentation der Erbrocheneninspektion
- Mundpflege ermöglichen bzw. durchführen
- Gesicht kalt abwaschen, Händereinigung ermöglichen, ggf. Körperpflege und Wäschewechsel

Ernährung
- Patienten bis zur Rücksprache mit Arzt nüchtern lassen
- Ggf. vorübergehend parenterale Ernährung
- Evtl. Sondenkost umstellen, Kostmenge reduzieren, kontinuierliche Verabreichung der Sondenkost, rasche Einlaufgeschwindigkeit sowie Bolusgaben vermeiden

3.7.3 Pflege bei Fieber

Christina Greil

Definition Fieber
Erhöhung der Körpertemperatur als Folge einer Sollwertverstellung im Wärmeregulationszentrum des Hypothalamus. Der Fieberverlauf ist durch 3 Phasen gekennzeichnet: Fieberanstieg, Fieberhöhe, Fieberabfall.
Es ist für ausreichend Flüssigkeit und angemessene Körperpflege zu sorgen.

Anamnese, Symptome und Komplikationen

Anamnese
Ursachen können sein:
- Infektiös bedingtes Fieber, z. B. viral, bakteriell, fungizid, parasitär
- Allergisches Fieber, z. B. Arzneimittelreaktion, Transfusionsreaktion, nach Transplantation
- Resorptionsfieber: abakterielles Fieber durch Resorption von Wundsekreten, Blutergüssen, Gewebetrümmern und anderen Abbauprodukten abgestorbener Zellen, z. B. nach Traumen, Operationen, Myokardinfarkt. Tritt meist 2–3 Tage nach OP bzw. Trauma auf. Die Fieberhöhe übersteigt selten 38,5 °C und dauert meist 2–5 Tage.
- Zentrales Fieber: Ausfall und Störung des Wärmeregulationszentrum, z. B. bei Schädelverletzungen. Steigt häufig > 40 °C an, fiebersenkende Maßnahmen oft nicht wirksam

Tab. 3.37 Temperatur-Einteilung in °C	
Bis 38 °C	Subfebrile Temperatur
Bis 38,5 °C	Mäßiges Fieber
Über 39 °C	Hohes Fieber

nach Pschyrembel, 263. A. de Gruyler, Berlin 2012

- Medikamentös bedingtes Fieber (Drug Fever), z. B. bei Atropinintoxikation, Alkoholdelir, LSD-Intoxikation. Sonderform: maligne Hyperthermie, seltene, gefürchtete Narkosekomplikation. Fieber als Folge eines akut erhöhten Muskelstoffwechsels, ausgelöst durch volatile Anästhetika und depolarisierende Muskelrelaxanzien, rascher Temperaturanstieg (bis zu 1 °C alle 2–5 Min.)
- Wärmestaubedingtes Fieber, z. B. durch Wechseldruckmatratze mit Luftanwärmung in Verbindung mit zu dicken Decken

Symptome

Phase des Fieberanstiegs
- Kältegefühl, Vasokonstriktion, Hautblässe
- Muskelzittern evtl. Schüttelfrost

Phase der Fieberhöhe
- Wärmegefühl
- Meist trockene, warme Haut, gerötetes Gesicht
- Körper ist heiß, evtl. besteht eine Rumpf-Extremitäten-Differenz (Zentralisation)
- Evtl. Fieberbläschen, Herpes labialis, glänzende Augen
- Geringe, konzentrierte Urinausscheidung
- Mundtrockenheit, Durst, Appetitlosigkeit
- Evtl. Fieberdelir, Fieberkrampf bei sehr hohem Fieber

Phase des Fieberabfalls
- Hitzegefühl, erhöhte Hautdurchblutung, Vasodilatation
- Körperschweiß (warm- bzw. kaltschweißig)

Symptome aller 3 Fieberphasen
- Tachykardie: pro 1 °C Temperaturerhöhung steigt der Puls ca. um 5–10 Schläge/Min. an
- Atemfrequenz und Zugvolumen sind erhöht
- Evtl. Schüttelfrost, Frösteln
- Allgemeines Krankheitsgefühl, Kopf- und Gliederschmerzen
- Unwohlsein, Licht- und Geräuschempfindlichkeit
- Unruhe und Erschöpfung, Ruhe- und Schlaflosigkeit oder Benommenheit
- BZ-Anstieg bei Diabetikern

Fieber mit Schüttelfrost (Shivering)
- Schüttelfrost (Shivering) beschreibt starkes Zittern, d. h. unwillkürliche und rhythmische Kontraktionen der Muskulatur
- Schüttelfrost wird nach klinischen Zeichen in 4 Schweregrade eingeteilt: 0 (kein Shivering) bis 4 (starke Muskelaktivitäten, den ganzen Körper betreffend)

- Ursache für das Shivering ist die Differenz zwischen Temperatur-Istwert und erhöhtem Temperatur-Sollwert (vor allem in der Fieberanstiegsphase)

Komplikationen
- Volumenmangelschock (▶ 12.2)
- Zentralisation: Mangeldurchblutung der Extremitäten, ausgeprägte Krisis (lebensbedrohlich); begleitet von starker Hyperhydrosis, Zyanose, Tachykardie (myokardialer O_2-Bedarf steigt auf das 5-Fache der Norm), RR-Abfall und Angstgefühle

Diagnostik und Therapie

Diagnostik
- Temperaturmessung, Vitalparameter messen
- Mögliche Ursachen klären, z. B.
  - Kathetereinstichstellen auf Entzündungszeichen inspizieren
- Sekret aus Rachen, Nase, Trachea, Wunden sowie Urin und andere Ausscheidungen beurteilen → ggf. bakteriologische Untersuchung
- Bei hohem Fieber (meist > 38,5 °C) oder Schüttelfrost → Abnahme von Blutkulturen
- Elektrolytkontrolle, BGA (lineare Korrelation zwischen pCO_2 und Körpertemperatur)
- Körperliche Untersuchung, evtl. bildgebende Verfahren

Spezifische medizinische Therapie
! Verabreichung bedarf ärztlicher Anordnung
- Antipyretika (fiebersenkende Mittel), z. B. Paracetamol, ASS, Metamizol
- Fokussanierung:
  - Entfernung bzw. Wechsel aller Gefäßzugänge und des Blasendauerkatheters
  - Ggf. chirurgische Intervention
- Behandlung der Grunderkrankung, z. B. durch Antibiotikatherapie
- Volumenzufuhr, um den Flüssigkeitsverlust auszugleichen
- Bei Shivering ggf. Gabe von Lytika, z. B. Dolantin®
- Ggf. Anpassung der Beatmungsparameter notwendig

Intensivpflege

Beobachten und Monitoring
- Für ausreichend Flüssigkeit sorgen
- Temperaturmessung, engmaschig oder kontinuierlich (▶ 3.2.3)
- Vitalparameter, Atmung, Bewusstseinslage
- Ausscheidung → Flüssigkeitsbilanzierung
! Flüssigkeitsverlust pro Grad Celsius ≥ 38 °C: 500–1.000 ml)
- ZVD-Messung (▶ 3.2.5)
- Elektrolytkontrolle

Prophylaxen
- Thromboseprophylaxe (▶ 3.3.3), Dekubitusprophylaxe (▶ 3.3.1), Pneumonieprophylaxe (▶ 3.3.4)

Tab. 3.38 Wadenwickel	
Indikation	• Fieber • Begünstigte Anwendung, wenn Fieberanstieg vorüber ist und der Patient eine Körpertemperatur von > 39 °C erreicht hat • Füße müssen warm sein
Material	• 4 Leinen- oder Baumwolltücher • Bettschutz • Wasser
Zusätze	• Keine
Wassertemperatur	• 30–36 °C
Pflegemaßnahmen	• Bettschutz einbringen • Die angefeuchteten, gut ausgewrungenen Tücher faltenfrei auf die Unterschenkel legen (Knöchel und Knie aussparen) und mit trockenen Tüchern umwickeln • Nach 10–15 Min. die Wickel erneuern, maximal 3–4 Anwendungen hintereinander

Körperpflege
- Bettwäsche und Patientenbekleidung bei Bedarf wechseln, vorhandenen Schweiß am Patienten entfernen, Patienten mit lauwarmem Wasser waschen
- Während der Phase des Fieberanstiegs und bei Shivering für Wärmezufuhr sorgen, Patienten zudecken
- Physikalische Maßnahmen zur Unterstützung der Wärmeabgabe, z. B.:
  - Wadenwickel anbieten
  - Fiebersenkende Waschung durchführen: 1 l Pfefferminztee mit 5 l Wasser ca. 10 °C unter der Körpertemperatur verdünnen, gegen die Haarwuchsrichtung mit gut ausgewrungenem Waschlappen waschen, Patienten nicht abtrocknen, evtl. nur mit einem Tuch bedecken, während der Waschung auf warme Füße achten
  - Blutstromkühlung durch Auflegen von Kältekompressen auf die Gegend der großen Arterien, z. B. Achselhöhlen, Leistenbeugen, Kniekehlen → Achtung: Kühlmittel nicht ohne Hautschutz anwenden!
- Patienten vor Zugluft und Kälte schützen, ggf. Raum abdunkeln
- Sämtliche Wärmequellen entfernen, z. B. unnötige Lagerungsmaterialien, dicke Decken
- Regelmäßige Hautkontrolle und Hautpflege → pH-Wert durch die starke Schweißsekretion herabgesetzt

Achtung
- Bei Patienten mit arterieller Verschlusskrankheit keine peripheren Kühlungstechniken anwenden!
- Andauernde Kälteanwendung führt zu Gefäßkontraktion, Wärmeentzug und reduziertem Stoffwechsel!
- Kurze Kälteanwendungen führen zur Gefäßkontraktion mit anschließender Hyperämie (reaktiver Hyperämie)!

3.7.4 Pflege von Patienten mit einer Suchterkrankung

Frank Müller, Thomas Zilker

Gemeinsame Merkmale von Drogenkonsumenten
- Sie gehören der illegalen Szene an
- Sie leiden an körperlichen, psychischen und sozialen Auswirkungen der Abhängigkeit
- Sie haben erhebliche Familienschwierigkeiten
- „Broken-Home-Situationen"
- Keine gute bzw. stark eingeschränkte Zukunftsperspektive
- 50 % aller Drogenabhängigen begannen vor dem 16. Lebensjahr mit dem Drogenkonsum, 80 %, bevor sie 18 Jahre alt wurden
- Je früher der Patient mit dem schädlichen Gebrauch begonnen hat, desto mehr entwicklungspsychologische Störungen (Reifestörungen) sind zu vermuten, z. B. 30-Jährige benehmen sich wie Kinder
- Abgebrochene Ausbildungen
- Straftaten
- Auffälligkeiten im Sozialverhalten, Kontaktstörungen
- Schwach entwickelte Ich-Funktion, negatives Selbstbild
- Suchtstoffe gaben ihnen eine soziale Identität und hatten eine psychisch regulierende und emotional stabilisierende Wirkung

Im Hintergrund einzelner Süchtiger bestimmende Merkmale und Zustände wie:
- HIV-Infektion
- Psychosomatische Symptome
- Psychiatrische Probleme (Persönlichkeitsstörungen)
- Isolation, Armut, Arbeitslosigkeit, Wohnungslosigkeit
- Sexueller Missbrauch in ihrer Kindheit oder Jugend

Suchtstoffe

Suchtstoffe haben eine:
- Somatische, pharmakologische Wirkung
- Soziale Wirkung, sie:
  - Stiften Kontakt zu anderen Menschen und helfen, Unsicherheit im zwischenmenschlichen Kontakt zu überbrücken
  - Vermitteln die Zugehörigkeit zu einer sozialen Gruppe
  - Wirken mit bei der Herausbildung von Rollen und helfen, eine soziale Identität zu stiften
- Psychisch regulierende und emotional stabilisierende Wirkung, sie:
  - Lindern drängende Affekte
  - Suggerieren Bedürfnisbefriedigung
  - Haben eine symbolische Bedeutung (etwa: „cooler Typ") und helfen so, das vulnerable Selbstwertgefühl zu schützen
  - Leisten einen Beitrag zur Tagesstrukturierung
  - Steigern zur rechten Zeit kurzzeitig die Leistungsfähigkeit

> Diese sozialen und psychischen Auswirkungen nennt man auch Subkultur der Sucht.

Drogenscreening

Die Messung der Einnahme von Substanzen erfolgt in der Regel über eine Urinprobe.
! Die Urinabgabe erfolgt nur unter Aufsicht und Ausschluss jeglicher Manipulation!

Manipulationsmöglichkeiten
- Urinprobe könnte verdünnt werden, z. B. mit Tee, Wasser, Apfelsaft
- Abgabe von Fremdurin, z. B. aufgezogen in einer Spritze, um bei der Abgabe ein Strahlgeräusch zu imitieren
- Urin enthält Zusätze, die zu einem falsch negativen Ergebnis führen können. Allerdings ist dies abhängig von der Messmethode, z. B. flüssiger Süßstoff, Augentropfen
- Bei Unsicherheiten, z. B. sitzendem Urinieren, sollte die Temperatur des Urins kontrolliert werden:
  - Temperatur muss 32–36,5 °C betragen
  - Sofort nach der Abgabe messen
  - Urinprobe < 30 °C nicht akzeptieren, bei > 37 °C Körpertemperatur messen

Bewerten des Drogenscreenings
Schwankungsmöglichkeiten berücksichtigen, z. B.:
- Metabolisierung und Abbau der Substanzen, z. B. Cannabinoide, Benzodiazepine, Amphetamine
- Konzentrationsschwankungen der Urinprobe berücksichtigen: je höher die Konzentration, desto höher das Messergebnis

! Opiatwerte für Heroin, Codein, Morphin müssen immer absteigend sein.

Folgen der Abhängigkeit

Körperliche Auswirkungen der Abhängigkeit
An körperlichen Folgen und Begleiterkrankungen stehen im Vordergrund:
- Toxische und entzündliche Leberschäden
- Zahlreiche Organschäden, z. B. Kardiomyopathien
- Venenentzündungen und Hautkrankheiten
- Erhöhte Infektanfälligkeit, venerische Erkrankungen, HIV-Infektion (▶ 11.33)
- Zahnschäden
- Gynäkologische Erkrankungen und Störungen, z. B. Amenorrhoe und Libidoverlust
- Häufig Bagatelltraumen, z. B. durch Stürze Gelenkergüsse, Luxationen, Bänderzerrungen
- Vegetative Störungen, z. B. Gastritiden, Magenblutungen, Gewichtsverlust
- Neurologische Defizite, z. B. Polyneuropathien
- Schäden am ZNS, irreversible organische Psychosyndrome

Drogen, Medikamente und Alkohol zeigen unterschiedliche körperliche Störungen und Schäden.

Soziale Folgen der Abhängigkeit

Abhängigkeit hat häufig negative soziale Veränderungen zur Folge, die bei fortgesetztem Gebrauch der Substanz zunehmen und sich verstärken. Von Bedeutung sind:

- Absinken des sozialen Niveaus, z. B. Verlust von Freunden und Bekannten, Umgang mit Personen unter dem eigenen sozialen Niveau
- Beruflicher Abstieg, z. B. Entzug der Approbation, Führerscheinentzug, Arbeitsplatzverlust
- Unfallgefährdung (mit Invalidität, fahrlässiger Körperverletzung am Mitmenschen)
- Familiäre Konflikte, z. B. Scheidung, Vernachlässigung der Familie
- Finanzielle Konflikte
- Kriminalität, z. B. Drogenhandel und Prostitution
- Absinken des sozialen Niveaus vorwiegend bei Drogen und Alkohol, seltener bei Medikamenten

Psychische Auswirkungen der Abhängigkeit

- Interessensverlust und Gleichgültigkeit gegenüber der Umwelt
- Selbstunsicherheit und Neigung zu Selbstentschuldigungen
- Störung des Kritikvermögens
- Depravation: Verfall sittlicher und moralischer Verhaltensweisen der früheren Persönlichkeit, gelegentlich auch mit Kriminalität
- Kontaktverlust und Neigung zur Isolierung
- Zunahme an Regression; Rückzug in das Bett, oft in abgedunkelten und überheizten Räumen
- Schlaflosigkeit
- In späteren Stadien Verwahrlosung und Apathie
- Gelegentlich Psychosen (Drogenpsychosen und drogeninduzierte Psychosen)
- Entzugsdelir
- Häufig depressive Zustandsbilder auch mit Suizidalität
- Gelegentlich aggressive Entgleisungen und Enthemmung

Drogenentgiftung

- **Kalter Entzug:** Patient erhält während des Entzugs keinerlei Ersatzstoff
- **Symptomatischer Entzug:** auftretende Entzugssymptome werden symptomatisch behandelt
- **Fraktionierter Entzug:** Beigebrauch wird entzogen
- **Warmer bzw. substituierter Entzug:** Patient wird während des Entzugs mit einem Ersatzmedikament „herunterdosiert"
- **Entzug unter Narkose**
- Zur Dokumentation und Quantifikation der Schwere eines Entzugs und zur Therapiesteuerung werden verschiedene Scores verwendet, z. B. SOWS (▶ Tab. 3.39)

Score zur Beurteilung und Dokumentation der Entzugssymptome

▶ Tab. 3.39

Tab. 3.39 Entzugssymptome Polytoxikomanie

Objektive Entzugssymptome

+ = vorhanden, − = nicht vorhanden, 0 = nicht ermittelt

Laufende Nase						
Tränenfluss						
Niesen						
Schwitzen						
Mydriasis						
Gänsehaut						
Spontane Muskelzuckungen						
Tremor						
Appetitlosigkeit						
RR 140 mmHg						
Puls 100/Min.						
Atmung 24/Min						
Flüssige Stuhlentleerung						
Erbrechen						
Summe von +						

SOWS (subjectiv opiat withdrawl symptoms)

+ = vorhanden, − = nicht vorhanden, 0 = nicht ermittelt

Krankheitsgefühl						
Magenkrämpfe						
Frieren						
Herzklopfen						
Muskelverspannungen						
Schmerzen						
Gähnen						
Augentränen						
Schlafstörungen						
Summe von +						

Intensivpflege
▶ 2.5

Kommunikation
- Konsequenzen bei Einnahme von Substanzen während der Behandlung müssen geklärt sein
- Jemanden fallenzulassen oder zu betrügen, gehört zum Krankheitsbild und ist dem Patienten nicht nachtragend anzulasten, muss jedoch thematisiert werden.
- Grundsätzlich vertrauensvolle Beziehungsgestaltung anstreben
- Freundlich und ruhig auftreten, geduldig sein
- Sicherheit und Kompetenz vermitteln
- Nähe-Distanz-Verhältnis wahren
- Klare sachliche Kommunikation, motivierende Gespräche
- Bei Problemen oder Forderungen Konfrontationsgespräche führen (Verhalten spiegeln)
- Verträge einhalten
- Patient und Gepäck kontrollieren, ob er Drogen bei sich hat
- Vereinbarungen mit Wahlmöglichkeit geben
- Konsequenzen bei Nichteinhaltung von Verträgen
- Verantwortung ablehnen, „nein" sagen können, keinen Kampf mit dem Patienten führen
- Dem Patienten immer wieder Hoffnung machen, ihn stets wieder motivieren und positiv bestärken
- Versuchen, äußere in innere Motivation umzuwandeln
- Keine Moralpredigten halten, Patienten nicht abwertend behandeln, den Patienten annehmen

Körperpflege
- Viele Drogenabhängige leben nicht in geregelten Verhältnissen. Verwahrlosung und schlechter körperlicher Allgemeinzustand sind oft die Folge.
- Dem Patienten soll die Möglichkeit der Körperpflege angeboten werden, häufig muss er dazu auch motiviert werden.
- Ausscheidung: Häufig leiden Patienten während des Opiatentzugs an Diarrhö, ggf. Medikation nach Arztanordnung verabreichen

Maßnahmen bei Schlaflosigkeit
! Während des Opiatentzugs ist Schlaflosigkeit ein sehr starkes Entzugssymptom.
- Für ruhige Atmosphäre sorgen
- Entspannungstechniken anbieten
- Schlaffördernde Tees anbieten
- Entspannungsmusik anbieten
- Genaue Dokumentation des Schlafverhaltens
- Ggf. Schlafmedikation nach Arztanordnung verabreichen

Ernährung
- Häufig leiden Patienten während des Opiatentzugs an Übelkeit, Erbrechen und Appetitlosigkeit
- Ggf. Medikation nach Arztanordnung verabreichen
- Ggf. Wunschkost anbieten

3.7.5 Pflege von Patienten bei hygienerelevanten Erregern

Eva Knipfer

Multiresistente Erreger
Multiresistente Erreger (MRE) sind gegen Antibiotika resistent, typischerweise gegen mehrere Antibiotikagruppen, z. B. Penicilline, Cephalosporine

Beispiele
- **M**ethicillin-**r**esistente *Staphylococcus* **a**ureus-Stämme: grampositiver Keim (*Staphylococcus aureus*), ist gegen Oxacillin (Vancomycin) resistent.
- **V**ancomycin-**r**esistente **E**nterokokken (VRE): grampositiver Keim (Enterokokken), ist gegen Ampicillin, Vancomycin resistent
- Gramnegative Keime (z. B. *Pseudomonas aeruginosa*) sind gegen 2 und mehr Substanzen resistent.
- Extended Spectrum Beta-Lactamase (ESBL)-bildende gramnegative Stäbchen, z. B. *Escherichia coli, Klebsiella pneumoniae, Proteus mirabilis*
- Multiresistenter *Acinetobacter baumannii*

Abstract
Die MRSA-Last in deutschen Krankenhäusern betrug 2008 über 130.000 Fälle (Kolonisation und/oder Infektion). Das Verhältnis von MRSA-Nachweisen in Blutkulturen zu anderen MRSA-Infektionen auf Intensivstationen betrug ca. 1:4 (vgl. RKI 2010). Die hauptsächlichen Erregerreservoirs von MRSA sind der Nasen-Rachen-Raum und die Hautflora. Hygienemängel sind für die Ausbreitung mitverantwortlich. Standardhygienische Maßnahmen, wie im Umgang mit jedem Patienten, sind die wirksamste Infektionsprävention.

Anamnese Erregerreservoire:
- Hauptsächlich der Nasen-Rachen-Raum und die Hautflora
- Häufig berührte Gegenstände und Apparate, z. B. Monitore, Beatmungsgeräte
- Feuchtkeime (gramnegativ), z. B. Befeuchtungswasser, Mundpflegelösungen

> **Achtung**
> - Häufigste Ursache von Infektionen auf der Intensivstation ist der direkte pflegerische, ärztliche und therapeutische Kontakt
> - Übertragungsweg meist durch Hände und nicht gewechselte Handschuhe

Diagnostik
- Nasenabstrich (angefeuchteter steriler Tupfer), evtl. Rachenabstrich
- Hautabstrich, z. B. Leistenabstrich
- Ggf. Wundabstrich, Material aus Körperausscheidungen (z. B. Trachealsekret, Urin)

Bei Vorliegen eines Erstnachweises wird der Umfang der Probeentnahme für jeden Patienten individuell festgelegt.

Screening
Aufnahmescreening
- Zuverlegung von der Intensivstation einer anderen Klinik
- Patienten, die Kontakt zu einem MRSA-positiven Patienten hatten, bevor dieser isoliert wurde

3.7 Pflege in besonderen Situationen

- Verlegungen aus Einrichtungen/Abteilungen mit bekannten MRSA-Problem
- Wiederaufnahme von Patienten mit bekannten MRSA-Nachweis oder Kontaktperson von MRSA-positiven Patienten
- Kolonisation: Der Erreger besiedelt Haut/Schleimhaut ohne eine Infektion auszulösen.
- Pat. aus Ländern mit hoher MRE-Prävalenz (u. a. Süd-/Osteuropa, USA, England)
- Risikopatienten, z. B. chronische Wunden, Dialyse, Pflegebedürftige (PEG, BDK)

In Ausbruchsituationen
- Alle Kontaktpatienten und Personal einer Station/Bereich

Risikofaktoren beim Intensivpatienten
- Antibiotikatherapie: hoher Verbrauch, lange Therapie, Breitspektrum, mehrfache Antibiotikaprophylaxe
- Abwehrschwäche: Immunsuppression, chronische Erkrankungen (COPD, Diabetes mellitus, Dialyse)
- Beatmung, Tracheostoma, Zu- und Ableitungen
- Ausgedehnte und/oder chronische Wunden
- Lange Krankenhausverweildauer

Spezifische medizinische Therapie
- Gezielte Antibiotikatherapie
- Effektive Hygienemaßnahmen (▶ 1.3)
- ! Ziel: Kontrolle und die Vermeidung der Resistenzausbreitung
- Sanierung bei MRSA möglich, bei anderen MRE (VRE, ESBL) gibt es aktuell keine wirksame Sanierungsmöglichkeit

MRSA-Sanierung
- Nur eine sorgfältige Sanierung kann Erfolg haben. Risikofaktoren müssen vorab beseitigt werden, z. B. Katheter, Trachealkanüle, Wunden.
- Kolonisationsstatus durch Abstriche vor der Behandlung feststellen
- Dauer: 5 Tage
  - 3× tgl. Mupirocin-Nasensalbe
  - 2–3× tgl. Rachenspülen/Mundpflege mit octenidinhaltiger Lösung, z. B. Octenidol®
  - 1× tgl. Körperwaschung inkl. Haare mit octenidinhaltiger Lösung, z. B. Octenisan®, keine Rolldeos verwenden
  - Im Anschluss frische Bettwäsche ggf. Unterwäsche
  - Zahnbürste/Zahnprothese in octenidinhaltige Lösung, z. B. Octenidol® einlegen → Einwirkzeit beachten
  - Private Dinge, z. B. Brille, mit alkoholischen Präparaten wischdesinfizieren

---

- Einige Firmen bieten auch sog. „Kits" für die Sanierung an. Alle nötigen Substanzen/Präparate sind in einer Box zusammengefasst.
- Die Sanierung kann auch unter einer MRSA-wirksamen Antibiotikatherapie durchgeführt werden.

- Vor Kontrolle der Sanierung mind. 3 Tage Pause **ohne Sanierungsmaßnahmen** und **ohne MRSA-wirksame Antibiotikatherapie**
- Infizierte Gebiete 3-mal immer nach 24 Std. abstreichen

- Wenn **alle Ergebnisse negativ** sind, war die Sanierung erfolgreich. **Die Isolation kann aufgehoben werden.**
- Sind Ergebnisse positiv, wird die Sanierung ggf. wiederholt (Rücksprache mit Krankenhaushygiene)
! Keine routinemäßige Prophylaxe von Risikopatienten mit Mupirocin

Intensivpflege

Isolierung
- Strikte Trennung zwischen den Patienten, z. B. separate Schutzkittel, Pflegegegenstände, Gebrauchsmittel, wenn möglich, Einzelzimmer
- Kohortenisolierung, z. B. mehrere Patienten mit MRSA in einem Bereich nach Rücksprache mit Klinikhygiene/Mikrobiologie

> **Achtung**
> Es gibt immer negative Auswirkungen der Isolierung für den Patienten:
> - Psychisch belastende Situation für Pat.: Angst, Unsicherheit, Isolation
> - Psychisch belastende Situation für die Pflegenden:
>   – Vermeidung von Patientenkontakt, da Angst vor Keimübertragung
>   – Nur so viel Isolation, wie im Einzelfall notwendig
>   – Aufklärung und Information des Patienten und aller Beteiligten

Durchführung der Standardhygiene (▶ 1.3)
Händedesinfektion:
- Händedesinfektion steht an erster Stelle zur Vermeidung einer Übertragung von Keimen (Fremd- und Selbstschutz)!
- Leichte Erreichbarkeit von Händedesinfektionsspendern
- Bei Betreten/Verlassen der Station, Klinikpersonal, Besucher, Konsile u. a.
- Nach jedem Patientenkontakt, bei Verlassen des Bettplatzes und des Zimmers
- Nach Entfernen der Einmalhandschuhe

Einmalhandschuhe:
- Anziehen der Handschuhe erst patientennah
- Bei Kontakt mit infizierten Arealen, z. B. Wunden, Leiste
- Nach Beendigung der Tätigkeit Einmalhandschuhe ausziehen, bei einer weiteren Tätigkeit neue anziehen
- Mit benutzten Handschuhen keine weitere Tätigkeit durchführen

Schutzkleidung
- Verwendung von patientenbezogenen Schutzkitteln
  – Erst bei Patientenkontakt anziehen, mehrfache Verwendung ist möglich
  – Im Patientenzimmer aufhängen
  – Entsorgung in geschlossenem Abfall- bzw. Wäschesack
  – Wechsel/Erneuerung 3-mal tgl.
- Routinemäßiges Umkleiden nur für Personen mit direktem Patientenkontakt
- Kittelwechsel oder Anlegen von Einmalschürzen am Patientenbett vor der Durchführung einer kontaminationsträchtigen Tätigkeit
- Mund-Nasen-Schutz bei direktem Patientenkontakt, bei Infektionen der Atemwege und bei zu erwartendem Kontakt mit Aerosolen (z. B. endotracheales Absaugen, Intubation, Bronchoskopie)
- Bereichsschuhe oder Plastiküberschuhe sind nicht erforderlich

Material
Gegenstände:
- Patientenbezogener Einsatz von z. B. RR-Manschette, Stethoskop, Thermometer
- Standardisierte Reinigung und Desinfektion nach üblichen Verfahren
- Nur die notwendigen Pflegeutensilien im Zimmer lagern (keine Vorräte)
- Im Zimmer gelagerte Utensilien nur mit desinfizierten Händen anfassen.
- Gesicherte und geschlossene Entsorgung kontaminierter Instrumente

Wäsche- und Geschirraufbereitung:
- Wäscheentsorgung wie üblich; sofort im geschlossenen Wäschesack ablegen (keine infektiöse Wäsche)
- Keine besondere Behandlung für Wäsche und Geschirr

Abfall:
- Krankenhausmüll (keine infektiöser Müll), gesicherter und geschlossener Abfalltransport

Flächendesinfektion:
- Übliche Mittel in normaler Konzentration verwenden, übliche Wischdesinfektion patientennaher Oberflächen/Handkontaktflächen 3-mal/täglich
- Laufende Flächen- und Zimmerdesinfektion sowie Abschlussdesinfektion nach Verlegung/Entlassung mit Hauswirtschaftsleitung absprechen

Patiententransport und Verlegung
- Transport wenn möglich auf einer Liege
- Wenn Transport nur im eigenen Bett möglich ist, vorab: wischdesinfizieren, mit frischer Wäsche beziehen, evtl. neuen Wundverband anlegen
- Bei nasaler Besiedelung Mund-Nasen-Schutz für den Patienten
- Vor Ort zum Umlagern frische Schutzkittel, Einmalhandschuhe und Mund-Nasen-Schutz verwenden
- Diagnostische Einheiten und nachsorgende Einrichtungen müssen über die Besiedelung mit MRSA informiert werden.
- Kennzeichnung des Krankenblatts

Weitere Maßnahmen
- Informationsbroschüre für Patienten und Angehörige/Besucher
- Schulung des Personals, Checklisten und Guidelines/Richtlinien
- Kontrolle der Einhaltung und Umsetzung der Hygienemaßnahmen

Literatur
RKI: Staphylokokken-Erkrankungen, insbesondere Infektionen durch MRSA. RKI-Ratgeber für Ärzte. Stand September, 2009. www.rki.de (letzter Zugriff: 15.8.2011).

RKI: Epidemiologisches Bulletin. Basisdaten der stationären Krankenhausversorgung in Deutschland – nosokomiale Infektionen, Nr. 36. Aktuelle Daten und Informationen zu Infektionskrankheiten und Public health, 13. September, 2010. www.rki.de (letzter Zugriff: 15.8.2011).

Scholz R, Wenzler-Röttele S, Dettenkofer M. MRSA auf Intensivstation. Schutz vor resistenten Erregern. PflegenIntensiv, Bibliomed 2007, 3: 26–31.

Gastrointestinale Erreger (Bakterien – Viren)
Bakterien: *Clostridium difficile*, Enteritis-Salmonellen, enterohämorrhagische *E. coli*-Stämme (▶ EHEC)

Viren: Noroviren, Rotaviren, Adenoviren

Abstract

Der Übertragungsweg hygienerelevanter gastrointestinaler Erreger ist hauptsächlich Stuhl und Erbrochenes über kontaminierte Hände, Gegenstände und Flächen. Die Patienten leiden zum Teil unter heftigen Bauchschmerzen, Durchfall, Erbrechen und Fieber. Das primäre therapeutische Ziel ist der Ausgleich von Flüssigkeits- und Elektrolytverlust. Um weitere Infektionen zu vermeiden, sind die Aufklärung des Personals, der Angehörigen sowie der Patienten zur korrekten Durchführung aller Hygienemaßnahmen unabdingbar.

Anamnese Erregerreservoire

- Stuhl, ggf. Erbrochenes (Norovirus)
- Lebensmittel, Wasser, kontaminierte Gegenstände
- Übertragung durch Schmierinfektion
- Bei Norovirus-Übertragung auch über Aerosole und Tröpfchen möglich

Symptome

- Durchfälle, Übelkeit, Erbrechen
- Fieber, Bauch- und Kopfschmerzen
- Pseudomembranöse Kolitis bei *Clostridium difficile*
- In schweren Fällen kommt es bei EHEC zu blutigen Durchfällen, akutem Nierenversagen, HUS (hämolytisch-urämisches Syndrom) (▶11.19)

Diagnostik

Salmonellose:
- Inkubationszeit: 6–72 h (meist 12–36 h)
- Erregernachweis erfolgt aus Stuhl, Rektalabstrichen, Erbrochenem, evtl. Blutkulturen, verdächtigen Lebensmitteln und Speisen

EHEC:
- Inkubationszeit: 1–8 Tage
- Nachweis im Stuhl ca. 3 Tage nach Infektion

Noroviren:
- Inkubationszeit: ca. 6–50 h
- Nachweise von Norovirus im Erbrochenen und Stuhl

Clostridium difficile:
- Inkubationszeit: 1–3 Tage
- 3–7 % der aufgenommenen Krankenhauspatienten sind Träger von *C. difficile*, meistens asymptomatisch
- Bis zu 70 % der Patienten, die *C. difficile* im Krankenhaus erwerben, entwickeln eine *C. difficile*-assoziierte Diarrhö (Antibiotika-assoziierte Diarrhö, Antibiotika-assoziierte Kolitis oder pseudomembranöse Kolitis)
- Nachweis durch Endoskopie, Toxine und Erreger im Stuhl

Therapie

- Flüssigkeits- und Elektrolytverlust ausgleichen (▶ 6.3.1)

Clostridium difficile:
- Absetzen von Antibiotika
- Metronidazol
! Motilitätshemmer sind kontraindiziert

3.7 Pflege in besonderen Situationen

Intensivpflege

Isolierung
- Eigene Toilette
- Evtl. Kohortenisolierung
- Patiententransporte auf das Notwendigste reduzieren

Durchführung der Standardhygiene (▶ 1.5)
Händedesinfektion:
- Nach jedem Patientenkontakt, bei Verlassen des Bettplatzes, des Zimmers
- Bei allen infektionsgefährdenden Tätigkeiten
- Nach Entfernen der Einmalhandschuhe

Bei Norovirus zur Händedesinfektion viruzide Desinfektionsmittel (z.B. Descherman pur® 15 sec, Sterillium Virngard® 120 sec) verwenden

! Patienten verwenden Händedesinfektionsmittel nach Toilettenbesuch, auch Angehörige und Besucher desinfizieren die Hände (Schulung durch Personal)

Einmalhandschuhe
- Immer bei Kontakt mit infektiösem Material
- Nach Beendigung der Tätigkeit Einmalhandschuhe ausziehen, bei einer weiteren Tätigkeit neue Handschuhe anziehen, mit benutzten Handschuhen keine weiteren Tätigkeiten durchführen

Schutzkleidung
- Verwendung von patientenbezogenen Schutzkitteln: erst bei Patientenkontakt anziehen, mehrfache Verwendung ist möglich, im Patientenzimmer aufhängen, Entsorgung im Abfall bzw. normalen Wäschesack
- Kittelwechsel oder Anlegen von Einmalschürzen am Patientenbett vor der Durchführung einer kontaminationsträchtigen Tätigkeit
- Mund-Nasen-Schutz: direktem Pat.-Kontakt, bei Pat. mit Erbrechen, bei Norovirus

Material
Wischdesinfektion der patientennahen Handkontaktflächen (Nachttisch, Türgriff, Bettgestell, Nassbereich) und Medizinprodukte (z.B. Monitor, Infusomat)

Clostridium difficile:
- Wäsche vorsichtig abziehen und sofort in den Wäschesack entsorgen
- Laufende Desinfektion der patientennahen Flächen mit Desinfektionsmittel

Norovirus:
- Laufende Desinfektion der patientennahen Flächen und Schlussdesinfektion mit viruziden Desinfektionsmitteln, infektiöse Wäsche, Plastikübersack, isolierung bis 48 h nach Ende der Symptomatik

EHEC:
- Wäsche im Zimmer bei geschlossenem Wäschesack entsorgen. Bei Kontamination mit erregerhaltigem Material Plastikübersack (infektiöse Wäsche)

Weitere Maßnahmen
- Informationsbroschüre für Patienten und Angehörige/Besucher
- Schulung des Personals, Checklisten und Guidelines/Richtlinien
- Kontrolle der Einhaltung und Umsetzung der Hygienemaßnahmen

- Patienten aufklären und zur Durchführung der persönlichen Hygienemaßnahmen (Händedesinfektion, Hände waschen) anhalten
- Strenge Indikationsstellung für Verlegung

Literatur
RKI: Salmonellose (Salmonellen-Gastroenteritis). RKI-Ratgeber für Ärzte, Epidemiologisches Bulletin, April 2009. www.rki.de (letzter Zugriff: 25.8.2011).
RKI: Noroviren. RKI-Ratgeber für Ärzte, Epidemiologisches Bulletin, Juli 2008. www.rki.de (letzter Zugriff: 25.8.2011).
RKI: Clostridium difficile. RKI-Ratgeber für Ärzte, Epidemiologisches Bulletin, Juni 2009. www.rki.de (letzter Zugriff: 25.8.2011).
RKI: Erkrankungen durch Enterohämorrhagische Escherichia coli (EHEC). RKI-Ratgeber für Ärzte, Epidemiologisches Bulletin, Juni 2011. www.rki.de (letzter Zugriff: 25.8.2011).

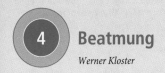

4 Beatmung

Werner Kloster

4.1	Handbeatmungssystem und Maske 244		4.5	Maschinelle Beatmung 269
4.2	Intubation 247		4.5.1	Beatmungsgeräte 269
4.2.1	Hilfsmittel zur Intubation 247		4.5.2	Beatmungsformen 274
4.2.2	Intubationsverfahren 251		4.5.3	Nebenwirkungen und Probleme bei der Beatmung 279
4.2.3	Probleme und Nebenwirkungen der Intubation 258		4.5.4	Endotracheales Absaugen und Bronchiallavage 281
4.2.4	Nachsorgende Pflege 259		4.5.5	Entwöhnung des Patienten von der Beatmung (Weaning) 284
4.3	Tracheotomie 260		4.6	Extubation und Dekanülierung 286
4.3.1	Tracheotomieverfahren 260		4.6.1	Extubation 286
4.3.2	Tracheostomapflege 263		4.6.2	Dekanülierung 288
4.3.3	Trachealkanülenwechsel 264			
4.4	Nichtinvasive Beatmung 266			

4.1 Handbeatmungssystem und Maske

Mit einem Handbeatmungssystem, z. B. Ambu®, Laerdal®, Kuhn, und einer passenden Atemmaske kann ein Patient in folgenden Situationen beatmet werden:
- Kurzfristig im Notfall
- Zur Präoxygenierung vor einer Intubation
- Zur Einleitung einer Intubationsnarkose
- Nach Extubation bei nicht sicherer Eigenatmung

Material
Handbeatmungssystem mit:
- Gesichtsmasken (verschiedene Größen)

> Atemmasken gibt es in verschiedenen Formen und aus unterschiedlichem Material, z. B. Gummi oder Silikon. Ein aufblasbarer Randwulst sorgt bei einigen Fabrikaten für eine gute Anpassung an die Gesichtsform des Patienten. Ist die Maske aus einem transparenten Material hergestellt, kann die Ausatmung anhand des Beschlagens der Innenseite mit Kondensat erkannt werden. Ebenso ist unter einer transparenten Maske die Lippenfarbe beobachtbar. Kinder- und Säuglingsmasken haben eine besondere Form, die für einen sehr geringen Totraum sorgt. Alle Masken verfügen grundsätzlich über einen genormten Konus.

- Möglichkeit der O_2-Zufuhr
- Reservoirbeutel für 100 % (FiO_2 1,0) O_2-Beatmung
- Evtl. PEEP-Ventil für positiven endexspiratorischen Druck
- Ggf. Guedel- oder Wendl-Tuben, verschiedene Größen (▶ Abb. 4.5, ▶ Abb. 4.6)

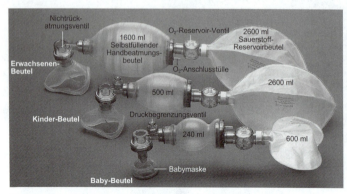

Abb. 4.1 Verschieden große Beatmungsbeutel mit Maske (z. B. Fa. Laerdal) für Erwachsene, Kinder und Säuglinge. [V089]

> Da das Handbeatmungssystem für den Notfall immer einsatzbereit sein muss, ist eine regelmäßige sorgfältige Funktionskontrolle unerlässlich.

4.1 Handbeatmungssystem und Maske

Umgang mit Beatmungssystem und Maske
- Atemwege frei machen
- Kopf leicht erhöht lagern und leicht strecken (▶ Abb. 4.2)
- Maske über Mund und Nase legen und mit Daumen und Zeigefinger fest andrücken, während die übrigen Finger den Unterkiefer nach vorne ziehen (sog. C-Griff ▶ Abb. 4.3) → Maske muss dicht abschließen, damit beim Beatmen die Luft nicht vorbeiströmt
- Mit der anderen Hand Beutel komprimieren, Frequenz 12–15/Min., Beutel aber nicht vollständig ausdrücken → Gefahr der Überblähung und Insufflation des Magens
- Thoraxbewegungen beobachten: Bei korrekter Beatmung hebt sich der Brustkorb sichtbar.

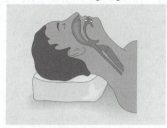

Abb. 4.2 Lagerung des Kopfes zur Intubation (verbesserte Jackson-Position, auch Schnüffelposition genannt). [L157]

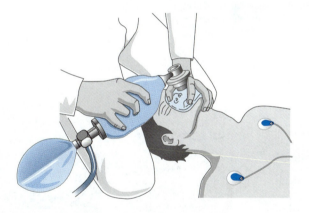

Abb. 4.3 Beatmen mit Beatmungsbeutel. [L157]

Probleme
- Maske schließt nicht → andere Maskengröße wählen

Vorauswahl der Maskengröße, z. B. Frauen Größe 2 oder 3, Männer Größe 3 oder 4, ist nur ein Anhaltspunkt. Wichtig ist, dass die Maske mit ihrem oberen Rand die Nasenwurzel, seitlich beide Mundwinkel und dann den Unterkiefer zwischen Unterlippe und Kinn sicher umschließt.

- Thorax hebt sich nicht sichtbar → Jackson-Position verbessern, Esmarch-Handgriff, Guedel- oder Wendl-Tubus einlegen (▶ Abb. 4.5, ▶ Abb. 4.6)
- Auffüllen des Magens mit Luft → Jackson-Position verbessern, Beatmungsdruck verringern
- Aspiration → Oberkörper erhöht lagern, Magensonde einlegen (▶ 11.10)
- Laryngospasmus → Medikation
- Bronchospasmus → Medikation
- Verletzungen beim Einführen von Guedel- oder Wendl-Tubus

! Mit dem Esmarch-Handgriff (▶ Abb. 4.4) kann man relativ sicher das Zurückfallen der Zunge verhindern. Ebenso kann durch das Einlegen eines passenden Guedel- oder Wendl-Tubus der Atemweg frei gehalten werden.

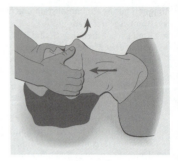

Abb. 4.4 Esmarch-Handgriff. Dazu mit den Fingern die Kiefergelenke des Patienten umgreifen (Daumen liegen dabei am Kinn des Patienten), den Mund leicht öffnen und den Unterkiefer vorsichtig nach vorn ziehen, sodass die untere Zahnreihe vor der oberen liegt. [L106]

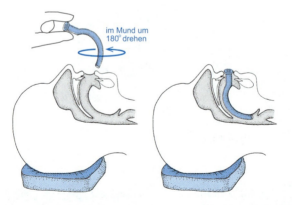

Abb. 4.5 Korrekte Lage des Guedel-Tubus. Die Spitze muss ca. 1 cm oberhalb der Epiglottis liegen. [L157]

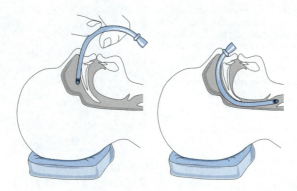

Abb. 4.6 Richtige Lage des Wendl-Tubus. [L157]

4.2 Intubation

Einführen eines Beatmungsschlauchs (Tubus) durch Mund oder Nase in die Trachea

Indikationen
- Sicherung der Atemwege, Schutz vor Aspiration
- Kardiopulmonale Reanimation (▶ 12.1)
- Allgemeinanästhesie
- Maschinelle Beatmung (▶ 4.5) bei respiratorischen Störungen

4.2.1 Hilfsmittel zur Intubation

Laryngoskop und Spatel
Laryngoskop: Mit dem Laryngoskop wird der Kehlkopfeingang dargestellt. Es besteht aus einem Handgriff mit Batterie oder Akku und einem Spatel. Eine in die Spitze des Spatels integrierte Glühbirne (Warmlicht) bildet die Lichtquelle. Beim Kaltlichtlaryngoskop befindet sich die Lichtquelle im Griff. Hier wird das Licht über ein Fiberglasbündel in die Spatelspitze weitergeleitet.

Spatel
Laryngoskopspatel lassen sich grundsätzlich in gebogene oder gerade Formen unterscheiden.

Gebogener Spatel
Der gebogene Spatel, z. B. Macintosh, besitzt linksseitig eine Auflage, um die Zunge aus dem Intubationsfeld zu verdrängen. Das distale Ende des Spatels wird bei der Intubation in die glossoepiglottische Falte geführt. Durch Zug wird der Kehldeckel aufgerichtet und der Blick auf die Stimmritze frei.
Vorteile
- Traumatisierung der Zahnreihe geringer
- Freiraum in der Mundhöhle größer

Der gebogene Spatel nach McCoy (▶ Abb. 4.7) hat eine über einen Hebel bewegliche Spitze, die ein Anheben der Epiglottis bei geringer Gesamtbewegung des Laryngoskops ermöglicht.

Vorteil z. B. bei:
- Larynxverlagerung nach vorn
- Eingeschränkter Mundöffnung
- Vergrößerter Zunge
- Verminderter Nackenbeweglichkeit
- Vorstehendem Oberkieferfrontzahnbereich

Gerader Spatel
Der gerade Spatel, z. B. Miller (▶ 4.10), hebt die Epiglottis direkt an, d. h., die Spitze des Spatels liegt, im Gegensatz zum gebogenen Spatel, hinter der Epiglottis. Bei Neugeborenen und Kleinkindern ist dieses Merkmal ein Vorteil, da die Epiglottis hier recht lang und die glossoepiglottische Falte noch nicht ausgebildet ist.

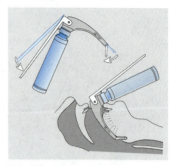

Abb. 4.7 Hebellaryngoskop n. McCoy. [L157]

Nachteile
- Erhöhtes Risiko eines Traumas der oberen Zahnreihe
- Bei mehrfachen Intubationsversuchen besteht vor allem bei Säuglingen die Gefahr eines Glottisödems.

Endotrachealtuben

Moderne Endotrachealtuben (▶ Abb. 4.8) bestehen aus thermolabilem PVC mit oder ohne Silikon- und Latexbeimischung, und sind zum Einmalgebrauch vorgesehen. Resterilisierbare Tuben aus reinem Silikon, Gummi oder Latex werden nur noch selten eingesetzt.

- Der **Magill-Tubus** mit seinem genormten Krümmungsradius zählt zu den Standardtuben für die orale oder nasale Intubation auf der Intensivstation. Bei abgeschrägter Tubusspitze verhindert das sog. Murphy-Auge nach Anlegen der Schrägung an die Trachealwand die Verlegung des distalen Lumens.
- **Woodbridge-Tuben** (Spiraltubus) haben eine Metallspirale in die Tubuswand eingearbeitet, die eine hohe Flexibilität gewährleistet und ein Abknicken des Tubus verhindert. Zur Intubation kann die Stabilität durch einen Führungsstab hergestellt werden. Diese Tuben werden vor allem in der Neurochirurgie und bei Operationen im Gesicht und Halsbereich sowie bei extremen Lagerungen (Bauchlage) eingesetzt.
- **Doppellumen-Tuben** (Robertshaw-Tubus) werden in der Thoraxchirurgie zur Ein-Lungen-Ventilation eingesetzt. In der Intensivmedizin werden sie als Standardtubus für die seitengetrennte Beatmung verwendet. Der Tubus besteht aus PVC und besitzt zwei Niederdruckcuffs, die jeweils die einseitige bzw. seitengetrennte Beatmung ermöglichen. Der tracheale Auslass endet unterhalb der proximalen Manschette in der Trachea, der bronchiale im rechten oder linken Hauptbronchus. In der Praxis hat sich, aufgrund

4.2 Intubation

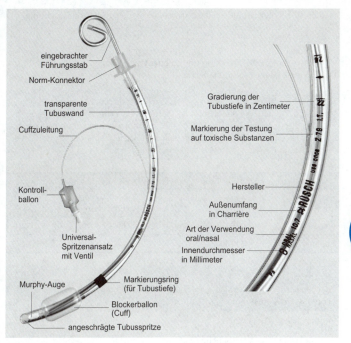

Abb. 4.8 Endotrachealtubus, Aufbau u. Kennzeichnung. [V420]

der leichteren Platzierung, der linksseitige Doppellumentubus bewährt (▶ Abb. 4.9).

- **Tubusgrößen** werden in zwei Maßeinheiten angegeben:
  - Innendurchmesser (ID) in Millimetern
  - Außenumfang in Charrière (Ch), Umrechnung: $4 \times ID + 2$ = Charrière (▶ Abb. 4.8)

Charrière (Ch/French)
Charrière (Ch, auch Charr.) ist das Maß für den Außendurchmesser von Kanülen und Kathetern. Im Englischen als French (FR) bezeichnet. Ein Charrière entspricht einem Drittel Millimeter.

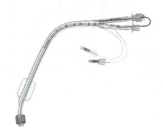

Abb. 4.9 Bronchialdoppellumentubus. [V420]

- Folgende Kriterien sind bei der Auswahl der Tubengröße von Bedeutung:
  - Alter des Patienten
  - Geschlecht
  - Konstitution
  - Anatomie, z. B. Vorerkrankungen oder Operationen
  - Nasale oder orale Intubation

Zwei weiteren Punkten sind besondere Beachtung zu schenken:
- Der Außenumfang und damit auch der Außendurchmesser sollten möglichst gering sein, um Stimmritze und Ringknorpel nicht zu traumatisieren.
- Der Innendurchmesser muss möglichst groß sein, damit der Beatmungswiderstand (Resistance) gering gehalten werden kann.

Tab. 4.1 Richtwerte für die Tubusgröße zur oralen Intubation bei Erwachsenen

	Innerer Durchmesser ID (mm)	Äußerer Durchmesser (Charrière – Ch)
Frauen	7–7,5	30–34
Männer	7,5–8,5	34–36

Faustregel
Bei Kindern kann man sich bei der Auswahl der Endotrachealtuben an dem Umfang des kleinen Fingers orientieren.

Cuff

Die aufblasbare Blockmanschette (Cuff) in der Nähe der Tubenspitze dichtet den Raum zwischen der Trachealwand und der Tubusaußenseite ab. Der Cuff ist über eine Zuleitung mit einem proximal liegenden Kontrollballon verbunden. Durch die Blockung wird die Lunge des Patienten vor Atemluftverlust und Aspiration weitgehend geschützt.
- Der Cuff darf die Trachea nur mit einem minimalen Druck, möglichst nicht über 25 mmHg, belasten, um die Schleimhautdurchblutung nicht zu gefährden.
- Hier könnten durch die Minderdurchblutung sonst rasch Drucknekrosen entstehen. Ebenso sollte er sich der Tracheaform gut anpassen und damit den Druck gleichmäßig verteilen.
- Zum Messen des Manschettendrucks eignen sich manuelle Cuffdruckmesser.

Tab. 4.2 Magill-Tuben mit Cuff

Low-volume-high-pressure-Cuff (LVHP)	High-volume-low-pressure-Cuff (HVLP)	High-volume-low-pressure-Cuff mit Druckausgleich
Füllvolumen des Cuffs sehr gering → schnell wird ein hoher Druck auf die Trachealschleimhaut ausgeübt. Form des Cuffs ähnelt Tischtennisball	Länglicher Cuff mit relativ dünner Wand. Im Vergleich zum LV-HP ist das Füllvolumen höher → Druck auf Trachealschleimhaut wird großflächiger verteilt, ist dadurch geringer; Cuff legt sich pflaumenförmig an Trachea an	Tuben verfügen über Ventilsystem, das Druck zwischen 25 und 30 mmHg gewährleistet. Ablass der Blockerluft erfolgt über Außenballon

Auf der Intensivstation werden vorwiegend Tuben mit dem Lanz® high-volume-low-pressure-Cuff mit Druckausgleich verwendet. Das System verfügt über ein Ventilsystem, das einen Cuffdruck von 25–30 mmHg zulässt. Der Ballon darf nur auf ⅔ der Weite des Außenballons aufgeblasen werden, da die Ausgleichsfunktion des Ventilsystems sonst nicht funktioniert.
! Das selbstregulierende System funktioniert nur bei abgezogener Spritze! Erforderlich sind regelmäßige Sichtkontrollen des Reservoirballons. Der Cuffdruck braucht hier nicht gemessen zu werden, da sich der Druck automatisch einstellt.

4.2.2 Intubationsverfahren

Orale Intubation
Das Verfahren der oralen Intubation wird vor allem bei der kurz- und mittelfristigen Atemwegssicherung (z. B. Notfallmedizin, Allgemeinanästhesie) angewendet.

Vorteile
- Schnell und sicher durchzuführen
- Gewährleistet die Sauerstoffversorgung
- Schutz vor Aspiration

Nachteile
- Fremdkörpergefühl
- Schlucken erschwert
- Mundpflege schwierig und unangenehm
- Extubationsgefahr erhöht

Material
- Laryngoskopgriff mit Batterie/Akku und passendem Spatel:
  - Gebogener Spatel nach Macintosh, wird am häufigsten verwendet (▶ Abb. 4.10)
  - Gerader Spatel nach Miller, eignet sich besonders zur Intubation von Neugeborenen/Kleinkindern (▶ Abb. 4.10)
- Tubus richten: einen in geeigneter Größe, zusätzlich einen größeren und einen kleineren
- Führungsstäbe (Plastik) in geeigneter Länge → dürfen nicht über Tubusspitze hinausragen
- 10-ml-Blockerspritze und/oder Cuffdruckmessgerät
- Guedel-Tubus
- Magill-Zange
- NaCl 0,9 % zur Verbesserung der Gleitfähigkeit
! Xylocain-Gel oder -Spray® braucht ca. 10 Min., bis es wirkt. Ein Auftragen auf den Tubus ist somit für den Intubationsvorgang wirkungslos.
- Narkose- und Notfallmedikamente nach Absprache
- Beatmungsgerät, Handbeatmungsbeutel, Beatmungsmaske, O_2-Anschluss
- Absauganlage, Absaugkatheter (großlumig)
- Stethoskop, Handschuhe, Fixierpflaster

Vorbereitung
- Patienten informieren, Aufklärung durch den Arzt

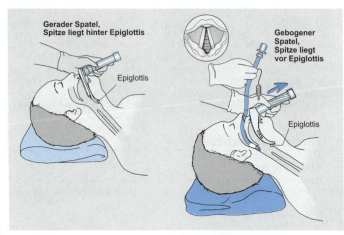

Abb. 4.10 Intubation mit gebogenem Spatel; Intubation mit geradem Spatel. [L157, L190]

- Atemwege frei machen, Zahnprothesen entfernen, Mund-Rachen-Raum reinigen, ggf. absaugen
! Dabei Mundöffnung beachten und auf Hinweise zu schwieriger Intubation inspizieren.
- Patient sollte mind. 4–6 h nüchtern sein

> **Achtung – Als nicht nüchtern oder als Risikopatienten gelten:**
> - Patienten, die in den vergangenen 4–6 h gegessen, getrunken oder geraucht haben
> - Patienten mit einem Ileus, einer Peritonitis oder einer Pylorusstenose
> - Notfallpatienten, Polytrauma
> - Schwangere ab dem zweiten Drittel der Schwangerschaft
> - Patienten mit Blutungen im Nasen-Mund-Rachen-Ösophagus- und Magenraum
> - Extrem adipöse Patienten
>
> Weiteres Vorgehen → spezielle Intubationsverfahren (▶ unten), Ileuseinleitung (▶ unten)

- Monitoring: EKG mit QRS-Ton, SaO_2, RR
- Respirator vorbereiten, Funktionstest durchführen
- Intubationsmaterial bereitstellen → Laryngoskop, Absaugeinheit einschalten und konnektierten Absaugkatheter bereithalten, Beatmungsbeutel auf Funktionstüchtigkeit und Cuff auf Dichtigkeit überprüfen
- Bei nasaler (Um-)Intubation Nasen-Rachen-Raum reinigen
- Angeordnete Medikamente bereitlegen (▶ Kap. 9): Hypnotikum, Relaxans, ggf. Opiat und Notfallmedikamente

- Kopf lagern, Kopf in den Nacken strecken, Unterkiefer vorziehen (verbesserte Jackson-Position, ▶ Abb. 4.2)

Durchführung
- Präoxygenierung des Patienten zur Optimierung der SaO_2-Sättigung über Maske → diese in geringem Abstand über Mund und Nase halten, Patienten für 1–2 Min. reinen Sauerstoff inhalieren lassen
- Medikamente nach ärztl. Anordnung verabreichen
- Nach Gabe der Einleitungsmedikation erfolgt Maskenbeatmung
- Bei Bedarf erfolgt Relaxansgabe
- Intubation → i. d. R. ärztliche Aufgabe
- Laryngoskopgriff in die (meistens linke) Hand des Intubierenden legen. Der beleuchtete Spatel zeigt dabei in Richtung des Patientenmundes!
- Laryngoskop wird vorsichtig eingeführt und vorgeschoben; die Zunge drängt sich dabei nach links, die Spatelspitze setzt sich vor die Epiglottis
- Mit Zug in Griffrichtung richtet sich die Epiglottis auf und die Stimmritze wird sichtbar.
! Unbedingt auf die Schneidezähne achten. Das Hebeln oder Ablegen des Spatels ist zu vermeiden, da sonst ein Ab- oder Ausbrechen der Zähne droht.
- Tubus mit Spitze zum Patientenmund dem Intubierenden in die freie Hand anreichen
- Sicht durch Öffnen des Mundwinkels mit dem Finger oder durch leichten Druck auf den Schildknorpel verbessern
- Ggf. Magill-Zange anreichen
! Kontinuierlich die Vitalfunktionen des Patienten beachten.
- Nach Intubation Laryngoskop und ggf. Magill-Zange abnehmen
- Cuff zunächst nach Gehör blocken, bis keine Luft mehr neben der Manschette entweicht; bei low-volume-high-pressure dann Regulation über Cuffdruckmessgerät. Ein Cuff mit Druckausgleich (z. B. Lanz-System) benötigt eine größere Menge an Luft zum Blocken (ca. 40 ml)
- Tubus an das Beatmungsgerät konnektieren, anschl. Lagekontrolle über Auskultation der Lunge mit Stethoskop
- Nach oraler Intubation evtl. Beißschutz einlegen, z. B. verkürzte Mullbinde
- Einführungstiefe des Tubus markieren; Tubus mit Pflaster, Band oder Mullbinde sicher fixieren
- Rö-Thoraxaufnahme zur Lagekontrolle veranlassen
- Durchführung, Cuffdruck, Liegedauer und Einführungstiefe dokumentieren

Nasale Intubation

Die nasale Intubation hat gegenüber der oralen Intubation in der mittel- und langfristigen Anwendung auf der Intensivstation einige Vorteile, wenngleich diese Methode nicht mehr empfohlen wird.
- Nasale Tuben werden vom Patienten besser toleriert
- Bessere Schienung des thermolabilen Materials im Nasen-Rachen-Raum
- Fremdkörpergefühl für den Patienten nicht so ausgeprägt
- Mund- und Zahnpflege sind leichter durchzuführen
- Fixierung besser, damit auch unabsichtliche Extubationen seltener

Dennoch hat sich seit einigen Jahren in der längerfristigen Beatmung ein Trend zur Tracheotomie ergeben, der die nasale Intubation (▶ 4.2.3) nicht mehr als einzige Option in der Langzeitbeatmung gelten lässt.

Material und Vorbereitung
Vorbereitungen entsprechen weitestgehend denen der oralen Intubation, zusätzlich sind folgende Materialien und Maßnahmen erforderlich:
- Abschwellende Nasentropfen, z. B. Otriven®, in beide Nasenlöcher eingeben
- Magill-Zange richten, ggf. abpolstern
- Größeres Nasenloch zur Intubation auswählen
- Tubusgröße ca. 0,5–1 mm ID kleiner wählen

Durchführung
Die einleitenden Maßnahmen entsprechen weitestgehend, bis zum Einführen des nasalen Tubus, der oralen Intubation.
- Tubus wird nasal (über den unteren Nasengang) bis in den Hypopharynx eingeführt
- Kopf des Patienten leicht überstrecken
- Einführen des Laryngoskops, Einstellung der Stimmritzen
- Nasales Tubusende kann nach Aufforderung des Intubierenden durch die Pflegende vorgeschoben werden
- Die Tubusspitze ist nun im Rachen zu sehen
- Unter Sicht weiteres Vorschieben
- Ggf. nach Anreichen und Zuhilfenahme der Magill-Zange die Tubusspitze in den Kehlkopfeingang einlegen

> **Achtung**
> Die Blockermanschette kann bei der Nasenpassage oder durch Manipulation mit der Magill-Zange beschädigt werden. Magill-Zange bei Bedarf an den distalen Greifflächen abpolstern.

- Falls sich ein Widerstand aufbaut, nicht versuchen weiterzuschieben, ggf. Tubus zurückziehen und mit leichter Drehbewegung erneut einlegen
- Hilfreich kann evtl. eine sterile Magensonde sein, die durch den Tubus als Schiene vorgeschoben wird
- Ggf. anderes Nasenloch oder kleinere Tubusgröße wählen
- Ist der Tubus erfolgreich eingeführt worden, entspricht das weitere und abschließende Vorgehen dem der oralen Intubation.
- Die Fixierung erfolgt nach Abpolstern am Naseneingang, z. B. mit speziellem Polsterschaumstoff für Sonden und Katheter, am Nasenrücken. Der Nasenrücken kann vor der Pflasterfixierung mit einer hautschonenden Schutzauflage versehen werden.

Spezielle Intubationsverfahren (schwierige Intubation)
Bei nicht nüchternen Patienten besteht während der Intubation verstärkt die Gefahr einer Aspiration von Mageninhalt in die Lunge. Um dieses weitgehend zu verhindern, ist ein spezielles Vorgehen bei der Intubation erforderlich.

> **Achtung – Ileuseinleitung – Rapid Sequence Induction (RSI)**
> - Vor der Intubation großlumige Magensonde legen und Mageninhalt absaugen → anschließend entfernen, evtl. nach Intubation neu legen
> - Oberkörperhochlage ca. 45° (Anti-Trendelenburg-Lage)

- Großlumige Absaugkatheter und/oder starren Absauger (Jankauer) unter laufendem Absauggerät bereithalten
- Sauerstoffdusche, aber keine Beatmung mit Maske und Handbeatmungsbeutel → Gefahr der Magenüberblähung
- Krikoiddruck (Sellick-Handgriff): Ösophagus zwischen Ringknorpel und Halswirbelkörper zur Refluxverhinderung komprimieren
- Tubus nach erfolgter Intubation sofort blocken, dann Sellick-Handgriff lösen
- Weiteres Vorgehen wie bei Intubation nüchterner Patienten

Wenn weitere Intubationsschwierigkeiten beim Patienten abzusehen sind, kann sich das Behandlungsteam darauf einstellen und sich in Ruhe mit den benötigten Hilfsmitteln vorbereiten.

Hinweise auf vorhersehbare Intubationsschwierigkeiten
- Entzündungen mit Schwellung des Kehlkopfes
- Tracheal- und Kehlkopfverlagerung
- Tumoren im Zahn-, Mund- und Halsbereich
- Keine ausreichende Mundöffnung
- Fehlbildungen im Bereich der Ober- und Unterkiefer, Zunge, Mund-, Rachenraum
- Patient ist nicht nüchtern

Unvorhersehbare Gründe für Intubationsschwierigkeiten
- Laryngo- bzw. Bronchospasmus
- Blockade der Luftwege durch Blutung, Schleim, Erbrochenes oder Fremdkörper
- Verletzungen während eines Intubationsversuchs
- Traumatische Verlegung der Luftwege, z. B. Unfall, Tötungsversuch!
- Ungewollte Extubation
- Epiglottis nicht einsehbar

Hilfsmittel
- Führungshilfen, z. B. langer Führungsstab, Eschmann-Stab
- Cook-Intubator (langer Mandrin, über das innere Lumen kann ventiliert werden)
- Längerer Laryngoskopspatel oder Speziallaryngoskop, z. B. McCoy
- Larynxmaske (▶ Abb. 4.11), Intubations-Larynxmaske Fastrach (▶ Abb. 4.12)
- Larynxtubus, Combitubus (▶ Abb. 4.13)
- Bronchoskop für die fiberoptische Intubation (▶ Abb. 4.16)
- Notkoniotomie- oder Tracheotomieset

Laryxmasken
Bei einer unvorhersehbar schwierigen Intubation, z. B. Larynxeingang nicht darstellbar, kann der Einsatz einer Larynxmaske (Kehlkopfmaske) hilfreich sein.
Die Larynxmaske (LAMA) besteht aus einem transparenten, flexiblen Kunststoffschlauch und ist in verschiedenen Größen erhältlich. Am proximalen Ende befindet sich der Normkonektor zum Anschluss an die Beatmung, am distalen Ende ein ringförmiger Luftkissenring (low pressure cuff), der über eine Zuleitung und ein Ventil mit Luft befüllt wird.

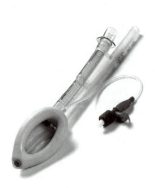

Abb. 4.11 Larynxmaske mit Cuff und Tubus, [V346]

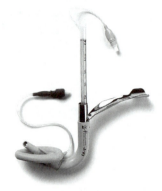

Abb. 4.12 Intubations-Larynxmaske, Fastrach [V346]

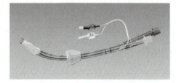

Abb. 4.13 Combitubus [U244]

Um die Einführung der Maske zu erleichtern, kann die Pflegende den Unterkiefer des Patienten nach unten ziehen, um freie Sicht zu erlangen. Bei richtiger Platzierung kommt die LAMA mit ihrer Spitze im Bereich des oberen ösophagealen Sphinkters zu liegen (▶ Abb. 4.14). Nach Einführung erfolgt die Blockung des Cuffs mit einer der Größe entsprechenden Luftmenge. Wenn beide Lungenflügel sicher ventiliert sind, erfolgt die Fixierung der Maske.

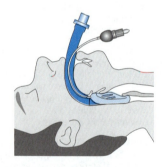

Abb. 4.14 Lage der Kehlkopfmaske. [L157]

Die Intubationslarynxmaske Fastrach verfügt zusätzlich über einen Epiglottisheber in der Maskenöffnung. Dieser hebt die Epiglottis an, während ein Endotrachealtubus (bis zu 7,5 mm) über die Larynxmaske vorgeschoben werden kann. Ein starrer Griff am Fastrach vereinfacht zudem das einhändige Einführen der Intubationslarynxmaske.

Larynxtubus, Combitubus

Larynxtubus und Combitubus können, wie die Larynxmasken, im Notfall blind eingeführt werden. Die Tuben verfügen über jeweils zwei Blockermanschetten. Der proximale Cuff kommt im Rachenraum zu liegen, der distale Cuff liegt in der Speiseröhre

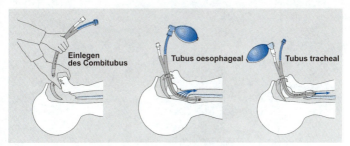

Abb. 4.15 Lage Combitubus. [L157]

(regelhaft beim Larynxtubus). Zwischen beiden Manschetten auf Höhe des Kehlkopfes ist die Öffnung des Lumens, über die dann nach Blockung der Cuffs ventiliert werden kann. Der Combitubus verfügt über ein zweites, distales Lumen zum Ventilieren, falls die Spitze in der Trachea zu liegen kommt (▶ Abb. 4.15). Beide Verfahren erfordern Übung, da z. B. eine zu tiefe Platzierung eine Beatmung unmöglich macht.

Fiberoptische Intubation
Die fiberoptische Intubation wird mit einem Bronchoskop durchgeführt und kann bei schwierigsten anatomischen Bedingungen sehr sicher ausgeführt werden.

Indikationen
- HWK-Fraktur, Morbus Bechterew
- Abzesse im Bereich des Kiefergelenks
- Fehlbildungen oder Veränderungen im Gesicht, Mund u. Hals
- Erfolglose, konventionelle Intubationsversuche in der Anamnese

Material und Vorbereitung
Vorbereitung und Material entsprechen denen der oralen/nasalen Intubation. Zusätzlich richten die Pflegenden:
- Bronchoskop, Absaugkanal und Lichtquelle integriert
- Antibeschlagmittel für Optik
- Bei Bedarf Lokalanästhetikum
- Analgosedierung nach Anordnung

Durchführung
- Oro- oder Nasotrachealtubus über Bronchoskop stülpen und fixieren
- Antibeschlagmittel auf distale Optik auftragen
- Bronchoskop in die Nase oder oral einführen und bis zum Kehlkopfeingang vorschieben (▶ Abb. 4.16)
- Bei Bedarf Lokalanästhetikum über den Absaug- oder Biopsiekanal einbringen
- Bronchoskop bis kurz vor die Carina vorschieben
- Tubus über das Bronchoskop in die Trachea bis kurz vor die Carina einführen
- Cuff blocken, Bronchoskop entfernen
- Tubus fixieren

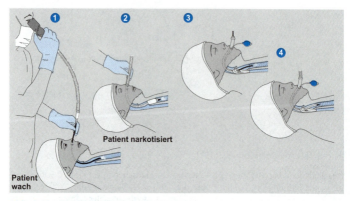

Abb. 4.16 Fiberoptische Intubation. [L157]

4.2.3 Probleme und Nebenwirkungen der Intubation

Komplikationen im Verlauf der Intubation

- Fehlendes Zubehör → Material vor Beginn immer auf Vollständigkeit prüfen
- Defekte Materialien, z. B. undichter Cuff, kein Licht am Laryngoskop, Ballonhernie → vor Beginn immer Funktionskontrolle durchführen
- Einseitige Intubation des rechten Hauptbronchus (aufgrund der Anatomie am häufigsten)
! Tubus muss entblockt werden, dann einige, wenige Zentimeter zurückziehen, erneut blocken und zur Kontrolle auskultieren
- Intubation in den Ösophagus → Thoraxbewegung nicht erkennbar, fehlende Atemgeräusche bei der Auskultation, bei der Auskultation des Epigastriums sind beatmungsabhängige Geräusche zu hören:
    - Tubus sofort entblocken und entfernen
    - Patient über Maske erneut präoxygenieren
    - Erneuter Intubationsversuch
- Erbrechen mit Aspiration
- Kreislaufreaktionen
- Laryngospasmus, Bronchospasmus

Nebenwirkungen der Intubation

Mechanisch bedingte Folgen

Schäden, die durch die Intubation oder den liegenden Tubus verursacht sein können:
- Blutungen und Verletzungen (z. B. Druckulzera und Nekrosen, Zahnschäden) der Mund- bzw. Nasenschleimhaut, Zunge, Trachea, Kehlkopf, Stimmbänder
- Abflussbehinderung der Nasennebenhöhlen bei nasaler Intubation → evtl. Wechsel der Nasenöffnung
- Tracheomalazie
- Heiserkeit
- Verlegung des Tubuslumens durch Sekret oder Blutkoagel → regelmäßige Bronchialtoilette (▶ 4.5.4)

- Tubusdislokation durch Manipulation am Tubus oder Abwehrbewegungen des Patienten

Infektionen
- Beatmungsassoziierte Pneumonien → Hygienestandards beachten, z. B. Anwendung geschlossener Absaugsysteme (▶ Abb. 4.25) anstreben
- Sinusitiden → z. B. gehäuft bei nasaler Intubation, evtl. Wechsel der Nasenöffnung, alternativ trachealen Zugang wählen

Belastungen für den Patienten
- Intubierter Patient kann sich verbal nicht verständigen
- Missempfindungen und Schmerzen durch den Tubus, z. B. extremes Fremdkörper- und Druckgefühl, Würgereiz, erschwertes Schlucken → dadurch insbesondere bei oralen Tuben geringe Tubustoleranz

Die sich daraus ergebende psychisch und physisch starke Belastung des Patienten erfordert eine einfühlsame Betreuung und Unterstützung. Dabei sollten folgende Aspekte berücksichtigt werden:
- Vor jeder Maßnahme Patienten informieren
- ! Manipulationen am Tubus können sehr schmerzhaft und unangenehm für den Patienten sein!
- Reaktionen beobachten und geplante Maßnahmen u. U. mit anderer Technik durchführen
- Bei unumgänglichen Maßnahmen, die schmerzhaft sein könnten, Analgetika bereithalten
- Körperliche Zuwendung (Hand halten) wirt sehr positiv
- Wanduhr und Kalender erleichtern die Orientierung, Radio und Fernseher (patientenorientiert und zeitlich begrenzt) sorgen für Ablenkung und Teilhabe am Zeitgeschehen
- Kommunikationshilfen bereithalten, z. B. Tafel, Schreibgerät (▶ 2.4.3)
- Angehörige mit Informationen versorgen, immer bis zum Patienten begleiten, Gesprächsbereitschaft signalisieren
- Patient und Angehörige sollten bei Bedarf auch ungestört kommunizieren können.

4.2.4 Nachsorgende Pflege

Pflegeziele
- Haut- und Schleimhautschäden vermeiden
- Vermeiden einer nosokomialen Infektion
- Sichere Ventilation gewährleisten
- Wohlbefinden des Patienten steigern

Maßnahmen
- Inspektion der Nase und des Mund-Rachen-Raums mind. 1× pro Schicht
- Fixierungen immer schonend lösen, um Hautdefekte zu vermeiden
- Mundpflege bei oralen Tuben immer mit großer Vorsicht durchführen
- Orale Tuben bei der Mundpflege (▶ 3.5.5) zur Druckstellenprophylaxe regelmäßig umlagern
- Bei Unruhe des Patienten zweite Pflegeperson hinzuziehen

- Alternativen Beißschutz benutzen (z. B. Mullbinde; Guedel o. Ä. verursachen zu viel Druck)
- Fixierungspunkte auf der Haut evtl. mit Hydrokolloidverband schützen
- Bei nasalen Tuben die Schleimhautpflege mit Watteträgern durchführen, Nasensalbe nach Verordnung einbringen
- Nasenöffnung zur Druckstellenprophylaxe abpolstern
- Nasenrücken mit Hautschutzverband abdecken, Fixierungspflaster auf Hautschutz kleben
- Spannungsfreies Zuführen der Beatmungsschläuche, um Zug und Druck zu vermeiden
- Kontrolle des Cuffdrucks
- Lagemarkierung in cm dokumentieren
- Bronchialtoilette (▶ 4.5.4)
- Nach Abschluss pflegerischer Maßnahmen immer eine erneute Lagekontrolle durchführen!

4.3 Tracheotomie

Eröffnung der Luftröhrenvorderwand im Bereich des oberen Drittels, zum Einführen einer Kanüle, um die Atemwege frei zu halten

Indikationen
- Kehlkopfläsion (Trauma, Ödem, Stenose)
- Operationen im Mund-Rachen-Raum
- Gesichtsschädelverletzungen
- Langzeitbeatmung
- Weaningprobleme (▶ 4.5.5) unter Intubation

4.3.1 Tracheotomieverfahren

- Operative Tracheotomie
- Perkutane Dilatationstracheotomie
- Perkutane Punktionstracheotomie

Operative Tracheotomie

Die Fensterung, d. h. die Eröffnung, erfolgt in der Regel zwischen dem 2. und 4. Trachealring. Das Tracheostoma wird epithelisiert, d. h., die äußere Haut wird in die Trachea eingenäht. Der Wundkanal wird dadurch verkürzt und die Wundfläche verkleinert. Ein operativ angelegtes Tracheostoma ist größer und stabiler als bei den perkutanen Methoden.
- Vorbereitung und Eingriff erfolgen i. d. R. in Allgemeinanästhesie im OP oder in Ausnahmen auf der Intensivstation

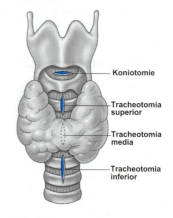

Abb. 4.17 Operative Möglichkeiten zur Tracheotomie/Koniotomie. [L190]

- Nach der Epithelisierung besteht keine Gefahr eines Verschlusses bei Kanülenwechsel.
- Wundinspektion durch den Operateur nach ca. 48–72 h → Trachealkanüle wird dafür entfernt und anschließend eine neue eingelegt
- Nach 10–14 Tagen zieht der Operateur die Fäden, auch dabei muss die Trachealkanüle erneuert werden.

Perkutane Dilatationstracheotomie
Beispiel: Ciaglia Blue Rhino

Material und Vorbereitung
- Zubehör zur endotrachealen Reintubation
- Set zur perkutanen Dilatationstracheotomie (abhängig vom Verfahren mehrere Größen), Bronchoskop + Zubehör
- Material zur aseptischen Durchführung: Hautdesinfektionsmittel, Handschuhe, Kittel, Haube, Mundschutz
- Verbandmittel zur postoperativen Versorgung
- ! Vorbereitung und Eingriff erfolgen i. d. R. in Allgemeinanästhesie auf der Intensivstation.
- Patienten auf den Rücken lagern, Kopf überstrecken, Kopfteil des Patientenbetts leicht erhöhen (ca. 30°)
- Bereitstellen des Bronchoskops
- Mund-Nasen-Rachen-Raum absaugen
- Punktionsstelle desinfizieren und steril abdecken
- Anreichen des sterilen Sets durch die Assistenz, dann
- Tubusfixierung lockern und Tubus auf Anweisung des Operateurs ca. 1–2 cm zurückziehen
- Der Operateur punktiert die Trachea (evtl. muss von der Assistenzperson auf Anweisung an dieser Stelle der Tubus noch einen weiteren cm zurückgezogen werden, um eine Beschädigung zu vermeiden) und entfernt den Punktionsmandrin der Kanüle.
- Der Führungsdraht wird mehrere Zentimeter durch die Kanüle in die Trachea geschoben.
- Entfernung der Hülle der Punktionskanüle, Führungsdraht verbleibt
- Dilatation mit dem 14-French-Einführungsdilatator durch Vorschieben und leichtes Drehen über den Seldinger-Draht, Entfernen des Dilatators
- Hydrophile Beschichtung des BlueRhino®Dilatators mit sterilem Wasser oder NaCl 0,9 % aktivieren
- Dilatator wird mit dem Führungskatheter als Einheit über den Führungsdraht vorgeschoben, um das Tracheostoma zu präformieren
- Einzuführende Trachealkanüle nach erfolgter Aktivierung der Beschichtung über den Ladedilatator schieben und nach Überprüfung und völliger Entleerung gleitfähig machen
- Platzierung der Trachealkanüle, Entfernen von Dilatator, Führungskatheter und Führungsdraht
- Cuff der Trachealkanüle blocken und die Ventilation überprüfen, erst dann endotrachealen Tubus entfernen
- Der gesamte Vorgang sollte durch den Endotrachealtubus bronchoskopisch kontrolliert werden.

Nachsorge
- Wundverband anlegen
- Kanüle mit Halteband fixieren
- Patient beobachten (Nachblutung, Wundödem, Hautemphysem, Kanülenobstruktion, Infektion)
- Regelhafte Inspektion der Kanüle mit Verbandswechsel
- Wundspreizer und Ersatzkanülen in Patientennähe bereitlegen

Perkutane Punktionstracheotomie
Beispiel: Melker Notfall-Krikothyreotomie
- Vorbereitung und Eingriff erfolgen, wenn möglich, in Allgemein- oder Lokalanästhesie
- Vertikale Inzision der Krikothyreoidmembran zwischen Ring- und Schildknorpel
- Katheterkanüle mit aufgesetzter Spritze in 45°-Winkel nach kaudal in den Atemweg einführen
- Entfernen von Spritze und Kanüle, Einführen des Führungsdrahts durch den Katheter
- Katheter entfernen, Führungsdraht belassen
- Einführen der zusammengesetzten Notfall-Krikothyreotomiekanüle über den Führungsdraht
- Führungsdraht und Dilatator gemeinsam entfernen
- Bei Kanüle mit Cuff-Manschette befüllen
- Fixierung der Kanüle

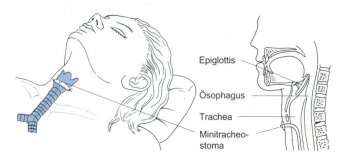

Abb. 4.18 Punktionstracheotomie. [L157]

Vorteile der Tracheotomie
- Geringerer Atemwegswiderstand
- Weniger Totraumatmung
- Einfacher Kanülenwechsel
- Erleichterte Mund- und Nasenpflege
- Flüssigkeits- und Nahrungsaufnahme möglich
- Vereinfachte Bronchialtoilette
- Möglichkeit eines Sprechaufsatzes
- Bessere Toleranz, da keine Beeinträchtigung in Mund und Nase

Neben- und Nachwirkungen
- Nachblutungen
- Hautemphysem
- Infektion → lokal bis zur Mediastinitis
- Druckläsionen
- Tracheomalazie, Trachealstenose
- Bronchospasmus
- Kreislaufinsuffizienz

> **Bei allen tracheotomierten Patienten sind bereitzuhalten**
> - Notfallbeatmungssystem
> - Funktionsfähige Absauganlage
> - Wundspreizer (Spekulum)
> - Ersatzkanülen, gleicher und kleinerer Größe
> - Notfallmedikamente nach Anordnung

4.3.2 Tracheostomapflege

Um Komplikationen wie z. B. Sekretstau, Hautläsionen, Störung der lokalen Blutzirkulation (Fixierband) oder einer Verlegung des Kanülenlumens durch Blut, Sekret und Beläge vorzubeugen, ist das Tracheostoma regelmäßig zu inspizieren und zu pflegen.

Ziele
- Infektionen vermeiden
- Saubere und trockene Wundränder erhalten

Material
- Sterile und unsterile Handschuhe
- Schutzkleidung, evtl. Mundschutz, Augenschutz
- Sterile Ablagemöglichkeit
- Schleimhautdesinfektionsmittel
- Sterile Kompressen, Schlitzkompresse, ggf. sterile Watteträger
- Stomapad® Tracheostomie-Wundauflage (Polyurethanschaum)
- Kanülenfixierband, gepolstert
- Absaugkatheter, steril
- NaCl 0,9 %
- Lichtquelle, Cuffdruckmesser, Stethoskop

Durchführung
- Patienten über die Maßnahme informieren, Ruhe und Sicherheit vermitteln
- Hygienemaßnahmen (Hände desinfizieren, Schutzkleidung, Handschuhe)
- Wundauflage abnehmen, Wundfläche inspizieren
- Sterile Handschuhe anziehen
- Wundumgebung bei Verkrustungen mit NaCl 0,9 % und sterilen Kompressen reinigen
- Bei Infektionszeichen Hautantiseptika anwenden, z. B. Octenisept
- Saugfähige Schlitzkompressen bei starker Schleimproduktion, Stomapad® bei reizlosem Stoma auflegen

- Trachealkanüle mit Fixierungsband befestigen (2–3 Querfinger zwischen Halteband und Haut)
- Lage der Trachealkanüle überprüfen, auskultieren, Cuffdruck kontrollieren
- Dokumentation

4.3.3 Trachealkanülenwechsel

Ein Kanülenwechsel ist angezeigt bei:
- Undichtem Cuff
- Lumeneinengung durch Blut, Sekret
- Cuffhernie
- Zur Infektionsprophylaxe
! Aus Sicherheitsgründen sollte ein Wechsel der Trachealkanüle immer von zwei Personen durchgeführt werden.

> **Trachealkanülenwechsel bei perkutaner Methode**
> Perkutane Punktionskanülen sollten nach Möglichkeit in den ersten 7–10 Tagen nach Tracheotomie nicht gewechselt werden, da das Tracheostoma sehr instabil ist und sich unter dem Wechsel schnell verschließen kann. Später ist ein Wechsel, wenn notwendig, unter geringerer Gefahr für den Patienten durch Arzt und Pflegende möglich.

Material
- Materialien zur Durchführung der Tracheostomapflege
- Gute Lichtquelle
- Mehrere Absaugkatheter, z. B. Ch 10/12/14
- Neue Trachealkanüle
- Material für eine Intubation oder zur fieberoptischen Intubation (▶ 4.2.2)
- Evtl. Notfalltracheotomieset

Vorbereitung
- Patienten informieren, Ruhe und Sicherheit vermitteln
- Erster Kanülenwechsel durch den Operateur oder Arzt der Intensivstation
- Präoxygenierung
- Sauerstoffkonzentration nach Bedarf verändern
- Oberkörperhochlagerung (ca. 45°) und Kopf leicht strecken; nicht kooperative Patienten weniger hochlagern und Kopf leicht strecken
- Hygienemaßnahmen (Schutzkleidung, Handschuhe) beachten
- Mund- und Rachenraum absaugen und Magensaft ableiten
- Endotracheale Absaugung (▶ 4.5.4) vorbereiten

Durchführung
- Trachealkanülenband entfernen
- Wundumgebung bei Verkrustungen mit NaCl 0,9 % und sterilen Kompressen reinigen, Wundränder mit Schleimhautdesinfektionsmittel benetzen
- Patienten endotracheal absaugen, Cuff unter laufender Absaugung entblocken
- Alte Trachealkanüle entfernen, ggf. über Mandrin/Schiene, z. B. einen abgeschnittenen Absaugkatheter im Tracheotomiekanal belassen

- Tracheotomiewunde inspizieren
- Sterile Handschuhe anziehen
- Neue Trachealkanüle einführen, ggf. über Mandrin/Schiene, Spekulum
- Cuff blocken, Lage der Trachealkanüle überprüfen, auskultieren, auf seitengleiche Belüftung achten
- Patienten an den Respirator anschließen
- Schlitzkompresse auflegen und Trachealkanüle fixieren
- Cuffdruck kontrollieren (Cuffdruckmesser, entfällt bei Kanülen mit Druckausgleichsystem), sich dabei am endinspiratorischen Druck orientieren
- Beatmungsparameter auf Ausgangsposition zurückstellen

Komplikationen
- Erbrechen
- Bradykardie (Vagusreiz)
- Defekter Cuff, Cuffhernie
- Kanülenfehllage
- Blutung
- Hautemphysem

Spezielle Trachealkanülen

Über die akute Therapie auf der Intensivstation hinaus, gibt es noch eine Vielzahl von verschiedenen Kanülentypen, die in der weiteren Betreuung des tracheotomierten Patienten eingesetzt werden können (▶ Tab. 4.3).

Tab. 4.3 Trachealkanülen, die über die akute Therapie auf der Intensivstation hinaus verwendet werden können

Kanülentyp	Indikation	Material	Besonderheiten	Hersteller
Kanülen mit Cuff				
Geblockte Kanülen	Beatmung Aspirationsschutz	Kunststoff Kunststoff mit Spirale	Blockung verhindert das Entweichen von Luft in die oberen Atemwege und das Eindringen von Flüssigkeit in die unteren Atemwege	Kunststoffkanüle: z. B. Rüsch CrystalClear® Spiralkanüle: z. B. Rüsch TracheoFlex®
Multifunktionskanüle (mit Cuff, mit Fenster, mit Innenkanülen)	Entwöhnung vom Respirator	Kunststoff	Individuelle Anwendung ohne Wechsel der Kanüle möglich	z. B. Rüsch TracheoFix®
Geblockte Kanülen mit zusätzlichem Lumen oberhalb des Cuffs	Beatmung Entwöhnung vom Respirator	Kunststoff	Sprechoption über Insufflation von Druckluft Sprechen trotz Beatmungstherapie eingeschränkt möglich	z. B. Servox Portex Blue Line 517 Vocalaid®

Tab. 4.3 Trachealkanülen, die über die akute Therapie auf der Intensivstation hinaus verwendet werden können *(Forts.)*

Kanülentyp	Indikation	Material	Besonderheiten	Hersteller
Kanülen ohne Cuff				
Ungeblockte Kanüle	Spontanatmung	Kunststoff oder Silber	Keine Anwendung bei Dysphagie Silberkanülen sind sterilisierbar, dünnwandig und haben eine geringere Sekrethaftung, sind aber starrer als Kunststoffkanülen	Kunststoff: z. B. Rüsch, CrystalClear® ohne Cuff Silber: z. B. Carl Reiner® Trachealkanülen
Mit Innenkanüle	Spontanatmung	Kunststoff oder Silber	Einfache Reinigung bei Bedarf ohne Kanülenwechsel	Kunststoff: z. B. Rüsch Biesalski® Silber: Servox®, Trachealkanüle – aus Silber
Mit Sprechventil	Spontanatmung und Phonation	Kunststoff oder Silber	Phonation in der Exspiration möglich	z. B. TRACOE comfort®, Sprechventil-Kanüle

Diese Tabelle wurde freundlicherweise von Claudia Bieker und Simone Kügler zur Verfügung gestellt

4.4 Nichtinvasive Beatmung

Die nichtinvasive Beatmung (NIV) bietet bei bestimmten Erkrankungen als komplikationsarmes Verfahren eine gute Alternative zu invasiven Eingriffen, z. B. der Intubation bzw. Reintubation und Tracheotomie. Über spezielle Masken (z. B. Bilevel face mask, Fa. Armstrong medical), Vollgesichtsmasken (z. B. PerforMax, Fa. Respironics) oder Hauben (z. B. Castar, Fa. StarMed) (▶ Abb. 4.19) können dem Patienten verschiedene Beatmungsformen (▶ 4.5.2) angeboten werden, z. B. CPAP, BIPAP und Druckunterstützung (PSV).

Indikationen
- Prophylaxe der akuten respiratorischen Insuffizienz (ARI ▶ 11.71)
- Akut dekompensierte chronisch respiratorische Erkrankung (COPD ▶ 11.16)
- Asthma bronchiale und Status asthmaticus
- Kardiogenes Lungenödem (▶ 11.46)
- Weaning nach Langzeitbeatmung (▶ 4.5.5)
- Chronisch respiratorisches Versagen bei neurologischen Störungen
- Schlafapnoesyndrom

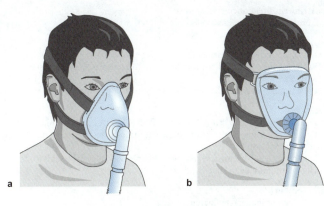
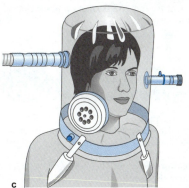

Abb. 4.19 a, b, c Maske, Vollgesichtsmaske und Haube für CPAP und N. I.V [L157]

Kontraindikationen
- Bewusstlosigkeit
- Herz-Kreislauf-Stillstand
- Hämodynamisch, instabile Verhältnisse
- Vorsicht bei Operationen im Bereich von Ösophagus und Magen sowie Gesichtsschädel- oder Schädelbasisfrakturen
- Aspirationsgefahr, z. B. bei Ileus

Vorteile
- Abnahme der Atemarbeit, verbesserte Ventilation
- Schluck- und Hustenreflex bleiben erhalten
- Inspirationsluft wird über die Atemwege erwärmt und befeuchtet
- Sprechen und Essen ist möglich
- Stimmband und Trachea bleiben unversehrt

- Atemwegsinfektionen erschwert
- Autoinhalation von Stickstoffmonoxid (NO)

Nachteile
- Kein sicherer Atemwegszugang
- Probleme bei starker Sekretproduktion; endotracheales Absaugen ist erschwert
- Patient muss wach und kooperativ sein, Schutzreflexe müssen vorhanden sein

Material
- Beatmungsgerät (z. B. BIPAP Vision, CPAP F-120 B+P; nur für nichtinvasive Beatmung geeignet) oder Beatmungsgerät für invasive Beatmung mit jeweiliger Zusatzoption
- Je nach Patient Nasenmaske, Halbgesichtsmaske, Vollgesichtsmaske oder Haube mit jeweiligen Haltebändern

Vorbereitung
- Patienten umfassend aufklären
- ! Patienten anleiten, wie er die Maske rasch entfernen kann.
- Beatmungsgerät einstellen

Durchführung

> Wichtig bei der Durchführung ist die gute Betreuung und Anleitung des Patienten. Sie entscheidet im Wesentlichen über die Akzeptanz des nichtinvasiven Systems und steht daher an erster Stelle.

- Oberkörperhochlagerung
- Gute Anpassung der Maske an die Gesichtsform des Patienten, Alternativen ausprobieren → Nasenmaske, Halbgesichtsmaske, Vollgesichtsmaske oder Hauben
- Undichtigkeiten korrigieren, z. B. bei Zahnprothesenträgern (wenn möglich), ggf. Zahnprothese einsetzen
- Beim ersten Einsatz die Maske zu Beginn nicht mit den Kopfbändern fixieren, sondern mit der Hand halten.
- ! Auf Wunsch kann die Maske auch vom Patienten gehalten werden.
- Angst und Unruhe akzeptieren, dem Patienten Zeit geben
- Zunächst kurze Intervalle (5–10 Min.) absprechen und durchführen
- Einstellung PEEP bis 10 mbar, oberes Druckniveau bis 20 mbar
- ! Um zu verhindern, dass dem Patienten beim Aufsetzen der Maske ein starker Luftstrom entgegenströmt, Beatmungsdrücke zunächst niedrig einstellen, anschl. rasch erforderlichen Wert einstellen!
- Lagerung anpassen und optimieren

Überwachung
- ! Die Pflegende unterstützt und beobachtet den Patienten und lässt ihn nicht alleine!
- Alarmkonfiguration aktivieren
- Vitalzeichen in kurzen Intervallen kontrollieren

- Atmung und Oxygenierung beobachten → ggf. Geräteeinstellung korrigieren
- Bewusstseinslage überwachen

Abbruchkriterien
- Atemstillstand
- Atempausen mit Bewusstseinsverlust
- Hämodynamische Instabilität
- Keine Tendenz zur Besserung der Dyspnoe durch nichtinvasive Therapie erkennbar, Patient droht sich zu erschöpfen → Atemfrequenz ↑
- Patient ist nicht kooperativ oder hat trotz adäquater Durchführung unüberwindbare Ängste
- pH < 7,25
- Zunehmende Hyperkapnie und/oder Hypoxie unter nichtinvasiver Beatmung
- Verschlechterung der Bewusstseinslage
- Aspirationsgefahr → fehlender Schluckreflex bzw. fehlende Schutzreflexe
- Starke Sekretion der Atemwege mit fehlendem Abhusten des Patienten

Nebenwirkungen
- Druckläsionen an Kinn und Nasenwurzel
- Konjunktivitis bei undichten Masken
- Austrocknen der Schleimhäute
- Überblähen des Magens bei Atemwegsdrücken > 25 mbar
- Erbrechen und Aspiration

4.5 Maschinelle Beatmung

Eine maschinelle Beatmung auf der Intensivstation wird notwendig, wenn die respiratorische Insuffizienz eines Patienten mit anderen unterstützenden Maßnahmen, z. B. Sauerstoffgabe, CPAP-Atmung und NIV, nicht behoben werden kann.

4.5.1 Beatmungsgeräte

Die in der Intensivtherapie verwendeten Beatmungsgeräte der neueren Generation verfügen über fast unbegrenzte technische Möglichkeiten und beherrschen i. d. R. alle Beatmungsformen und Beatmungsmuster.
Jede maschinelle Beatmung durch positiven Druck kann festgelegt werden mit:
- Volumen
- Flow
- Druck
- Zeit

Eine Einstellung von mind. zwei Regelgrößen ermöglicht eine Beatmung. Die restlichen Parameter ergeben sich aus den mechanischen Eigenschaften der Lunge.

Steuerung des Geräts
Entsprechend der Regelgröße, die eine Inspirationsphase beendet, kann die Steuerungsart des Geräts beschrieben werden.

- **Volumensteuerung:** Die Inspirationsphase endet erst nach Abgabe eines vorgewählten Inspirationsvolumens → Druckbegrenzung einstellen (Barotrauma)
- **Zeitsteuerung:** Nach Erreichen einer vorgewählten Zeit wird die Inspiration beendet. Atemhubvolumen, Inspirationsdruck und Flow sind patientenbedingten Schwankungen unterworfen.
- ! Eine Kombination mit einer Volumensteuerung ist sinnvoll.
- **Drucksteuerung:** Eine vom Bediener eingestellte Druckvorgabe führt am Gerät zur Umschaltung von Inspiration auf Exspiration.
- ! Vorsicht jedoch bei Anstieg des pulmonalen Widerstands oder Stenosen (abgeknickter Schlauch) → kann zur Hypoventilation führen
- **Flowsteuerung:** Die Inspiration wird durch das Unterschreiten einer voreingestellten Flussgeschwindigkeit der Atemgase beendet.

Beatmungsparameter und Einstellgrößen

Atemhubvolumen
Das Atemhubvolumen ist das Volumen, das in einer einzelnen Inspiration vom Beatmungsgerät an den Patienten abgegeben wird. In einer Grundeinstellung beträgt es ca. 6–8 ml/kg KG.

Atemfrequenz (AF)
Durch die Einstellung der Atemfrequenz wird bei den meisten Geräten die Dauer eines Atemzyklus festgelegt. Die Frequenzeinstellung liegt in der Regel bei 10–12 Hüben pro Minute.

Atemminutenvolumen
Das Atemminutenvolumen ergibt sich bei einer volumenkontrollierten Beatmungsform aus Frequenz × Atemhubvolumen. Bei druckkontrollierten Beatmungsformen kann das Minutenvolumen abhängig von Compliance und Resistance der Lunge schwanken.

Druckeinstellung
Während der maschinellen Inspiration kommt es zum Druckanstieg in den Atemwegen. Bei hohem Flow und/oder großem Atemhubvolumen kommt es zu einem kurzfristigen inspiratorischen Spitzendruck *(Ppeak)*. Am Ende der Flow- und Inspirationsphase kommt es zu einer Umverteilung der Luft und damit zu einem leichten Druckabfall (Plateauphase). Um durch erhöhten Druck (z. B. Husten) das Lungengewebe und die Atemwege nicht zu schädigen, muss der obere Druck begrenzt werden. Die Druckbegrenzung *(Pmax;)* sollte nur wenige mbar über den inspiratorischen Spitzendruck eingestellt werden.

Flow
Zu Beginn der Inspiration ist der Flow des Atemgases zur Lunge hoch und nimmt gegen Ende der Inspiration ab. Der meist exponentielle Verlauf des Flussabfalls wird als dezelerierender Fluss bezeichnet und entsteht bei druckkontrollierter Beatmung. Bei volumenkontrollierter Ventilation ist der Flow während der gesamten Inspiration konstant. Der inspiratorische Flow kann an der Maschine eingestellt werden oder er regelt sich in Abhängigkeit von Volumen und Zeitverhältnis selbst.

Atemzeitverhältnis
Der Anteil der Inspiration und der Anteil der Exspiration innerhalb eines Atemzyklus werden durch das I:E-Verhältnis vorgegeben.

Inversed Ratio Ventilation (Umkehrung Atemzeitverhältnis)
Wird die Inspirationszeit zulasten der Exspirationszeit bei gleicher Atemfrequenz verlängert, resultiert nicht mehr das physiologische Atemzeitverhältnis von etwa 1:2, sondern 1:1 evtl. sogar 2:1 oder 3:1 (I:E). Während IRV haben stärker geschädigte Areale der Lunge mehr Zeit eröffnet, gedehnt und mit Atemgas gefüllt zu werden. Die IRV kann sowohl mit VCV (volumenkontrollierte Beatmung ▶ 4.5.2) als auch mit PCV (druckkontrollierte Beatmung ▶ 4.5.2) sowie in Gegenwart von PEEP angewendet werden.

Triggereinstellung
Die Vorgabe regelt die Druck- oder Flowschwelle für eine vom Patienten ausgelöste Inspiration.
- Der Drucktrigger registriert die Einatembemühung des Patienten unterhalb des eingestellten Werts und öffnet das Inspirationsventil.
- Bei einem Flowtrigger besteht in der Exspirationsphase ein im System konstant kreisender Basisflow. Entnimmt der Patient durch einen Einatemversuch einen Teil der Luft, wird ebenso die Inspiration freigegeben.

Sind die Triggereinstellungen zu hoch, wird die Atemarbeit des Patienten unnötig erhöht. Bei zu niedrigen Einstellungen besteht andererseits die Gefahr der Autotriggerung mit der Folge des unerwünschten Ansteigens von Atemfrequenz und Atemminutenvolumen.

PEEP (Positive endexspiratory Pressure)
Beim PEEP (positiver endexspiratorischer Druck) wird am Ende der Exspiration ein einstellbarer positiver Druck (ca. 5–15 cmH$_2$O) im Beatmungssystem aufrechterhalten, der auch in der exspiratorischen Pause erhalten bleibt.

Vorteile sind:
- Offene Alveole kann nicht kollabieren
- Atelektatische Alveolen können wieder eröffnet werden
- Funktionelle Residualkapazität nimmt zu
- Atemgase verteilen sich besser.

ATC (Automatic Tube Compensation)
Die automatische Tubuskompensation ist eine Zusatzfunktion, die den Beatmungsdruck im Schlauchsystem während der Inspiration erhöht bzw. während der Exspiration absenkt, um den Widerstand und die Atemarbeit für den Patienten möglichst gering zu halten. Die ATC kann zu- oder abgeschaltet werden bei:
- Spontanen Atemphasen
- Druckunterstützten Atemphasen (▶ 4.5.2)
- Druckkontrollierter, maschineller Atmung (▶ 4.5.2)
- Volumenkontrollierter, maschineller Atmung (▶ 4.5.2)

Alarmeinrichtungen

Achtung
- Die Nutzung der verschiedensten Alarmeinrichtungen (▶ Tab. 4.4) an einem Beatmungsgerät ist für den Patienten lebensnotwendig.
- Jeder Alarm muss umgehend überprüft und die Ursache behoben werden.

Tab. 4.4 Alarmarten und ihre Funktion

Art des Alarms	Funktion
Stromausfallalarm	Nach Abschalten des Geräts und bei Stromausfall
Gasmangelalarm	Bei Ausfall oder Druckabfall von Sauerstoff und/oder Druckluft
Diskonnektionsalarm	Überwacht die untere Druckgrenze in Verbindung mit dem PEEP-Niveau
Oberer Druckbegrenzungsalarm	Öffnet zusätzlich das Exspirationsventil nach Überschreiten des Grenzwerts, um hohe Atemwegsdrücke zu vermeiden
Atemminutenvolumenalarm	Überwacht nach Einstellung das vorgegebene Minutenvolumen, das der Patient erhalten soll
Apnoealarm	Sichert bei allen unterstützenden Beatmungsformen durch ein Sicherheitsprogramm die nachlassende oder fehlende Atmung des Patienten
Atemfrequenzalarm	Signalisiert eine zu hohe Atemfrequenz bei Spontanatmung am Gerät und soll den Patienten vor Hyperventilation und Totraumatmung schützen

Funktionsprüfung (MPG)
Der Anwender eines Beatmungsgeräts hat sich unmittelbar vor dem Einsatz am Patienten laut Medizinprodukte-Betreiberverordnung (▶ 1.5.9) von der Funktionsfähigkeit und dem ordnungsgemäßen Zustand zu überzeugen. Die Überprüfung erfolgt nach Herstellerangaben und umfasst:
- Unversehrtheit des Geräts
- Hygienisch einwandfreien Zustand
- Komplette Montage
- Batterieladungen
- Dichtheit von Gerät und Schlauchsystem
- Alarme
- Zusatzfunktionen

! Wird eine Störung oder ein Fehler erkannt, darf das Gerät i. d. R. nicht am Patienten eingesetzt werden.

Die Durchführung von Wartungs- und Reparaturarbeiten muss unbedingt der Herstellerfirma oder autorisierten Personen (i. d. R. geschulte Medizintechniker) vorbehalten bleiben.

Befeuchtung und Erwärmung
Atemgase werden kalt und trocken (zum Schutz der Leitungen vor Korrosion) den Beatmungsgeräten zugeführt.

! Eine Anfeuchtung und Erwärmung der Atemluft beim intubierten oder tracheotomierten Patienten ist daher unverzichtbar, um Schäden der Trachealschleimhaut (Austrocknung, Schädigung des Flimmerepithels) und ein Auskühlen des ganzen Organismus zu vermeiden.

Aktive Systeme
- Atemluft wird über Durchlaufverdunster/Oberflächenverdunster geleitet und dort mit warmer Feuchte aufgesättigt (▶ Abb. 4.20)

- Temperaturen sind regelbar, eine Alarmüberwachung ist möglich
- Schlauchheizungen verhindern das Kondensieren der Feuchte auf dem Weg zum Patienten und sorgen für eine ausreichende Temperatur des Atemgases (▶ Abb. 4.20) in der Trachea.
- Eine zusätzliche Schlauchheizung in der Exspiration macht die Wasserfalle überflüssig und schützt Exspirationsventil und eingebaute Flowmessung vor Feuchte.
- Wasservorrat muss regelmäßig ergänzt werden; bei Einmalschlauchsystemen ist dieses durch halbautomatische Zuführung erleichtert.
- Hygienevorgaben zum Wechselintervall beachten!

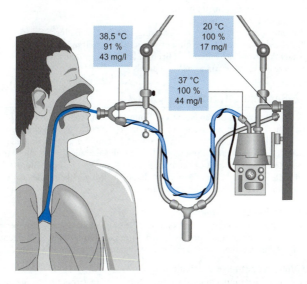

Abb. 4.20 Temperaturverlauf bei aktiver Befeuchtung. [L157]

Passive Systeme
- Einsatz von HME-Filter (Heat und Moisture Exchanger) bei intubierten oder tracheotomierten Patienten, wenn keine aktive Atemluftbefeuchtung durchgeführt wird
- Hoher Wärme- und Flüssigkeitsentzug aus der Ausatemluft, Speicherung und Abgabe in der Inspiration
- Verschluss des Anfeuchters durch Sekret, Kondenswasser oder Blut möglich → Filter sofort entfernen
- Hygienevorgaben beachten, Wechsel i. d. R. nach 24 h

Filtereinsatz im Beatmungssystem
- Eine eindeutige Empfehlung zum Einsatz von Beatmungsfiltern im Patientenschlauchsystem kann nicht gegeben werden. Eine Verminderung von Pneumonien unter Beatmung mit Filtereinsatz ist weiterhin nicht sicher belegt.

- Inspiratorische Filter werden allerdings von einigen Herstellern vorgegeben, um eine Partikelkontamination von der zentralen Gasversorgung auszuschließen.
- Bei Verneblung von Medikamenten ist es auf vielen Intensivstationen üblich, Filter in die Exspiration einzusetzen. Dies geschieht in der Vorstellung, dass abgeatmete Medikamentenpartikel nicht ins Gerät und somit auch nicht in die Umgebungsluft gelangen.

! Die Filter müssen nach jeder Verneblungsaktion erneuert werden.

- Ebenso ist der Einsatz von exspiratorischen Filtern bei aerogen übertragbaren Erkrankungen, z. B. wie Tbc (Lunge), MRSA (Lunge) und Aspergillen (Lunge), auf einigen Stationen üblich.

! Austausch 1 × pro Schicht (alle 8 h)

- Partielle oder sogar komplette Verlegung des Filters, z. B. durch Schleim, Blut, Medikamentenreste, Kondenswasser, ist jederzeit möglich → regelmäßige Sichtkontrolle des Filters und Beobachten der Beatmungsparameter, insbesondere des exspiratorischen Widerstands

4.5.2 Beatmungsformen

Die Auswahl der Atemtherapie bzw. des Beatmungsverfahrens richtet sich in erster Linie nach der Art der Atemstörung. Einige Patienten benötigen einen fast vollständigen Ersatz ihrer Atmung, hier kommt eine der beiden überwiegend kontrollierten Formen zum Einsatz. Andere Störungen brauchen nur eine partielle Unterstützung. Hier gibt es heute eine ganze Reihe von Kombinationstechniken, die alle zum Ziel haben, die noch vorhandenen Möglichkeiten des Patienten besser zu nutzen bzw. sie wieder aufzubauen.

Die kontrollierte Beatmung

Die Inspiration wird bei der kontrollierten Beatmung, unabhängig von der evtl. vorhandenen Eigenatmung des Patienten, vom Gerät eingeleitet. Der Atemantrieb des Patienten muss dazu manchmal medikamentös gedämpft werden.

VCV (Volume Controlled Ventilation)

Die Überdruckbeatmung mit fest vorgegebenen Größen garantiert das gewünschte Atemminutenvolumen (AMV). Das inspirierte Volumen wird kurz in der Lunge gehalten (endinspiratorisches Plateau), um eine bessere Verteilung zu gewährleisten. Während der Exspiration wird kein Druck ausgeübt, sodass die eingebrachte Luft die Lunge wieder verlassen kann, d. h., die Ausatmung ist ein passiver Vorgang. Der Patient kann, wenn eingestellt, den Zeitpunkt für den Beginn der Inspiration selbst auslösen (triggern). Die volumenkontrollierte Beatmung (VCV) wird festgelegt durch:
- Atemhubvolumen (AZV)
- Atemfrequenz (AF)
- Atemzeitverhältnis (I:E)

PCV (Pressure Controlled Ventilation)

Die druckkontrollierte Beatmung garantiert einen gleichbleibenden, definierten Atemwegsdruck unter Reduktion des Inspirationsflows bei Annäherung an die Druckvorgabe. Das Atemminutenvolumen kann stark schwanken und muss da-

her gut überwacht werden. Abhängig von der Lungenmechanik werden Steuerungsdrücke zwischen 20 und 30 cmH$_2$O eingestellt. Die druckkontrollierte Beatmung wird festgelegt durch:
- Inspiratorischen Steuerungsdruck
- Atemfrequenz
- Atemzeitverhältnis

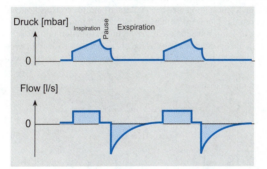

Abb. 4.21 Druck- und Flowverlauf bei volumenkontrollierter, flowkonstanter Beatmung. Nach Abschluss der Inspiration entsteht in der inspiratorischen Pause durch Umverteilung der Atemluft eine Plateauphase. [A300]

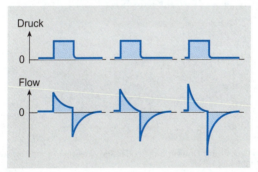

Abb. 4.22 Druck- und Flowverlauf bei der druckkonstanten Beatmung. Der gewünschte Druck während der Inspiration wird durch einen dezelerierenden Flow aufrechterhalten. Der Flowverlauf bei der Exspiration ist durch die Charakteristik der Patientenlunge bedingt. [A300]

Die assistierte (Be-)Atmung

Die assistierten Beatmungsformen erweitern die Möglichkeiten an Beatmungsverfahren, die eine Erhaltung der Spontanatmung des Patienten zulassen bzw. helfen, diese wiederherzustellen. Die Gerätebeatmung wird, wenn nötig, mit der Eigenatmung abgestimmt und eine selektive Unterstützung dort gewährt, wo sie notwendig ist.

Vorteile
- Geringere Auswirkungen auf die Herz-Kreislauf-Funktionen
- Rasches Wiedererlangen der Spontanatmung
- Geringere Schädigung des Lungengewebes
- Patient atmet mit dem Gerät, nicht gegen das Gerät

SIMV (Synchronized Intermittent Mandatory Ventilation)
SIMV ist eine Kombination zwischen volumen- und/oder druckkontrollierter Beatmung durch das Gerät und einer unterstützten Spontanatmung des Patienten. Der Respirator kann mit sehr niedriger Frequenz arbeiten und so dem Patienten lange Phasen der Spontanatmung ermöglichen. Der Anwender gibt ein gewünschtes Atemminutenvolumen vor, das aus Sicherheitsgründen erreicht werden soll.

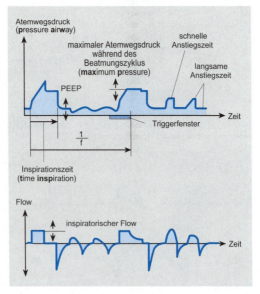

Abb. 4.23 Druck- und Flowverlauf bei der SIMV-Beatmung mit Druckunterstützung. [R206]

BIPAP (Biphasic Positive Airway Pressure)
BIPAP ist eine Kombination aus zeitgesteuerter, druckkontrollierter Beatmung und Spontanatmung. Das Gerät schaltet in vorgegebenen Zeitintervallen von einem hohen zu einem niedrigen Druckniveau und umgekehrt wieder zu einem hohen Niveau um. Der Patient kann grundsätzlich in jeder Phase spontan atmen. Der Anteil der Atemarbeit kann, z. B. durch Senkung des oberen Druckniveaus, langsam gesteigert werden.
- Ohne Spontanatmung entspricht BIPAP einer druckkontrollierten Beatmung.
- Bei Spontanatmung auf niedrigem Druckniveau ist BIPAP einer SIMV-Beatmung vergleichbar, der Patient atmet spontan zwischen maschinell gesetzten Hüben.
- Mit Spontanatmung auf höherem Druckniveau ist das BIPAP-Muster erreicht, Spontanatmung und Beatmung erfolgen zeitgleich nebeneinander.

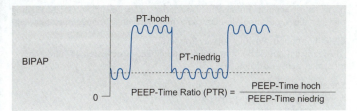

Abb. 4.24 BIPAP: Druck-Zeit-Verlauf. [L157]

APRV (Airway Pressure Release Ventilation)
Die APRV gleicht der druckkontrollierten Beatmung mit Inversed Ratio Ventilation (IRV, umgekehrtes Atemzeitverhältnis). Erreicht wird dieses, indem die Phase des niedrigen Druckniveaus auf 1 bis 1,5 Sek. begrenzt ist. Eine zusätzliche Spontanatmung ist während des gesamten Zyklus möglich.

MMV (Mandatory Minute Ventilation)
Spontanatmung mit einem vorgegebenen Atemminutenvolumen durch den Respirator. Unterschreitet der Patient mit seiner Spontanatmung das vorgegebene AMV, so wird ein maschineller Beatmungshub ausgelöst.

EMMV (Extended Mandatory Minute Ventilation)
Spontanatmung mit einem vorgegebenen Atemminutenvolumen, das jedoch überschritten werden kann. Respirator korrigiert bei zu geringem Atemminutenvolumen mit kontrollierten Beatmungshüben.

ASB (Assistent Spontaneous Breathing)
Die maschinelle Atemhilfe synchronisiert die Spontanatmung des Patienten mit einer inspiratorischen Flussassistenz. Entsprechend dem vom Bediener gewählten Druckniveau, passt die Maschine den inspiratorischen Fluss an. Die Inspiration wird beendet, wenn der Flow auf etwa 25 % des Spitzenflusses abgefallen ist.

Synonyme
- PSV = Pressure Support Ventilation
- IPS = Inspiratory Pressure Support
- DU = Druckunterstützung
- IHS = Inspiratory Help System
- IA = Inspiratorische Assistenz

Vorteile
- Reduktion der Atemarbeit
- Erhöhung des Atemzugvolumens
- Verbesserte alveoläre Ventilation
- Senkung der Atemfrequenz
- Anpassung an Leistungsfähigkeit des Patienten

PPS (Proportional Pressure Support)
Im Beatmungsmodus PPS verstärkt das Gerät die spontane Atmung des Patienten proportional zu dessen Anstrengung. Atmet der Patient stark, unterstützt ihn das Gerät mit viel Druck; atmet er eher flach, liefert es nur wenig Unterstützungsdruck.

Bei fehlender Spontanatmung entfällt auch die Unterstützung des Geräts. Wichtig ist daher, die Apnoe- und Minutenvolumenüberwachung angemessen einzustellen.

CPAP (Continuous Positive Airway Pressure)

CPAP arbeitet mit einem kontinuierlich erhöhten, einstellbaren, in- und exspiratorischen Atemwegsdruck.

Vorteile
- Öffnung verschlossener Alveolen
- Anstieg der Compliance
- Erhöhung der funktionellen Residualkapazität
- Atelektasenprophylaxe

Es kommen derzeit zwei unterschiedliche Systeme zum Einsatz: High-Flow-CPAP und Demand-Flow-CPAP

High-Flow-CPAP
- Aufbau eines kontinuierlich hohen Frischgasflusses über ein Continuous-Flow-CPAP-Gerät
- Atemwegsdruck ist am externen PEEP-Ventil frei einstellbar
- Ein großes Gasreservoir verhindert in der Inspiration bei hohem Flow einen Druckabfall.

Demand-Flow-CPAP
- Das Gerät regelt die Frischgaszufuhr in den Inspirationsschenkel.
- Ein Druckabfall triggert die Öffnung des Inspirationsventils und es erfolgt die Gaszufuhr.
- Bei einem größeren initialen Druckabfall ist der folgende Frischgasflow auch größer.
- Mit der Ausatmung stoppt der Fluss und das Exspirationsventil öffnet sich.

NAVA® (Neurally Adjusted Ventilatory Assist)
- Eine recht neue, erst 2007/2008 in die klinische Praxis eingeführte Methode ist die neural assistierte mechanische Beatmung (NAVA). Durch die neural assistierte Beatmung wird die bisherige druck- oder flowgesteuerte Triggerung ersetzt bzw. ergänzt.
- Elektrische Sensoren in einer speziellen Magensonde leiten die elektrophysiologischen Aktivitäten des Zwerchfells ab. Diese werden dann digital weiterverarbeitet. Der aktuelle Inspirationsbedarf des Patienten wird dabei ohne Verzögerung erkannt und an das Beatmungsgerät weitergeleitet. Der Beatmungsdruck und das Atemzugvolumen werden bedarfsabhängig durch den Patienten gesteuert. Auch die Beendigung der Atemunterstützung innerhalb des einzelnen Atemzugs wird synchron zur Zwerchfellaktivität eingeleitet.
- Wichtige Voraussetzung für die Anwendung der NAVA ist allerdings die Unversehrtheit der neuralen Atemsteuerung. Weitere klinische Erfahrungen mit dieser vielversprechenden Methode bleiben abzuwarten.

Sonderformen

HFV (High Frequency Ventilation)
Beatmungsform mit Atemfrequenzen von 60–3.000/Min. Thoraxexkursionen sind nicht mehr vorhanden, da die Atemhubvolumina z. T. deutlich kleiner als

der Totraum sind. Ziel dieses Verfahrens ist die mechanische Ruhigstellung und Schonung der Lunge bei gleichzeitiger Sicherung und/oder Verbesserung des Gasaustauschs. Es gibt abhängig von den erreichten Frequenzen mehrere Verfahren, die insbesondere bei diagnostischen Eingriffen eingesetzt werden.

pECLA (pumpenlose extrakorporale Membranoxygenation)
▶ 8.2.14

Besteht bei einem beatmungspflichtigen Patienten eine nicht steuerbare Hyperkapnie (bei ausreichender Oxygenierung), kann mithilfe einer Membranlunge die Kohlensäure eliminiert werden. Wichtig für das Verfahren ist ein ausreichendes HZV des Patienten, da das Druckgefälle zwischen A. femoralis und V. femoralis für den Anstrom zur Membran genutzt wird.

ECMO (Extrakorporale Membranoxygenierung)
▶ 8.2.14

Die extrakorporale Membranoxygenierung stellt bei einem schweren, konventionell nicht zu therapierenden Lungenversagen die Lunge mechanisch ruhig und vermindert damit eine weitere Traumatisierung durch eine sonst notwendige, aggressive Beatmungstherapie. Über einen venovenösen oder venoarteriellen Bypass erfolgt die pumpengesteuerte Durchblutung der extrakorporalen Membranlunge, in der Kohlensäureelimination und Oxygenierung stattfinden.

Eine gleichzeitige, niederfrequente, druckgesteuerte Beatmung mit PEEP und kleinen Hubvolumina kann währenddessen die funktionelle Residualkapazität der Lunge erhalten.

4.5.3 Nebenwirkungen und Probleme bei der Beatmung

Die Beatmungstherapie bringt für den Patienten und das Behandlungsteam einige wesentliche Veränderungen. Beim beatmeten Menschen kehren sich die unter Spontanatmung im Thorax herrschenden Druckverhältnisse um. Der dadurch erhöhte intrathorakale Mitteldruck hat Auswirkungen auf verschiedene Organsysteme. Darüber hinaus wird durch den Tubus oder die Trachealkanüle eine natürliche Körperbarriere durchbrochen, wodurch sich nachfolgend auch die große Gefahr einer bronchopulmonalen Infektion ergibt.

Hirndruck
Der erhöhte Mitteldruck führt zu einem Anstieg des peripheren Venendrucks und damit zur Drosselung des venösen Ausstroms aus dem knöchernen Schädel. Der intrakranielle Druck (ICP) steigt an. Der zerebrale Perfusionsdruck (CPP) nimmt gleichzeitig ab, da das HZV unter den erhöhten thorakalen Mitteldruck sinkt → CPP = MAP−ICP
- Kopf in Mittelstellung
- Oberkörperhochlagerung 15–30°
- Neurologische Kontrolle
- Kreislaufkontrolle
- Volumenbilanz beachten

Herz-Kreislauf
Durch die Abnahme des venösen Rückstroms zum Herzen kommt es unweigerlich zu einer negativen Beeinflussung der Hämodynamik. Es kommt zu einem Sinken des arteriellen Blutdrucks und zur Abnahme des Herzzeitvolumens. Die

Herzfrequenz steigt kompensatorisch an. Die Drosselung ist umso gravierender, je höher der Beatmungsdruck und das PEEP-Niveau sind.
- Kontrolle der Beatmungsdrücke
- Überwachung des Volumenstatus
- Beatmungsdrucksteigernde Maßnahmen meiden
- Kontrolle des Blutdrucks

Barotrauma
Ausgeprägte Volumenschwankungen in der Alveole können zu Mikrotraumen im Lungengewebe führen. Nachfolgend ergeben sich dann Entzündungen, Flüssigkeitsaustritt, Ödeme und Atelektasen.
! Ein klassisches Barotrauma wird bei einem hohen Atemwegsmitteldruck bzw. einem sehr hohen Spitzendruck beobachtet und ist dann als Spannungspneumothorax (▶ 11.67), Haut- oder Mediastinalemphysem sichtbar.
- Hohe Hubvolumina vermeiden
- Spitzendruck und obere Druckgrenze kontrollieren
! Kein Überblähen unter Handbeatmung!
- Vorsichtige Absaugaktionen
- Patientenbeobachtung (Zyanose, Hautemphysem)

Stauungsleber
Die Stauungsleber mit diversen Enzymanstiegen unter einer Beatmung gehört in der Regel nicht zu den ernsten Problemen, denn sie bildet sich nach Ende der Therapie i. d. R. zurück. Durch Perfusionsminderung und venöse Stauung kann auch eine Gastritis oder Pankreatitis (▶ 11.63) begünstigt werden.
- Entspannte Lagerung
- Druck- und Schmerzsymptome beachten
- Kontrolle: Magensaft und Sondenlage

Nierenfunktion
Bei Patienten, die über längere Zeit beatmet werden, geht die Ausscheidung zurück. Grund dafür ist der erniedrigte arterielle Mitteldruck (MAD) mit Sinken des Herzzeitvolumens (HZV) und folgend die Abnahme des renalen Perfusionsdrucks. Die Kontrolle des Flüssigkeitshaushalts, das Führen einer Aus- und Einfuhrbilanz und regelhafte Laboruntersuchungen sind angezeigt.

Infektionen
Die Reinigungsfunktion des Flimmerepithels ist durch Intubation und Beatmung unterbrochen. Durch die positiven Atemwegsdrücke werden koordinierende Bewegungen der Haarfortsätze des Bronchialepithels gehemmt. Der Transport von Sekreten aus der Lunge ist dadurch stark behindert. Mikroaspiration von Speichel und Magensaft sind nicht ganz auszuschließen. Hier ist ein gewissenhaftes Hygieneverhalten äußerst wichtig.
- Regelmäßige Mund- und Nasenpflege (▶ 3.54, ▶ 3.5.5)
- Optimale Anfeuchtung der Atemgase (▶ 4.5.1)
- Geschlossenes Absaugsystem (▶ 4.5.4)
- Ggf. selektive Darmdekontamination
- Regelmäßige bakteriologische Untersuchungen
- Systemwechsel nach Hygienevorgaben (RKI)

4.5 Maschinelle Beatmung

Sauerstofftoxizität
Wenn hohe inspiratorische Sauerstoffkonzentrationen über längere Zeit (mehrere Tage und Wochen) verabreicht werden müssen, kann es zu toxischen Schäden an den Flimmerepithelien, des Surfactants und den Alveolarepithelien kommen. Kurzfristig hohe Konzentrationen oder Einstellungen unter 50 % über lange Zeit gegeben, sind wohl weniger bedenklich.
- Sauerstoffkonzentration regelmäßig kontrollieren
- Nach BG-Analyse unnötig hohe Konzentration absenken
- Erhöhten Verbrauch vermeiden (Muskelzittern, Frieren)

4.5.4 Endotracheales Absaugen und Bronchiallavage

Da die Reinigungsfunktion des Bronchialsystems durch Tubus oder Trachealkanüle eingeschränkt und das Abhusten von Sekreten erschwert ist, benötigt der Patient eine gute Bronchialtoilette.
Im Grundsatz sollte aufgrund der Risiken, die beim Absaugen bestehen, so wenig wie möglich, aber so oft wie notwendig abgesaugt werden. Pro Schicht sollte eine Kontrollabsaugung durchgeführt werden, um eine Obstruktion von Tubus oder Trachealkanüle zu erkennen.

Risiken
- Vagaler Reflex
- Hypoxie
- Bronchospasmus
- Blutung
- Aspiration
- Infektion
- Dislokation
- Stress
- Schmerz

Indikationen
- Rasselgeräusche, Husten
- Anstieg des Beatmungsdrucks
- Abfall der Sauerstoffsättigung
- Starke Sekretproduktion
- Patientenwunsch

Offenes endotracheales Absaugen

Material
- Absaugeinheit, Wasser (steril) für Schlauchsystem
- Absaugkatheter, verschiedene Größen
- Einmalhandschuhe steril/unsteril, Mundschutz, Einmalschürze, ggf. Schutzbrille
- Handbeatmungssystem (▶ 4.1)
- NaCl 0,9 % bei Bedarf zur Gleitfähigkeit
- Stethoskop, evtl. Mikrobiologieröhrchen

Vorbereitung
- Patienten in verständlicher Weise über die Maßnahme informieren

- Sekretlösende Maßnahmen, wenn möglich, vor dem Absaugen durchführen
- Präoxygenierung bei Bedarf durchführen → 100 % Sauerstoff für 2–3 Min.
- Bei offenem Absaugen, wenn möglich, zweite Person hinzuziehen → gewährleistet ein schnelleres und sichereres Vorgehen
- Lagerung des Patienten, wenn möglich, mit leicht erhöhtem Oberkörper
- Mund-Nasen-Rachen-Raum absaugen, evtl. Magensonde ableiten

Durchführung
- Sog zwischen 0,2 und maximal 0,4 mbar einstellen, Vakuumaufbau überprüfen
- Evtl. schrittweise PEEP reduzieren, wenn > 5 mbar
- Händedesinfektion, keimarme Handschuhe anziehen
- Sterilen Einmalkatheter unter Belassen der Schutzhülle mit Fingertipp verbinden
- Sterilen Handschuh über die Hand ziehen, die den Absaugkatheter führt
- Schutzhülle des Katheters entfernen und diesen gleichzeitig mit der „sterilen" Hand greifen, ohne ihn zu kontaminieren
- Mit der „unsterilen" Hand den Swivel-Konnektor lösen und auf der sterilen Innenseite des Handschuhpapiers ablegen
- Bei Assistenz durch eine 2. Person → Katheter steril anreichen lassen
- Absaugkatheter ohne Sog bis zum Widerstand einführen, die „unsterile" Hand fixiert dabei den Tubus, dann den Katheter mit Sog und unter drehenden Bewegungen zurückziehen
- Der Absaugvorgang sollte nicht länger als 10–15 Sek. andauern.
- Sterilen Handschuh über den Absaugkatheter stülpen und entsorgen
- Beatmungsschlauch und Tubus wieder konnektieren
- Absaugschlauch durchspülen
- Während des Absaugvorgangs kontinuierliche Überwachung der Vitalparameter
- Zur Wiederholung des Absaugvorgangs immer einen neuen Katheter verwenden; in der Pause Patienten immer zwischenbeatmen, damit er keine Luftnot bekommt.

Nachbereitung
- Tubuslage kontrollieren → Stethoskop
- Cuffdruck inspizieren
- Alarmreaktivierung beachten!
- Dokumentation

Geschlossene Absaugsysteme
Jede Diskonnektion am Beatmungssystem ist mit einem hohen Kontaminationsrisiko verbunden. Ebenso sind der Abfall der Sauerstoffkonzentration und der PEEP-Verlust für den Patienten nachteilig.
Mittels eines geschlossenen Absaugsystems (▶ Abb. 4.25) kann der Patient endotracheal abgesaugt werden, ohne dass das Beatmungssystem vom Tubus diskonnektiert werden muss.

Indikationen
- Beatmung > 24 h
- Beatmung mit hoher Sauerstoffkonzentration
- Hohe PEEP-Einstellung

4.5 Maschinelle Beatmung

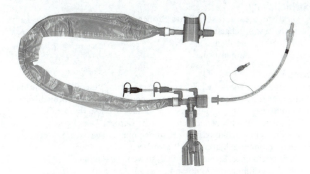

Abb. 4.25 Geschlossenes Absaugsystem. [V495]

- Aerogen übertragbare Erkrankungen
- Medikamentenvernebelung
- Bauchlagerung (▶ 3.4)

Das System
Das geschlossene System beinhaltet einen sterilen Absaugkatheter, in einer sterilen Plastikhülle. Dieser wird mittels eines T-Stücks dauerhaft zwischen Tubus und Beatmungsschlauch installiert.
- Der Absaugkatheter kann in der Hülle vorgeschoben werden, bis ein leichter Widerstand zu spüren ist.
- Absaugkontrollventil betätigen; über das angeschlossene Absauggerät wird der Katheter unter Sog gesetzt
- Katheter langsam zurückziehen
- Abschließend den Absaugkatheter über den Spülport mit sterilem Wasser durchspülen
- Die Anwendung eines solchen Systems variiert je nach Hersteller → bitte Herstellerangaben beachten
- Wechselintervall nach Hersteller und Fabrikat alle 24 h, 48 h oder 72 h; bei defekter Schutzhülle sofortiger Wechsel
! Verkürzten Absaugkatheter bei tracheotomierten Patienten verwenden

Vorteile für Patient und Mitarbeiter
- Weiterbeatmung während des Absaugvorgangs
- Sauerstoffkonzentration wird aufrechterhalten
- Kein PEEP-Verlust
- Kontaminationsschutz des Mitarbeiters, hygienisches Umfeld
- Zweiter Mitarbeiter entfällt
- Zeitersparnis

Nachteile
- Handhabung, bedingt durch Hülle und Konnektor, etwas erschwert
- System ist bei kurzzeitiger Anwendung nicht preisgünstig

Bronchiallavage

Um Verkrustungen und sehr zähes Bronchialsekret zu verflüssigen, kann eine Bronchiallavage durchgeführt werden. Dazu braucht es an zusätzlichem Material:
- NaCl-0,9 %-Ampullen
- Sterile 10-ml-Einmalspritze

Durchführung

Die Durchführung der Bronchiallavage entspricht im Wesentlichen dem Ablauf des endotrachealen Absaugvorgangs. Abweichend müssen bei der Bronchiallavage vor dem Einführen des Absaugkatheters 3–5 ml NaCl 0,9 % steril über Tubus/Trachealkanüle in den Bronchialbereich eingebracht werden. Die abgegebene Flüssigkeit wird im direkten Anschluss daran zusammen mit dem gelösten Sekret abgesaugt.
- Patienten über die Maßnahme informieren
- Flüssigkeitsmenge: So viel wie nötig, so wenig wie möglich
- Vor Wiederholung der Maßnahme erneute Oxygenierung
- Bei häufiger Durchführung Gefahr der Surfactantauswaschung.
! Lunge nicht überblähen!

Komplikationen
Wie beim endotrachealen Absaugvorgang (▶ oben)

4.5.5 Entwöhnung des Patienten von der Beatmung (Weaning)

Ein langzeitbeatmeter Patient muss mit viel Gespür und Einfühlungsvermögen vom Beatmungsgerät entwöhnt werden. Zunächst stellt sich die schwierige Frage nach dem Beginn der Entwöhnung. Einerseits sollte, um eine fortschreitende Schwächung der Atemmuskulatur durch Inaktivität zu verhindern, so früh wie möglich mit dem Weaning begonnen werden, andererseits kann ein zu früher oder gar erzwungener Entwöhnungsversuch zu einem Abbruch der Maßnahme führen und den Patienten zusätzlich belasten. Bevor der Patient vom Respirator entwöhnt werden kann, sollten bestimmte Voraussetzungen erfüllt sein.

Grundlagen

Voraussetzungen
- Patient sollte, muss aber nicht zwingend wach und kooperativ sein
- Normale Körpertemperatur (erhöhter Stoffwechsel ↔ gesteigerte Ventilation)
- Ausgeglichener Säure-Basen-Haushalt (keine respiratorische Kompensation erforderlich)
- Stabile Herz- und Kreislauffunktion
- Adäquates Schmerzmanagement
- Patient hat ausreichenden Atemantrieb; PEEP ≤ 10 mbar

Ungünstige Faktoren
- Kleiner Durchmesser des Endotrachealtubus oder der Trachealkanüle
- Überhang von Analgosedierung
- Schmerzen, Stress, psychische Abhängigkeit vom Respirator
- Schlechte Compliance und Resistance
- Mangelnde Synchronisation zwischen Patient und Respirator

4.5 Maschinelle Beatmung

Handlungsprinzipien und Maßnahmen bei der Entwöhnung
- Alle Maßnahmen müssen schrittweise, analog der gestuften Entwöhnungsschritte, so weit wie möglich mit dem Patienten besprochen werden.
- Die Entwöhnungsmaßnahmen sollten zunächst immer am Tage stattfinden. Die Nachtruhe sollte für den Patienten zur Erholung eingehalten werden.
- Den Patienten, v. a. bei Beginn einer Maßnahme, nicht allein lassen.
- Beruhigende Unterstützung gewähren, Angst und Unruhe minimieren
- Motivation fördern, ggf. Angehörige einbeziehen
- Anzeichen für Schmerzen wahrnehmen, Ruhephasen zulassen
- Ermüdungs- und Erschöpfungssignale erkennen → bei Anzeichen der Überforderung bzw. der Erschöpfung Steigerung des maschinellen Anteils der Beatmung erforderlich
- Lagerung beachten, halbsitzend bis sitzend, zusätzlich Arme unterstützen
- Ernährung evtl. glukosearm → geringere Atemarbeit
- Atemunterstützende Maßnahmen ergänzend durchführen, z. B. atemstimulierende Einreibungen, Physiotherapie, Basale Stimulation®
- Respiratorspezifisch: Flowtrigger sensibel einstellen, Totraum so gering wie möglich halten, bei schwieriger Entwöhnung HME-Filter aufgrund des erhöhten Widerstands und größeren Totraums ggf. gegen einen aktiven Befeuchter austauschen.

Entwöhnungsstrategien
- Bei Patienten, die nicht länger als 24 h beatmet wurden, bedarf es i. d. R. keiner speziellen Entwöhnungsstrategie. Hier ist meist eine kurze Phase (60–120 Min.) am T-Stück (▶ unten) ausreichend.
- Intermittierende Phasen am T-Stück können auch nach einigen Tagen der Beatmung als entwöhnende Form durchaus noch erfolgreich sein.
- Schonender, gerade auch bei langzeitbeatmeten Patienten (> 96 h) unter volumen- oder druckkontrollierter Beatmung, ist das kontinuierliche Weaning, z. B. durch die Umstellung auf eine SIMV-Beatmung mit Druckunterstützung.

Abbruch der Entwöhnungsmaßnahme
- Arrhythmien, Tachykardie, Bradykardie
- Starker Blutdruckanstieg oder -abfall
- Tachypnoe, Nasenflügeln, paradoxe abdominale Atmung, Zyanose
- $paCO_2$ ↑, SaO_2 < 90 %
- Patient schwitzt, ist agitiert, ängstlich und unruhig

Technische Möglichkeiten

SIMV mit Druckunterstützung
- Ein Mindestminutenvolumen wird vom Gerät druck- oder volumengesteuert abgegeben.
- Das Beatmungsgerät arbeitet mit einer niedrigen Beatmungsfrequenz. Der Patient kann in den Zyklen dazwischen beliebig selbst atmen.
- Die maschinellen Hübe werden mit den Inspirationsbemühungen des Patienten synchronisiert, d. h., der Patient muss nicht gegen das Gerät atmen.
- Eine gute Druckunterstützung in der Spontanatemphase minimiert zunächst die Atemarbeit des Patienten.

- Die maschinellen Hübe und die Druckunterstützung können schrittweise zurückgenommen und dem Patienten kann so mehr Raum für die Eigenatmung gegeben werden.
- ! Nach erfolgreicher Reduzierung ist ein Übergang in die nur noch druckunterstützte Spontanatmung, in die häufiger angestrebte CPAP-Atmung oder in eine Kombination aus beiden Methoden möglich.

Druckunterstützte Spontanatmung
- Druckunterstützung (ca. 10–20 mbar) während der Inspiration
- Inspiration wird beendet, wenn Flow auf ca. 25 % des Spitzenflusses abfällt
- Kombination mit CPAP-Atmung sinnvoll, um der Atelektasenbildung vorzubeugen

CPAP
- Positiver Atemwegsdruck über den gesamten Atemzyklus des spontan atmenden Patienten
- Gerät regelt Frischgasflow in das Inspirationssystem, wenn der Überdruck abfällt
- Die Exspiration des Patienten stoppt den Frischgasfluss
- Kombination mit Druckunterstützung zur Überwindung des Atemwegswiderstands sinnvoll

BIPAP
BIPAP ist eine Beatmungsform, die sich mit Beatmungsgeräten der neueren Generation, von der druck-/volumenkontrollierten Beatmung bis zur Spontanatmung, einsetzen lässt, somit keine anderen Beatmungsformen zum Weaning mehr notwendig werden (▶ 4.5.2 BIPAP).

Atmung am T-Stück
- Ein auf den Tubus aufgesetztes T-Stück mit einem zuführenden Schlauch für angewärmtes, befeuchtetes Frischgas. Der Flow sollte ca. 10 l/Min. nicht unterschreiten, Sauerstoffkonzentration beachten
- Intermittierender wie kontinuierlicher Einsatz möglich
- ! Der Strömungswiderstand des Tubus erfordert relativ viel Atemarbeit des Patienten.
- Intensive Betreuung und Beobachtung ist wichtig → Patienten in der ersten Zeit nicht verlassen
- Engmaschige Überwachung: Bewusstsein, Atmung, Herz und Kreislauf, Sauerstoffsättigung
- ! Bei drohender Erschöpfung des Patienten sollten assistierte Beatmungsphasen zur Erholung eingesetzt werden.

4.6 Extubation und Dekanülierung

4.6.1 Extubation

Entfernen des Endotrachealtubus bei ausreichender Spontanatmung

Kriterien für die Extubation
- Atemfrequenz im Normbereich (10–15 AF/Min.) allenfalls leicht erhöht
- Husten- und Schluckreflex vorhanden

- Blutgaswerte im Norm (▶ Tab. 4.5), evtl. Abweichung bei chron. Erkrankten
- Stabile Herz-Kreislauf-Verhältnisse, Körpertemperatur im Normbereich
- Ausreichende Muskelkraft (Zugvolumen > 5 ml/kg KG)

Tab. 4.5 Normwerte der BGA	
Parameter	Normwert
paO$_2$	70–100 mmHg (bei Raumluft)
paCO$_2$	36–44 mmHg
pH$_{art}$	7.35–7.45
Standardbikarbonat	22–26 mmol/l
Aktuelles Bikarbonat	22–26 mmol/l
Pufferbasen (BB)	44–48 mmol/l
Basenexzess (BE)	± 2,5 mmol/l
p$_v$O$_2$	35–40 mmHg
p$_v$CO$_2$	41–51 mmHg
pH$_{v\ (gem.\ venös)}$	7,31–7,41

Vorbereitung zur Extubation
- Patienten informieren
- Nahrungs- und Flüssigkeitszufuhr 4–6 h vor Extubationsversuch beenden → Aspirationsgefahr, Oberkörper nach Möglichkeit > 45° hochlagern
- Intensive Mundpflege, Absaugen des Mund-Nasen-Rachen-Raums
- Liegende Magensonde öffnen, evtl. absaugen
- Blockerspritze, sterile Handschuhe, geeignete Absaugkatheter und Abwurf bereitstellen, O$_2$-Gabe vorbereiten, z. B. über Maske, O$_2$-Brille.

Intubationsmaterial und Medikamente für eine mögliche Reintubation griffbereit haben und am Bettplatz für einige Stunden bereithalten.

Durchführung
- Tubusfixierung lösen (Pflaster mit entsprechenden Mitteln einweichen)
- Patienten endotracheal absaugen (▶ 4.5.4)
- Tubus entblocken
- Patienten auffordern, tief einzuatmen, Tubus zügig bei max. Inspiration entfernen

Achtung
Extubation mittels eines endotracheal eingeführten Absaugkatheters ist vorteilhafter als die normale Extubation, da Sekrete, die sich direkt über dem Cuff gesammelt haben, bei oral durchgeführter Absaugung nicht zu erreichen sind.
! Bei Kindern kontraindiziert, da die Gefahr des Broncho- bzw. Laryngospasmus besteht.

- Blut oder Schleimreste oral absaugen
- Sauerstoffgabe mit Befeuchtung über O_2-Brille oder Maske

Nachsorge
- Oberkörper hochlagern, > 45° oder sitzend
- Atemunterstützende Lagerung (▶ 3.3.4) der Arme und Beine
- Patienten zum tiefen Durchatmen und Abhusten anhalten
- Vitalzeichenkontrolle, Erschöpfungszeichen beachten, Dokumentation

4.6.2 Dekanülierung

Entfernen der Trachealkanüle bei ausreichender Spontanatmung

Vorbereitung
- Spontanatmung über längeren Zeitraum, Atmung bei verschlossener, entblockter Kanüle
- Abhusten von Sekret möglich
- Evtl. schrittweise kleinere Trachealkanülen

Durchführung
- Siehe Trachealkanülenwechsel (▶ 4.3.3)
- Nach Entfernen der Kanüle luftdichter Verband, z. B. Hautschutzplatte
- Bei Bedarf Sauerstoffgabe über O_2-Brille oder Maske
- Nicht epithelisiertes Tracheostoma granuliert innerhalb weniger Tage zu
! Ein epithelisiertes Tracheostoma muss operativ verschlossen werden.

Nachsorge
- Oberkörper hochlagern, > 45° oder sitzend
- Atemunterstützende Lagerung (▶ 3.3.4) der Arme und Beine
- Patienten zum tiefen Durchatmen und Abhusten anhalten
- Vitalzeichenkontrolle, Erschöpfungszeichen beachten
- Dokumentation

Literaturhinweis
Larsen R. Anästhesie und Intensivmedizin. 7. A. Heidelberg: Springer Medizin Verlag, 2007.
Larsen R, Ziegenfuß Th. Beatmung. Heidelberg: Springer Medizin Verlag, 2009.
Latasch L, Knipfer E. Anästhesie, Intensivmedizin, Intensivpflege. 2. A. München: Elsevier/Urban & Fischer, 2004.
Schäfer S, Kirsch F, Scheuermann G, Wagner R. Fachpflege Beatmung. 5. A. München: Elsevier/Urban & Fischer, 2009.
Schätz K, Taeger K, Wurm H. Grundlagen der Anästhesiologie und Intensivmedizin, Band III. 1. A. Wiesbaden: Abbott Wissenschaftliche Verlagsabteilung, 2006.
Taeger K, Rödig G, Finsterer U, Roth U, Stoll Ch. Grundlagen der Anästhesiologie und Intensivmedizin, Band I. 4. A. Wiesbaden: Abbott Wissenschaftliche Verlagsabteilung, 2002.
Ullrich L, Stolecki D, Grünewald M. Intensivpflege und Anästhesie. 2. A. Stuttgart, New York: Georg Thieme Verlag, 2010.

5 Zu- und ableitende Systeme

5.1 **Intravasale Zugänge** 290	5.2.4 Thoraxdrainage/Pleuradrainage 312
5.1.1 Periphere venöse Zugänge (Venenverweilkanüle) 290	5.2.5 Operativ eingelegte Drainagen 315
5.1.2 Zentraler Venenkatheter (ZVK) 291	5.2.6 Postoperative Stomapflege 317
5.1.3 Spezielle zentralvenöse Zugänge 294	**5.3** **Sonden des Verdauungstrakts** 321
5.1.4 Arterielle Verweilkanüle 299	5.3.1 Magensonde, Ernährungssonde, Dünndarmsonde 321
5.1.5 Infusions- und Infusionsspritzenpumpen 302	5.3.2 PEG-Sonde 325
5.2 **Punktionen, Drainagen und postoperative Stomapflege** 307	**5.4** **Urinkatheter** 325
5.2.1 Pleurapunktion 307	5.4.1 Transurethraler Blasenkatheter 325
5.2.2 Lumbalpunktion 309	5.4.2 Suprapubischer Blasenkatheter 328
5.2.3 Aszitespunktion 311	5.4.3 Nieren- und Ureterfisteln 329

5.1 Intravasale Zugänge

Joel Riegert, Autorin der Vorauflagen: Antje Tannen

> **Aufklärung und Einverständnis**
> Die Patienten vor der jeweiligen Intervention informieren und darüber aufklären. Vor den invasiveren Maßnahmen nach Möglichkeit eine schriftliche Einverständniserklärung einholen (Arzt).

5.1.1 Periphere venöse Zugänge (Venenverweilkanüle)

Indikationen
Infusionstherapie, Medikamentengabe, Transfusionen, Blutentnahme

Zugangswege
Handrücken, Unterarme, Ellenbeugen, Fußrücken

Material
▶ 8.1.1: venöse Blutentnahme
- Flexible Venenverweilkanüle aus Polyurethan oder Teflon®
- Größenauswahl je nach Indikation und Venenverhältnissen
- Hautdesinfektionsmittel (▶ 1.4.1)
- Ggf. Einmalrasierer
- Pflaster zum Fixieren

Vorbereitung
▶ 8.1.1: venöse Blutentnahme
- Patienten informieren
- Arm lagern, Bett mit Einmalunterlage schützen
- Ggf. warmes Unterarmbad zur Durchblutungsförderung
- Kontraindiziert sind geschädigte und entzündete Hautareale
- Erforderliche Materialien auf einer sauberen Unterlage bereitlegen
- Bei Verschmutzung Hautstelle vor Punktion reinigen, vor Reinigung und Desinfektion Punktionsstelle ggf. rasieren
- Eine Abdeckung der Region um die Einstichstelle ist nicht erforderlich.

Durchführung
▶ 8.1.1: venöse Blutentnahme
- Hygienische Händedesinfektion (▶ 1.4.1)
- Einmalhandschuhe zum Schutz vor blutassoziierten Erregern
- Stauschlauch oder Blutdruckmanschette distal anlegen und stauen (Radialispuls muss fühlbar sein)
- Punktionsstelle und Umgebung desinfizieren, Einwirkzeit beachten
- Einstichstelle nach Desinfektion nicht mehr palpieren → Rekontamination
- Ggf. Lokalanästhesie verwenden (anästhesierende Salbe oder Pflaster)
- Haut spannen und mit der Kanüle (Schliff zeigt nach oben) zügig in einem 30°-Winkel durchstechen, Vene flach punktieren. Bei erfolgreicher Punktion ist im hinteren Kanülenansatz Blut sichtbar

- Kanüle noch etwa 2–3 mm in die Vene vorschieben, Stahlmandrin etwas zurückziehen und flexible Kanüle in die Vene vorschieben
- Stauschlauch/Blutdruckmanschette öffnen
- Stahlmandrin vollständig herausziehen, dabei die Vene an der Spitze der Kanüle abdrücken
- ! Stahlmandrin vorschriftsmäßig entsorgen (Verletzungs- und Kontaminationsgefahr)
- Kanüle mit sterilem Stöpsel oder passendem Kunststoffmandrin verschließen
- Kanüle mit Pflaster steril abdecken und sichern
- Dokumentation von Kanülengröße, Lage und Durchführenden

Verbandswechsel bei peripherem Zugang
- Verbandswechsel nur nach Bedarf (Verschmutzung, Ablösung, Durchfeuchtung, Infektverdacht) → Verbände täglich inspizieren
- Händedesinfektion
- Verbandswechsel mittels Non-Touch-Technik oder steriler Handschuhe
- Einstichstelle reinigen, desinfizieren und beurteilen
- Keine antibakteriellen Salben oder Cremes auf die Insertionsstelle aufbringen
- Punktionsstelle steril abdecken
- Transparente oder Gazeverbände verwenden, Hydrokolloidverbände sind ungeeignet
- Verbandswechsel dokumentieren

Verweildauer
- Indikation täglich neu prüfen; Kanüle verbleibt nur so lange wie klinisch notwendig
- Unter eingeschränkt aseptischen Bedingungen gelegte Venenverweilkanülen (Notfall) sollten nach klinischer Stabilisierung entfernt werden
- Sofortige Entfernung bei apparenter Phlebitis

Komplikationen
- Entzündung der Einstichstelle
- Thrombophlebitis
- Hämatombildung
- Paravenöse Infusion

5.1.2 Zentraler Venenkatheter (ZVK)

Ein- oder mehrlumiger Venenkatheter, dessen Spitze vor dem rechten Vorhof in der V. cava superior liegt

Indikationen
- Parenterale Ernährung, längerfristige Infusionstherapie (▶ 6.2.2)
- Vor großen Operationen
- Hochkonzentrierte, hyperosmolare oder im pH-Wert abweichende Medikamentengabe
- ZVD-Messung (▶ 3.2.5)
- Volumensubstitution unter ZVD-Kontrolle

Zugangswege
- Peripher: V. basilica, V. cephalica
- Zentral: V. jugularis, V. subclavia, V. femoralis, V. saphena

Material
Passendes Katheterset mit dazugehörigem Einführungsbesteck für den gewählten Zugangsweg. Zusätzliches Material ▶ Tab. 5.1

Tab. 5.1 Material zur Anlage eines ZVK

Steriles Material	Unsteriles Material
• Katheterset und Einführungsbesteck • Loch- und Abdecktuch • Handschuhe und langärmeliger Schutzkittel • Tupfer • 10-ml-Spritze, NaCl 0,9 %, Kanülen • Material zur Lokalanästhesie • 3-Wege-Hähne • Skalpell • Ggf. Nahtmaterial • Verbandsmaterial • Infusion mit Infusionsbesteck	• Beistelltisch • Einmalrasierer • Sprühdesinfektion • Mundschutz, OP-Haube • Fixiermaterial

Vorbereitung
- Information des Patienten über die bevorstehende Maßnahme und über mögliche Komplikationen, z. B. Hämatombildung, Hämato-Pneumothorax (▶ 11.67), Luftembolie, Infektion
- Gerinnungsstatus einschl. Thrombozyten überprüfen
- Ausreichend Arbeitsplatz schaffen
- Monitoring bereitstellen: akustischen EKG-Ton einstellen, Alarmgrenzen (auch SaO_2) überprüfen
- Punktionsgebiet großzügig freilegen
- Bei Verschmutzung Hautstelle reinigen, störende Behaarung vor Reinigung und Desinfektion entfernen
- Zur Punktion der V. jugularis Patienten in Kopftieflage bringen
- Hygienische Händedesinfektion vor Anlegen der Schutzkleidung: Mund-Nasen-Schutz, Haube, steriler Kittel, sterile Handschuhe

Durchführung
- Während der Durchführung mit dem Patienten im Gespräch bleiben und ihn über die Vorgehensweise informieren (Patient sieht nichts, da Abdecktuch oder die Lage des Kopfes sein Blickfeld einschränkt)
- Monitoring während der Maßnahme: EKG und Pulsoxymetrie
- Es gelten die Grundsätze für steriles Arbeiten
- Loch- und Abdecktuch ausbreiten
- Punktionsstelle und Umgebung mit Hautdesinfektionsmittel unter Beachtung der Einwirkzeit desinfizieren
- Lokalanästhesie

Punktion (Arzt)
- Einbringen des Katheters meist nach Seldinger-Technik:
  Vene mit Kanüle punktieren; sobald Blut herausfließt, Seldinger-Draht über Kanüle einführen, Kanüle entfernen
- Bei mehrlumigem ZVK: Dilatator über Seldinger-Draht vorschieben und Einstichstelle dilatieren, Dilatator wieder entfernen
- Katheter über Seldinger-Draht weit genug einführen, Draht entfernen, Spritze aufsetzen und Blut aspirieren (Lagekontrolle), Katheter mit NaCl 0,9 % freispülen, 3-Wege-Hahn anschrauben und verschließen

Nachsorge
- Punktionsstelle reinigen, ZVK sicher fixieren (z. B. Annaht oder Steristrips®, sind steril und kleben gut), Einstichstelle mit sterilem Wundverband bedecken
- Vorschriftsmäßige Entsorgung der Materialien (Verletzungs- und Kontaminationsgefahr)
- Patienten ggf. neu betten oder lagern
- Lage des Katheters mittels Rö-Thoraxaufnahme beurteilen (Arzt) → ggf. Korrektur der Lage; bei korrekter Lage Infusion über 3-Wege-Hahn anschließen
- Dokumentation der Maßnahme und der ZVK-Markierung an der Eintrittsstelle

Verhaltensweise bei liegendem ZVK
- Hygienische Händedesinfektion vor Konnektion oder Diskonnektion
- ! Diskonnektionen auf ein Minimum beschränken
- Nach jeder Diskonnektion neuen sterilen Verschlussstopfen verwenden
- Verband täglich inspizieren
- Gazeverbände bei eingeschränkter Kooperation des Patienten (Bewusstseinsstörung, Beatmung) täglich wechseln
- Transparentverbände spätestens nach 7 Tagen wechseln, sofortiger Verbandswechsel bei: Verschmutzung, Durchfeuchtung, Ablösung oder Infektionsverdacht
- Verbandswechsel unter Einhaltung der Hygienerichtlinien (Einstichstelle reinigen, beurteilen und desinfizieren), Dokumentation
- Keine Salben verwenden (Hygienerichtlinien ▶ 1.4), da Eintrittsstelle sonst nicht beurteilbar
- Blutentnahmen über ZKV möglichst vermeiden

Verweildauer
- Kein routinemäßiger Wechsel nach bestimmten Zeitintervallen (Reduktion klinischer Infektionsereignisse nicht nachgewiesen)
- Indikation täglich neu prüfen
- ZVK-Wechsel bei primär unter eingeschränkten aseptischen Bedingungen gelegten Kathetern, Neuanlage an anderer Stelle
- Sofortige Entfernung des ZVK bei sichtbarer Entzündung an der Eintrittsstelle
- ZVK unter sterilen Bedingungen entfernen, Katheterspitze (bei Infektverdacht) zur mikrobiologischen Untersuchung einschicken

Komplikationen
- Arterielle Fehlpunktion
- Pneumo-, seltener Hämatothorax

- Perforation der Vene durch Seldinger-Draht
- Nachblutung, Hämatombildung bis zur Verschiebung/Einengung der Trachea möglich
- Luftembolie
- Thrombophlebitis, Thromboembolien, Herzrhythmusstörungen (▶ 11.29)
- Katheterassoziierte Infektionen, Fisteln
- Ischämie

5.1.3 Spezielle zentralvenöse Zugänge

Pulmonaliskatheter (PAK)

Mehrlumiger sogenannter Swan-Ganz-Katheter (▶ Abb. 5.1) zum kontinuierlichen Monitoring von Intensivpatienten, bei denen eine Unterscheidung zwischen einer insuffizienten Herzleistung, einem abnormen peripheren Gefäßwiderstand und einem intravasalen Volumenmangel zur Steuerung der Katecholamin-, Infusions- und Vasodilatantien-Therapie erforderlich ist. Die Spitze des Katheters (distales Lumen) liegt in einem Ast der Pulmonalarterie und wird in Seldinger-Technik vorwiegend über die V. jugularis interna oder V. subclavia eingeschwemmt.

Indikationen
- Differenzialdiagnose unklarer Schock- oder Dyspnoezustände
- Septische Krankheitsbilder
- Myokardinfarkt, kardiogener Schock, globale Herzinsuffizienz (▶ 11.28)

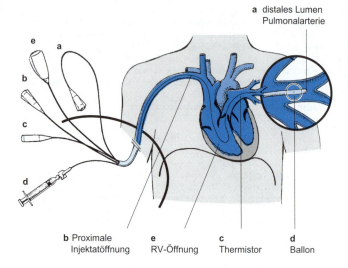

Abb. 5.1 Swan-Ganz-Katheter [L190]

- Lungenembolie (▶ 11.44), multiples Organversagen (▶ 11.55), ARDS (▶ 11.8)
- Steuerung der Volumen-, Katecholamin- und Vasodilatantien-Therapie

Material

Tab. 5.2 Material zur Anlage eines PAK

Steriles Material	Unsteriles Material
• Pulmonaliskatheter • Einführungsbesteck (Schleuse) mit Refluxventil • Loch- und Abdecktuch • Handschuhe und Kittel • 10-ml-Spritze, 3-Wege-Hähne • Material zur Lokalanästhesie • Stichskalpell (Nr. 11) • Nahtbesteck/-material • Verbandsmaterial • NaCl 0,9 % • Tupfer, Kompressen • Druckmesssystem • 250 oder 500 ml NaCl-0,9%-Beutel	• Beistelltisch für sterile Ablage • Einmalunterlagen, Einmalrasierer • Mundschutz, OP-Haube • Desinfektionsmittel • Monitoreinschub für Pulmonalisdrücke und HZV-Modul mit Zubehör • Druckmanschette • Halterung für Transducer • Fixierpflaster

Lumen des Pulmonaliskatheters
Pulmonaliskatheter gibt es in verschiedenen Ausführungen mit einer unterschiedlichen Anzahl an Lumina. Ein fünflumiger Katheter bietet z. B. folgende Anschlussmöglichkeiten:
- Distales Lumen:
  - Verbindet den Druckaufnehmer mit der distalen Öffnung in der Katheterspitze
  - Zur Messung des pulmonalarteriellen Drucks (PAP) und des Wedgedrucks (PCWP)
  - Zur Entnahme gemischt-venösen Blutes
- Proximales Lumen:
  - Verbindet einen weiteren Druckaufnehmer mit der Öffnung für den rechten Vorhof
  - Zur Messung des rechtsatrialen und des zentralvenösen Drucks (ZVD)
  - Zur Injektion der kalten Lösung bei HZV-Messung (▶ 3.2.5, PAK u. PiCCO)
- Thermistorlumen:
  - Führt zum Thermistor im distalen Bereich des Katheters
  - Elektrischer Anschluss zur Berechnung des HZV und der Bluttemperatur
- Ballonlumen: Füllen und Entleeren des Ballons an der Katheterspitze, ermöglicht damit die Messung des Wedgedrucks (▶ 3.2.5) über das distale Lumen
- Rechtsventrikuläres Lumen: kann zur Infusionstherapie genutzt werden

Vorbereitung zur Anlage des Katheters
Wie bei ZVK (▶ 5.1.2), zusätzliche Maßnahmen:
- Notfallwagen und Defibrillator bereitstellen, periphervenösen Zugang legen (schwere Herzrhythmusstörungen bei Ventrikelkontakt möglich)

- Druckmesssystem luftleer füllen und mit dem Monitor verbinden
- Nullpunkt bestimmen (evtl. mit der Thoraxschublehre)

Durchführung

Punktion und Einschwemmen des Katheters
Wie bei ZVK (▶ 5.1.2), zusätzliche Maßnahmen:
- Monitoring kontinuierlich: EKG, Herzrhythmus, RR, Pulsoxymetrie; während des Einschwemmens: Druckkurvenverlauf beim Vorschieben in den Ventrikel (▶ Abb. 3.14)
- Einführungsbesteck (Schleuse) nach Seldinger-Technik einführen
- Pulmonaliskatheter überprüfen, Lumen mit NaCl 0,9 % füllen, distales Lumen mit der Druckleitung verbinden und zur Konnektion mit dem Transducer abgeben
- Evtl. vorhandene Luftblasen durch Aspiration mit einer Spritze am Transducer aus dem Druckschlauch und Pulmonalislumen entfernen. Transducer in Herzhöhe befestigen, Nullabgleich am Monitor durchführen
- Ärztliche Aufgabe: Katheter durch die Schleuse einführen, bis die Druckkurve des rechten Vorhofs auf dem Monitor sichtbar wird. Dann Ballon mit Luft füllen und langsam in den rechten Ventrikel und in die A. pulmonalis unter Druckkurvenkontrolle vorschieben, bis die pulmonalkapilläre Position erreicht ist (Wedgekurve) (▶ Abb. 5.1, ▶ Abb. 3.14)
- Nach Erkennen der Wedgekurve Ballon entblocken und so weit zurückziehen, bis sich eine pulmonalarterielle Kurve darstellt (▶ Abb. 3.14)
- Korrekte Lage des Katheters anhand der Pulmonalis- und Wedgekurve überprüfen: nach erneutem Blocken erscheint eine Wedgekurve und beim Entblocken eine pulmonalarterielle Kurve.
- Sterile Schutzhülle über den Katheter ziehen, Schleuse festnähen

> - Bei Schwierigkeiten, den Katheter in den rechten Ventrikel vorzuschieben → Patienten tief einatmen lassen
> - Beim Passieren des rechten Ventrikels häufig VES (Herzrhythmusstörungen, ▶ 11.29): Katheter zurückziehen, erneuten Versuch starten, ggf. Antiarrhythmikagabe (z. B. Xylocain®)

Nachsorge
Wie bei ZVK (▶ 5.1.2), zusätzlich:
- Prüfen, ob „Wedge-Spritze" (Blockerspritze) luftleer und der Hahn zum Lumen hin offen ist
- Alarmgrenzen einstellen, Durchführung dokumentieren

Verhaltensweise bei liegendem Pulmonaliskatheter
Wie bei ZVK (▶ 5.1.2), zusätzliche Maßnahmen:
- Katheterlumen übersichtlich anordnen und sicher fixieren
- Manipulationen am Katheter und an der Einstichstelle möglichst vermeiden
- ! Patienten mit eingeschwemmtem Pulmonaliskatheter dürfen nicht mobilisiert werden!

Vorsicht

- Schutzhülle um Katheter nicht mit Pflaster bekleben → unsteril bei Einriss
- Flüssigkeitsansammlungen oder Blut im Inneren der Schutzhülle weisen auf Beschädigungen hin → Katheter muss umgehend entfernt werden (ärztl. Maßnahme)
- Auf kontinuierliche Darstellung der Pulmonaliskurve achten → Gefahr des unbeabsichtigten Vorschwemmens in Wedgeposition → Gefahr eines Lungeninfarkts durch Verlegung einer Lungenstrombahn
- Keine Injektionen und Infusionen über das Pulmonalislumen verabreichen
- Der Pulmonaliskatheter sollte spätestens nach 7 Tagen gezogen werden
- Entfernung des Katheters nur durch den Arzt → Knotenbildung und schwere Herzrhythmusstörungen beim Zurückziehen möglich

Wedgeposition

In der Wedgeposition ist der gefüllte Ballon in der Pulmonalarterie eingeklemmt und verschließt diese, sodass kein Blut mehr durch dieses Gefäß strömen kann (▶ Abb. 5.1). Diese Position ist auf dem Monitor durch die charakteristische Wedgekurve erkennbar. Sie darf nur kurzfristig zur Messung des pulmonalarteriellen Verschlussdrucks (PCWP [▶ Abb. 3.14]) beibehalten werden → Gefahr eines Lungeninfarkts

! Um einen Infarkt des verschlossenen Arterienanteils zu verhindern, muss der Ballon nach Abschluss der Messung umgehend entblockt werden. Nach Entblocken des Ballons stellen sich auf dem Monitor wieder der PAP und die Pulmonaliskurve (▶ Abb. 3.14) dar.

Komplikationen

Wie bei ZVK (▶ 5.1.2), zusätzlich:
- Herzrhythmusstörungen
- Unbeabsichtigte Dislokation des Katheters:
  - Bei unbeabsichtigtem Zurückziehen → Ventrikelkurve, Gefahr von Herzrhythmusstörungen bis zum Kammerflimmern
  - Bei unbeabsichtigtem Vorschieben → Wedgekurve, Gefahr eines Lungeninfarkts durch Verlegung einer Lungenstrombahn
- Knotenbildung des Katheters
- Verletzungen der Herzklappen und der Pulmonalarterie
- Ballon- oder Gefäßruptur bei Wedgedruckmessung → ärztliche Maßnahme.

Messgrößen

HZV-Messung, Messgrößen und Normalwerte ▶ 3.2.5, PAK + PiCCO

Hickman-Katheter

Subkutan verlaufender zentralvenöser, großlumiger Katheter zur längerfristigen parenteralen Ernährung (v. a. bei ambulanten Patienten), zur Chemotherapie oder bei einer Knochenmarktransplantation
- Die Anlage des Katheters kann mittels operativer Freilegung der Insertionsvene in einem OP, aber auch durch perkutane Punktion in einem Eingriffs- oder radiologische Interventionsraum erfolgen.

- **Katheterpflege:** Umgang und Venenkatheterpflege wie beim ZVK (▶ 5.1.2).
- Der Katheter kann ohne einen routinemäßigen Wechsel so lange belassen werden, wie er klinisch benötigt wird.

Port-System

Subkutan implantiertes Port-System zur intravenösen, intraarteriellen, intraperitonealen Medikamentenapplikation oder Infusionstherapie. Die Punktion des Port-Systems ist dem Arzt oder speziell geschultem Personal vorbehalten, erfolgt unbedingt unter sterilen Bedingungen und wird mit einer dafür vorgesehenen Kanüle (Huber-Nadel) durchgeführt. In den Therapie- oder Infusionspausen wird das System mit Heparin geblockt.

Indikationen
- Langfristige parenterale Ernährung
- Langfristige Chemotherapie
- Langfristige medikamentöse Therapie, z. B. Schmerztherapie

Shaldon-Katheter
Großlumiger venöser Katheter zur extrakorporalen, veno-venösen Hämodialyse (▶ 8.2.4)

Zugangswege und Anlage
- Punktionsorte: großlumige Venen, z. B. V. jugularis interna, V. subclavia, V. femoralis
- Anlage über Seldinger-Technik (▶ 8.2.4)
- Material, Vorbereitung, Durchführung, Nachsorge und Komplikationen entsprechen dem ZVK (▶ 5.1.2)

> - Achtung: Lumen des Katheters wird außerhalb der Dialysezeiten mit Heparin geblockt. Dieses muss **vor** einer Injektion oder Infusion über das Lumen abgezogen werden!
> - Lumen muss speziell gekennzeichnet sein
> - Verschlusskappen und Konnektionsstellen der Infusionsleitung bei Übernahme des Patienten auf Dichtigkeit kontrollieren, da der Patient bei Diskonnektion rasch viel Blut verlieren kann.

Dialyseshunt
Operativ angelegte Verbindung zwischen einer Arterie und einer oberflächlichen Vene mit Kunststoffshunt zur Dialyse (▶ 8.2.4).

Lokalisation
Meist am Unterarm, je nach Gefäßverhältnissen auch Ellenbeuge, sehr selten am Oberschenkel

Pflege
Patienten mit einem Dialyseshunt verfügen meist über viel Erfahrung im Umgang mit dem Shunt. So gilt es bei der Pflege von Patienten mit einem Dialyseshunt, die Hilfestellungen der Patienten oder des Dialyseteams zu beachten.

Beobachten

Bei Aufnahme oder Übernahme des Patienten:
- Shunt mittels Stethoskop überprüfen (deutliches Rauschen) und Ergebnis dokumentieren
- Bei Verlegung des Patienten in den OP oder sonstige externe Abteilungen die dort zuständige Pflegekraft auf den Shunt hinweisen und Seite des Shuntarms mündlich übergeben.

Achtung
- Kein Blutdruck am Shuntarm messen
- Keine Punktion am Shunt durchführen
- Keine Kompression oder sehr enge Kleidung am Shuntarm
- Shunt sorgfältig auf Veränderungen und Auffälligkeiten beobachten, diese sofort dem Arzt und/oder dem Dialyseteam mitteilen
- Angeordnete Shuntgymnastik ggf. durchführen oder dabei assistieren

5.1.4 Arterielle Verweilkanüle

Indikationen
- Kontinuierliche arterielle Druckmessung (▶ 3.2.5), z. B. bei differenzierter Katecholamintherapie, instabilem Kreislauf, zur postoperativen Überwachung
- Häufige BGA, z. B. bei maschineller Beatmung (▶ 4.5), Weaningphase (▶ 4.5.5)

Kontraindikationen
- Relativ: erhöhte Blutungsneigung
- Absolut:
  - Entzündung oder Tumor im Punktionsbereich
  - Ischämie des nachgeschalteten Abstrombereichs, z. B. pAVK
  - Positiver Allen-Test (▶ 8.1.1)

Zugangswege
! Bevorzugt: A. radialis der nicht führenden Hand, A. femoralis
- Reserve: A. dorsalis pedis, A. brachialis, A. ulnaris, A. axillaris

Material

Tab. 5.3 Material zur Anlage einer arteriellen Verweilkanüle

Steriles Material	Unsteriles Material
• Arterieller Katheter • Lochtuch, Abdecktuch • Handschuhe, Schutzkittel • Material zur Lokalanästhesie • Druckmesssystem • Verbandmaterial, Tupfer, Kompressen • Evtl. Nahtinstrumente/-material • NaCl-0,9%-Spülbeutel 250 ml od. 500 ml	• Beistelltisch für sterile Ablage • Einmalunterlage, ggf. Rasierer • Hautdesinfektionsmittel • Mund- und Nasenschutz, Haube • Druckmanschette • Halterung und Kabel für Druckmesssystem • Fixiermaterial (Pflaster)

Vorbereitung
- Spülbeutel in Druckmanschette einlegen, System mit Transducer verbinden und Patientenzuleitung blasenfrei füllen
- Druckmesssystem steht in der Regel als Fertigset zur Verfügung
- Schraubverbindungen am Druckmesssystem auf festen Sitz überprüfen (Dekonnektionsgefahr)
- Druckmanschette auf 300 mmHg aufpumpen
- Transducerverbindung mit Kabel zum Monitor herstellen
- Transducerhalterung auf Herzhöhe des Patienten am Bett befestigen

Durchführung

Punktion
Die Punktion und Anlage der Kanüle erfolgt durch den Arzt, die Pflege assistiert bei den Maßnahmen:
- Überprüfen des Kollateralkreislaufs mit Allen- oder Brodsky-Test
- Händedesinfektion
- Mund- und Nasenschutz anlegen, sterilen Kittel und Handschuhe anziehen
- Punktion der A. radialis:
  - Arterie palpieren und Handgelenk überstrecken
  - Punktionsstelle reinigen und desinfizieren (Einwirkzeit beachten)
  - Ggf. Lokalanästhesie durchführen
  - Arterie langsam und gleichmäßig mit leichtem Sog im Winkel von 30–45° punktieren
- Punktion der A. femoralis:
  - Ggf. Lokalanästhesie durchführen
  - Arterie langsam und gleichmäßig mit leichtem Sog in einem 90°-Winkel punktieren.
- Arteriellen Zugang evtl. annähen

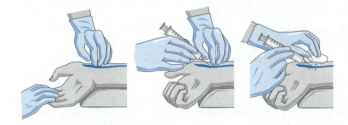

Abb. 5.2 Punktion der A. radialis [L157]

Nachsorge
- Zugang gut fixieren und steril verbinden
- Zugang als Arterie ausreichend kenntlich machen (mit Aufkleber oder rotem wasserfestem Filzstift)

5.1 Intravasale Zugänge

Arterielle Blutdruckmessung
- Vorbereitete Druckmesseinheit unter aseptischen Bedingungen mit arterieller Kanüle verbinden
- Druckaufnehmer in Herzhöhe positionieren
- System spülen und Nullabgleich am Monitor durchführen (Vorgaben des Herstellers beachten)
- Manuelle Blutdruckkontrolle zum Vergleich der Messgenauigkeit und Messdifferenz durchführen
- Anzeige von: Systole, Diastole und Mitteldruck kontrollieren, Druckkurve (▶ Abb. 3.11) muss atemverschieblich sein
- Alarmgrenzen einstellen
- Dokumentation der Maßnahme

> **Druckaufnehmer kalibrieren**
> Roten 3-Wege-Hahn am Transducer zur Atmosphäre hin öffnen und zum Patienten schließen → System über die Abgleichtaste des Monitors nullen: Atmosphärendruck 0 mmHg → anschl. wieder zum Patienten hin öffnen und Atmosphärenteil schließen

Verhaltensweise bei liegender arterieller Kanüle

Allgemeine Prinzipien
- Zugang immer einsehbar halten (Diskonnektionsgefahr)
- Verband als arteriellen Gefäßzugang kennzeichnen
- Verbandswechsel nach Hygienestandard, Einstichstelle beurteilen, reinigen und desinfizieren
- Wechsel des Spül- bzw. Druckmesssystems alle 96 h
- System und 3-Wege-Hahn immer blutfrei halten
- Nach Blutentnahme ausreichend spülen
- Verweildauer eines arteriellen Katheters abhängig von der Indikation, sofortiger Wechsel bei Entzündungszeichen

Entfernen der Kanüle
- Gefäß so lange manuell komprimieren, bis es nicht mehr nachblutet
- Anschl. Kompressionsverband anlegen → in kurzen Intervallen auf mögliche Nachblutung überprüfen
- Maßnahme dokumentieren

> Arterielle Verweilkanülen werden meist nur bei Patienten auf der Intensivstation belassen, vor einer Verlegung sind sie rechtzeitig zu entfernen (Kompressionsverband).

Komplikationen
- Gefäßverschluss (weiße, kalte Hand), Gangrän
- Embolien (bei intermittierender Spülung)
- Infektionen
- Blutung durch Diskonnektion
- Nervenschädigung
- Hämatombildung

- Intraarterielle Injektion → bei versehentlicher arterieller Injektion die Kanüle nicht entfernen, sofort Blut aspirieren und den Arzt verständigen

Wechsel des Druckmesssystems

Ziele
- Vermeiden von Infektionen und Thrombenbildung
- Kontinuierliche und genaue Blutdrucküberwachung

Material
- Neues arterielles Druckmesssystem mit integriertem rotem 3-Wege-Hahn
- 250- oder 500-ml-NaCl-0,9%-Beutel zur Infusion, Druckmanschette
- Händedesinfektionsmittel, Handschuhe

Durchführung
- Patienten informieren
- Hygienische Händedesinfektion durchführen
- Druckmesseinheit vorbereiten, alle Schraubverbindungen nachziehen
- Art. Spülsystem füllen, auf Luftleere achten
- Art. Katheter und den daran angeschlossenen kurzen Verbindungsschlauch sichern
- Sterile Handschuhe anziehen
- Kurzen Verbindungsschlauch am art. Katheter abklemmen und neues art. Spülsystem anschließen
- Nullpunkt des Transducers vergleichen, Nullabgleich durchführen
- Abgeleiteten Druck mit nichtinvasiver RR-Messung (▶ 3.2.5) vergleichen (Trend möglich)
- Datum des Systemwechsels dokumentieren
- Verbandswechsel wie bei ZVK (▶ 5.1.2)

Arterielle Blutdruckmessung und Messstörungen ▶ 3.2.5

5.1.5 Infusions- und Infusionsspritzenpumpen

Um eine bestimmte Infusionsmenge in einer definierten Zeit und genauer Dosierung verabreichen zu können, werden Infusionsapparate (Infusionspumpen und Infusionsspritzenpumpen) eingesetzt. Energetisch betriebene Infusionsapparate unterliegen dem Medizinproduktegesetz (MPG ▶ 1.5.9) und dürfen nur nach dokumentierter Einweisung betrieben werden.

Grundlagen

Infusionspumpen
- Geeignet sind Infusionslösungen in Glas- oder Kunststoffflaschen, auch in Kunststoffbeuteln
- Eigener Förderantrieb: tropfen- oder volumengesteuert
- Geeignet für größere Infusionsmengen, z. B. parenterale Ernährung (▶ 6.2.2)
- Anzeige von Förderdaten, z. B. Infusionsrate, Volumen, Restvolumen, Dauer
- Zu verwenden sind herstellerbezogene spezielle Infusionssysteme

- Sind i. d. R. mit einem Tropfendetektor und der Möglichkeit zur Erkennung von Luft im Systeme ausgestattet
- Lückenlose Dokumentation der Infusionstherapie, auch während des Transports
- PC/Druckerschnittstelle

Infusionsspritzenpumpen
- Für die Zufuhr kleinerer Flüssigkeitsmengen und die Verabreichung von Medikamenten
- Möglichkeit der Eingabe von:
  - Patientendaten
  - Kleinerer und größerer „Ziel"-Konzentration
- Anzeige von Förderdaten, z. B. Infusionsrate, Volumen, Restvolumen, Dauer
- Präzisionsförderantrieb: Druckalarm und Bolusfalle, d. h., bei Druck fährt der Kolben etwas zurück, um so den Druck der Spritze abzubauen und eine Bolusgabe zu verhindern
- Teilweise Verwendung herstellerbezogener spezieller Infusionsspritzen (meist 50 ml)
- Ungenauigkeit der programmierten Förderrate < 2 %
- PC/Druckerschnittstelle

Inbetriebnahme
- Gerät sicher am Bett befestigen oder an einem sicheren Standort platzieren
- An Strom anschließen, Funktion und Alarmsystem prüfen
- Infusionssystem ohne Luftblasen füllen, Tropfkammer exakt füllen und Infusionsschlauch in das Gerät einlegen, Schlauchklemme bleibt geschlossen
- Ggf. Tropfensensor an die Tropfkammer stecken
- Infusionsschlauch an den ZVK (▶ 5.1.2) anschließen
- Infusionsapparat einschalten, dabei auf Kontrolllicht für die Ladung der Akkus achten
- Nach erfolgtem Selbsttest gewünschte Förderrate einstellen, Alarmgrenzen eingeben, Schlauchklemme öffnen und auf „Start" drücken
- Standardeinstellungen und Alarmmanagement sind bei Schlauch- und Spritzenpumpen identisch

Grundregeln beim Umgang mit Infusionspumpen
Um Patienten nicht durch falsche Laufzeit oder Bolusgaben zu gefährden, sind folgende Punkte zu beachten:
- Infusionsbestecke mit latexhaltiger Zuspritzmöglichkeit dürfen nicht an Infusionspumpen angeschlossen werden.
- Infusionssysteme mit Rückschlagventil verwenden.
- Wegen ihrer gegenseitigen Beeinflussung ist der parallele Einsatz von Infusions- und Spritzenpumpen exakt zu überwachen. Nach Möglichkeit sollte der parallele Einsatz bevorzugt bei mehrlumigen Kathetern erfolgen.
- Bei der Zusammenstellung von Gerätekombinationen darauf achten, dass in der Gebrauchsanweisung die Kombination mit bestimmten Druckinfusionsapparaten und Einmalartikeln freigegeben ist. Erlaubte Kombinationen gehen aus der Bescheinigung über die Bauartzulassung oder sicherheitstechnische Unbedenklichkeit (SUV-Bescheinigung) hervor. Diese Bescheinigung muss vorliegen.

! In der SUV-Bescheinigung nicht aufgeführte Geräte dürfen nicht angeschlossen werden!
! Nur vom Hersteller zugelassene Einmalartikel und Zubehör verwenden!

Parallelinfusionen

Es ist nicht zulässig, Parallelinfusionen (Kombination von freier Infusion und Infusionspumpen) ohne Rückschlagventil zu verabreichen.
Gefahren sind:
- Rückstau der druckgesteuerten Infusion in die frei laufende Infusionsleitung, Druckalarm der Pumpe erfolgt erst sehr spät → bei anschließender Betätigung eines Mehrwegehahns erhält der Patient eine Bolusinjektion des Medikaments
- Vasoaktive Substanzen (v. a. Katecholamine) über ein eigenes Lumen applizieren; über diese Zugänge keine Kurzinfusionen o. Ä. verabreichen

Probleme und Hilfen

Gerät fördert keine Flüssigkeit und gibt Alarm

Mögliche Ursachen
- Schlauchklemme oder 3-Wege-Hahn geschlossen, Infusionsschlauch oder ZVK (▶ 5.1.2) abgeknickt oder nicht durchgängig
- Tropfensensor befindet sich nicht an der Tropfkammer
- Tropfkammer beschlagen
- Spritze sitzt nicht fest in der Halterung
- Luftblasen im Schlauchsystem
- Falsche Reihenfolge bei der Geräteanwendung
- Keine Stromversorgung, Akku ist leer
- Gerätedefekt

Abhilfe
- Vor Manipulationen am System: patientennah den 3-Wege-Hahn verschließen
- Bei Infusionsspritzenpumpen Druck auf der Leitung beheben: Lösen der Spritze aus der Einspannung, um eine Bolusgabe zu vermeiden
- Infusionsweg überprüfen, ggf. Besteck neu in das Gerät einlegen (Schlauchklemme erst danach wieder öffnen)
- Gerät neu starten: Selbsttest abwarten, dann angeordnete Menge eingeben, 3-Wege-Hahn öffnen, Start drücken
- Infusionsbesteck überprüfen, ggf. austauschen
- Gerät austauschen, wenn kein Fehler zu finden ist

Fehlerhafte Förderung der Infusionsflüssigkeit

Mögliche Ursachen
- Infusionsbesteck falsch angebracht
- Tropfkammer hängt nicht senkrecht
- Falsches Besteck bzw. Spritze zum Gerät
- Knickstellen im Schlauchsystem
- Falsche Einstellung der Fördermenge
- Defekt im Schlauchsystem, z. B. durch Kanülenpunktion
- Gerätedefekt

Abhilfe
Siehe oben

Ungeklärter Alarm

Mögliche Ursachen
- Luftblasen im Schlauchsystem
- Tropfkammer nicht ausreichend gefüllt
- Schlauch ist im Gerät eingeklemmt
- Förderrate einer Parallelinfusion ist zu hoch (Druckwirkung)
- ZVK-Schenkel ist überlastet: Flüssigkeit staut sich in einer Infusionsflasche auf

Abhilfe
- Luftblasen herausklopfen, ggf. neues Infusionssystem füllen und einspannen
- Infusionsbesteck überprüfen
- Infusionen auf mehrere Zugänge verteilen, dabei Kompatibilitäten beachten

> - Keine Parallelinfusion mit inkompatiblen Lösungen oder Medikamentenzusätzen
> - Bei Kombination von Schwerkraftinfusionen mit Infusionspumpen immer Infusionssysteme mit Rückschlagventil verwenden
> - Zur ZVD-Messung die apparative Zufuhr stoppen, da es sonst zum Aufstau und nach der Messung zu einer Bolusgabe kommen würde. Den Alarm nach der Messung wieder aktivieren.

Umgang mit Infusionszubehör, Infusionen und Zusätzen

Beschriftung
- Spritzen und Leitungen eindeutig beschriften (vorgefertigte Klebeetiketten)
- Die Beschriftung einer Infusionslösung sollte den Wirkstoff/Medikamentennamen, die Dosierung/Konzentration, das Lösungsmittel und die Menge des Lösungsmittels sowie das Datum mit Uhrzeit (ggf. auch Handzeichen) beinhalten.
- Klebeetiketts so anbringen, dass die Beschriftung immer gut lesbar ist
- Der gleiche Aufkleber am patientennahen Ende der Leitung sorgt für den vollständigen Überblick darüber, welches Präparat an welchem Katheterlumen angeschlossen ist.

Umgang mit Infusionszubehör
- Vor Anschluss des Systems an den ZVK ist der am Ende des Infusionssystems befindliche Konus immer mit einer sterilen Kappe bedeckt.
- ! Auf gar keinen Fall darf er frei schwebend am Durchflussregler festgeklemmt werden!
- Beim Entlüften des Systems darauf achten, dass keine Infusionsflüssigkeit in die Kappe gelangt → sonst Ausbildung einer feuchten Kammer, die das Wachstum von Keimen fördert
- Sollte eines der Anschlussstücke unsteril werden oder gar auf den Boden fallen, reicht eine Desinfektion nicht aus. Das gesamte System muss gewechselt werden.

- Inhalt einer Spritzenpumpenleitung beträgt je nach Hersteller und Länge ca. 1,5–3 ml
- Bei einer niedrigen Laufgeschwindigkeit von 5 ml/h ist eine Verzögerung des Wirkstoffeintritts zu berücksichtigen, v. a. bei kreislaufwirksamen Medikamenten.
- Spritzen luftfrei aufziehen
- Befindet sich nach Durchlauf einer Infusion kein Flüssigkeitsspiegel mehr im System, so muss das System gewechselt werden.

Umgang mit Zusätzen
- Der Zusatz von Medikamenten wird mittels eines Aufklebers kenntlich gemacht: Trägerlösung in Menge und Konzentration, den Wirkstoffgehalt in mg bzw. mval und evtl. die Konzentration (z. B. mg/ml) angeben
- Medikamentenzusatz birgt die Gefahr der mikrobiellen Verunreinigung
- Laufen mehrere Infusionen parallel oder werden Medikamente zugesetzt, ist die Möglichkeit der Inkompatibilität vorher abzuklären (▶ 9.5.3).

Überlappender Spritzenwechsel
Der überlappende Spritzenwechsel bezeichnet die gleichzeitige Gabe eines Medikaments über 2 Infusionsspritzenpumpen
- Der Wechsel kreislaufwirksamer Medikamente, z. B. Katecholamine (▶ 9.2.1), bedarf besonderer Aufmerksamkeit.
- Gerade in höheren Dosierungen ist die Abhängigkeit des Patienten von der kontinuierlichen Gabe zu berücksichtigen.

Gefahr beim Spritzenwechsel
- Wirkstoffverlust während des Wechsels bzw. beim Ausspannen der leeren Infusionsspritze
- Bolusinjektion beim Konnektieren an die Spritzenleitung und beim Einspannen der Infusionsspritze in die Infusionsspritzenpumpe

Durchführung
Während über die (laufende) Infusionsspritzenpumpe 1 die aktuelle Restmenge der Medikamentenlösung appliziert wird, läuft bereits über die Infusionsspritzenpumpe 2 eine neue Spritze mit Minimalgeschwindigkeit im Bypass. Unter Beobachtung der Kreislaufparameter wird die Medikamentenapplikation an der Infusionsspritzenpumpe 1 reduziert und an der Infusionsspritzenpumpe 2 entsprechend langsam erhöht.

Sicherer Betrieb und Pflege von Infusionspumpen

Sicherheitshinweise
! Unter dem Betrieb von Infusionspumpen über Netzspannung wurden Brände gemeldet. Somit gilt es, folgende Sicherheitshinweise zu beachten:
- Beim Netzbetrieb von Infusionspumpen auf Schutz vor übermäßiger Feuchtigkeit achten, besonders an den Gerätesteckvorrichtungen
- Flüssigkeitseintritt kann einen unkontrollierten Stromfluss ohne Auslösung der betreffenden Sicherungen verursachen:
  - In Gerätesteckvorrichtungen an der Rückseite der Pumpen
  - In Y-Kabeln, die der Weiterverteilung der Netzspannung bei flexiblem Stapelaufbau (Kaskadierung) von Infusionsgeräten dienen

- In Steckverbindungen und auch in netzspannungsführenden offenen Buchsen der Kabel
- Die Y-Kabel sollten komplett konnektiert und offene Buchsen vermieden oder geschlossen werden.
- Die Hinweise von Herstellern zum Umgang mit den Kabeln und weitere Sicherheitshinweise beachten.

Gerätepflege
- Apparate nur feucht mit Desinfektionslösung abwischen → Feuchtigkeit darf nicht ins Gerät gelangen
- Gerät zum Aufladen des Akkus ans Netz anschließen
- Sichtprüfung der Plakette → Wann ist die nächste Sicherheitskontrolle?
- Geräte staubfrei und trocken lagern
- Meldungen und aktuelle Informationen von Vorkommnissen sind an das BfArM (▶ 1.5.5, + ▶ 1.5.9) zu richten und dort abrufbar.

Literatur
Bundesinstitut für Arzneimittel und Medizinprodukte (BfArM), www.bfarm.de (letzter Zugriff 7.8.2011)

5.2 Punktionen, Drainagen und postoperative Stomapflege

Joel Riegert, Autorin der Vorauflagen: Antje Tannen

5.2.1 Pleurapunktion

Pleuradrainage ▶ 5.2.4

Indikationen
- Entlastung eines Pleuraergusses, Pleuraempyem, Pneumothorax (▶ 11.67)
- Probeentnahme zur Diagnostik (Bakteriologie, Zytologie)
- Instillation von Medikamenten in den Pleuraspalt, z. B. Zytostatika

Kontraindikationen
Blutungsneigung, z. B. Hämophilie, Marcumar®

Punktionsstelle
Interkostalraum (ICR) unterhalb der oberen Begrenzung des Ergusses

Material

Tab. 5.4 Material zur Durchführung einer Pleurapunktion	
Steriles Material	**Unsteriles Material**
• Abdecktuch, Lochtuch • Handschuhe und Schutzkittel • Tupfer und Kompressen • Spritzen: 2, 10, 20 und 50 ml • NaCl 0,9 % • Material zur Lokalanästhesie • Punktionskanüle	• Beistelltisch mit steriler Einmalunterlage • Einmalrasierer • Sprühdesinfektion • Mundschutz, OP-Haube • Fixiermaterial

Tab. 5.4 Material zur Durchführung einer Pleurapunktion (Forts.)	
Steriles Material	Unsteriles Material
• 3-Wege-Hahn mit 2 Verbindungsschläuchen • Ablaufbeutel/Auffanggefäß • 3 Laborröhrchen: klin. Chemie, Pathologie, Mikrobiologie • Ggf. Skalpell • Verbandsmaterial	

Vorbereitung
- Patienten aufklären (Arzt): Indikation, Ablauf
- Patienten aufklären (Pflege): Atemtechnik, nicht husten, nicht pressen, anschließende Bettruhe (3 h)
- Patient sollte Harnblase und Darm entleeren
- RR und Puls kontrollieren
- Ggf. Antitussiva oder Analgetika verabreichen
- Ggf. Punktionsstelle rasieren
- Arbeitsfläche vorbereiten
- Patienten lagern → Ziel: Interkostalräume dehnen
  - Sitzend: Oberkörper nach vorn beugen, Pflegekraft stützt Patienten
  - Liegend: Oberkörper hochlagern oder flache Seitenlage (betroffene Seite oben), Arm auf der zu punktierenden Seite über den Kopf legen

Durchführung (Arzt)
- Punktionsort markieren und desinfizieren
- Lokalanästhesie, erneute Hautdesinfektion, steril abdecken
- Erguss mit der Punktionskanüle punktieren (nur am oberen Rippenrand)
- Kanüle vor dem Herausrutschen sichern und Schlauchsystem an die Kanüle anschließen
- Erst Probeentnahme zur Diagnostik mit 20-ml-Spritze über 3-Wege-Hahn
- Dann übrige Pleuraflüssigkeit ansaugen und in Auffangbeutel spritzen mit 50-ml-Spritze über 3-Wege-Hahn
- Kanüle bei maximaler Exspiration herausziehen
- Steriler Pflasterkompressionsverband
- Rö-Thorax zum Ausschluss eines Pneumothorax
- Patienten bequem lagern, Vitalzeichenkontrolle
- Dokumentation (▶ Tab. 5.5)

- Bei Patienten mit reduziertem Allgemeinzustand (AZ) hält eine Pflegeperson den Patienten, eine zweite assistiert dem Arzt.
- Max. Punktionsmenge: 1.000 ml → **Achtung:** entlastungsbedingtes Lungenödem
- Der Patient hat nach der Punktion 3 h Bettruhe.

Nachsorge
- Atmung und Kreislauf kontrollieren
- Schmerzen erfragen
- Verband auf nachlaufende Pleuraflüssigkeit oder Blut kontrollieren

Komplikationen
- Pneumo- und Hämathothorax
- Hypovolämischer Schock (bei rascher Entleerung großer Pleuraergüsse)

Tab. 5.5 Pleurapunktat

	Transsudat (nichtentzündlicher Prozess)	Exsudat (entzündlicher Erguss)
Spez. Gewicht	1.010–1.015	≥ 1.015
Aussehen	Klar, hellgelb, serös	Serös-eitrig, fibrinös, hämorrhagisch, übel riechend
Eiweiß	Unter 2,5 %, Rivalta-Probe negativ	Über 3 %, Rivalta-Probe positiv
Sediment	Wenig Zellen, keine Bakterien	Viele Zellen und Leukozyten, Erythrozyten, Endothelzellen, Bakterien
Menge	Bis zu mehreren Litern	Wenige ml bis zu einem Liter
Ursachen	Stauungen, z. B. Herzinsuffizienz; Trauma, Leberzirrhose, nephrotisches Syndrom	Entzündungen, z. B. Pleuritis; Bronchialkarzinom

5.2.2 Lumbalpunktion

Indikationen
- Gewinnung von Liquor bei Verdacht auf entzündliche Prozesse des ZNS (Meningitis, Enzephalitis ▶ 11.50) oder Subarachnoidalblutung (▶ 11.78)
- Applikation von Medikamenten, z. B. bei Spinalanästhesie

Kontraindikationen
- Erhöhter Hirndruck → Gefahr der Einklemmung von Hirngewebe
- Gerinnungsstörungen: Quick ≤ 60 %, PTT ≥ 45 Sek., Thrombozyten ≤ 100.000
- Lokale Infektion im Punktionsgebiet
- Einnahme von ASS ≤ 3 Tage

Punktionsstelle
- Subarachnoidalraum zwischen dem 3./4. oder 4./5. Lendenwirbel
- Alternativ: Zisternalpunktion oder Subokzipitalpunktion: Mittellinie zwischen Hinterhauptsschuppe und hinterem Atlasbogen

Material

Tab. 5.6 Material zur Durchführung einer Lumbalpunktion

Steriles Material	Unsteriles Material
• Abdecktuch, Lochtuch • Handschuhe und Schutzkittel • Tupfer, Kompressen • Spritzen: 5 und 10 ml	• Beistelltisch mit steriler Einmalunterlage • Einmalrasierer • Sprühdesinfektion

Tab. 5.6 Material zur Durchführung einer Lumbalpunktion *(Forts.)*	
Steriles Material	**Unsteriles Material**
• NaCl 0,9 % • Material zur Lokalanästhesie • Atraumatische Spinalnadel: 19 o. 21 G • 3 Laborröhrchen • Verbandsmaterial	• Mundschutz, OP-Haube • Fixiermaterial

Vorbereitung
- Patienten aufklären (Arzt): Indikation und Ablauf
- Patienten aufklären (Pflege): Lagerung, Ablauf, anschließende Bettruhe
- BZ bestimmen
- Patienten lagern (▶ Abb. 5.3):
  - Sitzend am Bettrand; Beugung des Rückens (Katzenbuckel) zur Dehnung der Zwischenräume der Dornfortsätze
  - In Seitenlage Embryonalhaltung: Knie angezogen, Kopf zur Brust geneigt, Beugung des Rückens (wird durch eine Person in dieser Lage gehalten), LWS-Bereich durch zusammengelegtes Handtuch unterstützen
- Ggf. Rasur der Punktionsstelle

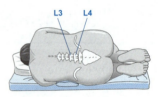

Abb. 5.3 Seitenlage des Patienten zur Lumbalpunktion [L157]

Durchführung
- Pflegekraft unterstützt die Krümmung der Wirbelsäule
- Lokalanästhesie nach Desinfektion
- Haut im LWS-Bereich erneut großflächig desinfizieren, steril abdecken
- Punktion des Subarachnoidalraums zwischen dem 3./4. oder 4./5. Lendenwirbel
- Abtropfenden Liquor in Röhrchen auffangen (ca. 1 ml je Röhrchen)
- Punktionsstelle mit sterilem Tupfer komprimieren
- Tritt kein Liquor mehr aus, sterilen Pflasterverband anlegen

Nachsorge
- Bettruhe nach Anordnung
- Ggf. Analgetika oder Antiemetika geben
- Punktionsstelle auf Austritt von Flüssigkeit (Blut, Liquor) kontrollieren
- Auf neurologische Veränderungen achten, z. B. Bewusstseinsstörungen

Komplikationen
- Infektionen
- Nervenschädigungen (selten)
- Postpunktionssyndrom

5.2.3 Aszitespunktion

Indikationen
- Diagnostik: Zytologie, Bakteriologie, chemisches Labor (Proteingehalt, Glukose, LDH)
- Entlastung, z. B. bei Leberzirrhose, Tumoren im Gastrointestinaltrakt

Kontraindikationen
Bei ultraschallgeführter Punktion keine, ansonsten:
- Große Ovarialzysten, Hydronephrose (Harnstauungsniere), Schwangerschaft
- Vorsicht bei Blutungsneigung und hepatischem Koma

Punktionsstelle
Linker Unterbauch, äußeres bis mittleres Drittel der Verbindungslinie zwischen Nabel – Spina iliaca anterior superior (vorderer, oberer Darmbeinstachel) oder in der Medianlinie zwischen Nabel und Symphyse

Material

Tab. 5.7 Material zur Durchführung einer Aszitespunktion

Steriles Material	Unsteriles Material
• Abdecktuch, Lochtuch • Handschuhe und Schutzkittel • Tupfer, Kompressen • Spritzen: 5 und 10 ml • NaCl 0,9 % • Material zur Lokalanästhesie • Stichskalpell, Kanüle (Nr. 1) • Laborröhrchen • Verbandsmaterial • **Zur Entlastungspunktion:** • Punktionskanüle • 2 Verbindungsschläuche mit 3-Wege-Hahn • Drainagebeutel/Auffanggefäß • 50-ml-Spritze • Verbandsmaterial	• Beistelltisch mit steriler Einmalunterlage • Einmalrasierer • Sprühdesinfektion • Mundschutz, OP-Haube • Fixiermaterial

Vorbereitung
- Patienten aufklären (Arzt): Indikation, Ablauf
- Patienten aufklären (Pflege): Lagerung, Ablauf
- Harnblase entleeren lassen
- Bauchumfang messen, Stelle für spätere Kontrollmessungen markieren
- Patienten auf den Rücken mit leichter Linksseitenlage lagern
- Ggf. Rasur an der Punktionsstelle

Durchführung
- Hautdesinfektion, Lokalanästhesie, erneute Hautdesinfektion und ggf. steriles Lochtuch auflegen
- Punktion

- Bei **Entlastungspunktion**: Ablaufsystem an die Punktionskanüle anschließen, ggf. Untersuchungsmaterial mit Spritze über 3-Wege-Hahn abziehen, Flüssigkeit ablaufen lassen → max. 2 l
- Sterilen Verband anlegen

Nachsorge
- RR, Puls und ZVD überwachen, Bauchumfang messen
- Verband und Punktionsstelle kontrollieren auf: Infektionszeichen, Nachblutung, Nachlaufen von Aszites → ggf. Kolostomiebeutel aufkleben
- Punktatvolumen bilanzieren

Komplikationen
- Perforation des Darms (bei kleiner Aszitesmenge), Peritonitis
- Gefäßperforation → Blutung
- Hypovolämischer Schock bei raschem Verlust großer Flüssigkeitsmengen (≥ 2 l)
- Elektrolytverschiebung, Ödembildung

5.2.4 Thoraxdrainage/Pleuradrainage

Indikationen
Luft oder Flüssigkeit im Pleuraspalt, z. B. bei Pneumothorax (▶ 11.67), Spannungspneumothorax, Hämatothorax, Pleuraerguss, Pleuraempyem

Prinzip
Punktion des Pleuraspalts und Einführen einer Drainage → Anschluss über ein geschlossenes Ableitungssystem an eine externe Saugvorrichtung (Unterdruck im System) → Regulierung der Sogstärke durch Höhe der Wassersäule (cmH$_2$O) im geschlossenen System

Drainagearten und Punktionsstelle
- **Bülau-Drainage:**
  - Absaugen von Blut und Sekret
  - Punktion in der vorderen Axillarlinie im 4. oder 5. ICR
  - Drainage mit großem Lumen
- **Monaldi-Drainage/Matthes-Katheter:**
  - Absaugen von Luft
  - Punktion in der Medioklavikularlinie des 2. oder 3. ICR
  - Drainage mit kleinem Lumen

Absaugsysteme

Drei-Flaschen-System (Wasserschlosssystem)
1. Flasche: Sekretsammelflasche
2. Flasche: Unterwasserschloss (verhindert Rückstrom von Luft in den Pleuraspalt)
3. Flasche: Sogregulierung in der Flasche durch Eintauchtiefe des Steigrohrs bzw. Höhe der Wassersäule

Mehrkammersysteme
Steriles, geschlossenes Einmalsaugsystem mit Sammelkammern, Wasserschlosskammer und Saugkontrollkammer (▶ Abb. 5.4).

5.2 Punktionen, Drainagen und postoperative Stomapflege

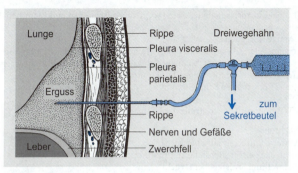

Abb. 5.4 Prinzip der Pleuradrainage. [L190]

Material

Tab. 5.8 Material zur Anlage einer Thoraxdrainage/Pleuradrainage	
Steriles Material	**Unsteriles Material**
• Abdecktuch, Lochtuch • Handschuhe und Schutzkittel • Tupfer, Kompressen • Spritzen: 5 und 10 ml • NaCl 0,9 % • Material zur Lokalanästhesie • Skalpell, Trokar • Drainage: Bülau oder Monaldi/Matthes • Drainagesystem • Nahtbesteck/-material • Verbandsmaterial	• Beistelltisch mit steriler Einmalunterlage • Bettschutz • Einmalrasierer • Sprühdesinfektion • Mundschutz, OP-Haube • 2 Schlauchklemmen (oder Klemmen mit Plastiküberzug) • Abwurfschale • Fixiermaterial

Vorbereitung
- Patienten aufklären (Arzt): Indikation, Ablauf
- Patienten aufklären (Pflege): Lagerung, nicht husten, nicht pressen
- Drainagegröße und -system erfragen
- Einwegsystem: Wasserschlosskammer und Saugkontrollkammer der Drainageeinheit mit sterilem Aqua dest. auffüllen; am Bett unterhalb Patientenniveau aufhängen, mit Saugpumpe verbinden, Dichtigkeit überprüfen
- Wasserschlosssystem: Wasservakuummeter mit Aqua dest. füllen, an das Saugsystem anschließen, Dichtigkeit überprüfen
- Patienten auf dem Rücken mit erhöhtem Oberkörper lagern, ggf. auf die Gegenseite drehen, Arm der Punktionsseite zur Dehnung der Interkostalräume über den Kopf legen, Bettschutz
- Bestimmung des Punktionsortes durch den Arzt, ggf. sonografisch; desinfizieren und mit sterilem Lochtuch abdecken
- Analgesie nach Anordnung

Durchführung
- Hautdesinfektion, Lokalanästhesie, erneute Hautdesinfektion, steril abdecken
- Inzision mit Skalpell, Punktion mit Trokar, dann Drainage vorschieben

- Drainage körpernah abklemmen, Sogsystem anschließen und Klemmen öffnen
- Drainage annähen
- Sog einstellen (Richtwert: 20 cmH$_2$O) und kontrollieren: leichtes Blubbern (1 Blase/Sek.) und atemabhängige Schwankungen des Flüssigkeitsspiegels in Wasserschlosskammer zeigen Funktionsfähigkeit an
- Wunde mit sterilen Schlitzkompressen und Pflasterverband abdecken, sicher fixieren
- Rö-Thorax zur Lagekontrolle der Drainage veranlassen

Beobachtung
- Atmung und Kreislauf überwachen
- Kontrolle der Einstichstelle auf: Blutung, Sekretfluss, **Hautemphysem (Schwellung, knistert bei Druck)**
- Menge und Aussehen der abgesaugten Flüssigkeit beobachten, dokumentieren und bilanzieren
- Wasserstand in Sogregulierkammer 1 × pro Schicht kontrollieren, bei Bedarf auffüllen → Verdunstung führt zum Absinken des Wasserspiegels
- ! Wasserschlosskammer kontrollieren: Sprudeln weist auf Leck im System, der Lunge oder an der Drainageneintrittsstelle hin → Anschlüsse an Katheter, Drainageleitung und Drainageeinheit überprüfen, ggf. fester verbinden; Arzt informieren, wenn Leck in der Lunge vorliegt

Nachsorge

Drainage und Drainagesystem
Verhaltensweise bei Drainagen ▶ 5.2.5
- Drainageschläuche sichern, dabei auf Bewegungsfreiheit des Patienten achten
- Überlange Schläuche vermeiden → eingestellter Sog ineffektiv durch Flüssigkeit in durchhängenden Schläuchen
- Verbindung zwischen Drainage und Ableitungsschlauch mit Pflasterstreifen sichern; Schläuche sollen nicht abknicken oder durchhängen
- Thoraxflasche nicht ungesichert auf den Boden stellen, das System kann umfallen und das Wasserschloss beschädigt werden. Ist die Drainageeinheit umgekippt → Wasserschloss korrigieren und auf Funktionstüchtigkeit überprüfen
- Durchgängigkeit der Ableitungsschläuche kontrollieren → ggf. Schläuche vom Körper weg ausstreichen, um Verstopfen durch Gerinnsel zu vermeiden

Patient
- Tgl. Verband wechseln: Punktionsstelle auf Entzündungszeichen kontrollieren
- Pneumonieprophylaxe (▶ 3.3.4)
- Lagerung: zur Atemunterstützung Oberkörper hochlagern, ggf. zeitweise auf die betroffene Seite lagern, um Sekretfluss zur Drainage zu fördern
- Bei Schmerzen ggf. Analgetika verabreichen

Transport eines Patienten mit Thoraxdrainage
- Zum Transport Heimlich-Ventil mit Drainagebeutel anbringen, Ableitungssystem immer unter Patientenniveau hängen (Rückfluss vermeiden)
- Für den Patiententransport die Drainage nicht abklemmen, wenn ein intaktes Wasserschloss vorhanden ist (Drainagebehälter vor dem Umfallen schützen)

5.2 Punktionen, Drainagen und postoperative Stomapflege

→ Wasserschloss verhindert Eindringen von Luft. Der Sog bleibt je nach Fördermenge Sekunden bis Stunden erhalten. Ist kein Sog mehr vorhanden → reine Schwerkraftdrainage.
- Bei Patienten, die mit Überdruck beatmet werden, Drainage grundsätzlich nicht abklemmen → bei abgeklemmter Drainage Gefahr eines Spannungspneumothorax, auch bei nicht intaktem Wasserschloss nicht abklemmen, positiver Beatmungsdruck schützt Patienten in dem Fall vor einem Pneumothorax

Achtung
- Patient darf während der Punktion nicht husten oder pressen, ggf. Antitussiva verabreichen
- Bei Diskonnektion des Systems Drainage nicht abklemmen → **Achtung:** weder beim spontan atmenden Patienten, noch beim Beatmungspatienten → Spannungspneumothorax
- Drainage nur dann kurz abklemmen, wenn das komplette System gewechselt werden muss
- **Achtung:** Schläuche nicht routinemäßig „melken", da hierdurch ein unkontrollierter Unterdruck entsteht

Komplikationen
- Verletzungen der Interkostalgefäße und -nerven, Lunge, Leber, Milz
- Infektionen
- Verschluss der Drainage, Fehllage, Luftleckage
- Reexpansionsödem
- Hypotonie

Entfernen der Drainage
- Arzt entscheidet, wann die Drainage gezogen werden kann
- Verband entfernen, Einstichstelle desinfizieren, Annaht entfernen
- Arzt lockert die zum Verschluss der Wunde angebrachte Annaht
- Die Drainage während der Exspiration des Patienten unter Sog herausziehen und einen luftdichten Verband anlegen
- Rö-Thorax, um erneute Bildung eines Pneumothorax frühzeitig zu erkennen

5.2.5 Operativ eingelegte Drainagen

Ziele
- Ableitung von Wundsekret und Blut aus Körperhöhlen und dem Operationsgebiet
- Prophylaxe gegen Hämatom- und Serombildung
- Verringerung der Infektionsgefahr

Drainageformen
- Drainagerohr aus Latex oder Silikon zur Ableitung des Sekrets in Auffangbeutel oder -flasche
- Easy-Flow-Drain: flache Rillendrains aus Kunststoff; Sekretableitung in Ausstreifbeutel

- Penrose-Drain: besteht aus dünnem Latexschlauch mit Gazestreifen im Lumen → Ableitung durch Kapillarwirkung (Dochtprinzip)
- Drainagen nach Thorakotomie: Thoraxdrainage (▶ 5.2.4)

Spezielle Drainagen
- Redon-Drainage:
  - Wundsekret aus Muskel- und Subkutangewebe wird mit Sog in eine Sekretauffangflasche (Unterdruckprinzip) abgeleitet
  - Ziel: Hämatombildung verhindern, Adaptation der Wundränder, Infektionen vermeiden
- Robinson-Drainage: geschlossenes System aus Drainageschlauch und Sekretablaufbeutel zur Schwerkraftdrainage
- T-Drain: Drainage des Ductus choledochus nach Gallengangsrevision zur Ableitung von Gallensaft

Beobachtung
- Schmerzäußerungen des Patienten wahrnehmen
- Sekret: Menge, Aussehen und Konsistenz beurteilen und dokumentieren
- Nach postoperativer Übernahme Markierung anbringen, um die Menge des nachlaufenden Sekrets besser beurteilen zu können
- Bilanzierung der Sekretmenge
- Sogdrainagen: Sekretflasche regelmäßig auswechseln, damit der Sog erhalten bleibt
- Täglich Drainage-Austrittsstelle kontrollieren (Rötung, Eiter), Ableitung auf Durchgängigkeit überprüfen
- Sogregulierung: bei Schichtwechsel und nach Manipulationen kontrollieren, ggf. neu einstellen

Verhaltensweise bei Drainagen
- Drainage sicher fixieren:
  - Ableitungsschlauch mit Stegpflaster fixieren, um die Drainage gegen Zug zu sichern
  - Sekretbeutel oder -flasche unter Patientenniveau am Bett anbringen. Abknicken, Durchhängen oder Zug am Ableitungssystem vermeiden
  - Bei Lagerungsmaßnahmen Rücklauf von Sekret verhindern
  - Bewegungsfreiheit des Patienten gewährleisten, z. B. bei Lagerungsmaßnahmen und zur Mobilisation
  - Tgl. Verbandswechsel: Drainage-Austrittsstelle reinigen, desinfizieren und sterilen Verband anlegen
- Hautpflege v. a. bei Verwendung von Adhäsivbeuteln (Stomahesivplatte), z. B. bei Latexrohr oder Easy-Flow-Drainage
- Bei dickflüssigem Sekret und Fibrinablagerung: Drainage und Ableitung regelmäßig ausstreichen, um Inkrustierungen und Verstopfungen zu vermeiden
- Sekretbeutel oder -flasche nur bei Bedarf wechseln (Infektionsgefahr)
- Wechsel der Redonflasche: Drainagerohr möglichst weit distal abklemmen, desinfizieren, mit neuem Beutel oder Flasche verbinden. Entsorgung der Sekrete unter Beachtung der Hygienemaßnahmen (▶ 1.4)
- Drainagen werden im Rahmen eines Verbandwechsels vom Arzt entfernt

Komplikationen
- Aufsteigende Infektionen durch Drainage-Austrittsstelle oder über Drainage
- Refluxgefahr
- Ungenügende Sekretableitung
- Verletzung innerer Organe, von Schleimhäuten und Blutgefäßen durch starre Drainagen

5.2.6 Postoperative Stomapflege

Erika Oberauer

Stomaarten
Es gibt folgende Stomaarten:
- Endständige/doppelläufige Kolostomie
- Endständige/doppelläufige Ileostomie
- Ileumconduit

Kolostomie
▶ Abb. 5.5
- **Tief sitzendes Rektumkarzinom** mit Entfernung des Schließmuskelapparats als Rektumexstirpation und Ausleitung des Sigmas endständig im linken Unterbauch
- OP nach Hartmann mit Blindverschluss des Rektums und Ausleitung des Sigmas bei z. B. **Darmperforation** und **Fisteln** mit der Möglichkeit des Wiederanschlusses

Das Stoma sollte prominent über Hautniveau angelegt werden. Der Stuhl ist postoperativ flüssig und hat später eine breiige bis feste Konsistenz.

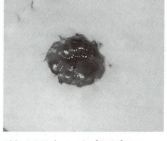
Abb. 5.5 Kolostomie. [O484]

Transversostomie
▶ Abb. 5.6
Zur Entlastung der Darmpassage bei **Ileus**, Palliativeingriffen und **Anastomosenschutz.**
Hierbei wird das Kolon doppelläufig ausgeleitet und mit einem Reiter über der Bauchdecke gehalten, um das Absinken der Hinterwand zu verhindern. Die Transversostomie kann im rechten oder linken Mittel- bis Oberbauch angelegt werden. Die Stuhlkonsistenz ist dünnflüssig bis breiig.

! Der „Kunststoffreiter" kann problemlos zwischen 7. und 10. postoperativem Tag entfernt werden (▶ Reiterversorgung)

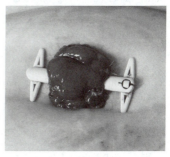
Abb. 5.6 Transversostomie. [O484]

Ileostomie endständig

▶ Abb. 5.7

Bei der Proktokolektomie muss der gesamte Dickdarm, häufig mit Schließmuskelapparat, entfernt werden. Ursachen sind meist **entzündliche Darmerkrankungen** wie Morbus Crohn, Anastomosenschutz und Colitis ulcerosa.

! Anastomosenschutz bei ileoanalen Pouch ist rückverlegbar.

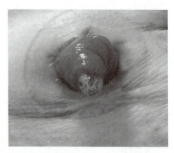

Abb. 5.7 Endständige Ileostomie. [O484]

Ileostomie doppelläufig

▶ Abb. 5.8

Als **Anastomosenschutz** bei tiefen Rektumresektionen angelegt. Sie wird heute der Transversostomie vorgezogen.

Das Ileostoma befindet sich im rechten Unterbauch und sollte prominent 1–1,5 cm über Hautniveau angelegt sein. Durch die fehlende Funktion des Dickdarms ist der Stuhl von dünnflüssiger Konsistenz. Vor Entlassung des Patienten erfolgt eine Ernährungsberatung.

! Die Verdauungsenzyme wirken aggressiv auf die Haut und es kann bei nicht korrekter Versorgung innerhalb von wenigen Stunden zu starken Hautmazerationen kommen.

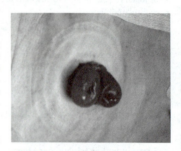

Abb. 5.8 Doppelläufige Ileostomie. [O484]

Urostomie (Ileumconduit)

▶ Abb. 5.9

Durch **Blasenkarzinome, Blasenfehlbildungen** oder **Wirbelsäulenerkrankungen** wie Spina bifida ist oft die Anlage einer Urostomie nötig.

Hierbei werden die Harnleiter nach Entfernung der Harnblase in ein ca. 15–20 cm ausgeschaltetes Dünndarmsegment implantiert. Zur besseren Überprüfung der Nierenfunktion werden für 12–16 Tage postoperativ zwei Harnleiterschienen, sog. Splints, die nach außen führen, gelegt.

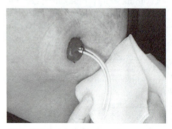

Abb. 5.9 Urostomie. [O484]

! Während dieser Zeit muss die Stomaversorgung hygienisch einwandfrei angelegt werden, da die Infektionsgefahr durch den direkten Zugang zur Niere sehr hoch ist.

Danach tropft der Urin über das prominente Stoma direkt in den Urostomiebeutel, der mit einer Rücklaufsperre versehen sein muss.

Verhaltensweise bei Stomata
- Sehr hohe Schmerzempfindlichkeit während der ersten postoperativen Tage
- ! Benutzung eines zweiteiligen Systems zum Untergreifen oder einteilig mit Fenster und Ablaufbeutel
- ! Transparent zur besseren Beobachtung
- Basisplatte der Stomaform und -größe anpassen
- Anfertigen einer Schablone zur Größenanpassung, um die parastomale Haut vor Ausscheidungen zu schützen
- Zum Schutz der Fäden und zur Verhinderung von Fadengranulomen postoperativ immer einen Hautschutzring um das Stoma anlegen oder am rückwärtigen Lochrand der Basisplatte Dichtungs- und Hautschutzpaste auftragen
- Wechsel des kompletten Systems im 2- bis 3-tägigen Rhythmus ermöglicht eine gute Beobachtung von Stomaschleimhaut und parastomaler Haut.
- ! Komplikationen wie Hautirritationen oder Abszessbildungen können rechtzeitig erkannt und behandelt werden!

Versorgungswechsel

Materialvorbereitung
- Bettschutz
- Entsorgungsbeutel als Abwurf
- Postoperatives unsteriles System (falls Schablone vorhanden, vorher Basisplatte zuschneiden)
- Schere, Schablone, Filzstift, Pflasterentferner bei Bedarf
- Unsterile Vlieskompressen: je 2 feuchte Kompressen mit Wasser und mit pH-neutraler Seife getränkt sowie mehrere trockene Kompressen
- Hautschutzring oder Hautschutzpaste zum Abdichten und Ausgleichen von Unebenheiten
- Einmalrasierer bei Bedarf
- Handschuhe zum Eigenschutz

Durchführung
- Patienten über die Maßnahme informieren
- Langsames und vorsichtiges Entfernen der Hautschutzplatte von **oben nach unten,** dabei „Stripping" der Bauchdecke vermeiden, um dem Patienten keine zusätzlichen Schmerzen zuzufügen; bei Bedarf Pflasterentferner einsetzen
- Pflasterentferner wieder mit pH-neutraler Seife und Wasser abwaschen
- Saubere Rückstände der Hautschutzpaste müssen nicht vollständig entfernt werden, diese verbinden sich mit der neu aufgebrachten Paste und lassen sich beim nächsten Wechsel meist mit ablösen.
- Anbringen der neuen Versorgung von **unten nach oben**/Bauchdecke glatt ziehen
- Stomabeutel postoperativ seitlich zum Patienten anbringen
- Stomabeutel verschließen oder mit Konnektor und Ablaufbeutel verbinden

Hautpflege
- Reinigung des Stomas und der parastomalen Haut mit Wasser, pH-neutraler Seife und weichen, saugfähigen Vlieskompressen

- Reinigung soll immer von außen nach innen erfolgen. Dabei ist der Übergang von Haut und Schleimhaut besonders zu beachten, da sich Stuhl- und Schleimreste in den Fäden festsetzen können.
- Starke Behaarung im parastomalen Bereich → zur Vermeidung von schmerzhaftem Ausreißen der Haarbälge (Follikulitisgefahr!) rechtzeitig bei feuchter Haut rasieren
! Die Rasur mittels Einmalrasierer erfolgt zur Vermeidung von Verletzungen vom Stoma weg.

- Keine Verwendung von Wundbenzin, Alkohol oder Desinfektionsmittel zur Reinigung → Zerstörung des Fett- und Säureschutzmantels der Haut
- Verzicht auf Pflegeschaum, Öl, fetthaltige Salben und Cremes → durch rückfettende Wirkung keine sichere Haftung der Hautschutzplatte möglich
- Verwendung von Zellstoff zur Reinigung ist kontraindiziert → „krümelt" und „fusselt" im feuchten Zustand und führt zu Hautirritationen durch die raue Oberfläche
- Ein Föhn ist absolutes Tabu in der Stomapflege → dient hier nur als „Bakterienschleuder"
- Moderne Hautschutzplatten schmiegen sich durch Körperwärme an, haften und sind dadurch besonders hautfreundlich.

Reiterversorgung bei doppelläufigen Stomata

Der Kunststoffreiter hält beim doppelläufigen Stoma die Darmschlinge über dem Hautniveau und verhindert so das Absinken der Hinterwand.

- Beim Versorgungswechsel Stuhlreste vorsichtig auch unter dem Reiter entfernen
- Hautschutzpaste immer am Lochrand der Basisplatte anbringen
! Hautschutzring bei ödematösen Stomata
- Den Reiter möglichst immer mit in die Versorgung einbringen
- Für unter Spannung stehende Reiter hat sich das Einbetten des Reiters mit Hautschutzpaste bewährt. Basisplatte dann über dem Reiter anbringen
! Dokumentation mit einem Pflasterstreifen direkt am Beutel!
- Der Reiter wird zwischen 7. und 10. postoperativem Tag entfernt und die Stomaversorgung an die Stomagröße angepasst.

Postoperative Beobachtung

Am Stoma
- Durchblutung (Nekrose)
- Rückläufiges Stomaödem
- Stomaretraktion (Zurückziehen des Stomas)

Parastomale Haut
- Wundheilung
- Verträglichkeit des Versorgungssystems (Allergie)
- Fadengranulome
- Abszessbildung

Ausscheidung
- Zeitpunkt der ersten Ausscheidung
- Menge, Farbe, Geruch
- Beimengungen beim Urostoma
- ! Auffälligkeiten beim Versorgungswechsel dokumentieren!

Hautirritation/Hautmazeration

Aussehen
- Hautrötung
- Nässende Hautstellen/Mazeration
- Ulzerabildung
- Juckreiz
- Schmerzen

Ursachen
- Zu seltener Versorgungswechsel
- Mechanischer Reiz (Stripping)
- Stoma hat sich verkleinert
- Stoma stark retrahiert
- Allergie auf das Versorgungssystem

Behandlung
- Ursachen beheben
- Optimale Anpassung der Versorgung, z. B. Umstellung auf konvexes System
- Ausschalten des Allergens → Hersteller wechseln, bis zum Abklingen hygroskopische Materialien verwenden

5.3 Sonden des Verdauungstrakts

Joel Riegert, Autorin der Vorauflagen: Antje Tannen

Ösophaguskompressionssonde, Ösophagusvarizenblutung ▶ 11.61

5.3.1 Magensonde, Ernährungssonde, Dünndarmsonde

Indikationen
- Ableitung von Sekreten, z. B. bei akuter Pankreatitis, Ileus, postoperativer Magen-Darm-Atonie
- Verabreichung von Medikamenten
- Gewinnung von Magensekret zu diagnostischen Zwecken
- Sondenernährung
- ! Als Kontraindikationen gelten vorhandene Ösophagusvarizen, -verätzungen, -perforation

Sondenarten

Magensonden
- Bei kurzer Liegedauer (< 3 Tagen) und zur Sekretableitung: Polyurethansonde, mit Röntgenkontraststreifen, Größe: 12–16 Ch, Sekretmenge bis 2 l Magensaft pro Tag

- Bei langer Liegedauer (> 3 Tage) und zur Sondenernährung: Polyurethan mit Führungsmandrin, weiches Material, hohe Flexibilität, Größe: 8–15 Ch., evtl. im Kühlschrank lagern, dann sind sie beim Legen nicht so weich
- Salem-Sump-Sonde: doppellumig; zweites Lumen innerhalb des Schlauches dient der Belüftung, verhindert Verletzungen bei der Refluxkontrolle durch Festsaugen an der Schleimhaut

Dünndarmsonden
- Duodenalsonde
  - Lage: im Duodenum
  - Sekretmenge: bis 3 l Gallensaft und andere Verdauungssäfte pro Tag; pH-Wert 7–8
  - Auch für längerfristige enterale Ernährung (▶ 6.2.1)
- Jejunalsonde
  - Lage: im Jejunum
  - Sekretmenge: bis 2 l Verdauungssekret pro Tag; pH-Wert 7–8
  - Auch für längerfristige enterale Ernährung geeignet (▶ 6.2.1)
- Miller-Abbot-Sonde
  - Lage: bis zum Ileum (Länge ca. 3 m)
  - Ziel: innere Schienung des Darms und Absaugung von Darmsekret beim mechanischen Ileus
  - Doppellumig, ein Lumen zum Füllen des Ballons, zweites Lumen zum Absaugen von Darmsekret über seitliche und distale Öffnung
  - Sonde wird intraoperativ eingeführt
  - Sekretmenge: bis 2 l Dünndarminhalt pro Tag
- Dennis-Sonde:
  - Lage und Ziel: wie Miller-Abbot-Sonde
  - Dreilumig, zusätzliches Lumen zur Spülung und Entlüftung des Darms

Ernährungssonden
Kostaufbau und Verabreichung von Nahrung ▶ 6.2.1
Verabreichung von Medikamenten ▶ 6.2.1
Komplikationen und Probleme bei der Verabreichung von Nahrung ▶ 6.2.1

Anforderungen
- Lange Liegedauer
- Material:
  - Gewebeverträglichkeit, dauerhafte Flexibilität
  - Keine Weichmacher, z. B. Silikon oder Polyurethan
  - Röntgenfähig (Spitze, Streifen)

Okklusionsprävention
- Innendurchmesser > 8 FR (1 FR = 1 Charriére = 0,33 mm)
- Gastrostomiesonden haben einen Durchmesser von 15 FR

Sondentypen und Anlagetechniken
- Ernährungssonden werden nasoenteral (transnasal) oder perkutan (durch die Haut) in den oberen Verdauungstrakt eingeführt
- Je nach Lage der Sondenspitze Unterscheidung zwischen gastral und jejunal
- Perkutane Sonden werden nach Anlagetechnik unterschieden

- Nasoenteral:
  - Gastrale Sondenlage am häufigsten
  - Jejunale Sondenlage zur Reduktion von gastralem Reflux, bei Pankreatitis
- Perkutan gastrale/jejunale Anlage:
  - Indikationen sind häufige Dislokation einer nasoenteralen Sonde oder Planung einer Langzeiternährung (> 30 Tage)
  - Kontraindikationen sind z. B. schwere Gerinnungsstörungen, Peritonitis, Aszites

Legen einer Magen-/Ernährungssonde

Material
- Sondenart je nach Indikation, evtl. Mandrin (Ernährungssonde)
- Gleitmittel (NaCl 0,9 %, anästhesierendes Gel)
- Schleimhautanästhetikum zur Rachenanästhesie
- Evtl. Absaugvorrichtung
- Unsterile Handschuhe
- Sondenspritze und Stethoskop
- Sekretbeutel oder Verschlusskappe (je nach Indikation und Sonde)
- Evtl. Spatel und Taschenlampe zur Lagekontrolle
- Evtl. Magill-Zange
- Indikatorpapier
- Evtl. Glas mit Wasser
- Patienten- und Bettschutz
- Hautfreundliches Pflaster
- Wasserfester Markierstift

Vorbereitung
- Patienten informieren: Indikation und Ablauf
- Patienten lagern: Oberkörper hochlagern, Kopf etwas nach vorne neigen, ggf. Zahnprothesen entfernen
- Sondenlänge abmessen: Nasenspitze – Ohr – Sternum plus 5 cm, markieren

Durchführung
- Händedesinfektion, Einmalschürze und Handschuhe anziehen
- Mundpflege (▶ 3.5.5)
- Nasen-Rachen-Raum reinigen, bei Bedarf Nase putzen lassen, ggf. absaugen
- Ggf. Schleimhaut zur Rachenanästhesie einsprühen
- Sonde mit NaCl 0,9 % oder Gleitmittel gleitfähig machen
- Während der Patient tief einatmet, Sonde in das größere Nasenloch waagerecht bis kurz oberhalb der Epiglottis einführen (unterer Nasengang)
- Wenn Nasengang zu eng, ggf. anderes Nasenloch wählen
- Sonde ca. 10 cm vorschieben, kooperative Patienten zum Schlucken auffordern (evtl. Wasser trinken lassen), Sonde dabei langsam bis zur Markierung vorschieben

Lagekontrolle
- Überprüfen, ob sich die Sonde im Rachenraum aufgerollt hat → falls ja: erneuter Versuch

- Luft mit Sondenspritze einspritzen (20–40 ml) und über dem Epigastrium mit Stethoskop abhören: deutlich blubberndes Geräusch bei korrekter Lage → Luft wieder abziehen
- Ggf. Mandrin herausziehen und Lage noch mal kontrollieren
- Beim Ansaugen mit Spritze wird Magensaft aspiriert, Test mit Indikatorpapier: pH ca. 1
- Ggf. Röntgen- oder sonografische Kontrolle

> - Husten und Atemgeräusche aus der Sonde sowie Zyanose weisen auf intratracheale Sondierung hin → Sonde bis oberhalb der Epiglottis zurückziehen, Patienten beruhigen, erneut vorschieben.
> - Beim intubierten und beatmeten Patienten zeigt sich eine Fehllage durch Verlust des Tidalvolumens.
> - Durch einen Vagusreflex können **Bradykardie** und/oder **Herzstillstand** ausgelöst werden, ggf. Gabe von Atropin (Parasympatholytika).

Nachsorge
- Sonde am Naseneingang (Markierung) mit Pflaster fixieren (▶ Abb. 5.10)
- Fixierung tgl. erneuern, auf Hautreizung, Druckstellen achten
- Sekretbeutel anschließen oder Verschlusskappe aufsetzen

Verhaltensweise bei enteralen Sonden
- Mundpflege, Parotitisprophylaxe
- Lage der Sonde vor jeder Sondenkostgabe kontrollieren (Sondenlage kann sich durch Würgen oder Husten verändern)
- Mageninhalt aspirieren: Aussehen, unverdaute Kost und Menge ≥ 100 ml können auf eine Darmatonie hinweisen
- Durchgängigkeit erhalten: nach Verabreichung von Sondenkost oder Medikamenten mit Tee oder Wasser spülen (nicht mit sauren Früchtetees)
- Sonde ggf. tgl. lockern und neu fixieren (▶ Abb. 5.10), um Nasendekubitus zu vermeiden

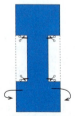

Pflaster einschneiden und beim Ankleben an die Sonde nach innen umschlagen

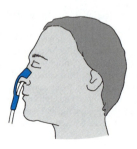

Abb. 5.10 Sondenfixierung [L157]

- Sonde mit Stegpflaster fixieren, um ein Anliegen der Sonde an den Nasenflügeln zu vermeiden, ggf. an den Nasenflügeln abpolstern, Nasenpflege (▶ 3.5.4) durchführen

5.3.2 PEG-Sonde

PEG-Sonde (perkutane endoskopische Gastrostomie) ist eine endoskopisch gelegte Sonde nach Punktion des Magens

Indikationen
- Schluckstörungen, z. B. bei ischämischem Schlaganfall
- Verätzungen, Verbrennungen und Tumoren im Kopf-, Halsbereich und Ösophagus
- Lang dauernde Sondenernährung unter Umgehung der Mund- und Ösophaguspassage

Verhaltensweise bei PEG
- Durchgängigkeit der Sonde regelmäßig überprüfen
- Tgl. Punktionsstelle kontrollieren und steril verbinden: Schlitzkompresse unter die Halteplatte legen, um Druckstellen zu vermeiden
- Gut fixieren, um Abknicken und Herausrutschen zu vermeiden
- Kostaufbau und Verabreichung von Nahrung (▶ 6.2.1)
- Verabreichung von Medikamenten (▶ 6.2.1)

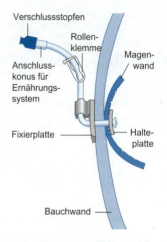

Abb. 5.11 Fixierung der PEG an Magenwand und Bauchdecke [A400–215]

Komplikationen
- Infektion der Punktionsstelle
- Hypergranulation
- Peritonitis

5.4 Urinkatheter

Joel Riegert, Antje Tannen

5.4.1 Transurethraler Blasenkatheter

Indikationen therapeutisch (Einmal- oder Dauerkatheter)
- Neurogene Blasenentleerungsstörungen (hoher Restharn)
- Bilanzierung der Urinausscheidung
- Blasenspülung
- Harnabflussbehinderungen

Indikationen diagnostisch (Einmalkatheter)
- Flüssigkeitsbilanzierung
- Harngewinnung
- Blasendruckmessung

Tab. 5.9 Material zur Anlage eines transurethralen Blasenkatheters

Steriles Material	Unsteriles Material
• Schlitz- und Abdecktuch • Sterile Handschuhe (ein Paar und einen Extrahandschuh) • 5–6 Tupfer • Spritze mit 10 ml Aqua dest. • Blasenkatheter (Größe je nach anatomischen Gegebenheiten) • Gleitmittel (Instillagel®) • Auffangschale • Ggf. anatomische Pinzette	• Wasserdichte Schutzunterlage • Schleimhautdesinfektionsmittel • Ableitungssystem • Einmalschürze

Vorbereitung
- Patienten informieren: Indikation, Vorgehen
- Intimsphäre des Patienten schützen, ggf. Sichtschutz anbringen
- Sterile Arbeitsfläche vorbereiten: Materialien auspacken, Tupfer in Schleimhautdesinfektionslösung tränken
- Intimpflege
- Patienten in Rückenlage bringen, evtl. Becken leicht erhöht lagern
- Beine aufstellen und leicht spreizen lassen
- Bettschutzunterlage und Schlitztuch auflegen

Durchführung
- Händedesinfektion, Schürze und sterile Handschuhe anziehen (an der führenden Hand zwei)
- **Bei der Frau:**
  - Mit Pinzette oder drittem Handschuh: mit je einem Tupfer Desinfektion der großen Schamlippen (Wischrichtung: von Symphyse Richtung Anus), Schamlippen mit einer Hand spreizen, dann kleine Schamlippen mit je einem Tupfer desinfizieren. Mit dem letzten Tupfer die Harnröhrenöffnung desinfizieren und unterhalb der Harnröhrenmündung ablegen
  - Handschuh der führenden Hand abstreifen
  - Ggf. Gleitmittel auf Katheterspitze
  - Katheter von steriler Arbeitsfläche nehmen und vorsichtig einführen, bis Urin fließt
- **Beim Mann:**
  - Vorhaut zurückschieben und Eichel vom Harnröhreneingang weg desinfizieren
  - Handschuh der führenden Hand abstreifen
  - Gleitmittel in die Harnröhre geben
  - Spreizung der Harnröhrenmündung
  - Penis strecken und bauchwärts hochhalten
  - Katheter vorsichtig ca. 10 cm einführen, dann Penis senken und Katheter weiterschieben, bis Urin fließt

- Über Extrazugang Ballon mit Aqua dest. blocken und Katheter wieder leicht zurückziehen
- Ableitungssystem anschließen und unterhalb des Blasenniveaus befestigen
- Möglichst nicht mehr als 500 ml Urin ablaufen lassen (wenn nötig, Katheter abklemmen und nach 10 Min. wieder öffnen)
- Genitalbereich abtrocknen
- Entsorgung, Händedesinfektion und Dokumentation

Verhaltensweise bei transurethralem Blasenkatheter
Zystitisprophylaxe ▶ 3.3.9

Komplikationen
▶ Tab. 5.10

Tab. 5.10 Mögliche Probleme bei transurethralem Blasendauerkatheter

Probleme bei liegendem Katheter

Problem	Mögliche Ursache	Maßnahme
Blutiger Ausfluss	• Verletzung der Harnröhrenschleimhaut • Falsche Größe des Katheters • Fehler beim Katheterisieren	• Erneut einen Katheter in richtiger Größe legen • Arztinformation
Ungenügender Urinfluss	• Knick im Abflussschlauch • Verstopfter Abflussschlauch, z. B. durch Blut • Anurie	• Katheterschlauch „melken", um die Rückstände zu entfernen • Spülkatheter nach Arztanordnung legen • Bei liegendem Spülkatheter nach Arztanordnung Blasenspülung durchführen • Retentionswerte im Serum testen
Paraphimose	• Vorhaut nicht wieder zurückgezogen	Zur Prophylaxe Vorhaut immer zurückschieben (bei Paraphimose oft nicht mehr möglich → Arzt informieren!)
Krustenbildung am Harnröhreneingang	• Infektion	• Regelmäßige Intimpflege

Probleme nach Entfernen des Katheters

Problem	Mögliche Ursache	Maßnahme
Dysurie	Entzündung der Urethraschleimhaut	• Selbstspülung durch ausreichende Flüssigkeitszufuhr, wenn keine Kontraindikationen vorliegen • Patienten erklären, dass die Beschwerden nach mehrmaligem Wasserlassen aufhören • Bei länger andauernden Beschwerden Arzt informieren
Harnverhalt	• Schmerzen • Evtl. psychisch bedingt	• Flüssigkeitszufuhr • Arztinformation bei andauernden Beschwerden

> Blasendauerkatheter aus Silikon je nach Herstellerangabe evtl. mit einer speziellen Glycerollösung blocken, um eine Diffusion von Aqua durch das Material und ein Herausrutschen des Katheters zu verhindern.

5.4.2 Suprapubischer Blasenkatheter

Blasenkatheter, der oberhalb der Symphyse durch die Bauchdecke führt. Bei längerer Liegedauer ist die Infektionsgefahr geringer als beim transurethralen Blasenkatheter.

Material

Tab. 5.11 Material zur Anlage eines suprapubischen Blasenkatheters

Steriles Material	Unsteriles Material
• Loch- und Abdecktuch • Sterile Handschuhe • Kompressen • Material zur Lokalanästhesie • Skalpell • Punktionsset: Trokar, Katheter, Fixierplatte • Material für Hautnaht • Verbandsmaterial	• Schutzunterlage • Hautdesinfektionsmittel • Ableitungssystem • Einmalschürze • Fixiermaterial • Sonografiegerät

Vorbereitung
- Patienten informieren: Indikation, Ablauf
- Blase füllen:
  - Patient trinkt 1 Stunde vor Punktion 500–1.000 ml Flüssigkeit oder gleiche Menge infundieren
  - Ggf. 300–500 ml sterile Kochsalzlösung über transurethralen Blasenkatheter instillieren (Katheter wieder entfernen)
- Ggf. Punktionsstelle rasieren
- Patienten auf den Rücken lagern

Durchführung
- Sonografische Kontrolle der Blasenfüllung vor Punktion
- Hautdesinfektion, Lokalanästhesie, erneute Hautdesinfektion
- Arzt punktiert die Blase und führt den Katheter ein, Fixierung durch Hautnaht
- Urinablassbeutel anschließen
- Einstichstelle mit sterilen Schlitzkompressen abdecken und mit Gazeverband fixieren

Komplikationen
- Verletzungen von Bauchorganen und Blutgefäßen
- Blutungen in die Blase
- Herausrutschen des Katheters bei nicht ausreichender Fixierung
- Infektionen
- Verstopfen des Katheters

Überwachung
- Verband auf Durchnässen mit Sekret und Blut kontrollieren
- Aussehen des Urins (Hämaturie durch Blutungen in der Blase)

Verhaltensweisen bei suprapubischem Blasenkatheter
- Tgl. Verbandswechsel und Inspektion der Einstichstelle auf Infektionszeichen
- Einstichstelle mit NaCl 0,9 % reinigen, mit Hautdesinfektionsmittel desinfizieren
- Bei verstopftem Katheter unter Wahrung der Sterilität mit NaCl 0,9 % spülen
- Dokumentieren: Zustand der Einstichstelle, Zeit und Art der Versorgung

Entfernen des Katheters
- Ärztliche Aufgabe
- Wunde nach Entfernung kurz komprimieren, anschl. steril verbinden
- Punktionskanal verschließt sich innerhalb weniger Tage

5.4.3 Nieren- und Ureterfisteln

Vorübergehend oder dauerhaft operativ oder perkutan angelegte Fisteln zur Harnableitung

Lage:
- Nierenfistel: durch das Nierenparenchym ins Nierenbecken, z. B. bei Hydronephrose, Abflussstörungen
- Ureterfistel: im Harnleiter, z. B. bei Abflussstörungen

Verhaltensweise bei Nieren- und Ureterfisteln
- Gut fixieren, keinem Zug aussetzen, Diskonnektion und Urinrückfluss vermeiden
- Jede Harnableitung mit Namen und Lage bezeichnen
- Überwachung für jede Ableitung je Seite und Katheter getrennt dokumentieren und bilanzieren.
- Nierenfisteln, Harnleiterschienen werden mit maximal 2 ml NaCl 0,9 % steriler Lösung vorsichtig angespült und aspiriert (Konnektion mittels spezieller Aufsätze oder peripherer Venenverweilkanüle ohne Stahlmandrin)

- Harnleiterschienen, sind gekennzeichnet in welcher Lage sie sich befinden: rechts – gerade abgeschnitten, links – schräg abgeschnitten
- ! Das Nierenbecken fasst nur 3–5 ml Flüssigkeit → kontinuierliche Ableitung gewährleisten und Rückstau unbedingt vermeiden!
- Katheterwechsel: alle 4–6 Wochen

Literatur
AWMF (Arbeitsgemeinschaft der med. Fachgesellschaften): „Leitlinien zur Hygiene in Klinik und Praxis", unter: www.awmf.org (letzter Zugriff: 9.8.2011).
RKI (Robert-Koch-Institut): „Richtlinien für Krankenhaushygiene und Infektionsprävention", unter: www.rki.de, (letzter Zugriff: 9.8.2011).
Heuwinkel-Otter A, Nümann-Dulke A, Matscheko N. Menschen pflege, Der Praxisbegleiter für Pflegeprofi. Berlin: Springer, 2009.
Marino P. Das ICU-Buch, Praktische Intensivmedizin. 4. A., München: Elsevier, 2008.
Schewior-Popp S, Sitzmann F, Ullrich L: Thiemes Pflege. 11. A. Stuttgart: Thieme, 2009.
Ullrich L, Stolecki D, Grünewald M. Intensivpflege und Anästhesie. 2. A., Stuttgart: Thieme, 2010.

6 Aufrechterhalten des Stoffwechsels

6.1	**Energieumsatz und Energiezufuhr** 332	**6.3**	**Wasser- und Elektrolythaushalt** 353
6.1.1	Bestandteile der Nahrung und täglicher Bedarf 332	6.3.1	Wasser- und Elektrolytentgleisungen 354
6.1.2	Ernährungszustand 333	**6.4**	**Säure-Basen-Haushalt** 358
6.1.3	Energiebedarf eines Intensivpatienten 336		
6.2	**Ernährung** 337		
6.2.1	Enterale Ernährung (Sondenernährung) 338		
6.2.2	Parenterale Ernährung (PE) 345		

6 Aufrechterhalten des Stoffwechsels

Der **Stoffwechsel** (Metabolismus) steht für die Aufnahme, den Transport und die chemische Umwandlung von Stoffen in einem Organismus sowie für die Abgabe von Stoffwechselendprodukten an die Umgebung.

Der **Anabolismus** ist der Aufbau von körpereigenen Bestandteilen unter Verbrauch von Energie. Eine anabole Stoffwechsellage liegt z. B. beim Wachstum oder beim Muskelaufbautraining vor.

Das Gegenteil ist der **Katabolismus,** bei dem ein Abbau von körpereigenen Stoffen zum Zweck der Energiegewinnung stattfindet, z. B. bei schlaffer Muskellähmung, Nekrosen und Myokardinfarkt (▶ 11.57).

6.1 Energieumsatz und Energiezufuhr

Eva Knipfer

Der aktuelle Energieumsatz eines Gesunden oder eines Patienten ist die Bezugsgröße für die Ernährungstherapie. Ziel ist, die Ab- oder Zunahme der körpereigenen Ressourcen zu vermeiden. Der Gesamtenergieumsatz in 24 Stunden setzt sich aus folgenden Komponenten zusammen:
- Grund- oder Ruheenergieumsatz
- Energie durch physikalische Aktivität
- Notwendige Energie zur Metabolisierung der zugeführten Energieträger
- Grober Richtwert für den Ruheenergieumsatz 20–25 kcal/kg KG/Tag
- Mit dem Alter nimmt der Energiebedarf ab.
- Die Energiezufuhr bei kritisch Kranken im Akutstadium der Erkrankung soll max. im Bereich des aktuellen Energieumsatzes liegen.

Nahrungsmittel enthalten Makronährstoffe (Kohlenhydrate, Eiweiß, Fette) und Mikronährstoffe (Vitamine, Spurenelemente). Die Energie wird dem Organismus aus den Makronährstoffen durch Digestion zur Verfügung gestellt. Die erzeugte Energiemenge ist für die einzelnen Bestandteile unterschiedlich:
- 1 g Kohlenhydrate = 4,1 kcal Energie
- 1 g Fett = 9,3 kcal Energie
- 1 g Eiweiß = 4,1 kcal Energie

Literatur
Kreymann G, Adolph M, Müller MJ. Energieumsatz und Energiezufuhr. Aktuel Ernaehr Med, 2007; 32, Supplement 1: 8–12.

6.1.1 Bestandteile der Nahrung und täglicher Bedarf

Kohlenhydrate (KH)
- Hauptfunktion der KH ist die Bereitstellung von Energie
- KH sind aus Kohlenstoff (C) und Wasser (H_2O) aufgebaut
- Die normale Stoffwechselleistung beim Erwachsenen beträgt 2–3 g/kg KG/Tag.
- Eine darüber hinausgehende Glukosezufuhr führt zum Fettum- und -aufbau.
- Glukose kann hauptsächlich in der Leber synthetisiert werden und ist somit kein essenzieller Nährstoff.
- Bei normalen Stoffwechselbedingungen wird der KH-Stoffwechsel durch Insulin-Glukagon geregelt.
- Beim Postaggressionsstoffwechsel (▶ 6.1.3) regulieren auch Hormone (Adrenalin, Kortison) und Zytokine .

6.1 Energieumsatz und Energiezufuhr

Täglicher Bedarf an KH
- Mindestmenge an exogener Zufuhr von Glukose bei einem Erwachsenen mit ausgeglichenem Stoffwechselzustand und normaler Organfunktion: 2–3 g/kg KG/Tag
- Für die Obergrenze gelten: 4 g/kg KG/Tag

Aminosäuren (AS)
- Klassifikation in essenzielle (unentbehrliche), nicht essenzielle (entbehrliche) und bedingt essenzielle AS
- Zu den **essenziellen AS** zählen Isoleuzin, Leuzin, Lysin, Methionin, Phenylalanin, Threonin, Tryptophan und Vanilin.

Täglicher Bedarf an AS
Basisbedarf eines Erwachsenen mit ausgeglichenem Stoffwechselzustand und normaler Organfunktion: 0,8 g/kg KG/Tag

Bei kataboler Stoffwechsellage, z. B. bei akutem Nierenversagen (▶ 11.58), akuter Pankreatitis (▶ 11.63) und Verbrennungen, wird eine höhere Zufuhr von AS empfohlen.

Fette
- Essenzielle Fettsäuren (FS)
- Gesättigt, einfach oder mehrfach ungesättigt
- Gesättigte FS dienen hauptsächlich als Energieträger.
- Ungesättigte FS haben wichtige Funktionen bei biologischen Membranen, im Nervensystem, haben entzündungshemmende Effekte und dienen auch als essenzielle Nährstoffe.
- Verfügbare Lipidemulsionen sind: auf Sojaölbasis, Mischemulsionen aus Sojaöl und mittelkettige Triglyzeride (MCT), Olivenöl/Sojaöl oder Fischöl

6.1.2 Ernährungszustand

Erfassung des Ernährungszustands
Ernährungsdefizite sollen rechtzeitig erkannt werden, um frühzeitig eine entsprechende individuelle Ernährungstherapie einzuleiten. Um den Ernährungszustand adäquat zu bestimmen, ist die Anwendung von mehreren unterschiedlichen Verfahren gleichzeitig und im Verlauf häufiger angezeigt. Maßgebend sind immer die Verlaufskontrolle und die Veränderungen der Parameter.

Parameter zur Erfassung des Ernährungszustands
- Körpergewicht und Körpergröße:
  - Anamnese beim Intensivpatienten oft schwierig
  - Verlaufskontrollen meist nur durch integrierte Bettwaagen möglich
  - Ödeme und Aszites verzerren die Messwerte
- BMI (Body-Maß-Index): Verhältnis von Körpergewicht in Kilogramm zur Körpergröße in Metern zum Quadrat
- Hautfaltendicke:

- Durch Messung des subkutanen Fettgewebes wird auf das Gesamtkörperfett geschlossen.
- Hautfaltendicke ist abhängig von: Alter, Geschlecht, Flüssigkeitszustand, vom Ort der Messung
- Hohe Variabilität
- Bioelektrische Impedanz Analyse (BIA):
  - Elektrische Widerstandmessung
  - Aufgrund unterschiedlicher Leitfähigkeit lassen sich u. a. Körperwasser, Fett- und Muskelmasse bestimmen.
- Ernährungsscores:
  - SGA (Subjective Global Assessment)
  - Erhebung anamnestischer Daten zur Gewichtsveränderung, Nahrungszufuhr, zu gastrointestinalen Symptomen, zur Leistungsfähigkeit, zum Nährstoffbedarf und aus körperlicher Untersuchung
  - Errechnung eines Summenscores aus diesen objektiven und subjektiven Daten
  - Beschreibung des Ernährungszustands als gut ernährt, mäßige oder schwere Mangelernährung
  - Bei der Anwendung von Ernährungsscores muss die klinische Anwendbarkeit und Eignung geprüft werden.

Tab. 6.1 Klinisch relevante Mangelzustände

		Definition	Parameter Grenzwert (Erwachsener)
Unterernährung		Verringerter Energiespeicher	BMI < 18,5
Mangelernährung	Krankheitsbezogener Gewichtsverlust	Gewichtsverlust und Zeichen der Krankheit	Gewichtsverlust • > 10 %/6 Mon. • < 90 % des üblichen KG
	Eiweißmangel	Verringerung des Körpereiweißbestands	• Albumin (▶ Kap. 13) • Transferrin (▶ Kap. 13) • Messung der Muskelmasse • Kreatinin im Urin (▶ Kap. 13)
	Spezifischer Nährstoffmangel	Defizit an Vitaminen, Spurenelementen, Wasser, essenziellen Fettsäuren	Vitaminspiegel im Blut (▶ Kap. 13) Knochendichte (▶ Kap. 13)

Fehlernährung

Klinisch relevante Mangelzustände außer Überernährung (▶ Tab. 6.1)
- Bei Patienten mit Störungen des Wasserhaushalts (▶ 6.3.1) (Ödeme, Verschiebung im Extra- und Intrazellularraum) kann bei normalem BMI bereits eine Unterernährung vorliegen.
- Da die Hautfalten außer vom Fettgewebe und vom körperlichen Trainingsstand auch vom Hydrationsstatus bestimmt werden, gelten die gleichen Anwendungseinschränkungen wie beim BMI.
- Die Ermittlung des tatsächlichen Gewichtsverlusts ist in der klinischen Praxis durch Veränderung des Elektrolyt- und Wasserhaushalts, z. B. bei Organinsuffizienz, oft schwierig.

6.1 Energieumsatz und Energiezufuhr

- Auf einen spezifischen Nährstoffmangel weisen oft klinische Symptome hin (▶ Tab. 6.2).

Tab. 6.2 Klinische Symptome, die auf ein mögliches Ernährungsdefizit hinweisen

Klinischer Befund	Mögliche Ernährungsdefizite
Hautveränderungen	
Punktförmige Hautblutungen	Vitamin A, C
Purpura (Unterhautblutungen)	Vitamin C, K
Pigmentation	Niacin
Geringer Turgor	Wasser
Ödeme	Protein, Vitamin B_1
Blässe	Folsäure, Eisen, Biotin, Vitamin B_{12}, B_6
Dekubiti	Protein, Energie
Seborrhoische Dermatitis	Vitamin B_6, Biotin, Zink, essenzielle Fettsäuren
Schlechte Wundheilung	Vitamin C, Protein, Zink
Mund und Lippen	
Glossitis	Vitamin B_2, B_6, B_{12}, Niacin, Eisen, Folsäure
Gingivitis	Vitamin C
Anguläre Fissuren, Stomatitis	Vitamin B_2, Eisen, Protein
Cheilose	Niacin, Vitamin B_2, B_6, Protein
Blasse Zunge	Eisen, Vitamin B_{12}
Atrophische Papillen	Vitamin B_2, Niacin, Eisen
Augen	
Blasse Konjunktiven	Vitamin B_{12}, Folat, Eisen
Nachtblindheit, Keratomalazie	Vitamin A
Photophobie	Zink
Neurologisch	
Desorientiertheit, Verwirrung	Vitamin B_1, B_2, B_{12}, Wasser
Depression, Lethargie	Biotin, Folsäure, Vitamin C
Schwäche, Lähmung der Beine	Vitamin B_1, B_6, B_{12}, Pantothensäure
Periphere Neuropathie	Vitamin B_2, B_6, B_{12}
Ataktischer Gang	Vitamin B_{12}

Tab. 6.2 Klinische Symptome, die auf ein mögliches Ernährungsdefizit hinweisen *(Forts.)*

Klinischer Befund	Mögliche Ernährungsdefizite
Neurologisch	
Hyporeflexie	Vitamin B_1
Zuckungen, Krämpfe	Vitamin B_6, Kalzium, Magnesium
Sonstige	
Diarrhö	Niacin, Folat, Vitamin B_{12}
Anorexie	Vitamin B_{12}, B_1, C
Übelkeit	Biotin, Pantothensäure
Müdigkeit, Apathie	Energie, Biotin, Magnesium, Eisen

Quelle: Pirlich M, Schwenk A, Müller MJ. Ernährungsstatus GDEM-Leitline Enterale Ernährung. Aktuel Ernaehr Med, 2003; 28, Supplement 1: 10–23.

Ursachen
- Unzureichende Nahrungszufuhr:
    - Anamnese zu Appetit und Essgewohnheiten
    - Art der Lebensmittel, Zubereitung, Häufigkeit und Portionsgröße der Mahlzeit
- Erhöhte Nährstoffverluste:
    - Diarrhö, Erbrechen
    - Untersuchungen: Blut, Stuhl, z. B. Anämie, Stuhlfett
- Erhöhter Energiebedarf
! Eine ausführliche interdisziplinäre Anamnese gibt wertvolle Hinweise über den Ernährungsstatus des Patienten und ist die Voraussetzung für eine gezielte und individuelle Ernährungsplanung.

Literatur
Pirlich M, Schwenk A, Müller MJ. Ernährungsstatus GDEM-Leitlinie Enterale Ernährung. Aktuel Ernaehr Med, 2003; 28, Supplement 1: 10–23.

6.1.3 Energiebedarf eines Intensivpatienten

Der Energiebedarf eines Intensivpatienten ist primär abhängig von der Grunderkrankung, dem Schweregrad der Erkrankung, der Beeinträchtigung des Gastrointestinaltrakts und den damit verbundenen metabolischen Veränderungen und Prozessen.

Prinzip
! Es soll keine Hyperalimentation (Zufuhr von Energiemenge über dem aktuellen Energiebedarf) durchgeführt werden.
! Die Ernährung ist dem Verlauf der Erkrankung anzupassen.

Energie
- Akutphase 15–20 kcal/kg KG/Tag
- In der klinischen Stabilisierung 25–35 kcal/kg KG/Tag

Nährstoffe
- Fettsäuren: Tagesdosis 0,7–1,3 g Triglyzeride/kg KG
- Kohlenhydrate: Tagesdosis 2–3 g/kg KG, als Obergrenze gelten 4 g/kg KG
  - Bei Hyperglykämie trotz Insulinzufuhr Reduktion von KH
- Aminosäuren: Tagesdosis 0,8 g/kg KG, bei besonderen metabolischen Erfordernissen 1,2–1,5 g und in Ausnahmefällen bis 2,5 g/kg KG

Postaggressionsstoffwechsel
Der Postaggressionsstoffwechsel ist eine Reaktion des Organismus auf „Stressoren". Er läuft in Phasen ab und ist durch eine hypermetabolische Stoffwechselsituation (Steigerung des Energieumsatzes) gekennzeichnet. Katabole Hormone, z. B. Kortisol, Glukagon, Adrenalin, werden freigesetzt und führen zu Substanz- und Eiweißverlusten.

Phasen des Postaggressionsstoffwechsels

Akutphase
- Dauer Minuten bis Stunden
- Beginn der katabolen Stoffwechselvorgänge
- Unter anderem Unterdrückung der Insulinfreisetzung (Insulinmangel, Hyperglykämie)
- Flüssigkeit wird rückresorbiert

Vorgehen in der Akutphase:
- Stabilisierung der Vitalfunktionen
- Ausgleich von Wasser-, Elektrolyt- und Säure-Basen-Status

! Keine Indikation für Ernährungstherapie

Sekundärphase
- Dauer einige Tage (meist 4.–7. Tag)
- Überwiegend katabole Stoffwechsellage
- Unter anderem relativer Insulinmangel (Glukoseverwertungsstörung, Hyperglykämie)

Vorgehen in der Sekundärphase: stufenweise Aufbau einer Ernährungstherapie (▶ 6.2)

Reparationsphase
- Überwiegend anabole Stoffwechsellage
- Insulin adäquat (Normoglykämie)
- Auffüllen der Energiedepots
- Dauer Wochen bis Monate

Vorgehen in der Reparationsphase: individuelle Ernährungstherapie (▶ 6.2)

6.2 Ernährung

Eva Knipfer

Literatur
European Society for Clinical Nutrition and Metabolism, www.espen.org (letzter Zugriff: 18.6.2011).
Deutsche Gesellschaft für Ernährungsmedizin, www.dgem.de (letzter Zugriff: 18.6.2011).

6 Aufrechterhalten des Stoffwechsels

Funktion von Ernährung
- Zufuhr von Nährstoffen und Flüssigkeit
- Energiezufuhr durch Proteine, Kohlenhydrate und Fette
- Lebensnotwendige Makro- und Mikronährstoffe (Aminosäuren, Fettsäuren, Vitamine, Mengen- und Spurenelemente)

Ziele der Ernährung beim Intensivpatienten
- Vermeidung oder Behebung von Mangelernährung sowie damit verbundenen Komplikationen und Störungen bezüglich:
  - Immunologie
  - Wundheilung
  - Inflammation
  - Reduktion des hyperkatabolen Zustands

Ernährungsformen
- Enterale Ernährung (Sondenernährung)
- Parenterale Ernährung (PE)
- Eine kombinierte enterale/parenterale Ernährung ist durchzuführen:
  - Wenn eine künstliche Ernährung indiziert ist und der Kalorienbedarf durch die eingeschränkte enterale Ernährung nicht gedeckt werden kann
  - Wenn die Kalorienzufuhr < 60 % des errechneten Bedarfs beträgt und ein zentralvenöser Zugang bereits vorhanden ist → müsste dieser für die PE erst gelegt werden, wird dies erst bei einer erwarteten PE von > 7–10 Tagen empfohlen

Energiezufuhr
- 20–25 kcal × kg KG × Tag
  - Akut- und Frühphase
- 25–30 kcal × kg KG × Tag
  - In der anabolen Erholungsphase
  - Schwer mangelernährte Patienten

6.2.1 Enterale Ernährung (Sondenernährung)

Die „künstliche" Ernährung verwendet industriell gefertigte Nahrung in für bestimmte therapeutische Ziele definierter Zusammensetzung und Zubereitungsform und nutzt besondere Zugangswege (DGEM-Leitlinie Enterale Ernährung).

Grundsätze
- Patienten so früh wie möglich enteral ernähren (Sondenernährung)
- Zusätzliche parenterale Ernährung sollte vermieden werden. Ist die enterale Ernährung jedoch nicht ausreichend, kann eine supplementierende parenterale Ernährung in Betracht gezogen werden.
- Bei Intoleranz der enteralen Ernährung parenterale Ernährung, aber nur in der Menge des Nährstoffbedarfs

> **Minimale enterale Ernährung**
> = Darmzottenernährung
> - Erhalt von Struktur und Funktion der intestinalen Mukosa
> - Risikominimierung von bakterieller Translokation

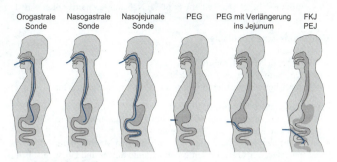

Abb. 6.1 Verschiedene Sondenlagen bei unterschiedlichen Verfahren enteraler Ernährung. [A400–215]

Vorteile der enteralen Ernährung
- Physiologisch
- Positive Beeinflussung auf intestinale Funktion und Morphologie
- Verbesserung des Outcomes
- Verminderte Translokation (mukosale Barrierefunktion wird erhalten)
- Preiswert und sicher

Ernährungssonden/Applikationswege
▶ 5.3.1
- Nasogastrale Sonde
- Perkutane endoskopische Gastrostomie (PEG ▶ 5.3.2)
- Jejunostomie (PEJ)
- Jejunale und gastrale Ernährung sind in ihrer Wirksamkeit gleich
- Bei schweren gastrointestinalen Eingriffen Anlage einer Feinnadelkatheterjejunostomie (FKJ) oder nasojejunalen Sonde
- Bei längerfristiger (< 4 Wochen) Sondenernährung PEG-Anlage

Indikationen und Kontraindikationen zur Sondenernährung

Indikationen

Intensivmedizin
- Patienten, die sich nicht innerhalb von 3 Tagen wieder mit normaler Kost ernähren können
- Für hämodynamisch stabile kritisch kranke Patienten mit funktionsfähigem Gastrointestinaltrakt wird die Sondenernährung frühzeitig (< 24 h) empfohlen.
- Die Nahrungsmenge ist an die Erkrankung und die Darmtoleranz anzupassen.

Postoperativ
- Frühzeitiger normaler Kostaufbau
- Sondenernährung postoperativ:
  - Schwere Tumor-OP im Hals-, Kopf- und Gastrointestinalbereich, Polytrauma
  - Manifeste Mangelernährung zum OP-Zeitpunkt

– Voraussichtlich mangelhafte (< 60 %) Nahrungsaufnahme über > 10 Tage postoperativ

Nichtchirurgische Onkologie
- Allgemein
- Vorliegende Mangelernährung
- Patient kann länger als 7 Tage nichts essen
- Unzureichende Nahrungszufuhr (< 60 % des Energiebedarfs für >10 Tage)

Fortgeschrittene Palliativsituation
- Enterale Ernährung um Gewichtsverlust zu minimieren, solange Patient zustimmt und Sterbephase nicht eingesetzt hat
- Kurz vor dem Lebensende benötigen die meisten Menschen nur minimale Mengen an Nahrung und wenig Wasser, um Hunger und Durst zu stillen.
- Geringe Mengen an Flüssigkeit können Verwirrungszustände vermeiden, die durch Dehydratation induziert sind.

> Das Fortbestehen der Indikation zur Sondenernährung ist regelmäßig zu überprüfen.

Kontraindikationen
- Intestinale Obstruktion, Ileus
- Schwerer Schock, intestinale Ischämie

Sondennahrung

Auswahlkriterien

Energie
- Energiegehalt bzw. Energiedichte
- Protein- bzw. Stickstoffgehalt
- Art und Zusammensetzung der Makronährstoffe (Energieträger)

Der Energiegehalt der Standardnahrung liegt bei 1 kcal/ml (4,18 kJ/ml).
Bei modifizierten Nahrungen, z. B. für Patienten mit Flüssigkeitseinschränkung, liegt der Energiegehalt bei 1,5–2 kcal/ml (6,27–8,36 kJ/ml).

Bestandteile
- Eiweiß: Energieanteil durch Eiweiß sollte 10 % der Gesamtenergie nicht unterschreiten
- Kohlenhydrate: Standardnahrungen sind laktosefrei
- Fette:
  – Hoch konzentrierte Energiequelle
  – Essenzielle Fettsäuren
  – Adsorption von fettlöslichen Vitaminen
  – Nachteile sind: mögliche gastrointestinale Nebenwirkungen (Übelkeit, Diarrhö) bei unkontrolliert hoher Applikationsrate
- Ballaststoffe:
  – Standardnahrungen haben einen Anteil von Ballaststoffen (Nahrungsfaser) von > 15 g/1000 kcal.
  – Empfohlen werden > 10 g/1000 kcal
  – Einige Nahrungen sind weitgehend ballaststofffrei.

6.2 Ernährung

Osmolarität
- Standardnahrungen sind isoton (max. 350 mosmol/l).
- Adaptierte Produkte können auch hyperton sein.

Mikronährstoffe
Vitamine, Spurenelemente und Elektrolyte werden entsprechend der Referenzwerte für Gesunde oder nach Bedarf zugesetzt.

Art der Sondennahrung
- Hochmolekulare Sondennahrung:
  - Energieträger sind: hochmolekulare Kohlenhydrate und Triglyzerine, intakte Proteine (▶ Tab. 6.3)
  - Eine adäquate Verwertung erfordert das Vorliegen physiologischer Verdauungsleistung.
- Niedermolekulare Sondennahrung:
  - Kohlenhydrate und Proteine liegen in schnell verwertbaren Bausteinen (Aminosäuren, Glukose) und als vorverdaute Substrate vor (▶ Tab. 6.3).
  - Als Vorteil zeigt sich eine effektive Verwertung auch bei eingeschränkter Verdauungsleitung.

Tab. 6.3 Unterscheidung zwischen hochmolekularer und niedermolekularer Sondennahrung

	Hochmolekular	Niedermolekular
Kohlenhydrate	Poly- und Oligosaccharide	Mono-, Di- und Oligosaccharide, z. B. Glukose
Proteine/Aminosäuren	Hochmolekulare (intakte) Proteine	Aminosäuren, Peptide
Fette	Triglyzerine, z.B LCT, MCT	Triglyzeride (meist MCT)

- Immunmodulierende Nahrungen:
  - Sind angereichert mit Arginin, Nukleotiden und n3-Fettsäuren
  - Für Patienten nach OP am oberen Gastrointestinaltrakt (▶ 8.3.5), bei milder Sepsis (▶ 11.75), Trauma und ARDS (▶ 11.8)
  - Nicht empfohlen bei Patienten mit schwerer Sepsis (▶ 11.75), Verbrennungen (▶ 11.84) oder bei Intensivpatienten, die < 700 ml Sondenkost/Tag tolerieren
  - Empfohlen für Patienten nach schwerer Tumor-OP im Hals- oder Gastrointestinalbereich, Polytraumen
- Supplementieren:
  - Spurenelemente (Cu, Se und Zn) zusätzlich bei Verbrennungspatienten
  - Glutamin bei Verbrennungs- und Traumapatienten
- Für spezifische Krankheitsbilder, z. B. in der Kardiologie, Pneumonologie und Gastroenterologie, bestehen ESPEN-Leitlinien zur enteralen Ernährung.
- Stoffwechseladaptierte Sondennahrung:
  - Nahrungen, die auf metabolische Besonderheiten (stoffwechseladaptiert) spezifischer Organerkrankungen und -insuffizienzen angepasst wurden (▶ Tab. 6.4)

Tab. 6.4 Speziell abgestimmte Sondennahrung

Sondenernährung bei Diabetes mellitus	Reduzierter Kohlenhydratgehalt, erhöhter Anteil an ungesättigten Fettsäuren, Kohlenhydrate mit niedrigem glykämischem Index oder Fruktose
Immunmodulierende enterale Ernährungsprodukte „Intensivdiäten"	Anreicherung mit speziellen Aminosäuren (Glutamin, Arginin, Zystein/Taurin), Omega-3-Fettsäuren, Nukleotide, Vitamin C und E, Selen
Respiratorische Insuffizienz	Hypoenergetische Ernährung oder Ernährungsprodukte mit höherem Fettanteil (55 % der Gesamtenergie) bei Einschränkung der Kohlenhydrate
Ernährungsprodukte bei Erkrankungen der Leber	Bestimmte Auswahl an Aminosäuren: hohen Gehalt an verzweigtkettigen Aminosäuren (Leuzin, Isoleuzin, Valin), Reduzierung von Methionin
Ernährungsprodukte bei Erkrankungen der Niere	Hoher Anteil an essenziellen Aminosäuren, reduzierter Stickstoffanteil, exakte Bilanzierung von Wasser und Elektrolyten

Verabreichung von Sondennahrung

Ein generalisiertes Schema zum Kostaufbau (auch zur Refluxmenge) wird nicht empfohlen. Es muss immer die individuelle Situation des Patienten und dessen Verträglichkeit berücksichtigt werden.

- Beginn innerhalb von 24 h nach chirurgischem Eingriff, falls Sondenernährung indiziert, aufgrund limitierter intestinaler Toleranz geringe Zufuhrmenge über die Sonde wählen (10 max. 20 ml/h)
- Bei Patienten mit einem hohen gastralen Residualvolumen (Reflux) sollte die Gabe von Metoclopramid oder Erythromycin in Betracht gezogen werden.
- ! Regelmäßiges Assessment der oralen Zufuhr und des Ernährungszustands

> **Achtung**
> - Hygienische Händedesinfektion vor Umgang mit Ernährungssonden, Nahrung und Medikamentenverabreichung
> - Überleitungssystem alle 24 h wechseln
> - Angebrochene Sondenkost innerhalb 8 h verbrauchen, geöffnete Flaschen im Kühlschrank aufbewahren und innerhalb von 24 h verwenden (Verfallszeit geöffnet/ungeöffnet beachten)
> - Verabreichung bei Raumtemperatur
> - Adapter und Spitze nach Benutzung erneuern

Kostaufbau nach (perkutan endoskopischer) Sondenanlage

- 1–3 h nach Sondenanlage kann mit der Zufuhr von stillem Mineralwasser, Tee und Sondennahrung begonnen werden.
- Bei Patienten, die vor Sondenanlage über längere Zeit parenteral ernährt wurden:
    - Individuelle Aufbauphase nötig, kann mehrere Tage in Anspruch nehmen
    - Gastrointestinale Motilität und Probleme berücksichtigen, z. B. Übelkeit
    - Beginn mit kontinuierlicher Applikation von 500 ml Sondenkost und 500 ml stillem Mineralwasser oder abgekochtem Leitungswasser
    - Ggf. überlappende parenterale Ernährung nötig

- Bei Patienten mit ausreichend oraler/enteraler Kost vor Sondenanlage:
  - Kein langsamer Kostaufbau nötig
  - Individuelles Gesamtvolumen (1.500–2.000 ml Sondenkost und Flüssigkeit 1.000–1.500 ml) über einen Zeitraum von 16 h zuführen
! Die Verdünnung der Sondenkost auf < 300 mosmol/l hat keinen praktischen Nutzen!

Komplikationen
! Die meisten Langzeitkomplikationen wie Sondenokklusion und Perforation sind von der individuellen Sondenpflege abhängig und können meist durch sorgfältigen Umgang (standardisiertes Vorgehen) vermieden werden.
- Bei gastraler Lage Aspirationsgefahr:
  - Erhöhtes Aspirationsrisiko bei neurologischen/neurochirurgischen Patienten mit Motilitätsstörungen und einem Tracheostoma
  - Verabreichung der Sondenkost bei 30°- bis 45°-Oberkörperhochlagerung
  - Verwendung von isoosmotischer Sondenkost
  - Einzelbolusgabe > 100 ml vermeiden
- Bei perkutanen Verfahren: Wundschmerz, lokale Wundinfektionen
! Diarrhö, abdominelle Krämpfe, Meteorismus können bei jeder Form der enteralen Ernährung auftreten.

Arzneimittelgabe

Interaktionen
- Gastrointestinale Passage und Resorptionsgeschwindigkeit sind verändert
- Resorbierbare Gesamtmenge der Arznei kann reduziert sein
- Durch einen sauren pH-Wert kann es zur Zerstörung des Wirkstoffs kommen, z. B. Antazida, Sucralfat, Penicillin.
- Medikamentenapplikation über die Sonde kann zum Verstopfen führen.
- Kein Zumischen von Medikamenten zur Sondenkost (Verstopfen, Wirkspiegel)
  - Hauptursache für das Verstopfen ist: Reflux von Magensaft in die Sonde
- **Empfehlung:** Nahrungspause vor (ca. 1–2 h) bzw. nach (ca. 30–60 Min.) Arzneimittelgabe

Vorgehen
- Stoppen der Sondennahrung
- Sonde mit ca. 30 ml abgekochtem Wasser spülen
- Auflösen des Medikaments nach Vorgabe der Apotheke:
  - Tabletten möglichst klein mörsern → an der dünnen Sondenspitze können sich zu grob gemörserte Teilchen ansetzen und zum Verstopfen führen
  - Wenn möglich, Medikamente in Tropfenform verabreichen
  - Dragees, Retard-Tabletten und Kapseln mit Mikrokügelchen dürfen nicht gemörsert werden → Kapsel aufdrehen und Pulver in lauwarmem Wasser lösen
  - Ggf. verdünnen
  - Mehrere Medikamente getrennt voneinander verabreichen → zwischen den Gaben mit 5–10 ml spülen
- Mittels Spritze die Lösung langsam über die Sonde applizieren

- Nach der letzten Medikamentengabe mit ca. 30 ml abgekochtem Wasser nachspülen
- Neustart der Sondennahrung

Tab. 6.5 Ursachen und Maßnahmen gastrointestinaler Symptome bei enteraler Ernährung

Ursache	Vorgehen
Mangelnde Aufbauphase	• Langsam mit der Ernährung beginnen
Bolusgabe	• Übergang auf kontinuierliche Zufuhr (Schwerkraft oder Ernährungspumpe)
Bakterielle Kontamination	• Überleitgerät wechseln, Nahrung verwerfen, Sonde durchspülen • Hygiene beachten beim Anrühren, Umfüllen, Anhängen • Adapter regelmäßig wechseln • Zugänge pflegen
Substrat kalt	• Nahrung auf Raumtemperatur bringen
Hypoalbuminämie	• Bei Malabsorption: niedermolekulare Produkte oder vollständig parenterale Ernährung
Ballaststoffmangel	• Substrat mit Ballaststoffen wählen (Quellfähigkeit), Einsatz von Wegerichsamen oder Johannisbrotkernmehl
Medikamente	• Alternativen prüfen, z. B. bei Antibiotika, Mg-Präparaten, Kaliumsalzen, Tetrazyklinen, Antimykotika
„Dysbiose"	• Probiotika erwägen
Chemo- und Strahlentherapie	• Ggf. Einsatz von niedermolekularer Sondennahrung
Intestinale Sondenlage	• Zufuhrgeschwindigkeit reduzieren (max. 120–150 ml/h)
Grunderkrankung	• Einsatz niedermolekularer Sondennahrung, z. B. bei entzündlichen Darmprozessen

Quelle: Dormann A, Stehle P, Radziwill R, Löser C, Paul C, Keymling M, Lochs H. DGEM-Leitlinie Enterale Ernährung: Grundlagen. Aktuel Ernaehr Med, 2003; 28, Supplement 1: 26–35.

Eignung von Medikamenten

Geeignete Medikamentenformen:
- Flüssige Medikamente (Tropfen)
- Brausetabletten (nach Entweichen von CO_2)
- Tabletten, Dragees, Hartgelatinekapseln

Weniger geeignete oder ungeeignete Medikamentenformen:
- Weichgelatinekapseln: Entnahme des Inhalts mit einer Spritze, ungenaue Dosierung
- Magensaftresistente Formen: schützen i. d. R. eine säurelabile Substanz

- Parenterale Medikamente: Osmolarität, pH-Wert
- Retardmedikamente: Veränderung des Wirkprinzips führt zu Wirkstoffverlust

Prinzipien
- Zu verabreichendes Medikament muss stabil gegen Säure und die Enzyme des Gastrointestinaltrakts und resorbierbar sein
- Flüssige Darreichungsformen sind vorzuziehen
- Möglichkeit alternativer Verabreichungsformen prüfen, z. B. rektal, transdermal, sublingual
- Gastrointestinale Nebenwirkungen sind oft auf Arzneimittelgabe, z. B. Antibiotika, und nicht auf die Sondennahrung zurückzuführen.
- Verabreichungsprinzipien sind immer mit der Apotheke zu klären.
- Für häufig zu verabreichende Medikamente kann die Apotheke Handlungsrichtlinien geben.

Literatur
Dormann A, Stehle P, Radziwill R, Löser C, Paul C, Keymling M, Lochs H. DGEM-Leitlinie Enterale Ernährung: Grundlagen. Aktuel Ernaehr Med, 2003; 28, Supplement 1: 26–35.
Kela N. Medikamentengabe über die Sonde. Pflegezeitschrift, 2007; 1: 14–16.
Schulz RJ, Bischoff SC, Koletzko B. Gastroenterologie, Leitlinie Parenterale Ernährung der DGEM. Aktuel Ernaehr Med, 2007; 32, Supplement 1: 93–96.
Schütz T, Valentini L, Herbst B, Lochs H. ESPEN-Leitlinien Enterale Ernährung – Zusammenfassung. Aktuel Ernaehr Med, 2006; 31: 196–197.

6.2.2 Parenterale Ernährung (PE)

Ziel einer parenteralen Ernährungstherapie bei kritisch Kranken ist, den Verlust der fettfreien Körpermasse zu minimieren.

Indikationen
- Intensivpatienten, die innerhalb 5–7 Tagen nicht oder nicht wieder vollständig oral/enteral ernährt werden können
- Die Indikation, wann der Patient wahrscheinlich wieder oral ernährt werden kann, muss bereits zu Beginn der Intensivtherapie gestellt werden.
- Mangelernährte Patienten
! Eine basale Glukosezufuhr (2–3 g/kg KG/Tag) sollte jedoch in den ersten 5–7 Tagen erfolgen!
! Bei inadäquater Ernährungstherapie besteht bereits 8–12 Tage postoperativ ein Zustand der Mangelernährung, der mit einer höheren Mortalität einhergeht!

Applikationswege
- Eine langfristige (> 7–10 Tage) PE braucht einen suffizienten zentralvenösen Zugangsweg (▶ 5.1.2).
- Kurzfristig Zufuhr von Nährstoffen über eine periphervenöse Kanüle (▶ 5.1.1) möglich
- Die Möglichkeit einer periphervenösen Verabreichung hängt ab von der:
  - Grunderkrankung des Patienten und seinem aktuellen Gesundheitszustand
  - Venenqualität des Patienten

- Zusammensetzung der Nährlösung (Osmolarität < 800 mosmol/l)
- Zu verabreichenden Energiemenge
- Dauer der PE
• Nicht mehr benötigte Zugänge unverzüglich entfernen

Bestandteile der PE

Aminosäuren (AS)
• Im Rahmen der parenteralen Ernährung sollten immer Aminosäuren (AS) infundiert werden.
• Bei angeborenen Stoffwechselstörungen, z. B. Phenylketonurie, oder schweren Leberfunktionsstörungen werden ggf. spezifisch adaptierte Aminosäurelösungen eingesetzt.
• Einsatz von 3,5–15 % (Osmolarität 450–1.450 mosmol/l) konzentrierten Lösungen
• Der Anteil an essenziellen und nichtessenziellen AS ist aus den Gebrauchsinformationen der aktuell verfügbaren Aminosäurelösungen zur parenteralen Ernährung zu ersehen.
• Für kritisch kranke Patienten ohne enterale Ernährung, z. B. Polytrauma, Verbrennungspatienten, wird eine ausreichende Menge an Glutamin-Dipeptid (bedingt essenziell) empfohlen, u. a. wird eine Reduktion der infektiösen Komplikationen bei chirurgischen Patienten beschrieben.
• Bei kritisch Kranken ohne erhebliche enterale Nahrung sind zusätzlich zur AS-Zufuhr Glutamin-Dipeptide (0,2–0,26 g Glutamin/kg KG/Tag) empfohlen.

Glutaminhaltige parenterale Lösungen
• Aufgrund geringer Löslichkeit müssen große Mengen Flüssigkeit infundiert werden
• Müssen immer frisch zubereitet werden
• Herstellung unter strengen aseptischen Bedingungen bei 4 °C

Kohlenhydrate (KH)
• Bei parenteraler Ernährung sollten immer Kohlenhydrate in Form von Glukose infundiert werden.
• Ca. 60 % der Nichteiweißenergie sollten als KH zugeführt werden.
• Am wirksamsten zeigt sich die Zufuhr von KH in Kombination mit AS und bei vollständiger parenteraler Ernährung mit AS und Fett.
• Eine Normoglykämie (80–110 mg/dl) ist anzustreben, höchstens jedoch ein Wert von < 145 mg/dl)
  - Systematische Kontrolle des Blutglukosespiegels
  - Insulingabe nach festem Algorithmus
• Bei parenteraler Ernährung nimmt die Glukosetoleranz mit dem Alter ab.
• Die Insulinwirkung kann reduziert sein, z. B. durch Diabetes mellitus, postoperative Insulinresistenz, Sepsis (▶ 11.75).
• Bei Diabetes mellitus (▶ 11.18) werden KH bei gleichzeitiger Insulinzufuhr verabreicht.
! Kontraindikation: Eine andauernde Hyperglykämie bei einem Insulinbedarf von über 6 IE/h ist eine Kontraindikation für die Zufuhr von Kohlenhydraten.

Hyperglykämie
- Einschränkung der Kalorien- und Kohlenhydratmenge (2–3 g/kg KG/Tag)
- Zufuhr von Altinsulin
- Beim Intensivpatienten wird die kontinuierliche i. v. Insulinzufuhr bevorzugt
- Bei PE nach initialer Bolusgabe ca. 2–4 IE/h
- Je höher die Insulinzufuhr und je geringer die Hyperglykämie, desto engmaschiger die BZ-Kontrollen
- Anfangs stündliche, später bis 3-stündliche BZ-Kontrollen durchführen

Fette
- Die Zufuhr von Lipidemulsionen erlaubt die Zufuhr einer hohen Energiedichte bei isoosmolarer Lösung.
- Die parenterale Lipidzufuhr sollte i. d. R. ca. 25–40 % der Nicht-Protein-Energiezufuhr betragen.
- Ein angemessener Teil an Fett zur Verabreichung von Energie unterstützt die Vermeidung hoher Glukoseraten mit Gefahr einer Hyperglykämie.
- Essenzielle Fettsäuren können zugeführt werden.
- Bei vollständiger parenteraler Ernährung ohne Fettemulsion ist nach ca. 7 Tagen ein Mangel an essenziellen Fettsäuren nachzuweisen.
- In besonderen Stoffwechselsituationen, z. B. respiratorische Insuffizienz (▶ 11.71) und Beatmung (▶ 4.5), kann bei guter Fetttoleranz die Nicht-Protein-Energiezufuhr bis auf 60 % gesteigert werden.

> **Empfohlene Tagesdosis für parenterale Lipidemulsion**
> - Tagesdosis 0,7–1,3 g Triglyzeride/kg KG
> - Kann bei hohem Energieverbrauch auf 1,5 g/kg KG erhöht werden

- Eine Triglyzeridkonzentration von > 400 mg/dl sollte zur Reduzierung führen; Werte von > 1.000 mg/dl zur Unterbrechung der Lipidinfusion
- Je kritischer die Stoffwechselsituation, desto länger sollte die kontinuierliche Applikationsdauer der Lipidinfusion geplant werden (12–24 h).

Mikronährstoffe
▶ 6.2.1

Applikationssysteme der parenteralen Ernährung
Um eine kontrollierte Zufuhr der Substrate zu gewährleisten, werden zur Applikation der parenteralen Ernährung stets Infusionspumpen (▶ 5.1.5) verwendet. So können metabolische und osmotische Komplikationen vermieden werden.

Mehrflaschenprinzip
- Die Substrate (AS, Fett und KH) werden in einzelnen Flaschen verabreicht.
- Das Mehrflaschenprinzip ist teurer als das AIO-System („All-in-One") und birgt mehr Fehlermöglichkeiten.

KH-AS-Gemisch
- Verwendet werden Kombinationslösungen aus KH und AS
- Fett wird separat zugeführt

„All-in-One" (AIO-System)
- KH, Fette, AS, Elektrolyte und Mikronährstoffe werden bei diesem System in einem Behälter gemischt zugeführt.
- Für die klinische Anwendung zu bevorzugen

Standard-AIO
- Industriell hergestellt, individuelle Zugabe von Mikrosubstanzen möglich
- Industriell hergestellte Meerkammerbeutel laut Herstellerangaben länger als 12 Mon. haltbar
- Die Mischung der Substrate der Meerkammerbeutel erfolgt unmittelbar vor der intravenösen Applikation → gemischten Inhalt innerhalb von 24 h verwenden!

AIO-Nährmischungen
- In der Klinik hergestellte individuelle Ernährungsbeutel werden in der Apotheke unter sterilen Bedingungen gemischt.
- Kein Mischen oder Zuspritzen nötig
- Bei individuell aseptisch hergestellten Ernährungsbeuteln gilt:
  - Bei Raumtemperatur gelagert: spätestens 24 h nach Zubereitung zu verwenden
  - Gelagert bei 4 °C: innerhalb von 7 Tagen zu verwenden
- Dokumentation:
  - Name, Geburtsdatum, Körpergewicht
  - Datum der Herstellung
  - Datum der Haltbarkeit
  - Komponentenangaben, Konzentration, Tagesdosis
  - Energie- und Eiweißgehalt
  - Aufbewahrungshinweise
  - Anwendungshinweise
  - Chargenbezeichnung
  - Hersteller
  - Verabreichungsdatum

Verabreichung der parenteralen Ernährung
Durch die Standardisierung der Abläufe bei der parenteralen Ernährung kann die Qualität der Maßnahme erhöht und die Komplikationsrate gesenkt werden. Zu beachten gilt:
- Indikationsstellung nur nach regelmäßiger Prüfung der Kontraindikationen für enterale Ernährung
- Wahl des geeigneten Venenkatheters (▶ 5.1.2)
- Nährstoffzufuhr nach: Energiebedarf (▶ 6.1.3), Postaggressionsstoffwechsel (▶ 6.1.3), metabolischer Situation, spezifischer Erkrankung und Therapie
- Überwachung und Dokumentation der parenteralen Ernährung und evtl. auftretender Komplikationen (▶ unten)

Kostaufbau
Stufenweise Wiedereinführung der Makro- und Mikronährstoffe in die orale Ernährung nach einem standardisierten Schema

Indikationen
- Patienten mit gastroenterologischen Erkrankungen, z. B. Pankreatitis (▶ 11.63), Morbus Crohn (▶ 11.54)
- Langzeit-PE < 14 Tage

Durchführung
- Erstellung eines individuellen Ernährungsplans durch Ernährungsberater
- Dauer der einzelnen Stufen dem Beschwerdebild des Patienten anpassen
- Die Geschwindigkeit, in der die parenterale Ernährung reduziert werden kann, ist abhängig von der beschwerdefreien Durchführung der enteralen Ernährung (Sondenernährung oder orale Nahrungszufuhr).

Verabreichung von Mikronährstoffen
- Jedes Zuspritzen zu Nährmischungen muss unter strengster Asepsis und nach ärztlicher Verordnung erfolgen.
- Spurenelemente dürfen den Mischungen zur parenteralen Ernährung nur bei dokumentierter Kompatibilität und Stabilität zugespritzt werden.
- Träger von fettlöslichen Vitaminen: Fettemulsionspräparate oder Lipidinfusionen
- Kombinierte Verabreichung von Multivitaminen und Spurenelementen ist nicht empfohlen
- Mikronährstoffe:
  - Gegenseitig Inaktivierung möglich (Vitamin C und Eisen)
  - Können durch Licht inaktiviert werden (Vitamin K, A, B_2)
  - Durch Abbauprodukte können unlösliche Salze gebildet werden
  - Spurenelemente weisen einen stark sauren pH auf und können die Emulsionsstabilität reduzieren (Eisen, Zink).
  - Die Stabilität der Vitamine ist in Anwesenheit von Spurenelementen z. T. sehr eingeschränkt.

Verabreichung von Medikamenten
- Aufgrund komplexer Interaktionsmöglichkeiten ist eine parenterale Ernährung nicht als Träger für Medikamente zu verwenden.

> **Achtung**
> **Inkompatibilitäten:** Auch wenn Inkompatibilitäten anhand von Niederschlägen, Verfärbungen, Auskristallisierungen und Gasbildung zu erkennen sind, lassen sich weitere, nicht direkt sichtbare Interaktionen nicht ausschließen.

- Bei Medikamentengabe über Kurzinfusion separates Infusionsbesteck verwenden
- Bei Gabe über Mehrlumensystem nach Beendigung der Kurzinfusion Katheterlumen mit NaCl 0,9 % spülen

Beispiele zur postoperativen Infusion und Ernährungstherapie

Schema I: Fast Track mit unverzüglichem oralem Kostaufbau

Indikationen
- Nicht mangelernährte Patienten
- In weniger als 4 Tagen ausreichende orale oder enterale Ernährung möglich

Prinzip
- Gewichtsabhängige Elektrolyt-, Flüssigkeits- und Glukosezufuhr
- Periphere Verabreichung (▶ 5.1.1)
- Elektrolytlösung kann als Medikamententräger dienen
- Gleichzeitig orale Flüssigkeitszufuhr und Kostaufbau

Applikation
- Periphervenös
- Kristalloide
- Vollelektrolytlösung; bei hohem Kalium-Wert → NaCl 0,9 %

Schema II: Kurzfristige hypokalorische parenterale Ernährung
Beispiel einer kurzfristigen hypokalorischen parenteralen Ernährung ▶ Tab. 6.6

Indikationen
- Nicht mangelernährte Patienten
- Innerhalb der nächsten 4 Tage keine ausreichende orale oder enterale Ernährung möglich, parallel zum oralen/enteralen Kostaufbau

Prinzip
- Hypokalorische parenteral Ernährung
- Adäquate AS-Substitution
- Nur den Basisbedarf deckende KH-Zufuhr

Applikation
- Periphervenös (▶ 5.1.1)
- Komplettlösung oder Zweikammerbeutel
- Venenreizung bei Elektrolyt- oder Medikamentengabe, z. B. Antibiotikakurzinfusion

Tab. 6.6 Beispiel für kurzfristige hypokalorische PE

Körpergewicht	OP-Tag	1. postop. Tag	Ab dem 2. postop. Tag
Unabhängig	2.500 ml Elektrolytlösung	1.000 ml Glukose (10–12 %) 1.000 ml Aminosäuren 10 % 500 ml Elektrolytlösung	1.000 ml Glukose (10–12 %) 1.000 ml Aminosäuren 10 % 500 ml Elektrolytlösung

Quelle: Weimann A, Ebener C, Haußer L, Holland-Cunz S, Jauch KW, Kemen M, Krähenbühl L, Kuse ER, Längle F. Chirurgie und Transplantation. Leitlinie Parenterale Ernährung der DGEM. Aktuel Ernaehr Med, 2007; 32, Supplement 1: 114–123.

Schema III: PE zur Deckung des Energie- und Nährstoffbedarfs
Beispiel einer parenteralen Ernährung zur Deckung des Energie- und Nährstoffbedarfs ▶ Tab. 6.7

Indikationen
- Mangelernährte Patienten
- Alle Patienten, bei denen innerhalb der nächsten:
  - 7 Tage nicht mit einer oralen/enteralen Nahrungszufuhr begonnen werden kann
  - 14 Tage eine adäquate orale/enterale Nahrungsaufnahme nicht anzunehmen ist

Tab. 6.7 Beispiel: PE zur Deckung des Energie- und Nährstoffbedarfs

Körpergewicht	OP-Tag	1. postop. Tag	2. postop. Tag	Ab dem 3. postop. Tag
Unabhängig	1.000 ml Elektrolytlösung	2.000 ml Zweikammerbeutel 500 ml Elektrolytlösung	2.000 ml Zweikammerbeutel 500 ml Elektrolytlösung	2.000 ml AIO-Dreikammerbeutel 500 ml Elektrolytlösung

Quelle: Weimann A, Ebener C, Haußer L, Holland-Cunz S, Jauch KW, Kemen M, Krähenbühl L, Kuse ER, Längle F. Chirurgie und Transplantation. Leitlinie Parenterale Ernährung der DGEM. Aktuel Ernaehr Med, 2007; 32, Supplement 1: 114–123.

Prinzip
- Bedarfsgerechte Kalorienzufuhr, Vitamine, Spurenelemente
- Fettzufuhr ab dem 3. Tag

Applikation
- Zentralvenös (Jugularis- oder Subklaviakatheter) (▶ 5.1.2)
- Misch- bzw. Mehrkammerbeutel
- Elektrolytlösung als Medikamententräger

Schema IV: Kombinierte enterale und parenterale Ernährung
Beispiel einer kombinierten enteralen und parenteralen Ernährung ▶ Tab. 6.8

Tab. 6.8 Beispiel: kombinierte enterale und parenterale Ernährung

Stufe	enteral	parenteral
1a	10–25 ml/h über 20–24 h ca. 200–500 kcal	1.000 ml Glukose 10–12 % (100–120 g = 400–480 kcal) + Elektrolyte 500 ml Aminosäuren 10 % (50 g)
1b	10–25 ml/h über 20–24 h ca. 200–500 kcal	1.000 ml Glukose 20–25 % (200–250 g = 800–1.000 kcal) + Elektrolyte 1.000 ml Aminosäuren 10 % (100 g) evtl. 250 ml Fette 20 % (50 g ca. 500 kcal)
2	50 ml/h über 20 h ca. 1.000 kcal	1.000 ml Glukose 20–25 % (200–250 g = 800–1.000 kcal) + Elektrolyte 1.000 ml Aminosäuren 10 % (100 g)
3	75 ml/h über 20 h ca. 1.500 kcal	500 ml Glukose 10–12 % (100–120 g = 400–480 kcal) + Elektrolyte 500 ml Aminosäuren 10 % (100 g)
4	100–125 ml/h über 20 h ca. 2.000–2.500 kcal	

Quelle: Weimann A, Ebener C, Haußer L, Holland-Cunz S, Jauch KW, Kemen M, Krähenbühl L, Kuse ER, Längle F. Chirurgie und Transplantation. Leitlinie Parenterale Ernährung der DGEM. Aktuel Ernaehr Med, 2007; 32, Supplement 1: 114–123.

Indikationen
- Alle Patienten mit Indikation zur künstlichen Ernährung
- Eine den Energiebedarf deckende enterale Ernährung ist nicht möglich

Prinzip
- Zufuhr der enteral tolerierten Menge
- Deckung des Energiebedarfs angepasste parenterale Substratzufuhr
- Ziel ist die Steigerung der enteralen Menge

Applikation
- Enterale Sonde/Feinnadelkatheterjejunostomie (▶ 5.3)
- Periphervenöser bzw. zentraler Zugang (▶ 5.1, ▶ 5.2)
- Zwei- bzw. Mehrkammerbeutelsystem (▶ 6.2.2)
- Die Steigerung der Stufen richtet sich nach der enteralen Toleranz des Patienten.

Monitoring und Komplikationen der parenteralen Ernährung

Monitoring der klinischen Effizienz

Da die parenterale Ernährung mit z. T. ernsthaften Komplikationen und mit beträchtlichen Kosten verbunden ist, sollte zur Effizienzkontrolle der klinische Zustand des Patienten regelmäßig erfasst und der klinische Verlauf dokumentiert werden.
- Kriterien zur Erfolgskontrolle:
  - Klinische Methoden, z. B. BMI, Hautfaltendicke, Subjective Global Assessment
  - Laborchemische Methoden, z. B. Albumin
  - Physikalische Methoden, z. B. Dynamometrie
- Der Ernährungszustand wird zielgerichtet mehrfach hintereinander erhoben und mit der verabreichten Ernährungslösung verglichen.

Tab. 6.9 Biophysikalische und biochemische Messgrößen zur Intensivüberwachung von Patienten unter parenteraler Ernährungstherapie (Hartl 2007)

Klinische Kontrolle	Vitalfunktionen
Neurostatus	Atmung: Atemfrequenz, Atemform, Gasaustausch mit O_2-Partialdruck, CO_2-Partialdruck, Sauerstoffsättigung
Kontrolle auf Ödeme in abhängenden Körperpartien	Hämodynamik: Herzfrequenz, Blutdruck (systolisch, diastolisch)
Klinisch manifeste Zeichen der Mangelernährung	Reaktionsmilieu: Wasser- und Elektrolytstatus, Säuren-Basen-Status/pH
Ausmaß der körperlichen Aktivität	Parameter des inneren Milieus: Hämatokrit, Osmolarität, Natrium, Kalium, Glukose, Laktat, Triglyzeride
	Parameter der Nierenfunktion: Volumen pro Zeit, Plasmakonzentration von Harnstoff und Kreatinin

Quelle: Hartl W, Jauch KW, Parhofer K, Rittler R. (11) Komplikationen und Monitoring. Leitlinie Parenterale Ernährung der DGEM. Aktuel Ernaehr Med, 2007, 32, Supplement 1: 54–59.

Komplikationen
- Störungen des Säure-Basen-Haushalts (▶ 6.4) und Elektrolytverschiebungen (▶ 6.3)
- Hypertriglyzeridämie
- Refeeding-Syndrom (bei zuvor mangelernährten Patienten)
- Hyperglykämie bei Postaggressionsstoffwechsel (▶ 6.1.3):
  - Tritt bei bis zu 50 % der parenteral ernährten Patienten auf
  - Prädiktoren sind Diabetes mellitus, die Schwere der Erkrankung, Steroidtherapie und die Menge der zugeführten Glukose
  - Die Hyperglykämie hat bei Intensivpatienten eine prognostische Bedeutung bezüglich Morbidität und Mortalität; bei kritisch Kranken ist ein BZ von ca. 80–145 mg/dl zur Verbesserung der Prognose anzustreben.
- Rebound-Hypoglykämie (nach Absetzen der PE)
- Leberverfettung und Cholestase
! Immenses Risiko infektiöser Komplikationen bei venösen Zugängen
- Intestinale Nebenwirkungen, z. B. Mukosaatrophie und vermehrte Translokation von Mikroorganismen

Literatur
Kreymann G, Adolph M, Druml W, Jauch KW. (14) Intensivmedizin. Leitlinie Parenterale Ernährung der DGEM. Aktuel Ernaehr Med, 2007; 32, Supplement 1: 89–92.
Singer P, Berger M, Van den Berghe G, Biolo G, Calder P, Forbes A, Griffiths R, Kreyman G, Leverve X, Pichard C. ESPEN Guidelines on Parenteral Nutrition. Intensive care Clinical Nutrition. 2009; 28: 387–400; auch: www.espen.org/espenguidelines (letzter Zugriff: 18.6.2011).
Mühlebach S, Franken C, Stanga Z. Praktische Handhabung von AIO-Mischungen, Leitlinie Parenterale Ernährung der DGEM. Aktuel Ernaehr Med, 2007; 32: Supplement 1: 54–59; auch www.dgem.de (letzter Zugriff: 18.6.2011).

6.3 Wasser- und Elektrolythaushalt

Martin Graeßner

Eine intakte Homöostase des Wasser- und Elektrolythaushalts ist unabdingbar für viele zelluläre Funktionen im menschlichen Körper.
- Der Wasserhaushalt ist geschlechts- und altersabhängig. Bei Säuglingen beträgt der Wasseranteil ca. 75 %, bei Männern ca. 60 % und bei Frauen ca. 55 % des Körpergewichts.
- Etwa 65 % des Körperwassers entfallen auf den Intrazellularraum (IZR) und 35 % auf den Extrazellularraum (EZR), der sich in Interstitium (2/3) und Intravasalraum (1/3) aufteilt.
- Flüssigkeitsaufnahme und Flüssigkeitsverlust halten sich im Normalfall die Waage (ca. 3 % des Körpergewichts)
- Elektrolytzusammensetzung unterscheidet sich zwischen IZR und EZR
- Natrium als häufigstes Ion des EZR ist wichtig für den osmotischen Druck, der die Wasserverschiebungen innerhalb des Körpers steuert.

Tab. 6.10 Übersicht der Elektrolytverteilung (mmol/l)

Elektrolyte	EZR		IZR
	Intravasal	Interstitium	
Natrium (Na^+)	140	135	3
Kalium (K^+)	4,5	4,5	140
Kalzium (Ca^{2+})	2,5	1,5	2
Magnesium (Mg^{2+})	2	1,5	15
Chlorid (Cl^-)	103	108	6
Phosphat (HPO_4^{2-})	2	2	75
Bikarbonat (HCO_3^-)	26	27	8

6.3.1 Wasser- und Elektrolytentgleisungen

Bei Störungen des Wasserhaushalts (▶ Tab. 6.11 u. ▶ Tab. 6.12) kommt es meistens auch zu einer Veränderung der Serumosmolalität, die auf einer Änderung der Natriumkonzentration beruht. Dies führt u. a. zu einer Flüssigkeitsverschiebung zwischen IZR und EZR. Man unterscheidet Überwässerung (Hyperhydratation) und Wassermangel (Dehydratation), die sich je nach Abweichung der Osmolalität in hypoton, isoton und hyperton differenzieren lassen.

Klinisch relevante Störungen des Elektrolythaushalts betreffen neben dem Natriumhaushalt vor allem den Kalium-, Kalzium- und Phosphathaushalt.

Beobachten
Die Überwachung des Patienten bei vorliegender oder drohender Störung des Wasser- und Elektrolythaushalts beinhaltet folgende Parameter:
- Bewusstsein (▶ 3.2.1)
- Atmung: Frequenz, Tiefe, Zyanose, Rasselgeräusche, Atemnot (▶ 3.2.4)
- Puls, RR, EKG, Temperatur (▶ 3.2.5)
- ZVD (▶ 3.2.5), Flüssigkeitsbilanzierung, Durstempfinden
- Elektrolyte, BB, BGA (▶ Tab. 4.5)
- Beobachtung der Haut (▶ 3.2.2) und der Schleimhäute (Turgor, Ödeme, Feuchtigkeit)

Therapie
Für die Therapie von Störungen des Wasser- und Elektrolythaushalts stehen sowohl verschiedene Infusionslösungen als auch hoch konzentrierte Elektrolytlösungen zur Verfügung (▶ 6.2.2).

> Bei der Verabreichung dieser Lösungen sollte auf Folgendes geachtet werden:
> - Separaten ZVK-Schenkel verwenden (Venenreizung, evtl. Ausflocken gleichzeitig infundierter Medikamente)
> - Auf die Infusionsgeschwindigkeit achten, um Komplikationen zu vermeiden, z. B. Herzrhythmusstörungen, Lungenödem, Hirnödem, Ödeme, Hypertonie.
>
> Darüber hinaus sollte man beachten, dass sich der Flüssigkeitsbedarf pro 1 °C Temperaturerhöhung > 37 °C Körpertemperatur um 500–1.000 ml/d erhöht.

6.3 Wasser- und Elektrolythaushalt

Intensivpflege

Die spezielle Pflege richtet sich nach der jeweiligen Grunderkrankung. Bei allen Formen der Elektrolytentgleisung steht die engmaschige Überwachung der Vitalfunktionen im Vordergrund.

Bei Dehydratation:
- Patienten zum Trinken animieren und immer wieder Getränke anbieten:
  - Bei isotoner und hypotoner Dehydratation v. a. salzhaltige Getränke
  - Bei hypertoner Dehydratation besser Wasser oder Tee
- Bei älteren Patienten darauf achten, dass es durch die erhöhte Flüssigkeitszufuhr nicht zur dekompensierten Herzinsuffizienz (▶ 11.28) kommt.

Tab. 6.11 Übersicht über Entgleisungen im Wasserhaushalt

Störung	Ursachen	Symptome	Diagnostik und Therapie
Hypotone Dehydratation	Natriummangel, Volumenverschiebung zum IZR bei: • Niereninsuffizienz • NNR-Insuffizienz • Diuretika	• Müdigkeit → Bewusstseinsstörungen • Schwindel • Hypotonie • Oligurie • Fieber • Krämpfe	• Blutbild (BB), Elektrolyte • NaCl 0,9 % • Na^+-Substitution (langsam infundieren! Gefahr der pontinen Demyelinisierung) • Symptomatisch nach Grunderkrankung (▶ unten)
Isotone Dehydratation	Volumendefizit im EZR bei: • Erbrechen/Diarrhö • Fisteln/Drainagen • Verbrennungen • Ileus/Pankreatitis • Peritonitis • Diuretika/Polyurie	• Schwindel • Hypotonie • Oligurie • Fieber • Krämpfe	• BB, Elektrolyte, Urinosmolarität • Vollelektrolytlösung • Symptomatisch nach Grunderkrankung
Hypertone Dehydratation	Volumendefizit im IZR und EZR bei: • Mangelnder Flüssigkeitszufuhr • Schwitzen/Fieber • Diabetes insipidus • Osmotischer Diuretika	• Exsikkose • Durst • Oligurie • Fieber • Krämpfe • Delirium	• BB, Elektrolyte • 2/3- bis Vollelektrolytlösung • Symptomatisch nach Grunderkrankung
Hypotone Hyperhydratation	Volumenverschiebung vom EZR zum IZR bei: • Zufuhr „freien Wassers" • Hoher ADH-Ausschüttung • Einschwemmung nach TUR-OP	• Hypertonie • Verwirrtheit • Krämpfe • Koma • Lungenödem	• BB, Elektrolyte • Flüssigkeitsrestriktion • Diuretika • Symptomatisch nach Grunderkrankung

Tab. 6.11 Übersicht über Entgleisungen im Wasserhaushalt *(Forts.)*

Störung	Ursachen	Symptome	Diagnostik und Therapie
Isotone Hyperhydratation	Volumenüberschuss im EZR bei: • Herz-/Niereninsuffizienz • Hypoproteinämie • Leberinsuffizienz • Übermäßiger Zufuhr isotoner Infusionen	• Gewichtszunahme • Generalisierte Ödeme • Pleuraergüsse • Dyspnoe	• BB, Elektrolyte • Flüssigkeitsrestriktion • Diuretika • Symptomatisch nach Grunderkrankung
Hypertone Hyperhydratation	Volumenverschiebung vom IZR zum EZR bei: • Salzwasserintoxikation • Iatrogen • Pufferung mit Na-Bic	• Diarrhö • Erbrechen • Hyperthermie • Koma • Lungenödem	• BB, Elektrolyte • Flüssigkeitsrestriktion • Salzrestriktion • Diuretika • Dialyse • Symptomatisch nach Grunderkrankung

Tab. 6.12 Übersicht über die wichtigsten Elektrolytentgleisungen

Störung	Ursachen	Symptome	Diagnostik und Therapie
Natrium			
Hypernatriämie Serum-Natrium > 145 mmol/l	• Flüssigkeitsverlust • Diarrhö • Verbrennungen • Hyperglykämie • Diabetes insipidus • ADH-Resistenz • Iatrogen (NaBic, Mineralokortikoide, Diuretika)	• Durst • Verwirrtheit • Bewusstseinstrübung • Koma • Krämpfe • Hirnblutung	• BB, Elektrolyte, BZ, Kreatinin, BGA • Na^+-Restriktion • Isotone NaCl-Lösung, 1/2 Elektrolytlösung, Glukose 5 % • **Vorsicht:** Hirnödem bei zu schneller Infusion!
Hyponatriämie Serum-Natrium < 135 mmol/l	• Diarrhö/Erbrechen • Herz-/Leber-/Niereninsuffizienz • Inadäquate ADH-Sekretion • Iatrogen, z. B. Thiaziddiuretika, Neuroleptika	• Übelkeit • Erbrechen • Verwirrtheit • Bewusstseinstrübung • Generalisierter Krampfanfall • Kopfschmerzen	• BB, Elektrolyte, BZ, Kreatinin, BGA • Flüssigkeitsrestriktion • Diuretika • Na^+-Substitution (langsam infundieren! Gefahr der pontinen Demyelinisierung)

6.3 Wasser- und Elektrolythaushalt

Tab. 6.12 Übersicht über die wichtigsten Elektrolytentgleisungen *(Forts.)*

Störung	Ursachen	Symptome	Diagnostik und Therapie
Kalium			
Hyperkaliämie Serum-Kalium > 6,0 mmol/l	• Azidose • Niereninsuffizienz • NNR-Insuffizienz • Diabetes mellitus • Gewebe-/Zellzerfall • Pharmaka, z. B. Diuretika, Bluttransfusionen, kaliumhaltige Infusionslösungen	• Parästhesien • Muskelschwäche • Bradykarde Herzrhythmusstörungen • EKG-Veränderungen • Herzstillstand	• BB, Elektrolyte, BZ, Kreatinin, BGA • EKG • K^+-arme Diät • Schleifendiuretika • NaBic, Glukose/Insulinlösung • Kationenaustauscher • Hämodialyse
Hypokaliämie Serum-Kalium < 3,5 mmol/l	• Polyurie • Conn-, Cushing-Syndrom • Erbrechen, Diarrhö • Ileus, Drainagen, Abführmittel • Pharmaka, z. B. Kortison, Diuretika, Insulin	• Muskelschwäche • Darmatonie, Obstipation • Tachykarde Herzrhythmusstörungen • Digitalisüberempfindlichkeit	• BB, Elektrolyte, BZ, Kreatinin, BGA, K^+-Urin • EKG • Kaliumsubstitution oral oder i. v.
Kalzium			
Hyperkalzämie Serum-Kalzium > 2,7 mmol/l Ionisiertes Kalzium > 1,35 mmol/l	• Paraneoplastisch • Vitamin-D-, Vitamin-A-Intoxikation • Hyperthyreose • Morbus Addison • Pharmaka • Dialyse	• Müdigkeit • Übelkeit • Erbrechen • Obstipation • Herzrhythmusstörungen • EKG-Veränderungen • Polyurie • Nierenkoliken • Bewusstseinsstörungen/Koma	• BB, Elektrolyte, BZ, Kreatinin, BGA • Forcierte Diurese • Glukokortikoide • Hämodialyse • Symptomatisch nach Grunderkrankung, z. B. Zytostatika
Hypokalzämie Serum-Kalzium < 2 mmol/l Ionisiertes Kalzium < 1,15 mmol/l	• Hypoparathyreoidismus • Vitamin-D-Mangel • Pankreatitis • Paraneoplastisch • Pharmaka • Alkalose • Massentransfusion	• Tetanie • Hyperreflexie • Parästhesien perioral und an Extremitäten • Krampfanfälle • EKG-Veränderungen	• Ca-Glukonat 10 % langsam i.v • Symptomatisch nach Grunderkrankung

6.4 Säure-Basen-Haushalt

Martin Graeßner

Säure-Basen-Status

Grundlagen

Die Konstanthaltung des pH-Werts im Blut zwischen 7,35 und 7,45 ist für die Stoffwechselabläufe im Körper von großer Bedeutung.
- Der tägliche Säureüberschuss aus der Nahrung und dem Stoffwechsel (z. B. Glukose/Fettsäureoxidation) wird durch Pufferung und Säureelimination über Lunge und Niere ausgeglichen. Dem Körper stehen mehrere Puffersysteme zur Konstanthaltung des pH-Werts zur Verfügung:
  - Das CO_2/Bikarbonat-System ist der wichtigste Puffer des Körpers und greift bei Störungen des Säure-Basen-Haushalts am schnellsten. Die Säuren werden als CO_2 zur Lunge transportiert und dort abgeatmet.
  - Des Weiteren wird der pH-Wert im Blut durch den Transport von H^+-Ionen an Hämoglobin und Plasmaproteinen und den Transport von Ammoniumionen nach Umwandlung in Harnstoff zur Niere konstant gehalten. Die endgültige Ausscheidung der H^+-Ionen erfolgt unter Nutzung des Phosphatpuffers über die Niere im Austausch gegen Bikarbonat.

Säure-Basen-Störungen

Einteilung von Säure-Basen-Störungen
▶ Tab. 6.14
- **Azidose:** Abfall des Blut pH-Werts unter die Norm (< 7,35)
- **Alkalose:** Anstieg des Blut pH-Werts über die Norm (> 7,45)
- **Metabolische Störungen:** vermehrtes Anfallen von Säuren und/oder Verlust von Basen aus dem Stoffwechsel. Die Kompensation erfolgt respiratorisch über die Lunge.
- **Respiratorische Störungen:** Die primäre Störung betrifft die Atmung, z. T. auch das Atemzentrum → verminderte CO_2 Abatmung. Die Kompensation erfolgt metabolisch über Leber und Niere.
- **Kompensierte Störungen:** Die Kapazität der Puffersysteme reicht aus. Der pH-Wert liegt im Normbereich, die Störung ist an kompensatorischen Abweichungen von Base-Excess (BE), Standardbikarbonat und CO_2 (▶ unten) erkennbar.
- **Dekompensierte Störungen:** Die Kapazität der Puffersysteme reicht nicht aus. Der pH-Wert hat den Normbereich verlassen.

Diagnostik bei Störungen des Säure-Basen-Haushalts

Die Blutgasanalyse (BGA) wird aus arterialisiertem Kapillarblut (Fingerbeere, Ohrläppchen) oder aus arteriellem Blut bestimmt. Sie umfasst (Normwerte ▶ Tab. 4.5):
- **pH:** neg. dekadischer Logarithmus der H^+-Konzentration im Blut
- **Standardbikarbonat (HCO_3^-):** Menge des Bikarbonats im Blut
- **Base-Excess (BE):** Basen-Überschuss, Abweichung der Gesamtpufferbasen vom Normalwert
- **pO_2:** Sauerstoffpartialdruck

- **pCO₂:** Kohlendioxidpartialdruck
- **SpO₂:** Sauerstoffsättigung

Für die Differenzialdiagnostik einer Störung im Säure-Basen-Haushalt ist die Bestimmung folgender Werte sinnvoll: Elektrolyte, Laktat (Laktatazidose), Urin-pH und Ketonkörper im Urin (Ketoazidose).

Tab. 6.13 Veränderungen der BGA bei Störungen des Säure-Basen-Haushalts

	pH*	pCO_2 (mmHg)	HCO_3^- (mmol/l)	BE (mmol/l)
Metabolische Azidose oder	↓ oder ↔	↔ oder ↓	↓	↓
Metabolische Alkalose oder	↑ oder ↔	↔ oder ↑	↑	↑
Respiratorische Azidose oder	↓ oder ↔	↑	↔ oder ↑	↔ oder ↑
Respiratorische Alkalose oder	↑ oder ↔	↓	↔ oder ↓	↔ oder ↓

* Bei kompensierten Veränderungen ist der pH-Wert durch erhöhte oder erniedrigte Bikarbonatausscheidung bzw. CO_2-Abatmung noch im Normbereich; CO_2, BE bzw. Standardbikarbonat sind jedoch pathologisch verändert.

> **Faustregel: Metabolisch miteinander**
> - Bei metabolischen Störungen verändern sich pH, Bikarbonat und pCO_2 stets gleichsinnig!
> - Bei respiratorischen Störungen gegenläufig!

Tab. 6.14 Übersicht über die Störungen des Säure-Basen-Haushalts

Störung	Ursachen	Symptome	Diagnostik und Therapie
Respiratorische Azidose: Verminderte CO_2-Ausscheidung über die Lunge, pCO_2 ↑	Hypoventilation bei: • Lungenerkrankungen • Mechanischen Problemen • Zentraler Atemdepression • Neuromuskulären Erkrankungen • Beatmungsfehlern	• Atemnot, oft Zyanose • Hyperkaliämie, Herzrhythmusstörungen • Benommenheit • Tremor • Koma	• BGA, Elektrolyte, • Rö-Thorax • Lagerung • O_2-Gabe, ggf. Beatmung • Atemtherapie • Nach Grunderkrankung
Respiratorische Alkalose: Gesteigerte CO_2-Ausscheidung der Lunge, pCO_2 ↓	Hyperventilation bei: • Psychogener Hyperventilation • Pulmonalen Erkrankungen • Zerebralen Störungen/SHT • Salizylsäurevergiftung • Beatmungsfehlern	• Parästhesien perioral und Extremitäten • Tetanie/Krampfanfall • Schwindel/Benommenheit • Herzrhythmusstörungen • Hypokalziämie • Hypokaliämie	• BGA, Elektrolyte • Rö-Thorax ggf. CT, CCT • Beruhigen, bei Bedarf Sedierung • CO_2-Rückatmung bei psychogener Hyperventilation • Nach Grunderkrankung

Tab. 6.14 Übersicht über die Störungen des Säure-Basen-Haushalts (Forts.)

Störung	Ursachen	Symptome	Diagnostik und Therapie
Metabolische Azidose: Säureüberschuss durch vermehrten H^+-Anfall, reduzierte H^+-Ausscheidung, Bikarbonatmangel	• Herzstillstand, Schock • Diabetes mellitus • Nieren-/Leberinsuffizienz • Pankreatitis/Ileus • Verlust von Gallen- oder Pankreassekret • Diarrhö	• Hyperventilation evtl. Kussmaul-Atmung • Verwirrtheit • Benommenheit • Hypotonie • Tachykardie • Herzrhythmusstörungen	• Grundkrankheit behandeln • Natrium-Bic. 8,4 % oder TRIS Puffer • **Achtung:** Hirnödem bei zu schneller Infusion! • K^+-Wert beobachten, ggf. Korrektur
Metabolische Alkalose: Basenüberschuss, meist durch Säureverlust oder vermehrte exogene Bikarbonatzufuhr	• Magensaftverlust (Erbrechen/MS-Ablauf) • Diarrhö • Diuretika/Laxanzien • Übermäßige HCO_3^--zufuhr • Massentransfusion (Zitratzufuhr)	• Hypoventilation, Atemnot • Herzrhythmusstörungen • Hypokalziämie • Hypokaliämie • Selten tetanische Symptome	• BGA, Elektrolyte • Substitution von Wasser und Elektrolyten • Ggf. Säurebedarf ausgleichen • Dialyse

Intensivpflege

Die spezielle Pflege richtet sich nach der jeweiligen Grunderkrankung. Bei allen Formen der Säure-Basen-Entgleisung steht die Überwachung der Vitalfunktionen im Vordergrund.

7 Wundversorgung und Verbände

Kerstin Protz

7.1	**Verbandswechsel** 362	**7.4**	**Wundverbände** 373
7.2	**Wunddokumentation** 365	7.4.1	Wundauflagen der konventionellen Wundversorgung 373
7.2.1	Wundanamnese 365		
7.2.2	Kriterien der Wunddokumentation 366		
7.3	**Wunddébridement und Wundspülung** 368	7.4.2	Moderne Wundversorgung 376
7.3.1	Wunddébridement 368	7.4.3	Versorgung spezieller Wunden 380
7.3.2	Wundspülung 370	7.4.4	Spezielle Wundauflagen 386
		7.4.5	Zusätzliche Maßnahmen bei Wundtherapie 390

Abstract
Wunde: *krankhafter Zustand, bedingt durch Zellschädigung, Zerstörung oder Trennung von Körpergewebe, verbunden mit einem Substanzverlust sowie einer Funktionseinschränkung.*
Die Wundheilung kann primär oder sekundär erfolgen.

Primäre Wundheilung
Eine primäre Wundheilung ist möglich bei:
- Aseptischen OP-Wunden
- Infektionsfreien akuten (nicht älter als 4–6 h) Verletzungen mit aneinanderliegenden, nicht zerfetzten, gut durchbluteten Wundrändern

Solche Wunden werden verschlossen durch:
- Naht, Klammerung,
- Wundkleber, kleine Pflasterstreifen (Steristrips)

Die primäre Wundheilung erfolgt unter weitgehender Wiederherstellung der normalen Strukturen. Deshalb bleibt nur eine minimale Vernarbung zurück.
Primäre Wunden werden durch einen hygienischen aseptischen Verbandswechsel versorgt.

Sekundäre Wundheilung
Sekundäre Wundheilung erfolgt bei klaffenden und/oder bakteriell kontaminierten/kolonisierten, infizierten, großflächigen und chronischen Wunden.
Zeigt die Wunde nach 4–12 Wochen keine Heilungstendenz, wird sie als **chronisch** bezeichnet. Ursachen dafür können Grunderkrankungen sein, z. B. eine chronisch venöse Insuffizienz, Polyneuropathie, Malnutrition oder arterielle Durchblutungsstörung.
- Die sekundäre Wundheilung erfolgt offen, mit verzögertem Heilungsverlauf und unter ausgeprägter Narbenbildung.
- Die Versorgung der sekundär heilenden Wunden orientiert sich an der Stärke der Verkeimung.
- Bei kontaminierten/kolonisierten Wunden → aseptischer Verbandswechsel
- Bei infizierten Wunden septischer Verbandswechsel

7.1 Verbandswechsel

Reihenfolge der Verbände

> Jede Wunde ist aseptisch zu behandeln, da Keime eine Wundheilung behindern oder unmöglich machen. Ziel der Wundbehandlung ist die **primäre Wundheilung.** Verbände werden postoperativ deshalb standardisiert unter strenger Einhaltung aseptischer Grundsätze gewechselt, damit es nicht zu einer nosokomialen Wundinfektion mit nachfolgender **sekundärer Wundheilung** kommt.

Bei den Verbandswechseln wird die folgende Reihenfolge eingehalten, um die Gefahr der Keimverschleppung zu minimieren:
1. **Aseptische Wunden:** durch aseptischen Eingriff entstandene Wunden, die keine Entzündungszeichen aufweisen, z. B. nach Osteosynthesen

2. **Kontaminierte Wunden:** Wunden, bei denen von einer Keimbesiedelung auszugehen ist. Dazu gehören alle offen behandelten Wunden, z. B. Verbrennungswunden, Platzbauch, Drainageaustrittsstellen und chronische Wunden.
3. **Kolonisierte Wunden:** bereits vermehrungsfähige Bakterien zu finden, die die Wundheilung aber nicht nachhaltig beeinflussen
4. **Kritisch kolonisierte Wunden:** erhöhte bakterielle Besiedlung durch vermehrungsfähige Keime nachweisbar. Es besteht die Gefahr, dass die Keimbesiedlung auf den Körper (Wirt) übergeht. Sie stellen ein Zwischen- oder Übergangsstadium zur infizierten/septischen Wunde dar.
5. **Infizierte Wunden,** z. B. eröffnete Eiterherde (Abszessinzision), wieder eröffnete OP-Wunden bei einer Wundinfektion bzw. mit MRSA oder VRE (Vancomycin-resistente Enterokokken) infizierte Wunden (▶ 3.7.5) → zeigen die klassischen Entzündungszeichen; Keimbesiedlung ist auf den Wirt übergegangen und führt dort zu einer immunologischen Reaktion.

Ziele des Verbandswechsels
- Wundkontrolle, Wundbeurteilung und evtl. Therapieanpassung
- Vorbeugen der Einschleppung von Keimen
- Bekämpfung einer bestehenden Infektion
- Schmerzvermeidung

Hygienischer Verbandswechsel bei Wunden

Verbandwagen
Nach Benutzung werden die Flächen des Verbandwagens gereinigt und desinfiziert, alle Materialien aufgefüllt und die gebrauchten Instrumente zur Sterilisation gegeben. Eine Routinereinigung und Überprüfung auf Vollständigkeit und Verfallsdatum sollte einmal wöchentlich erfolgen. Die früher übliche Unterscheidung zwischen einem Verbandwagen für aseptische und einem für infizierte Wunden ist nicht erforderlich, wenn der Wagen vor Kontamination geschützt und desinfizierend gereinigt wird.

Gemäß den RKI-Empfehlungen aus dem Jahre 2007 können Verbandswechsel mit Verbandwagen oder mit Tablettsystem durchgeführt werden.

Vorbereitung
- Adäquate Schmerzmedikation, Wirkeintritt abwarten
- Patienten über geplante Maßnahmen informieren, Verbandswechsel in den Tagesablauf einplanen (Patient muss ggf. noch zur Untersuchung)
- Händedesinfektion
- Benötigte Utensilien auf dem Verbandwagen vorbereiten,
- Verbandwagen oder Tablettsystem nutzen. Bei Nutzung des Tablettsystems Untensilien auf einem desinfizierten Tablett ins Zimmer bringen. Abwurfbehälter für benutzte resterilisierbare Instrumente bereitstellen.
- Sorgfältige Planung der Durchführung; Vollständigkeit des Materials überprüfen
- Arbeitsfläche im Zimmer schaffen (z. B. Patientenklapptisch), per Wischdesinfektion (▶ 1.4) reinigen, alle benötigten Utensilien darauf bereitstellen
! Keine Materialien im Patientenbett ablegen!
- Sterile Materialien immer patientenfern, unsterile patientennah ablegen

- Benötigte Abwurfbehälter bereitstellen
- Fenster und Türen schließen. Dafür sorgen, dass keine anderen Tätigkeiten während des Verbandswechsels im Patientenzimmer ausgeführt werden (z. B. Putzarbeiten, Bettenmachen) und dass keine Besucher ins Zimmer kommen → Intimsphäre des Patienten wahren
- Patientenbett auf Arbeitshöhe bringen, Patienten bei der angemessenen Lagerung unterstützen. Falls nötig, Bettschutz unterlegen, auf gute Beleuchtung achten
- Einmalschürze anlegen, hygienische Händedesinfektion durchführen und Einmalhandschuhe anziehen

Durchführung

> **Non-touch-Prinzip**
> Ein Verbandswechsel wird immer nach dem Non-touch-Prinzip durchgeführt, d. h., die Wunde wird nur mit sterilen Instrumenten bzw. sterilen Handschuhen berührt, nie mit bloßen Händen („non-touch"). Unsterile Materialien berühren nie die Wunde!

! Achtung: mit bereits kontaminierten Handschuhen keine Gegenstände anfassen, die andere Hände wieder berühren, auch keine Türklinke, um vergessenes Material zu holen!
- Aufwendige Verbandswechsel zu zweit versorgen, ggf. im separaten Zimmer durchführen
- Alten Verband mit unsterilen Einmalhandschuhen abnehmen, Verkrustungen zuvor durch Anfeuchten lösen, z. B. mit Ringer-Lösung
- Alte Wundauflage inspizieren: Blut- bzw. Eiterauflagerungen? Durchfeuchtung mit Wundexsudat? Anschl. alte Wundauflage im bereitgestellten Abwurfbehälter entsorgen
- Handschuhwechsel und hygienische Händedesinfektion (▶ 1.4.1) durchführen
- Wundreinigung aseptischer Wunden: **immer von innen nach außen.** Dazu gehören auch alle offen heilenden (= kontaminierten und kolonisierten) Wunden.
- Wundumgebung nicht tupfen, sondern wischen, pro Wischgang eine neue sterile Kompresse oder sterilen Tupfer verwenden
- Gebrauchtes Material sofort entsorgen (nicht zwischenlagern!): Einmalmaterial im Abwurfbeutel, resterilisierbares Material im Abwurfbehälter mit Desinfektionslösung
- Gereinigte Wunde inspizieren
- Handschuhe wechseln und hygienische Händedesinfektion durchführen
- Ggf. Klammern/Fäden ziehen, dazu neue sterile Instrumente verwenden
- Wundversorgung erfolgt (nach ärztlicher Anordnung) je nach Wunde/Wundzustand phasen- und stadiengerecht
- Verband fixieren, bei Verwendung von Fixiervliesen auf falten- und spannungsfreie Applikation achten
- Einmalhandschuhe ausziehen, entsorgen, hygienische Händedesinfektion durchführen

Nachbereitung
- Patienten fragen, ob der Verband bequem sitzt. Hat der Patient kein gutes Gefühl, z. B. Druckgefühl, muss der Sitz des Verbands überprüft und ggf. neu angebracht werden.
- Patienten informieren, sich zu melden, wenn er Veränderungen am Verband feststellt, z. B. Schwellungen, Schmerzen
- Patienten bei der gewünschten bzw. erforderlichen Lagerung unterstützen
- Arbeitsfläche desinfizieren, Abwurfbeutel verschließen und außerhalb des Zimmers entsorgen, hygienische Händedesinfektion durchführen
- Gebrauchte Instrumente zur Resterilisation geben
- Verbandswechsel einschließlich der Wundbeobachtungen in der Patientenakte dokumentieren, ggf. auch Fotodokumentation.

Verbandswechsel bei infizierten Wunden
Die **Durchführung** des Verbandwechsels bei infizierten Wunden entspricht in vielen Punkten der eines Verbandwechsels bei kontaminierten/kolonisierten Wunden. Abweichend gilt:
- Infizierte Wunden **immer von außen nach innen reinigen**
- Wundreinigung und -versorgung ggf. mit Antiseptika und antiinfektiven Wundauflagen nach ärztl. AO durchführen
- Bei mehreren infizierten Wunden immer die mit speziellen Problemkeimen (z. B. MRSA) zuletzt verbinden
- Bei speziellen Wundkeimen (z. B. MRSA ▶ 3.7.5) auf angemessene Schutzkleidung achten: langer, langärmeliger Schutzkittel; Mund- und Nasenschutz; Einmalhandschuhe; ggf. Schutzhaube

7.2 Wunddokumentation

7.2.1 Wundanamnese

Die in der Wundanamnese erfassten Fakten bilden die Grundlage für eine adäquate Wunddokumentation. Sie beinhaltet u. a. Informationen über das soziale Umfeld, über das Krankheitsbild, psychosoziale Aspekte und wundauslösende sowie die Abheilung negativ beeinflussende Faktoren. Bei akut intensivpflichtigen Patienten ist eine eingehende Wundanamnese oft nicht möglich. Beispielhafte Inhalte der pflegerischen Anamnese laut dem DNQP Expertenstandard (2009) „Pflege von Menschen mit chronischen Wunden" sind:

Erfassung von Patienten-/Angehörigenwissen zu:
- Wundursache/n
- Bedeutung spezieller Maßnahmen, wie Kompression, Druckentlastung
- Symptomen, z. B. Wundfeuchtigkeit, Geruch, Juckreiz
- Wundheilung und Vorstellung zur Abheilungszeit

Erfassung wund- und therapiebedingter Einschränkungen, z. B.:
- Schmerzen: Stärke, z. B. anhand einer visuellen Analogskala (▶ 10.2.1), Qualität, Lokalisation, Dauer, Häufigkeit, situationsbedingtes Auftreten
- Mobilitäts-/Aktivitätseinschränkungen: z. B. Treppensteigen, Einkaufengehen

- Unangenehme Gerüche, hohe Exsudatmengen
- Schwierigkeiten bei der persönlichen Hygiene, Abhängigkeit von fremder Hilfe
- Psychosoziale Aspekte: Frustration, Trauer, Depression, soziale Isolation, Ängste
- Einschränkungen bei der Kleider- und Schuhauswahl
- Schlafstörungen

Abfrage von bereits vorhandenen wundbezogenen Hilfsmitteln:
- Anziehhilfen, Kompressionsstrümpfe, orthetische Schuhversorgung, Lagerungsmaterialien zur Druckentlastung

Erfassung gesundheitsbezogener Selbstmanagementkompetenzen von Patienten/Angehörigen zu:
- Umgang mit wund- und therapiebedingten Einschränkungen (s. o.)
- Verbandswechsel
- Ernährung, Blutzuckereinstellung, Raucherentwöhnung
- Hautschutz und -pflege
- Erhalt von Mobilität und Alltagsaktivitäten: z. B. Spaziergänge, Hobbys, Einkäufe
- Krankheitsspezifischen Maßnahmen, z. B. Fußpflege und -inspektion, Bewegungsübungen, Kompression

Zusätzlich sollten folgende Angaben Berücksichtigung finden:
- Alter, Medikation, Allergie/n
- Soziales Umfeld: Wie und mit wem lebt der Patient (Erdgeschoss, Treppenhaus ohne Fahrstuhl, Angehörige, etc.)? Ist er selbstständig oder benötigt er Hilfe? Wer versorgte den Patienten bisher (ärztlich, häuslich, pflegerisch)?
- Immunstatus, Tumor/e
- Begleit- und Stoffwechselerkrankungen, Operation/en
- Erfassung des geistigen und seelischen Zustands
- Lebensgewohnheiten: Rauchen, Alkohol, Sport
- Information über Krankheitsbild und Einstellung dazu
- Kontinenzsituation

7.2.2 Kriterien der Wunddokumentation

Eine Wunddokumentation verdeutlicht gleichermaßen den geleisteten Pflegeprozess als auch den Heilungsverlauf bzw. den aktuellen Wundzustand. Beispielhafte Inhalte für ein Wundassessment laut Expertenstandard „Pflege von Menschen mit chronischen Wunden" ▶ Tab. 7.1.

Tab. 7.1 Beispielhafte Inhalte eines Wundassessments	
Medizinische Wunddiagnose	Grunderkrankung, Wundart und Schweregradeinteilung der Wunde bzw. der Grunderkrankung
Beispiele der Wundklassifikation	Ulcus cruris venosum/arteriosum/mixtum etc.; diab. Fußulkus, Dekubitus, Verbrennung (▶ 11.84), postoperative Wundheilungsstörung
Beispiele der Schweregradeinteilung	Dekubitusklassifikation, z. B. nach European Pressure Ulcer Advisory Panel (EPUAP); Klassifikation diabetisches Fußulkus nach Wagner/Armstrong; Klassifikation der chronisch venösen Insuffizienz (CVI) nach Widmer; Klassifikation der pAVK nach Fontaine

Tab. 7.1 Beispielhafte Inhalte eines Wundassessments *(Forts.)*

Wundlokalisation	Schriftlich ausformuliert und auf einem Schaubild eingezeichnet
Wunddauer	Notwendig, um Belastungen, (Selbst-)Pflegezeiten und die Heilungszeit für den Patienten einzuschätzen
Rezidive	Anzahl und rezidivfreie Zeit erfassen → erlaubt Hinweise auf mögliche Problematiken bei der Prävention
Wundgröße	Erfassung der größten Länge und Breite, Tiefe in cm; Erfassung von Taschen/Untertunnelungen/Fisteln anhand der Uhrmethode
Wundrand/umgebung.	Unterminiert, mazeriert, nekrotisch, ödematös, gerötet etc.
Wundgrund/Gewebeart	Nekrose, Fibrinbelag, Granulationsgewebe, Knochen, Sehne etc.
Wundgeruch:	Ja/nein
Exsudation	Menge, Beschaffenheit, Farbe, Geruch
Infektionsanzeichen	Rötung, Schwellung, Überwärmung, Funktionseinschränkung, Schmerzen
Wundschmerzen	Intensität anhand VAS-Skala (▶ 10.2.1) Situationen, die mit Schmerzen einhergehen und zur Verbesserung führen Qualität: pochend, brennend, stechend etc.

Angaben zur Therapie, vollständiger Produktname und -größe (u. a. für Nachbestellungen), Datum und Handzeichen der durchführenden Pflegefachkraft

Fotodokumentation

Die Einwilligung des Patienten oder ggf. seiner Angehörigen, z. B. Betreuer, ist die Grundvoraussetzung für die Fotodokumentation (vgl. StGB § 201a Verletzung des höchstpersönlichen Lebensbereichs durch Bildaufnahmen).

> **Fotodokumentation auf der Intensivstation**
> Die Fotodokumentation kann Bestandteil des Behandlungsvertrags sein. Sie ist im Rahmen der Intensivtherapie analog einer Röntgenaufnahme vergleichbar und ausschließlich in der Patientenakte abzulegen.

Es empfiehlt sich, einen einrichtungsinternen Standard über die Anforderungen an die jeweiligen Kriterien zur Fotoaufnahme zu erstellen.

Eine Fotodokumentation dient lediglich der visuellen Unterstützung, **ersetzt aber nicht die schriftliche Wunddokumentation.** Diese sollte nur alle 7–14 Tage und zusätzlich bei gravierenden Veränderungen der Wundsituation erfolgen. Bei der Erstellung eines Wundfotos sind diverse Aspekte zu berücksichtigen:

- Aufklärung und Information über die Fotoerstellung und den Verbleib
- Einholen der Zustimmung des Patienten oder gesetzlichen Betreuers und schriftliche Fixierung in der Akte. Die Zustimmung kann jederzeit widerrufen werden.

- Das Foto muss dem jeweiligen Patienten eindeutig zuzuordnen sein: Vor- und Nachname, Geburtsdatum oder Patientencode und Erstellungsdatum sind auf dem Foto zu vermerken.

Häufigkeit der Dokumentation
Jeder Verbandswechsel ist in der Dokumentation festzuhalten, Veränderungen zum Vorzustand werden vermerkt. Ein vollständiges Wundassessment (▶ Tab. 7.1), inklusive Wundvermessung, erfolgt alle 7–14 Tage und zusätzlich nach wundbezogenen Interventionen bzw. akuten Veränderungen, z. B. chirurgisches Débridement, Infektion. Im Abstand von spätestens vier Wochen sollte eine Überprüfung der Wirksamkeit aller Maßnahmen stattfinden und sollten ggf. notwendige Änderungen im Maßnahmenplan und in der Dokumentation vermerkt werden (vgl. Expertenstandard DNQP 2009 „Pflege von Menschen mit chronischen Wunden").

! Nach Datenerhebung oder bei Auffälligkeiten informiert die Pflegefachkraft den behandelnden Arzt, um ggf. die weitere Versorgung zu besprechen.

7.3 Wunddébridement und Wundspülung

7.3.1 Wunddébridement
Erst nach erfolgter Wundreinigung ist eine adäquate Wundbeurteilung möglich. Bei einer chronischen Wunde wird die Reinigungsphase mittels **Débridement** (Wundsäuberung) unterstützt, um Nekrosen und Fibrinbeläge zu entfernen.

Débridementarten

Mechanisches Débridement
- Beläge, Zelltrümmer, Verbandsreste und Abfallstoffe werden mit geeigneten Lösungen unter Zuhilfenahme von Spritzen, Knopfkanülen oder Spülkathetern und sterilen Kompressen aus der Wunde ausgewischt oder ausgespült

! **Achtung:** Schmerzhafte Methode aufgrund der Reibung, des Drucks und der damit einhergehenden Oberflächenreizung der Wunde. Zudem kann sie zur Traumatisierung von frischem Gewebe wie Granulation und Epithelisierung führen.

> **Tipp**
> Eine schonendere Alternative zum Auswischen ist das wiederholte Auflegen steriler, angefeuchteter Kompressen mit leichtem Andruck auf die Wunde. Beim Abnehmen bleibt etwas Belag an der Kompresse haften. Dieser Vorgang wird mit jeweils einer neuen, Kompresse wiederholt, bis keine Rückstände mehr haften bleiben.

Chirurgisches Débridement
- Radikales, mechanisches Verfahren zum Entfernen von avitalem Gewebe
- Reinigung der Wunde von Nekrosen und Belägen durch Einsatz von Pinzette und Skalpell oder Ringkürette
- Schnellste und effektivste Möglichkeit der Wundreinigung, jedoch invasiv und nicht gewebeschonend

- Durchführung erfolgt durch erfahrene Ärzte
- Da eine Wundinfektion zu einer Osteitis führen kann, ist mitunter auch eine Knochenresektion Bestandteil des chirurgischen Débridements.
- Je nach Ausmaß und Dicke der Beläge ist eine Kurznarkose oder eine Lokalanästhesie, z. B. mit EMLA®-Creme, erforderlich.
- Alle anderen Débridementmethoden greifen im Gegensatz hierzu lediglich oberflächlich.

> **Achtung**
> Chirurgisches Débridement wird nur von qualifiziertem ärztlichem Personal durchgeführt. Wenn der Zustand des Patienten keine Narkose zulässt, finden alternative Maßnahmen Anwendung. Gerinnungsstörungen sowie die Einnahme von Gerinnungshemmern sind vorab abzuklären.

Autolytisches Débridement
- Schonendste, aber auch zeitintensivste Débridementform
- Nutzt die physikalische Wirkung von Flüssigkeit auf Beläge, indem Hydrogele in Gelform, die zu 60–95 % aus Wasser bestehen, aufgebracht werden. Sie weichen durch ihre Feuchtigkeit Nekrosen und Beläge auf; dies kann auch durch die permanente Abgabe von Feuchtigkeit einer speziellen Wundauflage zur Nasstherapie (TenderWet®, HARTMANN) erreicht werden.
- Nutzt zudem die Wirkung körpereigener proteolytischer Enzyme im eingeschlossenen Wundexsudat auf abgestorbenes Gewebe
- Fördert durch die zugeführte Feuchtigkeit zudem das Zellwachstum. Nekrosen und Beläge verlieren durch Rehydration ihre innere Festigkeit und lösen sich vom Wundgrund. Danach sind sie leicht aus der Wunde zu spülen.

Weitere Arten der Wundsäuberung

Biochirurgisches Débridement
- Zum **biochirurgischen Débridement** werden Maden der Gattung *Lucilia sericata* (Goldfliegenmaden) als Freiläufer oder im Beutel *(Biobag)* eingesetzt.
- Die im Madenspeichel enthaltenen eiweißaufspaltenden Enzyme verflüssigen Nekrosen und Beläge.
- Zusätzlich antibakterielle Wirkung durch Stoffe in den Ausscheidungen der Maden
- Selektive, unblutige, z. T. schmerzhafte und psychisch belastende (Ekelfaktor) Methode.

Enzymatisches Débridement
- Enzyme verflüssigen in Wechselwirkung mit körpereigenen Eiweißen Nekrosen und Beläge
- Enzymverbände haben eine begrenzte Wirkdauer und sind mind. 1 × tgl. zu wechseln.
- Enzyme benötigen Feuchtigkeit, um ihre Wirkung zu entfalten, und sind daher nicht auf trockenen Nekrosen anzuwenden
- Manche Enzyme wirken nur bei bestimmten Proteinen. Zudem können sie Wundheilungsstörungen oder Allergien bewirken.
- Nur so lange anzuwenden, bis die Wunde frei von Gewebetrümmern ist

Ultraschalldébridement
- Fibrinbeläge, Zelltrümmer und Keime werden mittels niederfrequenten Leistungs-Ultraschalls in Kombination mit einer Spüllösung aus der Wunde ausgespült. Die Spüllösung gelangt durch den Ultraschallimpuls bis in die tieferen Wundregionen und wirkt dort durch *Kavitation* (zyklisch sich bildende und wieder zusammenfallende Mikrogasblasen) reinigend sowie bakterien- und pilztötend.
- Wirkungen sind Förderung der Granulation, Anregung der Proliferation der Fibroblasten und Stimulation der Kollagensynthese
- ! **Achtung:** Einige Patienten empfinden, obwohl diese Débridementart schonend ist, Schmerzen, weshalb sich vorab eine Lokalanästhesie mit Emla®-Creme empfiehlt.

7.3.2 Wundspülung

Ergänzend zum Débridement sollte insbesondere in der Reinigungsphase eine Wundspülung zum Einsatz kommen, um Restbeläge, Zelltrümmer, Verbandsstoffreste und Bakterien aus der Wunde zu entfernen.

Wundspüllösungen

Kriterien
Kriterien einer zeitgemäßen Wundspüllösung sind:
- Farblos, nicht resorbierbar, physiologisch, steril, atraumatisch und erwärmbar

Geeignete Wundspüllösungen
- Unkonservierte Lösungen: NaCl 0,9 %, Ringer-Lösung
- Konservierte/wirkstoffhaltige Zubereitungen: Prontosan®, Octenilin®, Lavanid®, Urgosan®-Wundspray, Lavasorb®

> **Wundbad – Leitungswasser**
> - Aus hygienischen Gründen kein Einsatz von Wundbädern → Bakterien und Abfallstoffe können nicht abfließen, schwappen auf die Wunde zurück → Keimverschleppung/Infektionsgefahr
> - Durch verkeimte Duschköpfe oder Ablagerungen in den Rohrsystemen kann ein **Ausduschen der Wunde** ebenfalls problematisch sein (Infektionsrisiko) → Abhilfe durch Einsatz von speziellen Filtersystemen (endständige Wasserfilter)
> - Das RKI in Deutschland empfiehlt zum Spülen von Wunden ausschließlich die Verwendung steriler Lösungen oder die Nutzung endständiger Wasserfilter (0,2 µm).

Antiseptika
Antiseptika werden bei infektgefährdeten oder infizierten Wunden eingesetzt.

Kriterien
Kriterien eines zeitgemäßen Antiseptikums sind:
- Umfassendes Keimspektrum
- Kein Eiweißfehler
- Keine Resistenzbildung

7.3 Wunddébridement und Wundspülung

- Lange Remanenz
- Farblos, geruchlos, schmerzarm/frei, körperwarm anwärmbar, nicht allergisierend

Zeitgemäße Antiseptika
- Auf Octenidinbasis, z. B. Octenisept®, oder auf Polyhexanidbasis, z. B. Serasept®

Verwendbarkeit
Verwendbarkeit von Wundspüllösungen nach Anbruch:
- Unkonservierte Lösungen wie Ringer- und NaCl-0,9 %-Lösung sind direkt nach Anbruch zu verwerfen
- Bei konservierten Lösungen ist die Verwendbarkeitsdauer auf der Verpackung vermerkt. So sind z. B. Lavasorb® 6, Urgosan®-Wundspray 12, Prontosan® 8 und auch Octenilin® 8 Wochen nach Anbruch zu verwerfen. Lavanid®-Lösung 1 und 2 ist mit aufgesetztem Spike 4 Wochen verwendbar.

Verwendbarkeit von Wundantiseptika nach Anbruch:
- Polihexanid-/Lavaseptlösung ist je nach Hersteller 2 Tage bis zu 4 Wochen nach Anbruch zu verwerfen.
- Octenisept 3 Jahre nach Anbruch verwerfen

Anwärmen von Spüllösungen/Antiseptika
Zum Anwärmen von Wundspüllösungen/Antiseptika eignen sich z. B.
- Trocken-/Wärmeschränke oder temperiertes Wasserbad
- Kleinere Behältnisse unter laufendem Warmwasserhahn entsprechend anwärmen

! **Achtung**: Kein Einsatz der Mikrowelle → Temperatur kann innerhalb des Behältnisses sehr unterschiedlich sein, somit nicht exakt erfühlbar!

PVP-Jod
! Kann durch zeitgemäße Antiseptika (Octenisept®, Serasept®) komplett ersetzt werden

PVP-Jod hat folgende Eigenschaften:
- Hat ein gutes, breites Wirkspektrum
- Verursacht Allergien und systemische Nebenwirkungen (Schilddrüse)
- Ist in der Schwangerschaft und Stillzeit kontraindiziert
- Schmerzen bei der Anwendung
- Erschwerte Wundbeurteilung durch „braune" Einfärbung der Wunde
- Hat einen Eiweißfehler und wird durch Blut, Eiter, Wundexsudat inaktiviert → ersichtlich an der Entfärbung (ist beim Auftragen braun, beim Verbandswechsel gelb entfärbt); aufgrund der Inaktivierung in chronischen Wunden ist bei Anwendung derartiger Präparate ein häufiger Verbandswechsel (alle 8 h) sicherzustellen.
- PVP-Jod kann im Gegensatz zu Octenidin und Polyhexanid aber auf Knorpelgewebe angewendet werden.

Unzeitgemäße Produkte

Lebensmittel
- Beispielsweise Haushaltshonig, Zucker, Quark, Kohlblätter
- Für die Wundversorgung weder zugelassene Medizinprodukte (▶ 1.5.9) noch Arzneimittel

- Erfüllen nicht die erforderlichen hygienischen Voraussetzungen → deshalb ist ihr Einsatz in der Wundversorgung nicht zulässig

Lokalantibiotika
- Wirken nur oberflächlich und sind wundheilungshemmend
- Haben substratspezifische Lücken im Wirkspektrum
- Fördern Resistenzentwicklungen und Kontaktallergien

Farbstoffe
- Durch Verfärbung keine Wundbeurteilung möglich
- Gerben und trocknen die Wunde aus → Abtötung bereits bestehender oder frischer Zellen (zelltoxisch) → ggf. unterstellbarer Tatbestand der vorsätzlichen Körperverletzung
- Wirken nur mäßig bakterizid, enthalten z. T. Schwermetalle → hohe Belastung für menschlichen Organismus und Umwelt
- Farbstoffe, wie z. B. Gentianaviolett, Brilliantgrün, Methylviolett, Pyoktanin, enthalten Schwermetalle und sind zelltoxisch
- Merbromin (Mercuchrom®) enthält trotz Umbenennung von Mercurochrom® in Mercuchrom® unverändert Quecksilber → darf seit 1.7.2003 in Deutschland nicht mehr in Verkehr gebracht werden.

Wasserstoffperoxidlösung 3 %
- Schmerzauslösung beim Spülen
- Kann bei Anwendung in Wundhöhlen durch Freisetzung von Sauerstoff zu Gasembolien führen
- Lücken im Wirkspektrum
- Wirkt aggressiv auf granulierende Zellen und sollte durch zeitgemäße Antiseptika (Octenisept®, Serasept®) ersetzt werden

Ethacridinlactat (Rivanol®)
- Durch enthaltenen Farbstoff erschwerte Wundbeurteilung
- Trocknet die Haut aus und zerstört so die frisch gebildeten Zellen
- Hohes Allergiepotenzial

Tipp: Die früher übliche Anwendung von Rivanol® bei Erysipel kann durch im Kühlschrank gekühltes Octenisept® ersetzt werden.

> **Entbehrliche und obsolete Wirkstoffe und Wundantiseptik**
> Laut der Konsensusempfehlung zur Auswahl von Wirkstoffen für die Wundantiseptik sind die in ▶ Tab. 7.2 zusammengefassten Wirkstoffe für die Wundbehandlung obsolet oder entbehrlich

Tab. 7.2 Entbehrliche und obsolete Wirkstoffe zur Wundantiseptik

Substanz	Empfehlung
8-Chinolinol (Chinosol®)	Entbehrlich
Chlorhexidin	Entbehrlich
Ethacridinlactat (Rivanol®)	Obsolet

Tab. 7.2 Entbehrliche und obsolete Wirkstoffe zur Wundantiseptik *(Forts.)*

Substanz	Empfehlung
Farbstoffe	Obsolet
Nitrofural	Entbehrlich
Organische Quecksilberverbindungen	Obsolet
Quartäre Ammoniumverbindungen, z. B. Benzalkoniumchlorid	Entbehrlich
Silbersulfadiazin (z. B. Flammazine®)	Entbehrlich
H_2O_2 3 % (Wasserstoffperoxid)	Entbehrlich

Literatur
Kramer A, Daeschlein G, Kammerlander G, Andriessen A, Aspöck C, Bergemann R, Eberlein T, Gerngroß H, Görtz G, Heeg P, Jünger M, Koch S, König B, Laun R, Peter R, Roth B, Ruef C, Sellmer W, Wewalka G, Eisenbeiß W. Konsensusempfehlung zur Auswahl von Wirkstoffen für die Wundantiseptik. HygMed, 2004; 5: 147–157; ZfW 3: 110–120.
RKI-Empfehlung. Prävention postoperativer Infektionen im Wundgebiet. Bundesgesundheitsbl-Gesundheitsforsch-Gesundheitsschutz, Springer 2007; 50:377–393.

7.4 Wundverbände

7.4.1 Wundauflagen der konventionellen Wundversorgung

Aufgaben
Die Wundauflagen der konventionellen Wundversorgung haben folgende Aufgaben:
- Polsterfunktion
- Schutz gegen äußere Einflüsse
- Aufsaugen von Wundexsudat
- Träger für Arzneimittel
- Als Tupfer/Kompresse zur Wund- bzw. Wundrandreinigung zu verwenden
- Kompressen sind gängige Wundauflagen der trockenen, konventionellen Wundversorgung.

Überblick über konventionelle Wundauflagen

Mullkompressen

Eigenschaften
- Mehrlagiges Baumwollgewebe (16–32-fach), fein oder grob gewirkt
- Saugen Wundexsudat bei Kontakt mit dem Wundgrund auf

Anwendung
- Werden in der Wundreinigung zum Auswischen der Wunde und zur Säuberung des Wundrands genutzt
- Erstabdeckung von postoperativen Wunden
- Bei häufigen Verbandswechseln stark exsudierender Wunden in der Reinigungsphase

Kontraindikationen
- Bei schwach exsudierenden, granulierenden oder epithelisierenden Wunden besteht eine Verklebungsgefahr → schmerzhafter Verbandswechsel mit Traumatisierung des Gewebes

Vlieskompressen

Eigenschaften
- Werden durch Verfestigung von Viskose, Baumwolle oder synthetischen Fasern hergestellt
- Sind weich, anschmiegsam und drapierfähig

Anwendung/Kontraindikationen
- Wie Mullkompressen

Saugkompressen

Eigenschaften
- Hülle: Vliesstoff (meist wasserabweisende = hydrophobe Fasern), der im direkten Kontakt zum Wundgrund steht
- Innen: hydrophile Materialien, z. B. Zellwolle, Watte zur Resorption von Wundexsudat

Anwendung
- Postoperative Wunden (Erstabdeckung)
- Stark nässende Wunden in der Reinigungsphase (bei häufigen VW)

Kontraindikationen
Als Primärabdeckung bei:
- Tiefen/unterminierten Wunden
- Schwach nässenden Wunden
- Wunden in der Granulations-/Epithelisierungsphase

Wundschnellverbände

Eigenschaften
- haushaltsübliches Pflaster: haftendes Trägermaterial, Innenseite saugende Auflage
- Zeitsparende Fixierung

Anwendung
- Primär heilende postoperative Wunden
- Handwunden
- Erstversorgung kleinerer akuter Wunden (Bagatellverletzungen)
- ! **Achtung:** Klebefläche muss Saugschicht umschließen, sonst keine gute Abschirmung gegen Keimbefall

7.4 Wundverbände

Kontraindikationen
- Tiefe und sekundär heilende Wunden

Beschichtete Wundgaze

Eigenschaften
- Grobmaschiges Netz, je nach Produkt aus natürlichen oder Kunstfasern, dessen Beschichtung mit hydrophober Salbe wie Vaseline/Paraffin ein Verkleben mit dem Wundgrund verhindern soll
- Hinweis: Beschichtete Gaze immer mit Kompresse zur Aufnahme des Wundexsudats abdecken

Anwendung
- Bei oberflächlichen Schürf- und Risswunden, Meshgraftplastiken, exulzerierenden Tumorwunden, Verbrennungen → um ein schmerzhaftes Verkleben mit Kompressen zu vermeiden

Achtung
- Einige Produkte verkleben bei geringer Exsudatmenge mit dem Wundgrund
- Gefahr der feuchten Kammer, wenn Produkte doppelt gelegt werden → Risiko Wundinfekt
- Fetthaltige Salben können Poren der Haut verkleben, Gasaustausch behindern, zur Mazeration der Umgebungshaut führen
- Wirkstoffhaltige Fettgazen weitestgehend durch spezielle Wunddistanzgitter ersetzt, da fehlender Sinn und hohes Allergierisiko; Ausnahme: PVP-Jod-Gaze (Betaisodona®, Braunovidon®), Fucidine®-Gaze

Wunddistanzgitter

Eigenschaften
Wunddistanzgitter sind die Weiterentwicklung der beschichteten Wundgaze.
- Wurden entwickelt, um den unter beschichtete Wundgazen genannten Problemen vorzubeugen
- Fein gewobene Netze, die eine gute Alternative zu den herkömmlichen Wunddistanzgittern darstellen
- Verzichten auf eine alleinige Beschichtung mit besonders fetthaltigen Salben
- Die Feinporigkeit mindert zusätzlich das Verklebungsrisiko mit dem Wundgrund

Produkte
Sind sehr unterschiedlich aufgebaut, z. B.:
- Elastisches Polyamidnetz mit einer Silikonbeschichtung (Mepitel®, Mepitel® One, Fa. Mölnlycke oder Askina® SilNet, Fa. B. Braun) oder Cellulose-Azetat-Netz mit sanft haftendem Silikon beschichtet (Adaptic® Touch, Fa. Systagenix).
- Polyestergitter, dessen Fasern mit Vaseline und Hydrokolloidpartikeln getränkt sind (Urgotül® von URGO; Physiotulle® von Coloplast)
- Mikroperforierte Polyethylenfolie (sorbion plus® von Sorbion AG)

- Hydroaktive Salbenkompresse (Hydrotüll® von HARTMANN) besteht aus einem Polyamidträgermaterial, das mit einer wirkstofffreien, hydroaktiven Salbenmasse auf Triglyzeridbasis imprägniert ist.

Anwendung
Siehe beschichtete Wundgaze

Fixationsmaterial
- Heftpflaster: elastisch, unelastisch, hautfreundlich
- Klebemull: unelastisch, elastisch
- Verbandsstoffkleber: flüssig, Spray
- Binden und Schlauchverbände

Nachteile der konventionellen Wundversorgung
- Durch starken Saugreiz erfolgt eine Austrocknung der gesamten Wunde → trockener, harter Wundschorf bis hin zur Nekrose → Abheilung wird blockiert
- Kaum Schutz vor Infektionen oder Feuchtigkeit von außen, z. B. bei inkontinenten Patienten
- Epithelzellen können nicht in ein trockenes Wundmilieu einwandern, somit befinden sich auch die für die Immunabwehr wichtigen Makrophagen nur im Wundrandbereich
- Neue Kapillaren wachsen in den Verband → frisch einsprießendes Gewebe wird regelrecht abgerissen = „Wundpeeling"
- Schmerzintensiver Verbandswechsel
- Keine Wärmeisolation → eine Kompresse kann nur Temperaturen entsprechend der vorherrschenden Zimmertemperatur gewährleisten. Da die Mitose erst ab 28 °C stattfindet, sind auch Temperaturen ab dieser Stufe bei einer Wundauflage wünschenswert → Kälte verzögert den Heilungsprozess, insbesondere das Zellwachstum.

7.4.2 Moderne Wundversorgung

Die Anforderungen an Wundauflagen haben sich durch die Grundsätze der feuchten Wundversorgung geändert. Grundsätzlich soll die Wunde hier warm und feucht gehalten werden.

Kriterien des idealen Wundverbands nach T. D. Turner (1979)
- Aufrechterhaltung eines feuchten Milieus im Wundbereich
- Entfernung von überschüssigem Exsudat und toxischen Bestandteilen
- Gewährleistung des Gasaustausches
- Thermische Isolierung der Wunde
- Schutz vor Sekundärinfektion durch Undurchlässigkeit für Mikroorganismen von außen
- Ermöglichung eines atraumatischen Verbandswechsels
- Keine Abgabe von Fasern oder anderer Fremdstoffe

Inzwischen werden immer mehr Produkte produziert, die die Wunde nicht mehr vorrangig feucht halten, sondern den Heilungsprozess durch speziell enthaltene Substanzen initiieren oder beschleunigen, z. B. Silber, Kollagen, Wachstumsfaktoren oder Hyaluronsäure.

Grundsätzliches

Voraussetzungen
Der ideale Wundverband allein bedingt noch keine zügige Wundheilung. Erst nach entsprechender Diagnostik und im Zusammenhang mit der Kausaltherapie unter Behandlung und Ausschaltung der Ursachen (Wundanamnese ▶ 7.2.1) ist es möglich, den Heilungsprozess adäquat zu initiieren, z. B.:
- **Dekubitus:** Minimierung/Ausschaltung von Druck-, Reibe- und Scherkräften gehen der Behandlung dieses Krankheitsbildes voran
- **Ulcus cruris venosum:** eine adäquate Kompression ist zusätzlich zur Wundversorgung unerlässlich
- **Arterielle Durchblutungsstörung:** Bevor eine angepasste Wundversorgung erfolgreich zum Einsatz kommt, muss zunächst eine Revaskularisation erfolgen, z. B. durch eine Gefäßdilatation oder Bypass-OP (▶ 8.3.2).

Die optimale Behandlung und Behebung der wundauslösenden Ursachen sind Voraussetzungen, um eine angepasste, moderne Wundversorgung erfolgreich einzusetzen.

Phasen der Wundheilung
Die Wundheilung verläuft in drei ineinander übergreifenden Phasen:
- **Reinigungs- oder Exsudationsphase:** Blutstillung durch Engstellung der Gefäße und Gerinnungsfaktoren, Abwehrzellen (Leukozyten, insbesondere Makrophagen) wandern ein und bauen Bakterien und Gewebenekrosen ab
- **Proliferations- oder Granulationsphase:** Einwanderung von Fibroblasten und Aufbau eines Gerüstes für die Gewebeneubildung, Anlagerung von Endothelzellen, Verfestigung durch Kollagenfasern, Einsprießen von Kapillaren, Ausbildung von gefäßreichem Granulationsgewebe
- **Reparations- oder Epithelisierungsphase:** Wundkontraktion durch Abgabe von Wasser und Gefäßrückbildung im Granulationsgewebe, Einwanderung der Epithelzellen vom Wundrand, Ausbildung von faserreichem Narbengewebe, Verschluss durch Verdickung der Zellschicht

Innerhalb dieser Phasen werden verschiedene Wundstadien unterschieden: Nekrosen, Fibrinbeläge, infizierte, granulierende und epithelisierende Wunden.

> Eine adäquate Wundversorgung wird phasengerecht auf die Abläufe und Zustände innerhalb der Wunde angepasst. Zu Beginn der Behandlung steht immer die Wundreinigung (▶ 7.3).

Auswahl der Wundauflage
Die Auswahl der Wundauflage ist abhängig von:
- Wundheilungsphase
- Wundgrund, z. B. Nekrose, freiliegende Sehne, Granulation
- Möglichen Infektionszeichen oder bestehender Infektion
- Exsudatmenge
- Zustand des Wundrands und der Wundumgebung
- Bestehenden Gerüchen
- Schmerzen, Patientenbedürfnissen und Akzeptanz der Wundauflage durch den Patienten
- Handhabbarkeit und Wirtschaftlichkeit

- Wechselintervall: abhängig vom Abheilungszustand der Wunde bzw. der Exsudation und den jeweiligen Herstellerangaben

Innerhalb der Wundheilungsphasen werden verschiedene **Wundzustände** unterschieden, z. B. Nekrosen, infizierte, belegte, granulierende oder epithelisierende Wunden. Je nach Zustand der Wunde werden vom Arzt entsprechende Wundauflagen verordnet.

Überblick über moderne Wundauflagen

Die Produktnennungen sind ohne Anspruch auf Vollständigkeit! Die Beschreibung der Materialien und der Anwendung ist absichtlich kurz gehalten, um die Übersichtlichkeit zu gewährleisten. Maßgeblich sind immer die Anwenderhinweise des Herstellers.

> **Achtung**
> Zum Einsatz bei Nekrosen/Belägen:
> - Vor Behandlung einer Nekrose unbedingt Klärung der Durchblutungssituation. Trockene Nekrosen bei einer pAVK dürfen erst im Anschluss an eine erfolgreiche Revaskularisation behandelt werden. Bis dahin erfolgen lediglich trockene/konventionelle Verbandswechsel!

Hydrogele in Gelform

Eigenschaften
- Enthalten 60–95 % gebundenes Wasser, sind aber selbst nicht in Wasser löslich, z. T. sind Alginate, Carboxymethyl- und Hydroxyethylcellulose, Propylenglykol und Natriumchlorid enthalten
- Durch Abgabe von Feuchtigkeit schonendes Aufweichen von Nekrosen und Belägen

Anwendung
- Zum Feuchthalten trockener Wunden sowie frei liegender Strukturen (Muskel-, Knochen-, Sehnengewebe)
- Dickes Auftragen erforderlich; je nach Belagdicke ca. 0,3–0,5 cm
- Sekundärabdeckung erforderlich

> Bei trockenen Belägen → semipermeable Transparentfolie, bei eher feuchten Belägen → feinporigen Polyurethanschaum zur Exsudataufnahme einsetzen

- Verweildauer: bis zu 3 Tagen

Analog zu wirkstoffhaltigen/konservierten Spüllösungen werden zunehmend am Markt wirkstoffhaltige/konservierte Hydrogele angeboten, deren Vorteil oft in der verlängerten Verwendbarkeit nach Anbruch besteht. Diese Produkte sind allerdings im Vergleich zu den unkonservierten Gelen eher flüssig, was bei der Anwendung entsprechend zu beachten ist.

Produkte

Hydrogel in Gelform, unkonservierte Gele: Askina® Gel (B. Braun), CURAFIL® (Covidien), Cutimed® Gel (BSNmedical), Decutastar® Hydrogel (ADL), Draco® HydroGel (Dr. Ausbüttel & Co), Hydrosorb® Gel (HARTMANN), IntraSite® Gel

(Smith & Nephew), NOBAGEL® (NOBA), Normlgel® (Mölnlycke Health Care), NU-GEL® (Systagenix Wound Management), Purilon® Gel (Coloplast), Suprasorb® G Amorphes Gel (Lohmann & Rauscher), Tegaderm® Hydrogel (3M Medica), TRIGOgel (TRIGOcare), URGO® hydrogel (URGO), Varihesive® Hydrogel (ConvaTec)

Wirkstoffhaltige/konservierte Hydrogele:
- *Mit Polyhexanid:* LAVANID-Wundgel (SERAG Wiessner), Prontosan Wound Gel (B. Braun)
- *Mit Octenidin:* Octenilin Wundgel (Schülke & Mayr)
- *Mit PVP-Jod:* Repithel (Mundipharma)

Wundauflage zur Nasstherapie

Eigenschaften
- Saug-Spülkörper mit superabsorbierendem Polyacrylat, eingebettet in eine Trägerschicht aus zwei Lagen Zellulose
- Vor Wundkontakt Aktivierung mit einer definierten Menge an Ringer-Lösung (auch als getränktes „Fertigprodukt" erhältlich)
- Durch kontinuierliche Abgabe von Ringer-Lösung über einen Zeitraum von 12–24 h werden Nekrosen/Beläge schonend verflüssigt.
- Bindet überschüssiges Wundexsudat und Abfallstoffe

Anwendung
- Sekundärabdeckung erforderlich
- Verweildauer: 12–24 h oder bis zu 72 h (TenderWetplus®)

Produkte
TenderWet® (Hartmann) und TnederWetplus® (mit PHMB Korn)

Alginate

Eigenschaften
- Werden aus marinen Braunalgen hergestellt; enthalten Alginsäure, Kalzium und ggf. Spurenelemente (Zink und Mangan) oder Gelbildner
- Als Kompresse und Tamponade erhältlich
- Geben initiiert durch Kontakt mit dem Wundexsudat Kalziumionen an die Wunde ab und nehmen gleichzeitig Natriumionen auf → Quellvorgang beginnt
- Anlagerung von Zelltrümmern/Abfallstoffen/Keimen im aufgequollenen Alginat → Reinigungsfunktion (nur bei ausreichend feucht exsudierenden Wunden möglich, da sonst die notwendige Gelumwandlung nicht stattfinden kann)
- Können große Exsudatmengen in ihre Struktur aufnehmen, geben sie jedoch unter Druck nahezu vollständig wieder ab → Mazerationsgefahr
- Unangenehme Geruchsentwicklung durch eingelagerte Abfallstoffe
- Wirken durch enthaltenes Kalzium zusätzlich blutstillend

Anwendung
- Sekundärabdeckung erforderlich
- Verweildauer: je nach Exsudation bis zu 4 Tagen

Produkte
Algisite M® (Smith & Nephew), Askina Sorb® (B. Braun), Curasorb® (Covidien), Cutimed Alginate® (BSNmedical), DracoAlgin® (Dr. Ausbüttel & Co), Kaltostat®

(ConvaTec), Melgisorb® (Mölnlycke Health Care), NOBAALGIN Tamponade und NOBAALGIN-plus Kompresse (NOBA), SeaSorb Soft Alginatkompresse und Alginattamponade (Coloplast), Sorbalgon® (HARTMANN), Sorbsan und Askina Sorb Wundtamponade/Wundauflage (B. Braun), Suprasorb A® (Lohmann & Rauscher), Tegaderm Alginat® (3M Medica), TRIGOsorb® (TRIGOcare), Trionic® (Systagenix Wound Management), URGOsorb® (URGO)

7.4.3 Versorgung spezieller Wunden

Wundversorgung bei infizierten Wunden

Symptome einer Wundinfektion: Rötung, Schwellung, Schmerz, Überwärmung, Funktionseinschränkung

Zusätzliche Merkmale: starke und ggf. eitrige Exsudation, unangenehmer Geruch, erhöhte Keimzahl (über 10^5 koloniebildenden Einheiten pro Gramm/Gewebe)

Silberhaltige Wundauflagen

Achtung

Aufmerksame Lektüre der Beipackzettel ist vor Anwendung unerlässlich! Manche Auflagen sind nur für infektgefährdete Wunden indiziert, andere müssen mit speziellen Lösungen vorab angefeuchtet werden, manche benötigen eine Sekundärabdeckung etc.

Eigenschaften
- Sind je nach Produkt sehr unterschiedlich aufgebaut: Alginate, Hydrofaser, Hydrokolloide, Schaumverbände, Wundgaze und auf Polyethylengewebe aufgetragenes nanokristallines Silber
- Nutzen die bakterizide Wirkung des Silbers (Silberfreisetzung in die Wunde), um Bakterien, aber auch Viren und Pilze erfolgreich abzutöten

Anwendung
- Verweildauer: je nach Produkt 1–7 Tage

Produkte
- Silberhaltige Wundauflage: Acticoat, Acticoat 7, Acticoat Flex 3, Acticoat Flex 7 (Smith & Nephew), Askina Calgitrol Ag (B. Braun), UrgoCell Silver (URGO)
- Silberhaltiger Hydrokolloidverband: Contreet Hydrokolloid (Coloplast)
- Silberhaltiger Polyurethanschaum: Acticoat Moisture Control, Allevyn Ag, Allevyn Ag Gentle (Smith&Nephew), Biatain Ag (Coloplast), Mepilex Ag (Mölnlycke Health Care), PolyMem Silver (mediSet)
- Silberhaltiges Alginat: Acticoat Absorbent und Algisite Ag (Smith & Nephew), Melgisorb® Ag (Mölnlycke Health Care), SeaSorb Ag (Coloplast), SILVERCEL hydroalginat (Systagenix Wound Management), Suprasorb A+ Ag (Lohmann & Rauscher), 3M Tegaderm Alginate Ag (3M Medica), TRIGOsorb silver (TRIGOcare), Urgosorb Silver (URGO)
- Silberhaltige Hydrofaser: Aquacel Ag (ConvaTec), TEXTUS bioaktiv (biocell Biotechnologie mbH)

- Silberhaltige Vlieskompresse mit Superabsorber: sorbion silber (sorbion)
- Silberhaltige Wundgaze/Wunddistanzgitter: Atrauman® Ag (HARTMANN), Physiotulle® Ag (Coloplast), Urgotül® Silver (URGO)

Aktivkohleauflage mit Silber

Eigenschaften
- Bestehend aus einem mit elementarem Silber beschichteten Aktivkohlegewirk, das in eine Vliesstoffumhüllung bzw. Saugkompresse eingeschlossen ist
- Bakterizide Wirkung: Bakterien, Viren, Pilze werden in der Wundauflage gebunden und zerstört (keine Silberfreisetzung).
- Aktivkohle bindet gleichzeitig Gerüche und Toxine

Anwendung
- Je nach Produkt Sekundärabdeckung erforderlich
- Verweildauer: je nach Exsudation bis zu 3 Tagen

Produkte
Actisorb® Silver 220 (Johnson & Johnson), NOBACARBON® Ag (NOBA), Vliwaktiv® Ag (Lohmann & Rauscher)

Wirkstofffreie Wundauflage mit hydrophober Wechselwirkung

Als Tupfer, Kompresse, Tamponade, Saugkompresse, Gelkompresse und als hydroaktive Wundauflage mit hoch absorbierender Hydropolymermatrix für Exsudatmanagement erhältlich

Eigenschaften
- Kompressen und Tupfer bestehen aus imprägniertem Acetatgewebe, die Gelkompresse enthält zusätzlich aufgetragenes Hydrogel, die Saugkompresse enthält zusätzlich eine Saugschicht aus Zellulose; die Tamponade besteht aus imprägniertem Baumwollgewebe
- Auf physikalische Weise werden die ebenfalls hydrophoben (= wasserabweisenden) Bakterien (z. B. *Staphylococcus aureus, Pseudomonas aeruginosa,* MRSA) aber auch Pilze gebunden und beim Verbandswechsel entfernt → greift nicht wie Silber aktiv in den Heilungsprozess ein

Anwendung
- Je nach Produkt Sekundärabdeckung erforderlich
- Verweildauer: je nach Exsudation bis zu 2 Tagen

Produkte
Cutisorb® sorbact, Cutimed® sorbact gel, Cutimed® sorbact Hydroactive (BSNmedical)

Geruchsbekämpfung

Insbesondere bei infizierten und exulzerierenden Tumorwunden können sehr üble Gerüche auftreten, die sowohl für den Patienten/Angehörige als auch für das versorgende Personal unangenehm sind.

Aktivkohlekompressen

Je nach Produkt sehr unterschiedlicher, mehrschichtiger Aufbau, enthalten z. B. Ethylen-Methyl-Acrylat-Film, Absorptionskissen, Wunddistanzgitter aus Acryl-

faser, Schaumkompresse, Hydrofaser, Zellulose oder Außenschicht aus Vliesstoff
- Binden durch die enthaltene Aktivkohle Gerüche und Toxine und durch ihre hohe Saugkapazität Eiweißmoleküle und Bakterien
- Verweildauer: je nach Produkt und Exsudation 1–3 Tage

Produkte
Askina® Carbosorb (B. Braun), CarboFlex® (ConvaTec), Carbonet® (Smith&Nephew), InCare® (Hollister), NOBACARBON® (NOBA), TRIGOpad® carbon (TRIGOcare), Vliwaktiv® (Lohmann&Rauscher)

Wundversorgung bei unterminierten Wunden
Da eine Wundauflage immer Kontakt zum Wundgrund benötigt, müssen Taschenbildungen sowie Fistelungen/Gänge grundsätzlich vorab aufgefüllt werden. So wird ein verfrühtes Verschließen der Wunde von „oben" vermieden, während sich darunter noch ein infektgefährdeter Hohlraum befindet.

Alginate
▶ 7.4.2

Cavity-Polyurethanschäume
- Wie feinporige Polyurethanschaumverbände/Hydropolymerverbände (siehe Wundversorgung bei granulierenden Wunden)
- Quellen stark auf und müssen entsprechend zugeschnitten werden → Wundfläche ca. nur ½ bis ⅔ auffüllen, um Gewebequetschungen zu vermeiden

Produkte
Allevyn® Cavity und Allevyn® Plus Cavity (Smith & Nephew), Askina® Foam Cavity (B. Braun), Biatain® cavity (Coloplast), Cutimed® Cavity (BSNmedical), DELTAfoam™ stripe (DELTAmedicare), NOBASPONGE® ohne Deckschicht (NOBA), PermaFoam® cavity (HARTMANN), PolyMem® WIC (MediSet), Tielle® packing (Systagenix Wound Management)

Hydrofaser

Eigenschaften
- Bestehend aus weicher und drapierbarer Natriumcarboxymethylzellulose, als Kompresse/Tamponade erhältlich
- Verfügt über ein hohes Aufnahmevermögen für Wundexsudat
- Wandelt sich unter Aufnahme von Wundexsudat in ein transparentes Gel um, das sich nur vertikal (nach oben) ausdehnt → Mazerationsschutz

Anwendung
- Sekundärabdeckung erforderlich
- Verweildauer: je nach Exsudation und Wunde bis zu 7 Tage

Produkte
AQUACEL® (ConvaTec)

Wundversorgung bei granulierenden Wunden
Granulationsgewebe: ist gefäßreich, gekörnt, feucht glänzend, gut durchblutet, sauber, sehr empfindlich und rot gefärbt

In dieser Phase sollten Produkte zum Einsatz kommen, die eine lange Wundruhe erhalten und gleichzeitig nicht mit dem frischen, zell- und gefäßreichen Gewebe verkleben.

Hydrokolloidverbände

Eigenschaften
- Diese semiokklusiven Wundauflagen bestehen aus einer wasserabweisenden Polymermatrix, in der hydrophile Teilchen wie Gelatine, Zellulosederivate und Pektin eingelagert sind
- Bilden bei Kontakt mit dem Wundexsudat ein gelbes, übel riechendes Gel (kein Eiter!)
- Können oberflächliche Beläge aufweichen/verflüssigen
- Wirken granulationsfördernd

Anwendung
- Einsatz aufgrund begrenzter Aufnahmefähigkeit nur bei schwach bis mäßig exsudierenden Wunden
- Verweildauer: bis zu 7 Tagen

Produkte
Algoplaque® (URGO), Askina® Hydro (B. Braun), Comfeel® Plus (Cololplast), Cutimed® Hydro (BSNmedical), Decutastar® Hydrokolloid (ADL), DracoHydro® (Dr. Ausbüttel & Co), GoTa-DERM® (Gothaplast), Hydrocoll® (HARTMANN), NU-DERM® (Systagenix Wound Management), NOBACOLLOID® (NOBA), Restore® (Hollister), Suprasorb® H (Lohmann&Rauscher), Tegaderm® Hydrocolloid (3M Medica), Traumasive® (Hexal-Pharma), TRIGOcolloid® und TRIGOcolloid® foam (TRIGOcare), Ultec Pro® (Covidien), Varihesive® (ConvaTec)

Feinporige Polyurethanschaumverbände/Hydropolymerverbände

Eigenschaften
- Bestehend aus einem feinporigen Polyurethanschaumkissen mit z. T. enthaltenen Superabsorbern zur Aufnahme besonders großer Exsudatmengen
- Zusätzlich sind speziell den Anforderungen der mäßig feuchten Wunde angepasste Schäume (= dünn/„light"-Produkte) erhältlich, die die Wunde nicht austrocknen.
- Mit/ohne Klebefläche (für problematische Umgebungshaut) und als Cavity-Produkte zum Austamponieren tiefer Wunden/Wundhöhlen erhältlich
- Nehmen große Exsudatmengen in ihre Struktur auf, binden Zelltrümmer und Bakterien

Anwendung
- Einsatz unter begleitender Kompressionstherapie möglich
- Bei Cavity-Schäumen Sekundärabdeckung erforderlich
- Verweildauer: bis zu 7 Tagen

Produkte
Allevyn®, Allevyn® compression und Allevyn® Gentle (Smith&Nephew), Askina® Foam, Askina® DresSil, Askina® Touch und Askina® Transorbent (B. Braun), Biatain und Biatain® Silikon (Coloplast), COPA®, COPA® PLUS, COPA® Island (Covidien), Cutimed® Siltec (BSNmedical), Cutinova® hydro (Smith&Nephew),

Decutastar® Foam-A, Decutastar® Foam-pur (ADL), DracoFoam® (Dr. Ausbüttel & Co), Mepilex®, Mepilex® transfer (Mölnlycke Health Care GmbH), NOBAS-PONGE (NOBA), PermaFoam® und HydroTac® (HARTMANN), PolyMem® (MediSet), PROTEK® (Vertrieb: Trusetal), Suprasorb® P (Lohmann & Rauscher), Tegaderm® Foam (3M Medica), TEXTUS® biofix (biocell), Tielle® (Systagenix Wound Management), TRIGOfoam® (TRIGOcare), UrgoCell® und UrgoCell® Contact (URGO), Versiva® XC (ConvaTec)
- *Mit Polyhexanid:* Kendall™ AMD Schaumverbände (Covidien), Draco Foam PHMB (Draco)

Hydrokapillarverband

Eigenschaften
- Bestehend aus einem hydrokapillaren Wundkissen mit Superabsorber
- Mit oder ohne Kleberand erhältlich
- Aufnahme von besonders großen Mengen an Wundexsudat

Anwendung
- Einsatz unter begleitender Kompressionstherapie möglich
- Werden wie Hydrokolloide und viele feinporige Polyurethanschäume sowohl als Primär- wie auch als Sekundärabdeckung eingesetzt
- Verweildauer: bis zu 7 Tagen

Produkte
Alione® (Coloplast)

Transparenter Hydroaktivverband

Eigenschaften
- Bestehend aus einem anpassungsfähigen Acrylwundkissen, das zwischen zwei Schichten aus transparenter Klebefolie eingeschlossen ist
- Durch die Transparenz jederzeit Gewährleistung einer Wundbeobachtung (auch nach Absorption von Wundexsudat)

Anwendung
- Einsatz bei schwach bis mäßig exsudierenden Wunden
- Darf nicht zugeschnitten werden
- Verweildauer: abhängig von der Exsudatmenge auch deutlich länger als 7 Tage

Produkte
3M™ Tegaderm™ Absorbent (3M Medica)

Wundversorgung bei epithelisierenden Wunden

Die Wunde wächst vom Rand her langsam zu → die Wundexsudation ist beständig rückläufig. Die hier verwendeten Wundauflagen sollten Folgendes gewährleisten:
- Feuchtes Wundmilieu
- Schutz vor Austrocknung
- Atraumatischen Verbandswechsel
- Lange Wundruhe

! Das neue, empfindliche Gewebe darf nicht mit der Wundauflage verkleben!

7.4 Wundverbände

Hydrogelkompressen

Eigenschaften
- Bestehend aus einer semiokklusiven Folie mit aufgetragenem Hydrogel, enthalten zwischen 15–95 % gebundenes Wasser
- Befeuchten trockene Wunden und haben durch ihren kühlenden Effekt eine schmerzlindernde Wirkung

Anwendung
- Sind unterschiedlich aufgebaut, Produkte ohne Klebeflächen sind insbesondere bei dünner Alters- und Pergamenthaut gut einsetzbar
- Verweildauer: bis zu 7 Tagen

Produkte
ApoCure® (ApodanNordic, Vertrieb: Beese), AQUAFLO® (Covidien), Elasto®-Gel (Velo Medizinprodukte), Geliperm® (Geistlich Pharma), GoTac® (Gothaplast), Hydrosorb® (HARTMANN), MotherMates® Hydrogel Stilleinlagen (Covidien), NOBAGEL® (NOBA), Suprasorb® G Gel-Kompresse (Lohmann & Rauscher), TRIGOpad® aqua (TRIGOcare)

Transparente Hydrokolloide
- Dünne Version der Hydrokolloidverbände mit geringer Aufnahmefähigkeit für Wundexsudat
- Wie Hydrokolloidverbände (siehe Wundversorgung bei granulierenden Wunden)

Transparenter Hydroaktivverband
Siehe Wundversorgung bei granulierenden Wunden

Semipermeable Transparentfolien

Eigenschaften
- Bestehend aus einer für Wasserdampf und Sauerstoff durchlässigen (= semipermeablen) Polyurethanfolie
- Transparenz gewährleistet eine gute Wundbeobachtung
- Können kleine Feuchtigkeitsmengen abdunsten, selbst aber kein Exsudat aufnehmen

Anwendung
- Sind als primäre/sekundäre Wundabdeckung steril oder zum Fixieren von Wundauflagen auch unsteril von der Rolle erhältlich
- Verweildauer: bis zu 7 Tagen

Produkte
- **Steril:** Askina® Derm (B. Braun), Bioclusive® Select (Systagenix Wound Management), BLISTERFILM® (Covidien), Hydrofilm® (HARTMANN), Leukomed® T (BSNmedical), Mepore® Film (Mölnlycke Health Care), NOBA-DERM® (NOBA), OpSite® Flexigrid (Smith & Nephew), Optiskin® Film (URGO), POLYSKIN® II (Covidien), Suprasorb® F steriler Folienverband (Lohmann & Rauscher), 3M Tegaderm™ (3M Medica), TRIGOfilm® und TRIGOfilm® comfort (TRIGOcare)

- **Unsteril von der Rolle:** Fixomull® transparent (BSNmedical), Hydrofilm® Roll (HARTMANN), OpSiteflexifix® (Smith&Nephew), Suprasorb® F (Lohmann & Rauscher), 3M Tegaderm™ Roll (3M Medica), TRIGOfilm® Rolle (TRIGOcare)

7.4.4 Spezielle Wundauflagen

Die folgenden Wundauflagen sind keine „Routineprodukte" und sollten nach klarer Indikationsstellung sowie unter Abwägung der Wirtschaftlichkeit zum Einsatz kommen.

Vlieskompresse mit Superabsorber

Eigenschaften und Anwendung
- Kann in kurzer Zeit große Exsudatmengen absorbieren, ohne das feuchte Wundklima zu gefährden
- Durch den Superabsorber wird das Wundexsudat im Inneren der Kompresse angelagert, während die Wundauflage außen trocken bleibt → Mazerationsschutz.
- Verweildauer: je nach Exsudation 1 bis mehrere Tage; Wechsel spätestens nach 4 Tagen

Produkte
Curea® P1 (curea medical), Cutisorb® Ultra (BSNmedical), DryMax® Extra (mediSet), sorbion® sachet S, sorbion® sachet border und sorbion® sana (sorbion), Vliawasorb® (Lohmann & Rauscher), Zetuvit® plus (HARTMANN)

Proteasen-modulierender Salbenverband

Eigenschaften
- Bestehend aus einem absorbierenden Stärkepolymer, Polyethylenglykol und Poloxamer
- Bei Aufnahme von Wundexsudat wandelt sich der Salbenverband in ein Gel um.
- Soll die Wundheilung durch eine Proteasenregulation im Wundbett fördern
- Soll durch seinen eigenen sauren pH-Wert den pH-Wert in der Wunde in den sauren Bereich verschieben → dadurch verlangsamtes Bakterienwachstum.

Anwendung
- Einsatz unter begleitender Kompressionstherapie möglich
- Sekundärabdeckung erforderlich
- Verweildauer: 1–3 Tage

Produkt
CADESORB®end (Smith & Nephew)

Kollagenwundauflagen

Eigenschaften
- Bestehend aus Kollagen, ein Produkt enthält zusätzlich oxidierte, regenerierte Zellulose (= Promogran)
- Werden rückstandsfrei resorbiert → Kollagen ist ein körpereigener Baustoff

- Greifen durch Bindung überschüssiger Proteasen und weiterer, die Abheilung behindernder Substanzen aktiv in den Heilungsprozess ein → dadurch Schutz der Wachstumsfaktoren und Förderung des Aufbaus neuen Bindegewebes
- Wirken blutstillend

Anwendung
- Einsatz unter begleitender Kompressionstherapie möglich
- Sekundärabdeckung erforderlich
- Verweildauer: bis zu 3 Tagen

Produkte
- ABE/MB®-Collagen (Beese), Decutastar® Biopad (ADL), NOBAKOLL® (NOBA), SorboCept® C (PharmaCept), Suprasorb® C (Lohmann&Rauscher)
- Kollagenpulver: Catrix® (ICN Pharmaceuticals Germany GmbH)
- Protease-modulierende Matrix: Promogran® und Promogran® PRISMA (Systagenix)

Hyaluronsäure

Eigenschaften
- Hyaluronsäure ist natürlicher Bestandteil unseres Körpers (Bindegewebe), wird z. T. bei der Wundversorgung mit Alginaten angereichert
- Fördert durch Anregung des Wachstums von Fibroblasten und Keratinozyten den Aufbau der extrazellulären Matrix (= neues Bindegewebe) und die Angiogenese

Anwendung
- Sekundärabdeckung erforderlich
- Verweildauer: je nach Produkt und Wunde bis zu 3 Tagen

Produkte
- Hyalofill® und Hyalogran® (Fidiapharma), Sofra-HS® Gel (Vertrieb: Sanofi-Aventis), TEXTUS® heal Hyaluronspray (biocell Gesellschaft für Biotechnologie)

HydroBalance Wundauflage aus feuchter Zellulose

Eigenschaften
- Ein feines Netz aus mehrschichtig verwobenen feuchten Zellulosefasern gewährleistet Elastizität und Festigkeit.
- Bedarfsgerechte Regulierung der Wundfeuchtigkeit: nimmt überschüssiges Exsudat bei feuchten Wunden auf und gibt eigene Feuchtigkeit an zu trockene Wunden ab

Anwendung
- Mit dem antimikrobiellen Zusatz PHMB (Polyhexamethylen-Biguanid, entspricht Polyhexanid) auch Einsatz bei kritisch kolonisierten und infizierten Wunden möglich
- Verweildauer: bis zu 7 Tagen

Produkte
Suprasorb® X, Suprasorb® X + PHMB (Lohmann & Rauscher)

Polyurethanschaumverband mit Ibuprofen

Eigenschaften
- Nicht haftend und sanft-haftend mit einer spinnennetzartig aufgebrachten Haftschicht auf dem Polyurethanschaum (aber ohne Klebeflächen) erhältlich
- Enthält den schmerzstillenden Wirkstoff Ibuprofen → 0,5 mg/cm^2
- Bei Kontakt mit dem Wundexsudat wird in Abhängigkeit von der Exsudatmenge eine kontinuierliche Ibuprofenfreisetzung über einen Zeitraum von bis zu 7 Tagen initiiert → Schmerzlinderung über die gesamte Tragezeit und während des Verbandswechsels

Anwendung
- Einsatz unter begleitender Kompressionstherapie möglich
- Verweildauer: 1–7 Tage

Produkt
Biatain-Ibu (Coloplast)

Lokale Unterdrucktherapie/Vakuumtherapie

Bei großflächigen Defektwunden, unterminierten Wunden, Wundhöhlen und -taschen ist eine spezielle Form der Wundversorgung – die sogenannte lokale Unterdrucktherapie – eine zusätzliche Versorgungsoption. Es sind inzwischen diverse Anbieter am Markt vertreten, die unterschiedliche Bezeichnungen für diese Therapieform benutzen:
- NPWT = negative pressure wound therapy (Smith & Nephew)
- VVS = Vakuumversiegelungstherapie
- VAC = vacuum-assisted closure (KCI)
- CNP = controlled negative pressure (Lohmann & Rauscher)
- TNP = topical negative pressure (ArjoHuntleigh)

Unter Verwendung von Wundfüller, Schlauchsystem und Pumpe wird lokal in der Wunde ein Unterdruck erzeugt. Aufbauend auf diesem Prinzip, bietet der Markt unterschiedliche Materialien an: schwarzen (mit/ohne Silber) oder grünen, grobporigen Polyurethanschaum, weißen, feinporigen Polyvinylalkohol-Schaum oder antimikrobielle/s Füllmaterial/-gaze (mit Polyhexanid beschichtet), Wundeinlage/Wundschutzgitter, Drainverbinder oder T.R.A.C.-Pad, Drainageschläuche, Transparentfolie sowie zum Abdichten Stomamodellierstreifen, Stomapaste oder Gelstreifen.

Zum Ausfüllen der Wunde, Fisteln bzw. Kavitäten dient bei einigen Systemen eine antimikrobiell (mit Polyhexanid) beschichtete Gaze. Diese wird vorab mit Ringer oder NaCl 0,9 % angefeuchtet, locker um die Drainage gewickelt bzw. mit einem Drainverbinder beklebt und anschließend in die Wunde eingelegt.

Indikationen
- Traumatische Wunden, z. B. offene Frakturen, Kompartmentsyndrom
- Akute Wunden
- Chronische Wunden, z. B. Dekubitus, Ulcus cruris, diabetischer Fuß
- Stark exsudierende Wunden
- Lappenplastiken und Gewebetransplantate (Grafts)
- Oberflächliche Verbrennungen

- Dehiszente Wunden, Platzbauch
- Untersuchte Fisteln

Kontraindikationen
- Bekannte Überempfindlichkeit gegenüber dem Produkt oder seinen Bestandteilen
- Vorliegen von nekrotischem Gewebe/Schorf
- Unbehandelte Osteomyelitis
- Maligne Tumorwunden
- Direktes Auflegen über frei liegenden vulnerablen oder sensitiven Strukturen (Bänder, Sehnen, Blutgefäßen, Anastomosestellen, frei liegende Organe, Nerven)
- Nicht enterokutane oder nicht untersuchte Fisteln

Achtung
- Faszienlücken (durch den Unterdruck kann z. B. der Darm geschädigt bzw. perforiert werden; ggf. zur Vermeidung vorher Silikonnetz auflegen)
- Patienten mit aktiven Blutungen/erhöhter Blutungsneigung oder Patienten, die Antikoagulanzien einnehmen!

Eigenschaften
- Wundkonditionierung/Wundreinigung
- Abtransport von Toxinen/Reduzierung von Keimbesiedlung
- Exsudatmanagement
- Vermeidung von Kreuzinfektion durch geschlossenes System
- Stimulation von Gewebeneubildung/Granulationsförderung
- Verbesserung der Durchblutung im Wundgebiet
- Reduktion des Wundödems

Anwendungshinweise
- Empfohlene Druckbereiche bei Nutzung antimikrobiellen Wundgaze: 40–80 mmHg (je nach Herstellerempfehlung)
- Empfohlene Druckbereiche bei Nutzung von Wundschaum: schwarzer/grüner Schaum 75–125 mmHg, weißer Schaum 125–200 mmHg (je nach Herstellerempfehlung)
- Wechselintervalle: abhängig vom Wundzustand alle 1–3 Tage, z. T. bis zu 7 Tage (je nach Hersteller und ärztl. AO)
- Aufwendige Therapieform, spezielle Anwendererfahrungen sind erforderlich
- Vakuum ist kontinuierlich zu überwachen
- Einweisung durch Medizinprodukteberater ist vorab erforderlich

Darf nur unter Vorsichtsmaßnahmen angewendet werden bei:
- Patienten mit Gerinnungsstörungen, während einer Antikoagulanzientherapie, bei aktiven Blutungen oder schwerwiegenden Hämostase im Wundbett
- Klinisch infizierten Wunden: engmaschige Kontrollen; Verbandswechsel nach ärztl. Anordnung ggf. alle 24–48 h; bei infizierten Wunden nicht als alleinige Therapiemaßnahme zu nutzen

7 Wundversorgung und Verbände

- Ischämischen Wunden: besondere Beobachtung notwendig, um eine adäquate Durchblutung der Wunde zu gewährleisten
- Instabilen Strukturen, z. B. Knochenfragmenten in der Wunde, können durch die Therapie beeinträchtigt werden
- Patienten mit bestrahlten oder genähten Blutgefäßen oder Organen
- Patienten mit fehlender Adhärenz/Compliance

Komplikationen
- Allergische Reaktionen auf Bestandteile der Produkte
- Rötungen, Mazeration, Hautabschürfungen an den Wundrändern durch unzureichende Vorbereitung/Schutz, auslaufende Versorgung oder Gaze auf der Haut
- Hypergranulation durch zu lange Behandlungsdauer
- Drainage durch zähflüssiges Wundexsudat verstopft = keine Saugkraft
- Druckstellen durch Drainageschläuche
- Bildung einer feuchten Kammer bei unbemerktem Sogausfall = hohes Infektionsrisiko, Gefahr der Sepsis
- Blutungsgefahr durch Schädigung der Gefäßwand beim Versiegeln von frei liegenden Gefäßen im Wundgebiet
- Zum Teil anfängliche Schmerzen

Anbieter
ATMOS® S041 Wunddrainagesauger und ATMOS® Wunddrainage Dressing-Kits (ATMOS Medizintechnik), Avance™ Negative Pressure Wound Therapy (Mölnlycke HealthCare), CADITEC® MV1 Mobiles programmierbares Niedervakuumsystem (Caditec), Eurosets MOBI®. S. Mobiles Saugsystem (Caditec), Invia® Liberty und Invia® Wundverband Kits (Medela Medizintechnik), PPM®-Wunddrainageprodukte nach Prof. I. D: Karev (Phametra), RENASYS® EZ, RENASYS® GO, V1STA® und Chariker-Jeter Wundversorgungs-Kits mit Gaze oder Schaumstoff (Smith & Nephew), Suprasorb® CNP P1, P2 und CNP Therapie Kit (Lohmann & Rauscher), VacuMat 300 ST (euritim), VENTURI® AVANTI and VENTURI® COMPACT (Qanun Medical), WoundASSIST TNP-System (ArjoHuntleigh)

7.4.5 Zusätzliche Maßnahmen bei Wundtherapie

Nur wenn der Patient die Notwendigkeit zur Mitarbeit erfassen kann und gleichzeitig ausreichend Antrieb hat, ist die Grundlage für den Erfolg der Behandlung gelegt.

Psyche
- Eine stabile **Psyche** wirkt sich positiv auf den Heilungsprozess aus
- Häufig wird beobachtet, dass sich der gesundheitliche Zustand von Patienten infolge einer drastischen Änderung der Lebensumstände verschlechtert → ggf. Eigenmanipulation an der Wunde
- Depressive Patienten benötigen Zuspruch und Motivation

Hautschutz
- Besonderes Augenmerk auf Pflege und Schutz der umgebenden Haut (▶ 3.5.3) bei der Wundversorgung legen

- Einsatz eines speziellen, transparenten Hautschutzfilms (z. B. 3M™Cavilon™ Reizfreier Hautschutzfilm von 3M Medica, NO-STING SKIN-PREP® von Smith & Nephew, Askina® Barrier Film Spray und Applikator Ss [B. Braun] oder Skin Barrier Spray Adhesive Barrier Wipe [Coloplat] oder Cutimed® protect [BSNmedical]) als Mazerationsschutz der Wundränder bei stark exsudierenden Wunden
- Bei Stuhlinkontinenz → Einsatz spezieller Hilfsmittel, z. B. Stuhldrainagesysteme (z. B. Flexi-Seal® der Fa. Convatec), Fäkalkollektoren (▶ 3.7.1) oder Analtampons
! **Achtung:** Analtampons regelmäßig bzw. mind. 3 × tgl. wechseln → ansonsten Ileusgefahr!

> **Merke**
> Salben werden zwar häufig als Hautschutz verwendet, wirken aber bei der feuchten Wundversorgung störend:
> - Verbände haften nicht,
> - Verkleben die Poren
> - Vermischen sich mit dem Wundexsudat
> - Führen zu Infektionen, wenn sie trocknen und in die Wunde krümeln
> - Undurchsichtige Salbe verhindert die Wundbeobachtung

Ernährung
- Ausgewogen und angepasst
- Eiweißreiche Kost mit ausreichend Vitamin C und Zink, ggf. auch hochkalorische Kost
- Auf ausreichend Flüssigkeit achten (▶ 6.3), Bilanzierung

Mobilisation
- Sorgt maßgeblich für eine gute Durchblutung des Körpers → eine ausreichende Sauerstoffzufuhr wird gewährleistet und wirkt sich entscheidend auf die Wundheilung aus
- Patienten so weit möglich zu Bewegungsübungen motivieren

Schmerzen
- Schmerzen beeinflussen und hemmen die Wundheilung
- Führen zu einer reduzierten Beweglichkeit und Mobilität des Patienten und wirken sich negativ auf die Stimmungslage aus → Patient lehnt bewusst/unbewusst geeignete Therapiemaßnahmen ab, z. B. Verbandswechsel, Mobilisation, Lagerung
- Schmerzen werden immer individuell empfunden und sollten daher in einer Schmerzskala (▶ 10.1) abgefragt werden.
- Beim Verbandswechsel mitunter durch einfache Kniffe zu minimieren, z. B. vorheriges Anwärmen der Spüllösung oder Vermeiden unnötigen Berührens der Wunde/Wundumgebung
! Grundsätzlich gilt: Zuerst muss die Ursache der Wundheilungsstörung behoben werden, bevor ein Heilungsprozess initiiert werden kann.

Literatur
Brandt I. Pflegetechniken heute. 2. A. München: Elsevier, 2010.
Daumann S. Wundmanagement und Wunddokumentation. 2. A. Stuttgart: Kohlhammer, 2005.

Deutsches Netzwerk für Qualitätsentwicklung in der Pflege (DNQP): Expertenstandard Pflege von Menschen mit chronischen Wunden. Osnabrück, 2009.

Empfehlung der Kommission für Krankenhaushygiene und Infektionsprävention beim Robert Koch-Institut (RKI). Infektionsprävention in Heimen. Bundesgesundheitsbl – Gesundheitsforsch – Gesundheitsschutz, Springer 2005; 48:1.061.

Empfehlung der Kommission für Krankenhaushygiene und Infektionsprävention beim Robert Koch-Institut (RKI): Prävention postoperativer Infektionen im Operationsgebiet, Bundesgesundheitsbl – Gesundheitsforsch – Gesundheitsschutz, Springer 2007, 50: 377–393.

Herrmann A, Palte H. Leitfaden Häusliche Pflege. München: Elsevier, 2004.

Menche N. Pflege Heute. 5. A. München: Elsevier, 2011.

Protz K. Moderne Wundversorgung. 6. A., München: Elsevier, 2011.

Protz K. Wunddokumentation in digitalen Zeiten. Die Schwester/Der Pfleger, Bibliomed, (2), 2008.

Röhlig HW. Der transparent dokumentierte Wundstatus. HARTMANN WundForum, 2:5–6 2002.

Vasel-Biergans A. Wundauflagen. 3. A. Stuttgart: Wissenschaftliche Verlagsgesellschaft, 2010.

8 Besondere medizinische Diagnostik und Therapie

8.1 **Diagnostik** 394	8.2.12 IABP 459
8.1.1 Blutentnahme 394	8.2.13 Lifebridge – tragbares Herz-Lungen-Unterstützungssystem 463
8.1.2 Mikrobiologische Diagnostik 396	
8.1.3 Radiologische Verfahren 398	8.2.14 Extrakorporale Lungenunterstützung (ECMO) 469
8.1.4 Bronchoskopie 401	
8.1.5 Gastroskopie 402	**8.3** **Intensivpflege – Prinzipien bei operativen Eingriffen** 478
8.2 **Nichtoperative Therapie** 404	
8.2.1 Transfusionstherapie 404	8.3.1 Allgemeine Pflege bei operativen Eingriffen 478
8.2.2 Knochenmarktransplantation (KMT) 406	
	8.3.2 Postoperative Intensivpflege nach kardiochirurgischen Eingriffen 480
8.2.3 Therapeutische Hypothermie 408	
8.2.4 Blutreinigung und Nierenersatztherapie 412	8.3.3 Postoperative Intensivpflege nach Gefäßeingriffen 487
8.2.5 Vergiftungen und Giftelimination 422	8.3.4 Postoperative Intensivpflege nach Lungenoperation 491
8.2.6 Leberersatztherapie, z. B. MARS 433	8.3.5 Pflege nach Operationen im Gastrointestinaltrakt 494
8.2.7 Koronarangiografie/PTCA 436	8.3.6 Postoperative Intensivpflege nach neurochirurgischen Eingriffen 497
8.2.8 Lysetherapie 440	
8.2.9 Herzschrittmacher 446	8.3.7 Intensivpflege in der Traumatologie – Frakturen 501
8.2.10 Resynchronisationstherapie – elektrische Kardioversion 453	
8.2.11 AICD (Automatic Implantable Cardioverter-Defibrillator) 458	8.3.8 Transplantationen 507

8.1 Diagnostik

8.1.1 Blutentnahme

Julia Pongratz

Punktion einer Vene, Arterie oder von Kapillargefäßen zur Gewinnung von Blut

Indikationen
- Bestimmung von Laborparametern (▶ Kap. 13): Hämatologie, Gerinnung, Serologie, Blutgasanalyse (BGA), mikrobiologische Untersuchungen, Glukosebestimmung
- Bestimmung der AB0-Blutgruppenmerkmale und des Rhesusfaktors bei der Vorbereitung einer Transfusion

Venöse Blutentnahme

Punktionsorte
- Ellenbeuge
- Unterarm
- Handrücken
- Fußrücken

Material
- Handschuhe, Desinfektionsspray, unsterile Tupfer
- Stauschlauch
- Beschriftete Monovetten
- Einmalunterlage
- Kanülen
- Entsorgungsbehälter für Kanülen
- Adapter, evtl. Butterfly
- Pflaster: mit Tupfer komprimieren, Pflasterverband

Vorbereitung
- Patienten informieren
- Material griffbereit zurechtlegen
- Patienten bitten, den Arm auszustrecken, oder den Arm gestreckt lagern
- Bett mit Einmalunterlage schützen

Durchführung
Die venöse Blutentnahme wird vom Arzt durchgeführt oder an das Pflegepersonal delegiert!
- Handschuhe anziehen
- Stauschlauch anlegen und stauen → Puls muss noch tastbar sein!
- Arm gestreckt lassen, Vene palpieren
- Punktionsstelle desinfizieren → ca. 30 Sek. einwirken lassen
- Haut über der Punktionsstelle spannen
- Kanüle (Schliff zeigt nach unten) im Winkel von ca. 30° nach direkter oder indirekter Methode in Richtung Vene stechen.
- Nicht zu stark aspirieren → Hämolyse
- Stauung lösen

- Bei aufgelegtem Tupfer Nadel entfernen und fachgerecht entsorgen
- Komprimieren der Einstichstelle, Pflasterverband

Komplikationen
- Hämatombildung
- Nachblutung
- Arterienpunktion
- Infektion der Einstichstelle

Kapillare Blutentnahme

Punktionsorte
- Fingerkuppe
- Ohrläppchen
- Ferse (meist bei Neugeborenen-Screening)

Material
- Handschuhe, Desinfektionsspray, unsterile Tupfer
- Sterile Stichlanzette
- Bei Blutzuckerbestimmung (BZ-Stix): Teststreifen, Testgerät
- Bei Blutgasanalyse (BGA ▶ Tab. 4.5; Kap. 13): Kapillare, ggf. geschlossenes Kapillarblut-Entnahmesystem
- Entsorgungsbehälter
- Pflaster für Schnellverband

Vorbereitung
- Patienten informieren
- Material griffbereit zurechtlegen
- Kontrollieren, ob Code vom Behälter der Teststreifen und Testgerät übereinstimmen
- Punktionsstelle durch Reiben oder Wärmeanwendung → hyperämisieren

Durchführung
Die kapillare Blutentnahme erfolgt durch Pflegepersonal oder MTA.
- Entnahmestelle mit keimfreiem Tupfer desinfizieren
- Mit Stichlanzette senkrecht und ausreichend tief stechen
- Bei BZ-Stix:
  - Ersten Blutstropfen mit trockenem Tupfer abwischen
  - Zweiten Blutstropfen mit dem Teststreifen auf das dafür vorgesehene Feld aufnehmen
  - Teststreifen im Testgerät gemäß den Herstellerangaben auswerten lassen
- Bei BGA: Kapillarblut luftfrei in die Kapillare aufnehmen
- Punktionsstelle kurz mit Tupfer komprimieren

Arterielle Blutentnahme

Vor der Punktion Gerinnungswerte (▶ Kap. 13) beachten.

Material
Siehe venöse Blutentnahme
- Zusätzlich beschriftetes BGA-Röhrchen (heparinisiert)

Punktionsorte
- A. radialis
- A. femoralis
- A. dorsalis pedis
- A. temporalis

Vorbereitung
- Patienten über Maßnahme und Komplikationen aufklären
- Material griffbereit zurechtlegen
- Bei Punktion der A. radialis Kollateralkreislauf überprüfen (Allen-Test)

> **Allen-Test**
> Faustschlussübungen bei gleichzeitiger Kompression der A. radialis und A. ulnaris bis zum Abblassen der Hand → Kompression der A. ulnaris lösen → Hand muss schnell wieder rosig werden.
> Beträgt die Dauer bis zum Eintritt der Wiederdurchblutung nach Freilassen der A. ulnaris > 10–15 Sek., so ist eine unzureichende Funktion des Arcus palmaris anzunehmen und eine Radialispunktion kontraindiziert.

- Je nach Punktionsort Patienten lagern:
  - A. radialis und A. brachialis: Rückenlage, Arm nach außen lagern
  - A. femoralis: flache Rückenlage, betreffendes Bein leicht abspreizen und nach außen rotieren
- Bett mit Einmalunterlage schützen, bei Punktion der A. femoralis Intimsphäre wahren

Durchführung
Die arterielle Punktion ist eine ärztliche Tätigkeit.
- Nach der Punktion Punktionsstelle mind. 2 Min. komprimieren
- Druckverband anlegen (für mind. 2 h), diesen mit Uhrzeit beschriften und dokumentieren
- Korrekt beschriftete Blutröhrchen (Patientendaten) mit Anforderungsschein weiterleiten
- Punktionsstelle auf Nachblutungen kontrollieren

8.1.2 Mikrobiologische Diagnostik

Eva Knipfer

Probeentnahme
- Das Untersuchungsmaterial muss unbedingt kontaminationsfrei entnommen werden.
- Vor der Punktion sind die betreffenden Hautareale gründlich zu desinfizieren.
- Probegewinnung sollte generell vor Beginn einer antibiotischen Therapie erfolgen.

Probebeschriftung
Jedes Untersuchungsmaterial muss mit folgenden Daten versehen sein:
- Einsender (Klinik, Abteilung, Station)
- Name und Vorname des Patienten

- Geburtsdatum
- Materialbezeichnung und Entnahmestelle
- Entnahmedatum und Uhrzeit
! Für jede Probe einen eigenen Begleitschein verwenden!

Probentransport
- Generell sollte jedes Material so rasch wie möglich ins Labor transportiert werden.
- Jede Lagerung birgt die Gefahr, dass apathogene Begleitflora wuchert und empfindliche pathogene Keime dadurch absterben.

Tab. 8.1 Mikrobiologisches Untersuchungsmaterial

Material	Sofortiger Transport in	Bei Lagerung	Durchführungshinweise
Trachealsekret	Absaugset	Kühlschrank	Schleimprobenbehälter werden zwischen Absaugverlängerung und Absaugkatheter steril angebracht. Beim Absaugvorgang wird automatisch Trachealsekret aufgefangen. Der Behälter wird mit dem beigefügten sterilen Deckel verschlossen. Lässt sich kein bzw. nur zähes Sekret absaugen, Katheter mit sterilem NaCl 0,9 % anspülen.
Urin	Steriles Gefäß	Sofort in den Kühlschrank	Punktionsstelle am Urinablaufsystem desinfizieren und ca. 3 ml Urin mittels Spritze und Kanüle aspirieren.
	Nährboden	Brutschrank	
Stuhl	Versandröhrchen mit Schraubverschluss	Kühlschrank	Erbsengroße Portion entnehmen, bei flüssigem Stuhl ca. 2 ml mit Spritze aufziehen
Wundsekret	Transportmedium	Kühlschrank	Wenig Sekret mit sterilen Abstrichtupfern, viel Sekret mit einer Spritze gewinnen und direkt in Transportmedium geben
Gewebeprobe	Steriles Gefäß	Kühlschrank	Mit steriler Pinzette, Schere oder Skalpell entnehmen und steril ablegen
Blut für Kulturen	Blutkulturflasche Transport in Wärmebox	Blutkulturflasche Brutschrank	Hautdesinfektion und Desinfektion der Gummistopfen an den Kulturflaschen. Sorgfältige Händehygiene (30 Sek.) und unter aseptischer Technik je 10 ml Blut aus zwei verschiedenen Punktionsstellen entnehmen. Das Blut mit der jeweils entnehmenden Kanüle in die Flaschen verteilen. Kanüle und Spritze gleichzeitig aus der Flasche entfernen, da der herrschende Unterdruck in der Flasche beibehalten werden muss. Genaue Vorgehensweise gemäß Herstellervorschrift des eingesetzten Blutkultursystems beachten.

Tab. 8.1 Mikrobiologisches Untersuchungsmaterial (Forts.)

Material	Sofortiger Transport in	Bei Lagerung	Durchführungshinweise
Liquor	Steriles Gefäß	Raumtemperatur	Nach Hautdesinfektion und Punktion den Liquor in sterilen Röhrchen auffangen **Schnellstmöglich ins Labor bringen!**
Pleuraflüssigkeit	Steriles Gefäß	Blutkulturflasche Brutschrank	Nach Hautdesinfektion und Punktion Flüssigkeit in sterilen Röhrchen auffangen
Schleimhautsekret Oral, rektal, vaginal	Tupferapplikator	Kühlschrank	Mit sterilem Tupfer die zu untersuchende Region abstreichen
Gallensekret	Steriles Gefäß	Kühlschrank	Gallensekret in sterile Röhrchen abfüllen
Katheterspitzen	Steriles Gefäß	Raumtemperatur	Nach Hautdesinfektion warten, bis Alkohol verdunstet ist, Katheter unter sterilen Kautelen (sterile Handschuhe) entfernen. Die mit einer sterilen Schere abgeschnittene Spitze direkt in ein steriles Röhrchen geben.
Nasenabstrich, z. B. MRSA	Tupferapplikator	Tupfer in Transportmedium geben, im Kühlschrank aufbewahren	Mit sterilem (angefeuchteten) Tupfer die vordere Nasenhöhle abstreichen

8.1.3 Radiologische Verfahren

Julia Pongratz

Konventionelles Röntgen

Die konventionelle Röntgenuntersuchung ist ein bildgebendes Verfahren auf spezieller fotografischer Folie und dient zur Diagnostik von Missbildungen, Brüchen oder anderen Erkrankungen.

Indikationen
- Initialdiagnostik:
  - Z. B. Ausschluss oder Nachweis bei Frakturen
  - Z. B. Eingrenzen möglicher Krankheitsursachen, z. B. bei Verdacht auf akutes Abdomen, Ileus, freie Luft durch Perforation
- Orientierende „Routine", z. B. präoperative Rö-Thoraxaufnahme
- Verlaufsbeurteilung, z. B. Organbeurteilung beim Rö-Thorax:
  - Herzform- und Größe, Stauungszeichen
  - Transparenzminderung der Lunge, z. B. Infiltrate, Pleuraerguss, Lungenödem

Vorbereitung
- Zeitpunkt mit der Röntgenabteilung absprechen, Aufnahmen zur Verlaufskontrolle möglichst auf den Lagerrhythmus des Patienten abstimmen
- Patienten je nach Röntgenaufnahme in die günstigste Position bringen
  - Thoraxaufnahme → flache Rückenlage
  - Abdomenaufnahme → flache Linksseitenlage (bereits 10 Min. vor Aufnahme, damit die abdominale Luftumverteilung vor der Aufnahme abgeschlossen ist)
- Röntgendichte Gegenstände so weit wie möglich aus dem Aufnahmefeld entfernen, z. B. Schmuck, EKG-Kabel, Klemmen, Schläuche

Durchführung
- Röntgenkassette mit Schutzbezug unter dem Patienten platzieren
- Bestmögliche Abschirmung der betroffenen Patienten, z. B. Bleischutz für Genitalbereich; ggf. Schutz für andere Patienten
- Selbstschutz → größtmöglicher Abstand (Abstandsgleichung: Reduktion der Strahlendosis um die Hälfte je 1,5 m Entfernung)
- Thoraxaufnahme erfolgt in tiefer Inspiration
- Röntgenkassette entfernen
- Ggf. Lage des Patienten an Bewegungsplan anpassen

Computertomografie (CT)
Mit der Computertomografie (CT) wird der menschliche Körper „in Scheiben zerlegt" (Schnittbilddiagnostik). Diese Technik gestattet eine überlagerungsfreie Abbildung aller Organe. Bei vielen computertomografischen Untersuchungen werden jodhaltige Kontrastmittel intravenös verabreicht.

Indikationen
- Schädel-/Hirnaufnahmen, z. B. bei Trauma, Zerebralinfarkt, intrazerebraler Blutung
- Untersuchung von Organen im Thoraxraum und Bauchbereich
- Untersuchung zur Stadieneinteilung von Tumoren (Staging)
- Darstellung des knöchernen Bewegungsapparats

Vorbereitung
- Verordnung der Maßnahme
- Ggf. Voruntersuchungen
- Anamnese (ärztliche Aufgabe), zu erfragen sind:
  - Kontrastmittelunverträglichkeit
  - Schwangerschaft
  - Schilddrüsenerkrankungen (TSH)
  - Nierenfunktion (Kreatinin)
- Vorbereitung des Patienten für den innerklinischen Transport (▶ 3.1.2)

Durchführung
- Umlagerung des Patienten vom Intensivbett auf speziellen CT-Tisch
- Röntgendichte Gegenstände entfernen
- Infusions- und Schlauchsysteme ordnen und sichern
- Ggf. Patienten sedieren
- Während der Untersuchung:
  - Ständigen Sichtkontakt zum Patienten gewährleisten
  - Überwachung der Vital- und ggf. Beatmungsparameter

Magnetresonanztomografie (MRT)

Synonyme: Kernspintomografie, Nuclear Magnetic Resonance (NMR), Magnetic Resonance Imaging (MRI)

Magnetresonanztomografie (MR, MRT) ist ein bildgebendes Verfahren zur Darstellung von Strukturen im Inneren des Körpers. Mit einer MRT können Schnittbilder des menschlichen Körpers erzeugt werden, die oft eine hervorragende Beurteilung der Organe und vieler Organveränderungen erlauben. Das Schnittbildverfahren wird hier nicht über Röntgenstrahlen, sondern über ein äußerst starkes Magnetfeld und über Radiowellen erzeugt. Bei der Erzeugung der Radiowellen entsteht das für die MRT-Untersuchung charakteristische laute Geräusch.

Indikationen
- Darstellung von Weichteilgewebe: Gehirn, Rückenmark, Rückenmarksnerven, Bandscheiben, Muskulatur
- Kardio-MRT

> **Achtung**
> Bei Patienten mit Metallimplantaten, auch Granatsplittern, oder implantiertem Herzschrittmacher darf eine MRT nicht durchgeführt werden → funktionelle Schädigung des Schrittmachers bzw. Erhitzung der Metallteile!

Vorbereitung
- Aufklärung und Einwilligung des Patienten obliegt dem Arzt
- Patienten über die Besonderheiten des MRT-Geräts informieren, z. B. über enge Röhre, laute Klopfgeräusche, Dauer der Untersuchung (bis zu 1 h)
- Röhre ist zwar hell und gut durchlüftet, aber ängstliche Patienten empfinden oft ein unangenehmes Engegefühl → wache Patienten ggf. nach Rücksprache leicht sedieren
- Patienten für den Transport von der Intensivstation zum MRT vorbereiten (▶ 3.1.2)
- ! Metallhaltige Gegenstände entfernen bzw. durch nicht metallische Materialien ersetzen, z. B. Zahnprothesen, Tuben, Blasenkatheter, Sonden, Pulmonaliskatheter
- Metallische Gegenstände dürfen nicht unmittelbar in die Umgebung des MRT gelangen.

Durchführung
- Umlagerung des Patienten vom Intensivbett auf MRT-Tisch
- Schlauchsysteme und Infusionssysteme ordnen
- Adäquate Sedierung
- Während der Untersuchung:
  - Ständigen Sichtkontakt zum Patienten gewährleisten
  - Überwachung der Vital- und ggf. Beatmungsparameter mit speziell magnetisch abgeschirmtem Monitor und ebensolchen Beatmungsgerät
- Nach erfolgter Diagnostik Patienten vom MRT-Tisch in das Intensivbett umlagern und Rückverlegung auf die Intensivstation

8.1.4 Bronchoskopie

Eva Knipfer

Direkte Inspektion der oberen und unteren Luftwege über Nase oder Mund via Fiberbronchoskop

Indikationen
- Lungenerkrankung
- Entnahme von Gewebeproben und Sekret
- Direkte Inspektion der oberen Luftwege
- Diagnostische oder therapeutische Bronchiallavage
- Blutungen
- Fremdkörperentfernung

Material
- Steriles Bronchoskop, sterile Sonden für Arbeitskanal, Kaltlichtquelle
- Absaugeinheit, steriler Absaugschlauch
- Beistelltisch für sterile Ablagefläche
- Steriles Material: Einmal-Swivel-Konnektor, Abdecktücher, Handschuhe, Kittel, Sekretröhrchen, vorbereitete Probeentnahmebehälter, mehrere mit NaCl 0,9 % gefüllte 10er-Spritzen, Gleitmittel, Kompressen, Antibeschlagmittel für die Optik
- Beißschutz für Endoskop
- Mundschutz und OP-Haube
- Medikamente zur Anästhesie und Lokalanästhesie
- Medikamente und Material für Notfälle bereithalten
- Manuelle und maschinelle Beatmungsmöglichkeit (▶ Kap. 4) vorbereiten

Vorbereitung
- Arzt: Aufklärung des Patienten über die Untersuchung und mögliche Komplikationen (▶ Tab. 8.2)
- Patienten nüchtern lassen, bei liegender Magensonde Ablaufbeutel anbringen
- Benötigtes Material richten
- Aktuelle Laborparameter bereithalten, z. B. BB, Gerinnungsstatus (Quick, TZ, PTT), Blutgruppe, ggf. Erythrozytenkonzentrate (▶ 8.2.1) austesten lassen
- Ggf. Vorbereitung des Patienten für den Transport (▶ 3.1.2)
- Zahnprothese entfernen
- Patienten in bequemer Rückenlage mit erhöhtem Kopfteil (ca. 30°) lagern
- Bei intubierten Patienten Tubus gut fixieren
- Präoxygenierung mit Sauerstoff über Maske, bei Beatmungspatienten Sauerstoffzufuhr auf FiO_2 1,0 (100 %) erhöhen

Durchführung
! Es gelten die Grundsätze für steriles Arbeiten
- Der Arzt führt die Untersuchung durch und entnimmt Untersuchungsmaterial
- Die Pflegeperson übernimmt die Assistenz bei der Bronchoskopie, überwacht und beruhigt den Patienten, **informiert den Arzt kontinuierlich über Veränderungen** (HF, Herzton, RR und Pulsoxymetrie)

- Ausreichende Schleimhautanästhesie des Mund-Rachen-Raums oder des Nasen-Rachen-Raums, z. B. mit Xylocain-Spray®
- Gleitmittel auf das Bronchoskop auftragen
- Tubusadapter gegen sterilen Swivel-Konnektor austauschen → gleichzeitige Beatmung und Untersuchung möglich
- Bei Probeentnahmen assistieren, Sekretauffangbehälter ggf. adaptieren
- Bei Bronchiallavage: Spülung einzelner Abschnitte mit Nacl 0,9 %
- Gewonnenes Untersuchungsmaterial beschriften (Name, Geburtsdatum, Inhalt und Entnahmeort) und zur Untersuchung weiterleiten (▶ 8.1.2)
- Dokumentieren: Monitorparameter, Besonderheiten (z. B. Probeentnahme), Untersuchungsdauer

! Die wichtigsten Parameter zur Überwachung des Patienten während der Bronchoskopie sind die **Pulsoxymetrie** und die **akustische Einstellung der EKG-Überwachung.**

Nachsorge
- Vitalparameter und Atmung überwachen
- Ggf. Beatmungsparameter an Patienten adaptieren
- Patienten ggf. neu lagern oder betten, ggf. Tubus neu fixieren
- Weitere Überwachungsmaßnahmen einleiten, z. B. Rö-Thorax, BGA
- Bei wachen Patienten Nahrungskarenz beachten → Aspirationsgefahr durch Schleimhautanästhesie im Mund-Rachen-Raum
- Aspirationsprophylaxe (▶ 3.3.6)
- Medikamente und Material entsorgen, Untersuchungsmaterial versenden (▶ 8.1.2)
- Aufbereitung des Bronchoskops nach hausinternem Standard

Komplikationen
▶ Tab. 8.2

Tab. 8.2 Mögliche Komplikationen einer Bronchoskopie	
Komplikation	**Befunde, Symptome**
Aspiration	Erbrechen, starkes Husten, SaO$_2$ ↓
Herzrhythmusstörungen	Bradykardie (Vagusreiz), Tachykardie, Extrasystolen
Hypoxie	SaO$_2$ ↓
Bronchospasmus	Hohe Beatmungsdrücke, AZV und AMV ↓, SaO$_2$ ↓
Schleimhautverletzung, Blutung	Blutiges Trachealsekret, Tachykardie, RR ↓, SaO$_2$ ↓

8.1.5 Gastroskopie

Eva Knipfer

Die Magenspiegelung ist eine endoskopische Untersuchung des Magens. Mithilfe eines speziellen Endoskops betrachtet der Arzt dabei die Speiseröhre, den Magen und den Zwölffingerdarm.

Indikationen
- Unklare Schluckstörungen
- Oberbauchschmerzen
- Gastrointestinale Blutungen/Anämie
- Sodbrennen und Reflux
- Gastritis
- Magen- oder Zwölffingerdarmgeschwür (Ulcus ventriculi und duodeni)
- Tumorleiden

Vorbereitung
- Aufklärung des Patienten
- Patienten nüchtern lassen
- Aktuelle Laborparameter bereithalten
- Vorbereitung des Patienten für den Transport (▶ 3.1.2)
- Zahnprothese, Brille entfernen
- Beim intubierten Patienten Tubus gut fixieren
- Blase und Darm entleeren
- Unterlage als Speichelschutz unter den Kopf legen
- Präoxygenierung

Durchführung
- Patienten auf die linke Seite lagern
- Betäubung des Rachenraums
- Ggf. Sedierung
- Patienten erhält ein Beißring als Beißschutz zwischen die Zähne
- Beißring mit einem Gummiband fixieren
- Die Pflegende assistiert dem Arzt bei der Untersuchung
- Überwachung und Beruhigung des Patienten
- Der wache Patient wird, sobald das Endoskop in Position ist, aufgefordert zu schlucken
- Der Magen wird mit Luft aufgefüllt, um diesen zu entfalten
- Gewonnenes Untersuchungsmaterial beschriften und zur Untersuchung weiterleiten

! Eine durchschnittliche Magenspiegelung dauert nicht länger als 10 Min.

Nachsorge
Bronchoskopie (▶ 8.1.4)

Komplikationen
- Verletzungen bzw. Perforation der Verdauungstraktwand
- Stärkere oder verlängerte Blutungen nach Gewebeentnahme oder Abtragung von Polypen
- Störungen der Atemfunktion und des Herzkreislaufsystems aufgrund der Sedierung
- Zahnschäden, v. a. bei lockeren Zähnen

8.2 Nichtoperative Therapie

8.2.1 Transfusionstherapie

Julia Pongratz

Der Begriff „Bluttransfusion" bezeichnet das Zuführen von (Voll-)Blut oder Blutbestandteilen, i. d. R. als intravenöse Infusion.
Stammen Blut bzw. Blutbestandteile von einem fremden Blutspender, so handelt es sich um eine Fremdblutspende. Sind Blutspender und Empfänger identisch, bezeichnet man dies als Eigenblutspende (Autotransfusion).

Tab. 8.3 Verschiedene Transfusionsartikel

Transfusionsartikel	Indikation
Erythrozytenkonzentrate (EK)	Blutarmut (Anämie), Blutverlust
GFP, FFP (Fresh Frozen Plasma)	Mangel an Plasmaproteinen; Gerinnungsstörungen, z. B. nach großem Blutverlust oder bei Blutungsneigung
Thrombozytenkonzentrate (TK)	Mangel an Thrombozyten (Thrombozytopenie) und Blutungsneigung, hämorrhagischer Schock
Blutstammzellpräparate	Stammzelltransplantation
Gerinnungsfaktoren-Konzentrate	Mangel an Gerinnungsfaktoren
Immunglobuline	Antikörpermangel und Infektionen
Granulozytenkonzentrate	Mangel an Granulozyten (Granulozytopenie), schwere Infektionen

Ziele der Transfusionstherapie
- Volumensubstitution, Verbesserung der Mikrozirkulation
- Erhöhung der Sauerstofftransportkapazität
- Substitution von Gerinnungsfaktoren

> **Achtung**
> Die Transfusion von Blutkomponenten ist eine nicht delegierbare ärztliche Aufgabe (▶ 1.5.7)!

Hämotherapie

Bestimmung von Blutgruppenantigenen
- AB0-System, jeder Mensch besitzt eine der 4 Blutgruppen A, B, AB und 0:
  - Verteilung in der mitteleuropäischen Bevölkerung: A = 43 %, 0 = 40 %, AB = 4 %, B = 11 %
- Rhesus-System umfasst mehrere Antigene: DCcEe, Großbuchstaben jeweils dominant, 85 % D positiv
- Kelly k, Duffy Fy, Lewis Le, Lutheran Lu, Kidd Jk
- MNSs-System + P-System
- Antikörpersuchtest

Kreuzprobe
- Majortest: Test des Empfängerserums auf Antikörper (AK) gegen Spendererythrozyten
- Minortest: Test des Spenderserums auf AK gegen Empfängererythrozyten
- AK-Suchtest: standardisierte, antigenbeladene Erythrozyten werden mit Spenderserum inkubiert, um AK zu detektieren

AB0-Bedside-Test
! Der Arzt ist gesetzlich verpflichtet, vor jeder Transfusion die Blutgruppen-Übereinstimmung zwischen Patient und Konserve zu überprüfen, um Inkompatibilitäten auszuschließen. Zur Überprüfung dient der AB0-Bedside-Test
- Testkarten mit Anti-D-Serum
- Bei Erythrozytenkonzentraten nur Test des Patienten erforderlich
- Bei Eigenblut: Test des Patienten und der Blutkonserve

Kompatibilität

Tab. 8.4 Kompatibilität für Blutprodukte

Empfänger-Blutgruppe	EK+TK Spender-Blutgruppe	FFP Spender-Blutgruppe
A	A, 0	A, AB
0	0	0, A, B, AB
AB	AB, A, B, 0	A, B
B	B, 0	B, AB

Vorbereitung und Durchführung der Transfusion
Blut und Blutbestandteile sind verschreibungspflichtige Arzneimittel. Gemäß den Richtlinien (▶ 1.5.7) fallen die Durchführung und Überwachung einer Transfusion in den Verantwortungsbereich des transfundierenden Arztes. Vor der Transfusion sind die Regeln der ärztlichen Aufklärungspflicht zu beachten.
- Überprüfung von Konserven und Begleitschein auf:
  - Korrekte Zuordnung der Konserve zum richtigen Patienten
  - Blutgruppenkompatibilität (▶ Tab. 8.4)
  - Konservennummer
  - Verträglichkeit (Ergebnis der Kreuzprobe auf dem Begleitschein)
  - Unversehrtheit der Konserve, Verfallsdatum
- Bedside-Test vor der Transfusion
- Venösen Zugang legen, ggf. bestehenden Zugang nutzen
! Erythrozytenkonzentrate und Vollblut sollten über einen großlumigen peripheren Venenzugang oder separaten Schenkel eines mehrlumigen ZVK transfundiert werden.
- Konserve mit dem zur Verfügung stehenden Gerät auf 37 °C aufwärmen
- Transfusionsbesteck mit Blutfilter benutzen, Tropfkammer bis über den Blutfilter füllen → keinen Druck auf die Konserve ausüben
- Engmaschige Überwachung des Patienten während der Transfusion sowie eine Stunde danach

- Dokumentation:
  - Transfusionsdatum
  - Konservennummer
  - Ergebnis des Bedside-Tests
  - Angaben zu Komplikationen
- Aufbewahrung des leeren Konservenbeutels für 24 h bei 4 °C (für serologische Nachuntersuchungen bei Transfusionszwischenfällen)

Komplikationen bei der Transfusion

Eine der schwersten Nebenwirkungen einer Transfusion ist der akute hämolytische Transfusionszwischenfall, verursacht durch die Gabe von blutgruppenunverträglichem Konservenblut → Antigen-Antikörper-Reaktion

> **Achtung**
> Häufigste Ursache einer schweren Transfusionsreaktion ist die Verwechselung der Konserve!

Weitere Reaktionen/Komplikationen ▶ Tab. 8.5

Tab. 8.5 Mögliche Reaktionen/Komplikationen bei Transfusionen

Reaktionen/Komplikationen	Anzeichen
Allgemeinsymptome transfusionsbedingter Reaktionen sind	• Schmerzen = retrosternal und in der Lendenregion • Kopfschmerzen • Übelkeit, Erbrechen • Fieber, Schüttelfrost • Juckreiz • Kalter Schweiß, Hitzegefühl • Blässe • Engegefühl mit Atemnot
Symptome bei zunehmendem Schweregrad sind	• Tachykardie, Hypotonie • Bronchospasmus • Urtikarielle Exantheme • Schocksymptome • Nierenversagen
Infektionen	• HIV, Hepatitis

Therapie von Transfusionsreaktionen

! Sofortiges Beenden der Transfusion
- Engmaschige Überwachung
- Symptomatische Intensivtherapie, ggf. Antihistaminika
- Patienten- und Konservenblut zur serologischen Untersuchung schicken
- Hoch dosierte Steroidgabe

8.2.2 Knochenmarktransplantation (KMT)

Micaela Schneider

Übertragung von blutbildenden Stammzellen, die aus dem Knochenmark oder aus dem peripheren Blut gewonnen werden.

Knochenmarktransplantationsverfahren

Allogene KMT
Das Prinzip besteht darin, durch eine max. myeloablative Therapie den malignen Klon zu beseitigen und durch gesundes Knochenmark eines Familien- oder Fremdspenders zu ersetzen, das durch seine immunkompetenten Zellen die Grunderkrankung ebenfalls bekämpfen soll (GvL = Graft-versus-Leukemia-Effekt). Primär wird ein Familienspender gesucht, ist keiner verfügbar bzw. stimmen die gesuchten Merkmale nicht überein, wird die Fremdspendersuche eingeleitet. Wichtig ist die größtmögliche Übereinstimmung im HLA-Muster (= humanes Leukozyten-Antigen), Blutgruppe und Geschlecht müssen nicht übereinstimmen. Die Konditionierungstherapie ist je nach Erkrankung unterschiedlich, häufig jedoch handelt es sich um eine hoch dosierte Chemotherapie und Ganzkörperbestrahlung. Hinzu kommen die Gabe von Anti-T-Lymphozyten-Globulin (ATG) und eine immunsuppressive Therapie, meist mit Ciclosporin A.

Indikationen
- Leukämien: AML, CML, ALL (▶ 11.43)
- NHL, multiples Myelom
- Anämien (▶ 11.6): schwere aplastische Anämie, Fanconi-Anämie
- Schwere kombinierte Immundefizienz

Komplikationen
- Infektionen, Blutungen
- Organschäden
- Abstoßungsreaktionen (GvHD = Graft-versus-Host-Disease). Bei der GvHD schädigen immunkompetente Zellen des Spenders Organe (Darm, Leber, Haut) des Empfängers
- Fehlendes Engraftment des Knochenmarks (Transplantatabstoßung)

Autologe KMT
Bei der autologen KMT werden dem Patienten blutbildende Stammzellen entnommen und eingefroren. Der Patient erhält eine hoch dosierte Chemotherapie, ggf. auch Antikörper, um die Tumorzellen zu vernichten. Als Nebenwirkung werden die Stammzellen im Knochenmark des Patienten zerstört. Es erfolgt die Reinfusion der aufgetauten Stammzellen. Diese besiedeln das Knochenmark und beginnen nach ca. 2 Wochen mit der Blutbildung.

Indikationen
- Lymphome und Plasmozytom
- Einige AML-Formen

Komplikationen
- Infektionen, Blutungen, Organschäden

Vorbereitung und Nachsorge

Vorbereitung zur KMT
- Gesunder Spender oder eingefrorene Stammzellen müssen vorhanden sein
- Qualitative Funktionskontrolle von Herz, Lunge, Leber, Niere
- Mögliche Infektionsquellen ausschließen, z. B. Zähne, Nasennebenhöhlen
- ZVK-Anlage (▶ 5.1.2)

- Prophylaktische Gabe eines oralen Antibiotikums, Virustatikums und Antimykotikums
- Umkehrisolation des Patienten, d. h., Patient wird vor Keimen aus der Umwelt geschützt, findet nur bei allogener KMT statt. Die Versorgung der Patienten bei autologer KMT entspricht der üblichen Standardhygiene wie bei Leukämie ▶ 11.43.

Literatur
RKI: Anforderungen an die Hygiene bei der medizinischen Versorgung von immunsupprimierten Patienten. Empfehlung der Kommission für Krankenhaushygiene und Infektionsprävention beim Robert Koch-Institut (RKI). Bundesgesundheitsbl, 2010; 53:357–388; Anlage zum DKG-Rundschreiben Nr. 119/2010 vom 16.4.2010; www.rki.de (letzter Zugriff: 15.8.2011).

Intensivpflege
Bei autologer KMT und allogener KMT

Beobachten und Monitoring
- Beobachten auf Blutungs- und Infektionszeichen, Patienten zur Eigenbeobachtung anhalten
- Ausscheidung auf Menge, Aussehen, Konsistenz
- Atmung, Temperatur, Gewicht, ZVD, ggf. Bilanzierung
- Kreislauf, z. B. Hypertonie
- Beobachten auf Nebenwirkungen der verschiedenen Medikamente
- Beobachten auf erste Anzeichen einer beginnenden GvhD, da es schnelles Handeln erfordert
- Psyche: depressive Verstimmungen, Verhaltensauffälligkeiten (▶ 2.5)

Prophylaxen
Bei allogener KMT
- Allogener Patient liegt allein in einem Laminar-Air-Flow-Zimmer
- Für Mitarbeiter und Besucher gilt: immer Mundschutz und Kittel bei direktem Kontakt tragen, **Händedesinfektion**
- Generell streng aseptisches Arbeiten (VW, Infusionstherapie u. a.)
- Keimreduzierte Kost
- Intensive Mundpflege
- Pneumonieprophylaxe und Mobilisation mithilfe von Physiotherapie

Psychische Betreuung des Patienten
- Durch die lange Isolation, die Zeit des Wartens, ob die Transplantation erfolgreich war, und allgemein durch die lebensbedrohliche Erkrankung ist der Patient seelisch stark belastet und leidet z. B. unter Angstzuständen und dem fehlenden Kontakt zur Außenwelt.
- Isolierzimmer mit persönlichen Gegenständen gestalten, Telefon in Reichweite
- Psychische Betreuung durch Pflegende und Mitarbeiter der Psychoonkologie

8.2.3 Therapeutische Hypothermie

Ina Welk

Gilt es, in der perioperativen Phase eine Auskühlung des Patienten zu vermeiden, zeigen neue Therapieansätze in der Intensivmedizin für einige Krankheitsbilder

8.2 Nichtoperative Therapie

eine positive Beeinflussung des neurologischen Outcomes durch Anwendung einer sog. therapeutischen Hypothermie. Klinisch kommt die therapeutisch induzierte Hypothermie nach Herz-Kreislauf-Stillstand sowie u. U. bei der Behandlung von Schlaganfallpatienten zum Einsatz.

Ziel
Durch ein gezieltes Absenken der Körpertemperatur (32–34 °C, Dauer bis zu 3 Tagen nach dem Akutereignis) sollen die Stoffwechselaktivität und der Sauerstoffverbrauch sowie Sekundärschädigungen durch den stattfindenden hypoxischen Zelluntergang in der Reperfusionsphase durch die Freisetzung von freien Radikalen reduziert werden.

Verfahren
- Man unterscheidet zwei Verfahren:
    - Nichtinvasiv, z. B. Kühldecken, Kühlmatten, Cool Packs
    - Invasiv: Kathetertechnik
- Die Studienlage zeigt, dass bei einem frühestmöglichen Einsatz der Hypothermie nach dem Akutereignis der neuroprotektive Effekt am größten ist (HACA Study group 2002).
- Die induzierte Hypothermie kann jedoch genau wie die unbeabsichtigte perioperative Auskühlung unerwünschte systemische Probleme bieten, z. B. Störungen der Gerinnungskaskade, Wundheilungsstörungen und kardiale Negativeinflüsse.
! Derzeit wird die Anwendung der therapeutischen Hypothermie nach Herz-Kreislauf-Stillstand in den Leitlinien des European Resuscitation Council (ERC) empfohlen.

Endovaskuläre Wärmeaustauschkatheter
Anwendung zur kontrollierten Hypothermie

Methode
Ein spezieller Mehrlumenkatheter wird zentralvenös eingeführt (▶ Abb. 8.2). Zwei Lumen dienen nach dem Prinzip der Wasserdurchflusskühlung über Cuffs am Katheter als endovaskuläre Kühlungsoberfläche am distalen Katheterende. Zusätzliche Lumen sind für die Medikamentenapplikation nutzbar. Temperaturüberwachte physiologische Kochsalzlösung durchspült kontinuierlich und zirkulierend die Cuffs auf dem Kühlkatheter. An der Cuffoberfläche findet der Wärmeaustausch über den Blutstrom statt.

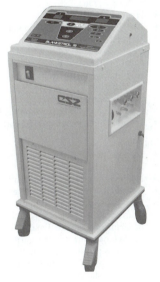

Abb. 8.1 Gerät zur nichtinvasiven therapeutischen Hypothermie [V497]

Indikationen

- Hauptindikation: Patienten nach präklinischem Herzstillstand durch Kammerflimmern und nach Reanimation → positive Beeinflussung schädigender Mechanismen und Verzögerung des neuronalen Zelltods in der Reperfusionsphase
- Intensivmedizinische Hypothermie nach SHT (▶ 11.74) → zur Minimierung sekundärer Hirnschädigungen durch Stabilisierung der Membranfunktion und Hemmung der Neurotransmitterliberation
- Einsatz in der Neurochirurgie → ICP-Senkung (▶ 11.31)
- Einsatz bei Patienten mit SAB (▶ 11.78) zur Reduzierung von Vasospasmen (Hunt & Hess III–IV) (▶ Tab. 11.39)
- Patienten nach Hirninfarkt → Ökonomisierung des zerebralen Metabolismus
- Myokardinfarkt (▶ 11.57)

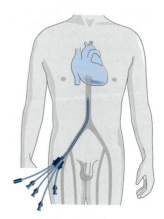

Abb. 8.2 Lage des Katheters. [L157]

Klinische Relevanz

- Hypoxiegefährdung
- Periphere Minderdurchblutung (Vasokonstriktion)
- Hyperglykämie
- Beeinflussung der Gerinnungskaskade (Blutungsneigung)
- Gefahr von Myokardischämien
- Immunabwehr (leukozytäre Abwehrfunktion gestört, Infektionsrisiko erhöht)
- Rhythmusstörungen
- Beeinflussung der Pharmakokinetik/-dynamik (Wirkungsdauer verlängert)
- Lokale Kälteschädigungen bei externen Kühlsystemen

Vorteile

- Schnelle Erreichbarkeit der angestrebten Zieltemperatur (Kühlgeschwindigkeit 4,7 °C/h)
- Exakte Kontroll- und Steuerfunktion
- Konstante Temperaturerhaltung (keine Schwankungen)
- Therapeutische Hypothermie zur Cerebroprotektion und Verbesserung des neurologischen Outcomes durch Reduktion sekundärer Gehirnschädigungsmechanismen (Reduktion O_2-Verbrauch und zerebraler Metabolismusrate durch biochemische Dysregulation)
- Zuverlässige Wiedererwärmung in den normothermen Temperaturbereich
- Interdisziplinärer Einsatz auch zur Wiedererwärmung bei artifiziellen Hypothermiezuständen
- Mobiles Gerät

Nachteile
- Invasivität
- Kosten
- Analgosedierung
- Shivering mit erhöhtem Analgosedierungsbedarf, ggf. Relaxierung

Intensivpflege
Bei dieser Therapieform stellt die Patientenbeobachtung eine besondere Herausforderung für das Pflegepersonal dar. Hier gilt es, zeitnah mögliche Komplikationen zu erkennen, daher sind Kenntnisse über Wirkung und Komplikationen der induzierten Hypothermie notwendig.

Beobachten und Monitoring
- Kontrolle der Vitalparameter, spez. Beobachtung von Störungen der Hämodynamik im Zusammenhang mit der Temperaturveränderung
- EKG-Veränderungen
- Kontrolle Laborparameter, Blutgasanalysen
- Überwachung der eingesetzten medizintechnischen Geräte

Bewegungsplan
- Einsatz druckentlastender Maßnahmen

Körperpflege
- Beobachtung der Einstichstellen, Wunden, Drainagen (Blutungsneigung)
- Intensivpflegerische Maßnahmen, bezogen auf die Grunderkrankung des Patienten
- Inspektion der Hautverhältnisse (Achtung: Dekubitusrisiko durch Minderperfusion erhöht)
- Kontrolle von Verweilkathetern, Sonden, Tuben etc. (Gefahr der Nekrosenbildung durch thermoaktives Material, „Weichheitsgrad" wird durch die Körpertemperatur beeinflusst)

> **Induzierte Hypothermie – offene Fragen**
> Wird im Rahmen der Reanimation nach einem Herz-Kreislauf-Stillstand durch die ILCOR (= International Liaison Committee on Resuscitation) die Empfehlung für einen zeitnahen Einsatz der Hypothermie (Hypothermie 32–34 °C für 12–24 h) gegeben, um das neurologische Outcome der Patienten zu optimieren, so sind im Klinikalltag diesbezüglich noch Fragen offen:
> - Ideale Zieltemperatur?
> - Dauer Hypothermiephase?
> - Dauer Aufwärmphase?
> - Invasivität?
> - Kosten-Nutzen-Relation?
> - Einsatz am wachen Patienten?
> - Anwendung präklinisch?
> - Leitlinien?
> - Aktuelle Studien untersuchen, ob ein Beginn der Hypothermie bereits in der präklinischen Phase im Rettungswagen eingesetzt, Vorteile für den Patienten bringt.

Literatur
HACA Study group, Mild Therapeutic Hypothermia to improve the neurologic outcome after cardiac arrest; N engl J Med, 2002; 246; 549–556
European Resuscitation Council Guidelines for Resuscitation 2010. Section 4, Adult advanced life support. Resuscitation 81 (2010); 1305–1352.

8.2.4 Blutreinigung und Nierenersatztherapie

Helga Frank, Heike Dertinger

Abstract
Bei akutem oder chronischem Ausfall der glomerulären und tubulären Nierenfunktion ist die Anwendung von Nierenersatzverfahren notwendig. Die Inzidenz des dialysepflichtigen akuten und chronischen Nierenversagens steigt weltweit an. Zur Nierenersatztherapie stehen 3 Verfahren zur Verfügung: 1) die intermittierende Hämodialyse, 2) kontinuierliche Nierenersatzverfahren und 3) die Peritonealdialyse. Bei akutem Nierenversagen sind für die Indikation zur Nierenersatztherapie die klinischen Befunde in Zusammenschau mit Laborwerten, Verlauf und zugrunde liegender Erkrankung entscheidend. Klare Indikationen sind: therapierefraktäre Hyperkaliämie und/oder Überwässerung, schwere metabolische Azidose, persistierende Oligo-/Anurie.

Indikationen zur Nierenersatztherapie
- Akutes Nierenversagen
- Terminale Niereninsuffizienz bei chronischer Nierenkrankheit (dialysepflichtige NI)
- Entgiftung bei Intoxikation mit wasserlöslichen Substanzen

Grundlagen

Dialyseprinzipien
- **Diffusion:** Stofftransport durch eine semipermeable Membran vom Ort der hohen Konzentration (Blutseite) zum Ort der niederen Konzentration (Dialysatseite) bis zum Konzentrationsausgleich
- **Osmose:**
  - Flüssigkeiten haben das Bestreben, die Konzentrationen auszugleichen. Wasser dringt von der Seite der niederen Konzentration zur Seite der höheren Konzentration
  - Bei der Peritonealdialyse dringt aufgrund glukosehaltiger Dialysatlösungen Wasser aus dem Blut durch die semipermeable Membran des Peritoneums in das Dialysat über. Das Blut wird so „entwässert".
- **Ultrafiltration:**
  - Wasserentzug durch Druckerhöhung auf der Blutseite bzw. Sog (Unterdruck) auf der Dialysatseite
  - Damit dem Blut gezielt Wasser entzogen werden kann, wird auf der Dialysatseite ein Unterdruck erzeugt, auf der Blutseite ein Überdruck. Der Unterdruck des Dialysats kann eingestellt und dem Blut so die berechnete Menge Wasser entzogen werden.
- **Konvektion:** Es entsteht ein Flüssigkeits- und Stofftransport, wenn unter Druck eine wässrige Lösung von der Seite des höheren Drucks auf die Seite des niedrigeren Drucks fließt.

Dialyseverfahren
- **Hämodialyse** (HD): extrakorporal über die Dialysemaschine, bei akutem und chronischem Nierenversagen; in der Klinik, im Dialysezentrum oder auch zu Hause durchführbar (bei chronischem Nierenversagen)
- **Hämofiltration** (CVVHF: continuierliche veno-venöse Hämofiltration): extrakorporal über die Dialysemaschine; v. a. „bed-side" auf der Intensivstation
- **Hämodiafiltration** (HDF): Kombination aus diffusivem und konvektivem Transport (Hämodialyse, Hämofiltration)
- **Hämoperfusion:** der HD ähnliches extrakorporales Verfahren, bei dem kein Membranfilter, sondern Aktivkohlefilter eingesetzt werden, um Giftstoffe zu binden
- **Plasmapherese:** Plasmaaustausch, z. B. bei Patienten mit Autoimmunerkrankungen
- **Peritonealdialyse:** kontinuierliches intrakorporales Nierenersatzverfahren, das vom Patienten in Eigenregie ambulant durchgeführt wird, Betreuung des Patienten im Dialysezentrum oder in der Klinik

Hämodialyse
- Etabliertes Standardverfahren in Deutschland über Dialysemaschine mittels Diffusion/Ultrafiltration
- Kleinmolekulare Substanzen werden effektiv entfernt
- Adäquater Gefäßzugang ist erforderlich (Shunt oder Katheterdialyse)
- Intermittierend (3-mal pro Woche, ca. 5 h)
- Antikoagulation ist notwendig
- ! Kontraindikationen: bei schwerer Kreislaufinstabilität oder Blutungsrisiko Alternative erwägen, z. B. Peritonealdialyse

Technisches Prinzip
Die Hämodialyse ist in Deutschland als Standardverfahren etabliert und nutzt die physikalischen Prinzipien der Diffusion. Um das Blut von harnpflichtigen Substanzen, z. B. Kreatinin, Harnstoff, zu reinigen, wird es im Dialysefilter an einer semipermeablen Membran vorbeigeleitet, auf deren anderen Seite im Gegenstromprinzip das Dialysat (entmineralisiertes, mit Bikarbonat und einer Säurekomponente aufbereitetes ultrareines Wasser) fließt.

Die notwendige Ultrafiltration (Wasserentzug) wird dadurch erreicht, dass aufseiten des Dialysats Unterdruck erzeugt wird. Durch die Anpassung der Höhe dieses Unterdrucks kann geregelt werden, wie viel Flüssigkeit dem Blut entzogen wird.
! Durch zu schnellen oder zu hohen Flüssigkeitsentzug kann es zu Kreislaufinstabilität und lebensbedrohlichen Blutdruckabfällen kommen.

Für die Dialyse benötigt der Patient einen Gefäßzugang. Bei chronischen Dialysepatienten wird in den meisten Fällen ein Shunt am Unter- oder Oberarm angelegt. Ist dies (noch) nicht der Fall oder kann der Shunt nicht punktiert werden, benötigt der Patient einen großlumigen Katheter (Shaldon-Katheter ▶ 5.1.3). Der Shaldon-Katheter ist ein temporärer intravenöser Doppellumenkatheter, der die Durchführung aller venovenösen Verfahren der Nierenersatztherapie ermöglicht.

Punktionsorte für den Shaldon-Katheter
- V. jugularis interna (rechtsseitig am häufigsten verwendet)
- V. femoralis (hohes Infektions- und Thromboserisiko, seltener verwendet)
- V. subclavia (Thromboserisiko, seltener verwendet)

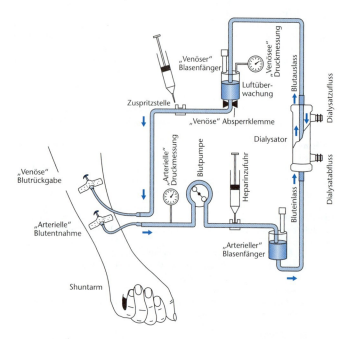

Abb. 8.3 Blutflussschema bei der Hämodialyse (Zwei-Nadel-Technik). [A300]

Vorbereiten der Dialyse

Material zur Katheteranlage

Steriles Material:
- Handschuhe, Kittel
- Unterlage, Lochtuch
- Tupfer/Kompressen
- Kanülen 1er, 12er, 2 Spritzen à 10 ml
- 1 Skalpell, Seldinger-Besteck
- Doppelläufiger Shaldon-Katheter (11–21 cm Länge)
- Nahtmaterial zur Fixierung des Katheters (z. B. 0er-Seide)
- Nadelhalter, Schere, Verbandmaterial (steriles Pflaster)

Unsteriles Material:
- Mundschutz, OP-Haube
- Ggf. Einmalrasierer
- Hautdesinfektion (z. B. Kodan® Spray)
- NaCl 0,9 %
- Lokalanästhetikum
- Citratlösung (30 %, 45 % oder Taurolidin) (zum Auffüllen des Shaldon-Katheter)

Material zur Hämodialyse
- Dialysemaschine
- Wasseraufbereitung (Entkalkung, Entkeimung)
- Dialysekonzentrate (Bikarbonat und Säurekomponente)
- Ggf. Kaliumkonzentrate
- Arterielles Schlauchsystem, venöses Schlauchsystem
- Infusionsleitung (NaCl 0,9 %)
- 6–8 Klemmen
- 30-ml-Pumpenspritze (Heparinpumpe) mit Infusionsleitung
- 4 Liter NaCl 0,9 % (die Industrie stellt speziell für die Dialyse 2-Liter-Beutel zur Verfügung)
- 25.000 IE Heparin
- Spritzen (20 ml, 10 ml, 2 ml), Kanülen (1er)

Material zum Anschluss (Shaldon-Katheter)
- Steriles Tuch, z. B. 40 × 70 cm
- Sterile Handschuhe, Haube und Mundschutz (Pflegekraft und Patient)
- 10-ml-Spritze (Heparin aus dem Katheter abziehen)
- 10-ml-Spritze (Blockflüssigkeit, z. B. Citratlösung aus dem Katheter abziehen)
- Sterile Kompressen mind. 10 × 10 cm (zum Einwickeln der Konnektoren nach Anschluss)

Durchführung der Dialyse
- Nach dem Aufbau der Maschine das gesamte Schlauchsystem und den Dialysator vorab mit ca. 2 l NaCl-0,9%-Lösung plus 2.000 IE Heparin spülen und luftfrei füllen.
- Der arterielle Schenkel des doppelläufigen Shaldon-Katheters wird mit dem arteriellen Schlauch konnektiert → Blutpumpe wird gestartet (max. 100 ml/Min.) und das gesamte System mit Blut gefüllt
- Dann kann der venöse Schenkel des Katheters mit dem venösen Schlauch konnektiert werden → erneuter Start der Blutpumpe (100 ml/Min.) und Beginn der Dialysebehandlung
- Unter Beobachtung des Blutdrucks kann die Umlaufgeschwindigkeit langsam auf ca. 200 ml/Min. oder auch höher gesteigert werden (nicht bei Erstdialysen).
- Alle Alarmgrenzen einstellen (arterieller und venöser Druck, Leitwert); Ultrafiltrationsrate einstellen (z. B. 250–500 ml/h)
- Nach ca. 4–5 Std. kann die Behandlung beendet werden.
- ! Die bis hierher beschriebenen Tätigkeiten sind speziell ausgebildetem Pflegepersonal vorbehalten (Fachweiterbildung Nephrologie und Dialyse).

Beobachten und Monitoring während der Dialyse

> **Achtung**
> Während einer Akutdialyse besteht permanente Anwesenheitspflicht der durchführenden Pflegekraft. Eine lückenlose Überwachung des Patienten und der laufenden Maschine ist zwingend notwendig. Eine fortlaufende mind. halbstündliche Dokumentation aller Überwachungsparameter sowie aller Maschinenwerte ist Pflicht.

Klinische Beobachtung und Monitoring

Moderne Dialysemaschinen verfügen über eine integrierte, computergestützte laufende Dokumentation der Maschinenparameter.

- Wenn möglich, ZVD vor Beginn der Dialyse (Volumenkontrolle)
- Wenn möglich, Gewicht vor Beginn der Dialyse (Volumenkontrolle, Bestimmung der UF-Rate)
- RR vor und unmittelbar nach Beginn, danach halbstündlich oder häufiger
- EKG-Monitoring während der gesamten Behandlung (Rhythmusstörungen ▶ 11.29)
- Befinden und körperliche Befunde des Patienten (z. B. Blässe und Schweißigkeit als Zeichen für RR ↓)
- Unter der Dialyse auf Blutungen an Einstichstellen, OP-Wunden und Schleimhäuten achten (hoch dosierte Heparinisierung)
- Bilanzierung: Ein- und Ausfuhr, UF während der Dialyse
- Regelmäßige (stdl.) Kontrollen → Kalium, Gerinnung, pH-Status, ggf. BB, Thrombozyten
- Schlauchsystem und Dialysator auf Thrombosierung beobachten, ggf. regelmäßig das System mit NaCl-0,9 %-Lösung spülen. Verstopfungen, z. B. im Dialysator, lösen venösen Druckalarm ↓↓ aus und nach dem Dialysator steigt der venöse Druck an

Druckalarme und ihre Ursachen

- Arterieller Druck ↓↓: z. B. Blutpumpe zu schnell, Katheter verlegt, Schlauchsystem abgeknickt, Blutdruckabfall
- Arterieller Druck ↑↑: z. B. Blutpumpe zu langsam, Hypertension, Druckmessung defekt
- Venöser Druck ↑↑: z. B. Blutpumpe zu schnell, Thrombosierung der Luftfalle, Schlauch hinter der Luftfalle ist abgeknickt
- Venöser Druck ↓↓: z. B. Blutpumpe zu langsam, Dekonnektion des Schlauchsystems, Verstopfung des Dialysators

Tab. 8.6 Mögliche Probleme während der Hämodialyse

Probleme	Ursachen	Maßnahmen und/oder Vorbeugung
Blutdruckabfall	• Volumenmangel durch extrakorporales Blutvolumen von 300–350 ml • UF-Rate zu hoch	• Anschluss mit Vorfüllung (art. und venösen Schenkel werden gleichzeitig angeschlossen) • UF-Rate niedriger einstellen oder Pausierung der UF, Kopftieflage des Patienten, ggf. Volumensubstitution
Blutungen	• Heparinisierung zu hoch	• Heparinisierung stoppen • Gerinnungskontrollen (ACT ▶ Kap. 13) • Blutstillung (ggf. Arzt)
Große Blutungen	• Dekonnektion der Schläuche (Blutverlust: ca. 200 ml/Min.)	• Blutpumpe sofort stoppen • Schläuche abklemmen • Schlauchsystem wechseln • Schnell handeln, Notfall!

8.2 Nichtoperative Therapie 417

Tab. 8.6 Mögliche Probleme während der Hämodialyse *(Forts.)*

Probleme	Ursachen	Maßnahmen und/oder -Vorbeugung
Herzrhythmusstörungen	• Elektrolytverschiebungen • Volumenmangel • Hypokaliämie	• Elektrolytkontrollen und ggf. Substitution • UF-Rate stoppen • Kaliumkontrolle und ggf. gegen ein höheres Kalium im Konzentrat dialysieren
Hypertonie	• Hartwassersyndrom durch den Ausfall der laufenden Wasseraufbereitung • Angst und Stress • Infektion	• Dialyse sofort stoppen und beenden. Wasseraufbereitung vor Dialysebeginn überprüfen • Beruhigende Einwirkung auf den Patienten, ggf. medikamentös (Arzt) • Steriles Arbeiten bei Aufbau und Anschluss
Hirndrucksymptomatik (▶ 11.31) Kopfschmerzen Krampfanfälle	Dysäquilibrium-Syndrom (entsteht durch schnelles Absenken der Harnstoff-Serumkonzentration), tritt oft Stunden nach der Dialyse auf	• Erstdialysen mit niedriger Umlaufgeschwindigkeit und ggf. nicht im Gegenstromverfahren durchführen
Übelkeit und Erbrechen	• Blutdruckabfall • Volumenmangel • Psychische Überlastung	• Volumensubstitution und evtl. Kopftieflage • UF-Rate stoppen • Ggf. medikamentöse Intervention (Arzt)
Atemnot Husten Engegefühl Zyanose Bewusstlosigkeit Atemstillstand	• Luftembolie	• Blutpumpe sofort stoppen • Venösen Schlauch abklemmen • Notfallmaßnahmen einleiten (▶ 12.1)
Brustschmerz	• Angina pectoris • Myokardinfarkt	• Evtl. Nitropräparate geben (Arzt) • Dialyse beenden und Infarkttherapie einleiten (Arzt)

Mögliche Geräteprobleme während der Dialyse
Um geräteseitige Funktionsstörungen zu beheben, benötigt der Anwender genaue Kenntnisse darüber (MPG ▶ 1.5.9). Ist eine Störung nicht zu beheben, die Dialyse mit diesem Gerät normal beenden (falls noch möglich), sonst abbrechen, die jeweilige Störung im Gerätebuch dokumentieren und der Medizintechnik mitteilen.

Störungen von Leitfähigkeit und Temperatur führen dazu, dass der Dialysatfluss in den Bypass geht, die Blutpumpe aber weiterläuft.
Bei allen anderen Alarmen stoppt die Blutpumpe und die Sicherheitsklemme nach der venösen Luftfalle (letzte Sicherheit vor dem Patienten) schließt sich; schnelles Handeln ist erforderlich, da es sonst zu einem Clotting (Thrombosierung des gesamten extrakorporalen Blutvolumens) kommt.

Tab. 8.7 Häufige Funktionsstörungen	
Funktionsstörung	Ursache
Luftfallenalarm	• Blutspiegel in der Luftfalle überprüfen und ggf. Spiegel neu einstellen • Luft im System? Blutpumpe stoppen, Blasen entfernen • Blutfluss an die Bedingungen des Patienten anpassen
Blutleckdetektor-Alarm	• Bei Aufrüstung und Spülung der Maschine: Verschmutzung des Detektors? Detektor ausbauen, reinigen, einbauen • Bei laufender Dialyse: sofortiger Stopp der Blutpumpe und einen schnellen Austausch des Dialysators vornehmen
Temperaturalarm	• Temperatureinstellung regelt sich automatisch nach
Alarm zur Leitfähigkeit	• Störungen im Wasserzulauf oder bezüglich des Wasserdrucks? • Falsches Konzentrat, Behälter des Konzentrats leer oder falsche Platzierung?

Beenden der Dialyse

Material zum Anschluss (Shaldon-Katheter)
- Steriles Tuch, z. B. 40 × 70 cm
- Sterile Handschuhe, Haube und Mundschutz (Pflegekraft und Patient)
- 2 l NaCl-0,9 %-Lösung
- 10-ml-Spritze mit NaCl 0,9 % gefüllt (Spülen des Katheterlumens)
- 2-ml-Spritze mit Citratlösung 30 %, 45 % oder Taurolidin (Auffüllen des Katheters)
- 2 Verschlusskappen für die Katheterschenkel
- Verbandsmaterial (Katheteraustritt und Katheter verbinden)

Durchführung
- Blutpumpe stoppen
- Arteriellen Schlauch abklemmen und diskonnektieren, dann an den Lösungsbeutel anschließen
- Klemme öffnen und die Blutpumpe starten (100 ml/Min.), bis kein Blut mehr im System ist
- Blutpumpe erneut stoppen und den venösen Schlauch abklemmen und diskonnektieren
- Beide Katheterschenkel freispülen, mit Heparin auffüllen und mit Verschlussstopfen verschließen
- Pflasterverband anlegen
- Maschine abrüsten, entkalken (Zitronensäure), desinfizieren und reinigen

Spezielle Pflegemaßnahmen
- Auf die Ernährung der Patienten achten (Mangelernährung ▶ 6.1.2): kaliumarm und leicht verdaulich, kalorienreich (bis zu 50 kcal/kg KG/Tag)
- Auf ausreichende Kalorienzufuhr achten
- Shaldon-Katheter: regelmäßig aseptischen Verbandswechsel (▶ 7.1) durchführen

> **Umgang mit dem Shunt**
> - Am Shuntarm niemals Blutdruck messen oder den Arm stauen → Shuntverschluss
> - Aus der Shuntvene kein Blut abnehmen → Infektionsrisiko, Nachblutungen
> - Shuntarm nur an dialysefreien Tagen einfetten

Hämofiltration

- Prinzip der Konvektion/Ultrafiltration
- Mittelmolekulare Substanzen werden effektiv entfernt
- Adäquater Gefäßzugang erforderlich
- Dialysemaschine wird benötigt
- Intermittierend (ca. 3–5 × pro Woche) oder kontinuierlich (bed-side)
- Antikoagulation notwendig
- Die Hämofiltration (HF) beruht auf dem Prinzip der Konvektion. Die über ein Druckfiltrationsverfahren entzogene Flüssigkeitsmenge wird durch eine sterile Substitutionslösung ersetzt, wobei sich die – im vorab einstellbare – Ultrafiltration aus der Differenz zwischen beiden ergibt. Das Verfahren ist besonders effektiv zum Entzug mittelgroßer Moleküle, wobei kleinmolekulare Substanzen wie Kreatinin und Harnstoff schlechter eliminiert werden. Größere Bedeutung hat die Hämofiltration in Form der kontinuierlichen venovenösen Hämofiltration zur Behandlung des akuten Nierenversagens auf der Intensivstation (▶ 11.58). In der Langzeitbehandlung kann sie anstelle der HD eingesetzt werden bei Patienten mit Kreislaufinstabilität bzw. Blutdruckabfällen unter HD

Ein Vorteil der HF ist auch, dass kein Wasseranschluss notwendig ist.

Kontinuierliche veno-venöse Hämofiltration (CVVH)

Die pumpengestützte kontinuierliche veno-venöse Hämofiltration ist ein in der Intensivmedizin häufig eingesetztes Verfahren.

Indikationen

- Akutes Nierenversagen
- Lungenödem unterschiedlicher Genese
- Ausgeprägte Überwässerung
- Kreislaufinstabilität

Technik und Filtrationsrate

Die Gewährleistung des Blutflusses im Filtersystem übernimmt bei der CVVH eine Rollerpumpe. Sie baut den notwendigen Druck vor dem Filter auf. Über einen doppellumigen Shaldon-Katheter erfolgen die Blutentnahme und -rückführung. Über die arterielle Linie des Systems wird ein Druck über die angebrachte Pumpe aufgebaut. Durch diese mechanische Kraft wird das Blut aus dem arteriellen Schenkel des Venenkatheters angesaugt und kann so den Filter durchlaufen. Die Ultrafiltrationsrate ist somit durch den Blutfluss steuerbar.

Auf die beschriebene Weise können bis zu 180 ml/Min. und 20 l/24h ultrafiltriert werden. Erforderlich sind eine Drucküberwachung im zu- und abführenden System, d. h. eine arterielle und venöse Überwachung, sowie eine Tropfenkammer und ein Luftdetektor.

Single-Needle-Betrieb
Der Single-Needle-Betrieb ist eine spezielle Technik der CVVH und wird über nur einen venösen Zugang mittels zweier Rollerpumpen betrieben.
Aus einem intravenösen Katheter wird Blut über die Pumpe in einen Filter gepumpt, bis ein bestimmter Druck im venösen System aufgebaut ist. Bei Erreichen dieses vorwählbaren Drucks über die obere venöse Druckgrenze wird der venöse Blutfluss entweder über die zweite Rollerpumpe oder durch das Öffnen der Schlauchklemme freigegeben. Nach Abfall des venösen Drucks, den man durch die untere venöse Alarmgrenze erkennt, beginnt der Vorgang erneut.

Patientenüberwachung
- Vitalparameter, ZVD, Atmung
- Laborkontrollen: Elektrolyte, Nierenwerte, BZ, Gerinnung, BB, BGA
- Katheterpflege nach hausinternem Standard

Überwachung der CVVH
- Schlauchsystem prüfen, z. B. auf Abknicken, Zugentlastung, Mikroschaumbildung in den venösen Luftfallen, Dichtigkeit
- Drücke im extrakorporalen Kreislauf kontrollieren:
  - Kontinuierlich ansteigender venöser Druck: Hinweis auf Clotting des Filters und Koagelbildung im System → Luftkammer auf Thrombenbildung kontrollieren
  - Venöser Druck ↑ evtl. Zeichen eines gestörten Rückflusses, z. B. durch an der Gefäßwand anliegenden Shaldon-Katheter oder geschlossene Klemme am venösen System
  - Arterieller Druck ↑ evtl. Zeichen, dass die Pumpe sich festgesaugt hat → Lage des Shaldon-Katheters kontrollieren, ggf. Blutfluss reduzieren
- Transmembrandruck (TMP) kontrollieren: TMP ↑ Hinweis auf ein Clotting des Filters
- Kontrolle des Heparinperfusors auf korrekte Laufrate
- Ultrafiltrationsrate berechnen und nach Bedarf anpassen
! Bei Hinweisen auf Koagelbildung im System und Clotting des Filters sind Filterpatrone und System rechtzeitig zu wechseln, damit das im System befindliche Blut dem Patienten noch zurückgeführt werden kann.
- Hämofiltrationsprotokoll und Gesamtbilanz nach hausinternem Standard

Mobilisation
Die Mobilisation des Patienten ist durch die CVVH erschwert (Achtung: Thrombose). Es sind stets eine strenge Überwachung des Patienten und seiner Hämodynamik sowie eine sichere Fixierung des Zugangs und Schlauchsystems notwendig.
! **Kontraindikation:** Liegt der Shaldon-Katheter in der A. femoralis, darf der Patient nicht mobilisiert werden!

Weitere Verfahren zur Nierenersatztherapie

Kontinuierliche arterio-venöse Hämofiltration
Die kontinuierliche arterio-venöse Hämofiltration findet heute kaum noch Anwendung.

Hämoperfusion

Extrakorporales Blutreinigungsverfahren zur Entfernung giftiger Substanzen aus dem Blut, das nur bei schweren Intoxikationen zur Anwendung kommt (v. a. lipophiler und proteingebundener Substanzen).
In der Hämoperfusionskapsel werden Absorbenzien (Neutralharze, beschichtete Aktivkohle) eingesetzt, die die toxischen Stoffe binden, z. B. Schlafmittel- oder Insektizidvergiftung (▶ 8.2.5).

Achtung
Spülung der Kapsel mit 5.000 IE Heparin aufgrund der Gefahr der sofortigen Gerinnung im blutführenden System.

Plasmapherese

Die therapeutische Plasmapherese ist eine Austauschbehandlung, bei der das patienteneigene Plasma abgefiltert und zeitgleich durch eine Substitutionslösung ersetzt wird. In der Regel enthält diese Elektrolyte und Albumin oder Fresh Frozen Plasma. Die Behandlung dient einer schnellen Elimination von Antikörpern oder toxischen eiweißgebundenen Substanzen.

Indikationen
- Goodpasture-Syndrom, Morbus Wegener (pulmorenales Syndrom)
- Systemischer Lupus erythematodes
- Hämolytisch-urämisches Syndrom (HUS, ▶ 11.19)
- Bestimmte Formen von Abstoßung bei Organtransplantationen
- Hämatologische Erkrankungen, z. B. Rhesus-Inkompatibilität, Werlhof-Krankheit
- Schwere Intoxikationen (▶ 8.2.5)

! Plasmapheresen dürfen nur unter Aufsicht eines Arztes durchgeführt werden.

Kontinuierliche ambulante Peritonealdialyse (CAPD)

Bei allen Formen der Peritonealdialyse dient das Peritoneum (Bauchfell) als biologische Dialysemembran. Durch den regelmäßigen Wechsel von 1,5–2 l einer glukosehaltigen Dialyselösung in 3- bis 6-stündigen Intervallen werden mittels Diffusion und Osmose harnpflichtige Substanzen und Wasser entfernt. Zur Durchführung ist ein peritonealer Dialysekatheter notwendig.

! Die CAPD ist im Entzug mittelgroßer Moleküle effektiver als die HD.

Indikationen
- Heimdialysefähiger Patient
- Selbstständiger Patient, Berufstätige
- Patienten mit Herzinsuffizienz und/oder kardiovaskuläre Instabilität
- Patienten mit Blutungsrisiko
- Fehlender Gefäßzugang zur Hämodialyse
- Kinder

Vorteile der CAPD gegenüber der HD
- Heimdialyseverfahren
- Leicht erlernbar
- Es wird kein Gerät benötigt

- Die Dialyse erfolgt schonender, ohne abrupte Konzentrationsschwankungen, ohne Dysäquilibriumssyndrom.
- Die Diät hinsichtlich Kalium und Trinkmenge kann liberaler sein.
- Es ist keine Antikoagulation notwendig.
- Der Erythropoetinbedarf ist meist geringer als bei der HD.
- Kostengünstiger als die HD

Im Vergleich zur HD bleibt die Restnierenleistung länger erhalten und trägt erheblich zur Gesamtclearance bei. Bei einem Rückgang der Diurese ist die Aufrechterhaltung der Effektivität der CAPD durch Steigerung des Füllvolumens oder zusätzliche Applikation eines weiteren Beutels zu erreichen. Eine maschinelle Unterstützung der CAPD erfolgt z. B. über nächtliche Cycler-Anwendung.

Spezielle Pflegemaßnahmen
- Darmtätigkeit regulieren, Patienten neigen zur Obstipation (▶ 3.3.7)
- Regelmäßiger aseptischer Verbandswechsel an der Katheteraustrittsstelle
- Ernährung eiweißreich (1,5–5 g/kg KG/Tag) → Patienten verlieren bis zu 10 g Eiweiß pro Tag über das Peritoneum. Zudem leicht verdauliche und kalorienreiche Kost

Komplikationen
- Peritonitis und Tunnelinfektion
- Proteinverlust, Malnutrition
- Behinderung der Atmung
- Längerfristiges Nachlassen der Ultrafiltrationsleistung und Clearance-Effektivität möglich
- Kosmetisches Problem

Kontraindikationen
- Fehlende Heimdialysevoraussetzungen
- Ausgedehnte abdominale Verwachsungen
- Kolostomie, Fistelbildungen
- Frische abdominelle Operationen
- Entzündliche Darmerkrankungen, z. B. Morbus Crohn, Colitis ulcerosa
- Ausgedehnte abdominelle Hernien (keine Kontraindikation nach operativer Sanierung)
- Schwere Atemwegserkrankungen

Literatur
Empfehlungen der Kommission für Krankenhaushygiene und Infektionsprävention des Robert-Koch-Institutes: Hygieneleitlinien als Ergänzung zum Dialysestandard, 2006. www.nephrologie.de/003_Aktuelles.html. (letzter Zugriff: 26.8.2011).

Davenport A, Bouman C, Kirpalani A, Skippen P, Tolwani A, Mehta RL, Palevsky PM. Delivery of renal replacement therapy in acute kidney injury: what are the key issues? Clin J Am Soc Nephrol, 2008; 3: 869–1.494.

8.2.5 Vergiftungen und Giftelimination

Frank Müller, Thomas Zilker

Die Häufigkeit von Vergiftungen wird mit ca. 250.000 Fällen pro Jahr angenommen, von denen ca. 5.000 letal enden. Dabei lassen sich Intoxikationen häufig nur schwer aufgrund einer Symptomatik eindeutig zuordnen. Von Rettungsteams gefundene und mitgebrachte Materialien (z. B. Medikamentenschachteln, Flaschen, Spritzen, Ampullen) und asservierte Exkremente (z. B. Erbrochenes, Urin, Stuhl, Blut) können nach klinischer, laborchemischer Untersuchung eindeutige Beweise liefern.

Grundlagen

Ursachen
- Etwa 80 % der Vergiftungen geschehen in suizidaler Absicht
- Etwa 20 % passieren in nichtsuizidaler Absicht, meist Gewerbeintoxikationen:
  - In der Industrie als Säuren-, Laugen- oder Metallvergiftungen
  - Über Abgase (CO)
  - Durch Insektizide, Herbizide oder durch Verwechslung von Pilzen

Toxikokinetik
- Die Resorption erfolgt oral, perkutan oder inhalativ
- Die Verteilung der Gifte ist abhängig von der Plasmaproteinbindung und dem pH-Wert
- Die Elimination erfolgt über die Leber, die Niere und die Lunge.
- Die Wirkung der Gifte ist abhängig von:
  - Verursachender Giftart
  - Aufgenommener Giftdosis
  - Applikationsweg
  - Einwirkungsdauer
  - AZ des Patienten

Diagnostik
- Anamnese: Wer? Was? Wann? Wie? Wie viel? Ggf. mithilfe Dritter
- Hinweise durch z. B. Medikamentenreste, Erbrochenes, Atemgeruch, mitgebrachte Medikamentenschachteln
- Material für toxikologischen Nachweis sichern, z. B. Blut, Urin, Mageninhalt, Stuhl, Speisereste, Tabletten, Gläser, Flaschen, Spritzen
- Laborparameter (▶ Kap. 13): BB, BZ, Natrium, Kalium, Kreatinin, PTT, BGA, Leberwerte, Ammoniak, Laktat, CK, Urin-Stix (pH? Ketonkörper?), ChE, Toxikologie, ggf. Alkoholspiegel
- Ggf. EKG, ggf. Rö-Thorax (Lungenödem?)
- Neurologisches Konsil

Symptomatik
In 90 % der Fälle finden sich unspezifische Symptome (▶ Tab. 8.8), die meist die Atmung, den Kreislauf, das zentrale Nervensystem sowie den Gastrointestinaltrakt inkl. Leber und Niere betreffen.

Vergiftungssyndrome
▶ Tab. 8.9

Therapie
- Vitalfunktion sichern, Intubation (▶ 4.2) bei allen bewusstseinsgestörten Patienten und bei bestehender Aspirationsgefahr, z. B. vor Magenspülungen oder bei Intoxikation mit lungentoxischen Substanzen

- Primäre Giftelimination (siehe unten)
- Sekundäre Giftelimination (siehe unten)

Primäre Giftelimination (Verringerung der Resorption)
Zur Entfernung des Gifts **vor** der Verstoffwechselung mittels induzierten Erbrechens, Magenspülung, Adsorbenzien (Kohle).

Induziertes Erbrechen
! Nach aktuellen Empfehlungen sollte induziertes Erbrechen nur innerhalb der ersten Stunde nach der Giftaufnahme erfolgen.
- Wird entgegen der Empfehlung ein induziertes Erbrechen durchgeführt, so erfolgt diese bei wachen und ansprechbaren Patienten nach oraler Giftaufnahme, auch wenn sie bereits erbrochen haben.
- **Kontraindikation:** Bewusstlosigkeit, Vergiftungen mit Säuren oder Laugen, Lösungsmittel (z. B. Benzin), Schaumbildner, ggf. bei antiemetisch wirkenden Substanzen, Schock, Krampfneigung

Durchführung
Ipecacuanha-Sirup (Orpec®): 20–30 ml bei Erwachsenen (Kinder siehe Beipackzettel); danach 2–3 Gläser Wasser oder Saft trinken lassen. Erbrechen tritt ca. nach 20 Min. ein. Nach 30 Min. ist eine erneute Gabe beim Erwachsenen möglich.
! Patienten beobachten, bis das Erbrechen beendet ist (Aspirationsgefahr!). Den Patienten sitzend oder in stabiler Seitenlage lagern. Die intensive Beobachtung kann bis zu 1 h fortdauern.

Magenspülung
Eine Magenspülung wird nur noch empfohlen, wenn eine lebensbedrohliche Substanzmenge oral eingenommen wurde und die Spülung **innerhalb von 60 Min.** nach Zufuhr des Gifts durchgeführt werden kann.

> **! Achtung – Kontraindikation**
> Verdacht auf Säure- oder Laugenintoxikation, Ösophagus- und Magenperforation, Ösophagusvarizen, manifeste Herz- und Ateminsuffizienz, Schock, Krämpfe und evtl. Schwangerschaft

Material
- Magenschlauch (Durchmesser bei Erwachsenen 1 cm, bei Kindern 0,4 cm), Trichter, Klemme
- Großer Auffangeimer, Messgefäß, Magenspritze
- Ggf. Beißkeil
- 10–30 l warmes Wasser
- Sterile Röhrchen
- Lokalanästhetikum als Spray oder Gel
- Kohle (z. B. Kohle-Pulvis® 10 g) in Wasser suspendiert
- Einmalunterlagen, Handschuhe, lange wasserdichte Schürze

Vorbereitung
- Absauganlage überprüfen
- Kardiovaskuläres Monitoring anschließen

Tab. 8.8 Leitsymptome Vergiftung

	Äthylalkohol	Methylalkohol	Benzodiazepine	Barbiturate	Bromcarbamid	Diphenhydramin	Neuroleptika	Antidepressiva	Opiate	Amphetamin	Kokain	Salizylate	Paracetamol	β-Blocker	Digitalis	Alkylphosphate	Säuren u. Laugen	Pilze	Zyanid	CO
ZNS																				
Agitation						+	+	+	(+)	+	+	+				+		+		
Krämpfe	+	+				+	(+)	+	+	+	+					+			+	+
Hyperreflexie					+		+	+												
Hypo-/Areflexie	+		+	+	+					+										
Bewusstseinstrübung	+	+	+	+	+	+	+	+	+	+						+		(+)	+	+
Koma	+	+	+	+	+	(+)	+	+	+							+			+	+
Atemlähmung	+	+	+	+	+	(+)	+	+	+		(+)					+		+	+	+
Hypothermie	+			+			+	+	+		+					+				
Hyperthermie							+	+		+	+	+				+				+
Muskelschwäche		+	+	+											+					+
GIT																				
Übelkeit Erbrechen	+	+	+			+			+		+	+	+		+	+	+	+		+
Durchfall						+						+				+		+		
Speichelfluss																+	+	(+)		
Mundtrockenheit			+			+	+	+		+										
Abdominalschmerzen		+												+	+	+	+			
Ikterus																		+		

Tab. 8.8 Leitsymptome Vergiftung (Forts.)

	Äthylalkohol	Methylalkohol	Benzodiazepine	Barbiturate	Bromcarbamid	Diphenhydramin	Neuroleptika	Antidepressiva	Opiate	Amphetamin	Kokain	Salizylate	Paracetamol	β-Blocker	Digitalis	Alkylphosphate	Säuren u. Laugen	Pilze	Zyanid	CO
Lunge																				
Bronchokonstriktion														+		+				
Lungenödem					+		+		+							(+)	+			
Dyspnoe	+								(+)						+	+	+		+	+
Mundgeruch	+															+			+	
Haut																				
Rosafarben	+																		+	+
Blasen				+																
Herz																				
Hypotonie	+		(+)	+	+	+	+	+	+	+	+			+		+				
Bradykardie		+		+			+	+	+		+			+	+	+		+		
Tachykardie	+	+			+	+	+	+	+	+	+				+	+		+		
VES				+	+	+	+	+			+				+	+				+
AV-Block	+			+	(+)			+						+	+	+				
Augen																				
Miosis							+²		+							+		+		
Mydriasis	+		(+)	+²		+	+	+		+	+									
Sehstörung	+	+	+¹				+	+	+						+					
Ohren																				
Ohrensausen Tinitus												+								

1 Doppelbilder, 2 bei schwerster Intoxikation

Tab. 8.9 Verschiedene Vergiftungssyndrome, ihre Symptome und Ursachen

Syndrom	Symptom	Ursache
Sympathikomimetisch	• Exzitation, Krämpfe • Hypo-, Hypertonie • Tachykardie	• Koffein • Theophyllin, Kokain • Ecstasy (Designerdrogen)
Cholinergisch	• Miosis • Muskelzittern • Bradykardie • Hyperperistaltik, Diarrhö	• Pilze • Pflanzenschutzmittel • Organophosphate
Anticholinergisch	• Mydriasis • Trockene Haut, Hyperthermie • Tachykardie • Halluzinationen	• Antidepressiva • Belladonna-Alkaloide • Diphenhydramin
Narkotisch	• Miosis (Opiate, Opioide) • Wechselnde Pupillenweite (Hypnotika, Narkotika, Alkohol) • Somnolenz • Hypotonie • Hypoventilation	• Hypnotika, Narkotika • Alkohol • Opiate • Opioide

- Arzt: legt sicheren venösen Zugang, ggf. Patienten intubieren
- Patienten in eine stabile linke Seitenlage bringen, Kopftieflage

Durchführung

- Magenschlauch mit Lokalanästhetikum bestreichen, ggf. Rachen mit Lokalanästhetikum einsprühen
- Arzt: Magenschlauch bei sitzendem oder liegendem Patienten einführen (Seiten- oder Bauchlage), Lagekontrolle mittels Markierung am Schlauch, Luftinsufflation und mit Spritze Mageninhalt aspirieren
- Ersten aspirierten Magensaft für toxikologisches Screening sichern
- Trichter mit Schlauch unter Patientenniveau halten („Aushebern"), herausfließenden Mageninhalt für Untersuchungen aufbewahren
- Trichter über Patientenniveau halten und ca. 300 ml Wasser in den Magen ein- und danach in den Eimer ausfließen lassen
- Vorgang ca. 20-mal wiederholen bis Flüssigkeit klar zurückläuft
- Abschließend Kohle applizieren (**1 g/kg KG**)
- Magenschlauch abklemmen (oder abknicken) und herausziehen (Aspirationsgefahr)
- Ein- und ausgeführte Spülmenge bilanzieren
- Ggf. Magensonde legen, regelmäßig Lage der Magensonde kontrollieren, Sekretion bilanzieren und überwachen
- ! Immer mit Handschuhen arbeiten, um Eigengefährdung durch Kontaktgifte zu vermeiden!

Perorale Darmspülung

Die perorale Darmspülung ist bei Einnahme von Substanzen indiziert, die schlecht an Kohle absorbiert werden, z. B. Eisenverbindungen.

> **Achtung**
> - **Kontraindiziert** bei Säuren- und Laugenintoxikation (▶ 11.85), Darmatonie, Magen-Darm-Blutungen, Darmperforation, massiven Elektrolytstörungen
> - Der Gefahr von Regurgitation und Aspiration vorbeugen (halbsitzende Lagerung)
> - Bei Herz- und Niereninsuffizienz (▶ 11.28, ▶ 11.58) Gefahr der Überwässerung

Durchführen
- Bettschutz einbetten, ggf. Toilettenstuhl bereitstellen, falls möglich separates Zimmer
- 30°-Oberkörperhochlagerung
- Elektrolyt- und polyäthylenglykolhaltige Lösung verabreichen (Krankenhausapotheke oder Fertigprodukt, z. B. GoLYTELY®)
- Menge: Erwachsene bis zu 2 l/h über 2–4 h oder bis der rektale Ausfluss nicht mehr kotverschmutzt ist
- Während der Durchführung Vitalzeichenkontrolle und Ausscheidung (Bilanz) überwachen

Kontrollen nach der Durchführung
- Stündlich Bauchumfang messen
- Engmaschige Vitalzeichenkontrolle (mind. alle 30 Min.): EKG, RR, HF, ZVD
- Flüssigkeitsbilanzierung
- Laborkontrollen: Elektrolyte, BGA, HK, Laktat, Osmolalität
- Röntgen: Thorax, Abdomenleeraufnahme

Physikalische Adsorption

Der Patient erhält Aktivkohle, um zu verhindern, dass das Gift absorbiert wird. Zu berücksichtigen:
- Qualität der Aktivkohle → Aufbewahrung in luftdicht verschlossenen Gefäßen; erst unmittelbar vor Gebrauch anrühren
- Ausreichende Dosierung → mind. 10-mal so viel Aktivkohle wie Gift, für Erwachsene mind. 30 g Kohle Pulvis anrühren
- Frühzeitige Gabe
- Keine Mischung mit anderen Adsorbenzien → Bindung des Gifts an Aktivkohle wird sonst minimiert
- Interaktionen beachten → Gabe von salinischen Abführmitteln, z. B. 10–20 g Natriumsulfat alle 4–6 h bis zum Eintreten von Kohlestühlen
- 2–8-fache Verkürzung der Eliminationshalbwertszeit bei wiederholter Gabe bei manchen Giften, z. B. Barbiturate

Sekundäre Giftelimination (Beschleunigung der Elimination)

Indikationen
- Tiefes Koma
- Kritischer Blutplasmaspiegel
- Im EEG „burst suppression" (Barbiturate, ▶ 9.1.4)

8.2 Nichtoperative Therapie

Extrakorporale Verfahren
Hämoperfusion (▶ 8.2.4): extrakorporales und sehr effektives Verfahren zur Entgiftung, v. a. bei niedrigem Verteilungsvolumen und hohem Plasmaspiegel, z. B. Phenobarbiturate, Theophyllin. Nach Punktion einer zentralen Vene mittels Doppellumenkatheters (z. B. Shaldon-Katheter ▶ 5.1.3) wird heparinisiertes Blut über beschichtete Aktivkohle oder ein Adsorberharz geleitet und so entgiftet.

Achtung – Kontraindikationen
Schock, schwere Gerinnungsstörung, relativ ungiftige Substanz, Antidot steht zur Verfügung

Nebeneffekte
- Es werden auch körpereigene Substanzen entfernt (Thrombozyten, Leukozyten, Gerinnungsfaktoren [Blutungsneigung]) → engmaschige Kontrolle der Einstichstellen auf Blutungen, Laborkontrollen
- Kreislaufdepression durch Absorption gefäßaktiver Substanzen → engmaschige, kontinuierliche Kontrolle der Vitalzeichen
- Absorption gegebener Medikamente → Kontrolle des Medikamentenspiegels, Symptomatik beachten bei zu niedrigen Wirkspiegeln
- Infektionsgefahr → Infektionsüberwachung: Temperaturkontrolle, Leukozytose

Therapieverfahren
- **Hämodialyse** (▶ 8.2.4): schnelles und wirkungsvolles extrakorporales Verfahren zur Giftelimination. Dabei wird Blut aus einer Arterie zum Dialysator geleitet und mittels Diffusion entgiftet (Entfernung wasserlöslicher Substanzen).
- ! Beispiele für den Einsatz einer Dialyse sind Intoxikationen, hervorgerufen z. B. durch: Äthylenglykol, Methanol, Salizylsäure, Barbiturate, Lithium
- **Plasmapherese** (▶ 8.2.4): Bei diesem Verfahren handelt es sich um eine Plasmaseparation mit dem Ziel, an Eiweiß gebundene toxische Substanzen zu eliminieren. Die separierten Blutbestandteile werden durch Fremdplasma ersetzt.
- **Blutaustauschtransfusion**: Anwendung bei schweren Vergiftungen mit Blutgiften, die zur Hämolyse führen (Arsin, Chromate)

Antidottherapie
Bei den Antidoten handelt es sich um Substanzen, die entweder Giftsubstanzen inaktivieren oder das Ausmaß der Giftwirkung minimieren, z. B. Konkurrenz an der Bindungsstelle des Gifts.

Intensivpflege

Vielen Intoxikationen liegt eine suizidale Absicht (80 %) oder eine Suchterkrankung zugrunde. In beiden Fällen liegt der Pflegeschwerpunkt auch in der psychischen Betreuung des Patienten (▶ 2.5.2).

Kommunikation

Aufnahmegespräch führen
Die Erhebung der Pflegeanamnese erfolgt, wenn möglich, mit dem Patienten, insofern dieser wach, ansprechbar und orientiert ist. In einem Aufnahmegespräch

können ergänzende pflegerelevante Fragen zur medizinischen Anamnese gestellt werden. Wiederholungen sind zu vermeiden

Fremdanamnese erheben
Sind am Unfallort Angehörige oder Bekannte anwesend, die schon vor ihrem oder dem Eintreffen des Rettungsdienstes etwas beobachtet haben könnten, ist es wichtig, eine Fremdanamnese zu erheben; ebenso beim ersten Besuch von Angehörigen in der Klinik.

Kommunikation mit intoxikierten Patienten
- Den Patienten ernst nehmen, Fragen ehrlich beantworten (soweit dies möglich ist)
- Vertrauensbasis schaffen durch Bezugsperson
- Den Patienten mit Gesprächen jedoch nicht überfordern
- Einfühlsamkeit, Verständnis, aktives Zuhören, Empathie vermitteln
- Gemeinsam nach Lösungsmöglichkeiten suchen, diese aber nicht erzwingen
- Positive Lebensaspekte aufzeigen
- Dem Patienten die Wirkung seiner ständigen Drohung zum Suizid auf andere bewusst machen, ihm darüber hinaus erklären, dass:
  - Über seine Wünsche ernsthaft gesprochen wird, wenn er sie nicht in Drohungen verpackt
  - Er mit einem Suizid in erster Linie sich selbst schadet
- Selbstwertgefühl des Patienten fördern, z. B. durch Übernahme von Aufgaben und Herstellung von Kontakten
- Angehörigenbesuche ermöglichen und auf Wunsch des Patienten fördern
- Auf Wunsch des Patienten Kontakt mit dem Seelsorger herstellen
- Mit dem Patienten über eine vorstellbare Zukunftsgestaltung sprechen. Vorstellungen und Wünsche des Patienten sammeln und realistisch mit ihm erörtern

> **Kommunikation mit Drogenabhängigen**
> Häufig handelt es sich bei vergifteten Patienten um Drogenabhängige (▶ 2.5.2). Hier gilt es, in der Kommunikation folgende Aspekte zu berücksichtigen:
> - Nähe-Distanz-Verhältnis wahren (grundsätzlich „per Sie")
> - Dem Patienten die Situation spiegeln und Vereinbarungen für das Prozedere treffen
> - Konsequenzen bei Nichteinhalten von Vereinbarungen
> - Auf Widersprüche hinweisen
> - Motivierende Gespräche führen
> - Kontrolle der persönlichen Sachen des Patienten (mit Begründung dem Patienten gegenüber)

Beobachten und Monitoring
Nach der Übernahme des Patienten stehen zunächst therapeutische Ziele im Vordergrund, die sich in folgende Phasen einteilen lassen:
- Akutphase mit Elimination der Gifte, evtl. Reanimation und Sicherung von Atmung und Kreislauf
- Stabilisierungsphase
- Urin-/Blutuntersuchung auf Giftstoffe abhängig von der jeweiligen Substanz

8.2 Nichtoperative Therapie

> **Achtung**
> - Durch den Anstieg von Toxinen im Blut kann es zu einer Vielzahl lebensbedrohlicher Reaktionen des Körpers kommen.
> - Überwachung der Antidottherapie oder anderer Verfahren

Atmung
- Überwachung der Atmung (▶ 3.2.4): Atemtiefe, Atemgeruch, Atemfrequenz, Atemrhythmus
- Atemwege sichern, regelmäßige Kontrolle von Atemmechanik und Ventilation, Kontrolle von Beatmungsparametern, Vermeiden von Regurgitation und Aspiration (Mendelson-Syndrom – SaO_2-Abfall, Rasselgeräusche, Zyanose, Bronchospasmus)

Bewusstsein
- Anfangs 2-stdl. Bewusstsein und Vigilanz nach der Glasgow-Koma-Skala (▶ Tab. 3.3) kontrollieren
- Kraft und Motorik prüfen, v. a. bei zentralen Symptomen und Wirkungen des Giftes
- Hautkolorit kontrollieren

Kreislauf und Ausscheidung
- Vitalzeichenkontrolle: EKG, RR (invasiv oder nicht invasiv ▶ 3.2.5)
- Im fortgeschrittenen Stadium der Intoxikation Anlage eines ZVK (▶ 5.1.2) zur ZVD-Kontrolle
- Engmaschig Ein- und Ausfuhr bilanzieren (▶ 3.2.8)

Körpertemperatur
- Temperatur kontrollieren
- Hypothermie vermeiden oder durch Wärmedecken behandeln
- Bei Hypothermie langsame Erwärmung um max. 1 °C pro Stunde
- Bei Hyperthermie physikalische Maßnahmen der Kühlung einleiten (▶ 3.7.3)

Labor
- Regelmäßige BZ-Kontrollen
- Asservation von Mageninhalt, Urin, Blut
- Kontrollen: Elektrolyte, Hb, Hk, Laktat, Gerinnung, BZ (▶ Kap. 13)

Pflegerische Interventionen
Für den weiteren Verlauf ist es förderlich, Freunde, Bekannte und Verwandte in die Pflege und Betreuung einzubeziehen.

Prophylaxen
Prophylaktische Maßnahmen sind abhängig von der Art, dem Stadium und den Einschränkungen des Patienten durch die Vergiftung:
- Pneumonieprophylaxe (▶ 3.3.4)
- Dekubitus-, Thrombose-, Soor- und Parotitis- sowie Kontrakturen-, Obstipations- und Infektionsprophylaxe (▶ 3.3)
- Aspirationsprophylaxe (▶ 3.3.6)

Für eine sichere Umgebung sorgen
- Gefährliche Gegenstände entfernen
- Schutz des Patienten bei Verwirrtheitszuständen, z. B. Sturz aus dem Bett
- Fixierung nach Arztanordnung
- Orientierungshilfen geben
- Auf evtl. Suizidvorbereitungen achten
- Alle Beobachtungen dem Team mitteilen und dokumentieren
- Abmachung treffen, dass der Patienten sich bei Suizidgedanken dem Pflegepersonal anvertraut

Bewegungsplan
- In der Akutphase sind die Patienten oft bettlägerig und pflegebedürftig
- Die Mobilisation ist so früh wie möglich anzustreben
- Bei vielen Vergiftungen ist der Gleichgewichtssinn des Patienten gestört oder es besteht eine Gangunsicherheit → beim Laufen unterstützen und Sicherheit gewährleisten
- Antriebslosigkeit sind häufig ein Symptom von vergifteten Patienten, zur Aktivierung der Patienten Beschäftigungen anbieten, z. B. Spiele, Lesen, später auch Diskussionsforen

Körperpflege
! Bei Vergiftungen durch Substanzen, die über die Haut aufgenommen werden, z. B. Flüssigkeiten, ggf. kontaminierte Kleidung entfernen
- In der Akutphase Übernahme oder Unterstützung bei der allgemeinen Körperpflege
- Bei dehydrierten Schleimhäuten regelmäßig in kurzen Zeitabständen Mundpflege durchführen → Vorsicht bei Gerinnungsstörungen!
- Hautpflege, häufig entweder stark transpirierend oder exsikkierte Haut
- Hautzustand und Hautschäden dokumentieren
- Durch Gabe von Kohle und Glaubersalz Diarrhö → Unterstützung bei der Darmentleerung
- Intimpflege ermöglichen bzw. unterstützen, Dusche und Bad anbieten
- Bei somnolenten Patienten: Ganzkörperwaschungen (▶ 3.5.1)
- Bei agitierten Patienten: beruhigende Ganzkörperwaschung (▶ 3.5.1)
- In der späteren Phase v. a. psychische Betreuung und Förderung des Patienten, häufig leiden Patienten nach einem Suizidversuch an Herabgestimmtheit → mit viel Geduld und Einfühlungsvermögen Patienten aktivieren, seine Selbstpflege wieder zu übernehmen

Ernährung
- Bei vielen Vergiftungen, besonders bei intestinalen Verätzungen und Bewusstlosigkeit, besteht in der Akutphase Nahrungskarenz.
- Häufig muss der Patient mit viel Geduld und Einfühlungsvermögen zum Essen und Trinken aktiviert werden.
! Auf korrekte Medikamenteneinnahme achten!

8.2.6 Leberersatztherapie, z. B. MARS

MARS = Molecular Adsorbents-Recirculating System
Ina Welk

Leberersatzverfahren (z. B. MARS-Therapie) gehören nicht zu den Routineverfahren im klinischen Alltag. Die spezielle Anwendung ist aus Kostengründen i. d. R. nur großen Zentren vorbehalten.
Die häufigste Indikation für den Einsatz ist die zeitliche Überbrückung (Bridging) bis zur Transplantation. Da es sich hier meist um ein komplexes und systemisches Versagen der Leberfunktionen handelt und sich die Prognose der Patienten aufgrund des Organversagens kontinuierlich verschlechtert, ist eine Regeneration von Lebergewebe nicht zu erwarten. Hier steht die zeitliche Schiene bis zur Verfügbarkeit eines passenden Spenderorgans im Vordergrund.
Steht passager die isolierte Übernahme der Giftelimination durch das Lebergewebe im Vordergrund, so kann die Regeneration für einige Tage durch Einsatz von MARS® unterstützt werden. Beschrieben ist dieses Verfahren z. B. zur Therapie bei Knollenblätterpilzvergiftung (▶ 11.66).

Allgemeines

- Bei akutem Ausfall der Leberfunktion (▶ 11.42) kommt es zu einer massiven Störung der komplexen Synthese- und Entgiftungsfunktion.
- Die Hauptsymptome sind Ikterus, Gerinnungsstörungen und eine Bewusstseinsbeeinträchtigung durch Anhäufung der hepatischen Stoffwechselprodukte (hepatische Enzephalopathie).
- Ursächlich finden sich außer Viruserkrankungen (z. B. Hepatitis A, B und C) v. a. medikamentös-toxische Schädigungen (z. B. Paracetamol, Knollenblätterpilzgift ▶ 11.66) und Begleitversagen bei systemischen Erkrankungen, z. B. HELLP-Syndrom (▶ 11.25) in der Schwangerschaft.
- In seiner schwersten Verlaufsform bietet sich das Bild massiver Gastrointestinalblutungen durch Ösophagusvarizen (▶ 11.61) infolge Druckerhöhung durch Stauung im portalen System und Aszites mit respiratorischer Einschränkung.
- Man unterscheidet beim Leberversagen zwei Formen:
  – Akute Form: Leberversagen bei vorheriger Normalfunktion
  – Akut-auf-chronische Form: Organversagen bei bereits vorbestehender chronischer Lebererkrankung, z. B. Dekompensation Leberzirrhose.

Extrakorporale Leberersatzverfahren

Aufgaben und Ziele

- Extrakorporale Leberersatzverfahren sollen die Entgiftungsfunktion temporär bis zur Organtransplantation übernehmen.
- Ziel beim akuten Leberversagen: passagere Übernahme der Funktionen (Bridging), um eine evtl. mögliche Regeneration der Funktionen zu unterstützen
! Bei der akuten Verlaufsform wird i. d. R. eine notfallmäßige Transplantation notwendig.
- Bei chronischen Verlaufsformen soll das Zeitfenster bis zur Organtransplantation überbrückt werden.

Leberersatzverfahren haben bei der unzureichenden Verfügbarkeit von Spenderorganen einen zunehmenden Stellenwert, auch im Rahmen neuer operativer Verfahren, z. B. Teillebertransplantation, Lebendleberspende.

Die physiologische Entgiftungsfunktion der Leber ist auch im Rahmen einer intensivmedizinischen Behandlung am schwierigsten zu ersetzen und ist Ansatzpunkt im Prinzip der extrakorporalen Leberersatzverfahren.

Systeme

- Bei Prinzipien der Leberersatzverfahren Unterscheidung zwischen:
  - sog. bioartifiziellen Systeme mit Einbindung von ausreichend funktionell einwandfreien Leberzellen (menschliche Hepatozyten und Schweinehepatozyten)
  - rein maschinellen Verfahren
- Die Systeme auf bioreaktiver Basis sind zurzeit in experimenteller Erprobung. Aufgrund noch geringer Fallzahlen gibt es nicht ausreichende valide Daten zur Prognose über die Effektivität der einzelnen Verfahren in Relation zur Mortalitätsrate.

Die maschinellen Verfahren, auch bezeichnet als **Leberdialyse,** funktionieren analog zur Hämodialyse (▶ 8.2.4) über das Prinzip der Filtration zur Unterstützung der hepatischen Entgiftungsfunktion. Eine Weiterentwicklung ist das Prometheus-Verfahren, bei dem die Giftstoffelimination über Plasmaseparation und Einsatz spezieller Adsorber erfolgt.

Prinzip der MARS-Leber-Dialyse

- Verfahren zur kontinuierlichen, extrakorporalen Blutreinigung in Kombination mit Elimination toxischer Leberstoffwechselendprodukte
- Beim MARS-Verfahren werden wasser- und albuminlösliche Giftstoffe eliminiert
- Das Patientenblut wird durch eine spezielle Membran von einem Albuminkreislauf, der Giftstoffe aufnimmt, getrennt und über eine Dialysemembran per Rollenpumpe an den Adsorbereinheiten vorbeigeleitet.

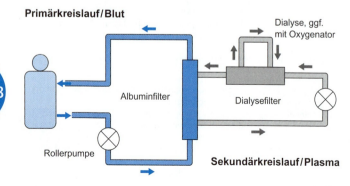

Abb. 8.4 Systemischer Aufbau – Prinzip MARS (schematische Darstellung). [A300]

- Ein Kohlefilter und der Ionenaustauscher nehmen die sonst albumingebundenen Giftstoffe auf und reinigen das Albumin. Das gereinigte Albumin wird wieder in den MARS-Kreislauf geleitet (Rezirkulation).

Ein ideales Leberersatzverfahren muss die gesamten hepatischen Funktionen, v. a. die Detoxifikation, passager übernehmen können. Für die Komplexität der Leberfunktion ist die ausschließliche Entgiftungsfunktion der toxischen Metaboliten nicht ausreichend.

Tab. 8.10 Beispielübersicht bisher angewandter Leberersatzverfahren

Bezeichnung	Prinzip
Dialyse	Hämodialyse (▶ 8.2.4), Plasmapherese als passagere Filtration zur Übernahme der Entgiftungsfunktion. Dieses Dialyseverfahren kann nur Teilfunktionen der geschädigten Leber übernehmen, ist aber bei vergiftungsbedingtem Leberversagen zur Giftelimination sinnvoll, z. B. Knollenblätterpilzvergiftung.
MARS (Molecular Adsorbent Recycling System)	Dialyse mit wiederaufbereitetem Albumin und Reinigung über Adsorber. Dieses Verfahren führt das sonst verworfene Albumin nach Passage der Adsorber wieder zurück in den Kreislauf.
Prometheus-Verfahren	Plasmaseparation und Albuminaufreinigung im Sekundärkreislauf, d. h. Kombination von MARS-Prinzip mit konventioneller Hämodialyse
ELAD (Extra-corporeal Liver Assist Device)	HepG2-Zellen (Einsatz von Hepatozyten), Ultrafiltrationsprinzip
BLSS (Bioartificial Liver Support System)	Schweinehepatozyten Prinzip ist die Entgiftungsfunktion durch den Einsatz von Hepatozyten
ECLP (Extra-korporale Leberperfusion)	Patientenblut wird durch eine explantierte humane oder von Tieren stammende (xenogene) Leber in einer sterilen Kammer extrakorporal gereinigt. Bei diesem Verfahren besteht ein hohes Risiko einer immunologischen oder infektiologischen Reizantwort (Abstoßungsreaktion, Infektion).

Intensivpflege

Beobachten und Monitoring

- Die pflegerischen Aufgaben in der Betreuung von Patienten bei laufendem Leberersatzverfahren liegen schwerpunktmäßig in der Patientenbeobachtung.
- Durch die Multimorbidität dieser Patienten kann es jederzeit zu Komplikationen kommen, die zeitnah erkannt und ohne Verzögerung behandelt werden müssen.
- Die Vorbereitung des Systems zur Anlage erfordert eine hohe zeitliche Personalbindung, da das System, ähnlich wie bei der Hämofiltration/Hämodialyse, unter sterilen Kautelen gefüllt werden muss.
- Vorbereitende Schulungen und Geräteeinweisungen sind berufsgruppenübergreifend notwendig.

8.2.7 Koronarangiografie/PTCA

Susanne Menhard

- **Koronarangiografie:** diagnostische, röntgenologische Darstellung der Herzkranzgefäße mittels Kontrastmittel über einen Linksherzkatheter, der entweder über die A. femoralis, A. brachialis oder A. radialis zur Erfassung von Koronarstenosen oder -verschlüssen eingeführt wird.
- PTCA = **p**erkutane **t**ransluminale **C**oronar**a**ngioplastie, perkutane Koronarintervention: Dilatation einer Koronarstenose oder eines Koronarverschlusses mittels eines Ballonkatheters zur Wiederherstellung bzw. Verbesserung der Koronarperfusion. Meist wird während der Intervention ein Stent (= Gefäßstütze aus Edelstahl mit oder ohne medikamentöse Beschichtung) implantiert.

Allgemeines

Indikationen zur Koronarangiografie/PTCA

- Verdacht auf koronare Herzkrankheit (KHK):
    - Instabile oder typische Angina pectoris
    - Thorakale Beschwerden mit EKG-Veränderungen, Schmerzen, Anstieg der Herzenzyme (CK, CK-MB, TNT/TNI)
    - Pathologische Belastungsuntersuchung, nachgewiesene stumme Ischämie
    - Herzinsuffizienz (▶ 11.28) unklarer Ursache
    - Unklare, rezidivierende Thoraxschmerzen
- Bekannte KHK:
    - Zunehmende Angina pectoris trotz Medikation
    - Postinfarktangina
    - Angina pectoris nach Bypass-Operation oder perkutaner Koronarintervention

Grundsätzlich besteht bei manifester oder induzierbarer Myokardischämie die Indikation zur interventionellen Revaskularisation durch eine PTCA, wenn Morphologie und Lage der Stenose ein **interventionelles** Verfahren erlauben.

Kontraindikationen

! Wenn therapeutische Konsequenzen fehlen oder der Patient sich im Endstadium schwerer Grunderkrankungen befindet, ist eine Herzkatheteruntersuchung nicht indiziert.
- Hohes interventionelles Risiko, z. B. Stenose im Hauptstamm oder hauptstammnahen Bereich
- Schwere 3-Gefäß-Erkrankung bei hochgradig eingeschränkter Ventrikelfunktion, hier kann durch Operation ein besseres Ergebnis erzielt werden
- Koronarstenosen ≤ 50 %, Koronarstenosen ohne Ischämienachweis oder -zeichen
- Gefäßlumen ≤ 2,0 mm

Vorbereitung

- Nahrungskarenz mind. 6 h vor der geplanten Koronarangiografie/PTCA
- Aufklärung und Einverständniserklärung durch den Arzt
- Patienten über die konkrete Vorbereitung informieren
- Sichern des intravenösen Zugangs

8.2 Nichtoperative Therapie

- Rasur der Punktionsstelle (meist rechte Leiste) nach hausinternen hygienischen Richtlinien
- Medikamentengabe nach Anordnung, ggf. Verabreichung eines Beruhigungsmittels
- Bei Diabetikern → Gabe von Antidiabetika nur nach Rücksprache, BZ-Kontrollen nach Anordnung durchführen
- Hörgerät und Brille (ggf. Lesebrille) mitgeben, damit der Patient die Untersuchung auf dem Monitor verfolgen kann
- MTS nach Anordnung
- Während der Intervention klagen Patienten häufig über kalte Füße. → Patienten Socken anziehen bzw. anziehen lassen
- Patientenunterlagen:
    - Aktuelle Laborbefunde (Gerinnungsstatus, Elektrolyte, Retentionswerte, Schilddrüsenwerte [Achtung: Kontrastmittel!])
    - Krankenakte und Vorbefunde
    - Schriftliche Einverständniserklärung
- Innerklinischer Transport (▶ 3.1.2)

Durchführung der Ballondilatation
- Nach der diagnostischen Koronarangiografie wird ein Führungsdraht (Durchmesser 1,7–2,5 mm) durch die Koronarstenose bzw. den Koronarverschluss geschoben, dieser dient der richtigen Platzierung des Ballonkatheters (▶ Abb. 8.5).
- Die Platzierung des Katheters in der Stenose erfolgt unter Sichtkontrolle. Dort wird der Ballon mittels verdünnter Kontrastmittellösung mit hohem Druck (4–20 bar) für 30–90 Sek. aufgeblasen und das stenosierende Material (Plaques, Thrombozyten) in die Intima der Koronararterie gedrückt. → Ziel: Wiederherstellung des physiologischen Blutflusses
- Während der Dilatation haben die Patienten herzinfarktähnliche Schmerzen, da die Perfusion der Koronarien unterbrochen ist. Eine genaue Aufklärung und Kommunikation sind deshalb während der Koronarintervention unabdingbar.
- Bei einer Stentimplantation wird der Stent mithilfe des Ballonkatheters in die Gefäßwand gedrückt.
- Beurteilung des Ergebnisses durch erneute Injektion von Kontrastmittel und gleichzeitiger Röntgendarstellung, ggf. Wiederholung der Ballondilatation (Re-Dilatation)

Nachsorge
- Die Nachsorge erfolgt immer an einem Bettplatz mit Monitorüberwachung (Intensivstation oder Intermediate-Care-Einheit).

Über die Liegedauer der Schleuse wird nach erfolgter Untersuchung entschieden:
- Verbleibt die Schleuse, z. B. für eine spätere Untersuchung, wird die Einstichstelle mit einem Pflasterverband versorgt → sichere Lage der Schleuse gewährleisten.
- Wird die Schleuse entfernt, so wird nach Kontrolle der Blutgerinnung die arterielle Punktionsstelle manuell oder mechanisch komprimiert. Anschließend wird die Punktionsstelle mit einem Druckverband oder einem speziellen femoralen, brachialen oder radialen Verschlusssystem versorgt.

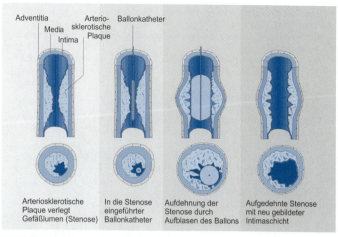

Abb. 8.5 Durchführung der PTCA. [L190]

Komplikationen

Während der Koronarangiografie/PTCA
- Akuter Gefäßverschluss, z. B Stentthrombose
- Allergie durch Kontrastmittelunverträglichkeit
- Gefäßverletzung und Dissektionen der Koronarien
- Herzrhythmusstörungen
- Vasovagale Reaktionen: Bradykardie, Hypotension
- Perforation kardialer Strukturen und Perikardtamponade (▶ 11.64)

Nach der Koronarangiografie/PTCA
- Vasovagale Reaktionen besonders beim Entfernen der Schleuse
- Angina pectoris
- Erneuter Gefäßverschluss, Dissektion
- Herzrhythmusstörungen
- Bei Zugang über A. femoralis → Extremitätenischämie: Blässe, Schmerz, Pulslosigkeit, Schwellung, akute retroperitoneale Blutung mit hypovolämischem Schock
- Bei Zugang über A. brachialis → Extremitätenischämie, Läsion des N. medianus (gestörte Flexion von Daumen und Zeigefinger, Sensibilitätsstörungen der Haut), thrombotischer Verschluss oder Spasmus
- Bei Zugang über A. radialis → Extremitätenischämie mit Blässe der Hand
- Ausbildung eines Aneurysma spurium = Pseudoaneurysma

Intensivpflege

Beobachten und Monitoring
- Vitalparameter: HF, Herzrhythmus, RR, SaO_2, Atmung
- Urinausscheidung und Flüssigkeitsbilanzierung

8.2 Nichtoperative Therapie

- Krankenbeobachtung auf Schmerzsymptomatik, Angina-pectoris-Symptomatik (▶ 11.41) (kann Zeichen eines akuten Gefäßverschlusses sein)
- EKG-Kontrollen: meist eine EKG-Aufzeichnung direkt nach Intervention und eine weitere am nächsten Vormittag; bei Auffälligkeiten ggf. auch häufiger
- Laborkontrollen nach PTCA und am folgenden Tag nach ärztl. Anordnung, z. B. Herzenzyme, TNT/TNI, Retentionswerte, Elektrolyte, BB und Gerinnungsstatus (▶ Kap. 13)
- Die Patienten haben durch die Heparingabe während der PTCA eine stark erhöhte Blutungsneigung.
- Überwachung der punktierten Extremität

Überwachung der punktierten Extremität
- Periphere Pulse, Kontrolle im Vergleich zur nicht punktierten Extremität
- Sensibilität, Motorik, Temperatur (der Extremität), Hautfarbe
- Extremitätenumfang
- Nachblutung, Hämatome
! Patienten auffordern, Veränderungen in der betroffenen Extremität (Schmerzen, Kribbeln, Gefühl von Wärme und Nässe) sofort mitzuteilen

Bewegungsplan

Bei Punktion der A. femoralis
! Nach einer Koronarintervention, bei der die A. femoralis punktiert wurde, muss der Patient bis zur Entfernung des Druckverbands strenge Bettruhe einhalten!
- Wegen der Gefahr der Dislokation gilt es, bei liegender Schleuse oder angebrachtem Druckverband folgende Punkte zu beachteten:
  - Oberkörper max. 45° hochlagern
  - Das punktierte Bein muss ruhig und gestreckt liegen, es darf nicht angewinkelt werden.
  - 30°-Seitenlagerung nach ärztlicher AO möglich
  - Bei Patienten mit orthopädischen Vorerkrankungen kann unter das Kniegelenk der betroffenen Seite zur Entlastung ein kleines Kissen gelegt werden.

Bei Punktion der A. brachialis oder A. radialis
- Patient muss keine Rücken- bzw. Flachlagerung einhalten. Wenn es die kardiale Grunderkrankung erlaubt, kann er nach ärztlicher AO mobilisiert werden.
- Patienten instruieren, den punktierten Arm ruhig zu halten und zu schonen, evtl. den betroffenen Arm schienen (bei verwirrten Patienten nach AO).
! Blutdruckmanschette nicht am punktierten Arm anbringen!

Ernährung
- Patient soll, wenn es seine kardiale Grunderkrankung erlaubt, nach erfolgter Intervention viel trinken, ggf. nach AO forcierte Diurese zur Ausschwemmung des Kontrastmittels
- Nahrungskarenz besteht jedoch bis zum Ziehen der Schleuse

- Nach Schleusenentfernung kann der Patient i. d. R. essen, dazu kann das Bett insgesamt gekippt werden (Anti-Trendelenburg-Lagerung)

Entfernen der Schleuse

> **Achtung**
> Beim Entfernen der Schleuse immer Atropin bereithalten. Es besteht die Gefahr der Bradykardie und Hypotonie durch Vagusreiz und Schmerzen!

- Patienteninformation über das weitere Vorgehen: Ziehen der Schleuse und Anlage eines Druckverbands
- Bereitstellen von:
  - Sterilen und unsterilen Kompressen
  - Binden 10 und 12 cm
  - Stabiles Pflaster 5 cm, z. B. Leukoplast®
  - Sterile Handschuhe und eine aufgezogene Atropinspritze
  - Evtl. FemoStop® (mechanische Kompressionshilfe)
- Messintervall der RR-Messung zur Schleusenentfernung auf max. 3 Min. einstellen, QRS-Ton aktivieren
- Der Arzt zieht die Schleuse unter Aspiration heraus, komprimiert die Einstichstelle für 20–30 Min. manuell oder unter Verwendung einer mechanischen Kompressionshilfe (z. B. FemoStop®).
- Anschließende Anlage eines Druckverbands für 6–24 h (abhängig von Schleusengröße und hausinternem Standard):
  - Nach Punktion der Leiste: 6 h nach Koronarangiografie, 12 h nach PTCA
  - Nach Punktion der A. brachialis: Nach Entfernen der Schleuse wird die Einstichstelle manuell oder mechanisch komprimiert und ein Druckverband angelegt. Den Arm für 3 h ggf. mit Schiene ruhig stellen.
  - Nach Punktion der A. radialis: Nach Entfernen der Schleuse wird die Einstichstelle manuell oder mechanisch komprimiert, z. B. durch eine Kompressionshilfe. Nach Anlage des Druckverbands soll der Patient sein Handgelenk für ca. 3 h schonen.
- Weiterhin Beobachtung der betroffenen Extremität
- Druckverband auf Nachblutung beobachten

8.2.8 Lysetherapie

Angela Mahlmann

Systemische oder gezielt lokale Gabe von Fibrinolytika (▶ 9.3.1) mit dem Ziel der Thrombusauflösung und Rekanalisation stenosierter bzw. verschlossener Gefäße. Der Erfolg ist stark abhängig vom Zeitpunkt des Lysebeginns.

Allgemeines

Indikationen
- Myokardinfarkt (▶ 11.57) nachgewiesen
- Infarktgeschehen innerhalb der ersten 6 h bis max. 12 h bei vitaler Gefährdung; alternativ zur PTCA, wenn ein Katheterplatz innerhalb der ersten 90 Min. nicht erreichbar ist

- Frische arterielle oder venöse Thrombosen anderer Lokalisation
- Hochgradige Lungenarterienembolie (▶ 11.44)
- Zerebrale Ischämie (▶ 11.37)

> **Thrombolyse bei akutem Hirninfarkt**
> - Die Entscheidung für eine Thrombolysetherapie bei zerebraler Ischämie ist anhängig vom Ausmaß der Behinderung.
> - Der Erfolg ist abhängig von der Zeit bis zum Beginn der Therapie.
> - Das Zeitfenster beträgt ≥ 3 Stunden.
> - Es wir nur rtPA (Alteplase, Actilyse®) verwendet. Die Zulassung für rtPA beschränkt sich auf ein Zeitfenster von 3 h (Hug et al. 2009).

Kontraindikationen

Absolute Kontraindikationen
- Vorausgegangene größere Traumen und Operationen
- Schädel-Hirn-Trauma (▶11.74) vor ≤ 6 Wochen oder Schlaganfall vor ≤ 6 Monaten
- Gastrointestinale Blutungen und Ulcus ventriculi, Ösophagusvarizen
- Aktuelle nicht stillbare Blutung, aktive Blutungen
- Maligner interzerebraler Tumor
- Verdacht auf Aortendissektion
- Intrazerebrale Blutung

Relative Kontraindikationen
- Schwer einstellbarer Hypertonus mit $RR_{syst.}$ ≥ 180 mmHg oder $RR_{diast.}$ ≥ 110 mmHg
- OP oder Trauma in den letzten 4–8 Wochen
- Gefäßfehlpunktion, i.m. Injektion in den letzten 24 h
- Schwangerschaft bis zur 18. Woche und nach Entbindung ≤ 14 Tage
- Z. n. kardiopulmonaler Reanimation (CPR ▶ 12.1)
- Colitis ulcerosa, Morbus Crohn (▶ 11.54), Pankreatitis (▶ 11.63)
- Nierensteine, Endokarditis, Leberzirrhose, aktive Lungen-Tbc
- Proliferative diabetische Retinopathie
- Demenz

Komplikationen und Nebenwirkungen
- Reperfusionsarrhythmien
- Blutungsneigung ca. 5 %, z. B. gastrointestinale Blutungen, Harnwegsblutungen
- Allergische Reaktionen, z. B. durch Streptokinase
- Reokklusion des Koronargefäßes (Auftreten erneuter Ischämiezeichen)
- Hypotonie, Schock, Embolien
- Übelkeit, Unruhe, Schwitzen, Kopf-, Gelenk- oder Rückenschmerzen
- Exanthem, Flush, Fieber
- Intrazerebrale Blutung

Medikamentendosierung

Tab. 8.11 Medikamentendosierung

Wirkstoff	Streptokinase	Urokinase	rTPA (recombinant plasminogen activator)
Beschreibung	• = bakterielles Protein mit antigenen Eigenschaften • Wird aus dem Kulturfiltrat der β-hämolysierenden Streptokokken der Lancefield-Gruppe C gewonnen • Ist günstiger herzustellen als Urokinase und rTPA • Hat antigene Eigenschaften, binnen 3–5 Tagen erfolgt Anstieg des Streptokinasetiters • Antistreptokinase neutralisiert Streptokinase, Therapie zunehmend ineffektiv, max. Lysedauer 5–7 Tage • Nebenwirkungen möglicherweise ausgeprägter als bei Urokinase und rTPA, Kortisongabe vor Beginn möglich	• Direkter (physiolog.) Aktivator des fibrinolytischen Systems • Blutungen seltener als bei Streptokinase • Relativ teuer	• Alteplase • Gentechnisch aus Ovarialzellen des chinesischen Hamsters hergestellt • Dosierung im Vergleich einfacher, teurer als andere Präparate aufgrund der Herstellung
Anwendung	Systemisch bei: • Tiefer Venenthrombose • Lungenembolie • Akutem Myokardinfarkt • Akuten und subakuten Thrombosen der peripheren Arterien und PAVK • Verschlüssen am Zentralgefäß des Auges Lokal bei: • Akutem Myokardinfarkt, akuten und chronischen Thrombosen, sowie Embolien der Arterien	Systemisch bei: • Arterieller Thrombose • Tiefen Venenthrombose • Schweren Lungenarterienembolie Lokal bei: • Arteriellen Thrombosen (außer Myokardinfarkt), thrombosierenden arterio-venösen Shunts • Lösen frischer Thromben ca. 6–8 h nach der Entstehung auf	Systemisch bei: • Akutem Myokardinfarkt • Akuter massiver Lungenembolie • Frischem apoplektischem Insult
Gesamtdosis	1,5 Mill. IE	3 Mill. IE	100 mg

8.2 Nichtoperative Therapie

Tab. 8.11 Medikamentendosierung *(Forts.)*

Wirkstoff	Streptokinase	Urokinase	rTPA (recombinant plasminogen activator)
Bolusgabe	250.000 IE	1,5 Mill. IE	15 mg
Infusionsdauer	30–60 Min.	90 Min.	50 mg über 30 Min. 35 mg über 60 Min.
Begleitende Therapie	• Prednisolon • Heparintherapie nach Lyse	• Heparintherapie bei Lyse	• Heparintherapie bei Lyse
Besonderheiten	• NW: allergener Effekt, akute allergische Reaktion • Verminderte Wirksamkeit bei Zweitapplikation und nach frischem Streptokokkeninfekt ≤ 6 Mon. • Nachweis: Fibrinspaltprodukte	• NW: intensive antikoagulatorische Wirkung • Nicht antagonisierbar • Lang wirksames, hoch potentes Antikoagulans • Für mind. 24 bis 48 h im zirkulierenden Blut nachweisbar • Nachweis: Fibrinspaltprodukte	• Vorbereiten: Infusionslösung herstellen mit 50 mg auf 50 ml Aqua ad inj. (1 ml = 1 mg) • Nicht schütteln!!! • Kann mit NaCl im Verhältnis bis zu 1:5 verdünnt werden. • Nicht mit anderen Infusionen mischen • Die Alteplasetherapie führt im Vergleich zu den herkömmlichen Fibrinolytika (Urokinase, Streptokinase) am schnellsten zur Wiedereröffnung eines verschlossenen Koronargefäßes und hat eine geringere Komplikationsrate

Zeichen einer erfolgreichen Lysetherapie bei Myokardinfarkt
- Auftreten von Reperfusionsarrhythmien: ≤ 120/Min., langsame ventrikuläre Salven
- Rückgang der infarktbedingten EKG-Veränderungen und der klinischen Symptomatik
- Rascher Anstieg der Herzenzyme (Auswascheffekt, v. a. Myoglobin, CK, CK-MB ▶ Kap. 13)

Intensivpflege

Vorbereitungen zur Thrombolysetherapie

Allgemeine Maßnahmen
- Möglichkeit zur Intensivüberwachung
- Neurologischen Status erheben (▶ 3.2.1)
- Assistenz bei der Anlage von 2 venösen Verweilkanülen, diese ≥ 48 h nach Lyseende belassen

- ! Einen Zugang für die Lyse und einen Zugang für die Blutabnahmen
- Punktionsstellen mit Druckverbänden versorgen, ggf. Einsatz von Kollagenkompressen (Lyostypt® oder Tabotamp®)
- Labor: Gerinnung, Blutgruppe

> **Achtung**
> Für den Notfall immer Defibrillator (Funktionstest durchführen) und Notfallmedikamente bereithalten:
> Siehe Internationale Leitlinien (ERC, 2010)

Vorbereitung des Patienten
- Patient ist nüchtern
- Bequeme Lage
- ! Bei venösen Thrombosen Extremität leicht hochlagern, bei pAVK Extremität leicht tieflagern!
- Ausführliche Information, Aufklärung und Einverständnis durch den Arzt
- ! Die Thrombolysetherapie wird vom Arzt appliziert und überwacht!

Beobachten und Monitoring während/nach der Lysetherapie
- ! Patienten über Verhaltensmaßnahmen während und nach der Thrombolyse informieren
- ! Verhalten des Patienten beobachten und Patienten nach Befinden fragen

Apparative Überwachung
- Kontinuierlich: EKG, Arrhythmieüberwachung, Pulsoxymetrie (▶ 3.2.5)
- ! Engmaschige RR-Kontrolle → NIBP-Messungen (▶ 3.2.5) vermeiden, möglichst manuell messen, um lange Aufstauzeiten zu vermeiden (Gefahr von Hauteinblutungen)
- ! Temperatur, auf rektale Messung verzichten

Klinische Beobachtung des Patienten
- Atmung, Aussehen, Körperhaltung, Schmerzen
- Beobachten des Bewusstseins (▶ 3.2.1): Ansprechbarkeit, Orientierung, ggf. Pupillenreaktion und -größe
- Zeichen auf allergische Reaktionen: Schüttelfrost, Fieber, Erbrechen
- Beobachten der Haut, Körperöffnungen, Schleimhaut und Wunden auf Einblutungen oder Hämatombildung
- Kontrolle der Punktionsstellen, des Urins und Stuhlgangs (▶ unten)
- Gerinnungskontrollen während der Therapie durchführen

Ausscheidung
- Urinausscheidung auf Aussehen (Blut), Menge und Beimengung beobachten
- Stuhlgang auf Aussehen (Teerstuhl, Blutauflagerungen, Blutstuhl) beobachten
- ! Evtl. Hämoccult und Uricult bestimmen
- Drainagen auf Inhalt, Menge und Blutbeimengungen beobachten

8.2 Nichtoperative Therapie

Spezifische zusätzliche Beobachtungskriterien
- Beckenvenenthrombose:
  - Durchblutung der unteren Extremität überwachen
  - Umfangmessung, Pulsstatus, Vermeidung einer Embolie durch strenge Bettruhe, Verbesserung des venösen Rückstroms, Milderung venöser Stase, Schmerzen, Schwellung (?), Rötung rückläufig (?)
  - Lungenembolie (▶ 11.44) mit den Symptomen thorakale Schmerzen, Dyspnoe, Tachypnoe, Tachykardie, Angst, Blässe
- pAVK: Kolorit, Pulsstatus, Nachlassschmerz
- Myokardinfarkt: Reperfusionsarrhythmien, hämodynamische Instabilität
- Zerebrale Ischämie:
  - Neurologische Überwachung (▶ 3.2.1)
  - Vigilanz, Pupillenreaktion
  - Änderung Sensibilität/Motorik
  - Ggf. ICP-Messung (▶ 3.2.6)

Richtlinien zur Vermeidung von Blutungen
→ bis zur Stabilisierung der Gerinnung

Allgemein
- Schild mit Hinweis auf Lysetherapie bei Patient gut sichtbar anbringen
- Keine i. m. oder s. c. Injektionen, i. v. Punktionen oder kapilläre Blutentnahmen durchführen!
- Keine rektale Temperaturmessung
- Drainagen, Katheter und Sonden sicher fixieren und bis zur Stabilisierung der Gerinnung belassen
- Alte Verbände vorsichtig entfernen: z. B. zum Ablösen mit Ringer-Lösung anfeuchten, Krusten auf Wunden (auch ältere) belassen oder vor Entfernung anfeuchten

Bewegungsplan
- Patient vor Verletzungen schützen – **absolute Bettruhe**
- Weichlagerung, hautschonend, Anstoßen vermeiden
- Bei Beinvenenthrombose Bein wickeln und auf Schiene lagern

Körperpflege und Prophylaxen
- Keine Nassrasur, keine Nagelpflege
- Schonende Mundpflege, Zähne nicht mit harter Zahnbürste putzen, Mund besser mehrmals tgl. ausspülen lassen
- Nasenpflege: vorsichtig mit getränkten Wattestäbchen, Nasentropfen, Nasenraum möglichst nicht absaugen; Patienten vorsichtig Nase schnäuzen lassen
- Bronchialtoilette vorsichtig mit weichem Katheter durchführen
- Obstipationsprophylaxe (▶ 3.3.7) → Vermeiden der Bauchpresse

Ernährung
- Auf Nahrungsaufnahme im Akutstadium verzichten
- Wenn die Lyse gut vertragen wird, kann der Patient leichte, weiche Kost zu sich nehmen

- Verletzungen im Mundbereich sollten vermieden werden, z. B. kein Zwieback
- Patienten dahingehend beraten

> - 12-Kanal-EKG möglichst mit Klebeelektroden schreiben, da Saugelektroden unter Lysetherapie zu Hämatomen führen können
> - Fibrinolytikum beim Zubereiten nicht schütteln, um Schaumbildung zu vermeiden → Wirkungsverlust
> - Keine blutungsfördernden Maßnahmen (▶ oben) durchführen, bevor Fibrinogen nicht wieder im Normbereich ist

Literatur

Rote Liste 2011, Buchausgabe, Arzneimittelinformationen für Deutschland, Rote Liste Service, 2010.
Fresenius M, Heck M. Repetitorium Intensivmedizin. Vorbereitung auf die Prüfung „spezielle Intensivmedizin". 2. A. Heidelberg: Springer, 2005.
Circulation 2004, 110: 588–636. Unter: www.acc.org/clinical/guidlines/stemi/Guidline1/index.htm (letzter Zugriff: 9.8.2011); www.awmf.org/uploads/tx_szleitlinien (letzter Zugriff: 10.8.2011).
Pschyrembel. Klinisches Wörterbuch. 262. A. Berlin: Walter de Gruyter, 2011.
Böhmer R, Schneider T, Wolcke B. Reanimation exakt (2010–2015), Aktueller Überblick für Klinik, Rettungsdienst und Arztpraxis nach den aktuellen internationalen Leitlinein (ERC, 2010). Ingelheim: Naseweis Verlag, 2010.
Hug A, Reiff T, Stolzenburg J, Hofmann M, Bühler F, Hofmann H, Eichstädter S, Wolf B, Heimbuch T, Ringleb P, Hacke W. Behandlungsstandards der Stroke Unit und Wachstation der Neurologischen Klinik der Universität Heidelberg, 2009.

8.2.9 Herzschrittmacher

Susanne Menhard

- Abkürzung: SM oder PM (engl. Pacemaker)
- Herzschrittmacher regulieren die Herzaktion durch elektrische Impulse
- Es gibt sowohl antibradykarde, als auch antitachykarde Schrittmacher (▶ 8.2.11). Nachfolgend werden die antibradykarden Schrittmacher besprochen.

Passagere Herzschrittmacher

Tab. 8.12 Temporäre (passagere) Schrittmachersysteme

Nicht invasive Systeme	- Transkutan - Transösophageal
Invasive Systeme	- Transvenös - Epimyokardial

Transkutaner Schrittmacher

Die Stimulation des Myokards erfolgt transkutan durch Klebeelektroden, die auf dem Thorax des Patienten angebracht sind.
Anwendung bei Reanimation und zur Überbrückung, bis ein transvenöser oder permanenter Schrittmacher gelegt wird.

8.2 Nichtoperative Therapie

Elektrodenanlage
Anlage der Klebeelektroden erfolgt:
- **Anterior-posterior:** 1. Elektrode links unterhalb der Mamille im Bereich der mittleren Axillarlinie (ca. 5. ICR), 2. Elektrode auf dem Rücken links unterhalb des Schulterblatts neben der Wirbelsäule
- **Anterior-anterior:** 1. Elektrode links unterhalb der Mamille im Bereich der mittleren Axillarlinie (ca. 5. ICR), 2. Elektrode rechts neben dem Sternum unterhalb des Schlüsselbeins (2.–3. ICR)

Einstellung
! Einstellung von Schrittmacherfrequenz, Impulsstärke, Schrittmachermodus erfolgt durch den Arzt!
! Die Einstellung erfolgt optimal auf den Patienten abgestimmt
- Einstellung des Stimulationsmodus: Demand oder Fix
- Schrittmacherfrequenz wird zunächst höher als die Eigenfrequenz des Patienten gewählt
- Ermittlung der benötigten Impulsstärke durch Erhöhung um 5 mA
- Effektivität der Stimulation durch Pulskontrolle überprüfen
- Gewünschte Frequenz einstellen

- Die Stromimpulse beim transkutanen Pacen verursachen dem Patienten Schmerzen → Analgosedierung erforderlich!
- Kontaktmindernde Brustbehaarung abschneiden, nicht rasieren, da kleine Hautläsionen mehr Schmerzen verursachen
- Pulsationsalarm am Monitor aktivieren

Transösophagealer Schrittmacher
Einsatz nur unter Reanimationsbedingungen (▶ 12.1). Der ösophageale Schrittmacher sollte so schnell wie möglich durch einen transvenösen SM ersetzt werden.
- Die transösophageale Schrittmachersonde wird in der Speiseröhre bis zur Höhe des linken Vorhofs geschoben (Einführung wie eine Magensonde); Einführtiefe entspricht der Strecke Nasenspitze – Ohrläppchen – Sternummitte (ca. 30–35 cm)
- Die transösophageale Stimulation erfolgt zunächst mit 20 mA und wird gesteigert, bis ein Erfolg im EKG sichtbar ist.
- Effektivität der Stimulation durch Femoralispulskontrolle überprüfen
- Pulsationsalarm am Monitor aktivieren
! Bei Zwerchfellkontraktion → Lagekorrektur der Sonde durch den Arzt.

Transvenöser Schrittmacher
Vorübergehende Schrittmachertherapie zur Behebung von akut auftretenden bradykarden Herzrhythmusstörungen (▶ 11.29.1) über eine in den rechten Ventrikel eingeschwemmte passagere transvenöse Schrittmachersonde (▶ Abb. 8.6). Er dient häufig als Übergangslösung bis zur Implantation oder bei Ausfall eines permanenten Schrittmachers. Die Methode ermöglicht eine zuverlässige Stimulation über mehrere Tage.

Indikationen
- Bei therapieresistenten bradykarden Rhythmusstörungen, z. B. AV-Block I. oder II. Grades mit Symptomen wie Schwindel, Synkope
- Überleitungsstörungen infolge eines Myokardinfarkts (▶ 11.57)
- Prophylaxe bei Intoxikationen (▶ 11.85) (Digitalis)

Legen der transvenösen Schrittmachersonde
Vorbereitung:
- Patienten informieren, für ruhige Umgebung sorgen
- Aufklärung des Patienten und Einholen der Einverständniserklärung durch den Arzt
- Monitoring: EKG (Platzierung der Elektroden außerhalb des Durchleuchtungsgebiets), RR, Pulsation, Pulsoxymetrie
- Punktionsstelle je nach hausinternem Standard rasieren und desinfizieren
- Leichte Kopftieflagerung (10–20°) des Patienten (soweit hämodynamisch toleriert) → die Punktion der V. jugularis wird durch den erhöhten venösen Druck vereinfacht
- ! Notfallwagen mit Absaugung, Intubationszubehör, Beatmungsbeutel, Maske, Notfallmedikamenten, Defibrillator und externem Pacer bereithalten!
- Funktionsprüfung des Impulsgenerators: Ladezustand der Batterie? Impulsabgabe auch bei nicht angeschlossenem Kabel? Äußere Beschädigung sichtbar?
- Bereitlegen von Stimulationssonde, Einführungsbesteck, Verbindungskabel
- Steriles Set: Kittel, Tücher, Kompressen, Skalpell, Rückflusssperre, Kopf- und Mundschutz, sterile Handschuhe, steriles Loch- und Abdecktuch, Nahtmaterial
- Kontakt zum Patienten halten (Kontrolle der Patientenreaktion)

Anlage und Anschließen der Sonde
- Punktion der Vene, z. B. V. jugularis
- Anlage einer Schleuse
- Platzierung der Stimulationssonde im rechten Ventrikel
- Lagekontrolle durch Röntgen
- Stimulationssonde über Verbindungskabel an den Impulsgenerator anschließen
- Einstellen des Schrittmachers nach ärztl. Anordnung
- Effektivität der Stimulation durch Femoralispulskontrolle überprüfen

Nachsorge:
- Sterilen Verband anlegen und Stimulationssonde vor Zug sichern
- Rö-Thorax veranlassen: Kontrolle der SM-Elektrodenlage, Ausschluss eines Hämato- oder Pneumothorax (▶ 11.67)
- Dokumentation:
  - Art der Stimulationssonde, Punktionsort, PM-Einstellung, Besonderheiten
  - Durchleuchtungszeit und Dosimeteranzeige

Gefahren und Komplikationen
- Rhythmusstörungen (▶ 11.29) beim Einführen der Stimulationssonde (VES, Kammerflattern, Kammerflimmern)
- Pneumothorax (▶ 11.67)
- Perforation oder Verletzung des Myokards
- Blutungen, Hämatom, Infektion an der Punktionsstelle
- Dislokation der Sonde und damit Impulsverlust
- Technischer Defekt des Schrittmachers oder der Schrittmachersonde

Intensivpflege
Beobachten und Monitoring:
- Schrittmachererkennung am Monitor aktivieren
- Sichere Ableitungswahl, um „Spikes" sichtbar zu machen
- Kontrolle der Vitalparameter: EKG (5er-Kabel) (▶ 3.2.5), RR, Pulsoxymetrie
- Arrhythmieüberwachung
- Ersatzschrittmacher und eine Ersatzbatterie beim Patienten bereitlegen

> - Schrittmacherfunktion anhand des EKG und der Pulsoxymetrie kontrollieren
> - Sichere Fixierung der Stimulationssonde
> - Feste Fixierung des Impulsgenerators, Sicherung vor Herunterfallen und versehentlichem Verstellen (Schubfenster vorschieben)
> - Zum Schichtbeginn sind zu überprüfen: Batteriezustand, Fixierung der Sonde und des Generators, Modus, Stimulationsfrequenz, Sensingkontrolle, Konnektionsstellen

! Blanke Stecker nicht mit bloßen Fingern berühren, Kontaktverlust möglich!
- Einstellungen des Schrittmachers dokumentieren:
  - Betriebsart und Frequenz
  - Stromstärkenabgabe – Amplitude
  - Empfindlichkeit – Sensitivity
- Patienten über die Besonderheiten und den Umgang mit dem Schrittmacher informieren

Bewegungsplan
- Strenge Bettruhe bei Patienten mit passageren Schrittmachern; die Patienten sollten sich auch im Bett nur wenig bewegen → v. a. sind extreme Kopf-, Arm- und Schulterbewegungen zu vermeiden
- Hilfe bzw. Übernahme der ATL, um Sondendislokation zu vermeiden

Epimyokardiale Schrittmacherdrähte
Temporäre Schrittmacherelektroden (isolierte, leitfähige Drähte) werden auf das Epikard über dem rechten Vorhof und dem rechten Ventrikel aufgenäht und durch die Haut nach außen abgeleitet, wo sie mit einem externen Schrittmacheraggregat verbunden werden können.
- Prophylaktische Anlage intraoperativ bei herzchirurgischen Eingriffen (▶ 8.3.2) oder von außen, wenn die Anlage eines transvenösen SM (▶ oben) nicht möglich ist, z. B. nach Trikuspidalklappen-OP, Venenthrombosen
- Anwendung bei operationsbedingten Bradykardien, die sich im postoperativen Verlauf erholen
- Vorhof- und Kammerstimulation möglich
- Liegedauer max. 14 Tage
- Entfernen der Drähte durch den Arzt (einfaches Herausziehen)

Permanente Herzschrittmacher
Ein Schrittmachersystem besteht aus folgenden Elementen:
- Schrittmacheraggregat, enthält den Impulsgenerator, die Elektronik und Batterie
- Eine oder mehrere Elektroden

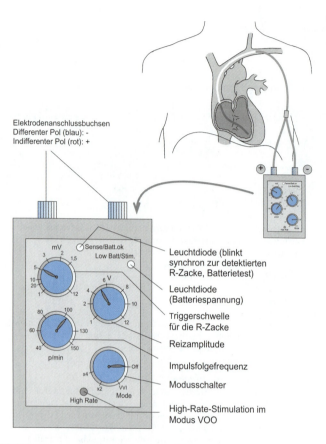

Abb. 8.6 Transvenöser Herzschrittmacher. [L157]

- Externes Programmiergerät → kann über eine magnetische Koppelung von außen den Schrittmacher abfragen und programmieren

Das Schrittmacheraggregat wird unterhalb des Schlüsselbeins subkutan implantiert, die Sonden über die V. cephalica oder V. subclavia vorgeschoben und im Endokard des rechten Vorhofs (Atrium) bzw. der rechten Kammer (Ventrikel) verhakt. Die Implantation erfolgt i. d. R. in Lokalanästhesie und dauert etwa 30 Minuten.

Schrittmachersysteme

Es gibt Einkammer-, Zweikammer- oder Dreikammerschrittmacher:

- Einkammerschrittmacher: stimulierende Elektrode liegt entweder im Vorhof oder im Ventrikel
- Zweikammerschrittmacher: Anschlussmöglichkeit für zwei Elektroden: Eine Sonde liegt im rechten Vorhof und eine im rechten Ventrikel, sie stimulieren bifokal.
- Dreikammerschrittmacher (biventrikulärer Schrittmacher), zur kardialen Resynchronisationstherapie (CRT): Sie verfügen zusätzlich über eine 3. Sonde, die den linken Ventrikel stimuliert und so eine zeitgerechte Kontraktion beider Ventrikel ermöglicht → biventrikuläre Stimulation.

Biventrikulärer Schrittmacher
Biventrikuläre Schrittmacher werden v. a. bei Patienten mit medikamentenrefraktärer fortgeschrittener Herzinsuffizienz (▶ 11.28) und stark eingeschränkter Pumpfunktion (< 20 %) zur Kontraktionskoordination der beiden Ventrikel eingesetzt, um eine bessere Auswurffraktion zu erzielen. Die Sonde des rechten Ventrikels wird im dortigen Endokard verhakt (wie oben). Die Sonde des linken Ventrikels wird durch den Sinus coronarius (Sammelvene der Koronarvenen) vorgeschoben und im Epikard des linken Ventrikels platziert. Häufig wird der biventrikuläre Schrittmacher mit einem AICD (▶ 8.2.11) kombiniert. Dieser verfügt bei Kammerflimmern oder ventrikulären Tachykardien über zusätzliche Therapieformen.

Sonderform in der Herzchirurgie
Aufnähen der Schrittmachersonden auf das Epikard und subkutane Implantation des Aggregats bei:
- Komplizierten angeborenen Herzfehlern, früheren Trikuspidalplastiken
- Thrombosen der V. cephalica oder V. subclavia
- Bereits multiplen, früher angelegten intravasalen Sonden

Indikationen
- Symptomatische Bradykardie mit Schwindel, Synkopen (Adam-Stokes-Anfälle)
- Höhergradige SA- oder AV-Blockierungen (▶ 11.29.1) (AV-Block II.–III. Grades, trifaszikulärer Block = Leitungsstörung in den Tawara-Schenkeln)
- Bradykardiebedingte Herzinsuffizienz
- Bei notwendiger Therapie mit Medikamenten, die bradykard machen (β-Blocker, Digitalis, Antiarrhythmika ▶ Kap. 9)

Schrittmachercode
Bei der internationalen Schrittmachercodierung handelt es sich um einen Code, der die verschiedenen Stimulationsmodi der Schrittmacher festlegt. In Tabelle 8.13 wird der 2002 revidierte NBG-Code (NASPE/BPEG Generic, NBG; Pacemaker Code) aufgezeigt.
Bei der Betriebsart stehen die Buchstaben für:
- I = Inhibition: Der Schrittmacher unterdrückt in diesem Modus die Impulsabgabe, wenn eine herzeigene Aktion rechtzeitig erkannt wurde.
- T = Triggerung: Ein wahrgenommenes oder programmiertes Signal führt nach einem Intervall zur Impulsabgabe.
- D = Dual Mode: Inhibition und Triggerung
- Mit dem 4. Buchstaben wird angezeigt, ob sich der Schrittmacher an die körperliche Aktivität des Patienten adaptieren kann oder nicht. Bei erhöhter kör-

Tab. 8.13 Revidierter NBG-Code

1. Buchstabe	2. Buchstabe	3. Buchstabe	4. Buchstabe	5. Buchstabe
Ort der Stimulation	Ort der Wahrnehmung	Betriebsart	Frequenzadaptation	Multifokale Stimulation
0 = Keine	0 = Keine	0 = Keine	0 = Keine	0 = Keine
A = Atrium	A = Atrium	T = Triggerung	R = Rate Response	A = Atrium
V = Ventrikel	V = Ventrikel	I = Inhibition		V = Ventrikel
D = Dual A + V	D = Dual A + V	D = Dual T + I		D = Dual A + V
S = Single (A oder V)	S = Single (A oder V)			

perlicher Aktivität ist der Körper selbst nicht in der Lage, die Frequenz an die metabolischen Bedürfnisse anzupassen.
- Der 5. Buchstabe steht dafür, ob der Schrittmacher multifokal stimulieren kann, z. B. Stimulation beider Ventrikel bei Herzinsuffizienz = biventrikulärer Schrittmacher.

Vor der Schrittmacherimplantation kann ein temporärer SM notwendig sein (über Schleuse eingeschwemmter oder über spezielle Elektroden perkutan arbeitender SM).
! Er wird erst bei einwandfreier Funktion des implantierten Schrittmachers entfernt.

Komplikationen und Gefahren
- Pneumothorax (▶ 11.67)
- Perforation oder Verletzung des Myokards mit Gefahr einer Perikardtamponade (▶ 11.64)
- Intraoperative Rhythmusstörungen, z. B. Vorhofflimmern, Kammerflimmern, Asystolie (▶ 11.29)
- Blutungen, Hämatom, Infektion an der Wunde
- Infektionen der Sonden oder des Aggregats
- Dislokation der Sonden und damit Impulsverlust
- Schrittmachersyndrom: klinische Zeichen sind Palpitationen, Schwindel und Synkopen
- Elektrodenbruch: totale Unterbrechung der Überleitung bzw. Wackelkontakt
- Batterieversagen: Betriebsdauer einer neuen Batterie beträgt ca. 5–14 Jahre, abhängig von dem Stromverbrauch und der Batteriekapazität
- Äußere Störeinflüsse, z. B. durch Magnetfelder (MRT, Funktelefon), Diathermie, Elektroschock, Defibrillation

Intensivpflege

Beobachten und Monitoring
- Schrittmachererkennung am Monitor aktivieren
- Sichere Ableitungswahl, um „Spikes" sichtbar zu machen

- Intensive Überwachung der Vitalparameter, mind. für 2 h nach Implantation: EKG (enge Einstellung der HF-Alarm-Grenzen), RR, Pulsoxymetrie
! Keine RR-Messung auf der Seite des Wundgebiets durchführen!
- Kontrolle der Wunde auf Nachblutungen
- Schmerzen erfragen, Analgesie nach Rücksprache
- Ruhe-EKG schreiben
- Rö-Thorax im Bett, etwa 2 h nach Schrittmacherimplantation

Bewegungsplan
Patienten über die notwendigen Maßnahmen und Verhaltensweisen informieren:
- Kompression der Wunde mittels Sandsack nach Anordnung
- Bettruhe nach hausinternem Standard für bis zu 6 h nach Implantation
- Betroffenen Arm nach Implantation für 24 h ruhig halten und nicht belasten → Gefahr der Sondendislokation und Taschenhämatombildung
  - Patientenaufrichter vom Bett entfernen
  - Arm auf der Seite des implantierten Schrittmachers 4 Wochen nach der Implantation nur leicht belasten
- Patient darf bei primär komplikationsfreier Wundheilung am 3. postop. Tag duschen

Beratung und Schulung
- Patienten darüber informieren, dass er vor jeder medizinischen Untersuchung auf seinen Schrittmacher hinweisen und den Schrittmacherausweis bei sich tragen sollte.
- Patienten über Störquellen informieren, entsprechendes Informationsmaterial aushändigen
- Ambulante Nachsorge erfolgt regelmäßig alle 6–12 Monate beim Kardiologen
- Patient sollte die Symptome kennen, die eine umgehende Arztkonsultation erfordern

8.2.10 Resynchronisationstherapie – elektrische Kardioversion

Ricarda Scheiner

Die Kardioversion ist eine R-Zacken, synchronisierte Defibrillation mit gesteuerter Schockabgabe außerhalb der vulnerablen Phase (60–80 msec vor und 20–30 msec nach der T-Welle). Der elektrische Impuls wird in die refraktäre Zeit des Herzens abgegeben, die Myokardzellen werden depolarisiert und somit gleichförmig refraktär, Reentry-Kreisläufe werden unterbrochen.
- Elektiv durchgeführter Eingriff, z. B. bei persistierendem Vorhofflimmern (▶ Kap. 11)
- Notfalleingriff, z. B. im Rahmen hämodynamischer Instabilität bei schnell übergeleitetem Vorhofflimmern

Bei der synchron durchgeführten Kardioversion ist im Gegensatz zur Defibrillation meist eine Abgabe von niedrigen Energiemengen ausreichend (50–200 J).
! Einstellung **synchron** am Defibrillator

Grundlagen

Erfolgsfaktoren
Der Erfolg der Kardioversion ist von mehreren Faktoren abhängig.

Stromdichte, die die Vorhöfe erreicht
- Art des abgegebenen Schocks (biphasisch wirksamer als monophasisch)
- Korrekte Position und Größe der Plattenelektroden/Einmal-Klebeelektroden
- Spannung des Defibrillator-Kapazitators
- Transthorakaler Widerstand

Beeinflussung des transthorakalen Widerstands
Der transthorakale Widerstand wird beeinflusst durch:
- Thoraxdurchmesser, Brustkorbgeometrie
- Ödem, Fett, Gewebe, Muskulatur
- Elektrodenart, Elektrodengröße, Elektrodengel, Anpressdruck der Elektroden
- Elektrodenabstand (idealerweise anterior-posterior positioniert oder anterior-lateral)
- Atemlage des Patienten (Schockabgabe ideal bei Exspiration)
- Vorangegangene Sternotomie
- Gewählte Energiemenge
- Anzahl und zeitlicher Abstand zwischen den bereits abgegebenen Schocks

EKG-Aufzeichnung
- Artefaktfreie Ableitung des EKG (Erkennung der RR-Zacke)

Umfeld
- Nässebrücken verhindern: Thorax des Patienten und Hände des Anwenders müssen sauber und trocken sein
- Sicherheit der eigenen Person und Fremdpersonen gewährleisten

Indikationen
- Reentry-Tachykardie (atriale, junktionale, ventrikuläre – Puls vorhanden) mit hämodynamischer Instabilität, Myokardischämie oder Herzinsuffizienz
- Supraventrikuläre Tachykardie
- Ventrikuläre Tachykardie
- Vorhofflimmern oder -flattern.

Kontraindikationen
- Vorhofflimmern mit sehr bradykarder Überleitung
- Bekanntes chronisches Vorhofflimmern
- Arrhythmien bei Digitalisintoxikation
- Ausgeprägte Erregungsleitungsstörung (SA-, AV-Blockierung)
- Hyperthyreose
- Hypokaliämie
- Fehlende Antikoagulation wegen möglicher Vorhofthromben (nicht bei akut aufgetretenem Vorhofflimmern!)
- Schwere Mitralvitien

8.2 Nichtoperative Therapie

Gefahren und Komplikationen
- Auslösen weiterer Herzrhythmusstörungen:
  - Kammerflimmern bei nicht synchronisierter Stromabgabe, bei nicht korrekter Erfassung der R-Zacke (Schockabgabe in der vulnerablen Phase)
  - Asystolie
- Beschädigung eines Herzschrittmachers (▶ 8.2.9):
  - Deprogrammierung, Erhöhung der Stimulationsschwelle
  - Schädigung der Schrittmachersonden
- Direkte Schädigung des Myokards durch hohe Energiewahl
- Arterielle Embolie (Gehirn) bei Vorhofthromben oder Ventrikelthromben
- Verbrennung durch zu wenig Elektrodengel, unzureichende Einmal-Klebeelektrodenhaftung, feuchten Thorax des Patienten
- Umfeld: Gefährdung der beteiligten Personen durch unsachgemäßen Umgang, Kontakt mit Patient/Bett vermeiden

Vorbereitung zur Kardioversion

Bei elektiver Kardioversion
- Aufklärung des Patienten und schriftliche Einverständniserklärung für Kardioversion und Kurznarkose durch den Arzt
- 21-tägige Vorbehandlung mit Heparin (PTT-wirksam) oder Marcumar® (INR 2–3), um eine Streuung von evtl. vorhandenen Vorhofthromben beim Umspringen in den Sinusrhythmus (mit Wiedereinsetzen von wirksamen Vorhofkontraktionen) zu verhindern
- Im Idealfall TEE unmittelbar vor der Kardioversion, zum Ausschluss von Thromben. In diesem Fall reicht eine weitaus kürzere Antikoagulationsdauer.
- Patienten 6 h vor der Kardioversion nüchtern
- Kaliumkontrolle, ggf. Substitution auf hoch normale Werte
- Standard-EKG-Dokumentation unmittelbar vor der Kardioversion
- Aktuelle Laborparameter, z. B. Elektrolyte, BB, Gerinnung, Schilddrüsenhormone, Digoxinspiegel (▶ Kap. 13)

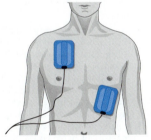

Abb. 8.7 Aufsatzstellen der Defi-Paddel zur Kardioversion. [L157]

Umfeld
- Intubations- und Reanimationsbereitschaft sicherstellen (▶ 12.1.1)
- Kontinuierliches Monitoring vor, während und nach der Kardioversion
- Sicherer venöser Zugang
- Infusionslösung, z. B. NaCl 0,9 % oder Ringer-Lösung
- Kurznarkose nach Rücksprache mit dem Arzt aufziehen, z. B. Etomidate Midazolam (▶ Kap. 9.1)
- Defibrillator auf Funktionsbereitschaft prüfen: Stromabgabe und Funktion der Synchronisationstaste testen

- Nach Stationsstandard:
  - Einmal-Klebeelektroden (anterior-posteriore Anwendung) und Adapterkabel zum Defibrillator
  - Plattenelektroden für anterior-laterale Anwendung
  - Elektrodengel für Plattenelektroden

Patient
- Informieren über Maßnahme und Ablauf
- Nüchternheit des Patient sicherstellen
- Gabe der herzwirksamen Medikamente am Tag der Kardioversion nur nach Absprache mit dem Arzt
- Blase entleeren lassen, Patienten Zahnprothesen oder Teilprothesen herausnehmen lassen
- Anschluss an den Monitor: kontinuierlich EKG, RR, Pulsoxymetrie
- Ggf. Rasur der Brust- und Rückenbehaarung
- Peripherer Venenzugang: Assistenz bei der Anlage (Arzt), sichere Fixierung, Anschluss der Infusion
- Sauerstoffgabe über Nasensonde oder Sauerstoffmaske
! Patient darf nicht im Nassen liegen, bei der Kardioversion können sonst Brandblasen entstehen!

Assistenz und Nachsorge bei Kardioversion
! Die elektrische Kardioversion erfolgt immer in Kurznarkose.

Assistenz bei der Durchführung
Erster Schritt
- EKG-Aufzeichnung über Defibrillator:
  - EKG anbringen, hierbei EKG-Kabel und Elektroden außerhalb des Defibrillationsbereichs platzieren (rechte und linke Schulter, linker Beckenkamm)
  - EKG-Ableitung II am Defibrillator einstellen und die Taste „Synchronisation" betätigen, worauf eine Identifikation und Kennzeichnung der „R-Zacken" auf dem Defibrillator-Monitor erfolgt
- Anlage der Platten-/Klebeelektroden (▶ Abb. 8.7)
- Kurznarkotikum nach ärztl. AO applizieren
- Wenn der Patient sediert ist: i. d. R. ist eine Sauerstoffapplikation über die O_2-Maske ausreichend, soweit suffiziente Spontanatmung erhalten bleibt (SpO_2 > 95 %). Ist die Spontanatmung nicht ausreichend und sind die Atemwege durch zu tiefe Narkose nicht mehr gesichert, wird eine assistierende Maskenbeatmung (▶ 4.1) mit Einlegen eines Guedel-Tubus notwendig → Ziel: SpO_2 > 97 %; immer einen Guedel-Tubus, Ambubeutel mit Reservoir und Maske in unmittelbarer Griffbereitschaft bereithalten.

Zweiter Schritt
- Gewünschte Energie am Defibrillator einstellen, die Taste **„synchron"** drücken (muss im Display angezeigt werden)
- Gerät laden, niedrige Energie (z. B. 50 Joule) ausreichend:
  - Bei Verwendung von Einmal-Klebeelektroden erfolgt die Ladung am Gerät

- Bei Verwendung von Plattenelektroden erfolgt die Ladung an der Plattenelektrode APEX: Gel aufbringen, Plattenelektroden auflegen – Position (▶ Abb. 8.7) und Anpressdruck beachten
- Sicherheit:
  - Maskenbeatmung falls erforderlich, Unterbrechung bei Durchführung des Stromstoßes
  - Es ergeht eine deutlich vernehmbare Warnung an alle Beteiligten, bevor der Stromstoß abgegeben wird
  - Keiner der Beteiligten darf das Bett oder mit dem Patienten verbundene Geräte berühren (Sicherheitsabstand beachten)
  - Metallteile des Geräts nicht berühren
- Die Stromabgabe erfolgt durch den Arzt:
  - Bei Verwendung von Einmal-Klebeelektroden erfolgt die Entladung am Gerät
  - Bei Verwendung von Plattenelektroden erfolgt die Entladung durch gleichzeitiges Drücken der Entladetaste an den Plattenelektroden
- Rhythmusdiagnose und Dokumentation
- Bei Ineffektivität ggf. Wiederholung mit höherer Energie, evtl. Verabreichung von Antiarrhythmika (Amiodaron, Ibutilid) nach ärztl. AO

Nach erfolgreicher Kardioversion
- Effektivität am Monitor und durch Tasten des Pulses überprüfen
- Rhythmus nach ärztl. AO medikamentös stabilisieren (z. B. Magnesium)
- Dokumentation:
  - Anzahl und Energiewahl der abgegebenen Schocks, Medikamente, Besonderheiten, Rhythmus, 12-Kanal-EKG
  - Vitalparameter im Verlauf
- Antikoagulation nach ärztl. AO weiterführen
- Hat der Patient einen implantierten Herzschrittmacher → Schrittmacherkontrolle durch den Kardiologen

Bei einer Kardioversion muss vor jeder erneuten Stromabgabe die Taste „**synchron**" gedrückt werden.

Intensivpflege

Beobachten und Monitoring
- Atmung:
  - Bei Bedarf Beatmung fortsetzen und Atemwege sichern, bis suffiziente Spontanatmung vorhanden ist
  - Bei ausreichender Spontanatmung Sauerstoff über O_2-Maske oder Nasensonde applizieren
- Kontinuierliches Monitoring weiterführen, bis der Patient wach, ansprechbar und kreislaufstabil ist
- Bewusstsein: Ansprechbarkeit, Vigilanz, Reaktionen, Pupillenreaktion, Hände drücken lassen (seitengleich) (▶ 3.2.1)

Bewegungsplan
- Körperliche Schonung
- Bettruhe abhängig vom Befinden des Patienten

Körperpflege
- Einmal-Klebeelektroden abnehmen
- Haut reinigen, vorhandenes Elektrodengel entfernen
- Beobachten der Haut auf Rötungen (Verbrennung, Hautreizung)
- Ggf. Brandsalbe, Hautpflegelotion auftragen

8.2.11 AICD (Automatic Implantable Cardioverter-Defibrillator)

Susanne Menhard

- Antitachykarder Schrittmacher, der sowohl bei ventrikulären als auch bei supraventrikulären Tachykardien Anwendung findet
- Bei Detektion von Kammertachykardien wird mit niedriger Energie (biphasisch) defibrilliert.
- Supraventrikuläre Tachykardien werden überstimuliert (durch Overdrive-Pacing) oder kardiovertiert.
- Viele AICDs verfügen zudem über eine antibradykarde Schrittmacherfunktion.
- Die Elektroden liegen im rechten Ventrikel und ggf. zusätzlich im Sinus coronarius.
- Das Steuerungsaggregat wird submuskulär unter dem M. pectoralis major implantiert (vgl. Pschyrembel 2010).

Indikationen
Folgende Erkrankungen gelten als Indikation zur Implantation von Defibrillatoren (vgl. ESC Guidelines 2009, leitlinien.dgk.org)
- Herz-Kreislauf-Stillstand (▶ 12.1)
- Ventrikuläre Tachykardie
  - mit hämodynamischer Stabilität
  - mit hämodynamischer Instabilität
- Koronare Herzkrankheit (KHK)
- Nichtischämische dilatative Kardiomyopathie
- Herzinsuffizienz mit linksventrikulärer Ejektionsfraktion (EF) ≤ 35 %
- Bei hereditären Erkrankungen, wie z. B. hypertropher Kardiomyopathie, Langes- oder Kurzes-QT-Syndrom

Implantation des AICD
- Die Anlage des AICD erfolgt wie bei einem permanenten Schrittmacher
- Die AICD-Implantation kann
  - in Lokalanästhesie,
  - Lokalanästhesie mit Stand-by
  - oder in Vollnarkose durchgeführt werden.
- Besonderheit nach Implantation eines AICD ist die intraoperative Testung, wofür der Patient eine Kurznarkose erhält. Hierbei wird eine ventrikuläre Tachykardie provoziert, es findet eine interne Defibrillation durch den AICD statt.
- Terminiert der AICD die ventrikuläre Tachykardie nicht, defibrilliert der Anästhesist den Patienten. Position und Funktion des AICD werden noch mal überprüft.

Komplikationen
- Fehlerhaftes Erkennen von Rhythmusstörungen oder Artefakten, z. B. Kautern während einer OP und darauf folgende inadäquate Defibrillation
- Wie bei permanentem SM (▶ 8.2.9)

> Der AICD kann für die Patienten nicht nur Sicherheit, sondern auch eine enorme psychische Belastung darstellen: Viele haben große Angst vor der Defibrillation, da sie mit Schmerzen verbunden ist. Bei Bedarf wird den Patienten eine psychologische Betreuung (nach Arztanordnung) angeboten.

8.2.12 IABP

Susanne Menhard

Die intraaortale Ballongegenpulsation dient der Unterstützung und Entlastung des linken Ventrikels. Bei diesem Verfahren wird ein Ballonkatheter über die A. femoralis in die thorakale Aorta eingebracht und distal der linken A. subclavia positioniert (▶ Abb. 8.8). Durch Triggerung (EKG, Druck oder Schrittmacher) wird der Ballon mittels einer IABP-Pumpe zu Beginn der Diastole mit Helium gefüllt (Inflation) und vor der Systole wieder entleert (Deflation). So lässt sich der Blutfluss in den Koronararterien steigern und die Auswurfarbeit des linken Ventrikels vermindern, d. h., die Sauerstoffversorgung des Myokards wird erhöht und zugleich der myokardiale Sauerstoffverbrauch reduziert. Die Inflation und Deflation erfolgt über ein herzsynchron arbeitendes Pumpaggregat. Das Unterstützungsintervall kann 1:1, 1:2 oder 1:3 betragen, d. h., mit jedem, jedem zweiten oder jedem dritten Herzschlag findet eine Gegenpulsation durch die IABP statt. Das Funktionsprinzip ist bei den Auswirkungen der IABP erklärt.

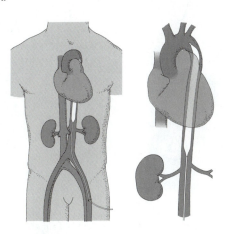

Abb. 8.8 Lage des intraaortalen Ballonkatheters. [L190]

Indikationen

In der Kardiologie
- Ventrikelversagen mit Low-cardiac-Output-Syndrom
- Kardiogener Schock (▶ 12.2.3)
- Therapierefraktäre instabile Angina pectoris (▶ 11.41)
- Misslungene Angioplastie und Valvuloplastie
- Überbrückung und Stabilisierung bis zur kardiochirurgischen OP (▶ 8.3.2) bei:
  - Nicht beherrschbarem Koronarverschluss
  - Komplikationen bei akutem Myokardinfarkt, z. B. Ventrikelseptumdefekt, Mitralklappeninsuffizienz, Papillarmuskelabriss

In der Kardiochirurgie
- Kardiale Unterstützung bei Entfernung der Herz-Lungen-Maschine und postoperativ
- Intraoperative Unterstützung der Hämodynamik bei minimal invasiver Bypass-OP, z. B. Off-Pump-Bypass-Operation

Auswirkungen der IABP

Erhöhung der myokardialen Sauerstoffversorgung
- Über die externe Pumpe findet zu Beginn der Diastole die Inflation des Ballons mit 30–40 cm^3 Helium statt. Die Aortenklappe ist verschlossen, somit steigt der diastolische Druck in der Aorta ascendens an. Zu diesem Zeitpunkt findet die Perfusion der Koronararterien statt.

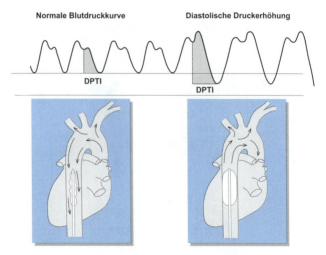

Abb. 8.9 Einfluss der intraaortalen Ballonpumpe auf die arterielle Druckkurve mit diastolischer Druckerhöhung (Augmentation) und auf Afterload. Der diastolische Druck-Zeit-Index (DPTI) steht mit der koronaren Perfusion und der myokardialen Sauerstoffverfügbarkeit in einer Wechselbeziehung. [L157]

- Aus dem erhöhten Druck während der Diastole resultiert eine verbesserte Durchblutung der Koronararterien und damit eine Erhöhung der myokardialen Sauerstoffversorgung.

Verringerung des myokardialen Sauerstoffbedarfs
- Vor der Systole saugt die Pumpe das Helium wieder ab und es findet die Deflation des Ballons statt. Der Druck in der Aorta wird durch diese Deflation so verringert, dass das Herz für den Blutauswurf weniger Kraft aufwenden muss und damit einen geringeren eigenen Sauerstoffbedarf hat. Somit wird die Nachlast verringert und das Herzzeitvolumen (HZV) gesteigert.

Komplikationen und Gefahren
- Ischämie der Extremitäten
- Thrombose
- Blutung an der Insertionsstelle
- Katheterassoziierte Infektionen (▶ 1.3.1)
- Einstellungs-und Triggerungsfehler der IABP
- Verlegung der A. renalis und A. subclavia durch Katheterdislokation
- Zerebrale Embolisation durch ungenügende Antikoagulation
- Aortendissektion (▶ 8.3.3)
- Perforation des Ballons mit Gasembolie, mechanische Hämolyse
- Ballonruptur → Blut im Katheter
- Abgeknickter Katheter

Intensivpflege

Beobachten und Monitoring
- Kontinuierlich: invasiver RR (▶ 3.2.5, ▶ 5.1.4), HF, Herzrhythmus, Atemfrequenz, Pulsoxymetrie, Temperatur
- Neurologie: Pupillenkontrolle, Bewusstsein (▶ 3.2.1)
- Urinausscheidung, Bilanzierung nach ärztl. AO, bei Diuresereduktion Arzt informieren → Verlegung der A. renalis durch Ballonkatheter möglich
- Durchblutung der Beine kontrollieren (▶ 8.3.3): Kontrolle der Fußpulse evtl. mit Doppler, Motorik, Sensibilität, Hautkolorit besonders auf der Seite, an der der Katheter inseriert wurde
- Punktionsstelle regelmäßig inspizieren auf Infektionen, Schwellung, Blutung
- Überwachung der IABP (▶ unten)
- Dokumentation von:
  - Triggerart, Unterstützungsintervall ▶ oben
  - Veränderungen am Patienten oder am Gerät
  - Veränderungen der peripheren Durchblutung

Bewegungsplan
- Strenge Bettruhe, Rückenlage, Oberkörper max. 30° erhöht lagern
- Seiten- und auch Bauchlagerung bei beatmeten Patienten möglich
- Bein gestreckt lagern (durch liegende Schleuse Verletzung der A. femoralis möglich)
- Bei wachen Patienten: Bein evtl. auf Schaumstoffschiene ruhig stellen und Ferse frei lagern

- Bei Manipulation am Patienten, (z. B. Körperpflege, Lagewechsel) IABP-Pumpe auf Drucktriggerung umstellen
! Medizinische Kompressionsstrümpfe sind kontraindiziert → IABP verursacht eine künstliche pAVK!

> **Achtung**
> Gefahren und Komplikationen frühzeitig erkennen:
> - Katheterdislokation: Diureseverminderung, neurologische Veränderung, Ischämie des linken Arms
> - Einblutung an der Punktionsstelle
> ! Blut im geschlossenen Schlauchsystem deutet auf einen Defekt am Ballon hin → sofort Arzt informieren!
> - Differenz des arteriellen Drucks zwischen Überwachungsmonitor und IABP aufgrund der Druckaufnahme an verschiedenen Körperstellen
> - IABP-Katheter kontinuierlich mit NaCl 0,9 % mittels Druckbeutel spülen → Gefahr der Thrombenbildung

Überwachung der IABP

IABP-Pumpe
- Triggerart (EKG, Druck), Triggerintervall
- Unterstützungsstärke, Unterstützungsdruck
- Druckkurve
- Füllzustand der Heliumflasche kontrollieren
- Stromversorgung kontrollieren

IABP-Katheter
- Pumpenschlauch auf Blut kontrollieren
- Konnektionsstellen überprüfen
- Nullabgleich des Druckaufnehmers 1 × pro Schicht durchführen
- Katheter sicher fixieren → die Katheterhülle nicht mit Pflaster bekleben, da sie bei der Entfernung des Pflasters beschädigt werden kann und damit das geschlossene System unsteril wird.
- Katheter unterpolstern (Dekubitusprophylaxe)
- Verbandswechsel unter aseptischen Bedingungen

Druckaufnehmersystem
- Höhe des Druckaufnehmers kontrollieren → Herzhöhe
- Auf ausreichende Füllung und Druck des Druckbeutels achten

Entfernung des Katheters
- Entwöhnung der IABP durch Reduktion der Inflationsrate
- Antikoagulation nach ärztl. AO unterbrechen
- Schleusen- und Katheterentfernung durch den Arzt, Kompression der Einstichstelle für 30–45 Min.
- Druckverband (▶ 8.2.7) anlegen, für 24 h belassen:
  - Patient muss Leistenbereich gestreckt halten
  - Kontrolle des Druckverbands (korrekter Sitz, Nachblutung) und der peripheren Durchblutung des Beins (▶ 8.3.3)

- Bei CPR → IABP wegen Artefakte durch die Herzdruckmassage auf Drucktriggerung umstellen
- Ballon darf nie länger als 30 Min. ohne Bewegung sein: Gefahr der Thrombenbildung

8.2.13 Lifebridge® – tragbares Herz-Lungen-Unterstützungssystem

Ricarda Scheiner

Lifebridge ist ein CE-zertifiziertes und FDA-zugelassenes tragbares Herz-Lungen-Unterstützungssystem, das auf Intensivstationen oder für den Transport des Patienten eingesetzt werden kann. Um dem Kreislaufstillstand und der damit resultierenden Minderperfusion (MOV) aller lebensnotwendigen Organe vorzubeugen, kann dieses unterstützende Verfahren seit 2007 angewendet werden.

Das Gerät besteht aus einer fahrbaren Basisstation. Das Schlauchsystem wird unmittelbar vor dem Einsatz mit heparinisiertem NaCl 0,9 % befüllt und entlüftet (halbautomatisches Priming), danach kann das Unterstützungssystem gestartet werden. Das Gerät benötigt einen Stromanschluss, Sauerstoff- und Druckluftanschluss (für den Transport reicht eine Sauerstoffflasche) und Potenzialausgleichsanschluss. Die Akkuleistung beträgt 120 Min. mit Basisstation und 30 Min. ohne Basisstation.

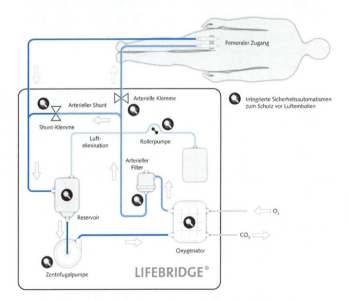

Abb. 8.10 Funktionsprinzip des Lifebridge® [V496]

Funktionsweise des Systems

- Über einen großlumigen Katheter (17–23 Fr) in der V. femoralis wird das venöse Blut aus dem rechten Vorhof ins Reservoir angesaugt (max. Sog: –100 mmHg).
- Mittels Zentrifugalpumpe (0 bis 4.000 U/min) gelangt das Blut zum Oxygenator (über ein Flowmeter und Gasblender wird das Minutenvolumen und die Sauerstoffkonzentration eingestellt), wo der Gasaustausch stattfindet.
- Das oxygenierte Blut läuft über einen arteriellen Filter zum großlumigen Katheter (15–19 FR) in der A. femoralis.
- Sensoren und Luftfilter sorgen für Luftdetektion/Luftelimination im Schlauchsystem.
- Der Eingangsdruck des Blutes in die Aorta und den Körperkreislauf ist maßgeblich von der gewählten Kathetergröße, dem systemischen Gefäßwiderstand (SVR) und der eingestellten Drehzahl abhängig.
- Suffiziente Unterstützung durch einen erreichten Blutfluss (bis zu 6 l/Min.) und daraus resultierenden MAP

> **Achtung**
> - Während das Blut des Patienten über das Unterstützungssystem läuft, leistet das Herz nur minimale Pumparbeit. Da Systole, Diastole und Aortenklappenschluss nur noch geringfügig Einfluss auf die arterielle Blutdruckkurve (über A. radialis) nehmen, wird bei voller Unterstützungsleistung nur eine gedämpfte bis flache Kurve am Monitor zu sehen sein.

- Um das Myokard weitestgehend zu schonen, wird die zusätzlich notwendige Blutdrucksteigerung mit Flüssigkeit und Noradrenalin gesteuert.
- Die inotrop positive Wirkung von Adrenalin ist an dieser Stelle kontraindiziert!
- Die ACT (Activated Clotting Time) darf bei der Punktion nicht kürzer als 200 Sek. sein und muss vor Anschluss der Pumpe auf 400 Sek. angehoben werden.
- Während der gesamten Therapie mit dem Lifebridge®-System muss die ACT zwingend über 400 Sek. (Zielwert: 480 Sek.) gehalten werden.

Indikationen

Dieses unterstützende System übernimmt die Pumpfunktion des Herzens, die Gasaustauschfunktion der Lunge und somit die Versorgung der lebensnotwendigen Organe.

- Myokardinfarkt mit drohendem Kreislaufversagen (und den Transport dieser Patienten in Zentren mit höherer Versorgungsstufe oder in die Kardiochirurgie)
- Kardiogener Schock
- Myokardinfarkt mit lebensbedrohlichen Komplikationen, z. B. Papillarmuskelabriss, VSD, Perikardtamponade
- Nach Reanimation, auch zur kontrollierten Hypothermie und zum kontrollierten Wiedererwärmen (optionales Modul)
- Lungenarterienembolie
- Akute Myokarditis mit stark eingeschränkter Pumpfunktion des linken Ventrikels

- Zur Unterstützung bei minimal invasiven (perkutanen) Valvuloplastien (elektiv)
- Zur Unterstützung bei schwierigen Koronarinterventionen, z. B. Hauptstammintervention (elektiv)
- Zur Überbrückung, z. B. bei schwerer Herzinsuffizienz mit niedriger Pumpfunktion, bis zum kardiochirurgischen Eingriff
- Bei Unterkühlung (kontrolliertes Aufwärmen bei integriertem Wärmetauscher)
- Bei toxischer Schädigung der Lunge (Rauchgasintoxikation)
- Status asthmathicus, wenn z. b. hohe Beatmungsdrücke eine massive Kreislaufdepression verursachen

Kontraindikationen
- Aortenklappeninsuffizienz (ab II. Grad), Aortendissektion
- HIT III, Alternativpräparate zu Heparin sind noch nicht ausreichend validiert
- Gefäßanomalien oder Voroperationen an den Femoralgefäßen
- Terminale Erkrankungen, zerebrale Blutungen oder Hypoxie
- Erkrankungen des blutbildenden Systems (z. B. Polycythaemia vera), wenn eine ausreichende Hemmung der Blutgerinnung nicht erreicht werden kann

Limitierende Faktoren
Die Effektivität dieses extrakorporalen Unterstützungssystems hängt maßgeblich vom erreichten Blutfluss ab. Je kleiner die Katheter gewählt werden, desto weniger Blut kann angesaugt und wieder in den Patienten gepumpt werden. Vor allem ein suffizienter Mitteldruck kann nur dann erreicht werden, wenn das oxygenierte Blut über den arteriellen Katheter mit entsprechendem Druck in den Patienten gelangt. Höhergradige pAVK, Z. n. Gefäßoperationen oder Punktion unter Reanimationsbedingungen können Platzierung und Wahl der Katheter erschweren.

Komplikationen und Gefahren
- Starker RR ↓↓ beim Anschluss des Systems (intravasales Volumen und laufende Katecholamine werden kurzzeitig von der Lifebridge® abgezogen). Der arterielle Mitteldruck (MAP) sollte beim Beginn der EKZ mind. bei 70 mmHg liegen.
- Ischämie des Beins unterhalb der Punktionsstellen (arterielle Versorgung kann bei Bedarf mittels Kanüle nach peripher wiederhergestellt werden)
- Auskühlen des Patienten (1.400 ml Blutvolumen zirkulieren extrakorporal)
- Gefäßverletzungen und Einblutungen (großlumige Katheter, herabgesetzte Gerinnung)
- Blutungen/Hämatome an der Insertionsstelle und retroperitoneal durch hohe ACT und Größe der Katheter, Kompartmentsyndrom
- Infektion des Punktionsbereichs, v. a. nach Anlage in Notfallsituationen
- Dislokation oder versehentliches Ziehen der Katheter (bei insuffizienter Naht oder Fixierung)
- Entwicklung einer heparininduzierten Thrombozytopenie (HIT)
- Hb-Abfall durch Verdünnungseffekt
- Thrombenbildung im System, komplettes Zuthrombosieren des Schlauchsystems bei unzureichender Antikoagulation

- Blutungen bei vorbestehenden Verletzungen, Ulzera, Tumoren, Einstichstellen, vorangegangener Operation etc.
- Neurologische Komplikationen bei Embolisation von Thromben in die Hirnarterien

Vorbereitung und Anschluss an das Unterstützungssystem

Applikation der Katheter erfolgt unter sterilen Bedingungen und Durchleuchtungsmöglichkeit

! Venösen Katheter im rechten Vorhof platzieren. Je genauer diese Position erreicht wird, desto leichter kann das Blut ohne Aufwendung von hohem Sog angesaugt werden (ab -80 mmHg Hämolysegefahr).

! Das System muss innerhalb weniger Minuten einsatzbereit sein!

- Lifebridge® an den Ort platzieren, wo der Patient punktiert und angeschlossen wird (später kann der Platz zu knapp werden)
- Anschluss an Sauerstoff, Druckluft, Strom und Potenzialausgleich
- Schlauchsystem des Patientenmoduls mit heparinisierten 1.400 ml NaCl 0,9 % befüllen und entlüften (an der Maschine hängen 2 × 1.000 ml NaCl 0,9 % und 1 × 25.000 i. E. Heparin)
- Daten zu Alternativpräparaten wie Refludan oder Orgaran sind noch nicht ausreichend evidenzbasiert
- Anschluss des sterilen Tischsets und Entlüftung des restlichen Schlauchsystems. Das System kann nun in sich zirkulieren, bis die Katheter liegen und der Patient angeschlossen werden kann.
- Bei korrekter Katheterlage erfolgt die luftfreie Konnektion von extrakorporalem Schlauchsystem mit dem arteriellen und venösen Zugang zum Patienten.
- Einstellungen Oxygenator: O_2-Konzentration 80 %, Flow 2 l/Min. Die Einstellung der Beatmungsparameter am Respirator stellen eine ausreichende Ventilation zur Atelektasenprophylaxe sicher.
- Bei niedriger Drehzahl (1.000 U/min) wird die heparinisierte Lösung auf arterieller Seite in den Patienten infundiert und gleichzeitig aus dem venösen Schenkel das Blut aus dem Vorhof in das extrakorporale Reservoir angesaugt. Die Drehzahl wird an die Kreislaufverhältnisse des Patienten langsam angepasst und gesteigert.
- Wenn das Schlauchsystem komplett mit Blut befüllt ist, sollte die Drehzahl so weit gesteigert werden, dass ein ausreichender Blutfluss (ca. 2–4 l/Min.) und suffizienter Mitteldruck (ca. 60 mmHg) beim Patienten erreicht wird.
- ACT und BGA müssen kontinuierlich (stündlich) überprüft und die Einstellungen am Gerät bzw. Heparindosierung entsprechend angepasst werden.
- Volumengabe zur Kreislaufunterstützung kann über die Lifebridge® oder den ZVK erfolgen, Katecholamine (Noradrenalin) können im Idealfall kontinuierlich reduziert werden.

> **Achtung**
> - Über den venösen Schenkel wird das Blut aus dem Vorhof aktiv angesaugt, liegt ein zentralvenöser Katheter von jugular in dieser Position, muss ein eventuelles Luftansaugen unbedingt vermieden werden.
> - Alle verabreichten Medikamente und Lösungen werden beim Anschluss des Unterstützungssystems zunächst aus dem Körperkreislauf entzogen.

Intensivpflege

Beobachten und Monitoring
In den meisten Fällen wird der Patient sediert, intubiert und beatmet sein.

Überwachung des Patienten an der Lifebridge®
- Kontinuierliches Monitoring von RR (über A. radialis), HF, SaO_2
- Kontinuierliche Temperaturmessung (z. B. über BDK), extrakorporal zirkuliert ein Volumen von 1.400 ml, der Patient wird auskühlen
- Klinik des Patienten, Hautkolorit
- Stdl. Pupillenkontrolle
- Durchblutung der punktierten Extremität (Fußpulse, Hautkolorit, Temperatur, Rekapillarisierung, Beinumfang)
- Stdl. Kontrolle der Insertionsstelle (Blutung, Hämatom, Infektion)
- Sedierungstiefe anhand eines Schemas überprüfen
- Kontrolle und ggf. Korrektur der Beatmung, lungenprotektive Beatmung wählen
- Bilanzierung, Urinausscheidung (Patient hat trotz Reanimation eine perfundierte Niere!)
- Überprüfung und Dokumentation von Vigilanz und Motorik

Überwachung und Steuerung der Lifebridge®
- Blutfluss (erreichter Blutfluss/Min.): liegt idealerweise zwischen 3 und 4 l/Min., entsprechend dem HZV eines Herzens ohne Belastung
- Eingangsdruck (aufgewendeter Negativdruck zum Ansaugen des Blutes): sollte -80 mmHg nicht übersteigen wegen Hämolyserisiko
- ! Steigender (im negativen Bereich) Druck spricht für Volumenmangel oder Ansaugen des Katheters!
- Ausgangsdruck (Druck, mit dem das oxygenierte Blut in den arteriellen Katheter gepresst wird): steigt mit zunehmendem SVR und kann bis zu 700 mmHg erreichen
- Delta P (Differenz des Drucks vor und nach dem Oxygenator): steigender Wert ist ein Indiz für zu hohe Viskosität des Blutes oder zu niedrige ACT
- Luftauffangbeutel, steigende Füllung deutet auf ein Ansaugen von Luft hin; z. B. aus ZVK-Leck
- Dokumentation anhand des Lifebridge®-Überwachungsprotokolls

Kontrolle der Blutwerte
- ACT-Kontrolle alle 30 Min. (Zielwert größer 400 Sek.)
- BGA stdl.
- Hb und Hk-Kontrolle, da Verdünnungseffekt und Blutungsrisiko
- Entzündungsparameter, ggf. mikrobiologische (Sreening-) Untersuchungen

Weaning der Lifebridge®
Der Weaningprozess wird nach ärztl. Anordnung eingeleitet und die extrakorporale Zirkulation beendet.
- Bei stabilem Kreislauf und gesichertem pulmonalen Gasaustausch wird die Drehzahl der Blutpumpe so weit reduziert, dass der Blutfluss sich in 10 %-Schritten verringert

- Bleibt der Patient hämodynamisch stabil, kann dieses Vorgehen langsam fortgesetzt werden.
- Volumenersatz und Katecholamingabe können während der Entwöhnung erforderlich sein.
- Bei beatmeten Patienten muss die Einstellung der Beatmungsparameter nun zunehmend am Beatmungsgerät erfolgen und richtet sich weiterhin an den Werten der BGA aus.
- Wenn ein Blutfluss von weniger als 1 l/Min. (stabile Hämodynamik und Oxygenierung) erreicht werden kann, besteht die Möglichkeit der Blutrückgabe oder das Tischset abzuklemmen. In jedem Fall sollte das System so lange weiterzirkulieren, bis die endgültige Entscheidung zum Beenden des EKZ getroffen werden kann.
- Das Blut darf max. 30 Min. in der Maschine (Shunt von art. und ven. Linie) zirkulieren, danach besteht die Gefahr der Thrombenbildung
- Wird das Blut dem Patienten zurückgegeben (je nach Pumpfunktion und Fähigkeit des Herzens zur Volumenaufnahme), kann das System mit heparinisiertem NaCl 0,9 % weiter in sich zirkulieren und dann abgeschaltet werden. Bei diesem Vorgehen wird die venöse Seite abgeklemmt und das Blut dem Patienten mit einem Fluss von 0,5 l/Min. rückinfundiert.
- Das Schlauchsystem mit Patientenmodul im Klinikmüll entsorgen, das Steuerungsmodul wird flächendesinfiziert und in der Firma Lifebridge® für den nächsten Einsatz aufgerüstet und geprüft.
- Die Dekanülierung kann mittels Kompression, gefässchirurgisch oder durch ein primär implantiertes Gefäßverschlusssystem erfolgen.

Achtung
- Beim Einsatz der Lifebridge® kann es zu jedem Zeitpunkt zu Komplikationen kommen.
- Neben Notfalleinrichtungen auf Station stehen auch stets Blutkonserven bereit!

Prophylaxen
Patienten in solch akut lebensbedrohlichen Situationen sind in jeder Hinsicht gefährdet und sollten alle zur Verfügung stehenden Prophylaxen erfahren.
- Dekubitusprophylaxe (▶ 3.3.1): Patienten sind extrem gefährdet (Minderdurchblutung der Haut und Hypothermie).
- Thromboseprohylaxe: Trotz hoher ACT muss mit Thrombenbildung gerechnet werden, da der Organismus einer großen Fremdoberfläche ausgesetzt ist.

Bewegungsplan
- Der Patient hat strengste Bettruhe
- Auch bei kleinsten Positionsveränderungen des Patienten ist ein besonderes Augenmerk auf die Kanülen, die Schlauchführung sowie die Drücke der Lifebridge® zu richten.

Eine versehentliche Diskonnektion, ein Herausrutschen der Katheter sowie ein Abknicken der Schläuche muss vermieden werden.
- Mikrobewegungen und kleine Lageveränderungen sind großen Bewegungen des Patienten vorzuziehen.

Körperpflege
! Auf das Notwendigste reduzieren (minimal handling)
An erster Stelle stehen die Sicherheit des Patienten und die Krankenbeobachtung mit Inspektion und Dokumentation aller gefährdeten Körperregionen.

Ernährung
- Fette und hochmolekulare Bestandteile von Parenteralia können die Viskosität des Blutes zu sehr erhöhen (kann ein Problem für die Blutpumpe darstellen).

Psychosoziale Aspekte
Sowohl der betroffene Patient als auch seine Angehörigen befinden sich in einer Ausnahmesituation des Lebens. Wir müssen uns dessen bewusst sein, dass ein Menschenherz für eine gewisse Zeit „in unseren Händen" liegt. Sowohl das medizinische als auch das pflegerische Personal auf einer Intensivstation neigen dazu, die medizinisch-technischen Probleme zu fokussieren und die großen Gefühle der Kranken und Angehörigen dabei zu übersehen. Bei der Versorgung und Betreuung dieser Patienten ist ein hohes Maß an ethisch-moralischer und persönlicher Kompetenz erforderlich, um einen guten Heilungsweg zu fördern. In manchen Fällen empfiehlt es sich, professionelle Helfer (Seelsorger, Psychologen) hinzuzuziehen.

> **Besonderheit bei Asystolie und Kammerflimmern während der EKZ**
> Bei fehlender elektrischer Aktivität oder Kammerflimmern wird die Aortenklappe i. d. R. insuffizient und der verbleibende Blutfluss ist nicht mehr gewährleistet. Durch das sogenannte Leckperfusat strömt Blut in den linken Ventrikel und führt zur Myokardüberdehnung.
> Eine Entlastung muss bis zur Wiederherstellung eines normofrequenten Herzrhythmus alle 30 Sek. durch manuelle Thoraxkompression erfolgen.

8.2.14 Extrakorporale Lungenunterstützung (ECMO)

Frank Kirsch

Seit den 70er-Jahren hat sich das Verfahren der ECMO (**e**xtra**c**orporeal **m**embrane **o**xygenation = extrakorporale Membranoxygenierung) und ECCO$_2$-R (**e**xtra**c**orporeal **CO**$_2$-**r**emoval = extrakorporale CO$_2$-Elimination) bei Patienten im schwersten ARDS (▶ 11.8) etabliert, wenn sich trotz optimierter lungenprotektiver Beatmung, Recruitmentverfahren zum Eröffnen kollabierter Lungenbezirke, Lagerungstherapie (▶ 3.3), Inhalation von Vasodilatatoren (NO, Prostazyklin) sowie differenzierter Volumentherapie keine erfolgreiche Therapie erzielen lässt.
Dieses Verfahren ist aufgrund des hohen personellen und technischen Aufwands einigen spezialisierten Zentren vorbehalten. In den letzten Jahren hat sich daneben das Verfahren der PECLA (pumpless extracorporeal lung assist = pumpenlose extrakorporale Lungenunterstützung) oder iLA (interventional Lung Assist = interventionelle Lungenunterstützung, Novalung®, Hechingen, ▶ Abb. 8.11) etabliert. Dieses Verfahren ist im Vergleich zur ECMO sehr viel weniger invasiv und kann daher prinzipiell in nahezu allen Kliniken durchgeführt werden.

Neu sind pumpengestützte Lungenunterstützungsverfahren, wie z. B. von der Fa. Novalung® (iLA active®) oder Maquet (Cardiohelp System®).

Pumpenlose extrakorporale Lungenunterstützung

- Der iLA-Membranventilator ermöglicht die Trennung von Oxygenierung und Ventilation (CO_2-Elimination).
- Die Oxygenierung des Blutes ist überwiegend von der funktionellen Residualkapazität abhängig, d. h. der Luft, die am Ende der Ausatmung noch in der Lunge verbleibt.
! Prinzipiell ist unter der Voraussetzung, dass ein FiO_2 von 1 vorliegt, die Oxygenierung apnoisch durch CPAP (▶ 4.5.2) durchführbar.
- Die CO_2-Elimination erfordert einen aktiven Gastransport, der von der Atemfrequenz und dem Atemzugvolumen abhängt. Dieses kann mit hohen Atemwegsdrücken, Alveolarkollaps und anschließender Rekrutierung einhergehen. Hierin wird ein Mechanismus der beatmungsinduzierten Lungenschädigung vermutet.

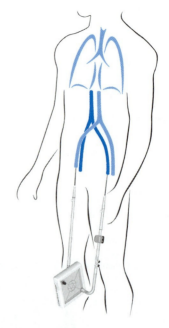

Abb. 8.11 Novalung – Lage des Katheters. [V448]

Weil der iLA-Membranventilator bei respiratorischer Insuffizienz nahezu sämtliches produziertes und akkumuliertes CO_2 beseitigt, ermöglicht er durch Respiratoreinstellungen außerhalb der gängigen Beatmungsprotokolle eine deutliche Reduktion von:
- Atemfrequenz
- Tidalvolumen
- Transpulmonalem Druck
! Das Ziel ist, eine optimale Lungenprotektion zu ermöglichen!

Durchführung

- Der iLA-Membranventilator wird mit einem arteriovenösen Shunt über die Leistengefäße (A. und V. femoralis) am Patienten angeschlossen.
- Über Seldinger-Technik werden arterielle Kanülen von 13–15 FR und venös von 15–17 FR eingebracht. Die Kanülengröße richtet sich dabei nach der Größe der Blutgefäße, die im Vorfeld per Ultraschall bestimmt werden sollte.
- Der mittlere arterielle Blutdruck soll > 60 mmHg betragen. Um diesen Blutdruck zu erreichen, sind ggf. blutdrucksteigernde Medikamente nötig. Dadurch wird ein Blutfluss von 0,5–2,5 l/Min. erreicht. Ein spezieller Monitor,

der nach dem Dopplerprinzip arbeitet, ermöglicht es, den Blutfluss im System zu überwachen.
- Durch einen Gasanschluss wird Sauerstoff in das System geleitet, der max. Gasfluss beträgt 10–12 l/Min.
! Die Höhe des Blutflusses über das System bestimmt in erster Linie den Umfang der Oxygenierung, die Höhe des Gasflusses bestimmt den Umfang der CO_2-Eliminierung.
- Gas und Blut werden durch eine Diffusionsmembran aus Polymethylpenten (Oberfläche 1,3 m^2) mit niedrigem Widerstand (analog der natürlichen Lunge) separiert, sodass sowohl Gerinnselbildung als auch der Austritt von Plasma verhindert werden.

Der iLA-Membranventilator trägt auch zur Oxygenierung bei, doch ist diese Wirkung durch die relativ geringe Blutflussrate und den arteriellen Zufluss limitiert. Bei niedrigem paO_2 kann der iLA-Membranventilator zu einer vorübergehenden weiteren Abnahme des paO_2 führen, weil eine erhöhte gemischt-venöse Sättigung zur Reduktion der hypoxischen pulmonalen Vasokonstriktion führen könnte, sodass der pulmonale Rechts-Links-Shunt zunächst gesteigert wird.

Hohe Beatmungsdrücke können andererseits zu einer Zunahme des funktionellen Totraums führen, der durch Einstellen protektiver Beatmungsparameter reduziert werden kann.
- Das System ist mit Heparin beschichtet, zusätzlich wird eine Heparinisierung (ca. 5–10 IE/kg/h) mit dem Ziel empfohlen, die PTT um 50–55 Sek. bzw. die ACT um 120–140 Sek. einzustellen (▶ Kap. 13)
- Das System hat eine Standzeit bis zu 29 Tagen und müsste spätestens dann gewechselt werden.
- Das System wird zwischen den Beinen des Patienten positioniert. Über eine spezielle Haltevorrichtung ist es gegen ein Umkippen gesichert. Aufgrund der kompakten Bauweise sind auch ein Transport des Patienten und eine Bauchlagerungstherapie (▶ 3.4) möglich.

Indikationen
Der Einsatz ist dann indiziert, wenn trotz protektiver Beatmungseinstellung ein adäquater Gasaustausch nicht erreicht werden kann und/oder insbesondere eine schwere respiratorische Azidose (▶ 6.4) droht. Ebenso kann durch die extrakorporale CO_2-Eliminierung die Atemarbeit des Patienten gerade in der Weaning-Phase reduziert werden. Eine CO_2-Eliminierung kann auch indiziert sein, um in bestimmten klinischen Konstellationen Einfluss auf den zerebralen Perfusionsdruck zu nehmen.
- Akutes Lungenversagen (ALI, ARDS ▶ 11.8)
- Muskuläre Erschöpfung, z. B. exazerbierte COPD (▶ 11.16), Weaning (▶ 4.5.5)
- Gesteigerter intrakranieller Druck, z. B. Schädel-Hirn-Trauma (▶ 11.74)
- Bridge-to-Lung-Transplantation
- Transport des kritisch kranken Patienten (▶ 3.1.2)

Kontraindikationen
- Heparininduzierte Thrombozytopenie (HIT)
- Schwerer kardiogener oder septischer Schock (▶ 12.2.3, ▶ 12.2.4), wenn ein ausreichend hoher arterieller Mitteldruck nicht erreicht werden kann und der

zusätzliche extrakorporale, arteriovenöse Shunt ein unvertretbares Risiko für den Patienten darstellen würde
- Patienten mit einem schlechten Gefäßstatus (pAVK) oder auch bei Z. n. Gefäßoperation im Bereich der Punktionsstelle

Limitation
Aufgrund der Kanülengröße ab 13 FR und der Größe des arteriovenösen Shunts darf das Verfahren erst bei Patienten ab 20 kg KG eingesetzt werden.

Komplikationen
- Ischämie des arteriell punktierten Beins
! Neben der regelmäßigen Inspektion des Beins sowie der Kontrolle der Fußpulse wird empfohlen, die Sauerstoffsättigung an dieser Extremität zu überwachen und die Extremität **warm** zu halten (▶ 8.3.3)
- Fibrin- oder Fettablagerungen im System, die ggf. einen Austausch des Membransystems erforderlich machen. (Ggf. auch Umstellen der Sedierung bei Verwendung fettreicher Emulsionen.)
- Thrombenbildung im System
- Luftbildung, wenn z. B. der Gasdruck bei temporärer schwerer Hypotension den Blutdruck übersteigt
- Typische Komplikationen bei Gefäßpunktion, z. B.:
    - Blutungen im Punktionsbereich
    - Infektion der Punktionsstelle
    - Dislokation der Kanüle → erfordert ein umgehendes Handeln, um größere Blutverluste zu vermeiden

Pumpengestützte extrakorporale Lungenunterstützung

Die pumpengestützte extrakorporale Lungenunterstützung ist z. B. am Cardiohelp-System® der Firma Maquet realisiert, das seit Kurzem auf dem Markt ist. Das System bietet verschiedene Möglichkeiten der Lungenunterstützung:
- Die ausschließliche Unterstützung der Lungenfunktion als
    - Unterstützung von Oxygenierung *und* CO_2-Elimination
    - Pumpengestützte Lungenprotektion mit Schwerpunkt CO_2-Elimination
- Die Unterstützung der Lungenfunktion mit gleichzeitiger Entlastung der Pumpfunktion des Herzens. Dazu wird es zwischen eine Vene und eine große Arterie geschaltet.

Durch die kompakte Größe kann das System auch beim Patiententransport eingesetzt werden.
Sowohl bei der veno-venösen Anwendung als auch bei der veno-arteriellen Anwendung *Ventrikel Assist Device* wird das Cardiohelp-System® mit dem **HLS-** (Heart-Lung-Support)-**Modul** bestückt. Dieses besteht aus einer künstlichen Lunge mit Diffusionsmembran und biokompatibler Beschichtung.
Das HLS-Modul ist in zwei Größen erhältlich (HLS Set Advanced 5.0 bzw. 7.0):
- Die Oberfläche der Gasaustauschmembran beträgt 1,3 bzw. 1,8 m^2.
- Das Füllvolumen des Moduls beträgt 240 bzw. 273 ml, inkl. Füllung der 2,3 m langen Schläuche 570 bzw. 600 ml.
- Der Blutfluss beträgt 0,5–5 bzw. 0,5–7 l/Min.

Integriert sind ein Wärmetauscher sowie Sensoren zur Überwachung des Drucks im zuleitenden und ableitenden Schlauchsystem bzw. im Modul (arterieller, venöser und interner Druck), der Temperatur, der venösen Sättigung sowie des Hämo-

8.2 Nichtoperative Therapie

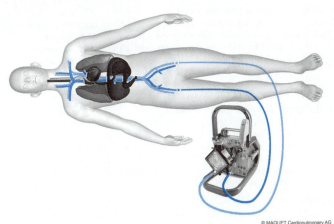

Abb. 8.12 Cardiohelp-System (Firma Maquet), hier mit veno-venöser Kanülierung zur Lungenunterstützung. [V141]

globin- und Hämatokritwerts. Das Modul hat eine Standzeit von 30 Tagen. Das Cardiohelp-System® kann auch bei kardiochirurgischen Eingriffen eingesetzt werden. Dann muss das System jedoch mit anderen Modulen bestückt werden.

Aufbau
Die Punktion entspricht der bei der pumpenfreien ECLA (oben). Für dieses Verfahren stehen Katheter der Größen 15–29 FR. (Länge 15–55 cm) zur Verfügung.
- Zur v-v-ECLA oder PALP werden zwei zentrale Venen punktiert, i. d. R. V. femoralis, V. subclavia oder V. jugularis
- Zur v-a-ECLA wird eine zentrale Vene (meist V. femoralis) und eine große Arterie (z. B. A. femoralis oder A. subclavia) punktiert.

Die blutführenden Teile des Systems werden mit Infusionslösung gefüllt. Über einen speziellen, mit einem Bakterienfilter versehenen Gasanschlussschlauch wird die mit Flüssigkeit gefüllte Membranlunge mit einer Sauerstoffquelle verbunden (Sauerstoffflow von 2–12 l/Min. einstellen). Gas und Blut werden durch eine Diffusionsmembran aus Polymethylpenten mit niedrigem Widerstand (analog der natürlichen Lunge) separiert, sodass sowohl eine Gerinnselbildung als auch der Austritt von Plasma verhindert werden.

Funktionsprinzip
Die Pumpengeschwindigkeit (Turbine) bestimmt den Blutfluss durch die Membranlunge:
- Je höher der Blutfluss durch die Membranlunge ist, desto effektiver ist der Gasaustausch (insbesondere die Oxygenierung wird von der Höhe des Blutflusses bestimmt; die CO_2- Elimination wird v. a. von der Höhe des Gasflusses bestimmt).
- Je geringer der Blutfluss durch die Membranlunge, desto größer ist die Gefahr, dass es zur Bildung kleinster Blutgerinnsel und dadurch zur Verstopfung der Membranlunge kommt.

Indikationen und Kontraindikationen
Indikationen und Kontraindikationen entsprechen denen bei pumpenfreier ECLS (oben); Ausnahme sind Einschränkungen der kardialen Pumpfunktion: Auch bei MAP < 60 mmHg kann eine pumpengestützte ECLA durchgeführt werden.
! Bei kardiopulmonaler Reanimation kann das System im Gegensatz zum pumpenlosen System offen beiben, insbesondere bei v-a-ECLA.

Extrakorporale Membranoxygenierung und CO_2-Elimination (mit Pumpe) Lungenersatzverfahren
Bei diesem Verfahren handelt es sich um ein System, bei dem mittels einer Zentrifugalpumpe, die weniger Hämolyse als eine Rollerpumpe verursacht, Blut durch einen Oxygenator (Membranlunge) transportiert wird. Diese hat eine Oberfläche von bis 2,5 m² und ein Füllvolumen bis ca. 300 ml Blut. Hier können im Gegensatz zu den oben vorgestellten Verfahren eine komplette Oxygenigerung des Blutes und Elimination des CO_2 stattfinden.

Indikationen
Es wird zunächst versucht, durch eine optimierte Therapie (Beatmung ▶ 4.5, Flüssigkeitsregime ▶ 6.3, Lagerungstherapie ▶ 3.4, Inhalation von Vasodilatatoren) einen ausreichenden Gasaustausch zu erreichen.
- Verhältnis von $paO_2/FiO_2 \leq 50$ mmHg wird als Fast-Entry-Kriterium bezeichnet → die ECMO wird umgehend begonnen
- Verhältnis paO_2/FiO_2 trotz optimierter Therapie 50–100 mmHg → innerhalb von 5 Tagen wird die Entscheidung zur ECMO gefällt

Kontraindikationen
Kontraindikationen sind u. a.:
- Unheilbare Grunderkrankungen, z. B. Tumoren, terminale Lungenerkrankungen
- Schwerste Schädigungen des ZNS, z. B. nach Hirnblutungen
- Multiorganversagen (▶ 11.55)
- Schwere Herzinsuffizienz (▶ 11.28)
- Hohes Lebensalter

Zugangswege
- Als Zugangsweg wird meist in Seldinger-Technik z. B. ein 23-FR-Katheter in die V. femoralis zur Entnahme des Blutes (Drainagekanüle) sowie ein 19-FR-Katheter in die V. jugularis zur Rückführung des oxygenierten Blutes gelegt.
- Alternativ können auch beide Katheter in je eine V. femoralis platziert werden.
- Durch die großlumigen Katheter können Flussraten von ca. 4–6 l/Min. erreicht werden. Je höher der Fluss, umso höher sind die Sogwerte vor der Pumpe, die bis zu 300 mmHg betragen können und eine Hämolyse verursachen können. Deshalb wird versucht, die Flussraten deutlich niedriger zu halten.

Das System
- Das System besteht aus folgenden Bestandteilen:
  - Zentrifugalpumpe
  - 1 oder 2 Oxygenatoren

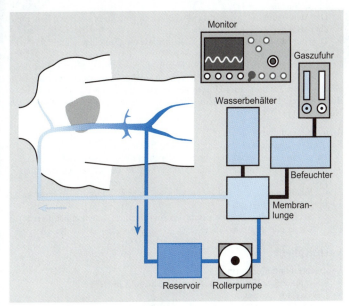

Abb. 8.13 Schematische Darstellung des Systems zum extrakorporalen Gasaustausch bei ECMO und ECCO$_2$-R. [R203]

- Im Oxygenator integrierter Wärmetauscher
- Frischgaszufuhr
- Zusätzlich wird durch genaues Monitoring die Therapie überwacht
- In manchen Kliniken werden 2 Oxygenatoren parallel verwendet, um im Falle eines notwendigen Wechsels des Oxygenators, z. B. Clotting durch Gerinnsel, die Therapie fortsetzen zu können. Manche Kliniken benutzen einen Oxygenator. Dieses ist preiswerter und ggf. wird z. B. nach einer Woche das komplette System gewechselt.
- Die Komponenten, die mit Blut in Kontakt kommen, sind mit Antikoagulanzien (z. B. Heparin) beschichtet. Dadurch kann die systemische Antikoagulation reduziert werden, Zielgröße ist eine PTT von 40–50 Sek. bzw. ein ACT von 130–150 Sek. (▶ Kap. 13).

Durchführung

Häufig wird das Verfahren zur CO$_2$-Elimination durchgeführt, dabei sind Blutflussraten von 0,5–5 l/Min. notwendig. Neben der Kanülierung ist es vom Grad der Lungenschädigung abhängig.

Zusätzlich wird der Patient beatmet, dabei werden die Kriterien der lungenprotektiven Beatmung angewendet. **Ziel ist, dass sich die Lunge erholen kann.**

- Durch eine geringe Druckamplitude sollen Scherkräfte vermieden, durch einen ausreichend hohen PEEP (18–20 mbar) die Lungenbezirke offen gehalten werden.

- Die Atemfrequenz wird niedrig (4–6/Min.) eingestellt, es wird dem Patienten aber ermöglicht, CPAP zu atmen.
- Die Sauerstoffkonzentration ist so niedrig wie möglich eingestellt, Ziel ist ein $pO_2 \geq 70$ mmHg.

Bei Patienten mit einer ausgeprägten Herzinsuffizienz (▶ 11.28) und einem kardiogenen Schock (▶ 12.2.3) kann ein veno-arterieller Zugangsweg indiziert sein. Hierbei fließt das Blut unter Umgehung des Herzens in eine Arterie zurück. Dadurch entsteht ein Parallelkreislauf. Zur Umgehung der Lunge und Entlastung des Herzens.

Anwendungsdauer
Die Anwendungsdauer ist abhängig von den Indikationen:
- Bei einem Lungenersatzverfahren sind mehrere Wochen möglich
- Bei Herzinsuffizienz/kardiogener Schock wird die Ursache erfolgreich therapiert durch:
  - Medikamente, z. B. positiv inotrope Substanzen, Diuretika, Antibiotika
  - Flüssigkeitstherapie
  - Als notwendige Unterstützung, bis ein Kunstherzsystem implantiert wird.
  - Dieses dauert meist wenige Tage.

Intensivpflege

Beobachten und Monitoring
- Kontinuierliche Kontrolle der Herz-Kreislauf-Parameter
- Temperatur und SaO_2
- Klinik des Patienten
- Sedierungstiefe anhand eines Schemas überprüfen
- Kontrolle und ggf. Korrektur der Beatmung, möglichst lungenprotektive Beatmung wählen
- Bilanzierung

Kontrolle der Blutwerte
- Insbesondere der Gerinnung und der Blutgasanalyse
- Zu Beginn, bei veränderten Einstellungen und bei hoher Heparinisierung sind häufige Kontrollen notwendig
- Laborparameter Entzündungszeichen, ggf. mikrobiologische (Sreening-)Untersuchungen

Überwachung der ECMO
- Gemessene Drücke, Flow, Temperatur, Flüssigkeitsstand, Gaszufuhr, freier Gasaustritt
- Kontrolle des Systems auf Lecks, Thrombenbildung, Luftblasen
- Schlauchführung, Punktionsstellen der Kanülen

> **Achtung**
> Beim Einsatz der ECMO kann es zu jedem Zeitpunkt zu Komplikationen kommen. Neben den Notfalleinrichtungen auf der Station stehen auch immer Blutkonserven bereit!

Prophylaxen
Dekubitusprophylaxe (▶ 3.3.1): Patienten sind extrem gefährdet

Bewegungsplan
Bei Positionsveränderungen der Patienten ist ein besonderes Augenmerk auf die Kanülen, die Schlauchführung sowie die Drücke der ECMO zu richten, um eine Diskonnektion, ein Herausrutschen sowie ein Abknicken oder Ansaugen sofort zu bemerken.

Körperpflege
Minimal Handling: Die Pflegetätigkeiten werden insbesondere zu Beginn auf ein notwendiges Maß reduziert. U. U. haben die Patienten nach einem kardiochirurgischen Eingriff ein noch nicht osteosynthetisch verschlossenes Sternum (▶ 8.3.2).

Ernährung
Frühzeitige enterale Ernährung (▶ 6.2.1)

Komplikationen
- Starker Blutdruckabfall beim Anschluss des Systems, hier wird auf einen hohen systolischen Blutdruck geachtet
- Blutungen an den Punktionsstellen
- Entwicklung einer heparininduzierten Thrombozytopenie (HIT)
- Thrombenbildung im System
- Leckagen im System mit Blutaustritt
- Luftembolie
- Schädigung der Blutbestandteile durch mechanische Beanspruchung und daraus resultierend eine verschlechterte Gerinnung

Ausblick
Die ECMO zeigte in Studien bei reifen Neugeborenen eine deutlich höhere Überlebensrate. Die Überlebensrate bei Erwachsenen liegt zwischen 31 % bei kardiologischen und 51 % bei respiratorischen Patienten.

Literatur
Bein T, Philipp A, Zimmermann M, Müller T, Schmid FX. Extrakorporale Lungenunterstützung. Dtsch med Wochenschr, 2007; 132: 488–491.

Hillebrandt A, Rothaug O, Kaltwasser A, Dubb R, Hekler M Aspekte der Intensivpflege und -überwachung eines Patienten mit einer interventionellen Lungenassistenz (iLA). Intensiv, 2007; 15: 221–229.

Reng M, Philipp A, Kaiser M, Pfeifer M, Gruene S, Schoelmerich J. Pumpless extracorporeal lung assist and adult respiratory distress syndrome. THE LANCET, 2000; 15 (356): 199–200.

Fischer S, Simon A, Welte T, Hoeper M, Meyer A, Tessmann R, Gohrbandt B, Gottlieb J, Haverich A, Strueber M. Bridge to lung transplantation with the novel pumpless interventional lung assist device NovaLung. The Journal of Thoracic and Cardiovascular Surgery, 2006; 3 (131): 719–723.

Bremer U. Pflege bei ECMO. Die Kinderkrankenschwester, 2005; 24 (10).

Schäfer S, Kirsch F, Scheuermann G, Wagner R. Fachpflege Beatmung. 6. A., München: Elsevier, 2011.

8.3 Intensivpflege – Prinzipien bei operativen Eingriffen

8.3.1 Allgemeine Pflege bei operativen Eingriffen

Susanne König

Präoperative Versorgung

Allgemeine präoperative Vorbereitung
Während der Intensivpflege handelt es sich häufig um eine notfallmäßig durchzuführende Operation, d. h., die Vorbereitungen müssen sich auf das Notwendigste beschränken. Für einen geplanten Eingriff beim Intensivpatienten muss die laufende intensivmedizinische Therapie mit dem OP-Termin koordiniert werden.

Patientenaufklärung
Die ärztliche und pflegerische Aufklärung sollte möglichst rechtzeitig und in ruhiger Atmosphäre stattfinden. Die Pflegende informiert auch den bewusstlosen Patienten über einen geplanten Eingriff.
Wesentliche Inhalte der pflegerischen präoperativen Patientenaufklärung sind:
- Informationen über den postoperativen Aufenthalt auf der Intensivstation oder Intermediate Care, auch auf dortige Geräuschkulisse hinweisen
- Erklärungen über die Aufwachphase und die Möglichkeit, durch eine notwendige Nachbeatmung nicht sprechen zu können
- Erklärungen möglicher apparativer und pflegerischer Interventionen
- Information über Besuchsregelungen auf der Intensivstation und Handhabung der telefonischen Auskunft
- Information über z. B. postoperatives Schmerzmanagement, postoperative Bewegungsabläufe (z. B. nach Sternotomie), erste Mobilisation, Atemtherapie, Hustentechniken

Diagnostik
- Labor:
  - Gerinnungsstatus
  - BB, BGA, BZ, Elektrolyte
  - Harnstoff, Kreatinin, GOT, GPT, γ-GT, Bilirubin, Amylase, Lipase, evtl. CRP, alk. Phosphatase
  - Blutgruppe, Kreuzblut
- Blut- und/oder Blutprodukte (z. B. EK ▶ 8.2.1) auf Anordnung bestellen
- EKG, Rö-Thorax, je nach Krankheitsbild weitere bildgebende Verfahren, z. B. sonografische Befunde

Patienten vorbereiten
- Nahrungskarenz 6 h vor geplanter OP oder nach Vorgabe des Anästhesisten. Bei liegender Ernährungssonde Nahrungszufuhr einstellen und Ablaufbeutel anbringen
- Bei geplanten abdominalen Eingriffen, wenn zeitlich möglich, Abführmaßnahmen durchführen, z. B. GOLYTELY®
- Wenn möglich, präoperative Körperpflege, Patienten nicht eincremen:

8.3 Intensivpflege – Prinzipien bei operativen Eingriffen

- Zahnprothesen, Schmuck, Haarteile, sonstige Prothesen (Kontaktlinsen) entfernen, kennzeichnen und sachgerecht aufbewahren, in der Dokumentation vermerken
- Ggf. Make-up, Nagellack an Fuß- und Fingernägeln entfernen
- Rasur nach hausinternem Standard kurz vor dem Eingriff im OP
- Medizinische Thrombosestrümpfe (▶ 3.3.3) nach ärztlicher AO; sauberes Hemd anziehen
- Anlage von Blasendauerkatheter (▶ 5.4.1) und Magensonde (▶ 5.3.1) im OP (wenn nicht vorhanden)
- Prämedikation nur nach Anordnung des Anästhesisten
- Laufende Low-Dose-Heparinisierung 2 h vor OP-Beginn absetzen
- Anzutrebende Laborwerte: Quick > 60 %, PTT 26–37 Sek.
- Transport zum OP organisieren (▶ 3.1.2)
- Übergabezeit mit dem OP-Pflegepersonal absprechen
- Arzt zur Begleitung der Fahrt in den OP organisieren
- Innerklinischer Transport (▶ 3.1.2), darüber hinaus:
  - Röntgen-Bilder, aktuelle Laborwerte
  - Krankenakte, aktualisierte ärztliche und pflegerische Dokumentation, Einverständniserklärung des Patienten oder der Angehörigen
  - Ggf. Aufzugschlüssel für Vorzugsfahrt mitnehmen

! Einholen der Einverständniserklärung und Information der Angehörigen ausschließlich durch den Arzt!

Übergabe an das Anästhesiepersonal
- Vorstellung des Patienten mit Namen
- Unterlagen
- Über Vorerkrankungen informieren
- Laufende Therapie, evtl. Bilanz
- Auf bekannte Allergien und Überempfindlichkeiten hinweisen
- Nach Übergabe des Patienten, frisches Bett organisieren, Platz reinigen und vorbereiten

Allgemeine postoperative Pflege

Intensivpatienten aus dem OP übernehmen
▶ 3.1.2 Innerklinischer Transport
! Persönlich den Bewusstseinszustand des Patienten überprüfen (▶ 3.2.1)
- Die Pflegenden stellen sich dem Patienten mit Namen vor.

Übergabe durch Anästhesisten/Operateur
Mündliche und schriftliche Informationen einholen über:
- Art und Verlauf von OP und Narkose
- Intraoperative Besonderheiten, z. B. Zwischenfälle, Kreislaufinstabilität, starker Blutverlust
- Anordnungen über Umgang und Beobachtung von Wunden und Drainagen:
  - Zeitpunkt des Verbandswechsels
  - Drainagen: Lage, Sog, Spülung, Abklemmen, Liegedauer
  - Besondere Lagerung beachten

- Angeordnete Medikation, Infusionstherapie und postoperative Röntgenkontrollen
- Aktuelle Vitalwerte und Beatmungsparameter

Darüber hinaus sind folgende Kontrollmaßnahmen durchzuführen:
- Klinische Kontrolle und Funktionskontrolle von Zu- und Ableitungen
- Hautzustand des Patienten am ganzen Körper kontrollieren, ggf. Schäden dokumentieren (▶ 3.2.2)
- Vorhandensein von Blutkonserven → Zeit beachten, wie lange Blutkonserven noch verwendet werden dürfen! (▶ 8.2.1)
- Unterlagen auf Vollständigkeit prüfen: Narkoseprotokoll, ärztliche und pflegerische Dokumentation, Röntgenbilder, Labor
- Neutralelektrode entfernen
! Bei Unklarheiten immer nachfragen!

Patienten versorgen
- Beatmete Patienten immer zu zweit versorgen → Sicherheit gewährleisten
- Beatmungs- und Infusionstherapie nach schriftlicher Verordnung des Arztes anschließen
- Bedarfsgerechtes Monitoring (▶ 3.2): EKG, RR, Pulsoxymetrie, Temperaturüberwachung anbringen
- Sonden, Katheter und Drainagen auf Funktion prüfen, ggf. leeren, sicher fixieren, dokumentieren
- Verbände auf Nachblutung kontrollieren
- Bei Hypothermie Heizsysteme verwenden
- Laborkontrollen durchführen: BGA, BB, Elektrolyte und weitere nach ärztl. AO
- Bei Bilanzierung Ein- und Ausfuhr während der OP berücksichtigen → siehe Anästhesieprotokoll
- Alle klinischen Befunde und erhobene Werte dokumentieren, z. B. Vitalzeichen, Ausscheidungen, Bewusstsein

8.3.2 Postoperative Intensivpflege nach kardiochirurgischen Eingriffen

Sabine Pfeffer

Eingriffe am Herzen werden operationstechnisch vorwiegend nach medianer Sternotomie und unter Einsatz einer Herz-Lungen-Maschine (EKZ = extrakorporale Zirkulation) in Hypothermie durchgeführt. Die postoperative Versorgung und Pflege eines Patienten nach kardiochirurgischen Operationen, z. B. aortokoronarem Bypass oder Herzklappenersatz, orientiert sich somit an den Auswirkungen und Komplikationen der Operation an dem Organ einerseits und den Auswirkungen der extrakorporalen Zirkulation und Hypothermie andererseits.

Funktion der EKZ
- Extrakorporale Zirkulation ist ein Standardverfahren
- EKZ übernimmt wichtige Organfunktionen (Pumpfunktion, Gasaustauschfunktion)
- Aufrechterhaltung eines ausreichenden Perfusionsminutendruck
- Ausreichende Gasaustauschfunktion
- Kardioplegische Stilllegung des Herzens durch totalen Bypass

8.3 Intensivpflege – Prinzipien bei operativen Eingriffen

Folgen der EKZ/OP

Die EKZ übt eine Vielzahl pathologischer Einflüsse auf den Organismus aus. Die Ausprägung der pathologischen Symptome und deren Rückbildung verlaufen sehr unterschiedlich.

- Schädigung der Kapillarmembran, Zunahme der interstitiellen Flüssigkeit (Ödeme)
- Anstieg des extravasalen Lungenwassers bis zum Lungenödem
- Kolloidosmotischer Druck sinkt, Eiweißverlust
- Myokardödem
- Hypovolämischer oder kardiogener Schock, Low-Cardiac-Output-Syndrom
- Hämorrhagische Diathese
- ARDS (▶ 11.8)
- Hypotonie oder Hypertonie
- Herzrhythmusstörungen (▶ 11.29)
- Thromboembolien, Luftembolie im Rahmen der Operation
- Apoplektischer Insult durch Ablösung arteriosklerotischer Plaques
- Allgemein neurologische Komplikationen, z. B. verzögertes Erwachen, postoperative Verwirrtheit, reversible neurologische Ausfälle, Koma
- Primäre Hypothermie

Unkomplizierter postoperativer Verlauf

- Initiale Intensivphase → geprägt durch Hypovolämie und Hypothermie, hypertone und hypotone Phasen
- Phase der Wiedererwärmung
- Hämodynamische Entwöhnung
- Mobilisierung interstitieller Flüssigkeit

Hypothermie

- Abkühlen während der extrakorporalen Zirkulation, bewirkt Zunahme des Tonus der Arteriolen, peripherer Gefäßwiderstand steigt
- Mit zunehmender Erwärmung fällt der periphere Widerstand ab, Flüssigkeitsbedarf nimmt durch Vasodilatation zu, Sauerstoffbedarf steigt
- Wiedererwärmung geschieht oft bei überschießender Körpertemperatur und weiterhin erniedrigter peripherer Körpertemperatur
- ! Volumentherapie regelt die rasch wechselnden Kreislaufschwankungen → Stabilisierung der Hämodynamik

Auswirkungen und Behandlung der Hypothermie

- Kältezittern → beruht auf ungenügender Erwärmung nach intraoperativer Hypothermie → Anstieg des myokardialen Sauerstoffbedarfs bei Wiedererwärmen
- Engmaschige Überwachung der Körpertemperatur, z. B. Bluttemperatur
- Aktive Erwärmung durch warme Decken, Warm touch® → bei Kältezittern auf ärztl. AO Dolantin®
- Die Aufwärmphase erfordert eine angepasste Volumentherapie, da mit der Wiedererwärmung ein zuvor durch Hypothermie und Zentralisation nicht erkennbarer Volumenmangel in Erscheinung treten kann.
- Ausreichende Analgesie und Sedierung

Achtung
Oft kann der arterielle Blutdruck im Normbereich sein, aber der periphere Widerstand ist hoch, der Herzindex (CI ▶ 3.1.5, PAK u. PiCCO) niedrig und das intravasale Volumen vermindert.

Hypovolämie
- Kapillarleckage durch die EKZ mit Einlagerung interstitieller Flüssigkeit
- Ungenügender Ersatz von Blutverlusten
- Dehydrierung durch präoperative Diuretikabehandlung
- Beatmung mit PEEP (▶ 4.5.1)
- Osmotische Diurese

Auswirkung und Behandlung des Volumenmangels
- Ausreichende Volumengabe (Kolloide, kristalline Lösungen) unter Beobachtung der Füllungsdrücke und Ausscheidung
- Bei Normotonie kann die eingelagerte Flüssigkeit mittels Diuretika ausgeschwemmt werden.

Achtung
Volumenmangel ist nicht immer leicht zu erkennen, besonders wenn die rechts- und linksventrikulären Füllungsdrücke normal sind → zu beobachten ist die „schwankende" arterielle Druckkurve.

Hypertonie
- Zugrunde liegende Herzerkrankung (▶ 11.41)
- Herztrauma der Operation
- Die Reaktion des Organismus auf das Trauma

Auswirkung und Behandlung der Hypertonie
- Heftige Blutdruckschwankungen mit Blutdruckspitzen
- Blutdruck (100–140 mmHg systolisch)
- Genügend Analgesie
- Nitropräparate (▶ 9.2.2)

Komplizierter postoperativer Verlauf
- Hypovolämie bis zum hämorrhagischen Schock (▶ 12.2.2)
- Herzinsuffizienz bis zum kardiogenen Schock (▶ 12.2.3)
- Perikardtamponade (▶ 11.64)
- Bradykarde und tachykarde Rhythmusstörungen (▶ 11.29)
- Spezielle pulmonale Komplikationen
- Myokardinfarkt (▶ 11.57)
- ARDS (▶ 11.8)
- Postoperatives Nierenversagen (▶ 11.58)

Low-Cardiac-Output-Syndrom
Das Low-Cardiac-Output-Syndrom bezeichnet ein Pumpversagen des Herzens:
- Zu niedriges Herzzeitvolumen (HZV ▶ 3.2.5, PAK u. PiCCO) für eine ausreichende Sauerstoffversorgung des Organismus → unzureichende Organdurchblutung → sekundäre Organschäden können entstehen

8.3 Intensivpflege – Prinzipien bei operativen Eingriffen

Das akute Low-Cardiac-Output-Syndrom kann zu schwerwiegenden Komplikationen führen:
- Lebensbedrohliche Entgleisung des Säure-Basen-Haushalts (▶ 6.4)
- Multiorganversagen (▶ 11.55)
- Tod

Ursachen
- Ungenügende Myokardprotektion während der EKZ
- Akuter Myokardinfarkt (▶ 11.57)
- Nicht korrigierter Restdefekt
- Vorbestehende Ventrikelstörungen
- Perikardtamponade (▶ 11.64)
- Hypoxie

Klinische Manifestation
Klinische Manifestation des Low-Cardiac-Output-Syndroms:
- Herzindex < 2,2 l/Min/m^2
- Peripherer Widerstand stark erhöht > 1.100
- Hypotension
- Tachykardie
- Schwache periphere Pulse
- Oligurie < 20 ml/h
- Haut blass und kalt
- Metabolische Azidose (▶ 6.4)

Behandlung des Low-Cardiac-Output-Syndroms
- Therapie richtet sich nach der zugrunde liegenden Ursache
- Pulmonaliskatheter- oder PiCCO-gesteuerte (▶ 3.2.5) Volumen- und Katecholamintherapie
- Stabilisierung des Herzrhythmus (▶ 11.29)
- Therapie der Herzinsuffizienz (▶ 11.28)
- IABP (▶ 8.2.12) zur Entlastung und verbesserten Oxygenierung des linken Ventrikels

Postoperative Nachblutung
Postoperative Nachblutungen treten nach kardiochirurgischen Eingriffen v. a. in der frühen postoperativen Phase auf.
- Ab einer Gesamtfördermenge der Thoraxdrainagen von > 200 ml/h handelt es sich um eine postoperativen Nachblutung → Arzt umgehend informieren
- Zu beachten ist, dass nicht alle Blutungen über die Drainagen abgeleitet werden. Daher immer auch die Möglichkeit eines Hämatothorax (▶ 11.67) oder einer Perikardtamponade (▶ 11.64) in Betracht ziehen.

Ursachen
- Chirurgische Blutung
- Ungenügende Antagonisierung von Heparin durch Protamin
- Störung der Thrombozytenfunktion durch die EKZ
- Risiko einer postoperativen Nachblutung erhöht sich mit der Dauer, die der Patient an der EKZ angeschlossen war, da es durch die Blutpumpen zur Hämolyse mit gestörter Thrombozytenfunktion kommen kann.

Patienten in den ersten postoperativen Stunden niemals unbeobachtet lassen, da jederzeit die Gefahr einer akuten lebensbedrohlichen Blutung, z. B. Anastomoseninsuffizienz, besteht, die ggf. eine sofortige Rethorakotomie erforderlich macht.

Perikardtamponade
▶ 11.64
- Entsteht durch Blutungen im hinteren Anteil des Perikards oder in das umgebende Mediastinum trotz Offenlassen des vorderen und seitlichen Perikards
- Die diastolische Füllung der Ventrikel wird vermindert, der ZVD (▶ 3.2.5) steigt an → Koronardurchblutung nimmt ab
- Entsteht oft schleichend nach mehreren OP-Tagen
- Herzfrequenz ↑, ZVD ↑, peripherer Widerstand ↑
- Pulsamplitude klein, Haut kalt und feucht
- Oligurie

Achtung
Bei der Perikardtamponade (auch Herzbeuteltamponade genannt) handelt es sich um eine lebensbedrohliche Situation → Tamponade muss entlastet werden!

Spezifische medizinische Therapie
- Evtl. Heparinisierung nach Kontrolle der Gerinnungswerte (▶ Kap. 13)
- Analgesie, ggf. Sedierung → Schmerzmanagement nach Schema (▶ Kap. 10)
- Evtl. IABP (▶ 8.2.12)

Respiratorische Behandlung
- Postoperative Nachbeatmung → Überwachung und klinische Beobachtung → ca. 2–24 h
- Extubation bei Normothermie, Kreislaufstabilität → Sauerstoffgabe nach Extubation
- Pflege bei Beatmung und bei Sauerstoffgabe

Katecholamine
- Starke Blutdruckschwankungen vermeiden
- Je höher die Dosierung, desto empfindlicher die Blutdruckreaktionen → überlappender Spritzenwechsel (▶ 5.1.5)
- Periphere Mangeldurchblutung → erhöhte Dekubitusgefahr → Vorbeugung durch Mikrolagerung (▶ 3.4) oder Luftkissenmatratze

Stoffwechselstörungen
- Elektrolytentgleisungen (▶ 6.3.1) → Elektrolytstatus
- Alkalose/Azidose → Säure-Basen-Haushalt (▶ 6.4)
- Diabetische Entgleisung
- Insulintherapie

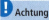
Achtung
Unter Diuretikagabe auf Zeichen der Hypokaliämie achten, z. B. Herzrhythmusstörungen. Engmaschige Kaliumkontrollen durchführen!

8.3 Intensivpflege – Prinzipien bei operativen Eingriffen

Drainagen
- Thoraxdrainagen (▶ 5.2.4)
- Mediastinaldrainage
  - Zur Inspektion der Herzgegend
  - Lage retrosternal im Mediastinum
- Kontinuierlicher Sog von 15–20 cmH₂O auf das Drainagesystem gewährleisten
- Auf frei durchgängige Drainagenschläuche achten → festsitzende Koagele durch Melken der Drainageschläuche beseitigen → Gefahr der Perikardtamponade
- Fördermenge der Drainagen und Aussehen des Sekrets während der ersten 24 h stündlich kontrollieren und dokumentieren
- Drainagen auf Fisteln beobachten
- Entfernung der Drainagen nach 48 h (Drainagenverlust < 100 ml in 12 h)
- Redondrainagen kontinuierlichen Sog gewährleisten → Entfernung nach 12 h
- Wundbehandlung
- Fäden bzw. Klammerentfernung nach 12 Tagen am Thorax und Bein bzw. nach Anweisung des Operateurs

Labor
- Postoperative Überwachung der ACT (Activated Clotting Time ▶ Kap. 13), da erneuter ACT-Anstieg aufgrund eines Heparin-Rebounds möglich ist
- Laborparameter → BB, Thrombozyten, Gerinnung, CK, CK-MB, LDH, Kreatinin, Harnstoff → häufiger BGA, Hb, Elektrolyte und BZ kontrollieren
- Elekrolytsubstitution → Kaliumwert auf 4,5–5,2 mmol/l halten, um Herzrhythmusstörungen vorzubeugen

Intensivpflege

Beobachten und Monitoring

EKG-Diagnostik und Rhythmustherapie
- Herzfrequenz → engmaschige Überwachung und Einstellung der Alarmgrenzen
- 12-Kanal-EKG schreiben
- Rhythmus und Rhythmusstörungen beachten (▶ 11.29) → Sinusrhythmus angestrebt
- Kontrolle der Schrittmacherfunktion → perikardiale Schrittmacherdrähte (▶ 8.2.9) oder implantierter Schrittmacher (▶ 8.2.9)
- Kontrolle des Serumkaliumwertes
- Bei auftretenden Arrhythmien evtl. Magnesiumgaben

Messkatheterüberwachung
- Ggf. Pulmonaliskatheter (PAK ▶ 3.2.5 u. 5.1.3), LAP Katheter
- Ggf. PiCCO-Katheter (pulse contour cardiac output), HZV-Messung basierend auf transkardiopulmonaler Messung nach der Thermodilutionsmethode (▶ 3.2.5)
- Arterieller Blutdruck (▶ 3.2.5) → engmaschige Überwachung und Einstellung der Alarmgrenzen

Hämodynamisches Profil
- Zentraler Venendruck (ZVD): 6–12 mmHg
- Pulmonalarteriendruck (PAP): 10–21 mmHg Mitteldruck
- Linker Vorhofdruck (LAP): 4–12 mmHg
- Gemischt-venöse Sauerstoffsättigung (SvO_2): Blutprobe aus dem distalen Lumen des PAK, Indikator für Sauerstoffaufnahme in der Peripherie
! Zur Beurteilung der Hämodynamik sind die präoperativen Pulmonaliswerte zu beachten.

Respiratorische Überwachung
- Überwachung der Beatmung: Pulsoxymetrie, Beatmungsparameter, BGA, Tubuslage und -fixierung, Bronchialtoilette
- Zügige Extubation des Patienten nach Anästhesie
- Überwachung des extubierten Patienten:
  - Pulsoxymetrie, Atemfrequenz
  - Adäquate Sauerstoffzufuhr gewährleisten

Körpertemperatur
- Kontinuierliche Überwachung der Körpertemperatur (▶ 3.2.3)
- Patienten kommen meist zentralisiert und unterkühlt aus dem OP → ggf. kontinuierliche Wärmezufuhr, Muskelzittern vermeiden (▶ oben)

Urinausscheidung
Nierenversagen (▶ 11.58) häufige Komplikation nach kardiochirurgischer OP, daher engmaschige Überwachung der Urinausscheidung:
- Stundenbilanz (1 ml/kg KG/h)
- 24-Stunden-Bilanz
- Diuretikagabe n. Anordnung
- Evtl. tägliche Gewichtsermittlung

Neurologische Überwachung
Mögliche neurologische Störungen: Durchgangssyndrom, Hemiparese, Tetraparese, Mediainfarkt, Hirnödem, Hirnblutung, daher Überwachung des Bewusstseins (▶ 3.2.1):
- Ansprechbarkeit, Orientierung, Sensibilität, Motorik
- Pupillenstatus kontrollieren
- Reflexe testen
- Beweglichkeit der Extremitäten
! Bei beginnendem Durchgangssyndrom frühzeitig medikamentös eingreifen → Gefahr der Sternuminstabilität

Kontrolle der Extremität nach Bypass-OP
Postoperative Kontrolle der Extremitäten auf Sensibilitätsstörungen und Durchblutungsstörungen nach Entnahme der A. radialis oder V. saphena magna (▶ 8.3.3):
- Seitengleiche Temperatur der Extremitäten
- Farbe, Sensibilität, Puls, Verband
- Zeichen eines Kompartmentsyndroms durch Einblutungen

Prophylaxen
- Pneumonie- und Atelektasenprophylaxe (▶ 3.3.4):
  - Sekretolyse
  - Ausreichende Analgesie → Schmerzmanagement, um Schonatmung und somit Atelektasenbildung zu vermeiden
  - Ggf. intensive Atem- und Inhalationstherapie, z. B. nichtinvasive Beatmungstherapie oder CPAP (▶ 4.4)
  - Atemstimulierende Einreibungen (▶ 3.4) und Unterstützung der Atemgymnastik durch die Physiotherapie
  - Unterstützung des Patienten beim Abhusten durch Kompression des Thoraxbereichs mittels eines Kissens oder durch Verschränken der Arme → Stabilisierung des Thorax
- Dekubitusprophylaxe (▶ 3.3.1)
- Obstipationsprophylaxe (▶ 3.3.7): für weichen Stuhlgang sorgen
- Stressulkusprophylaxe

Bewegungsplan
- Nach OP 30°-Oberkörperhochlagerung → Hirnödemprophylaxe, Pneumonieprophylaxe
- Bei kardialer und hämodynamischer Instabilität Patienten nicht belasten → Mikrolagerung (▶ 3.4) → ggf. postoperativ auf Luftkissenmatratze legen
- Bauchlagerung (▶ 3.4.2) bei stabilen Patienten möglich
- Sternumdehiszenz vermeiden:
  - Patient achsengerecht drehen
  - Schmerzmanagement → auf ausreichend Analgesie achten
  - Mobilisation nach kinästhetischen Gesichtspunkten (▶ 3.6.2) → scherungsarme Mobilisation und Lagerung → Patient in seinen Fähigkeiten und Dispositionen pflegekompetent unterstützen → Bewegung fördern
- Frühzeitige Mobilisation zur Vermeidung respiratorischer Komplikationen, z. B. Bettkante, Mobilisationsstuhl
- Bei komplikationslosem Verlauf am 1. postop. Tag Mobilisation in den Stuhl möglich

Ernährung
- Flüssigkeitsrestriktion und Diuretikagabe zur Mobilisierung interstitieller Ödeme
- Kontrollierte Zufuhr von Infusionen nach Anordnung → Bilanz
- Kostaufbau ab 1. postoperativen Tag (leichte Kost)
- Enterale Ernährung innerhalb von 24 h beginnen (▶ 6.2.1)

8.3.3 Postoperative Intensivpflege nach Gefäßeingriffen

Josef Kloo

Gefäßeingriffe
- Aortenaneurysma
- Karotisstenose
- Akuter Arterienverschluss
- Thrombose

Tab. 8.14 Weitere Arten von Gefäßeingriffen

Bypass oder Y-Graft	Umgehung der Stenosestelle bzw. Resektion und Überbrückung von Stenosestellen mit Kunststoff- oder Venentransplantaten
Embolektomie	Direkte (operative) oder indirekte (mit einem Fogarty-Katheter) Entfernung des Embolus
Erweiterungspatch	Gefäßerweiterung mit Kunststoffflicken
Hybrid	Offenes OP-Verfahren in Kombination mit endovaskulären Verfahren
Interposition und Prothese	Resektion und Überbrückung von Stenosestellen mit Kunststoff- oder Venentransplantaten
Luminale Sympathektomie	Partielle Ausschaltung der Sympathikuswirkung mit nachfolgender Erweiterung der eng gestellten Gefäße bei generalisierter arteriosklerotischer Stenosierung
Stent-Protheseneinsatz	Über die Leistenarterie eine durch Draht verstärkte Prothese von innen einbringen, das Aneurysma von innen schienen und ausschalten.
TEA (Thrombendarteriektomie)	Ausräumung von Kalkplaques mit Intimaverschlusszylinder
Transluminale Gefäßkanalisation	Dilatation stenotischer Bezirke mit einem doppellumigen Spezialkatheter

Besondere präoperative Pflege

Allgemeine präoperative Versorgung ▶ 8.3.1

Pflegerische Anamnese und Dokumentation
- Schwerpunkt liegt auf Erhebung des neurologischen Status, z. B. Lähmungserscheinungen, Sprachstörungen, Bewegungseinschränkungen Pupillenabweichungen, Erkrankungen der Augen (▶ 3.2.1)
- Erhebung von Begleiterkrankungen, z. B. Rhythmusstörungen (▶ 11.29), Hypertonus (▶ 11.28)

Weitere Maßnahmen
- Analog zur geplanten OP die Rasur nach hausinternem Standard durchführen
- Abführmaßnahmen rechtzeitig in Absprache mit dem Chirurgen durchführen
- Patienten abschirmen, evtl. leichte Sedierung und Analgesie

Besondere postoperative Pflege

Allgemeine postoperative Pflege ▶ 8.3.1
Prinzipien pflegerischen Handelns richten sich bei Eingriffen an den Gefäßen nach:
- Art des Operations- und Narkoseverfahrens
- Lokalisation des operierten Gefäßes
- Kenntnis möglicher Risiken und Komplikationen

Beobachten und Monitoring

Herz und Kreislauf
- Kontinuierliche Überwachung der Vitalparameter
- Blutdruck: ärztlicherseits angestrebten MAP-Wert (i. d. R. 70 mmHg) beachten und in Patientenkurve dokumentieren (wichtig wegen ausreichender zentraler Perfusion)
- Hypertone Phasen/Spitzen (Belastung der Gefäßnähte) durch Gabe von Antihypertensiva (▶ 9.2) und Analgetika (▶ 9.1.3) verhindern
- Körperkerntemperatur: unmittelbar postoperativ stdl. Kontrolle, später mind. 1 × pro Schicht

> Die Einstellung des Blutdrucks erfordert viel Fingerspitzengefühl und besonders in der frühen postoperativen Phase Präsenz am Patientenbett und eine genaue Beobachtung. Blutdruckspitzen sollten auf jeden Fall vermieden werden. Noch gefährlicher sind allerdings starke, schlagartige Abfälle des Blutdrucks für den zerebralen Perfusionsdruck. Immer daran denken, Patienten mit Gefäßschädigungen sind oftmals jahrelang an erhöhte Drücke adaptiert.

Atmung
- Auf alle Zeichen respiratorischer Störungen achten (▶ 3.2.4)
- Mögliche Vorerkrankungen kennen und in die Therapie einbeziehen, z. B. chronische Lungenerkrankungen
- Extubation so früh wie möglich anstreben!
- ! Schonatmung durch ausreichende Analgesie vermeiden!
- Atemgymnastik, Anleitung zum Abhusten, z. B. mit Thoraxkissen arbeiten, schleimlösende Maßnahmen, ausreichende Flüssigkeitszufuhr, wenn keine Trinkmengenbeschränkung
- Bei Thoraxdrainagen (▶ 5.2.4) besonderes Augenmerk auf die Atmung
- Hautbeoachtung auf „Knistern" als Anhalt für Luftansammlungen unter der Haut (Emphysembildung)
- Engmaschige Blutgasanalysen, v. a. bei beatmeten Patienten
- Atemstimulierende Einreibung → keine Vibrations- und Abklopftechniken durchführen!
- Mobilisation so früh wie möglich (in Absprache mit dem Arzt) (▶ 3.4)

> **Achtung**
> Wegen der Gefahr eines Spannungspneumothorax ist das Abklemmen von Thoraxdrainagen (▶ 5.2.4) kontraindiziert, besonders beim beatmeten Patienten. Die heute üblichen Drainagesysteme mit Wasserschloss ermöglichen einen problemlosen Transport.

Neurologische Überwachung
- Neurologie und Bewusstsein engmaschig kontrollieren: Pupillenkontrolle, Sensibilität, Motorik, Sprache
- Spinaldruckmessung und Spinalflüssigkeitsdrainage überwachen (▶ 3.2.7)
- Auf Querschnittssymptomatik achten (▶ 11.70)

Bilanzierung

Durch Abklemmen, möglicherweise Einschwemmen von Plaques und durch Myoglobinfreisetzung kann es postoperativ zu renalen Problemen kommen.
- Erfragen der Abklemmzeiten und Lokalisation der Abklemmung (wo wurde abgeklemmt, supra-/infrarenal?)
- Stundenbilanzierung, bei großen Eingriffen mind. über 24 h
- Ausgeglichenen Volumenstatus anstreben – ca. 200 ml/h
- Auf Blutbeimengungen achten (Verletzungen von Nachbarorganen, Ureteren usw.)
- ZVD

Drainagen- und Wundkontrolle
- Kontrolle und Beurteilung von Blutverlusten und Drainagesekreten aus liegenden Ableitungen
- Kontrolle und Dokumentation, ob Drainagen mit oder ohne Sog gelegt sind
- Fördermenge der Drainagen bilanzieren und dokumentieren → unmittelbar nach der OP stdl. Kontrolle, Dokumentation und Markierung an den Drainagegefäßen
- Verbände und Wundgebiet auf Zeichen einer Nachblutung kontrollieren
- Beobachten der Haut und der Schleimhäute, insbesondere Gesäßregion bei abdominellen Eingriffen (Bauchaortenaneurysma) (▶ 3.2.2)
- Kontrolle der Fußpulse:
  - Zunächst stdl., ab dem 2. postop. Tag 1 × pro Schicht
  - Beurteilung des Hautkolorits
  - Prüfung der Temperatur im OP-Gebiet zum Ausschluss eines thrombotischen Verschlusses
- Reperfusion („Kapillarpulse") prüfen
- Messen des Bauchumfangs bzw. des Beinumfangs bei Eingriffen an den Extremitäten → exakte Messstelle definieren!
- Entzündungszeichen im Wundgebiet
- Laborkontrolle: engmaschige Hb- und Gerinnungskontrollen, Laktat (erhöht bei Darmischämie)

Darmperistaltik
- Darmgeräusche auskultieren und dokumentieren
- Frühzeitiger Nahrungsaufbau mittels einer Ernährungssonde (▶ 5.3.1), um Spätfolgen für den Darm vorzubeugen
- Frühzeitiges Abführen nach Anordnung (spätestens 3. Tag)

Kardiovaskuläre Probleme
- Auf Infarktzeichen achten, z. B. durch Elektrolytkontrollen, CK-MB, EKG, klinische Zeichen
- Häufig postoperative Rhythmusstörungen (▶ 11.29), daher regelmäßig Kaliumkontrollen durchführen
- Regelmäßig Säure-Basen-Haushalt (▶ 6.4) kontrollieren

Bewegungsplan
! Vor Lagerungsmaßnahmen zur Vermeidung von Blutdruckanstiegen Analgetika verabreichen!

- Patienten nach größeren Eingriffen, ersten 6 h postop. nicht lagern, anschl. Lagerung vorsichtig unter Beachtung der Kreislaufsituation möglich
- Nach gelenküberschreitenden Eingriffen, z. B. Bypass oder Y-Prothese, max. Oberkörperhochlagerung 30°

Ernährung
- Abhängig von der jeweiligen Gefäßerkrankung und vom Operationsverfahren
- Wenn Peritoneum intraoperativ nicht eröffnet wurde, frühzeitige Nahrungsaufnahme möglich
- Immer Rücksprache mit dem Operateur halten

8.3.4 Postoperative Intensivpflege nach Lungenoperation

Andrea Masset

Operative Verfahren

Anatomische und nicht anatomische Keilresektion
= Entfernung eines keilförmigen Parenchymabschnitts aus einem Lungenlappen
Wird angewandt zur Entfernung gutartiger Geschwülste sowie zur histologischen Probenentnahme aus peripheren Tumoren. Die Gewebeausschneidung erfolgt unabhängig vom anatomischen Aufbau der Lunge.

Segmentresektion
= Entfernung eines Lungensegments oder einer Segmentgruppe mit den Segmentgefäßen und -bronchus
Das operative Vorgehen ist analog der Keilresektion, nur wird das Gewebe hier entlang der anatomischen Grenzen entfernt.

Lobektomie (Lappenresektion)
= Entfernung eines Lungenlappens. Werden rechtsseitig zwei Lungenlappen entfernt, handelt es sich um eine Bilobektomie.
Die Lappenresektion ist der meistdurchgeführte operative Eingriff bei einem Bronchialkarzinom. Die entstandene Höhle wird durch kompensatorische Überdehnung der Restlunge, leichtes Höhertreten des Zwerchfells und einer Verlagerung des Mediastinums zur operierten Seite hin, völlig ausgefüllt.

Pneumektomie
= Entfernung der rechten oder linken Lungenhälfte
Die Operationshöhle füllt sich mit seröser fibrinhaltiger Flüssigkeit. Eine eingelegte Bülau-Drainage (▶ 5.2.4) verhindert bei überschießender Flüssigkeitsproduktion eine drohende Mediastinalverlagerung. Im weiteren Verlauf bildet sich ein Fibrothorax. Die Höhle wird mit neu gebildetem Bindegewebe ausgefüllt. Später nach Monaten bis Jahren zieht sich das narbige Bindegewebe zusammen, verbunden mit z. T. erheblichen Spätfolgen:
- Hochtreten des Zwerchfells
- Verlagerung des Mediastinums zur operierten Seite hin
- Schrumpfung der Interkostalräume
- Fehlhaltung der Wirbelsäule (Skoliose)

Nach einer Pneumektomie muss das gesamte Herzminutenvolumen durch das Gefäßbett einer Lunge fließen,

Intensivpflege
Allgemeine postoperative Pflege ▶ 8.3.1

Patienten übernehmen
- Bettplatz mit einsatzbereitem Beatmungsgerät, Intubationszubehör und Absaugung vorbereiten
- Monitoring anschließen: HF, RR, ZVD, AF, Pulsoxymetrie, Temperatur; zuführende Leitungen ordnen
- Laufende Medikation ggf. durch stationsintensiven Dosierungsstandard anpassen und Therapie nach ärztlicher Anordnung fortführen
- In der Regel wird der Patient extubiert und mit einer O_2-Maske versorgt auf die Station gebracht
- Pleuradrainagen mit Sog verbinden (15–20 cmH_2O) ▶ 5.2.4
! Sogeinstellung nur nach ärztl. Anordnung

> **Lage der Drainagen**
> - Bei Pneumektomie liegt eine Thoraxdrainage (▶ 5.2.4) im Wundgebiet zur Überlaufkontrolle → dort darf der Sog max. 5 cmH_2O betragen, da es sonst zu einer Mediastinalverschiebung kommen kann, ggf. sind diese Drainagen ohne Sog (nach Maßgabe des Operators)
> - Nach Lungenteilentfernungen liegen häufig zwei Pleuradrainagen (eine vordere und eine hintere) mit einem gemeinsamen Ablaufsystem. Diese Drainagen fördern häufiger Luft, da Lungenparenchymschäden vorliegen können.

- Drainagen beschriften, sicher fixieren, Schlauch entleeren und Ablauf sicherstellen, Sekret beurteilen und Menge dokumentieren:
  ! Blutiges Sekret: Nachblutungsgefahr, Menge beobachten
  - Eitriges Sekret: Pleuraempyem
  - Milchig-trübes Sekret: Lymphflüssigkeit Hinweis auf einen Chylothorax (Chylus: Inhalt der Magen- und Darmlymphgefäße)
- Verbandswechsel und Entfernung der Drainage (▶ 5.2.4) (Maßgabe des Operateurs)

> **❗ Achtung**
> - Spannungspneu ist möglich, wenn es zu einem Verschluss im Ableitungssystem kommt, z. B. durch Blutkoagel, vermehrte Blutung, Abknicken der Drainage
> - Luftsprudel in der Wasserverschlusskammer: Hinweis auf ein äußeres Leck im Schlauchsystem oder ein inneres Leck (Bronchofistel, eine Verbindung zwischen Bronchialsystem und Pleuraraum).

- Urinableitung sicher am Bett anbringen, aktuelle Menge ausleeren und dokumentieren
- Verbände auf Nachblutung und korrekten Sitz überprüfen, fehlende Verbände ergänzen
- Patienten in eine entspannte Oberkörperhochlage mit leicht angewinkelten Beinen bringen
- Labor (Gerinnung, BB, Enzyme, Elektrolyte)

Beobachten und Monitoring

Herz und Kreislauf
- Kontinuierliche Kontrolle: EKG, RR, HF, ZVD, Temperatur
- ! Alarmgrenzen am Monitor eng einstellen, um Entgleisungen und postoperative Komplikationen, z. B. RR-Abfall bei Nachblutungen, frühzeitig zu erkennen!

Atmung
- Atemfrequenz, -tiefe, -rhythmus, -geräusche sowie atemabhängige Schmerzen dokumentieren
- O_2-Sättigung
- Auskultatorische Kontrolle der Lungenbelüftung → Weiterführung der O_2-Therapie entsprechend den BGA-Kontrollen
- Bei nachbeatmeten Patienten Beatmungsgerät anschließen, Parametereinstellung der Narkose übernehmen und nach erfolgter BGA optimieren
- Tubuslage, Cuffblockung und Tubusfixierung kontrollieren

Neurologische Überwachung
- Ansprechbarkeit, Orientierung
- Pupillenkontrolle
- Periphere Durchblutung, Motorik der Extremitäten

Ausscheidung
- Engmaschige Kontrolle der Urinausscheidung
- Fördermenge der Drainagen
- Flüssigkeitsbilanzierung um einem Lungenödem vorzubeugen.

Prophylaxen
- Pneumonie und Atelektasenprophylaxe (▶ 3.3.4):
  - Frühzeitig für eine ausreichende Analgesie sorgen, um ein schmerzfreies Durchatmen des Patienten zu ermöglichen
  - ! Unzureichende Atmung fördert die Anfälligkeit für eine Pneumonie und die Entstehung von Atelektasen!
  - Atemgasklimatisierung (▶ 4.5.1) schaffen
  - Inhalation zur Sekretolyse nach ärztl. AO
  - Regelmäßiges Hustentraining und Räuspern zum Sekrettransport und Auswurf, anfangs mit manueller Unterstützung durch Gegendruck auf die Wunde zur Vorbeugung einer Nahtinsuffizienz, dabei auf Schmerzfreiheit des Patienten achten
  - ! Bei Sekretverhalt bronchoskopische Sekretentfernung (▶ 8.1.4) durch den Arzt, da blindes endotracheales Absaugen mit großer Verletzungsgefahr verbunden ist!
- Dekubitusprophylaxe (▶ 3.3.1)

Bewegungsplan
- Erstellung eines Bewegungsplans zur:
  - Gleichmäßigen Ventilation aller Lungenabschnitte
  - Förderung des Sekretabflusses
- ! **Nach Segmentresektion und Lobektomie** erfolgt der Lagewechsel zwischen nicht operierter Seite und Rückenlage → die operierte Seite kann sich besser entfalten

494 8 Besondere medizinische Diagnostik und Therapie

! **Nach Pneumektomie** erfolgt der Wechsel zwischen Rückenlage und Lagerung auf die operierte Seite → die nicht operierte Seite wird optimal ventiliert
- Oberkörperhochlage mind. 30°
- Patienten sicher lagern auf der nicht operierten Seite, z. B. bei Verbandswechsel
- Frühmobilisation → 4–6 h postop.
- Zunächst im Bett aufsetzen, später an die Bettkante mobilisieren
- Je nach Belastbarkeit und Kreislaufsituation unterstützt die Pflegende den Patienten beim Stehen vor dem Bett, am 1. postoperativen Tag

Postoperative Komplikationen
! Atemnot:
  - Akute Ansammlung von blutig-serösem Sekret in der Lunge
  - Vorbereiten einer Reintubation und Beatmung mit einem Doppellumentubus (▶ 4.2.1), um einen Sekretübertritt in die nicht operierte Lungenhälfte zu verhindern
  - Ggf. Rethorakotomie
- Blutungen:
  - Aktueller Gerinnungsstatus → Labor, Bestimmung der ACT-Zeit (▶ Kap. 13)
  - Bei Verdacht auf chirurgische Blutungsursache → Rethorakotomie
- Bronchusstumpfinsuffizienz (Nahtinsuffizienz)

Literatur
Berchtold R. Chirurgie. G.A. München: Elsevier, 2008

8.3.5 Pflege nach Operationen im Gastrointestinaltrakt
Walter Nagelschmidt

Gastrointestinale Eingriffe
- Ösophagus-, Magen-, Pankreaskarzinom (Whipple-OP), Darmtumoren, Lebermetastasen, intestinale Perforation, Mesenterialinfarkt, Ileus

Diagnostik
- Körperliche Untersuchung, Anamneseerhebung
- Endoskopie (Biopsie), z. B. Bronchoskopie
- Endosonografische Darstellung der Tumorausdehnung
- CT, MRT, Röntgenkontrastuntersuchungen (Breischluck)
- Skelettszintigrafie
- Laborchemische und mikrobiologische Untersuchungen

Komplikationen postoperativ
- Nahtinsuffizienz mit Gefahr der Mediastinitis, Peritonitis, Pleuritis
- Aspirationspneumonie, ARDS, Pneumonie (Immobilität)
- Respiratorische Insuffizienz (schmerzinduzierte Schonatmung) mit evtl. Reintubation
- Nachblutungen, Volumenmangelschock, Ulkusblutung
- Akutes Nierenversagen, Ileus
- Abdominelles Kompartmentsyndrom, Mesenterialinfarkt
- Sepsis, SIRS, MODS (▶ 11.75)

Spezifische medizinische Therapie

Kurative Therapie
- Die Prognose zur Heilung ist abhängig von der Art des Tumors und der Resektionsmöglichkeit.
- Ist ein kurativ-chirurgischer Ansatz nicht möglich, kann eine präoperative Radiochemotherapie zur Verkleinerung primär nicht operabler Tumoren (Downstaging) führen und die Prognose ggf. verbessern.

Palliative Therapie
- Endoskopische Tubus- oder Stenteinlage
- Ggf. PEG-Anlage (▶ 5.3.2) zur Ernährung
- Schmerztherapie (▶ Kap. 10, ▶ 9.1.3)

Besondere postoperative Pflege

Allgemeine postoperative Pflege (▶ 8.3.1)
Prinzipien pflegerischen Handelns richten sich bei Eingriffen am Gastrointestinaltrakt nach:
- Art des Operations- und Narkoseverfahrens
- Kenntnis möglicher Risiken und Komplikationen

Beobachten und Monitoring

Herz und Kreislauf
- EKG, RR (bei größeren Eingriffen auch invasiv), ZVD
- Evtl. PiCCO (▶ 3.2.5), Pulmonaliskatheter (▶ 3.2.5), evtl. Herzsonografie

Atmung
- Bei ausgedehnter Resektion häufig Nachbeatmung notwendig → Überwachung der maschinellen Beatmung (▶ 4.5.2)
- Atemfrequenz, -tiefe, -geräusche, Pulsoxymetrie
- Bei liegenden Thoraxdrainagen (▶ 5.2.4) besonderes Augenmerk auf die Atmung
- Hautbeobachtung auf „Knistern" als Anhalt für Luftansammlungen unter der Haut (Emphysembildung)

Neurologische Überwachung
- Bewusstseinslage beobachten (▶ 3.2.1), evtl. Entzugssymptomatik (Nikotin, Alkohol), Durchgangssyndrom
- Delirprophylaxe: beobachten auf Schwitzen, Durst, Tremor, Tachykardie, Tachpnoe, Hypertonie, erhöhte Körpertemperatur, Unruhe, Aggressivität, Herumnesteln, Halluzinationen, gesteigerte Suggestibilität, z. B. Clonidin- und Midazolamgaben
- Pupillenkontrolle, Sensibilität, Motorik

Schmerzmanagement
- Schmerzen erfragen und auf Schmerzäußerungen achten → nach Schmerzstandard Analgetikagabe über liegenden Periduralkatheter oder intravenöse Gabe (PCA-Pumpe)
- Bei analgosedierten Menschen spezielle Scores verwenden
- Präoperative Schmerzvisite hilfreich (Schmerzdienst)

Körpertemperatur
- Regelmäßige Temperaturmessung (▶ 3.2.3)
Bei Darmoperationen keine rektale Messung
- Auf Infektionszeichen achten

Ausscheidung
- Drainagen, z. B. Thoraxdrainage (▶ 5.2.4) und Redondrainagen (▶ 5.2.5) sowie Sonden, z. B. transnasale Duodenal- oder Jejunalsonde (▶ 5.3), regelmäßig kontrollieren:
  - Auf Blutungen und Sekrete: Menge, Farbe, Konsistenz, evtl. Geruch
  - Funktion überprüfen → Drainagemengen regelmäßig kennzeichnen
- Drainagen auf Fördermenge beobachten, ggf. Entfernung nach Rücksprache mit Operateur
- Engmaschige Kontrolle der Urinausscheidung
- Flüssigkeitsbilanzierung

Laborkontrolle
- Blutbild, Gerinnungskontrollen
- Elektrolyte, BZ
- BGA bei beatmeten Patienten

Haut
- Farbe, Ikterus
- Verbände und Wundgebiet auf Zeichen einer Nachblutung kontrollieren
- Auf Nahtinsuffizienz achten, Zieldrainagen in der Nähe der Anastomosen (Nahtinsuffizienzkontrolle)

Prophylaxen
- Durchführung aller Prophylaxen (▶ 3.3) nach Bedarf
- Pneumonieprophylaxe (▶ 3.3.4):
  - Extubation so früh wie möglich anstreben
  - Bei geplanter OP möglichst präoperative Schulung des Patienten: Atemtechnik, Atemübungen, Hustentechnik
  - Schonatmung durch ausreichende Analgesie vermeiden
  - Atemgymnastik, Anleitung zum Abhusten
  - Frühmobilisation immer nach Abstimmung mit dem Arzt
- Obstipationsprophylaxe (▶ 3.3.7):
  - Darmperistaltik: Darmgeräusche auskultieren und dokumentieren
  - Frühzeitiger Nahrungsaufbau mittels einer Ernährungssonde (▶ 5.3.1) zur Verhinderung von Spätfolgen für den Darm → je nach OP-Verfahren und Anordnung des Operateurs
  - Frühzeitiges Abführen nach Anordnung (spätestens 3. Tag)
  - Keine rektalen Abführmaßnahmen (Klysmen, Einlauf) bei Darmoperationen
- Aspirationsprophylaxe (▶ 3.3.6):
  - Pflege bei liegender Magensonde (▶ 5.3.1), 40–45°-Oberkörperhochlage
  - Besondere Vorsicht bei Übelkeit und Erbrechen, Refluxerkrankung
- Dekubitusprophylaxe (▶ 3.3.1):
  - Druckentlastung des Gesäßes, da Patienten zur Entlastung der Bauchwunde meist auf dem Rücken in Oberkörperhochlagerung liegen
  - Druckentlastung von Sonden und Drainagen

- Soor- und Parotitisprophylaxe (▶ 3.3.5)
- Thromboseprophylaxe (▶ 3.3.3)

Bewegungsplan
Abhängig von der jeweiligen Erkrankung und vom Operationsverfahren (einzelne Erkrankungen ▶ Kap. 11)
- Oberkörperhochlage zur Entlastung der Bauchdecke (Knierolle)
- Vor Lagerungsmaßnahmen evtl. Analgetika verabreichen zur Vermeidung von Schmerzen
- Frühmobilisation nach individuellem Mobilisationsplan
- Mobilisation unter Beachtung der Kreislaufsituation, evtl. vorab Volumen verabreichen (Rücksprache mit Arzt)

Ernährung
Abhängig von der jeweiligen Erkrankung und vom Operationsverfahren (einzelne Erkrankungen ▶ Kap. 11)
- Wurde das Peritoneum intraoperativ nicht eröffnet, ist eine frühzeitige Nahrungsaufnahme möglich
- Frühzeitige enterale Ernährung anstreben, ggf. mit 10 ml/h Sondenkost beginnen
- Evtl. Prüfung der Anastomosen mit Gastrografin® auf Dichtigkeit, anschl. nach ärztl. AO **langsamer kontinuierlicher Kostaufbau:** flüssige, breiige Nahrung; kleine Mahlzeiten, evtl. enteraler Kostaufbau mit Sondenkost (▶ 6.2.1)
- Auf eine regelmäßige Darmtätigkeit achten, ggf. Abführmaßnahmen, spätestens am 3. Tag, einleiten (z. B. Klysma)
- Bei Bedarf parenterale und enterale Ernährung nach gastrointestinalen Operationen
- Substitution von fettlöslichen Vitaminen

Internetadressen
www.dgem.de; www.espen.org; www.leitlinien.de (letzter Zugriff: 25.8.2011).

Körperpflege
- Wundversorgung (▶ Kap. 7)
- Stomaversorgung (▶ 5.2.6)
- Häufig Mund- und Zahnpflege bei Nahrungskarenz
! Darauf achten, dass Patient nicht trinkt, sehr großes Durstgefühl!

8.3.6 Postoperative Intensivpflege nach neurochirurgischen Eingriffen

Christian Hoffmann

Intensivpatienten aus dem OP übernehmen
▶ 3.1.1
Vor Aufnahme des Patienten aus dem OP Informationen einholen:
- Spezialbett oder -matratze erforderlich?
- Kreislaufverhältnisse?
- (Be-)Atmungssituation?
- Besondere Vorbereitungen nötig, z. B. EVD-System?

Übernahme des Patienten
- Sofortiger Beginn des üblichen Monitorings: HF, RR, Pulsoxymetrie
- Bei Bedarf erweitertes Monitoring (ICP ▶ 3.2.6)
- Möglichst bald Temperaturkontrolle (häufig sehr lange OP-Dauer mit starker Auskühlung!)
- Vorsichtige Erwärmung des Patienten (▶ 3.2.3)
- ! Darauf achten, dass keine zu hohe Körpertemperatur entsteht, da dies bei erhöhtem ICP schädlich ist!
- Knickfreie, gut sichtbare Befestigung von Redondrainagen, Dokumentation und Markierung der bisher bereits abgelaufenen Flüssigkeitsmenge (▶ 5.2.5)

Übergabe durch Anästhesisten/Neurochirurg
- Luftembolie bei sitzender Lagerung
- Hoher Blutverlust
- Neu aufgetretene Pupillenstörungen
- Drainagen mit oder ohne Sog
- Bewusstseinslage und Pupillenreaktion vor OP
- Stabilität bei spinalen Operationen: Übungsstabilität, Drehstabilität, Belastungsstabilität

Intensivpflege

Beobachtung und Monitoring

Neurologische Überwachung
▶ 3.2.1
- ! Bewusstseinslage während der ersten 24 h engmaschig überprüfen
- Reaktion auf Ansprache, gezielte Abwehr
- Motorik:
  - Sind Kraft und Bewegung in beiden Armen und Beinen gleich?
  - Ist die Sensibilität eingeschränkt oder nicht seitengleich (besonders bei Eingriffen am Rückenmark)?
- Pupillenstatus
- ICP (▶ 3.1.6)

Weitere Parameter
- Atmung:
  - Ggf. Beatmung und Überwachung der maschinellen Beatmung (▶ 4.5)
  - Bei Spontanatmung: AF, Atemtiefe und Atemrhythmus, Pulsoxymetrie
- Herz und Kreislauf: RR, HF, ZVD
- Körpertemperatur postoperativ möglichst schnell messen (▶ 3.2.3) (Auskühlung!)
- Ausscheidung:
  - Drainagen auf Menge, Farbe und Konsistenz des Sekretes kontrollieren
  - Urinausscheidung engmaschig überwachen
- Wunde auf Infektionszeichen kontrollieren, Liquor

> **Liquor**
> - Liquorfluss
> - Blutung
> - Bildung eines Liquorkissens

8.3 Intensivpflege – Prinzipien bei operativen Eingriffen

- Nach OP eines offenen SHT (▶ 11.74): Wunde, Nase, Ohren, Mund auf Austritt von Liquor u./o. Gehirnmasse kontrollieren

> **Achtung – Diabetes insipidus**
> Häufig Entwicklung eines Diabetes insipidus bei Schädigungen bzw. operativen Eingriffen im Bereich des Hypothalamus und der Hypophyse
> Symptome:
> - Polyurie (häufig > 10 l/d)
> - Spezifisches Gewicht < 1.005
> - Massives Durstgefühl
> - Evtl. Hypotonie, niedriger ZVD
>
> **Maßnahmen bei Diabetes insipidus**
> - Engmaschig bilanzieren, häufige ZVD-Kontrolle, Elektrolyte kontrollieren, spezifisches Gewicht des Urins messen
> - Volumensubstitution, bei wachen Patienten, die Trinken dürfen, vermehrt Getränke anbieten
> - Gabe von Minirin® nach ärztl. AO

Besondere postoperative Pflege – Gehirn

Beobachten und Monitoring

Blutdrucküberwachung
- Die Gefahr einer Nachblutung erhöht sich durch Blutdruckanstieg und Blutdruckspitzen, z. B. beim Husten und Pressen. → Alle blutdrucksteigernden Maßnahmen sorgfältig abwägen, Entgegensteuern mit blutdrucksenkenden Medikamenten oder Sedierung nach ärztl. AO
- ! Sedierung hat den Nachteil, dass die neurologische Beurteilung des Patienten beeinträchtigt ist!

Neurologische Überwachung
- Ein Hirnödem kann auch Tage nach der OP auftreten
- ! Bei Veränderung der Bewusstseinslage oder Auftreten von Hirndruckzeichen sofort den Arzt verständigen und Vorbereitungen für Notfall-CCT und hirndrucksenkende Maßnahmen einleiten.
- Hirndruckanstieg vermeiden
- Bei epileptischen Anfällen: Beobachtung, für Sicherheit sorgen, ggf. Gabe von Antikonvulsiva nach ärztl. AO

Temperaturkontrolle
- Durch OP-Dauer bedingte Hypothermie schnell beseitigen, da sie zur Vasokonstriktion und nachfolgend erhöhtem Sauerstoffbedarf des Organismus führt. → Bett vorwärmen, evtl. Heizdecke einsetzen, Dolantin® nach ärztl. AO

Prophylaxen
- Durchführung aller Prophylaxen (▶ 3.3) nach Bedarf
- Aspirationsprophylaxe
- ! Bei erstem Schluckversuch auf Aspiration achten! (▶ 3.3.6)

Für Sicherheit sorgen
- Oft treten Durchgangssyndrome (▶ 2.5) auf → evtl. Seitenschutz am Bett anbringen, Bett auf geringe Höhe stellen, Patienten beruhigen, bei Selbstgefährdung nach Anordnung fixieren (schriftliche Anordnung und genaue Dokumentation! ▶ 1.5.2), antipsychotische, sedierende Medikation nach Anordnung
- Bei fokalen Anfällen oder Sprachstörungen, die erstmalig auftreten, dem Patienten die Situation erklären, ihn beruhigen und ihn unterstützen (▶ 11.21)

Bewegungsplan
- 30°-Oberkörperhochlage
- Bei Kraniotomie/Trepanation: Weichlagerung (z. B. mit entsprechend zugeschnittenem Schaumstoffring), beim Betten und Lagern Druck auf die betroffene Stelle vermeiden

Körperpflege
- Erster Verbandswechsel durch Neurochirurg, weitere täglich durch Pflegepersonal mit Kontrolle der Wundheilung und sorgfältigem Nachrasieren der Haare, solange die Wunde nicht vollständig geschlossen ist (Infektionsgefahr!)
- Wachen Patienten mit rasierten Stellen am Kopf, wenn nötig und möglich, Kopfbedeckung (z. B. Kopftuch, Mütze) anbieten
- Evtl. Pflegemaßnahmen bei erhöhtem Hirndruck (▶ 11.31)
- Patienten und Angehörige bei wahrscheinlich bleibender Beeinträchtigung vor Verlegung auf Selbsthilfegruppen hinweisen, Kontaktdaten vermitteln

Besondere postoperative Pflege – Rückenmark

Beobachten und Monitoring
! Kreislauf, EKG, RR, Pulsoxymetrie
- Spezielles Monitoring und Maßnahmen zur Kreislaufstabilisierung bei spinalem Schock (▶ 12.2.6) (Funktionsausfall des Rückenmarks unterhalb des OP-Gebiets mit aufgehobener Gefäßsteuerung)
- Bei Läsionen im HWS-Bereich Pflegemaßnahmen an evtl. erschwertes Weaning (▶ 4.5.5) anpassen, häufig komplette Atemlähmung bei Schädigungen oberhalb C4 mit dauerhaft notwendiger Respiratortherapie

Prophylaxen
- Durchführung aller Prophylaxen (▶ 3.3) nach Bedarf
- Drainagen im Bereich des Rückens sorgfältig abpolstern, um Dekubiti zu verhindern

Bewegungsplan
- Spezielle Anordnungen in Bezug auf Lagerung und Mobilisation streng beachten (Übungsstabilität, Belastungsstabilität ▶ 8.3.7)
- Häufig leichte Oberkörperhochlagerung erlaubt, dabei jegliches Abknicken oder Durchbiegen vermeiden, wenn erforderlich nur „en bloc" drehen (mind. drei Pflegepersonen erforderlich)

Körperpflege
- Übernahme der Grundpflege durch das Pflegepersonal je nach Ausmaß bestehender Lähmungen, dabei Patienten stets einbeziehen, evtl. Beginn des Blasentrainings bei neurogener Blasenstörung

- Besonders intensive psychische Betreuung, wenn Ausfallerscheinungen auch durch operativen Eingriff nicht behoben wurden (▶ Kap. 2)

8.3.7 Intensivpflege in der Traumatologie – Frakturen

Ulrike Busley

Extremitätenfrakturen

Indikationen für die intensivmedizinische und pflegerische Versorgung von Patienten mit Frakturen:
- Polytraumen
- Hoher Blutverlust
- Nach langer OP
- Bestehende kardiale oder pulmonale Vorerkrankungen
- Drohendes Entzugsdelir (▶ 3.7.4)

Ursachen
- Direkte oder indirekte Gewalteinwirkung
- Bei pathologischen oder Spontanfrakturen: krankhafte Knochenveränderungen, z. B. durch Metastasen, Knochentumoren

Symptome
- Fehlstellung, abnorme Beweglichkeit, Knochenreiben (Krepitation)
- Sichtbare Frakturfragmente bei offener Fraktur
- Schwellung, Schmerz, Bewegungseinschränkung
- Schocksymptome bei Frakturen großer Knochen oder Gefäßverletzungen
- Hämatombildung

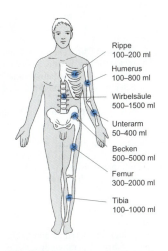

Abb. 8.14 Abschätzen des Blutverlustes bei Frakturen. [L190]

Rippe 100–200 ml
Humerus 100–800 ml
Wirbelsäule 500–1500 ml
Unterarm 50–400 ml
Becken 500–5000 ml
Femur 300–2000 ml
Tibia 100–1000 ml

Diagnostik
- Inspektion und Palpation der betroffenen Extremität
- Röntgen, CT
- Begleitverletzungen ausschließen, z. B. Bänder, Muskel, Nerven, Gefäße, weitere Frakturen

Spezifische medizinische Therapie
- Großzügige Volumengabe bei Frakturen großer Knochen
- Analgetikagabe (▶ 9.1)
- Operative Verfahren: bei offenen, dislozierten Frakturen und Begleitverletzungen der Bänder, Sehnen, Gefäße und Nerven. Osteosyntheseverfahren abhängig von Frakturart und Lokalisation
- Konservativ: bei einfachen, nicht dislozierten Frakturen, ohne Begleitverletzungen

Intensivpflege

Beobachten und Monitoring
- Vitalzeichen, Bewusstsein, Temperatur überwachen
- ZVD (Hypovolämie)
- Bilanzierung; auf Urinausscheidung achten
- ! Patienten sind durch massive Blutverluste gefährdet! (▶ 12.2.2)
- Patienten nach Schmerzen fragen, kontinuierliche Schmerzbeurteilung (▶ 10.2)
- Drainagen, Verbände, Wunde hinsichtlich Nachblutung beobachten
- Verbandkontrolle innerhalb der ersten 24 h durchführen
- Redondrainagen werden i. d. R. am 1. oder 2. postop. Tag entfernt
- Überwachung spezieller Verbände, z. B. Gipsverband, Gilchrist-Verband
- Stündlich und ggf. engmaschiger Durchblutung, Sensibilität, Motorik, Hauttemperatur der betroffenen Extremität kontrollieren
- ! Vorsicht bei Gipsverbänden. Schäden können durch zu enge Verbände auftreten:
    - Arterielle Durchblutungsstörungen mit Blässe, fehlendem Puls, Sensibilitätsstörungen, Störungen der Motorik, kühler Haut (▶ 8.3.3)
    - Venöse Durchblutungsstörungen mit Schwellung und Zyanose
    - Schädigung der Haut durch Drucknekrosen über prominenten Knochenanteilen
    - Schädigung des N. ulnaris, N. fibularis durch Kompression

Prophylaxen
- Thromboseprophylaxe (▶ 3.3.3)
- Pneumonieprophylaxe (▶ 3.3.4)
- Dekubitusprophylaxe (▶ 3.3.1)
- Kontrakturprophylaxe (▶ 3.3.2)

Bewegungsplan
- Korrekte Lagerung der verletzten Extremität, ggf. Zugrichtung der Extension anpassen
- Lagerung der Extremitäten ist abhängig von Frakturart, Lokalisation, Therapieverfahren (operativ/konservativ), Anordnung des Operateurs
- Betroffene Extremität auf Schiene oder Kissen erhöht lagern
- Bei Radiusfraktur Arm aufhängen
- Keine unnötige Manipulation bei instabiler Fraktur, da Gefahr der Verletzung von Weichteilen, Gefäßen und Nerven im Frakturbereich sowie von Fettembolie und DIC (▶ 11.83), MOV (▶ 11.55)
- Bei instabilen Frakturen bedarf es mehrerer Personen zum Lagern des Patienten
- Nach OP besteht frühe Übungs- und Belastungsstabilität
- Am 1. postop. Tag z. B. Bewegungsübungen am gesunden Bein und isometrische Übungen am frakturierten Bein durch Physiotherapie

Wundversorgung
- OP-Originalverband am 2. postop. Tag wechseln, bei Durchfeuchtung früher. Danach tgl. Verbandswechsel mit Inspektion der Wunde (▶ 7.1)
- ! Bei großflächigen Weichteilverletzungen Verbandswechsel (▶ 7.1) zu zweit streng aseptisch durchführen, um Infektionsgefahr zu minimieren: Mundschutz, Haube, steriler Mantel, sterile Handschuhe

- Zum Abschwellen kühlende Auflagen verwenden, z. B. Kühlelemente auflegen

Komplikationen
- Hämorrhagischer Schock durch Gefäßverletzungen
- Fettembolie und Thrombembolie
- DIC bei Trümmerfrakturen durch Knochenreiben
- Infektionen (z. B. Osteitis/Osteomyelitis), insbesondere bei offenen Frakturen
- Durchblutungsstörungen, Paresen durch Nervenläsionen

Gipsverbände

Ziel
Ruhigstellung von Frakturen und Luxationen nach vorangegangener Reposition

Arten von Gipsverbänden
- Gipsschienen: U- und L-förmige Schienen zur Ruhigstellung von frischen Frakturen (posttraumatische Ödemneigung)
- Zirkulärer Gips: Gipsverband mit vollständigem Einschluss der Extremität. Anwendung bei älteren Frakturen ohne Schwellungsneigung

Beobachten und Monitoring
- Auf Schmerzäußerungen des Patienten achten
- Sensibilität, Motorik und Durchblutung regelmäßig kontrollieren: Beweglichkeit und Sensibilität von Fingern oder Zehen überprüfen, Kapillardurchblutung kontrollieren → „Nagelbettprobe"
- Auf Stauungszeichen achten
- Druckgefährdete Stellen auf sorgfältige Polsterung überprüfen

> Der Patient mit Gips hat immer recht!

Prophylaxen
- Kontrakturprophylaxe (▶ 3.3.2)
- Dekubitusprophylaxe (▶ 3.3.1)
- Thromboseprophylaxe (▶ 3.3.3)

Bewegungsplan
- Betroffene Extremität hochlagern
- Frischen Gips flächenhaft ohne Hohlräume lagern
- Anheben mit der flachen Hand

Körperpflege
- Frische Gipsverbände: beim Abbinden entwickelt sich anfangs Wärme, danach Verdunstungskälte → Patienten gut zudecken
- Bei Fensterung: Gefahr des Fensterödems! Decke immer fest anwickeln
- Sorgfältige Hautpflege, v. a. an druckgefährdeten Körperstellen

Pflege nach Gipsabnahme
- Haut ist oft trocken und schuppig: Hautpflege (▶ 3.5.3)
- Geruch: warmes Teilbad der Extremität mit Wasserzusätzen

- Behandlung von Hautmazerationen nach Anordnung
- Extremitäten hochlagern

Komplikationen
- Drucknekrosen, v. a. an Knochenvorsprüngen
- Nervenschädigung durch Druck
- Durchblutungsstörungen durch Kompression

Extensionen

Eine Extensionsbehandlung beruht auf dem Prinzip Zug und Gegenzug. Es werden:
- Verkürzungen beseitigt
- Muskelkräfte neutralisiert
- Achsen und Drehfehler ausgeglichen

! Extensionen sind immer nur Übergangslösungen bis zur endgültigen Versorgung!

Ziel
- Einrichten von Frakturen durch konstanten achsengerechten Zug in Längsrichtung
- Linderung von Schmerzen
- Vermeidung von Kontrakturen und Fehlstellungen

Indikationen
- Ober- und Unterschenkelfrakturen
- Frakturen und Luxationen der HWS
- Hüftgelenksfrakturen

Arten von Extensionen
- Drahtextension (Kirschner-Draht, Steinmann-Nagel): Zugwirkung an Draht oder Nagel, der durch den Knochen gebohrt und in den Extensionsbügel eingespannt wird
- Pflasterextension: bei Säuglingen und Kindern
- Crutchfield-Extension: Extensionsbehandlung bei Luxation und Fraktur der HWS

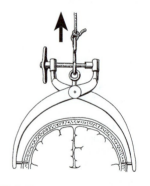

Abb. 8.15 Crutchfield-Klammer. [L190]

Beobachten und Monitoring
- Schmerzäußerungen; Patienten nach Schmerzen fragen, Schmerzbeurteilung
- Periphere Durchblutung:
  - Hautfarbe, z. B. Blässe
  - Hauttemperatur, z. B. kühle Extremität
  - Pulse tasten
- Nervöse Versorgung: Patienten mehrmals tgl. bitten, die Zehen bzw. Finger zu bewegen
- Ein- und Austrittsstelle des Drahtes auf Infektionszeichen kontrollieren
- Tgl. Extensionsaufbau kontrollieren: Stabilität und Sicherheit

8.3 Intensivpflege – Prinzipien bei operativen Eingriffen

Prophylaxen
- Dekubitusprophylaxe (▶ 3.3.1):
  - Hautzustand beurteilen, sorgfältige Hautpflege im Bereich druckgefährdeter Stellen durchführen
  - Vor Anbringung der Extension den Patienten in Spezialbett oder auf druckreduzierende Hilfsmittel lagern
- Kontrakturprophylaxe (▶ 3.3.2)
- Thromboseprophylaxe (▶ 3.3.3)
- Pneumonieprophylaxe (▶ 3.3.4)
- Obstipationsprophylaxe (▶ 3.3.7): viel trinken, ballaststoffreiche Nahrung

Bewegungsplan

Extension der unteren Extremitäten
- Bein auf einer Schiene hochlagern; zur Vermeidung von Druckschäden Ferse, Knie (Fibulaköpfchen) und Oberschenkel unterpolstern
- Extension in Längsrichtung der Extremität ausrichten. Leichte Außenrotation, in der Verbindungslinie zwischen Darmbeinstachel und Patellamitte Zwischenraum der ersten und zweiten Zehe ausrichten. Zuggewicht ca. 10–15 % des Körpergewichts (nach ärztl. AO)
- Zur Spitzfußprophylaxe am Fuß aufgeklebten TG-Schlauch an seinem distalen Ende mit Zugseil verbinden, über Rollen führen und Gewichte anhängen (ca. 500–1.000 g) → rechtwinklige Fußstellung. Zur Spitzfußvermeidung des gesunden Beins Möglichkeit zum Abstützen in 90°-Stellung anbringen

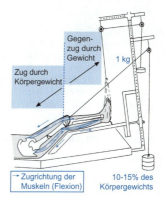

Abb. 8.16 Extension der unteren Extremität mit Spitzfußprophylaxe. [L157]

! Zusätzlich bittet die Pflegende den Patienten, den Fuß mehrmals täglich nach dorsal (= zum Fußrücken hin) zu flektieren.

Körperpflege
- Lagerungsmaßnahmen zum Wäschewechsel und zur Körperpflege auf das Notwendigste beschränken. Patienten mit 2–3 Pflegekräften anheben und hochziehen, Gewicht der Extension festhalten, ggf. Analgetikagabe (▶ 9.1.3)
- Tgl. aseptischen Wundverband (▶ 7.1) anlegen und Fixierung des Drahtes kontrollieren
- Für ständigen Zug sorgen (Gewichte nicht abhängen). Gewichte müssen frei hängen, sollten aber nicht unkontrolliert umherbaumeln.

Komplikationen
- Schädigung des N. peroneus im Kniekehlenbereich durch Druck der Schiene → Peronäuslähmung

- Dekubitus
- Spitzfuß
- Infektion der Ein- und Austrittsstelle des Drahtes
- Pseudarthrose durch zu kräftigen Zug

Fixateur externe

Ziel der Behandlung
Wundferne Ruhigstellung der Fraktur:
- Bei offenen bzw. infizierten Frakturen
- Bei stark angeschwollener Extremität im Frakturbereich
- Zur Erstversorgung komplizierter Frakturen
! Ausnahme: distale Radiusfraktur wird häufig allein mit dem Fixateur externe ausbehandelt.

Verbandswechsel
- Pins reinigen, z. B. mit Octinesept®, anschließend Pins mit Mullkompressen umwickeln (fördert Sekretabfluss durch Kapillarwirkung der Kompressen) oder Schlitzkompressen mit Binde locker anwickeln
- Zum Schutz vor Verletzungen (Personal, Patient) oder zum Schutz des Luftkissenbetts Schutzkappen auf Stabspitzen setzen
- Beim Umlagern zum Abstützen des Fixateurs Kissen oder Schaumstoff unterlegen

Komplikationen der Frakturheilung

Kompartmentsyndrom
Posttraumatisches oder postoperatives Muskelödem in einer Muskelloge. Gefahr der Kompression der Blutgefäße und Schädigung der Nerven mit Gewebeschädigung durch Hypoxie und Anoxie. Unterschenkel und Unterarm sind am häufigsten betroffen.
! Rechtzeitiges Erkennen und schnelles Handeln sind für den Erhalt der Extremität absolut notwendig!

Symptome
- Primäre Schmerzfreiheit und minimale Schwellung
- Sensibilitätsstörungen, im weiteren Verlauf Sensibilitätsverlust
- Pulslosigkeit, Kältegefühl und Muskelschwäche
- Verhärtung des Weichteilgewebes

Spezifische medizinische Therapie
- Sofortige Entlastung durch Faszienspaltung (längs und quer)
- Nekrosen und Hämatom ausräumen
- Wunddeckung mit Epigard®
- In der Regel mehrere OPs bis zum endgültigen Wundverschluss notwendig
- Weitere Komplikationen:
  - Ischämie der Extremität und Gewebenekrose
  - Akutes Nierenversagen (▶ 11.58) durch Gewebenekrosen

Intensivpflege
! Als Prophylaxe gilt die genaue Beobachtung der betroffenen Extremität!

- Beobachten: Durchblutung, Sensibilität, Motorik, Hauttemperatur, Puls der verletzten Extremität
- Patienten nach Schmerzen fragen, Schmerzbeobachtung (▶ 10.2), Schmerzbeurteilung (▶ 10.2)
- Wunde nach Aussehen, Sekretmenge und -farbe kontrollieren

Osteomyelitis
Bakterielle Entzündung des Knochenmarks durch direkte Keimverschleppung von außen (exogen) und über die Blutwege im Rahmen eines Sepsis (endogen).

Symptome
- Fieber, Leukozytose
- Lokale Entzündungszeichen: Schwellung, Rötung, Schmerz, Überwärmung

Spezifische medizinische Therapie
- OP: ggf. wird Osteosynthesematerial entfernt (Fraktur danach instabil), Infektionsherd ausgeräumt und eine VAC®-Pumpe angelegt (Vakuum-Therapie, ▶ 7.4.4)
- Verbandswechsel im OP mit erneuter Spülung des OP-Gebiets
- Ruhigstellung der Fraktur durch Fixateur externe
- Antibiotikabehandlung (▶ 9.4)

Intensivpflege
- Betroffenen Patienten von Patienten mit aseptischen Wunden isolieren
- Überwachung der VAC®-Pumpe
- Tgl. septischer Verbandswechsel (▶ 7.1)

8.3.8 Transplantationen

Joel Riegert, Autorin der Vorauflagen: Antje Tannen

Hirntod ▶ 2.8.4
Transplantationsgesetz ▶ 1.4.8

Organempfänger
Besteht die Indikation zur Transplantation, so wird der Patient bei der Eurotransplant Foundation (Niederlande) angemeldet, die den internationalen Austausch von Spenderorganen vermittelt und koordiniert. In Deutschland wird die Koordination vor Ort von der Deutschen Stiftung Organtransplantation (DSO) übernommen.

Kriterien der Organverteilung
- Blutgruppenübereinstimmung (AB0-System ▶ 8.2.1)
- Antikörperstatus (Immunisierungsgrad)
- HLA-Kompatibilität (Transplantationsantigene auf der Oberfläche des Organs) (▶ 8.2.2)
- Mismatch-Wahrscheinlichkeit (Übereinstimmung der Gewebemerkmale)
- Organaustauschbilanzen (der Mitgliedsländer)
- Entfernung: geografische Distanz zwischen Spender und Empfänger (Konservierungszeit = Ischämiezeit des Organs)
- Krankheitsursache und klinische Dringlichkeit
- Wartezeit

Anhand dieser Kriterien wird ein Punktwert ermittelt, der den Rangplatz auf der Warteliste bestimmt.

> **Dringlichkeitsstufen**
> - T = transplantabel: normale bis dringliche Indikation zur Transplantation
> - NT = nicht transplantabel: aufgrund fieberhafter Infekte oder Besserung des klinischen Zustands (z. B. Kunstherz-Patienten); NT-Zeit rechnet mit zur Wartezeit
> - HU = High Urgent: nur bei Herz- oder Lebertransplantation, sehr dringliche Indikation zur Transplantation
> - SU = Special Urgent: nur bei Herz- oder Lungentransplantation, sehr hohe dringliche Indikation zur Transplantation aufgrund rascher Verschlechterung des hämodynamischen Zustands

Lebendspender

Aus Mangel an verfügbaren postmortal entnommenen Organen und bei guter immunologischer Übereinstimmung verwandter Spender werden auch Lebendspenden akzeptiert. Zum Schutz vor Organhandel schreibt das Transplantationsgesetz (▶ 1.4.8) vor, dass die Lebendspende nur von Verwandten ersten und zweiten Grades (Geschwister, Eltern) oder nahestehenden Personen (Lebenspartner) vollzogen werden kann.

! Eine Lebendspende ist möglich bei Nierentransplantation (paariges Organ) und Lebertransplantation (Segmentspende).

Bedingungen
Lebendspende nur, wenn
- Kein anderes geeignetes Organ zur Verfügung steht
- Aussicht auf Heilungschancen des Empfängers durch die Transplantation
- Freiwilligkeit der Organspende (keine materielle Belohnung)
- Volljährigkeit des Spenders
- Guter Gesundheitszustand und Funktionstüchtigkeit des Spenderorgans
- Vollständige Aufklärung des Spenders (Risiken, Konsequenzen)
- Gewährleistung der und Bereitschaft zur Nachbetreuung.

Allgemeines

Hygiene
Aufgrund der Immunsuppression besteht ein erhöhtes Infektionsrisiko. Daher gilt es die allgemeinen Hygienerichtlinien strikt einzuhalten. Hinzu kommen noch folgende Maßnahmen:
- Ggf. Zimmerisolierung und Einzelbetreuung (Vermeidung von Kreuzinfektionen)
- Zimmertür geschlossen halten
- Haube, Mund-Nasen-Schutz, (ggf. sterile) Schutzkleidung und Handschuhe vor dem Betreten des Zimmers (Personal und Besucher)
- Besucher und Personal müssen frei von Infektionen sein
- Keine Blumen
- Von keimarmen zu keimreichen Gebieten arbeiten

8.3 Intensivpflege – Prinzipien bei operativen Eingriffen

- Zum Waschen sterile Waschschüsseln und gefiltertes Wasser (Legionellenfilter) verwenden
- Sterile Handschuhe für: Verbandswechsel, Blutentnahmen, Medikamentenvorbereitung, Verabreichung von Sondenkost
- Unsterile Handschuhe für: Körperpflege, Mundpflege
- Alle nicht benötigten Zugänge so schnell wie möglich entfernen

> **Einheitliche Arbeitsweise**
> Da die meisten Patienten über die Konsequenzen und Folgen der Transplantation ausführlich aufgeklärt sind, beobachten sie genau und kritisch jede Handlung des Pflegepersonals. Deshalb ist eine einheitliche Arbeitsweise in Bezug auf Hygiene (z. B. Tragen von Handschuhen, Häufigkeit der Händedesinfektion) notwendig und gibt dem Patienten Sicherheit.

Patienten anleiten
- Umfassende Aufklärung über alle therapeutischen und pflegerischen Maßnahmen
- Beratung zur Lebensstilumstellung und Selbstbeobachtung
- Bereits auf der Intensivstation können folgende Anleitungsthemen möglich sein:
  - Kein ungeschältes Obst und keine ungewaschenen Salate essen
  - Schleimhäute sorgfältig auf Entzündungen und Einblutungen beobachten
  - Mundpflege nach jeder Mahlzeit mit Tupfern oder weicher Zahnbürste, 3 × tgl. Amphomoronal® nach der Mundpflege
  - Hautfalten nach dem Waschen gründlich trocknen (Gefahr der Pilzinfektion)
  - Sorgfältige Intimtoilette (Gefahr der Keimverschleppung aus dem Analbereich)
  - Nach jedem Toilettengang Hände desinfizieren

Psychische Belastungen
Das Versagen eines lebenswichtigen Organs nach vorausgegangener Krankheit, eine u. U. lange Wartezeit auf ein passendes Organ, hohe Pflegeabhängigkeit sowie einschneidende Veränderungen im Lebensstil infolge der Transplantation stellen eine außergewöhnlich große Belastung für den Patienten und seine Angehörigen dar.

Isolation
Der Patient muss über längere Zeit in räumlicher Isolation leben, sämtliche Bezugspersonen erscheinen „vermummt". Gefühle wie Einsamkeit oder „ausgegrenzt sein" erschweren die Krankheitsbewältigung. Medien, wie Fernsehen, Radio, Zeitung oder Telefon, bieten Ablenkung.

Unsicherheit und Abhängigkeit
Der Patient ist abhängig von lebenswichtiger Technik, von Medikamenten und Personal. Beständige Bezugspersonen (Abstimmung im Dienstplan, evtl. präoperative Kontaktaufnahme), die ihn umfassend über alle Maßnahmen aufklären, seine Ängste ernst nehmen und seine Selbstständigkeit fördern, sind unerlässlich für die Krankheitsbewältigung.

Fremdes Organ

Das Leben mit einem fremden Organ (eines Verstorbenen) kann ambivalente Gefühle hervorrufen. Die Aussicht auf Gesundheit und verbesserte Lebensqualität steht dem Gefühl der Befremdlichkeit (bis hin zu ethischen Bedenken) und der Angst vor Abstoßung oder erneutem Funktionsverlust gegenüber. Die Haltung gegenüber dem Patienten sollte ernsthaft und ehrlich sein. Der Kontakt mit anderen transplantierten Patienten (evtl. schon präoperativ) ist häufig überzeugender und authentischer als der mit nicht transplantierten Personen. Hier kann es hilfreich sein, einen Psychologen hinzuzuziehen.

Präoperative Phase

Liegt ein Organangebot vor, wird der Patient umgehend in die Klinik bestellt und stationär auf die OP vorbereitet. Je nach Spenderorgan müssen diese innerhalb von 4–24 h transplantiert werden. Daher sollten die Voruntersuchungen ohne Verzögerungen ablaufen. Je kürzer die Ischämiezeit (zwischen Ex- und Implantation), desto kürzer ist die Reperfusion des Organs (und Wiederaufnahme der Organfunktion).

Es empfiehlt sich, den Patienten schon präoperativ auf die veränderten Lebensumstände hinzuweisen (Medikamenteneinnahme, Hygienemaßnahmen).

Präoperative Diagnostik

- Erneute Diagnostik, ob Kontraindikationen vorliegen (z. B. Infektionen)
- Rö-Thorax, EKG, Sonografie
- Aktuelles Gewicht und Körpergröße
- Labor:
  - Hb (bei Anämie ggf. präoperative Transfusion), Leukozyten (Infektionsausschluss), Gerinnung
  - Kreuzblut (3 Konzentrate gewaschener Erythrozyten in Bereitschaft); Cross-Match-Test (Kreuzprobe zwischen Spender und Empfänger zum Ausschluss zytotoxischer Antikörper → wenn positiv: Gefahr der irreversiblen Abstoßung)
  - BGA
  - Hepatitis A, B und C, CMV; Toxoplasmose, Leber- und Nierenwerte; Elektrolyte: bei Serumkalium > 6 mmol/l → Dialyse

Medikation

- Die Prämedikation variiert innerhalb der verschiedenen Transplantationszentren
- Präimmunisierung: 2 h präop. Ciclosporin, Imurek®, Prograf®
- Weitere Prämedikation laut Anästhesie

Körperpflege

- Duschen oder Baden mit normaler Seife oder Waschlotion
- Je nach Hygienestandard evtl. Duschen/Waschen mit desinfizierender Seife
- Kompressionsstrümpfe anpassen (Thromboseprophylaxe ▶ 3.3.3)

Postoperative Frühphase

Postoperative Frühphase: bis 12 h nach OP
- Organspezifische postop. Betreuung (spezifische Organtransplantationen)
- Übernahme aus dem OP (▶ 3.1)
- Rückenlage mit leichter Oberkörperhochlage (Hirnödemprophylaxe)

8.3 Intensivpflege – Prinzipien bei operativen Eingriffen

- Aufwärmen, da lange OP-Zeiten
- Fußpulse kontrollieren

Beobachtung und Monitoring
- Kreislauf:
  - EKG, HF, HZV (▶ 3.2.5)
  - Blutdruck (MAP 60–80 mmHg), ZVD (5–10 mmHg) und Pulmonalisdruck (10–20 mmHg)
  - Blutdruckstabilisierung (▶ 9.2)
- Atmung: Rö-Thorax, Beatmungsparameter bis zur Extubation (▶ 4.5, ▶ 4.6)
- Labor: Elektrolyte, BGA, BZ, BB, Gerinnung, Kreatinin und Harnstoff, CK, CKMB, CRP
- Neurologische Überwachung: Bewusstseinszustand, Analgesie, Sedierung (▶ 3.2.1, ▶ 9.1)
- Körperkerntemperatur (anfangs Hypothermie durch Narkose)
- Ausscheidung: Urinausscheidung (Menge und Farbe)

Bilanzierte Infusionstherapie
- Nach ZVD und Flüssigkeitsbilanz (▶ 3.2.8)
- NaCl 0,9 % und Glukose 5 % im Wechsel
- Bilanz ausgeglichen bis max. 1 l/24 h positiv

Immunsuppression
Siehe unten

Postoperative Spätphase
Beginn der postoperativen Spätphase: 12 h nach OP
Organspezifische postop. Betreuung (spezifische Organtransplantationen)

Prophylaxen
- Infektionsprophylaxe:
  - Wunden auf Entzündungszeichen beobachten (▶ 7.2)
  - Verbandswechsel (▶ 7.1), Klammern oder Fäden nach 14 Tagen entfernen
  - ZVK (▶ 5.1.2), parenterale Ernährung, ZVD-Messung und Volumensubstitution
  - 2 h nach Extubation Trinkversuch, bei guter Verträglichkeit Magensonde entfernen
  - Blasendauerkatheter wichtig zur Bilanz, aber so früh wie möglich entfernen
- Pneumonieprophylaxe (▶ 3.3.4):
  - Während der Beatmung regelmäßiges Absaugen; wenn nötig, Bronchiallavage (▶ 4.5.4) oder Bronchoskopie (▶ 8.1.4)
  - Atemtherapie
- Dekubitusprophylaxe (▶ 3.3.1): erhöhtes Risiko durch lange OP-Dauer, Hypothermie und Katecholamingabe
- Soorprophylaxe: erhöhtes Risiko bei parenteraler Ernährung
- Obstipationsprophylaxe (▶ 3.3.7, ▶ 9.1.2):
  - Erhöhtes Risiko bei Opiatgaben, Elektrolytverschiebungen, Katecholamingaben
  - Bei fehlender Darmentleerung am 3. postoperativen Tag Abführmittel oder Klistier verabreichen

- Thromboseprophylaxe (▶ 3.3.3)
- Ulkusprophylaxe:
  - Erhöhtes Risiko bei parenteraler Ernährung (▶ 6.2.2)
  - Magensonde zur Ableitung von Magensaft
  - Medikamentös: H_2-Rezeptor-Antagonisten

Bewegungsplan
- Regelmäßiger Lagewechsel bei erhöhtem Dekubitusrisiko
- Mobilisation 24 h nach OP

Ernährung
- Nach dem Abführen normale Kost (kein ungeschältes Obst, keinen ungewaschenen Salat)
- Trinkmenge nach Bilanz

Nachsorgediagnostik
Die Transplantatfunktion und damit die Prognose für den Patienten ist abhängig von der Reperfusion nach der Implantation (je kürzer die Ischämiezeit, desto besser die Reperfusion) und von der Verträglichkeit des fremden Organs (Abstoßungsreaktionen). Weiteres Augenmerk dient möglichen Infektionen (Abwehrschwäche durch Immunsuppression). Allgemeine Nachsorgeuntersuchungen sind:
- Sonografie des Organs: Größe, Struktur, Umgebung
- Diff. BB, Gerinnung, Transaminasen, Retentionswerte, Elektrolyte, BZ (▶ Kap. 13)
- Medikamentenspiegel der Immunsuppressiva
- Immunologie: CMV-/HSV-Serologie, CRP, CMV-early-antigen, T-Zell-Differenzierung
  - Urin: Legionellen
  - Sputum: Aspergillen

Komplikationen
Organspezifische Komplikationen in den Kapiteln der einzelnen Organtransplantationen

Frühphase
- Hypovolämie (▶ 6.3.1)
  - Ursache: Polyurie (bis zu 15 l in 24 h)
  - Symptome: RR ↓, ZVD ↓, HF ↑, Schocksymptome
  - Therapie: Volumenzufuhr, Plasmaexpander, Elektrolytsubstitution
- Nachblutungen:
  - Ursachen: Anastomosen-, Nahtinsuffizienz
  - Symptome: Hypovolämie, Hb-Abfall, evtl. Hämaturie
  - Therapie: Erythrozytenkonzentrate, ggf. OP
- Hyperkaliämie (▶ 6.3.1):
  - Ursachen: Blutung, Blutkonserven, Anurie
  - Symptome: EKG → Extrasystolen, hohe spitze T-Welle
  - Therapie: Dialyse, Substitution von Glukose-Insulin-Infusion (50 ml Glukose 50 % und 24 Einheiten Altinsulin).

! Erythrozytenkonzentrate nur über Leukozytenfilter geben, um durch die körperfremden Lymphozyten eine Abstoßungsreaktion (Graft-versus-Host-Disease ▶ 8.2.2) zu verhindern.

Spätphase
- Abstoßung:
  - Symptome: Fieber, Tachykardie, Organversagen
  - Therapie: hohe Kortisongaben, Antithymozytenglobulin (ATG), OKT 3, immunsuppressive Therapie (▶ 8.2.2, ▶ Kap. 11)
- Zytomegalie-Infektionen:
  - Symptome: Fieber, Erkältungszeichen, Gelenkschmerzen, später: Pneumoniezeichen, Diureserückgang
  - Therapie: Ganciclovir (Cymeven®), Isolation, Vitalzeichenkontrolle
- Herpes-simplex-Infektion:
  - Symptome: Bläschen an Lippen, Wangen und Gaumen
  - Therapie: Kontrollabstrich, danach lokal Aciclovir®
- Wundheilungsstörungen: Risikofaktoren sind Diabetes mellitus, Infektionen

Immunsuppression
Ziel der medikamentösen Therapie ist es eine humorale oder zelluläre Abstoßung zu verhindern. Immunsuppressive Medikamente müssen lebenslang eingenommen werden und haben erhebliche Nebenwirkungen. Die Auswahl und Kombination sowie die Dosierung der Präparate variieren je nach Organ und Immunsituation des Patienten (engmaschige Laborkontrollen und klinische Aspekte).

Ciclosporin (= Immunsuppressivum)
z. B. Sandimmun®, Optoral®
- Indikation: Prophylaxe und Behandlung einer Abstoßung
- Wirkung: spezifische Hemmung der T-Zell-Interaktion und Aktivierung
- Nebenwirkungen: Niereninsuffizienz, Hypertonus, Tremor, Hyperglykämie, Depression, Kopfschmerzen, Übelkeit, Fettstoffwechselstörungen, Paresen, erhöhte Infektanfälligkeit, Verdickung der Mundschleimhaut, veränderte Leberfunktion
- Verabreichung:
  - Oral: in Milch, Kakao, Apfel- oder Orangensaft
  - Intravenös: Laufrate nicht höher als 8 ml/h über ZVK (eigener Schenkel)

Antithymozytenglobulin (ATG), Antilymphozytenglobulin (ALG) (= Immunsuppressivum)
z. B. ATG-Fresenius®
- Indikation: Prophylaxe und Behandlung einer Abstoßung
- Wirkung: Unterdrückung immunkompetenter Zellen (T-Lymphozyten)
- Nebenwirkungen: allergische Reaktion mit Fieber, Anaphylaxie, Immunkomplexnephritis, Thrombozytopenie, Leukopenie, Gerinnungsstörungen, Venenentzündung, Kopfschmerzen, Tremor, Dyspnoe, Anämie, Tachykardie, gastrointestinale Beschwerden, Infektionen.
- Verabreichung: ATG/ALG enthält körperfremde Antikörper, daher sind vor der Behandlung eine eigene Antikörperbildung zu unterdrücken und allergische Reaktionen zu vermindern
  - 30 Min. vor der intravenösen Gabe: 100 mg Ranitidin, 1 Amp. Fenistil®, 500 mg Urbason® (Verbesserung der systemischen und lokalen Verträglichkeit)
  - Intravenös: verdünnt in 250–500 ml kristalliner Lösung über 4 h; in den ersten 30 Min. reduzierte Infusionsgeschwindigkeit (wegen evtl. Anaphylaxie)

Anti-CD-3-Antikörper (Orthoclone OKT 3) (= monoklonaler Antikörper)
z. B. Orthoclone OKT 3®
- Indikation: steroidresistente akute Abstoßung
- Wirkung: Unterdrückung immunkompetenter Zellen (T-Lymphozyten)
- Nebenwirkungen: Anaphylaxie, Lungenödem, Schüttelfrost, Fieber, Hypotonie, Tachykardie, Erbrechen, Diarrhö, Kopfschmerzen, Anämie, gastrointestinale Blutung, Konjunktivitis
- Verabreichung: Bolusgabe innerhalb einer Minute. Eine Stunde vor Verabreichung 500 mg Urbason i. v.

Azathioprin (= Immunsuppressivum)
z. B. Imurek®
- Indikation: in Kombination mit Ciclosporin zur Abstoßungsprophylaxe und Basisimmunsuppression
- Wirkung: Hemmung der Immunantwort
- Nebenwirkungen: Knochenmarksdepression, Oberbauchbeschwerden, Hepatitis, Anämie, Leuko- und Thrombozytopenie, Infektionen
- Verabreichung: nicht in Kombination mit CellCept verabreichen
  - Oral: Filmtabletten unzerkaut zu den Mahlzeiten
  - Intravenös: Pulver in Durchstechflasche mit 15 ml Wasser für Injektionszwecke lösen (= pH 10–12), verdünnt in kristalliner Lösung langsam verabreichen (= pH 8–9,5)

Mycophenolatemofetil (= Immunsuppressivum)
z. B. CellCept®
- Indikation: in Kombination mit Ciclosporin und Kortikosteroiden zur akuten Abstoßungsprophylaxe
- Wirkung: Unterdrückung der Proliferation von Lymphozyten
- Nebenwirkungen: Leuko- und Thrombozytopenie, Diarrhö, Erbrechen, Sodbrennen, Verstopfung, Fieber, Depression, Anämie, Verwirrung
- Verabreichung: nicht in Kombination mit Imurek® verabreichen
  - Oral: Kapseln, Tabletten oder Pulver zur Herstellung einer Suspension
  - Intravenös: Pulver mit 14 ml G 5 % lösen, anschließend in 250 ml G 5 % verdünnen und langsam über 2 h verabreichen; nicht länger als 3 h aufbewahren

Tacrolimus (= Immunsuppressivum)
z. B. FK 506®, Prograf®
- Indikation: Alternative zu anderen Immunsuppressiva, falls diese nicht wirken, Abstoßungsprophylaxe
- Wirkung: Unterdrückung der immunkompetenten Zellen (Immunsuppression)
- Nebenwirkungen: Tachykardie, Anämie, Leuko- und Thrombozytopenie, Tremor, Kopfschmerzen, Dyspnoe, gastrointestinale Beschwerden, Nierenfunktionsstörung
- Verabreichung: Inkompatibilität mit PVC-haltigen Produkten
  - Oral: nüchtern
  - Intravenös: in 50–500 ml NaCl 0,9 % oder G 5 % verdünnt langsam infundieren

Methylprednisolon (= Glukokortikoid)
z. B. Solu-Decortin®, Urbason solubile®
- Indikation: Unterstützung der Basistherapie bei akuter Abstoßung
- Wirkung: Antiphlogistisch und immunsuppressiv
- Nebenwirkungen: verminderte Infektabwehr (besonders generalisierte Virusinfektion), Gewichtszunahme, Hypertonie, schlechte Wundheilung, Glukoseverwertungsstörungen, Osteoporose, Steroidkatarakt (grauer Star durch Erhöhung des intraokularen Drucks), Muskelschwäche, Akne, Sodbrennen, psychische Instabilität bis hin zur Depression
- Verabreichung: intravenös in kristalliner Lösung

Verhaltensweise bei Gabe von immunsupprimierenden Medikamenten
- Immunsuppressiva immer mit Handschuhen aufziehen
- Ciclosporin als Suspension nur in Milch/Kakao oder Saft verabreichen (schlecht wasserlöslich)
- Ciclosporin immer in Glas- oder Keramikgefäß verabreichen; kein Plastikgefäß, Strohhalme, Magensonden etc., da sich das Medikament an Plastikoberflächen absetzen kann und sich somit die aufgenommene Dosis verändert
- Vor der Gabe von ATG: monoklonale Antikörper, Antihistaminika und H_2- und H_1-Blocker verabreichen
- Tägliche Medikamentenspiegelkontrolle
- Leukozytenhaltige Transfusionen (Erythrozyten- und Thrombozytenkonzentrate) müssen vor der Gabe bestrahlt und dürfen nur über einen Leukozytenfilter verabreicht werden (Vermeidung von opportunistischen Infektionen, z. B. CM-Virus).

Nierentransplantation

Abstract
Pro Jahr unterziehen sich in Deutschland im Durchschnitt ca. 2.500 Dialysepatienten einer Nierentransplantation (Tendenz steigend). In Deutschland warteten 2010 rund 8.000 Patienten auf ein Spenderorgan.

Indikationen
Dialysepflichtige, terminale Niereninsuffizienz (▶ 11.58), z. B. durch:
- Chronische Glomerulo- oder Pyelonephritis
- Polyzystische Nierendegeneration oder familiäre Zystennieren
- Systemische Erkrankungen (Diabetes mellitus, Lupus erythematodes, Polyarthritis)
- Toxische Nierenerkrankungen (Analgetikamissbrauch)
- Bei Kindern und Säuglingen: angeborene Nierenfunktionsstörungen oder Fehlbildungen

Kontraindikationen
- Infektionskrankheiten (Pneumonie, Hepatitis)
- Bösartige Tumoren
- Schwere pulmonale Erkrankungen
- Schwere Arteriosklerose (besonders der Beckengefäße)

Präoperative Betreuung

Medikation
- 500 mg Urbason® 4–6 h präoperativ
- Mit Ausnahme von gerinnungshemmenden Medikamenten (ASS® oder Marcumar®) können alle Medikamente bis 6 Std. vor der Transplantation weiter eingenommen werden

Intensivpflege
- Shuntarm mit Watte schützen und kennzeichnen, Anästhesisten über Shuntarm informieren
- Bei Patienten ohne Shunt dialysefähigen Venenkatheter (▶ 5.1.3) bereitstellen, ggf. mit in den OP geben
- ! Am Shuntarm keinen Blutdruck messen und keine Venenverweilkanüle legen!

Postoperative Betreuung

Beobachten und Monitoring
- Shunt- und Fußpulse kontrollieren

Labor
- Retentionswerte, Kalium
- Sammelurin auf Einzelproteine und Elektrolyte
- Urinstatus, Urinkultur
- Doppler-Sonografie (Transplantatdurchblutung)

Drainagen
- Kontrolle der Redon- und Robinson-Drainagen
- Blasendauerkatheter (▶ 5.4.1): wegen der Anastomosenbelastung an Harnleiter und Blase darf der BDK nicht verstopfen → bei Katheterverschluss unter sterilen Kautelen anspülen

Komplikationen

Frühphase (12 h postop.)
- Hyperakute Abstoßung:
    - Ursachen: Blutgruppenunverträglichkeit, zelluläre Immunreaktion, HLA-Unverträglichkeit
    - Symptome: Fieber, Schmerzen, Hämaturie
    - Therapie (▶ 8.3.8, Allgemeines)
- Shuntverschluss:
    - Ursachen: veränderte Gerinnungs- und Hydratationsverhältnisse
    - Symptome: Shunt nicht mehr tastbar
    - Therapie: PTA, Thrombektomie, Neuanlage des Shunts
- Gefäßverschlüsse im Transplantat:
    - Ursachen: Gerinnungsstörung, Hypotonie
    - Symptome: Oligurie, Anurie
    - Therapie: Transplantat entfernen

Spätphase
- Abstoßung:
    - Symptome: zunehmende Niereninsuffizienz
    - Therapie (▶ 8.3.8, Allgemeines)

- Nierenarterienstenose:
  - Symptome: schmerzhafte Schwellung der transplantierten Niere, Dieureserückgang
  - Therapie: gefäßchirurgische Intervention (▶ 8.3.3)
- Knickstenosen (Gefäße, Ureter):
  - Ursache: Lageveränderung des Transplantats
  - Symptome: schmerzhafte Schwellung der transplantierten Niere, Diureserückgang
  - Therapie: chirurgische Intervention
- Urinleckagen:
  - Ursache: Anastomoseninsuffizienz oder Ureternekrose
  - Therapie: Punktion der Flüssigkeitsansammlung unter Sonografie

> - Hypotonie vermeiden (RR < 100 mmHg) wegen mangelhafter Transplantatdurchblutung und Gefahr eines Shuntverschlusses!
> - Dialysepatienten sind niedrige Hämoglobinwerte gewöhnt. Sie zeigen bei Nachblutungen erst spät Schocksymptome!

Herztransplantation

Abstract
Die Zahl der Herztransplantationen liegt bei durchschnittlich 400 Operationen pro Jahr. In den letzten 10 Jahren wurden jährlich ca. 700 Neuanmeldungen für eine Herztransplantation registriert. Um die Wartezeit auf ein Spenderorgan zu überbrücken und den Allgemeinzustand des Patienten zu verbessern, werden künstliche Herzunterstützungssysteme eingesetzt. Sie sollen die Pumpfunktion des Ventrikels unterstützen. Mehr als die Hälfte der Patienten leiden an einer Kardiomyopathie.

Indikationen
Terminale Herzinsuffizienz mit dem Schweregrad NYHA III-IV (New-York-Heart-Association) und einer angenommenen Lebenserwartung von unter einem Jahr. Kennzeichen einer terminalen Herzinsuffizienz sind:
- Maximaler Sauerstoffverbrauch
- Herzindex < 2 l/Min./m^2
- Ejektionsfraktion (Auswurfleistung) < 20 %
- Pathologisch hoher Pulmonalisdruck (PAP) (▶ 3.2.5)

Grunderkrankungen
- Koronare Herzkrankheit (KHK ▶ 11.41), Kardiomyopathie
- Erworbene Herzfehler (Aortenklappen-, Mitralklappeninsuffizienz, Aortenklappenstenose)
- Angeborene Herzfehler
- Herzrhythmusstörungen (ventrikuläre Tachykardien, Kammerflimmern) (▶ 11.29)

Kontraindikationen
- Arterielle Verschlusskrankheit Stadien III–IV (▶ 8.3.3)
- Karotisstenose

- Schwere Leber-, Lungen- oder Nierenfunktionsstörung
- Infektionen
- Zu hoher pulmonaler Gefäßwiderstand

Intensivpflege/postoperative Betreuung

Beobachtung und Monitoring
- Herz-Kreislauf:
  - Herzzeitvolumen (HZV) und Herzindex (CI)
  - Blutdruck (MAP 60–80 mmHg)
  - ZVD und LAP (= linker Vorhofdruck) 8–10 mmHg
  - Pulmonalisdruck (durchschnittlicher PAP 10–20 mmHg)
- Schrittmacherfunktion (▶ 8.2.9)
- Temperatur: Körperkerntemperatur (Hypothermie durch Narkose, Herz-Lungen-Maschine)
- Ausscheidung:
  - Bilanzierte Infusionstherapie
  - Volumenüberlastung des rechten Herzens vermeiden
  - **Achtung:** Lungenödem (▶ 11.46)
  - Drainagenkontrolle: Mediastinaldrainagen, Pleuradrainagen (Nachblutung, Sogeinstellung, Durchgängigkeit)
  - Urinausscheidung kontrollieren
- Laborkontrollen nach hausinternem Standard, engmaschige Kontrolle des Gerinnungsstatus

Medikamente
- Katecholamine: (▶ 9.2.1)
  - Hauptwirkung: Steigerung der Kontraktionskraft des Herzens
  - Eigener ZVK-Schenkel, vorsichtig überlappen (dabei immer am Bett bleiben)
- Vasodilatatoren: MAP ↓, Afterload ↓, Preload ↓, myokardialer O_2-Verbrauch ↓
- Antiarrhythmika: Indikation bei hämodynamisch wirksamen Herzrhythmusstörungen

> **Achtung**
> - Ggf. werden größere Mengen an EK, FFP oder TK bzw. Gerinnungsfaktoren gebraucht.
> - Häufig haben diese Patienten fast immer bis zur Operation Thrombozytenaggregationshemmer oder Marcumar® eingenommen.
> - Die Gerinnung ist zudem durch die lange Phase an der Herz-Lungen-Maschine und Schwankungen der Körpertemperatur erheblich beeinträchtigt.

Diagnostik
- TEE (transösophageale Echokardiografie)
- Zur frühzeitigen Erkennung von Abstoßungsreaktionen müssen in regelmäßigen Abständen Herzmuskelbiopsien entnommen werden.

Dekubitusprophylaxe
▶ 3.3.1
- Erhöhtes Risiko durch Hypothermie und Katecholamingaben

Bewegungsplan
- In der Frühphase: vorsichtiges Lagern, um Sternum zu schonen
- Regeneration und Aufbau der Mobilität
! Die Mobilität des Patienten ist durch die langjährige Herzinsuffizienz schon vor der Transplantation eingeschränkt gewesen!

Komplikationen

Frühphase
- Hyperakute Abstoßung:
  - Definition: Abstoßung unmittelbar nach der Transplantation
  - Ursachen: bereits vorhandene zytotoxische Antikörper
  - Symptome: biventrikuläres Pumpversagen
  - Therapie: hohe Immunsuppression; bei Funktionsverlust des Organs Re-Transplantation
- Perikardtamponade (▶ 11.64):
  - Definition: Blutansammlung im Herzbeutel behindert diastolische Füllung der Herzhöhlen
  - Ursache: gerinnselbedingter Verschluss der Mediastinaldrainagen
  - Symptome: Anstieg der Füllungsdrücke, RR ↓, HZV ↓, Diurese ↓
  - Therapie: sofortige Perikardentlastungsoperation
- Rhythmusstörungen (▶ 11.29):
  - Ursache: perioperative Ischämie, Hypo- oder Hyperkaliämie, Schrittmacherfehlfunktion
  - Therapie: Regulierung der Elektrolyte, Paceeinstellung anpassen, Antiarrhythmika

Spätphase
- Rechtsherzversagen:
  - Ursache: pulmonale Hypertonie, Lungenembolie (▶ 11.44)
  - Symptome: Low-Cardiac-Output-Syndrom, HZV < 2 l, hoher Pulmonalgefäßwiderstand
  - Therapie: Senkung des Pulmonalgefäßwiderstands (NO, Perfan®, Flolan®)
- Abstoßung:
  - Symptome: (▶ 8.3.1, Allgemeines) Oberbauchbeschwerden, Leistungsabfall, Fieber
  - Diagnostik: Endomyokardbiopsie
  - Therapie: (▶ 8.3.1, Allgemeines)

Lungentransplantation
Lungentransplantationen können einseitig oder doppelseitig (sequenziell in einer Operation) vorgenommen werden. Oft werden auch kombinierte Herz-Lungen-Transplantationen durchgeführt. Der Einsatz einer Herz-Lungen-Maschine ist bei den meisten Lungentransplantationen nur beim Auftreten von Komplikationen nötig (Hypoxie und Azidose, Rechtsherzinsuffizienz).

Abstract
Im Jahr 2010 wurden 298 Transplantationen eines oder beider Lungenflügel durchgeführt. Dabei stieg die Zahl der Neuanmeldungen für eine Lungentransplantation auf 416. Die häufigste Indikation für eine Lungentransplantation war die COPD.

Indikationen
Parenchymale oder vaskuläre Lungenerkrankung mit einer angenommenen Lebenserwartung unter 2 Jahren. Verschlechterung des klinischen Zustands bei dauerhafter Sauerstoffzufuhr und Verringerung des Exspirationsvolumens. Grunderkrankungen sind:
- Parenchymale Erkrankungen, z. B. Lungenemphysem, Sarkoidose, Alveolitis, Bronchiektasen
- Restriktive Erkrankungen, Lungenfibrose, Mukoviszidose
- Pulmonale Hypertension

Kontraindikationen
- Schwere Erkrankungen, z. B. maligne Tumoren, Herz- und Nierenerkrankungen
- Infektionen
- Extreme Kachexie oder Adipositas

Diagnostik
Erneute Diagnostik, ob Kontraindikationen vorliegen, z. B. pulmonale oder extrapulmonale Infektionen, besonders bei Patienten mit zystischer Fibrose oder Bronchiektasen

Intensivpflege/präoperative Betreuung
Beobachten und Monitoring
Kreislauf
- Herzzeitvolumen (HZV) und Herzindex (CI)
- Blutdruck (MAP 60–80 mmHg)
- ZVD und LAP (= linker Vorhofdruck): 8–10 mmHg
- Pulmonalisdruck (durchschnittlicher PAP 10–20 mmHg)
- Vasodilatatoren: MAD ↓, Afterload ↓, Preload ↓, myokardialer O_2-Verbrauch ↓

Atmung
- Anfangs CPPV mit Druckbegrenzung (▶ 4.5.2)
- Inspiratorischer Spitzendruck nicht > 35–40 mmHg
- PEEP: 5–8 mmHg
- Atemzugvolumen: 10–15 ml/kg KG

> **Achtung**
> - Transplantiertes Organ ist kleiner als die explantierte Lunge
> - Gefahr eines Barotraumas (▶ 4.5.3) (Überblähung der Lunge durch zu hohe Lungenvolumina) → hoher pulmonaler Gefäßwiderstand

- Inhalative NO-Therapie:
    - Indikation: pulmonale Hypertension mit rechtsventrikulärer Funktionseinschränkung
    - Wirkung: selektive Vasodilatation in Pulmonalarterien

8.3 Intensivpflege – Prinzipien bei operativen Eingriffen

- Weaning (▶ 4.5.5): Unterstützung der noch insuffizienten Spontanatmung, Schonung der Atemhilfsmuskulatur durch Druckunterstützung, Druckunterstützung langsam reduzieren
  - SIMV: Weaning über Atemfrequenz, Triggerschwelle, Druckunterstützung
  - CPAP: Weaning über Druckunterstützung, PEEP, FiO_2 (▶ 4.5.2)
- Weaning- und Extubationskriterien

Ausscheidung und Drainagen
- Bilanzierte Infusionstherapie: Volumenüberlastung des rechten Herzens vermeiden
- ! **Achtung:** Lungenödem
- Urinausscheidung überwachen, Flüssigkeitsbilanzierung
- Drainagen: Pleuradrainagen auf Nachblutung, Sogeinstellung, Durchgängigkeit
  - Fördermenge kontrollieren und dokumentieren
  - Bei Blut- und Sekretfreiheit entfernen
  - Vor dem Entfernen Rö-Thorax, evtl. vorher abklemmen

Diagnostik
- Bronchoskopie, Rö-Thorax, Laborkontrollen

Prophylaxen
- Pneumonieprophylaxe (▶ 3.3.4):
  - Atemtherapie/Bronchialtoilette: muköziliäre Reinigung und Hustenreflex sind bei der transplantierten Lunge vermindert
  - Regelmäßiges Absaugen und Bronchiallavage (▶ 4.5.4), ggf. Bronchoskopie (▶ 8.1.4)
- Dekubitusprophylaxe (▶ 3.3.1): erhöhtes Risiko durch Hypothermie und Katecholamingaben

Bewegungsplan
- Vorsichtiges Lagern zur Schonung des Sternums

Komplikationen

Frühphase
- Hyperakute Abstoßung:
  - Definition, Ursachen, Therapie (▶ 8.3.8, Allgemeines)
  - Symptome: Ateminsuffizienz

Spätphase
- Rechtsherzversagen:
  - Ursache: pulmonale Hypertonie, Lungenembolie (▶ 11.44)
  - Symptome: Low-Cardiac-Output-Syndrom, HZV < 2 l, hoher Pulmonalgefäßwiderstand
  - Therapie: Senkung des Pulmonalgefäßwiderstands (NO, Perfan®, Flolan®).
- Abstoßung:
  - Symptome: (▶ 8.3.8, Allgemeines), Ateminsuffizienz, Atemnot
  - Therapie (▶ 8.3.8, Allgemeines)

Lebertransplantation

Abstract
Die Zahl der Lebertransplantationen ist in den letzten Jahren stetig gestiegen und lag im Jahr 2010 bei 1.192 Operationen. Die Zahl der jährlichen Neuanmeldungen für eine Leberübertragung stieg auf 1.846 Patienten. Die meisten Patienten auf der Warteliste leiden an einer alkoholischen Leberzirrhose.

Indikationen
- Akutes Leberversagen, z. B. durch Virushepatitis, Vergiftungen, Budd-Chiari-Syndrom (= vaskuläre Lebererkrankung), Coma hepaticum (▶ Kap. 11.42)
- Chronisches Leberversagen bei fortgeschrittener Leberzirrhose (Virushepatitis: B oder C)
- Primär biliäre Zirrhose
- Maligne Lebertumoren (hepatozelluläres, cholangiozelluläres Karzinom)
- Bei Kindern: extrahepatische Gallengangsatresie, angeborene Stoffwechselstörungen (Morbus Wilson)

Kontraindikationen
- Pfortaderthrombose (nicht rekonstruierbar)
- Sepsis (▶ 11.75), AIDS/HIV (▶ 11.33)
- Maligne Tumoren außerhalb der Leber
- Schwere kardiopulmonale Erkrankungen
- Aktive Alkohol- oder Drogenabhängigkeit (▶ 11.4, ▶ 11.49.2)
- Alter > 65 Jahre (bedingt)

Präoperative Betreuung

Diagnostik
- Doppler-Sonografie des Oberbauchs: Ausschluss einer Pfortaderthrombose
- Abdomen-CT: bei bösartigem Tumorleiden Ausschluss extrahepatischer Metastasen
- EKG, LuFu, Rö-Thorax
- Labor: Diff.-BB, Eiweißelektrophorese, Gerinnung (mit Faktoren), fT_3, fT_4, TSH, Ferritin, Vitamin D_3, Bilirubin
  - Mikrobiologie: Hepatitis, CMV, HSV, EBV, HIV, Candida, Aspergillus, Toxoplasmose, Varizellen, TPHA
  - Immunologie: Blutgruppe, HLA-Typisierung, OKT3-AK, ATG-AK

Spezifische medizinische Therapie
Die Gabe von Medikamenten wird auf das Nötigste beschränkt:
- Diuretika
- Bifiteral®, Humatin®: Prophylaxe und Behandlung der Enzephalopathie
- Fenistil® gegen Juckreiz bei Urtikaria
- Hepatitis-B-Impfung (aktiv)

Intensivpflege
Häufige Beschwerden bei Leberversagen:
- Gerinnungsstörungen
- Enzephalopathie: Müdigkeit, Abgeschlagenheit, Desorientiertheit
- Portale Hypertension: Aszitesbildung, Ösophagusvarizen (▶ 11.61)

OP-Vorbereitung:
- Rasur von Höhe der Achselhöhlen bis Mitte Oberschenkel
- Darmreinigung, z. B. Einlauf

Postoperative Betreuung

Beobachtung und Monitoring
- Atmung: Beatmungsparameter bis zur Extubation → PEEP möglichst < 5 mmHg, da sonst venöser Stau der Leber
- Labor: Transaminasen; später Laktat, Leberenzyme, Ammoniak, Bilirubin, CHE (▶ Kap. 13)
- Körperkerntemperatur → Normothermie ist Voraussetzung für intakte Leberfunktion und Syntheseleistung der Gerinnungsfaktoren
! Patienten aufwärmen, da oft lange OP-Zeiten!

Drainagen
- Wunddrainagen, Pleuradrainagen
- T-Drain (▶ 5.2.5) ableiten und kontrollieren
  - Ableitung der Gallenflüssigkeit und Druckentlastung der Anastomosen
  - Gallenflüssigkeit zeigt Funktionsfähigkeit der Leber (ca. 12 h postop.)
  - Anfangs wässrig, später erst gefärbt
  - Menge < 50 ml/d: eingeschränkte Funktion oder guter Abfluss via Papille
! T-Drain unter streng aseptischen Bedingungen behandeln → direkte Verbindung zum Transplantat!
  - Vor dem Entfernen abklemmen und Kontrastmittelkontrolle

Prophylaxen
- Soorprophylaxe: besonders wegen parenteraler Ernährung (▶ 6.2.2)
- Ulkusprophylaxe: Magensonde während parenteraler Ernährung zur Ableitung von Magensaft

Ernährung
- Parenterale Ernährung (▶ 6.2.2)
! Neigung zu Pleuraergüssen und Ödemen
- Oraler Kostaufbau ca. ab dem 7. postop. Tag (▶ 6.2.1)

Komplikationen
- **Frühphase:** hyperakute Abstoßung:
  - Definition, Ursachen, Therapie (▶ 8.3.8, Allgemeines)
  - Symptome: akuter Leberausfall; Labor: Anstieg von Bilirubin, GOT, GPT und GLDH
- **Spätphase:** Abstoßung:
  - Symptome: (▶ 8.3.8, Allgemeines), Schmerzen im Oberbauch, Lebervergrößerung
  - Diagnostik: Leberpunktion und Biopsie
  - Therapie (▶ 8.3.8, Allgemeines)

Hauttransplantation

Abstract
Zum Wundverschluss großflächiger Wunden kann Eigen- oder Zuchthaut transplantiert werden. Voraussetzung für die Transplantation ist ein trockener, gut

durchbluteter Wundgrund, der frei von Nekrosen ist, z. B. durch geschlossene Wundbehandlung oder Nekrosenentfernung.

Transplantationsmöglichkeiten
- **Eigenhaut:**
  - Entnahme einer Schicht bestehend aus Epidermis und Korium, Transplantation als Spalthaut (Streifen) oder Meshgraft-Plastik (Gitter)
  - Gittertransplantate werden nicht für Gesicht, Dekolleté oder an den Händen verwendet
- **Zuchthaut:** Zucht eines Hautrasens aus kultivierten Epithelzellen des Patienten
- **Fremdhaut:**
  - Biologisch-humane Fremdhaut, Spenden stammen von Angehörigen oder Leichen
  - Tierische Fremdhaut aus steril tiefgefrorener Schweinehaut
  - Synthetisch hergestellte Fremdhaut

Komplikationen
- Infektion des Wundgebiets
- Starke Blutungen bei Nekrosenabtragung der Empfängerregion und Hautentnahme an der Spenderregion
- Abstoßungsreaktion, transplantierte Haut wird nicht durchblutet
- Überschießende Narbenbildung
- Bewegungseinschränkungen durch Narbenzug

> **Achtung**
> Nervenendigungen, Talg- und Schweißdrüsen werden nicht mittransplantiert (das Transplantat ist meist nur 0,4 mm dick). Die Funktionen der Haut (Ausscheidungsfunktion, Sinnesfunktion und Speicherfunktion) werden im transplantierten Hautbereich nicht wiederhergestellt. Dies muss bei der Pflege berücksichtigt werden.

Intensivpflege

Beobachtung und Monitoring
- Allgemeine postoperative Überwachung (▶ 8.3.1)
- Wundverhältnisse der Entnahme- und Transplantationsstelle beobachten und dokumentieren:
  - Reizlos, gut durchblutet, trocken
  - Heilt transplantierte Haut an?
  - Sichtbare Abstoßungsreaktion
- Regelmäßiger Wundabstrich (▶ 8.1.2)

Prophylaxen
- Kontrakturprophylaxe (▶ 3.3.2)

Pflege der Spenderregion und Entnahmestelle
- Interaktive und hydroaktive Wundauflagen (▶ 7.4)
- Verbandswechsel erst nach mehreren Tagen durchführen oder wenn der Verband stark durchnässt ist (▶ 7.1)

8.3 Intensivpflege – Prinzipien bei operativen Eingriffen

- Schmerzen und Blutungen durch zu frühen Verbandswechsel vermeiden (▶ 9.1.3)
- Zum schonenden Ablösen Verband mit NaCl 0,9 % befeuchten

Pflege der Empfängerregion und Transplantatversorgung
Infektionsgefahr durch aseptischen Verbandswechsel (▶ 7.1) mit 2 Personen reduzieren:
- Mundschutz, Haube, steriler Mantel und Handschuhe anziehen, zweite Person reicht Material an
- Verband anlegen mit modernen Wundverbänden, die nicht auf der Wunde kleben bleiben, z. B. Polymer-Schaumverbände; bei Meshgraft-Plastik mit feuchten Mullkompressen → Kompressen wechseln, bevor sie ausgetrocknet sind!
- Verbandswechsel nach 24 h oder bei starker Durchfeuchtung, z. B. mit Wundsekret, Blut; Transplantatbett soll trocken sein
- Ggf. Blasen steril anpunktieren, mit feuchter Mullkompresse vorsichtig abtupfen, Hautstücke nicht verschieben
- Wunde mit NaCl 0,9 % spülen, anschließend Wundsekret mit feuchter Kompresse vorsichtig entfernen

Bewegungsplan
- Transplantierten Hautbezirk für ca. 3 Tage ruhig stellen, z. B. Arm in Gipsschiene (▶ 8.3.7) lagern
- Anschließend Bewegungsübungen (nach Anordnung) durch Physiotherapeuten, um Kontrakturen durch Narbenzug vorzubeugen und zu vermindern
- Funktionshand bei Transplantationen an den Händen herstellen. Ergotherapie einleiten

Literatur
Kellnhauser E, Schewior-Popp S, Sitzmann F, Geißner U, Gümmer. Thiemes Pflege. 11. A. Stuttgart: Thieme, 2009.
Menche N. Pflege Heute. 5. A. München: Elsevier, 2011.
Paetz B. Chirurgie für Pflegeberufe, Krankheitslehre. 21. A. Stuttgart: Thieme, 2009.
Schäfe, R, Söding P. Klinikleitfaden Anästhesie. 6. A. München: Elsevier, 2010.
Schäfer S, Kirsch F, Scheuermann G, Wagner R. Fachpflege Beatmung. 5. A. München: Elsevier, 2008.
Schulte am Esch J, Bause H, Kochs E. Duale Reihe Anästhesie, Intensivmedizin, Notfallmedizin, Schmerztherapie, Duale Reihe. 4. A. Stuttgart: Thieme, 2011.
Ullrich L, Stolecki, D, Grünewald M. Intensivpflege und Anästhesie. 2. A. Stuttgart: Thieme, 2010.
ESC GUIDELINES Guidelines for the diagnosis and management of syncope (version 2009). The Task Force for the Diagnosis and Management of Syncope of the European Society of Cardiology (ESC). European Heart Journal, 2009; 30: 2.631–2.671.
www.dgf-online.de, www.dimdi.de, www.divi-org.de, www.dso.de, www.fachinfo.de, www.medline.de, www.leitliniendgk.org (letzter Zugriff: 25.8.2011).

9 Medikamente und ihre Anwendung auf der Intensivstation

Ina Welk und Cord Busse

9.1 Analgosedierung auf der Intensivstation 528
9.1.1 Allgemeines 528
9.1.2 Besonderheiten bei Opioiden 531
9.1.3 Analgetische Stufentherapie 533
9.1.4 Sedierung 537
9.1.5 Adjuvante Substanzen im Rahmen der Analgosedierung und Schmerztherapie 540
9.2 **Kardiovaskuläre Medikamente (Katecholamine, Vasodilatatoren)** 540
9.2.1 Katecholamine 540
9.2.2 Vasodilatatoren 544

9.3 **Blutgerinnung beeinflussende Medikamente** 548
9.3.1 Gerinnungshemmende Medikamente 548
9.3.2 Gerinnungsaktive Medikamente (Antifibrinolytika) 553
9.3.3 Gerinnungspräparate und Inhibitoren 554
9.4 **Antibiotika** 556
9.5 **Infusionslösungen und pumpengesteuerte Medikamentenverabreichung** 557
9.5.1 Infusionslösungen 557
9.5.2 Pumpengesteuerte Medikamentenverabreichung und ihre Dosierung 559
9.5.3 Wechselwirkungen und Inkompatibilitäten 560

> **Grundlagen/Allgemeine Hinweise**
> Die Anwendung von Medikamenten in der Intensivmedizin erfordert Kenntnisse über ihre Wirkungsweise, Indikationen und Nebenwirkungen. Individuell auf den Patienten bezogen, auf seine Vorerkrankungen und auf die Art der Operation, müssen für die medikamentöse Intensivtherapie Dosierungen, Wechselwirkungen und Halbwertszeiten sowie die Eliminationswege der eingesetzten Pharmaka berücksichtigt werden.
> ! Im Hinblick auf die komplexen Erkrankungs- und Verletzungsmuster sowie spezieller Therapieanforderungen sind mögliche Medikamentenunverträglichkeiten und unerwünschte Effekte zu beachten und zu vermeiden.

9.1 Analgosedierung auf der Intensivstation

Siehe auch Schmerztherapie

„Schmerz ist ein unangenehmes Sinnes- oder Gefühlserlebnis, das mit aktuellen oder potenziellen Gewebeschädigungen verknüpft ist oder mit Begriffen solcher Schädigungen beschrieben wird" (International Association for the Study of Pain, ISAP, 1986).

Das Schmerzerleben auf der Intensivstation ist individuell und wird geprägt durch die postoperative Situation bzw. das zugrunde liegende Krankheitsbild und die damit verbundenen notwendigen diagnostischen, therapeutischen und pflegerischen Maßnahmen. Unter Berücksichtigung von Grund- und Begleiterkrankungen bedarf der Patient einer individuellen, gezielten und adäquaten Schmerztherapie. Die vegetative Abschirmung des Patienten gegen Stressfaktoren und die Schaffung einer Kooperations- und Toleranzebene für notwendige Interventionen ist elementarer Bestandteil moderner Konzepte zur Analgosedierung.

9.1.1 Allgemeines

Anforderungen an den „idealen" Wirkstoff zur Analgosedierung auf der Intensivstation

- Schneller Wirkungseintritt
- Gute Steuerbarkeit der Wirkung (schnelles Erreichen der angestrebten Sedierungstiefe), aber auch schnelle Elimination zur Erleichterung der neurologischen Beurteilbarkeit („Aufwachprobe")
- Minimale Beeinflussung des Herz-Kreislauf-Systems
- Keine Entwicklung von Abhängigkeit und Entzugssymptomatik
- Keine pharmakologischen Wechselwirkungen mit anderen Medikamenten
- Fehlende Toxizität
- Keine Kumulation
- Keine Ausbildung aktiver Stoffwechselmetaboliten
- Keine Immunmodulation

Wann Schmerzen messen?

Um valide Informationen über die Schmerzintensität zu erhalten, ist die Etablierung einer routinemäßigen, individuellen Schmerzmessung auf der Intensivstation sinnvoll und im Rahmen qualitätssichernder Maßnahmen gefordert (▶ 10.2).

Unterstützend sind dabei die Implementierung von Standards zur Erfassung der Schmerzsituation und die Festlegung des sich daraus ergebenden Analgesieziels, verbunden mit einer kontinuierlichen Überprüfung des Therapieeffekts. Für das Monitoring der Effektivität kommen ergänzend zur üblichen Überwachung, z. B. Patientenbeobachtung, Überwachung der Hämodynamik und Respiration sowie Neuromonitoring, sog. Scoringsysteme zum Einsatz. Am bekanntesten für die Prüfung der Analgosedierung sind z. B.:

- RAMSAY-Sedation-Scale (▶ Tab. 9.1)
- Selbsteinschätzung mittels visueller und analoger Schmerzskalen bei kooperativen und wachen Patienten (▶ 10.2.1)
- Nicht zu vernachlässigen ist der Stellenwert der Patientenbeobachtung mit Erkennen nonverbaler Reaktionen auf Schmerzreize, z. B. Grimassieren, Unruhe, Agitiertheit.

Zu unterscheiden sind die unterschiedlichen Kausalitäten des Schmerzempfindens. So ist z. B. eine Operation an sich eine (Wund-)Schmerz verursachende Intervention, die mit unterschiedlichen Ansätzen der Analgesie therapiert wird. So können z. B. postoperative Schmerzen sowie die Veränderung der Schmerzintensität oder des Schmerzcharakters mit steigenden oder auch manchmal abnehmenden Analgetikabedarf einen Hinweis auf mögliche Komplikationen bieten. Vorbestehende Schmerzproblematiken dürfen ebenfalls nicht vernachlässigt werden, da sie unter der besonderen Stresssituation exazerbieren können, z. B. Rückenschmerzen, Kopfschmerzen, neuropathischer Schmerz.

Eine besondere Herausforderung bietet die Analgosedierung bei folgenden Patienten:

- Schwangere und Frauen in der Stillperiode
- Kinder
- Patienten mit Suchtproblematik

Die Messung der Schmerz- und Sedierungsintensität mit entsprechender Dokumentation als Standard der intensivmedizinischen und -pflegerischen Patientenversorgung hat leider noch nicht flächendeckend Einzug gefunden (▶ 10.3).

Ziele der Analgosedierung

- Schmerzbekämpfung (Analgesie)
- Angstreduktion (Anxiolyse)
- Vegetative Stressabschirmung
- Erleichterung bei Beatmungstherapie (Adaptation an den Respirator)
- Toleranz gegenüber diagnostischen, therapeutischen und pflegerischen Manipulationen

Phasen der Analgosedierung auf der Intensivstation

In der intensivmedizinischen Analgesie werden verschiedene Phasen unterschieden. Die **postoperative Akutphase** ist die Phase unmittelbar nach Trauma oder Operation. In dieser Phase hat die Schmerzfreiheit höchste Priorität.

Nach Stabilisierung des Patientenzustands erfolgen die schrittweise Rückführung des Patienten (Entwöhnung) aus der Analgosedierung und die Stärkung der kooperativen Vigilanz. Hauptziel ist hierbei die Aktivierung der Atemarbeit und Beendigung der invasiven Beatmungstherapie. In der sog. Weaning-Phase (▶ 4.5.5) ist die kontinuierliche Patientenüberwachung extrem wichtig, um zeitnah Unterstützung zu gewährleisten und ggf. Ausbildung von sog. Durchgangssyndromen (▶ 2.5.2) zu vermeiden.

Wird die Indikation einer **längerfristigen intensivmedizinischen Behandlung** mit Beatmung gestellt, muss ein adäquates Analgosedierungskonzept erstellt werden. Dies beinhaltet i. d. R. die Kombinationsgabe mehrerer Medikamente, die möglichst frei von Nebenwirkungen sind, eine geringe systemische Beeinträchtigung bieten und gut steuerbar sind. Die Applikation sollte möglichst kontinuierlich mittels Spritzenpumpen erfolgen, um Schwankungen der Wirkungskonzentration zu vermeiden. Bei Bedarf, z. B. bei schmerzhaften Manipulationen, können zusätzlich Boli verabreicht werden.

Bei der Auswahl des Analgetikums steht die Potenz des Analgetikums, aber auch die (kontextsensitive) Halbwertszeit im Vordergrund, um eine ausreichende Schmerzfreiheit zu erzielen

> **Wichtig**
> Schmerzen nie durch stärkere Sedierung therapieren!

Nebenwirkungen der zur Analgosedierung verwendeten Pharmaka

Opioide
- ZNS:
  - Depression der Spontanatmungsfunktion (Hemmung schmerzbedingter Hyperventilation und opioidinduzierte Dämpfung des Atemantriebs mit Bradypnoe und Gefahr eines Atemstillstands)
  - Miosis
  - Übelkeit, Erbrechen
  - Entzugssymptomatik
  - Temperaturdysregulationen
  - Thoraxrigidität
  - Toleranzentwicklung
- **Herz-Kreislauf:**
  - Bradykardie
  - RR ↓
  - Vasodilatation
  - Absinken des peripheren Widerstands
- **Gastrointestinaltrakt:** spasmogene Wirkung auf Gastrointestinaltrakt und ableitende Harnwege mit verzögerter Magen-Darm-Passage → extreme Obstipation und Harnretention durch Sphinktertonuserhöhung
- Histaminliberation

Benzodiazepine
Benzodiazepine bewirken:
- Anxiolyse
- Sedierung
- Hypnose (dosisabhängig)
- Relaxierung

Die antikonvulsive Komponente (Unterdrückung der elektrischen Hirnaktivität mit Anhebung der Krampfschwelle) im Rahmen von epileptiformen Begleitsymptomatiken und/oder Erkrankungen ist erwünscht.

Nebenwirkungen sind:

- Kumulation
- Toleranzentwicklung
- Mnestische Störungen
- Abhängigkeit
- Entzugssymptomatik
- Paradoxe Reaktionen

Strategien zur Vermeidung von Abhängigkeiten und Gewöhnung im Rahmen von Analgosedierungskonzepten
- Applikation nach Dosierungsschema, Zeitplan beachten → Gabe vor Erreichen des Schmerzmaximums bzw. vor einer pflegerischen oder therapeutischen schmerzintensiven Maßnahme
- „Ausschleichendes" Absetzen der Medikation durch schrittweise Dosisreduktion, sonst Gefahr von Entzugssymptomatik mit Kaltschweißigkeit, Zittern, Unruhe
- Bei Mehrbedarf sind eine höhere Schmerzintensität und/oder Progredienz der Grunderkrankung zu prüfen.
- Wache Patienten aufklären, dass nicht erst bei Entwicklung eines Schmerzmaximums der Bedarf artikuliert werden soll.
- Die bei Langzeitanwendung mögliche Entzugssymptomatik kann durch frühzeitigen Einsatz von α_2-Agonisten, z. B. Clonidin (Catapresan®), kupiert bzw. ganz verhindert werden.

Applikation von Analgetika: Spritzenpumpe oder Bolusgabe?
Bei Analgesie im intensivmedizinischen Bereich > 24 h:
- Ist eine Indikation zur länger dauernden Analgesie (> 24 h) gegeben, wird eine kontinuierliche intravenöse Applikation von Opioiden über Spritzenpumpen empfohlen.
- Vorteile: gleichmäßige Dämpfung starker Schmerzzustände bei konstanten pharmakologischen Wirkstoffspiegeln
- Benötigt werden zusätzliches technisches Equipment und eine engmaschige Überwachung, um Unter- bzw. Überdosierungen zeitnah erkennen und geeignete Dosierungsanpassungen vornehmen zu können.

! Besonders in der postoperativen Akutphase können bei Interventionen auch zusätzliche Bolusgaben notwendig werden.

Bei zeitlich begrenzter Analgesie < 24 h:
- Die Durchführung einer zeitlich begrenzten Analgesie (< 24 h) kann durch Bolusgaben erfolgen, z. B. Piritramid in 3-mg-Schritten.
- Vorteile: schnell einsetzende Analgesie, besonders bei der Therapie akuter Schmerzspitzen

9.1.2 Besonderheiten bei Opioiden

Abstract
*Opioide ist ein Überbegriff, der von der International Narcotic Research Conference festgelegt worden ist. Als **Opioide** werden alle natürlichen und synthetischen Opioide mit Alkaloidstruktur bezeichnet, z. B. Morphin, Fentanyl. Beispiele für **Opioide** mit ihrer Peptidstruktur sind die Endorphine, D-Pen2, D-Pen5 Enkephalin (DPDPE).*

Wirkmechanismus

Opioide binden sich an spezielle Opioidrezeptoren im Gehirn (supraspinal = Unterdrückung der Schmerzerkennung und Schmerzreaktion) und im Rückenmark (spinal = Verminderung der Intensität und Fortleitung von Schmerzimpulsen).

Man unterscheidet 3 Typen von Rezeptoren (µ-, δ-, κ-Rezeptoren), über die opioidspezifische Wirkungen und Nebenwirkungen vermittelt werden. Für die analgetische Hauptwirkung ist vor allem der µ-Opioidrezeptor verantwortlich.

- µ-Rezeptor: spinale und supraspinale Analgesie, Atemdepression, Sedierung, Miosis, Dämpfung des Hustenreizes, Erbrechen und Obstipation
- δ-Rezeptor: spinale und supraspinale Analgesie, Atemdepression
- κ-Rezeptor: Analgesie, Sedierung

Indikationen

Analgesie:
- Im Rahmen einer Anästhesie
- Zur prä- und postoperativen Schmerztherapie
- Zur Analgosedierung auf der Intensivstation
! Opioide stellen die stärksten klinisch angewendeten Analgetika dar.

> **Wie erkenne ich eine Überdosierung?**
> Die Atemdepression steht bei der Überdosierung im Vordergrund. Anzeichen sind eine Verlangsamung der Atemfrequenz (Bradypnoe) bei vertieftem Atemzugvolumen. Der Atemanreiz erfolgt ausschließlich über externe Stimuli, z. B. erfolgen die Atemzüge erst nach Aufforderung zum Luftholen (sog. Kommandoatmung).
> - Hypoxie und Hyperkapnie sind als Anreiz nicht wirksam.
> ! Ohne Überwachung kommt es zum Atemstillstand (Apnoe).

Wirkung und Nebenwirkungen

- Analgesie zentral und peripher
- Sedierung
- Nebenwirkungen (▶ 9.1.1)

Antagonisierung

Falls notwendig, kann die Wirkung von Opioiden mit **Naloxon** (Narcanti® = reiner Opioidantagonist) aufgehoben werden. Die Antagonisierung betrifft jedoch neben der atemdepressiven auch die analgetische und die sedierende Wirkung → alternative Analgesie z. B. mit nichtopioiden Analgetika erforderlich!

> **Achtung**
> Die Wirkung des Naloxons hält u. U. kürzer an als die des Opioids (z. B. Fentanyl) mit der Gefahr einer wieder eintretenden Atemdepression. Daher muss eine längerfristige Überwachung des Patienten gewährleistet sein.

Dosierung

0,04 mg (1 Amp.) verdünnen und vorsichtig titrierend nach Wirkung applizieren

9.1.3 Analgetische Stufentherapie

Für die Analgetikatherapie gelten folgende Grundlagen, um ein Maximum des Therapieeffekts zu erreichen:
- Einschleichender Therapiebeginn mit sog. „Nichopioid-Analgetika". Da diese keine atemdepressive Komponente beinhalten, oftmals Einsatz als Monosubstanz und Steigerung der Dosierung bis zum gewünschten Effekt
- Vor Wechsel der Substanzen Dosierung und Therapiedauer berücksichtigen
- Umstellen auf ein anderes Medikament erst nach Erreichen der Maximaldosierung oder bei Auftreten von Nebenwirkungen
- Bei Langzeit- bzw. Dauermedikation parallele Prophylaxe der Nebenwirkungen durch frühzeitige Gabe von z. B. Laxanzien, Antiemetika, Magenschleimhautprotektion

Stufe 1: Nichtopioide Analgetika (Beispiele)

In Abhängigkeit von der individuellen Schmerzsituation können alternativ oder additiv zur Opioidtherapie sog. Nichtopioid-Analgetika appliziert werden. Vorteile sind hier:
- Opioidsparender Effekt und Reduktion von Begleiterscheinungen, z. B. Übelkeit und Erbrechen
- Keine Atemdepression
- Weniger beeinträchtigte Bewusstseinslage

Im intensivmedizinischen Bereich kommen vorrangig antipyretische Analgetika (Paracetamol, Metamizol) zur Anwendung. Zu beachten ist, dass beim Intensivpatienten neben der gastrointestinalen Komplikationsrate oft Kontraindikationen für die Gabe von nichtsteroidalen antiinflammatorischen Substanzen (NSAID) bestehen, z. B. eingeschränkte Nierenfunktion, Hypovolämie.

Paracetamol

Handelsname z. B. ben-u-ron®
- Als Bedarfsmedikation oder bei chronischer Schmerzsymptomatik nach individuellem Zeitschema unter Beachtung der max. Tageshöchstdosis
- Zählt zur Stoffgruppe der Anilinderivate

Wirkung
Schwach analgetisch, antipyretisch

Nebenwirkungen
- Leberschädigung
- Selten akutes Leberversagen bei Überschreitung der Höchstdosis (besonders bei Kindern zu beachten!)

Dosierung
Bis zu 4 × 500–1.000 mg/d bei Erwachsenen, bei Kindern als Einzeldosis 20 mg/kg KG

Metamizol

Handelsname z. B. Novalgin®
- Gehört zur Wirkstoffgruppe der Pyrazolderivate

Wirkung
- Analgetisch, antipyretisch, spasmolytisch
- Gute Wirksamkeit bei viszeralen Schmerzen und Koliken

Nebenwirkungen
Bei i. v.-Gabe Blutdruckabfälle durch Vasodilatation möglich, Schwitzen, selten anaphylaktoide Reaktionen und Agranulozytose

Dosierung
- Bis zu 4 × 500–1.000 mg/d
- Oft als Kurzinfusion bei akuter Symptomatik (z. B. Ureterkolik) mit 1 g Metamizol in 250 ml NaCl 0,9 % über 20–30 Min., danach Fortführung mit 2,5 g in 500 ml NaCl 0,9 % über 24 h und ergänzende Spasmolyse

Nichtsteroidale antiinflammatorische Substanzen (NSAID)

Wirkung
- Gute analgetische, antipyretische und antiphlogistische Wirkung
- Guter Wirkungseffekt, z. B. bei Kopf-, Skelett- und Muskelschmerzen, Tumorschmerz

! Als Prophylaxe wird eine Magenschleimhautprotektion empfohlen.

Nebenwirkungen
- Magenschmerzen
- Übelkeit
- Magen- und Duodenalulzera
- Gefahr okkulter gastrointestinaler Blutungen (vor allem bei Erosionen und Ulzerationen im Magen-Darm-Trakt)
- Mögliche nierenschädigende Wirkung bei Langzeiteinnahme

Dosierung
- Ibuprofen: bis zu 4 × 400 mg/d oder als Retardtablette 3 × 800 mg/d per os
- Azetylsalizylsäure (ASS®): bis zu 8 × 500–1.000 mg/d
- Diclofenac (Diclofenac mg/d): bis zu 4 × 50 mg/d
- Indometacin: bis zu 3 × 50 mg/d
- Etoricoxib (Arcoxia®): bis zu 1 × 60 mg/d (bis zu 1 × 120 mg/d bei akutem Gichtanfall)
- Parecoxib (Dynastat®): bis zu 2 × 40 mg/d (auch i. v. möglich)

Kontraindikationen
- Magen-Darm-Ulzera
- Asthma bronchiale (Achtung: Salicylasthma)
- Blutungsneigungen
- Schwere Leberfunktionsstörung
- Herzinsuffizienz (> NYHA-Stadium II, ▶ 11.28)

Stufe 2: Schwach wirksame Opioide

Einsatz oftmals in Kombination mit einem Präparat der Nichtopioide. Anwendung als Bedarfsmedikation bei Akutschmerzzuständen und bei chronischen Schmerzen nach festem Zeitschema. Opiate unterliegen dem Betäubungsmittelgesetz (BTM, ▶ 1.4.6) mit strengen Anforderungen nach exakter und patientenbezogener Dokumentation von Anordnung und Verbrauch.

Codeinphosphat
= Codein
- Gut zu kombinieren mit peripheren Analgetika
- Sehr potentes Antitussivum → Vorsicht bei gleichzeitiger Gabe von Sekretolytika

Dosierung
- Bis zu 2 × 120 mg/d
- 100 mg Codeinphosphat entsprechen ca. 10 mg Morphin

Nebenwirkungen
- Atemdepression
- Obstipation

Tramadol
Handelsname z. B. Tramal®

Dosierung
- Bis zu 4 × 50–100 mg/d
- 50 mg Tramadol entsprechen ca. 5 mg Morphin
- Auch orale Gabe als Tropfen möglich

Nebenwirkungen
- Übelkeit, Erbrechen
- Benommenheit → Achtung: Verwirrtheitszustände bei geriatrischen Patienten

Pethidin
Handelsname z. B. Dolantin®

Dosierung
- Bis zu 5 × 100 mg/d
- 75–100 mg Pethidin entsprechen 10 mg Morphin
- ! Einsatz auch postoperativ/postanästhesiologisch gegen das Kältezittern (Shivering)

Nebenwirkungen
Die möglichen Nebenwirkungen entsprechen denen aller Opiate, jedoch in abgeschwächter Form. Hierzu gehören z. B. Obstipation, Harnverhalt und Übelkeit sowie Beeinträchtigung der Reaktionsfähigkeit und Verminderung des Atemtriebs. Bei bekannter Epilepsie sollte Pethidin nicht eingesetzt werden (Erhöhung der Krampfbereitschaft).

Stufe 3: „Starke" Opioide

Allgemeines
Auswahl und Einsatz des geeigneten Analgetikums werden in der Intensivmedizin zusätzlich dadurch erschwert, dass die zur Dosisfindung herangezogenen pharmakokinetischen Kenndaten nicht problemlos vom Allgemeinpatienten auf den Intensivpatienten übertragen werden können. Metabolismus und Elimination der Medikamente werden oft durch zahlreiche Begleitfaktoren beeinflusst, z. B. veränderte Leber- und Nierenfunktion.

Darüber hinaus führt die Notwendigkeit einer gleichzeitigen Applikation unterschiedlicher Medikamente/Wirkstoffgruppen zu teilweise unüberschaubaren Medikamenteninteraktionen, sodass gerade bei Intensivpatienten mit unkalkulierbaren Wirkungen in Bezug auf Wirkungseintritt, Wirkungsstärke, Wirkdauer und mit unerwünschten Begleiterscheinungen gerechnet werden muss.

Analgesie

Im Bereich der Intensivmedizin werden überwiegend stark wirksame Opioide eingesetzt. Im Rahmen eines Analgosedierungskonzepts auf der Intensivstation kommen v. a. folgende Analgetika zum Einsatz:
- Fentanyl (Fentanyl®-Janssen)
- Sufentanil (Sufenta®) (bei beiden Medikamenten sind Generika verfügbar)
- Morphin

Fentanyl

Handelsname z. B. Fentanyl®-Janssen
- Hoch potentes Analgetikum zur überwiegend intravenösen Anwendung

Indikationen
- Anästhesie
- Analgosedierung auf Intensivstation
- Als Pflasterapplikation, z. B. Durogesic, Fentanyl TTS, Buprenorphin-Pflaster, Einsatz in der Therapie von Tumorschmerzen

Dosierung
! Bei transdermaler Applikation ist die Anflutungszeit > 12 h zu beachten → Vormedikation muss über diesen Zeitraum beibehalten werden!
- Die individuelle Dosisfindung erfolgt unter stationären Bedingungen (Überwachung), Pflasterwechsel alle 72 h
- Kontinuierliche Zufuhr über Spritzenpumpe nach Wirkung

Nebenwirkungen
Wie alle Opioide kann auch Fentanyl die typischen Opioid-Nebenwirkungen (▶ 9.1.1) erzeugen

Sufentanil

Handelsname z. B. Sufenta®
- Stärkste analgetische Wirkung unter den klinisch verwendeten Opioiden (ca. 100fach größere therapeutische Breite als Fentanyl)
- Zusätzlich ausgeprägter sedierender Effekt
- Zugelassen für epidurale Anwendung

Dosierung
Kontinuierliche Zufuhr: 0,3–1,0 µg/kg KG/h

Nebenwirkungen
Wie alle Opioide kann auch Sufentanil die typischen Opioid-Nebenwirkungen erzeugen.

Piritramid
Handelsname z. B. Dipidolor®

Dosierung
- 15 mg Piritramid entsprechen 10 mg Morphin
- Oft eingesetzt als postoperative Analgesie im Aufwachraum und auf der Intensivstation als:
  - Bolusgabe (titrierend in 1,5–3,0 mg Schritten)
  - Kontinuierlich als „Schmerzperfusor": 45 mg auf 50 ml NaCl 0,9 %, Dosierung nach Wirkung

Nebenwirkungen
- Häufig: Obstipation, Übelkeit, Schläfrigkeit, Harnverhalt
- Selten: Erregungszustände

Buprenorphin
Handelsname z. B. Temgesic®

Wirkung
Buprenorphin wirkt am µ-Opioidrezeptor als Partialagonist und besitzt dort eine hohe Rezeptoraffinität (20- bis 30-mal potenter als Morphin). Am κ-Rezeptor wirkt Buprenorphin als Antagonist. Da dieser Rezeptor für die atemdepressive Wirkung der Opioide verantwortlich ist, macht das den Einsatz dieser Substanz bezüglich der Nebenwirkungen sicherer.

Dosierung
- Oral: bis zu 4 × 0,4 mg/d
- i. m./i. v.: bis zu 4 × 0,3 mg/d (= 4 × 1 Amp.)

> **Wichtig**
> Grundsätzlich werden Opioide immer nach individueller Wirkung dosiert!!!

9.1.4 Sedierung

Bei intensivpflichtigen Patienten ohne Operation steht die Sedierung im Vordergrund, um eine Abschirmung gegen äußere Einflüsse zu schaffen. Hier erfolgt der Einsatz v. a. von:
- Benzodiazepinen, z. B. Midazolam, Flunitrazepam, Diazepam
- Hypnotika, z. B. Propofol
- Ggf. ergänzend Einsatz von Neuroleptika, z. B. Droperidol (Haldol®)
- ! Neuroleptika verfügen über eine große therapeutische Breite, sind aber aufgrund ihrer schlechten Steuerbarkeit und der Nebenwirkungen keine Sedativa der ersten Wahl.

> **Achtung**
> Die Kombination von Opioiden und Benzodiazepinen kann zu einer ausgeprägten Atemdepression führen.

Bei Benzodiazepinen besteht die Möglichkeit der Antagonisierung mit Flumazenil, um eine zeitnahe neurologische Beurteilbarkeit zu schaffen und eine Ausschlussmöglichkeit bei differenzialdiagnostischen Fragestellungen zu ermöglichen (Entzugssymptomatik!).

Stoffgruppen

Benzodiazepine
- Midazolam (Dormicum®)
- Diazepam (Valium®)
- Flunitrazepam (Rohypnol®)

Zur Sedierung werden überwiegend Benzodiazepine, auch aufgrund ihrer anxiolytischen Komponente eingesetzt. Midazolam, Flunitrazepam und Diazepam sind hierbei die gängigsten Medikamente. Ist eine neurologische Beurteilbarkeit gefordert, lassen sich Opiate und Benzodiazepine kurzfristig antagonisieren (sog. diagnostisches Fenster).

Hypnotika

Propofol (Disoprivan®)
- Propofol ist eine kurz wirkende Substanz, daher ist aufgrund guter Steuerbarkeit die Anwendung auch als kontinuierliche Applikation möglich.
- Wirkung erfolgt über eine Dämpfung der kortikalen Hirnaktivität
- Da die analgetische Komponente fehlt, muss bei Schmerzzuständen additiv ein Analgetikum gegeben werden.
- Unter Propofol kann es zu Blutdruckabfällen kommen (negativ inotrope Wirkung und periphere Vasodilatation) → Vorsicht daher auch bei Patienten mit Hypovolämie und kardialer Vorerkrankung
- Bei Propofolzufuhr über einen längeren Zeitraum ist der Fettstoffwechsel (Status Triglyzeride) zu kontrollieren und die Zufuhr der Lipidmenge in die Bilanz einzubeziehen.
- In sehr seltenen Fällen traten metabolische Azidose (▶ 6.4), Rhabdomyolyse, Hyperkaliämie oder Herzversagen nach Dosierung von über 4 mg/kg KG/h im Rahmen einer länger dauernden Intensivbehandlung auf, in einigen Fällen mit tödlichem Ausgang (PRIS = Propofol Infusion Syndrom).
- ! Propofol liegt als Öl-in-Wasser-Emulsion vor und enthält keine Konservierungsstoffe → daher hohe Anfälligkeit für bakterielle Kontamination bei langer Standzeit

Barbiturate

Methohexital (Brevimytal®)
Gewünschte Hauptwirkung ist die Reduzierung der zerebralen Stoffwechselaktivität, v. a. bei neurochirurgischen Patienten mit deutlich erhöhtem Hirndruck. Die induzierte Vasokonstriktion der Hirngefäße führt konsekutiv zur Abnahme des zerebralen Blutvolumens.

Thiopental (Trapanal®)
Zur Einleitung einer Narkose beim unkomplizierten – also nicht herz- oder lungenkranken – Patienten. In der Intensivmedizin wird es zur Behandlung therapierefraktärer Krampfpotenziale eingesetzt (EEG: Burst-Suppression-Muster).

! Ein „Burst-Suppression-Muster" zeigt das Fehlen differenzierter Hirnströme. Es werden als Ausdruck einer schweren Hirnschädigung nur unterdrückte Wellen produziert.

Adjuvante Pharmaka/Alpha²-Adrenozeptor-Agonisten

Clonidin (Catapresan®, Paracefan®)
Die sedierende und analgetische Komponente von Clonidin bietet ein breites Einsatzspektrum, z. B.:
- Sedierung in der Intensivmedizin
- Therapie von Alkoholentzugssymptomatik
- Begleitmedikation bei Opioidentzug (Dämpfung der gesteigerten Sympathikusaktivität = Sympathikolyse mit peripherer Vasodilatation)
- Adjuvans zur Schmerzmedikation (Verringerung der Opioiddosierung)
- Medikation bei postoperativer Verwirrtheit
- ! Ein plötzliches Absetzen von Clonidin kann zu einem Rebound-Phänomen mit Blutdruckentgleisung führen → Clonidintherapie daher immer stufenweise beenden!

Instrumente zur Einschätzung der Sedierungstiefe
Visuelle Analogskala ▶ 10.2.1

Beurteilung der Sedierungstiefe
Der Sedierungsgrad orientiert sich individuell an den Bedürfnissen des Patienten. Der Erfolg wird durch gezielte Patientenbeobachtung verifiziert. Als Beurteilungshilfe für den Sedierungsgrad haben sich sog. Scoringsysteme und Bewertungsskalen etabliert, z. B. die RAMSAY-Sedation-Scale. In der Praxis haben sich daraus zahlreiche Modifikationen entwickelt.

Tab. 9.1 RAMSAY-Sedation-Scale zur Beurteilung der Sedierungstiefe

RAMSAY-Sedation-Scale	Grad der Sedierung	Beurteilung des Sedierungsgrads
0	Wach, orientiert	Wach
1	Ängstlich, agitiert, unruhig	Zu flach
2	Kooperativ, toleriert Beatmung, orientiert, ruhig	Adäquat
3	Schlafend, reagiert auf Ansprache und taktile Reize	Adäquat
4	Schlafend, verzögerte Reaktion auf Ansprache und Berührung	Adäquat
5	Keine Reaktion auf Ansprache und Berührung, aber Reaktion auf Schmerzreize	Tief
6	Keine Reaktion auf Schmerzreize, Koma	Zu tief

Apparatives Monitoring
- Nicht in der täglichen Routine sind elektrophysiologische Untersuchungsmethoden zur Erfassung der Sedierungstiefe, z. B. BIS-Monitoring, EEG-Analysen, akustisch evozierte Potenziale (AEP).
- Für die Beurteilung der individuellen Schmerzbefindlichkeit werden numerische Rangskalen (NRS ▶ 10.2.1) verwendet, auf denen der Patient seine Schmerzeinschätzung kommunizieren kann.

9.1.5 Adjuvante Substanzen im Rahmen der Analgosedierung und Schmerztherapie

Schmerztherapie ▶ 10.1

Im Rahmen der Analgosedierung und Schmerztherapie ist – je nach Situation – häufig die Verwendung **adjuvanter** Medikamente unterschiedlicher Substanzgruppen erforderlich.

Das Schmerzerlebnis und die Schmerzverarbeitung erfolgen bei jedem Patienten unterschiedlich. Unterstützend kann dabei der Einsatz von Antidepressiva (z. B. Amitriptylin, Carbamazepin, Gabapentin) sein, um durch geeignete Abschirmung die Kooperation des Patienten zu fördern. Der Einsatz kann auf jeder Stufe der Schmerztherapie erfolgen. Die Dosierung erfolgt einschleichend und vorzugsweise bei sedierender und schlafbahnender Komponente als Nachtmedikation. Die Wirkung ist erst bei kontinuierlicher Einnahme nach 1–2 Wochen beurteilbar und sollte nach Beendigung der Intensivbehandlung nach Verlegung in nachsorgende Organisationseinheiten ggf. weitergeführt werden.

Alternative Schmerztherapie

Für eine adäquate Schmerztherapie während der intensivmedizinischen Behandlung können folgende alternative Maßnahmen allein oder ergänzend zur Therapie zum Einsatz kommen:

- PDA, SPA, Kathetertechniken
- Periphere Nervenblockaden
- Physikalische Maßnahmen, z. B. Kryotherapie, TENS
- Akupunkturverfahren
- Psychologische Begleittherapie
- Einbindung des klinikinternen Schmerzdienstes

9.2 Kardiovaskuläre Medikamente (Katecholamine, Vasodilatatoren)

9.2.1 Katecholamine

Katecholamine sind Stoffe, die an den sympathischen Alpha- und Betarezeptoren des Herz-Kreislauf-Systems eine anregende Wirkung haben. Sie sind stark herz- und kreislaufwirksam und haben eine kurze Halbwertszeit. Die Wirkungsweise auf diese Rezeptoren ist unterschiedlich und dosisabhängig.

Bezeichnungen der Wirkungsweise:

- Positiv chronotrop → Steigerung der Herzfrequenz
- Positiv dromotrop → Steigerung der Reizleitungsfähigkeit
- Positiv bathmotrop → Herabsetzung der Reizschwelle und Steigerung der Erregbarkeit
- Positiv inotrop → Steigerung der Kontraktionskraft

Katecholamine lassen sich unterscheiden in:

- Körpereigene Stoffe, z. B. Noradrenalin, Adrenalin und Dopamin
- Synthetische Stoffe, z. B. Dobutamin

9.2 Kardiovaskuläre Medikamente (Katecholamine, Vasodilatatoren)

Nebenwirkungen
- Tachykardie
- Herzrhythmusstörungen
- Missverhältnis von koronarer Perfusion und myokardialem Sauerstoffverbrauch
- Minderperfusion viszeraler Organsysteme (Achtung: Darmnekrosen)

Kontraindikationen für die Gabe von Katecholaminen
- Hyperthyreose
- Obstruktive Kardiomyopathie
- Phäochromozytom

Verabreichung
Bei der Gabe von Katecholaminen ist die jeweilige hämodynamische Situation zu beurteilen und die Dosierung entsprechend zu wählen. Die Überwachung der Herz-Kreislauf-Funktion unter Katecholamingabe erfolgt i. d. R. invasiv und kontinuierlich. Die Medikamentenapplikation erfolgt über eine Spritzenpumpe (▶ 5.1.5) zur exakten Steuerung der Katecholaminzufuhr, i. d. R. über ein separates Infusionslumen (Multilumen-ZVK).
Der Beginn und die Beendigung der Therapie erfolgen in kleinen Schritten über Dosissteigerung bzw. Dosisreduktion.

Wechsel der Spritzenpumpenspritze
Die Reaktion auf Veränderungen in der Dosierung und/oder Unterbrechung der Zufuhr kann bei instabilen Patienten unter hoher Dosierung zu extremen Kreislaufreaktionen führen. So ist z. B. der Wechsel von Spritzen ohne Zeitverzug mittels eines überlappenden Spritzenpumpeneinsatzes durchzuführen (▶ 5.1.5).

> **Achtung**
> Für die Zubereitung der Medikamentenapplikation sind Besonderheiten in Hinsicht auf Kompatibilität und Wirkstoffstabilität zu beachten:
> ! Bolusgaben unbedingt vermeiden!
> ! Nicht mit alkalischen Lösungen mischen!
> - Wirkungsverlust in Kombination mit Furosemid und Natriumbikarbonat
> - Vermeidung von Abknickungen der Zuleitung mit Gefahr eines Bolusphänomens nach Korrektur
> - Keine ZVD-Messung über die Katecholaminzuleitung durchführen

Dopamin (z. B. Dopamin-ratiopharm®)
Dopamin ist ein körpereigenes Katecholamin.

Wirkung
Wirkmechanismus des Dopamins steht in Abhängigkeit zu seiner Dosierung, es stimuliert in:
- Niedriger Dosierung (0,5–5 µg/kg/min) Dopaminrezeptoren (DA1 und DA2) → peripher arterielle Vasodilatation, erhöhte Nieren- bzw. Organdurchblutung und erhöhte Durchblutung des Splanchnikusgebiets

- Mittlerer Dosierung (6–9 µg/kg/min): direkte β$_1$-Adrenozeptoren-Aktivierung → HZV ↑, RR ↑, erhöhte Organdurchblutung, positiv inotrope und chronotrope Wirkung
- Hoher Dosierung (> 10 µg/kg/min): Stimulation aller Adrenozeptoren einschließlich α$_1$-Rezeptoren → periphere Vasokonstriktion, Nierendurchblutung ↓

Die sog. „Nierendosierung" (2 µg/kg KG/Min.) führt zu einer Steigerung der Diurese, ist aber ohne Wirkung bei der Prophylaxe und Behandlung eines Nierenversagens (▶ 11.58). Der standardisierte Einsatz dieser Low-dose-Therapie ist inzwischen sehr umstritten und von daher deutlich rückläufig.

Nebenwirkungen
- Tachykardie (bei hoher Dosierung)
- Kopfschmerzen
- Übelkeit, Erbrechen (durch Stimulation des zentralen Brechzentrums)
- Erhöhung des myokardialen Sauerstoffverbrauchs

Indikationen
Zur Kontraktilitätssteigerung bei akuter Herzinsuffizienz mit Hypotonie; ist aber in dieser Indikation heute nicht mehr Medikament der 1. Wahl!

Dosierung
Intravenöse Verabreichung über Spritzenpumpe: z. B. 250 mg/50 ml NaCl → 2–15 µg/kg KG/Min.

Dobutamin (z. B. Dobutamin-ratiopharm®)
Dobutamin ist ein synthetisches Katecholamin.

Wirkung
- Je nach Dosierung Stimulation von β$_1$-Rezeptoren, geringe Wirkung an β$_2$-Adrenozeptoren → HZV ↑ ohne wesentlichen Effekt auf den Blutdruck
- Positiv chronotrop, inotrop → HZV ↑ durch Steigerung der Myokardkontraktilität, Senkung der Nachlast (Afterload) durch vasodilatatorischen Effekt

Nebenwirkungen
- Hemmung der Thrombozytenaggregation
- Zunahme des intrapulmonalen Rechts-Links-Shunts (wichtig beim ARDS)
- Arrhythmien, Tachykardie
- Angina pectoris
- Wirkungsverlust in Kombination mit Natriumbikarbonat, Furosemid
- Nach Absetzen durch indirekte Stimulation von β$_2$-Rezeptoren reaktive Blutdruckabfälle möglich

Indikationen
- Linksherzdekompensation
- Schwere Hypotonien nichtkardialer Ursache (in Kombination mit z. B. Noradrenalin)

Dosierung
- Beginn der Dosierung mit 2–4 µg/kg KG/Min., i. d. R. in Kombination mit Noradrenalin (Arterenol®), um extreme Blutdrucksenkungen zu vermeiden

9.2 Kardiovaskuläre Medikamente (Katecholamine, Vasodilatatoren)

- Intravenöse Verabreichung über Spritzenpumpe, z. B.: 250 mg/50 ml Glukose 5 % → 2,5–12 µg/kg KG/Min.

Adrenalin (Suprarenin®)
Adrenalin ist ein körpereigenes Katecholamin.

Wirkung
- Stimulation von $α_1$-, $β_1$- und $β_2$-Rezeptoren, positiv chronotrop, inotrop, dromotrop
- Durch Stimulation aller sympathischen Rezeptoren kommt es zu einem Blutdruckanstieg durch Zunahme des peripheren Gefäßwiderstands. Die Zunahme der Herzfrequenz und die Steigerung des HZV ist verbunden mit einer Erhöhung des myokardialen Sauerstoffverbrauchs (Achtung: Myokardischämie).

Nebenwirkungen
- Tachykardie, Herzrhythmusstörungen
- Drosslung der kutanen und mesenterialen Perfusion (Darmischämien im oberen Dosierungsbereich)
- Anstieg des pulmonalarteriellen Drucks und der linksventrikulären Nachlast
- Erhöhung des myokardialen Sauerstoffverbrauchs

Indikationen
- Reanimation (Kammerflimmern, Asystolie)
- Behandlung des ausgeprägten Low-Cardiac-Output-Syndroms
- Anaphylaktischer Schock
- Bronchospasmus
- Status asthmaticus

Dosierung
- Anfangsdosierung über Spritzenpumpe mit 0,05–0,2 µg/kg KG/Min. (zur Inotropiesteigerung)
- i. v.: 1 mg (1 ml) 1:10 (je nach Indikation 1:100) verdünnen, fraktionierte Gabe
- Spritzenpumpe: z. B. 3 mg/50 ml NaCl 0,9 % → 0,01–0,4 µg/kg KG/Min.
- Reanimation: i. v. oder intraossär 1 mg
- ! Ist kein venöser Zugang vorhanden, sollte die intraossäre Gabe erfolgen.
- Bei Atemnot aufgrund von Schleimhautschwellung oder Bronchospasmus: InfectoKrupp® (L-Epinephrin)
- Bolusgaben vermeiden
- Möglichst schneller Wechsel der Spritzen, ggf. zusätzliche Spritzenpumpe für die Wechselzeit einsetzen

---

Verdünnungen
Verdünnungen zur langsamen fraktionierten i. v.-Gabe:
- **1:10:** 1 Amp. = 1 mg/ml in 10 ml NaCl 0,9 % verdünnen → **0,1 mg/ml**
- **1:100:** 1 Amp. = 1 mg/ml in 100 ml NaCl 0,9 % verdünnen → **0,01 mg/ml**
- **1:1.000:** 10 ml der Verdünnung 1:100 in 100 ml NaCl 0,9 % verdünnen → **0,001 mg/ml**

Noradrenalin (Arterenol®)

Noradrenalin ist ein körpereigenes Katecholamin.

Wirkung

Überwiegend Stimulation von α-Adrenorezeptoren und geringem Anteil $β_1$-Rezeptoren (positive Inotropie bei gleichzeitiger Erhöhung der kardialen Nachlast mit Reflexbradykardie) mit peripherer Vasokonstriktion und konsekutiver Steigerung der koronaren und zerebralen Perfusion durch Blutumverteilung aus den konstringierten Versorgungsgebieten

Nebenwirkungen

- Reflektorische Bradykardie
- Ventrikuläre Herzrhythmusstörungen
- Hyperglykämie
- Ischämie der Nieren und des Splanchnikusgebiets
- Akrozyanose
- Erhöhung des myokardialen Sauerstoffverbrauchs

Indikationen

Schwere Hypotonien mit erniedrigtem peripherem Widerstand (septischer ▶ 12.2.4 und spinaler Schock ▶ 12.2.6)

Dosierung

- Intravenös: 1 mg (1 ml) 1:10 (je nach Indikation 1:100) verdünnen, fraktionierte Gabe; Spritzenpumpe: z. B. 3 mg/50 ml NaCl → 0,05–0,3 µg/kg KG/Min.
- Bolusgaben vermeiden
- Möglichst schneller Wechsel der Spritzen, ggf. zusätzliche Spritzenpumpe für die Wechselzeit einsetzen
- Beachtung von Hautschädigungen durch Vasokonstriktion (▶ 3.2.2)

9.2.2 Vasodilatatoren

Vasodilatatoren gehören zur Gruppe der Antihypertensiva und werden zur Senkung der Vor- und/oder Nachlast (Preload und Afterload) eingesetzt. Die Erweiterung der venösen Gefäße bewirkt eine Erhöhung der Blutvolumenaufnahme und Entlastung des venösen Rückstroms zum Herzen (Preload ↓). Bei höherer Dosierung kommt es zu einer ausgeprägten Abnahme des peripheren Gefäßwiderstands (Afterload ↓). Beide Effekte führen zu einer Blutdrucksenkung.

Unter Vasodilatatoren sind Substanzen subsumiert, deren relaxierende Wirkung auf die Gefäßmuskulatur nicht über Rezeptormechanismus erfolgt.

Zu dieser Stoffgruppe gehören z. B.
- Nitrate
- Nitroprusssid-Natrium
- Dihydralazin

Glyzeroltrinitrat (Nitrolingual®)

Wirkung

Glyzeroltrinitrat beeinflusst die endotheliale Freisetzung von Stickstoffmonoxid (NO) und führt durch Relaxation der Gefäßmuskulatur zu einer Vasodilatation

9.2 Kardiovaskuläre Medikamente (Katecholamine, Vasodilatatoren)

mit therapeutischer Nutzung zur Vorlastsenkung. Stickstoffmonoxid ist also beteiligt an der Regulation des Gefäßwiderstands.

Nebenwirkungen
- Kopfschmerzen „Nitratkopfschmerz"
- Reflektorische Tachykardie
- Flush
- Hypotonie
- Übelkeit

Indikationen
- Angina pectoris
- Akute Linksherzinsuffizienz mit Lungenstauung
- Hypertensive Krise mit Linksherzinsuffizienz
- Vorlastsenkung bei Myokardinfarkt
- Koronarspasmus
- Pulmonalisdrucksenkung bei akuter Rechtsherzbelastung

Dosierung
- Intravenös: 20–50 µg als Bolus
- Spritzenpumpe: 50 mg/50 ml NaCl 0,9 % (1–6 mg/h)
- Pumpspray: 1–2 Hübe à 0,4 mg, Wirkungseintritt etwa nach 4 Min., Wirkdauer 15–20 Min.
- Zerbeißkapseln: sublingual à 0,8 mg, Wirkungseintritt und Wirkdauer wie bei Pumpspray
- Oft in Kombination mit Kalziumantagonisten und β-Blockern
- Häufig Toleranzentwicklung gegenüber der Substanz mit Abschwächung der Wirkung

Nitroprussidnatrium (Nipruss®)
Nitroprussidnatrium gehört zu den Antihypertensiva.

Wirkung
Nitroprussidnatrium (= NPN) wirkt stark vasodilatierend und darf nur kontinuierlich unter invasiver Überwachung des Patienten verabreicht werden. Bei der Linksherzinsuffizienz kommt es zu einer Senkung der Vor- und Nachlast mit Erhöhung des Schlagvolumens und Reduzierung des myokardialen Sauerstoffverbrauchs. Bei hypertonen Blutdruckzuständen greift NPN durch den vasodilatatorischen Effekt.

Nebenwirkungen
- Massiver RR ↓
- Reflektorischer Blutdruckanstieg mit Tachykardie durch Rebound-Phänomen bei plötzlichem Absetzen des Medikaments
- Cyanid-Intoxikation bei Langzeitanwendung. Das toxische Cyanid, das durch die körpereigene Bildung von Rhodanase inaktiviert wird, entsteht beim Zerfall von NPN im Körper. Dabei wird Thiocyanat freigesetzt. Nichtinaktiviertes Cyanid bindet sich an das im Hämoglobin enthaltene Eisen und verhindert die Sauerstoffaufnahme (sog. „Innere Erstickung"). Als Antidote wirken Hydroxycobalamin, Natriumthiosulfat und ggf. 4-DMAP.

! Lichtschutz beachten (schwarze Perfusorspritzen und Zuleitungen verwenden), da Lösung unter Lichteinfall instabil wird!

Indikationen
- Akute Linksherzinsuffizienz mit Hypertonus
- Intraoperativ zur Vor- und Nachlastsenkung bei Operationen an der Aorta (▶ 8.3.3)
- Therapierefraktärer Hypertonus (hypertensive Krise)
- Kontrollierte intraoperative Blutdrucksenkung

Dosierung
- Einschleichender Therapiebeginn mit Dosisanpassung bis zur gewünschten Wirkung
- Erhaltungsdosis ca. 0,3–8,0 µg/kg KG/Min.

Dihydralazin (Nepresol®)
Dihydralazin gehört zu den Antihypertensiva.

Wirkung
Dihydralazin wirkt nur auf arterielle Gefäße dilatierend und wird hauptsächlich zur Blutdrucksenkung eingesetzt. Die Gefäßerweiterung bewirkt eine Reduzierung der anfallenden Blutmenge am rechten Herzen. Die Reduktion des Volumendrucks führt zu einer linksventrikulären Entlastung mit reduziertem Sauerstoffverbrauch.

Nebenwirkungen
- Massiver RR ↓
- Reflextachykardie
- Kopfschmerzen (durch Vasodilatation)

Indikationen
Blutdruckkrisen, auch im Rahmen einer Schwangerschaftsgestose

Kalziumantagonisten
z. B. Nifedipin (Adalat®)
Als Kalziumantagonisten werden Wirkstoffe bezeichnet, die den Kalziumeinstrom in die Zellen verhindern. Die Hemmung erfolgt durch Blockung (reversibel) der Kalziumkanälchen.
Muskelzellen ziehen sich bei Einstrom von Kalzium zusammen und bewirken so eine Verengung der Blutgefäße. Kalziumantagonisten hemmen auch den Ca^{2+}-Einstrom in die Herzmuskelzellen, die glatte Muskulatur und die Zellen des Reizleitungssystems durch Blockade der spezifischen Ca^{2+}-Kanäle in der Zellmembran und somit auch die Engstellung der Blutgefäße.
Kalziumantagonisten vom Nifedipintyp wirken in erster Linie blutdrucksenkend durch eine arterielle Vasodilatation. Die Vasodilatation resultiert mit dem gewünschten Effekt der Verminderung des peripheren Gefäßwiderstands. Warum die Vasodilatation hauptsächlich das arterielle Stromgebiet beeinflusst, ist unklar.

Wirkung
- Arterielle Vasodilatation
- RR ↓

9.2 Kardiovaskuläre Medikamente (Katecholamine, Vasodilatatoren)

- Myokardkontraktilität ↓
- Herzfrequenz ↓

Nebenwirkungen
- Reflextachykardie, v. a. bei Nifedipin, da hier die Vasodilatation nicht die Sinusknotenaktivität beeinflusst, sondern reflektorisch ein Blutdruckabfall über die Zunahme der Herzfrequenz beantwortet wird
- Kopfschmerzen, Gesichtsrötung (Flush), allgemeines Wärmegefühl
- Zu schnelle Blutdrucksenkung
- Periphere Ödeme
- Da auch die glatte Muskulatur der Organe (z. B. Magen-Darm-Trakt) von der relaxierenden Wirkung betroffen ist, kann es zu Übelkeit und Obstipation kommen.

Indikationen
- Angina pectoris
- Arterieller Hypertonus
- Hypertensive Krise
- Kontrollierte Hypotension intraoperativ

Dosierung
Nifedipin kann oral, sublingual und i. v. appliziert werden, z. B. Adalat®.
- Per os: Tagesdosis 40–80 mg
- ! Für die orale Medikation werden Retardpräparate empfohlen, um Schwankungen im Konzentrationsspiegel zu vermeiden
- Sublingual als Einzeldosis (Kapseln/Spray): 10–20 mg
- i. v. als Einzeldosis: 0,01 mg/kg KG langsam titriert
- i. v. zur Erhaltung nach Bolusgabe: 0,01–0,03 mg/kg KG/h

Phosphodiesterase-III-Hemmer
z. B. Wincoram®, Perfan®, Corotrop®

Phosphodiesterasen (PDE) sind eine Gruppe von Enzymen, die zahlreiche Prozesse im Körper beeinflussen. Phosphodiesterasehemmer sind Medikamente, die dieses Enzym hemmen. Es werden verschiedene Phosphodiesterase-Typen unterschieden (PDE1–PDE11). Die hier genannten Phosphodiesterasehemmer zählen zu den PDE-III-Hemmern, die zur Behandlung der akuten bis schweren Herzinsuffizienz (▶ Kap. 11) eingesetzt werden.

Wirkung
- Erhöhung des intrazellulären cAMP-Spiegels durch Blockade von Phosphodiesterasen. Dadurch kommt es zu einem Anstieg des intrazellulären Kalziumspiegels und einer reaktiven Gefäßweitstellung durch Senkung des Gefäßtonus.
- Positive inotrope und chronotrope Wirkung

Nebenwirkungen
- RR ↓
- Ventrikuläre Extrasystolen
- Unruhe, Kopfschmerzen
- Erbrechen, Diarrhö

- Abdominelle Schmerzen
- Thrombophlebitis
- Thrombozytopenie
- Bilirubinanstieg

Indikationen
- Nach kardiochirurgischer Intervention (▶ 8.3.2)
- Nicht behandelbare Herzinsuffizienz bei NYHA IV (▶ 11.28)
- Überbrückung bis zur Herztransplantation (▶ 8.3.8)

Dosierung

Amrinon (Wincoram®)
- Bolus 0,5 mg/kg KG
- Kontinuierlich 5–10 µg/kg KG/Min.
- Spritzenpumpe 100 mg auf 50 ml

Enoximon (Perfan®)
- Bolus 0,5–1 mg/kg KG
- Kontinuierlich 2,5–10 µg/kg KG/Min.
- Spritzenpumpe 100 mg auf 50 ml

Milrinon (Corotrop®)
- Bolus 0,05–0,1 mg/kg
- Kontinuierlich 0,3–0,75 µg/kg KG/Min.
- Spritzenpumpe 10 mg auf 50 ml
- ! Corotrop® reagiert chemisch mit Furosemid

9.3 Blutgerinnung beeinflussende Medikamente

Der Beitrag zum Thema gerinnungsaktive Medikamente ist nur im Ansatz dargestellt, da die Gerinnungskaskade und die Begleitzusammenhänge extrem komplex verlaufen und hier auf die gängigen Lehrbücher verwiesen werden soll. Die Beeinflussung der Blutgerinnung wird unterschieden in:
- **Hemmung der Gerinnungsaktivität,** z. B. Antikoagulanzien, Fibrinolytika, Gerinnungsinhibitoren
- **Steigerung der Gerinnungsaktivität,** z. B. Antifibrinolytika, Gerinnungsfaktoren, Vitamin K

9.3.1 Gerinnungshemmende Medikamente

Antikoagulanzien
Zur Gruppe der Antikoagulanzien zählen verschiedene Substanzen, die den Ablauf der Blutgerinnung in unterschiedlicher Weise hemmen (▶ Abb. 9.1). Hier wird unterteilt in:
- Direkte Antikoagulanzien, z. B. Heparine
- Indirekte Antikoagulanzien, z. B. Kumarine, Vitamin K, Fibrinolytika
- Thrombozytenaggregationshemmer, z. B. Azetylsalizylsäure, Clopidogrel

9.3 Blutgerinnung beeinflussende Medikamente

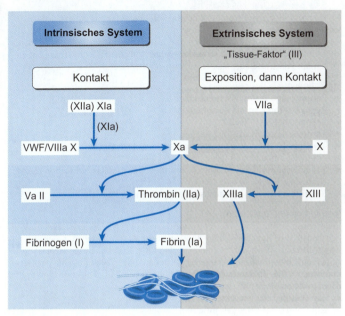

Abb. 9.1 Schematische Übersicht der Gerinnungskaskade mit Ansatzpunkten der Antikoagulation. [L157]

Heparin (Heparin-Natrium)
Als körpereigene Substanz v. a. in Leber und Dünndarmmukosa vorhanden. Die Herstellung verfügbarer Präparate erfolgt aus tierischer Darmmukosa. Es werden niedermolekulare (NMH) und sog. unfraktionierte Heparine (UFH) unterschieden. Der unterschiedliche Wirkungsansatz der Heparine erklärt sich aus differenten Längen der Molekülstrukturen:
- Niedermolekulares Heparin (Kettenlänge bis 17) = NMH (Fragmin®, Clexane®, Fraxiparin®)
- Unfraktioniertes Heparin (Kettenlänge ab 18) = UFH (Liquemin®, Thrombophob®)

Wirkung
- Hemmung der plasmatischen Gerinnung (Inaktivierung von Thrombin)
- Steigerung der Antithrombin-III-Aktivität
- Hemmung der Thrombozytenaggregation

Nebenwirkungen
- Blutungsgefahr
- Blutungsneigung
- Hämatome
- Unverträglichkeitsreaktionen
- Hämatombildung im Bereich der Injektionsstelle

- Heparininduzierte Thrombozytopenie (HIT I und II) mit unterschiedlich schwerem Verlauf

! Absinkende Thrombozytenzahlen und Auftreten von thromboembolischen Komplikationen unter Heparingabe können auf eine HIT hinweisen. Patienten mit HIT dürfen nie wieder Heparin erhalten!

Indikationen
- Perioperative Thromboseprophylaxe
- Reinfarktprophylaxe in der Akutphase (▶ 11.57)
- Ballondilatation (▶ 8.2.7)
- Thromboseprophylaxe (▶ 3.3.3)
- Therapie der tiefen Venenthrombose
- Arterielle Embolien, Lungenembolie (▶ 11.44)
- Systemische Antikoagulation bei Einsatz extrakorporaler Zirkulation (HLM, Hämodialyse ▶ 8.2.4)
- Begleittherapie bei Verbrauchskoagulopathie (▶ 11.83)

Applikation und Dosierung
Intravenöse Zufuhr in der Herzchirurgie (Herz-Lungen-Maschine) als sog. „Vollheparinisierung" (auch als „high-dose" bezeichnet) mit kompletter Gerinnungshemmung und in der Intensivmedizin als mittlere oder niedrige Heparindosierung (sog. „Low-dose-Heparinisierung") mit anteiliger Beeinflussung der Gerinnungshemmung. Therapieziel ist eine Erhöhung der PTT. Folgende Punkte sind dabei relevant:
- Auf Blutungszeichen achten
- Kontinuierliche Gabe gewährleisten
- Rechtzeitiges Abstellen vor operativen Eingriffen
- Laborchemische Kontrollen
- Dosierung zur **perioperativen Thrombose- und Embolieprophylaxe** (Vermeidung einer Hyperkoagulabilität durch Immobilisierung und veränderte Blutrheologie), z. B. Thrombophob® 2–3 × 5.000 IE/d (abhängig vom Körpergewicht), subkutane Injektion
- **Vollheparinisierung,** immer intravenöse Applikation, z. B. Bolusgabe in der Herzchirurgie mit 400 IE/kg KG (ACT > 400 Sek.) und auf der Intensivstation als Vollheparinisierung mit 1.000–1.400 IE/h = 5–7 ml/h unter Kontrolle der Gerinnungsparameter (1,5–2-fache Verlängerung der PTT) oder niedrige („Low-dose") Heparindosierung mit 50–100 IE/kg KG, Erhaltungsdosis über Spritzenpumpe 200–400 IE/kg KG über 24 h unter regelmäßiger Kontrolle der PTT- oder TZ-Werte.

Antagonisierung von Heparin
Die gerinnungshemmende Wirkung kann durch Gabe von Protamin® aufgehoben werden (1 IE Protamin antagonisiert 1 IE Heparin). Die Gabe von Protamin erfolgt i. d. R. nur bei Blutungskomplikationen unter laufender Heparinisierung und beim Abgang von der Herz-Lungen-Maschine (HLM) zur Aufhebung der systemischen Antikoagulation.
- Zu berücksichtigen ist, dass zum Zeitpunkt der Gabe der Heparinplasmaspiegel bereits im Abfall ist, Protamin in hoher Dosierung die Fibrinpolymerisation hemmt und somit selbst antikoagulatorische Einflüsse haben kann.

- Die Antagonisierung der Heparinwirkung bei Einsatz der extrakorporalen Zirkulation (Herz-Lungen-Maschine) in der Kardiochirurgie (▶ 8.3.2) erfolgt mittels Protamin(-chlorid).

Kontraindikationen für Vollheparinisierung (Beispiele)
- Ösophagusvarizen (▶ 11.61)
- Ulzera des Gastrointestinaltrakts
- Postoperativ
- Aortenaneurysma (▶ 11.7)
- Nach vorherigen invasiven Maßnahmen, z. B. Gefäßpunktionen, rückenmarksnahe Anästhesie und schmerztherapeutische Punktionen
- Schwangerschaft

> Bei geplanten Operationen unter laufender Heparinisierung ist eine enge Abstimmung darüber erforderlich, wann die Zufuhr präoperativ unterbrochen werden soll!

Fibrinolytika
Lysetherapie ▶ 8.2.8

Wirkung
Fibrinolytika stimulieren die körpereigene Fibrinolyse, indem sie durch Aktivierung des Plasminogens eine gesteigerte Plasminbildung induzieren. Plasmin wiederum kann Fibrinfäden auflösen. Fibrinolytika werden auch als Thrombolytika bezeichnet. Es werden direkte (z. B. Urokinase) und indirekte (Streptokinase) Plasminogenaktivatoren unterschieden. Das Auflösen eines Thrombus bedarf einer erhöhten Zufuhr des Plasminogenaktivators, da die physiologische Konzentration im Körper für die Lyse nicht ausreichend ist. Auch sind Größe, Alter und Organisationsgrad des Thrombus sowie das Gefäßlumen ausschlaggebend für den therapeutischen Erfolg.

Nebenwirkungen
- Blutungen
- Hämatome (Achtung: i. m. Injektionen)
- Embolische Geschehen
- Herzrhythmusstörungen (v. a. nach koronarer Lyse, ▶ 8.2.8)
- Allergische Reaktionen

Indikationen
- Frische Koronararterienverschlüsse
- Akute Lungenembolie (▶ 11.44)
- Thrombosierung arteriovenöser Shunts
- Thromboembolisation peripherer Arterien
- Akute Verschlüsse bei arteriellem Gefäßverschluss der Hirnbasisarterien und Thrombose der Zentralarterie im Auge (Achtung: Zeitfenster < 6 h!)

Kontraindikationen
- Zustand nach frischen Operationen oder invasiven Maßnahmen
- Schwangerschaft
- Weitere unter ▶ 8.2.8, Lysetherapie

Besonderheiten
- Engmaschige Überwachung der Blutgerinnung (Quick, FSP, D-Dimere als Indikator für Fibrinolyseaktivität, Thrombozyten, Fibrinogen) zur Beurteilung der therapeutischen Ziele (PTT ↑, TZ ↑) notwendig
- Zur Vermeidung einer Rethrombosierung ist eine Begleitantikoagulation, i. d. R. mit Heparin erforderlich. Nach Beendigung der intravenösen Therapie ist eine abgestimmte Umstellung auf orale Antikoagulanzien zur Langzeitprophylaxe notwendig.

Substanzen

rtPA (Reteplase®, Alteplase®)
Ist ein Gewebe-Plasminogenaktivator, der gentechnisch hergestellt wird und mit hohen Kosten verbunden ist. Als Präparat finden sich Alteplase® und Reteplase® (▶ Tab. 8.11) in der Anwendung. Bei diesen Präparaten steht die lokale Fibrinolyse (▶ 8.2.8) im Vordergrund, da sich rtPA an Fibrin und das an Fibrin anhaftende Plasminogen bindet und sich auf das Fibringerinnsel konzentriert. Unter hoher Dosierung verliert sich der lokale Ansatz und führt zu einer systemischen Fibrinogenolyse mit möglicher Blutungskomplikation. Die Applikation erfolgt entweder lokal mittels speziellem Lysekatheter oder systemisch über Spritzenpumpe.

Streptokinase (Streptase®)
Streptokinase (▶ Tab. 8.11) ist das älteste im Einsatz bekannte Fibrinolytikum. Es wird aus Stoffwechselprodukten von β-hämolysierenden Streptokokken gewonnen. Die Wirkung erfolgt durch die Beteiligung am Umwandlungsvorgang von Plasminogen zu Plasmin. Durch Ausbildung von Antikörpern kann es unter Streptaseapplikation zu Unverträglichkeitsreaktionen kommen.

Urokinase (Corase®)
Urokinase (▶ Tab. 8.11) ist ein in der Niere gebildeter körpereigener Plasminogenaktivator. Die Herstellung des Präparats erfolgt aus Kulturen menschlicher Nierenzellen.

Thrombozytenaggregationshemmer
Zu den Thrombozytenaggregationshemmern zählen z. B.:
- Azetylsalizylsäure (ASS®)
- Ticlopidin (Ticlid®)
- Clopidogrel (Plavix®)
- Abciximab (ReoPro®)

Wirkung
Die Thrombozyten sind an der Blutgerinnung beteiligt, indem sie initial einen Pfropf ausbilden, die Gefäßläsion und damit die Blutung stoppen. Thrombozytenaggregationshemmer sind Substanzen, die die intravasale Zusammenballung von Thrombozyten irreversibel hemmen. Die Wirkdauer ist abhängig von der Lebenszeit der Thrombozyten.

Nebenwirkungen
- Allergische Reaktionen
- Magen-Darm-Ulzera (vor allem bei ASS)

- Übelkeit
- Kopfschmerzen
- Diarrhö
- ! Kein Einsatz von Abciximab bei Niereninsuffizienz, da der Wirkstoff nicht dialysabel ist!
- Zu beachten ist auch, dass für geplante Operationen die Medikation mind. 3 Tage vorher abgesetzt werden muss (gilt für ASS, Clopidogrel, Abciximab). Bei Ticlopidin sollte das Intervall aufgrund der langen Plasmahalbwertszeit sogar 7 Tage betragen.
- Verstärkte Blutungsneigung
- Ggf. kann bei Blutungskomplikationen die i. v.-Gabe von Desmopressin (Minirin®) eine Steigerung der Plättchenaggregation induzieren.

Indikationen
- Myokardinfarkt (▶ 11.57)
- Nach interventionellen oder operativen Rekanalisationsverfahren in der Gefäß- und Kardiochirurgie (▶ Kap. 11, ▶ 8.2.7, ▶ 8.3.2, ▶ 8.3.3)
- Transitorische ischämische Attacken
- Als Embolieprophylaxe bei Vorhofflimmern/-flattern

Kontraindikation
- Hämorrhagische Diathese (▶ 11.27)
- Magen-Darm-Ulzera
- Niereninsuffizienz (▶ 11.58)

Besonderheiten
- Für geplante Operationen wird das Absetzen von Thrombozytenaggregationshemmern mind. 3 Tage vor dem Termin empfohlen und mit einer Low-dose-Heparinisierung begonnen.

9.3.2 Gerinnungsaktive Medikamente (Antifibrinolytika)

Wirkung
Antifibrinolytika (= Antihämorrhagika) bewirken eine Reduzierung der gesteigerten Fibrinolyseaktivität.

Nebenwirkungen
- Steigerung des Thromboserisikos
- Unverträglichkeitsreaktionen
- Ausprägung einer disseminierten intravasalen Gerinnung (DIC) (▶ 11.83)
- ! Kontrolle Gerinnungsstatus wichtig (v. a. AT-III-Normalwert anstreben, da ein Abfall eine DIC induzieren kann)!

Indikationen
- Blutungen bei Hyperfibrinolyse
- Operation unter Einsatz der HLM (Aprotinin, Tranexamsäure)

Kontraindikationen
- Hyperfibrinolyse bei AT-III-Mangel
- Unverträglichkeit (Gabe einer Testdosis vor Therapiestart zum Ausschluss)

Substanzen

Aprotinin (Trasylol®)
- Aprotinin ist ein Proteaseninhibitor
- Inaktivierung von Plasmin und Steigerung der Thrombozytenaggregationsfähigkeit
- Wird aus Rinderlungen gewonnen → allergische Reaktionen möglich, auch BSE-Problematik in der Diskussion
- **Dosierung:** nach Testdosis (1 ml/10.000 IE) Kurzinfusion initial mit 500.000–2 Mio. IE, anschl. 100.000–200.000 Einheiten/h über Spritzenpumpe

Tranexamsäure (Cyclocapron®)
- Synthetisch gewonnenes Antifibrinolytikum
- Hemmung der Umwandlung von Plasminogen zu Plasmin
- **Dosierung:** Initialbolus 0,5–1,0 g, anschl. über Spritzenpumpe 1,5–4,5 g/d

9.3.3 Gerinnungspräparate und Inhibitoren

Gerinnungspräparate und Inhibitoren werden je nach Indikation als Konzentrat gegeben. Die Indikation fokussiert sich i. d. R. auf akute Blutungsgeschehen. Vor Einsatz von Gerinnungsfaktoren erfolgt primär die Gabe von FFP (▶ Tab. 9.2) und die chirurgische Ausschaltung einer Blutungsursache. Bei geplanten Operationen mit zu erwartenden Blutungsmengen sollten vorab die Kontrolle des Gerinnungsstatus und ggf. eine gezielte korrektive Intervention eines bestehenden Mangels als Vorbereitung erfolgen.

> Trotz zielführender Fragestellung in den Anästhesie- und Operationsaufklärungsbögen zu bekannten Blutungsneigungen tritt ein großer Teil der Problematiken unvorbereitet auf.

- Laborchemische Untersuchungen der Gerinnungssituation spiegeln den Status unter laufender Therapie zeitverzögert wider.
- Die Gabe von Gerinnungspräparaten unterliegt einer strengen Dokumentationspflicht: Präparat, Chargennummer, Datum, Applikationsmenge.

Tab. 9.2 Beispiele Gerinnungsfaktoren

	Präparat	Anmerkung/Indikation
Inhibitoren		
FFP	Fresh Frozen Plasma (▶ 8.2.1) Lyophilisiertes Plasma (LyoPlas®)	• Gewinnung aus menschlichem Spenderplasma, enthält das gesamte gerinnungsaktive Spektrum • Fresh Frozen Plasma wird tiefgefroren aufbewahrt und bei Bedarf aufgetaut (Kühlkette beachten) oder als lyophilisiertes (speziell gefriergetrocknetes) Plasma verwendet (Diskussion Kostenfaktor!). • Indikation z. B. bei akuten Verlust- und Verbrauchskoagulopathien

9.3 Blutgerinnung beeinflussende Medikamente

Tab. 9.2 Beispiele Gerinnungsfaktoren *(Forts.)*

	Präparat	Anmerkung/Indikation
AT III	Atenativ®	Vermeidung/Stopp Verbrauchskoagulopathie
Gerinnungsfaktoren		
Fibrinogen	Haemocomplettan®	Blutungen bei Hypofibrinogenämie
Faktor VIII	Haemate®	Hämophilie A, von-Willebrand-Jürgens-Syndrom
Faktor XIII	Fibrogammin®	Verlust- oder Verbrauchskoagulopathie
Faktor VIIa	Novo Seven®	Extreme Blutungen

- Primär immer Kontrolle auf physiologischen AT-III-Status, um die Gefahr einer überschießenden Gerinnung auszuschließen. Zur Vermeidung einer Hyperfibrinolyse bei Verbrauchskoagulopathie muss ein AT-III-Defizit vorab ausgeglichen werden.

Nebenwirkungen
- Die Gewinnung aus humanen Zellen birgt ein Restinfektionsrisiko durch Übertragung von Viren.
- Allergische Reaktionen
- Verstärkte Thrombenbildung (Achtung: Überdosierung)

NovoSeven®

Wirkung
- Die pharmakologischen Eigenschaften von NovoSeven® innerhalb der Gerinnungskaskade sind äußerst komplex.
- Primärer Einsatz bei Hämophilie
- Enthält rekombinanten Faktor VII, Einsatz bei Bildung von Antikörpern gegen bestimmte Faktoren in der Gerinnungskaskade (z. B. Faktor VIII), auch zur Substitution im Rahmen einer Intensivtherapie und zur Therapie bei Hämophilie

Nebenwirkungen
- Thrombosen
- Gefäßverschlüsse
- Medikament unterliegt der Kühlkette, aufgezogene Lösung ist 24 h stabil
- Zubereitungsbeschreibung gemäß Herstellerempfehlungen beachten
- Hoher Kostenfaktor!

Indikationen
Einsatz bei Blutungen nach Ausschöpfung aller hämostatischen Maßnahmen:
- Chirurgische Blutungsquellen saniert
- Hypothermie korrigiert
- Azidose ausgeglichen
- Antikoagulanzienblutung antagonisiert
- Kongenitale Blutungen substituiert
- Gabe von Gerinnungspräparaten

Kontraindikationen
- Disseminierte intravasale Gerinnung (DIC) (▶ 11.83)
- Frische venöse/arterielle embolische Ereignisse
- Ischämische zerebrovaskuläre Insulte (▶ 11.37)
- Akuter Myokardinfarkt (▶ Kap. 11)
- Sepsis (▶ Kap. 11)

Dosierung
Derzeit noch keine einheitlichen Dosierungsempfehlungen vorhanden: zunächst als Initialbolus Gabe von rFVIIa 90 µg/kg KG i. v. und gleiche Dosierung als Repetitionsdosis 2 h nach Erstgabe

9.4 Antibiotika

Der Sammelbegriff Antibiotika bezeichnet Wirkstoffe, die gegen Bakterien und bakterienähnliche Mikroorganismen eingesetzt werden. Der unkritische Einsatz von Antibiotika in der Intensivmedizin hat wesentlich zur Entwicklung von therapieresistenten Erregern beigetragen, besonders bei der Ausprägung von nosokomialen Erkrankungen.

Eine Antibiotikatherapie kann zur Behandlung einer Infektion (therapeutischer Ansatz) oder zur Verhinderung einer Infektion (Prophylaxe) eingesetzt werden. Eine perioperative prophylaktische Antibiotikatherapie mit breitem Wirkungsspektrum ist aber nur bei einigen Eingriffen wirksam, z. B. in der Kolonchirurgie.

! Eine prophylaktische Antibiotikagabe beim Intensivpatienten ist hingegen obsolet.

Allgemeine Grundsätze
- Vor der Antibiotikatherapie müssen mögliche Ausgangspunkte einer Infektion lokalisiert und saniert werden (Fokussuche). Über multilokale Abstriche und Untersuchungen von z. B. Katheterspitzen, Trachealsekret und Wundabstrichen können Streuherde identifiziert werden (▶ 8.1.2).
- Bei der systemischen Applikation müssen Begleiterkrankungen, die Einfluss auf die Komplikationsrate haben können, berücksichtigt werden.
- Bei Erkrankungen potenzieller Eliminationsorgane (Niere, Leber) ist eine reduzierte Dosisanpassung notwendig.
- Bei fehlendem Therapieerfolg erfolgt die erweiterte Suche nach Störgrößen, z. B.:
    - Herdbildungen
    - Katheteranlagen als Eintrittsherd
    - Inaktivierung durch additive Medikationen und/oder Infusionslösungen
    - Dauer der Antibiotikagabe zu kurz oder falsche Auswahl des Präparats

Zielführend für eine adäquate Antibiotikatherapie sind:
- Detektion und Identifizierung pathogener Keime (Antibiogramm mit Keimnachweis und Bestimmung der Antibiotikaempfindlichkeit)
- Kontrolle der Wirksamkeit der begonnenen Antibiotikatherapie
- Darstellung der Kostentransparenz für die Präparateauswahl unter ökonomischen Aspekten (Auswahl von Alternativpräparaten)

Antibakterielle Wirkmechanismen
Die antibakteriellen Wirkmechanismen basieren auf:

- Störung der Erregerzellteilung
- Steigerung der Membrandurchlässigkeit
- Hemmung des Zellstoffwechsels der Erreger
- Veränderungen der Proteinsynthese

Antibiotika werden nach Wirkungstyp und Wirkungsspektrum unterschieden.

Mögliche Nebenwirkungen
- Allergische Reaktionen bis zum anaphylaktischen Schockzustand (▶ 12.2.5)
- Systemische Toxizität: Lebertoxizität, Nephrotoxizität, Ototoxizität
- Gastrointestinale Störungen (Diarrhö, Tenesmen)
- Kreislaufdysregulationen
- Übelkeit, Erbrechen
- Superinfektion bei zu kurzer Therapiedauer
- Sekundärinfektionen durch Veränderungen des ursprünglichen Keimbesiedelungsmilieus
- Ausbildung von Resistenzen

Intensivpflege
- Herstellerhinweise für die Zubereitung beachten, v. a. auch den Hinweis auf das zu verwendende Lösungsmittel bei Trockensubstanzen
- Eine falsche Trägerlösung oder inkompatible Medikamentenmischung kann durch die resultierende pH-Verschiebung die antibiotische Wirkung inaktivieren.
- Die Medikamentenapplikation erfolgt unter kontinuierlicher Überwachung des Patienten auf mögliche Unverträglichkeitsreaktionen.
- Angegebene Infusionsdauer/Infusionsgeschwindigkeit beachten
- Bei hoch dosierter Antibiotikagabe liegt die pflegerische Verantwortung auch auf Beobachtung von Haut- und Schleimhautschädigungen, die durch Zerstörung des physiologischen Hautmilieus auftreten kann (besonders Mundschleimhaut [▶ 3.5.5]).

! Wegen umfangreicher Inkompatibilitätsreaktionen sollten Antibiotika immer als Kurzinfusion grundsätzlich über ein separates Infusionslumen verabreicht werden!

- Nach Beendigung der Applikation muss das Katheterlumen mit physiologischer Kochsalzlösung gespült werden, um die Durchgängigkeit des Infusionslumens zu gewährleisten und Inkrustationen zu vermeiden.

9.5 Infusionslösungen und pumpengesteuerte Medikamentenverabreichung

9.5.1 Infusionslösungen

Die Infusionstherapie berücksichtigt den Ausgleich des Wasser- und Elektrolythaushalts (▶ 6.3) und ist individuell auf die Erkrankung und auf Begleitdefizite ausgerichtet. Die engmaschige laborchemische Statuskontrolle (▶ Kap. 13) ist ebenso wie die Bilanz (▶ 3.2.8) des erforderlichen Flüssigkeitsbedarfs, z. B. Diurese, Fördermenge von Drainagen und Ableitungen, Faeces (z. B. Diarrhö) und Perspiratio insensibilis, Bestandteil der Intensivtherapie.

Einteilung der Infusionslösungen

Die Unterteilung orientiert sich an der Osmolarität der Lösungen und zeigt das Indikationsfenster auf. Zur Korrektur des Wasser- und Elektrolythaushalts (▶ 6.3) kommen Elektrolytlösungen und bei der Volumensubstitution Plasmaexpander zum Einsatz, da hier die längere Verweildauer im Blutkreislauf im Vordergrund

Tab. 9.3 Übersicht Infusionslösungen

Bezeichnung	Merkmale	Bemerkung
Kristalloide Infusionslösungen („Kristalloide") Trägerlösungen mit uneingeschränkter Zellpermeabilität		
Elektrolytlösungen	Unterteilung: • Vollelektrolytlösung • Halbelektrolytlösung • Elektrolytfreie Lösungen Indikationen: • Zufuhr von Flüssigkeit • Trägerlösung für Medikamente	Beachtung der Blutchemie (Elektrolytstatus)
Kolloidale Infusionslösungen („Kolloide") Bezeichnung auch als Plasmaexpander mit einem Molekulargewicht > 10.000, Plasmaexpander binden Wasser (auch intrazelluläres) und führen zu einer intravasalen Volumenzunahme.		
Dextrane	Indikation bei Mikrozirkulationsstörungen	Achtung: allergische Reaktionen
Stärke	Indikationen: • Prophylaxe und Therapie von hypovolämischen Schockzuständen • Hämodilution	
Gelatine	Indikationen: Prophylaxe und Therapie von hypovolämischen Schockzuständen	Achtung: allergische Reaktionen
Parenterale Ernährung (▶ 6.2.2) Applikation möglichst über ZVK. Ein Mehrlumenkatheter ermöglicht die zeitgleiche Zufuhr mehrerer Komponenten in separaten Lumina.		
Kohlenhydratlösungen (▶ 6.2.2)	Unterteilung in Glukose und Xylit Basis	
Lipidlösungen (▶ 6.2.2)	Fettemulsionen	• Fettemulsionen immer separat laufen lassen und Katheterlumen nachspülen • Laborkontrolle der systemischen Blutparameter für den Fettstoffwechsel
Proteinlösungen (▶ 6.2.2)	Essenzieller Grundbestandteil der parenteralen Ernährung	• Kombination mit Kohlenhydratlösungen • Achtung: Lichteinfall vermeiden, Zersetzungsgefahr der molekularen Struktur

9.5.2 Pumpengesteuerte Medikamentenverabreichung und ihre Dosierung

Für die kontinuierliche Applikation und exakte Dosierung von Medikamenten und Infusionslösungen ist eine apparative Unterstützung zwingend notwendig. Üblicherweise kommen Infusionspumpen und Spritzenpumpen (▶ 5.1.5) zum Einsatz. Die Zubereitung der Dosierungen und Verdünnungen können von Klinik zu Klinik unterschiedlich sein (▶ Tab. 9.4).

Allgemeine Richtlinien

Allgemeine Richtlinien bei der Vorbereitung der Lösungen:
- Spritzen exakt und unmissverständlich kennzeichnen: Medikament, Konzentration, Verdünnung
- Spritzenpumpenleitung und patientennahen Anschluss entsprechend kennzeichnen
- Kreislaufwirksame Medikamente und Katecholamine immer patientennah zuführen und Bolusgaben vermeiden. Katecholamine möglichst separat infundieren
- Hoch konzentrierte Lösungen nie direkt verabreichen, sondern nur als Infusionszusatz und/oder mit Parallelinfusion einer kompatiblen Basislösung über den gleichen Venenkatheter!
- Geeignete Trägerlösungen zur Medikamentenapplikation sind:
  - NaCl 0,9 %
  - Aqua pro injectione
  - Ringer-Acetat- oder Ringer-Laktat-Lösung

Tab. 9.4 Beispiele häufig verwendeter Dosierungen

Medikament	Dosierung	Beispiele
Adrenalin (Suprarenin®)	5 Amp. (1 mg/ml) auf 50 ml NaCl 0,9 %, entspricht 0,1 mg/ml	Dosierungsanpassung nach Wirkung 0,05–0,5 µg/kg KG/Min. Beispiel für 70 kg Patienten: 2,1–21 ml/h
Noradrenalin (Arterenol®)	5 Amp. (1 mg/ml) auf 50 ml NaCl 0,9 %, entspricht 0,1 mg/ml	Dosierungsanpassung nach Wirkung 0,05–0,5 µg/kg KG/Min. Beispiel für 70 kg Patienten: 2,1–21 ml/h
Urapidil (Ebrantil®)	3 Amp. (50 mg) auf 50 ml NaCl 0,9 %, entspricht 3 mg/ml	Dosierungsanpassung nach Wirkung 9–30 mg/h = 3–10 ml/h unter Kreislaufüberwachung
Glyzeroltrinitrat (Nitrolingual®)	1 Amp. (50 mg) auf 50 ml NaCl 0,9 %, entspricht 1 mg/ml	Beginn einschleichend mit 2 ml/h Dosierungsanpassung nach Wirkung 1–6 mg/h = 1–6 ml/h

Tab. 9.4 Beispiele häufig verwendeter Dosierungen *(Forts.)*

Medikament	Dosierung	Beispiele
Heparin	10.000 E auf 50 ml NaCl 0,9 %, entspricht 200 IE/ml	Je nach Indikation und Körpergewicht: • **Vollheparinisierung** mit 1.000–1.400 IE/h = 5–7 ml/h unter Kontrolle der Gerinnungsparameter • **Low-dose-Heparinisierung** mit 600 IE/h = 3 ml/h und Gerinnungskontrolle (PTT)
Dobutamin (Dobutrex®)	1 Flasche/250 mg auf 50 ml Glukose 5 %, entspricht 5 mg/ml	Dosierungsanpassung nach Wirkung Beispiel für 70 kg Patienten: 2,5–12 µg/kg KG/Min. = 0,03–0,12 ml/kg KG/h, entspricht 2–8 ml/h
Altinsulin	1 ml (40 IE) auf 40 ml NaCl 0,9 %, entspricht 1 IE/ml	Dosierungsanpassung unter BZ-Kontrolle
Clonidin (Catapresan®)	3 Amp. (1 ml) auf 47 ml NaCl 0,9 %, entspricht 0,15 mg	Initial Bolusgabe, Perfusor 1–5 ml/h = 9–45 µg/h

Die angegebenen Dosierungen sind exemplarisch zu sehen, da die exakte Dosierung individuell auf den Patientenbedarf abzustimmen ist und somit variiert.

9.5.3 Wechselwirkungen und Inkompatibilitäten

Als chemisches Resultat im Rahmen einer Unverträglichkeitsreaktion entwickelt sich eine neue Substanz mit toxischer Wirkung und/oder die eigentliche Wirkung wird aufgehoben.
- In der praktischen Handhabung zeigt sich eine mögliche Inkompatibilitätsreaktion in Form von:
  - Ausflockung, Farbumschlag
  - Trübung
  - Schlierenbildung in der Lösung (auch Infusionszuleitungen beachten!)
- ! Mikropartikel durch Unverträglichkeitsreaktionen können beim Einschwemmen in das Gefäßsystem embolische Begleitreaktionen induzieren!

> **Inkompatibilität**
> Bei sichtbaren Veränderungen der zu applizierenden Lösung oder unklaren klinischen Änderungen bei Medikamentengabe Zufuhr sofort unterbrechen und Arzt informieren.

Unterschieden wird zwischen antagonistischen Reaktionen mit einer Wirkungsverminderung des Medikaments und synergistischen Reaktionen, die eine Wirkungsverstärkung induzieren.

Arten von Wechselwirkungen
- Chemisch
- Physikalisch-chemisch
- Pharmakokinetisch
- Pharmakodynamisch

9.5 Infusionslösungen und pumpengesteuerte Medikamentenverabreichung

- Klinisch relevante Nebenwirkungen mit toxischer Komponente (Steigerung der Toxizität)
- Therapeutisch unzureichende Wirkung (Auslösung von gegenseitigen Hemmungsreaktionen)

Auslösende Hauptfaktoren

pH-Wert
Medikamente mit unterschiedlichen pH-Werten können nicht kombiniert werden, da die Infusionslösung z. B. durch pH-Verschiebungen destabilisiert und unwirksam werden kann. Zu Inkompatibilitätsreaktionen kann es durch sogenannte Mischinfusionen durch Zuspritzen verschiedener Substanzen kommen oder wenn verschiedene Lösungen nacheinander, ohne zu spülen, über ein Katheterlumen appliziert werden.

Lichteinfluss
Manche Medikamente zersetzen sich unter Lichteinfluss und müssen daher in dunklen Spritzen oder abgeklebten Infusionslösungen (inkl. Schlauchzuleitungen!) appliziert bzw. nach Überschreiten der lichtstabilen Zeit verworfen werden, z. B. Nifedipin, Nimotop, Vitamine, Arterenol

Inkompatibilitäten und Wechselwirkungen vermeiden
- Lösung gemäß den Vorgaben der Arzneimittelhersteller vorbereiten → Hinweise im Beipackzettel beachten.
- Basisträgerlösungen für Medikamentenverdünnung und Infusionszubereitung können Aqua ad injectabilia, Aqua pro infusione und NaCl 0,9 % sein. Glukose 5 % wird nur in ausgewiesenen Fällen verwendet.
- In der Infusionstherapie ist der Einsatz von Partikelfiltern empfohlen.
- Bei Verwendung von bereits zubereiteten Lösungen zulässige Zeitspanne bis zur Applikation beachten, lange Standzeiten gewährleisten die Wirkstoffstabilität nicht mehr sicher
- Lichtempfindliche Lösungen müssen gesondert vorbereitet werden.

Tab. 9.5 Beispiele Kombinationen mit Wirkungsverstärkung

Alkohol + zentral dämpfende Pharmaka	Verstärkung der sedierenden Wirkung Achtung: Atemstillstand, Koma
Kalzium + Herzglykoside	Wirkungsverstärkung der Glykoside
Diuretika oder Laxantienabusus + Herzglykoside	Wirkungsverstärkung der Glykoside bei Kaliummangel
Aminoglykoside + Cephalosporine	Zunahme der Nephrotoxizität
Antihypertensiva + Antiarrhythmika	Hypotone Dysregulationen
Orale Antidiabetika + β-Blocker	Hypoglykämieneigung

Tab. 9.6 Beispiele für Kombinationen mit Wirkungsabschwächung

Hyperkaliämie + Herzglykoside	Verminderte Glykosidwirkung
Orale Antikoagulanzien + Vitamin K	Verminderte Antikoagulanzienwirkung

Tab. 9.7 Beispiele für Medikamenten-Inkompatibilitäten

Medikamente	Wechselwirkungen, Inkompatibilitäten
Actilyse® Plasminogenhumanaktivator	DHBP®, Dormicum®, Fentanyl®
Aldactone®	Kalzium, Cordarex®, Dilzem®, Dipidolor®, Dormicum®, Haldol®, Mucosolvan®, Tramal®
Aminosäurelösung (pH 6,4–6,6)	Antibiotika, Dopamin, Dormicum®, Fentanyl®
Arterenol®, Noradrenalin	Diazepam, Lasix®, NaHCO$_3$
Baypen®	Cordarex®, DHBP®, Dipidolor®, Dobutrex®, Fentanyl®, Mucosolvan, Pancuronium, Refobacin, Tramal®, Tarivid®
Broncho-spasmin®	Aldactone®, H-Insulin®, Kaliumchlorid, Lasix, Solu-Decortin
Catapresan®	Fluimucil, Solu-Decortin®
Catapresan®, Clonidin®, Nepresol®, Hydralazin®	Tranxilium®, Heparin, Wincoram®
Ciprobay®	Diazepam®, Heparin
Claforan®	Dipidolor®, Haldol®
Cordarex®	Aldactone®, Dormicum®, Insulin, Lasix®, Natriumbikarbonat
Corvaton®	Euphylong®, Lasix®
Dehydrobenzperidol® (DHBP)	Aldactone®, Cortison®, Lasix®, Insulin, Inzolen®, Heparin, Natriumbikarbonat
Diazepam	Alupent®, Arterenol®, Ciprobay®, Dormicum®, Dobutrex®, Fentanyl®, Gilurytmal®, Insulin, Isoptin®, Lasix®, Refobacin®, Streptase®, Suprarenin®
Dipidolor®	Aldactone®, Baypen®, Claforan®, Gramaxin®, Heparin, Rocephin®
Disoprivan®, Propofol®	Lasix®, Suprarenin®
Dobutrex®	Aldactone®, Baypen®, Aminosäurelösung, Rocephin®, Diazepam
Dolantin®, Pethidin®	Wincoram®, Lasix®
Dopamin®	Lasix®, Kaliumphosphat
Dormicum®	Aminosäuren, Kaliumphosphat
Ebrantil®	Kalzium, Dormicum®, Lasix®, Solu-Decortin®, Diazepam
Fentanyl®	Dormicum®, Lasix®
Fluimucil	Catapresan®, Hydrocortison®
Furosemid	Immer über einen separaten Infusionsschenkel verabreichen, saure Lösungen, Katecholamine

9.5 Infusionslösungen und pumpengesteuerte Medikamentenverabreichung

Tab. 9.7 Beispiele für Medikamenten-Inkompatibilitäten *(Forts.)*

Medikamente	Wechselwirkungen, Inkompatibilitäten
Gramaxin®	Cordarex®, Dipidolor®, Dobutamin
Heparin	Setzt die Wirkung von Dobutrex, Dipidolor®, Dopamin, Dormicum, Lasix® und Nepresol® herab. Möglichst über einen separaten Zugangsweg applizieren. Umgekehrt setzen auch zahlreiche Medikamente die Heparinwirkung herab, sodass unter Kontrollbedingungen die Dosisanpassung zur Erreichung einer therapiewirksamen PTT erfolgen muss
Katecholamine	Alkalische Lösungen
Phenhydan	Mit fast allen Medikamenten und Infusionslösungen inkompatibel Sog. Komplexbildner, d. h. organische und anorganische Verbindungen, die Metallionen binden und deren Verhalten in Bezug auf Lösungseigenschaften und Reaktionszeiten beeinflussen
Propofol	Außer mit Glukose 5 % mit fast allen Medikamenten und Infusionslösungen inkompatibel **Fettemulsion! Separater Zugangsweg!**
Rohypnol®	Möglichst über einen separaten Zugangsweg applizieren
Sorbit®	Immer separat applizieren
Suprarenin®	Diazepam, Lasix®, Magnesium,
Trasylol®	Lasix®

Maßnahmen zur Minimierung des Risikos von Inkompatibilitäten

Zur Prävention von Zwischenfällen durch Inkompatibilitätsreaktionen können folgende Maßnahmen berufsgruppenübergreifend etabliert werden:
- Fortbildungen, z. B. über Medikamentenwirkungen, Interaktionen, Applikationsformen und -dauer
- Informationstabellen und Warnhinweise auf mögliche Gefahren einsetzen
- Klinischer Einsatz von zentralen Mehrlumenkathetern
- Antibiotika über separate Venenzugänge verabreichen, anschl. Spülung mit NaCl 0,9 %
- Beipackzettel auch bei bekannten Medikamenten lesen

Zu beachten sind nicht nur Medikamentenmischungen, sondern auch additive Zusätze wie Stabilisatoren, Konservierungsmittel und Lösungsmittel. Inkompatibilitätsreaktionen können auch durch geringe Restmengen, z. B. in Schlauchzuleitungen, Filtern und 3-Wege-Hähnen, aktiviert werden.

> **Rechtliche Rahmenbedingungen**
> Für die Medikamentengabe besteht gemäß der Anordnungs- und Durchführungsverantwortung (▶ 1.4.4) eine Haftungsteilung. Die Anordnung obliegt generell dem Arzt, die Durchführungsverantwortung liegt bei der ausführenden Person mit der Pflicht zur genauen Beobachtung von Veränderungen.

10 Schmerzeinschätzung und -therapie

Thomas Fischer

10.1 Schmerzen bei Intensivpatienten 566
10.2 Einschätzung von Schmerzen (Schmerzassessment) 566
10.2.1 Schmerzeinschätzung beim wachen Patienten 567
10.2.2 Schmerzeinschätzung bei sedierten, komatösen oder deliranten Patienten 569
10.3 Pflegerische Aufgaben in der medikamentösen Therapie 570
10.4 Nichtmedikamentöse Verfahren der Schmerztherapie 572
10.5 Patientenedukation 573

10.1 Schmerzen bei Intensivpatienten

Der Aufenthalt auf einer Intensivstation ist für viele Patienten aufgrund ihrer Erkrankung aber auch durch diagnostische und therapeutische Maßnahmen oftmals mit Schmerzen verbunden (DGAI/DIVI 2009; Puntillo 1990; Kwekkeboom, Herr 2001). Verschiedene Studien berichten, dass bis zu zwei Drittel der Patienten Erinnerungen an mäßige bis starke Schmerzen während ihres Aufenthalts auf der Intensivstation haben (Puntillo 1990; Saur, Gatzert, Kettler 2004).

Schmerzauslöser können dabei einerseits die Erkrankung selbst, andererseits auch pflegerische oder medizinische Interventionen wie das endotracheale Absaugen, Manipulationen an Wunden oder auch durchgeführte Bewegungen sein (Saur, Gatzert, Kettler 2004).

Unbehandelte oder nicht ausreichend behandelte Schmerzen können gravierende Komplikationen, wie Pneumonien, Kontrakturen und Dekubitalulzera hervorrufen, wenn der Patient sich durch den Schmerz z. B. nicht adäquat bewegen oder nicht durchatmen kann (DNQP 2005), und so auch zu chronischen Schmerzzuständen führen. Stressreaktionen durch Schmerzen können den Genesungsverlauf ungünstig beeinflussen (Carr, Man 2002).

Neben der körperlichen Empfindung (sensorisch-diskriminative Dimension) sind auch Emotionen (motivational-affektive Dimension) und bewertende Gedanken zum Schmerz (kognitiv-evaluative Dimension) Teil des Schmerzerlebens (Melzack, Katz 2006). Schmerzen sind ein subjektives Phänomen, das sich nicht objektiv messen lässt. Daher muss die Selbstauskunft des Patienten zum Schmerz immer im Mittelpunkt stehen.

Abstract
***Schmerzen** sind das, was der Betroffene über Schmerzen mitteilt, sie sind vorhanden, wenn der Betroffene sagt, dass er Schmerzen hat.* (McCaffery 1968)

10.2 Einschätzung von Schmerzen (Schmerzassessment)

Das Erkennen und die Einschätzung von Schmerzen bilden die Grundlage der gesamten Schmerztherapie. Sie stellen eine der wichtigsten pflegerischen Aufgaben dar. Bei Patienten, die keine Auskunft geben können, weil sie z. B. sediert sind, sind ein besonderes Vorgehen und hohe Aufmerksamkeit gefordert.

> **Grundsätze**
> - Die regelmäßige, systematische und auf die Möglichkeiten des Patienten abgestimmte Schmerzeinschätzung (Monitoring) ist die Basis der Schmerzbehandlung (DGAI/DIVI 2009; DIVS 2009; DNQP 2005).
> - Diese sollte in der Hand der für den Patienten zuständigen Pflegefachkraft liegen, da sie den häufigsten und intensivsten Kontakt zum Patienten hat und ihn sowohl in Ruhe- und Belastungsphasen als auch bei medizinischen und pflegerischen Interventionen erlebt.
> - Die Schmerzerfassung beruht grundsätzlich auf der Selbstauskunft des Patienten (DIVS 2009).

10.2 Einschätzung von Schmerzen (Schmerzassessment)

- Angepasste Vorgehensweisen werden gewählt für wache, verbal oder durch gerichtete Gestik und Mimik kommunizierende Patienten sowie für Patienten, die in der Kommunikationsfähigkeit eingeschränkt sind (DGAI/DIVI 2009).

Prinzipien bei der Schmerzeinschätzung
- Jeder Patient wird bei der Auf- bzw. Übernahme nach Schmerzen oder schmerzbedingten Problemen gefragt und die Anamnese auf entsprechende Hinweise (z. B. schmerzverursachende Erkrankungen) geprüft (DNQP 2005, DIVS 2009).
- Die Schmerzeinschätzung ist bereits in der präoperativen Patientenschulung zu berücksichtigen (▶ 10.5).
- Die Schmerzstärke ist eine Leitinformation für die Erfassung des Schmerzes. Sie wird, wenn möglich, in Ruhe und bei Bewegung oder tiefem Einatmen erfragt, da Bewegungen schmerzverstärkend wirken können (DNQP 2005).
- Die Einschätzung der Schmerzstärke erfolgt mind. alle 8 Stunden sowie bei Hinweisen auf ansteigende Schmerzen und bei potenziell schmerzhaften Interventionen (DGAI/DIVI 2009, DIVS 2009).
- Bei Therapieänderung wird der Therapieerfolg mittels einer Schmerzeinschätzung überprüft (DIVS 2009).
- Bei der erstmaligen Schmerzeinschätzung wird der Patient außerdem zur Qualität seiner Schmerzen befragt, z. B. stumpf, spitz, stechend, bohrend, ziehend, brennend (DNQP 2005).
- Erfragt wird auch, welche Schmerzstärke für den Patienten noch akzeptabel ist. Es wird zudem erfasst, welche funktionalen Einschränkungen (etwa bei der Mobilität oder dem Atmen) durch Schmerzen bedingt sind (DIVS 2009).

10.2.1 Schmerzeinschätzung beim wachen Patienten

Wache, verbal oder durch gerichtete Gestik und Mimik kommunizierende Patienten auf Intensivstationen sind in der Lage, ihre Schmerzen mithilfe einer Schmerzskala selbst einzuschätzen (Puntillo et al. 2002). Dazu wird der Einsatz einer der folgenden Skalen empfohlen (DGAI/DIVI 2009; DIVS 2009).

Skalen zur Schmerzeinschätzung

Numerische Rangskala (NRS)
- Bei der numerischen Rangskala (NRS) (▶ Abb. 10.1) handelt es sich um eine elfteilige Skala mit Zahlen von 0–10.
- Die Zahl „0" steht für keinen Schmerz, die Zahl „10" für den stärksten Schmerz, den der Patient sich vorstellen kann.
- Der Patient wird aufgefordert, die Stärke seiner Schmerzen durch einen entsprechenden Zahlenwert auszudrücken, entweder verbal oder durch Fingerzeig auf die Skala.
- Eine Differenzierung der Schmerzstärke des Patienten ist aufgrund der elfteiligen Zahleneinteilung gut möglich.
- Die NRS wird bevorzugt empfohlen, da sie zuverlässig ist und vom Großteil der Patienten verstanden und akzeptiert wird (DIVS 2009).

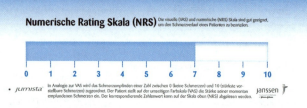

Abb. 10.1 Numerische Rangskala. [V174]

Verbale Rangskala (VRS)
- Die verbale Rangskala (VRS) (▶ Abb. 10.2) ist eine 5-teilige Skala, die dem Patienten zur Darstellung der Schmerzstärke Begriffe anbietet.
- Zur Dokumentation werden den Begriffen Zahlen zugeordnet.
- Diese Form zur Erfassung der Schmerzstärke ist nicht so differenziert wie bei der NRS.
- Die Skala ist gut verständlich, einfach in der Handhabung und für kognitiv leicht eingeschränkte Personen besser geeignet als die NRS (DIVS 2009).

Visuelle Analogskala (VAS)
- Die visuelle Analogskala (VAS) besteht aus nur zwei Begriffen: Am linken Rand steht „kein Schmerz", am rechten Rand „stärkster vorstellbarer Schmerz".

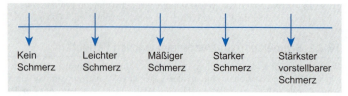

Abb. 10.2 Verbale Rangskala [A300]

- Der Patient kann durch das Verstellen eines Schiebers zur einen oder anderen Seite die Stärke seiner Schmerzen ausdrücken. Dabei sollte die Skala vertikal gehalten werden (DIVS 2009).
- Auf der Rückseite der Skala befindet sich eine numerische Rangskala von 0–10, anhand derer die Schmerzstärke analog der Position des Schiebers abgelesen und dokumentiert werden kann.
- Da die Skala weniger zuverlässig ist als NRS und VRS, wird von ihrer Verwendung eher abgeraten (DIVS 2009).

Gesichterskala (Faces Pain Scale Revised – FPS-R)
- Diese Form der Schmerzskala stellt Gesichter mit verschiedenen Abstufungen eines schmerztypischen Gesichtsausdrucks dar (▶ Abb. 10.3).

Abb. 10.3 Faces Pain Scale Revised. [F148]

- Der Patient zeigt, welcher Gesichtsausdruck seinem Schmerzempfinden entspricht.
- Ursprünglich wurde diese Form der Schmerzeinschätzung für die Erfassung der Schmerzstärke bei Kindern entwickelt. Sie wird eingeschränkt aber auch für ältere Patienten empfohlen, wenn diese mit NRS oder VRS nicht zurecht kommen (DIVS 2009; DGAI/DIVI 2009).

10.2.2 Schmerzeinschätzung bei sedierten, komatösen oder deliranten Patienten

Sedierte, komatöse oder delirante Patienten können zu möglichen Schmerzen nicht selbst Auskunft geben. Hinweise auf Schmerzen müssen bei dieser Patientengruppe durch die Beobachtung ihres Verhaltens und der Veränderung physiologischer Parameter unter Zuhilfenahme einer speziellen Skala erfasst werden. Auch diese Patienten versuchen mitunter sich verständlich zu machen, ihre Signale werden aber oft nicht verstanden (Puntillo 1990). Solch eine Erfahrung ist für die Patienten traumatisierend (Blenkharn, Faughnan, Morgan 2002). Sie bleibt dem einzelnen Patienten präsent und gerät nicht, wie häufig angenommen, in Vergessenheit.

Fremdeinschätzung von Schmerzen
- Zur Einschätzung der Schmerzen von sedierten Patienten wird die Behavioral Pain Scale (BPS) (Payen et al. 2001) empfohlen (DGAI/DIVI 2009; DIVS 2009). Sie berücksichtigt die Parameter Gesichtsausdruck, Bewegung der oberen Extremitäten und Adaptation an das Beatmungsgerät. Der Summenscore der Skala kann dabei zwischen 3 (keine Schmerzen) und 12 (maximale Ausprägung des Schmerzverhaltens) liegen.
- Auch sollen Bewegung, Mimik und physiologische Parameter wie Blutdruck, Herz- und Atemfrequenz herangezogen werden, um zu einer Einschätzung möglicher Schmerzen bei Patienten zu gelangen, die keine Auskunft geben können (DGAI/DIVI 2009). Insbesondere Veränderungen dieser Parameter nach einer schmerztherapeutischen Intervention können als Anhaltspunkt für die Bewertung des Therapieerfolgs gewertet werden.
- Die Fremdeinschätzung von Schmerzen ist nicht gleichzusetzen mit der Selbstauskunft. Patienten können auch dann unter Schmerzen leiden, wenn sich keine entsprechenden Verhaltensmerkmale zeigen. Bei typischerweise schmerzverursachenden Erkrankungen oder Interventionen sollte davon ausgegangen werden, dass der Patient Schmerzen hat (Herr et al. 2006).

10.3 Pflegerische Aufgaben in der medikamentösen Therapie

Medikamentöse Schmerztherapie ▶ 9.1

Grundsätze
- Grundlage der Schmerztherapie ist die Erstellung eines individuellen Analgesieplans unter Berücksichtigung der Schmerzursache (DGAI/DIVI 2009; DIVS 2009).
- Ziel der Schmerztherapie ist die Vermeidung und Beseitigung von Schmerzen bzw. die bestmögliche Schmerzreduktion (DIVS 2009; DNQP 2005).
- Die Schmerztherapie beruht auf der Gabe von Analgetika oder dem Einsatz von Regionalanästhesieverfahren.
- Interventionsgrenzen: Bei Schmerzen von > 3, gemessen mit der NRS, (entspricht ≥ 2 VRS) wird empfohlen, eine medikamentöse Schmerztherapie einzuleiten bzw. zu intensivieren, um Folgeprobleme zu vermeiden (DGAI/DIVI 2009; DIVS 2009).
- Die Anordnung der medikamentösen Schmerztherapie obliegt dem Arzt.
- Die Pflegefachkraft trägt die Verantwortung für die Durchführung der Schmerztherapie. Bei erkannten Schmerzen leitet sie bei entsprechender Anordnung und Delegation die Schmerzmittelgabe ein bzw. setzt eine entsprechende Verfahrensregelung um.
- Durchführung der Erfolgskontrolle der Schmerztherapie durch systematische Schmerzeinschätzung

! Außerhalb von Studien, keine Anwendung von Placebos (DIVS 2009)
! Besondere Vorsicht bei Patienten, die nicht oder nur eingeschränkt kommunizieren können, um Analgesiebedarf, Wirkung und Nebenwirkungen frühzeitig und zuverlässig zu erkennen.

Erforderliches Fachwissen
Um Patienten gegen ihre Schmerzen zu helfen, ist folgendes Fachwissen obligat (▶ 9.1.3):
- Kenntnis des WHO-Stufenschema
- Wirkung und Nebenwirkungen von Analgetika und Adjuvanzien
- Zeitschemata der Schmerzmittelgabe
- Geeignete Applikationsformen
- Wissen um schmerztherapeutische Verfahren und deren Umsetzung, wie die
  - Patientenkontrollierte Analgesie (PCA)
  - Periduralanalgesie (PDA)
  - Patientenkontrollierte Periduralanalgesie (PCEA)

Schmerzprävention
Insbesondere durch medizinische, pflegerische und therapeutische Interventionen, z. B. Entfernung von Drainagen, endotracheales Absaugen, Verbandswechsel, Drehen des Patienten, können Schmerzen verursacht oder verstärkt werden (DGAI/DIVI 2009).

10.3 Pflegerische Aufgaben in der medikamentösen Therapie

- Wenn möglich, Schmerzverstärkung und -provokation vermeiden (DNQP 2005), z. B. durch atraumatische Verbandswechsel und schonende Bewegung des Patienten.
- Sind Schmerzen bei Interventionen nicht vermeidbar, rechtzeitig vorab Schmerzmittel geben (ggf. Bolusgabe oder Dosiserhöhung), um Patienten schmerzfrei zu halten
- Schmerzmittelgabe nach ärztlicher Anordnung
- Patienten rechtzeitig informieren und zu schmerzvermeidendem Verhalten schulen (▶ 10.5)
- Ergänzend nichtmedikamentöse Maßnahmen anwenden (▶ 10.4)

Erfolgskontrolle bei Analgetikagabe
- Nach Verabreichung eines Analgetikums erfolgt die Überprüfung der Wirksamkeit durch die betreuende Pflegefachkraft
- Kontrolle in dem Zeitabstand durchführen, der dem angewendeten Verfahren und Präparat entspricht (DNQP 2005), z. B. Kontrolle einer i. v. Bolusgabe bereits nach 2–3 Min., eine sublinguale Verabreichung eines Medikaments nach ca. 20 Min.
- Erfolgskontrolle durch eine erneute Schmerzeinschätzung durchführen und als Verlauf dokumentieren
- Auf Basis der Erfolgskontrolle ggf. weitere Maßnahmen zur Analgesie einleiten, wenn die bisherige Therapie keinen ausreichenden Erfolg hatte.

Umgang mit Nebenwirkungen
- Nebenwirkungen der Analgesie messen und dokumentieren (DIVS 2009)
- Interventionsgrenzen und entsprechende Gegenmaßnahmen werden im Rahmen des Analgesieplans festgelegt und bei Bedarf umgesetzt (DIVS 2009).
- Soweit möglich, frühzeitige Prophylaxe von Nebenwirkungen (z. B. Laxanziengabe bei Opioidtherapie) (▶ 9.1)
- Frühzeitig Absprachen mit dem behandelnden Arzt und anderen beteiligten Berufsgruppen treffen

Verfahrensregelung und Algorithmen zur Schmerztherapie
Um eine effektive Schmerztherapie sicherstellen zu können, sollte die jeweilige Abteilung über eine interprofessionell geltende Verfahrensregelung verfügen (DNQP 2005, Gordon et al. 2005). Festgelegt werden die Aufgaben der einzelnen Berufsgruppen beim Schmerzmanagement sowie Therapieschemata (sog. Algorithmen) für bestimmte Krankheitsbilder/Patientengruppen, einschließlich der Interventionsgrenzen. Der genaue Inhalt ist abhängig von den zu versorgenden Patientengruppen, den vertretenen Fachabteilungen und Kliniken sowie den grundsätzlichen Regelungen zur Übernahme primär ärztlicher Tätigkeiten durch Pflegefachkräfte, z. B. hinsichtlich von i. v. Injektion.

Verfahrensregelungen beschleunigen die Schmerztherapie im Einzelfall, da das jeweilige individuelle Einholen einer ärztlichen Anordnung entfallen kann und Aushandlungsprozesse vermieden werden. Die Einleitung oder Anpassung der Schmerztherapie kann, basierend auf der systematischen Schmerzeinschätzung durch die Pflegenden, schneller erfolgen. Verfahrensregelungen und Algorithmen vergrößern den Handlungsspielraum und Verwantwortungsbereich der Pflegenden zum Nutzen des Patienten.

Inhalte der Verfahrensregelung
- Benennung und Erreichbarkeit der für die Schmerztherapie zuständigen Ärzte
- Benennung der unterschiedlichen einrichtungsintern eingesetzten Therapieschemata (Algorithmen) zur Schmerztherapie, z. B. eingriffsspezifische Basis- und Bedarfsmedikation, einschl. festgelegter Interventionsgrenzen
- Vorgehen zur Schmerzprävention vor schmerzhaften Interventionen (pflegerische, therapeutische oder diagnostische)
- Vorgehen zur Prophylaxe und Therapie von Nebenwirkungen, einschl. Interventionsgrenzen

10.4 Nichtmedikamentöse Verfahren der Schmerztherapie

Neben der medikamentösen Therapie stellen nichtmedikamentöse Verfahren eine weitere Möglichkeit der Schmerzbeeinflussung dar. Obwohl ihre Wirksamkeit bislang nur eingeschränkt wissenschaftlich nachgewiesen ist, wird ihr Einsatz als Ergänzung zur medikamentösen Schmerztherapie empfohlen (DNQP 2005; DIVS 2009). Häufig kommen nichtmedikamentöse Maßnahmen nur selten oder unsystematisch zum Einsatz, obwohl sie einen wichtigen Baustein des pflegerischen Angebots zum Umgang mit Schmerzen darstellen. Auf der Basis vorhandener Erfahrungen und mittels gezielter Fortbildungen soll ihre Anwendung verstärkt werden. Sie sind auch Teil von Verfahrensregelungen zur Schmerztherapie (▶ 10.3).

Ziele
Ziele nicht medikamentöser Maßnahmen in der Schmerztherapie:
- Schmerzreduktion (DIVS 2009; Kopke 2010), nur bei wenigen Maßnahmen belegt
- Steigerung des Wohlbefindens, dadurch sekundär eine größtmögliche Schmerzreduktion (DNQP 2005)
- Durchbrechen des Kreislaufs sich gegenseitig verstärkender Beschwerden, die zu Schmerzen führen und umgekehrt, z. B. Verspannung und Durchblutungsstörungen
- Reduktion von Angst und Wiedererlangung der Kontrolle über die eigenen Schmerzen
! Nichtmedikamentöse Verfahren können eine medikamentöse Schmerztherapie nicht ersetzen.

Herangehensweisen
Eigenverantwortlich durch Pflegefachpersonen durchführbare nichtmedikamentöse Verfahren werden in drei Bereiche unterteilt (McCaffery, Pasero 1999):
- Physikalische Maßnahmen (peripher wirkende Maßnahmen), z. B. Hautstimulation durch Wärme- und Kälteanwendung, gezielte Berührung, Massage u. a. Für die Wirksamkeit der atemstimulierenden Einreibung (ASE) aus dem Bereich der basalen Stimulation gibt es ebenfalls Hinweise (Kopke 2010).
- Kognitiv-verhaltensorientierte Verfahren (zentral wirkende Maßnahmen), z. B. Ablenkung und Entspannungsverfahren durch autogenes Training, progressive Muskelrelaxation (PMR), Atemtechniken, geleitete Imagination, Musiktherapie u. a. (DIVS 2009)

- Körperliche Übungen zur Förderung der Beweglichkeit und ggf. auch Kraft und Ausdauer (DIVS 2009)

Weitere Angebote bedürfen einer ärztlichen Anordnung oder ausgebildeter Spezialisten, z. B. im Fall der Akupunktur, der Transkutanen Elektrische Nervenstimulation (TENS) und der speziellen Physiotherapie (DIVS 2009). Spezielle Bewegungskonzepte, z. B. das Aktivitas-Konzept® oder Kinaesthetics® (▶ 3.6.2), können sich ebenfalls schmerzreduzierend auswirken. Auch die Umgebungsgestaltung kann großen Einfluss auf das Schmerzerleben nehmen, sodass hier positive Akzente gesetzt werden können (Osterbrink 2000).

Grundsätze
! Selbst bei scheinbar harmlosen Anwendungen, z. B. bei der Wärme- oder Kältegabe, gibt es Kontraindikationen, die bekannt sein müssen, um Komplikationen zu vermeiden.
- Nichtmedikamentöse Maßnahmen sind nach Abstimmung im therapeutischen Team in den Pflege- und Analgesieplan aufzunehmen. Maßnahmen sind in der Regel nicht einer bestimmten Berufsgruppe vorbehalten, sondern müssen untereinander abgestimmt werden.
- Nur Maßnahmen anwenden, deren Indikationen und Kontraindikationen vertraut sind.
- Die Wirkdauer ist sehr unterschiedlich und teils primär nur auf den Zeitraum der Anwendung begrenzt (etwa Wärme-/Kälteanwendung)
- Maßnahmen müssen nach der individuellen Patientensituation (Erkrankungen, Sedierung, Vorlieben) sowie den Gegebenheiten auf der Intensivstation ausgewählt und angepasst werden. Insbesondere bei kognitiv-verhaltensorientierten Maßnahmen darauf zurückgreifen, was der Patient bereits kennt.
- Maßnahmen, wann immer möglich, mit dem Patienten abstimmen; wenn angemessen, Anwendung auch durch den Patienten selbst oder durch seine Angehörigen möglich. Dies vermindert das Gefühl der Hilflosigkeit und Untätigkeit.
- Nichtmedikamentöse Maßnahmen in evtl. durchgeführter präoperativer Patientenschulung berücksichtigen
- Erfolgskontrolle vorsehen, etwa durch Befragung des Patienten oder Verhaltensbeobachtung bei sedierten Patienten

10.5 Patientenedukation

Die Beratung, Schulung und Anleitung von Patienten – kurz: Patientenedukation – ist ein Kernbereich der professionellen Pflege (Müller-Mundt 2011). Dies gilt in besonderes Maß auch für den Bereich des Schmerzmanagements (DNQP 2005; DIVS 2009). Pflegende benötigen daher entsprechende Kompetenzen.
Eine gezielte präoperative Schulung und Beratung von Patienten und ihren Angehörigen hinsichtlich des Schmerzmanagements zeigt positive Effekte, etwa bei der Schmerztoleranz und Angstvermeidung. Hinweise auf reduzierte postoperative Schmerzen und geringeren Analgetikaverbrauch liegen ebenfalls vor (DIVS 2009).

Schulung und Beratung bei Schmerzen

Als **Patientenschulung** wird die Vermittlung von Wissen und Fertigkeiten, bezogen auf das Problem Schmerz und der damit in Verbindung stehenden Interventionen, verstanden (DNQP 2005). Dabei stehen Informationen zum Verlauf und Vorgehen der Behandlung allgemein und zur Schmerztherapie im Besonderen, zum wahrscheinlichen schmerzbezogenen Empfinden des Patienten und zu den Verhaltensempfehlungen zur Prävention und Therapie im Mittelpunkt. Auch die **Anleitung** des Patienten gehört zur Schulung.

Eine **Beratung des Patienten** hinsichtlich seiner Schmerzen erfolgt unter Berücksichtigung seiner persönl. Biografie und der individuellen Lebenssituation, v. a. für Pat. mit chron. Schmerzen. Ziel ist oft eine Veränderung des täglichen Lebens. Beratung im eigentlichen Sinne ist für den Intensivbereich weniger relevant.

Literatur

Blenkharn A, Faughnan S, Morgan A. Developing a pain assessment tool for use by nurses in an adult icu. Intensive and Crit Care Nurs. 2002; 18(6): 332–341.

DGAI/DIVI: Deutsche Gesellschaft für Anästhesiologie und Intensivmedizin (DGAI), Deutsche Interdisziplinäre Vereinigung für Intensiv- und Notfallmedizin (DIVI). Analgesie, Sedierung und Delirmanagement in der Intensivmedizin. AWMF-Leitlinie. Online: http://www.awmf.org/leitlinien/detail/ll/001-012.html [Zugriff: 30.6.2011]

DIVS: Deutsche Interdisziplinäre Vereinigung für Schmerztherapie (DIVS). Behandlung akuter perioperativer und posttraumatischer Schmerzen. Inkl. Änderung. AWMF-Leitlinie. Online: http://www.awmf.org/leitlinien/detail/ll/041-001.html [Zugriff: 30.4.2011]

DNQP: Deutsches Netzwerk für Qualitätsentwicklung in der Pflege (DNQP). Expertenstandard Schmerzmanagement in der Pflege. Osnabrück: 2005.

Gordon DB, Dahl JL, Miaskowski C, McCarberg B et al. American Pain Society Recommendations for Improving the Quality of Acute and Cancer Pain Management. American Pain Society Quality of Care Task Force. Arch Intern Med. 2005; 165(14): 1574–80.

Herr K, Coyne PJ, Key T et al. American Society for Pain Management Nursing: Pain assessment in the nonverbal patient: position statement with clinical practice recommendations. Pain Manag Nurs. 2006; 7(2): 44–52.

Kopke, K. Die Atemstimulierende Einreibung (ASE) – Eine pflegerische Interventionsstudie zur Schmerzreduktion bei mehrfach erkrankten älteren Menschen. Berlin: Charité – Universitätsmedizin Berlin, 2010.

Kwekkeboom KL, Herr K. Assessment of Pain in the Critically Ill. Crit Care Nurs Clin North Am. 2001; 13(2): 181–94.

McCaffery, M. Nursing practice theories, related to cognition, bodily pain, and man – environment interactions. LA: University of California at Los Angeles 1968.

McCaffery M, Pasero C. Pain. A Clinical Manual. 2nd Edition. St Louis: Mosby, 1999.

Melzack, R, Katz, J. Pain Assessment in Adult Patients. In: McMahon, S., Koltzenburg, M. Wall and Melzack's Textbook of Pain. 5th ed. Edinburgh: Elsevier Churchill Livingston, S. 291–304.

Müller-Mundt, G. Patientenedukation als Aufgabe der Pflege. In: Schaeffer D, Wingenfeld K (Hrsg.). Handbuch Pflegewissenschaft. Weinheim: Juventa; 2011.

Osterbrink J. Schmerz als pflegerischer Kompetenzbereich. Die Schwester/Der Pfleger. 2000; 4: 311–317.

Payen JF, Bru O, Bosson JL et al. Assessing pain in citically ill sedated patients by using a behavioral pain scale. Crit Care Med. 2002; 29(12): 2.258–2.263.

Puntillo KA. Pain experiences of intensive care unit patients. Heart Lung. 1990; 19 (5 Pt 1): 526–533.

Puntillo KA, Stannard D, Miaskowski C, Kehrle K, Gleeson S. Use of a pain assessment and intervention notation (P. A. I. N.) tool in critical care nursing practice: Nurses' evaluations. Heart Lung. 2002; 31(4): 303–314.

Saur P, Gatzert S, Kettler D. Untersuchung zur Befindlichkeit von beatmeten Patienten. Anesthesiol Intensivmed Notfallmed Schmerzther. 2004; 39(9):542–550.

11 Erkrankungen von A–Z

▶ hintere Umschlagklappe

11.1 Abdomen, akutes
Walter Nagelschmidt

Abstract
Sammelbezeichnung für ein plötzlich einsetzendes, zunehmend bedrohliches und eine sofortige diagnostische Abklärung erforderndes Krankheitsbild. Das akute Abdomen beschreibt einen Krankheitszustand, der durch innerhalb weniger Stunden plötzlich auftretende abdominelle Schmerzen sowie eine lebensbedrohliche Situation charakterisiert ist. Das klinische Bild wird von Leitsymptomen geprägt, die je nach Erkrankung unterschiedlich stark ausgeprägt sein können. Im Vordergrund stehen Schmerzen, Störungen der Peristaltik, eine vermehrte Bauchdeckenspannung, Übelkeit und Erbrechen sowie verschiedene vegetative Symptome. Die Anamnese ist exakt zu erheben, weil dadurch unnötige Diagnostik vermieden und notwendige Diagnostik zielgerichtet veranlasst werden kann.

Differenzialdiagnostik
! Das gesamte Krankheitsbild ist bis zur endgültigen Diagnose eine Differenzialdiagnose!

Die Dringlichkeit und das Ausmaß der diagnostischen Abklärung sind abhängig davon, ob der Patient hämodynamisch (in)stabil ist, eine diffuse oder lokale Peritonitis vorliegt und sich der klinische Zustand des Patienten rapide verschlechtert.

Ursachen
▶ Tab. 11.1 und ▶ Abb. 11.1

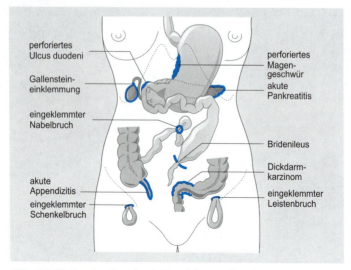

Abb. 11.1 Häufige Ursachen des akuten Abdomens. [L106]

11.1 Abdomen, akutes

Tab. 11.1 Ursachen des akuten Abdomens

Ursachen des akuten Abdomens	Beispiele
Entzündungen mit drohender Perforation	Cholezystitis, akute Pankreatitis, Divertikulitis, akute Appendizitis, Adnexitis
Durchblutungsstörungen	Mesenterialinfarkt, Strangulationsileus
Dehnung von Hohlorganen	Gallenkolik, Nierenkolik, Harnverhalt
Blutungen	Perforiertes Ulkus, rupturiertes Bauchaortenaneurysma
Verletzungen	Stumpfes Bauchtrauma; Leber-, Nieren-, Milzruptur
Extraabdominelle Ursachen	Myokardinfarkt, Lungenembolie, basale Pneumonie, Coma diabeticum
Gynäkologische Ursachen	Stielgedrehter Adnextumor, extrauterine Gravidität

Leitsymptome

Schmerzen
Schmerzen sind unterschiedlich ausgeprägt – je nachdem, welches Krankheitsbild vorliegt:
- Leibschmerz, umschrieben oder diffus; als Spontan-, Druck- oder Bewegungsschmerz
- Heftigste, wellenartige Schmerzen bei Koliken
- Dumpfer Schmerz, z. B. bei Appendizitis
- Loslass-, Klopf-, Hustenschmerz bei Peritonitis

Eine exakte Schmerzanamnese (Schmerzbeginn, -intensität, -lokalisation, -ausstrahlung, -charakteristik) und eine strukturierte klinische Untersuchung können richtungsweisend sein.

- Übelkeit und Erbrechen (vegetative Begleiterscheinung) können dem Schmerz vorausgehen, z. T. bezieht sich das Erbrechen auf das kausale Krankheitsbild (z. B. Ileus). Je weiter oralwärts der Passagestopp liegt, desto früher und öfter kommt es zum Erbrechen und desto eingefallener ist das Abdomen.
- Störungen der Peristaltik, Veränderungen der Stuhlgewohnheiten: Diarrhö, Obstipation und Meteorismus („großes Abdomen"), Stuhlverhalt → starke Peritoneumreizung, retroperitoneale Prozesse gehen durch Aktivierung viszerospinaler Reflexbahnen mit reflektorischer Darmparalyse einher
- Bauchdeckenspannung (Abwehrspannung) durch Meteorismus, Obstipation, Aszites oder Peritonitis. Ältere und immunsupprimierte Patienten entwickeln häufig keine klinisch eindeutige Peritonitis.
- Begleitsymptome: Zeichen akuter Kreislaufstörung (evtl. Schock, ▶ 12.2): Tachykardie, Hypotonie, schnelle, flache Atmung, Schwitzen, Blässe, Fieber, Bewusstseinsstörungen (z. B. unruhig, verwirrt, desorientiert)

Diagnostik

Anamnese
- Anamnese exakt erheben → unnötige Diagnostik kann so vermieden und notwendige veranlasst werden.
- Eine detaillierte Anamnese bezüglich des Krankheitsbeginns und -verlaufs sowie eine körperliche Untersuchung sichern häufig die „Arbeitsdiagnose"; unter intensivmedizinischen Bedingungen aber nur eingeschränkt durchführbar (ggf. Analgetikagabe notwendig)
- Auch bei wahrnehmungsgestörten Menschen können viele Fakten zur Diagnosefindung ermittelt werden.
- ! Die Schmerzsituation des Patienten und die Schmerzlokalisation (▶ Tab. 11.2) können genauere Anhaltpunkte geben.

Tab. 11.2 Typische Schmerzlokalisation

Lokalisation	Ursachen
Rechter Oberbauch	<ul><li>Gallenaffektion (Krankheitsbefall der Galle)</li><li>Hochgeschlagener Appendix</li><li>Ulcus duodeni</li><li>Pankreaskopfentzündung</li></ul>
Linker Oberbauch	<ul><li>Milz (Splenomegalie, Milzruptur)</li><li>Zwerchfellhernie</li><li>Pankreasaffektionen</li></ul>
Epigastrium	<ul><li>Ulcus ventriculi</li><li>Pankreatitis</li><li>Cholangitis, Choledochusaffektionen</li><li>Mesenterialinfarkt</li></ul>
Mittelbauch	<ul><li>Volvulus</li><li>Aortenaneurysma</li><li>Inkarzerierte Nabelhernie</li><li>Ileus</li><li>Mesenterialinfarkt</li></ul>
Rechter Unterbauch	<ul><li>Appendizitis</li><li>Dickdarmileus (Zäkumdilatation)</li></ul>
Linker Unterbauch	<ul><li>Divertikulitis</li></ul>
Unterbauch beidseits	<ul><li>Urologische/gynäkologische Erkrankungen</li><li>Leistenhernie</li></ul>

Wichtig für die Diagnosefindung sind konkret zum Schmerz gestellte Fragen:
- Zeitpunkt und Art des Beginns der Schmerzen
- Schmerzcharakter sowie dessen Verlauf
- Lokalisation sowie Veränderung des Schmerzes (▶ Tab. 11.2)

Die pflegerische Anamnese ist zu Beginn und im Verlauf zu erheben.

Körperliche Untersuchung
- Achten auf Konturen, Narben, Hernien, sichtbare Pulsationen, Hautverfärbungen, Prellmarken, Hämatome bzw. Stomadurchblutung
- Drainagen (Sekretaussehen, Fördermenge) und Veränderungen der Atmung

- Herz-Kreislauf-Funktion, Auffälligkeiten, z. B. Druckdifferenz RR-Werte zwischen beiden Armen

Auskultation/Palpation
- Auskultation des Abdomens (Darmgeräusche), Palpation (beginnt im schmerzfreien Bereich)
- Achten auf z. B. Meteorismus, Aszites, Vorwölbung der Harnblase, evtl. Abwehrspannung

Rektal – digitale Untersuchung
- Bei Verdacht auf akutes Abdomen immer durchzuführen
- Mögliche Befunde: Douglas-Abszess, Stuhlfüllung, rektaler Tumor, ggf. Blut

Labor
- Kleines BB, Diff.-BB, Elektrolyte, Glukose, Nierenretentionswerte, Blutgerinnung
- Amylase, Leberenzyme, CRP, Urinanalyse, CK-MB, Troponin-Werte, Laktat, Herzenzyme, Infektionsparameter, Prokalzitonin (PCT – V. a. bakterielle Infektionen)

Apparative Untersuchung
- Ultraschall: Sonografie ist schnell verfügbar, jederzeit wiederholbar, jedoch abhängig vom Untersucher und beim postoperativen Patienten in der Aussagekraft eingeschränkt
- CT: mittlerweile indiziert, z. B. bei akuter Sigmadivertikulitis (mit gedeckter Perforation), Spiral-CT (Organ- und Gefäßbeurteilung möglich)
- Konv. Röntgen: wurde von CT und Sonografie abgelöst – selten: Abdomenleeraufnahme beim akuten Abdomen ist der Nachweis freier Luft und die Beurteilung einer Ileussituation
- Angiografie-CT: bei Verdacht auf mesenteriale, lienale oder renale Durchblutungsstörungen; hat die Katheterangiografie verdrängt (bei nicht auffindbaren akuten Blutungen)
- Endoskopie: bei GI-Blutungen mit erster Therapiemöglichkeit
- MRT: untergeordnete Rolle, z. B. bei Choledocholithiasis
- Bei weiter bestehender therapeutischer Unsicherheit: Laparoskopie! (lt. SAGES-Leitlinien)

! Falls noch keine OP-Indikation besteht, sollte diese alle 2–6 h überprüft werden!

Komplikationen
- Akute respiratorische Insuffizienz, Pneumonie, ARDS
- Hämorrhagischer Schock (▶ 12.2)
- Schockfolgen: akutes Nierenversagen, DIC, ARDS
- Peritonitis
- Postoperative Komplikationen: Peritonitis, Sepsis, Darmatonie, Ileus, Blutungen

Spezifische medizinische Therapie
- Ursache schnellstmöglich feststellen und therapieren
- Groß- und mehrlumige venöse Zugänge legen, ZVK
- O_2-Gabe nach BGA (nach AO)

- Frühzeitige Intubation und Beatmung bei PO$_2$ ↓, PCO$_2$ ↑
- Kreislauf stabilisieren mit Kolloid- und Kristalloidlösungen, ggf. Katecholamine (▶ 9.2.1)
- Schwere Elektrolyt- und Flüssigkeitsentgleisungen ausgleichen (▶ 6.3.1)
- Magensonde legen bei V. a. Ileus, Magenblutung (nach AO)
- BDK bei Harnverhalt und stumpfem Bauchtrauma
- Schmerzmittelgabe je nach Schmerzart bzw. -ursache und nach stationsspezifischem Schmerzstandard (▶ 9.1)

Assistieren bei therapeutischen und diagnostischen Maßnahmen
- Blutentnahmen
- ZVK-Anlage (▶ 5.1.2), Intubation (▶ 4.2), Magensonde, BDK legen (▶ 5.4.1)
- Nach ärztl. AO Blutkonserven bestellen
- Ggf. OP-Vorbereitung, z. B. Rasur, medizinische Antithrombosestrümpfe

Intensivpflege

Beobachten und Monitoring
- Puls, RR, SaO$_2$ über Pulsoxymetrie, klinische Beobachtung
- Atmung (▶ 3.1.4): Atemfrequenz und -rhythmus, Atemgeruch (vielfältige Aussagekraft)
! Regelmäßige Auskultation des Abdomens, vorsichtige Palpation des Bauchs und weitere Beobachtung von Auffälligkeiten, z. B. Zunahme des Bauchumfangs!
- Temperatur im Ohr/rektal und axillar (zentralen und peripheren Wert) messen
- Schmerzqualität regelmäßig erfragen, Schmerzdokumentationsbogen führen
- Schmerztherapie nach Schmerzmanagementstandard (▶ 9.1)

Neurologischer Status
- Bewusstseinszustand
- Evtl. Patientenverhalten, z. B. Lage im Bett

Ausscheidungen
- Urin auf Menge, Farbe und Beimengungen prüfen
- Stuhl auf Menge, Farbe, Konsistenz prüfen
- Magensekret auf Menge, Geruch, Farbe (kaffeesatzartig?, gallig?), Beimengungen prüfen

Bewegungsplan und Prophylaxen
- Oberkörper erhöht: unterstützt die Atmung bei Schonatmung und dient der Aspirationsprophylaxe
- Knierolle, um Bauchdecke zu entlasten, evtl. modifizierte Herzbettlage in der Diagnostikphase
- Aspirationsprophylaxe (▶ 3.3.6)
- Thromboseprophylaxe (▶ 3.3.3)
- Evtl. Beine erhöht lagern, falls nicht kontraindiziert und vom Patienten toleriert

Körperpflege
- Mundpflege nur mit lungenverträglichen Substanzen/Mitteln, z. B. Mineralwasser

- Mundpflege häufig anbieten (Patienten haben trockenen Mund), Soor- und Parotitisprophylaxe (▶ 3.3.5)
- Feucht-warme oder trocken-warme Wickel auf den Bauch bei krampfartigen Schmerzen nach ärztl. AO

Ernährung
- Nahrungskarenz bis zur Diagnosestellung

> ! Patienten mit akutem Abdomen bleiben nüchtern!
> - Schmerztherapie: keine Morphingabe wegen Gallengangsspastik und Obstipation. Als Schmerzmittel kommen in Betracht: Pethidin (Dolantin®), Scopolamin (Buscopan®)
> - Bei Verdacht auf mechanischen Ileus keinen Einlauf
> - In der Akutphase ist es besonders wichtig, den Patienten über jede Maßnahme zu informieren, um die Angst zu verringern.

Literatur
Czerwonka H, Heise B, Kraus T: Diagnose des akuten Abdomens in Allgemein- und Viszeralchirurgie. up2date, Thieme 2011; 1: 3–20.
Grundmann RT, Petersen M, Lippert H, Heyer F. Das akute (chir.) Abdomen. Z. Gastroenterol, Thieme 2010; 48: 696–706.
Hadem J, Largiadèr F, Manns MP. Akutes Abdomen. In: Leuwer M, Marx G, Trappe HJ, Zuzan, O (Hrsg.). Checkliste Inzensivmedizin. 3. A. Stuttgart: Thieme; 2010, S. 431–434.
Nürnberger H, Hasse FM, Pomme A. Klinikleitfaden Chirurgie. 5. A. München: Elsevier, 2010.
Society of American Gastrointestinal and Endoscopic Surgeons (SEGAS) Diagnostic laparoscopy for acute abdominal pain. Diagnostic laparoscopy guidelines Los Angeles (CA), 2007.
Unterrichtsskripte WB Intensivpflege und Anästhesie, WB-Stätte Klinikum Dortmund von Sangal S, 2010.

11.2 Addison-Krise

Andrea Masset

Abstract
Zu einer Addison-Krise kommt es im Rahmen eines nicht behandelten Morbus Addison. Oft ist sie die Erstmanifestation der Erkrankung. Morbus Addison bezeichnet eine Nebennierenrindeninsuffizienz, die zu einem chronischen Mangel an Nebennierenrindenhormonen führt. Kortisol (Energieversorgung und Immunabwehr), Aldosteron (Wasserhaushalt) und div. Sexualhormone können nicht mehr in ausreichender Menge produziert werden. Lebensrettend ist der Therapiebeginn vor Diagnosesicherung → Intensivtherapie mit Volumensubstitution und Kortisongabe.

Ursachen
- Stress, Infekte, Trauma, Operationen oder auch zu rasches Absetzen eines Kortisonpräparats kann zu einer potenziell tödlichen Hormonentgleisung der Mineralo- und Glukokortikoide führen!
- Beim primären Morbus Addison ist das Gewebe des Organs ganz oder teilweise durch Autoimmunerkrankungen, Tumoren oder Blutungen zerstört

- Bei der sekundären bzw. der tertiären Nebennierenrindeninsuffizienz geht die Störung von der Hypophyse bzw. dem Hypothalamus aus

Symptome
- Schwäche, Ermüdbarkeit, Frieren, Hypothermie und Hypotonie
- Neuromuskuläre Schwäche → Sprechstörungen, Ateminsuffizienz, Koma
- Exogene Psychosen, Halluzinationen, Delirien
- Hyperpigmentierung der Handinnenflächen (Bronzehaut), Fußsohle, Mundschleimhaut (bei primärem Morbus Addison)
- Erbrechen, Diarrhö, krampfartige abdominelle Schmerzen → Fehldiagnose ist häufig die akute Appendizitis
- Oligo- bis Anurie (▶ 3.2.8)
- Symptome der auslösenden Infektion
- Schocksymptome (▶ 12.2) durch Flüssigkeitsverlust

Diagnostik
- Labor: Kortisol (bei primärer NNR-Insuffizienz), Aldosteron, ACTH im Blut erniedrigt, metabolische Azidose (▶ 6.4), Kalium ↑, Natrium ↓, evtl. BZ erniedrigt
- Röntgen: Abdomenleeraufnahme
- Sonografie, Abdomen-CT, evtl. MRT (Tumorsuche)

Spezifische medizinische Therapie

Sofortmaßnahmen
- Venenzugang legen, Blutentnahme vor Therapiebeginn
- Arteriellen Zugang legen (▶ 5.1.4)
- Kortikosteroid, z. B. 100 mg Hydrocortison (Hydrocortison Hoechst®) i. v.
- Infusion von NaCl 0,9 % mit Kortikosteroid und 20–40-prozentiger Glukoselösung nach AO

Weiterbehandlung
- 5-prozentige Glukoselösung nach BZ
- Volumensubstitution nach ZVD, ggf. Katecholamine (▶ 9.2.1) bei Schocksymptomatik (▶ 12.2)
- Vollheparinisierung (Thromboserisiko durch Volumenmangel)
- Bei Bewusstlosigkeit ggf. Intubation und Beatmung

Intensivpflege

Beobachten und Monitoring
- EKG-Monitoring (HF, Herzrhythmusstörungen), RR-Messung, ZVD, Bewusstsein, Atmung
- Urinausscheidung, Bilanzierung, Infusionstherapie überwachen
- Laborkontrollen nach AO, z. B. Elektrolyte, BZ, BB, Harnstoff und BGA
- Temperatur kontrollieren, bei Bedarf Fiebersenkung (▶ 3.7.3)
- Auf Teerstühle achten (Glukokortikoidtherapie führt zu blutenden Magen- und Intestinalulzera), Hämoccult-Test durchführen

Weitere Maßnahmen
- Evtl. Magensonde legen (Aspirationsschutz)
- Zentralvenösen Zugang legen (▶ 5.1.2)

- Kälteintoleranz: evtl. 2. Decke
- Muskelschmerzen: nach Schmerzintensität Medikamente nach AO (▶ 9.1.3)
- Psychische Betreuung (Verlust der Scham- und Achselhaare bei Frauen, Ausbleiben der Menstruation)
! Vorsicht: Unter Glukokortikoidtherapie kann es bei Überdosierung zu einem (iatrogenen) Cushing-Syndrom kommen.

Bei Erbrechen und/oder Bewusstseinseintrübung muss der Patient intubiert werden (▶ 4.2.2).

Literatur
Greter H, Rinniger F, Greter T. Innere Medizin 13. A. Stuttgart: Thieme 2011
Spinas G, Fischli S: Endokrinologie und Stoffwechsel kompakt 2. A. Stuttgart: Thieme 2011

11.3 Agranulozytose

Micaela Schneider

Abstract
Bei der Agranulozytose handelt es sich um eine durch Medikamente verursachte Autoimmunreaktion selektiv gegen Granulozyten und deren Vorläuferzellen mit Absinken unter 500/µl. Eine Keimreduktion ist anzustreben, da immer die Gefahr einer Sepsis besteht. Aufgrund der Isolationssituation ist die psychische Betreuung des Patienten zentral.

Ursachen
Allergische Reaktion auf Medikamente (▶ Kap. 9), z. B. Analgetika, Antipyretika, Antibiotika, Thyreostatika, Sulfonamide, Psychopharmaka, Zytostatika

Symptome
- Plötzliches schweres allgemeines Krankheitsgefühl
- Schüttelfrost, Fieber
- Schleimhautgeschwüre
- Lokale Lymphknotenschwellungen

Diagnostik
- **Anamnese:** bestehende Haut- oder Schleimhautdefekte, Fieber, bislang eingenommene Medikamente, bekannte Allergien
- Labor: BB (Leukozyten ↓, Erythrozyten und Thrombozyten meist normal), Differentialblutbild
- Untersuchung des Knochenmarks
- **Differenzialdiagnostik:** Leukämien, infektiöse Mononukleose

Spezifische medizinische Therapie
- Auslösendes Medikament absetzen
- Gabe von Antibiotika (▶ 9.4) zur Infektionsprophylaxe
- Evtl. Gabe von Glukokortikoiden
- Gabe von G-CSF (**G**ranulocyte **C**olony **S**timulating **F**actor)

Intensivpflege

Beobachten und Monitoring
- Überwachung der Vitalwerte → Gefahr der Sepsis
- Urinausscheidung, Bilanzierung

Hygienemaßnahmen
- Umkehrisolation (▶ 8.2.2), d. h. Schutz des Patienten vor Keimen
- Einhalten strikter Hygienemaßnahmen (▶ 1.3) wie Händedesinfektion, streng aseptisches Vorgehen bei Verbänden sowie beim Zubereiten und Verabreichen von Infusionen

Prophylaxen und Ernährung
- Pneumonieprophylaxe (▶ 3.3.4), Soor- und Parotitisprophylaxe (▶ 3.3.5)
- Ernährung: keimarme Nahrung ohne Rohkost, Schimmel- oder Rohmilchkäse, nur schälbares Obst, nur durchgegarte Nahrungsmittel

11.4 Alkoholvergiftung
Frank Müller, Thomas Zilker

= Ethanol (Äthylalkohol)
Für den Grad der Vergiftung entscheidend sind:
- Menge des aufgenommenen Alkohols
- Geschwindigkeit, mit der der Alkohol aufgenommen wird
- Alkoholkonzentration

Vergiftungsstadien
- Stadium I: Exzitatorisches Stadium
- Stadium II: Hypnotisches Stadium, bis 2 Promille (anhängig vom Gewöhnungsgrad)
- Stadium III: Narkotisches Stadium, über 2 Promille (abhängig vom Gewöhnungsgrad)
- Stadium IV: Asphyktisches Stadium: Tod durch Atemlähmung und Kreislaufversagen

Symptome und ihre Einteilung

Leichte Intoxikation
- Stadium I: Foetor alcoholicus, leichte Koordinationsstörungen, Redefluss, Enthemmung, häufig Rötung der Haut, sonst klinisch unbedeutend
- Stadium II: Gleichgewichts- und Koordinationsstörungen, lallende Sprache, Verlust der Selbstkontrolle (Euphorie, Enthemmung), Hypalgesie und Exzitation, Polyurie durch gehemmte ADH-Sekretion

Schwere Intoxikation
- Stadium III: hochgradige Koordinationsstörungen, Bewusstseinseintrübung (Filmriss) bis Bewusstlosigkeit, Adynamie, Analgesie, Unterkühlung, fehlendes Erinnerungsvermögen, blasse bis zyanotische Haut
- Stadium IV: tiefe Bewusstlosigkeit, einsetzende Atemlähmung → hohe Atemfrequenz, flache Atmung, Cheyne-Stokes-Atmung, Zyanose, Areflexie, Schock (▶ 12.2), Tod durch Atemlähmung und Kreislaufversagen

- Weitere Wirkungen: periphere Gefäßerweiterung → Hemmung der Wärmeregulation → Auskühlung → Tachykardie, Blutdruckabfall, Polyurie, Hypoglykämie, Azidose

Diagnostik
- Labor: Alkoholbestimmung im Blut, BZ, BGA, BB, Elektrolyte, U-Status (Ketone), Lipase, Amylase, Leberwerte, Gerinnung, ChE, Albumin, Bikarbonat
- Ggf. toxikologisches Screening: Bestimmung der Blutalkoholkonzentration und Suche nach evtl. Begleitsubstanzen, z. B. Medikamente, die zusätzlich eingenommen wurden

Spezifische medizinische Therapie
- Bei Volumenmangel Infusionstherapie, ZVD kontrollieren
- Bei Hypoglykämie 50 ml Glukose 20 % → engmaschige BZ-Kontrollen
- Ggf. Azidoseausgleich (▶ 6.4)
- Bei schwerer Atem- und Kreislaufdepression Intubation, Beatmung, Katecholamine und Hämodialyse (▶ 8.2.4)
- Behandlung des Alkoholentzugsdelirs

Intensivpflege

Beobachten und Monitoring
! Patienten mit Intoxikationen gelten als vital gefährdet und bedürfen der intensivmedizinischen Überwachung.
- EKG-Monitoring: Herzrhythmus, HF
- Engmaschig RR-Kontrollen, je nach Stadium der Intoxikation auch invasive RR-Messung (▶ 3.2.5) und Überwachung der Atmung (AF, Atemtiefe) (▶ 3.2.4)
- BZ-Kontrollen
! Häufig neigen alkoholintoxikierte Patienten zu sinnesverändertem Verhalten und sind aggressiv. Um weitere Eskalationen zu vermeiden, ist die richtige Kommunikation oft von großer Bedeutung → Kommunikation mit intoxikierten Patienten (▶ 8.2.5)

Bewegungsplan
- Patienten leiden oft an Gleichgewichtsstörungen, dadurch erhöhte Sturzgefahr
- Patienten Orientierungshilfen geben und Sturzgefahr mindern
- Bei Selbstgefährdung ggf. Fixierung (▶ 1.4.2) nach ärztl. AO

Körperpflege
- In dieser Phase lassen sich die Patienten nicht gerne pflegen, ist für die ersten Stunden auch nicht zwingend notwendig.
- In der Akutphase sollten nur die notwendigsten Maßnahmen durchgeführt werden, z. B. verkotete oder einurinierte Kleidung entfernen.
- Patienten ausschlafen lassen

Ernährung
- In der Akutphase Nahrungskarenz
- Nach Abklingen der Akutphase feststellen, ob der Patient an Alkoholismus leidet. Wenn ja, Beratung über Entzugsbehandlung (▶ 3.7.4) anbieten

Score zur Beurteilung und Dokumentation der Entzugssymptome
▶ Tab. 11.3

Tab. 11.3 Entzugssymptome Alkohol

Vegetative Symptomatik					
V1. Pulsfrequenz					
V2. Diastolischer Blutdruck					
V3. Temperatur					
V4. Atemfrequenz					
V5. Schwitzen					
V6. Tremor					
Teilscore vegetative Symptome					
Psychische Symptomatik					
P1. Psychomotorische Unruhe					
P2. Kontakt					
P3. Orientierung (Z. O.P)					
P4. Halluzination (O. A.T)					
P5. Angst					
Teilscore psychische Symptomatik					
Gesamtergebnis (vegetativ + psychisch)					
V1	**0** < 100	**1** 101–110	**2** 111–120	**3** > 120	**4** Herzrhythmusstörungen
V2	**0** < 95	**1** 95–100	**2** 100–105	**3** > 105	
V3	**0** < 37,0	**1** < 37,5	**2** < 38,0	**3** > 38,0	
V4	**0** < 20	**1** 20–24	**2** > 24		
V5	**0** kein	**1** Leicht (feuchte Hände)	**2** Deutlich (Stirn + Gesicht)	**3** Massiv (profuses Schwitzen)	
V6	**0** kein	**1** leicht (Arm vorhalten + Finger spreizen)	**2** deutlich (Finger spreizen)	**3** schwer (spontan)	
P1	**0** keine	**1** Nesteln	**2** Wälzen	**3** Will im Bett aufstehen	**4** Erregt
P2	**0** Kann kurzem Gespräch folgen	**1** Leicht ablenkbar	**2** Schweift ständig ab	**3** Geordnetes Gespräch unmöglich	

Tab. 11.3 Entzugssymptome Alkohol *(Forts.)*				
P3	**0** Voll orientiert	**1** Eine Qualität gestört	**2** Zwei gestört	**3** Alle gestört	
P4	**0** Keine	**1** Suggestibel (liest von leerem Blatt)	**2** Eine Qualität (z. B. optisch)	**3** Zwei Qualitäten (optisch + taktil)	**4** Alle Qualitäten **5** Halluzinationen laufen wie ein Film in Folge ab
P5	**0** keine	**1** Leicht (auf Befragen)	**2** Stark (spontan angegeben)		

11.5 Alkylphosphatvergiftung/ Organophosphate

Frank Müller, Thomas Zilker

Alkylphosphate sind Insektizide (organische Phosphorsäureester), z. B. Parathion (E605®, Metasystox®)

Pathophysiologie
- Hemmung der Cholinesterasen
- Überflutung des Körpers mit Acetylcholin

Diagnostik
- **Anamnese:** Giftaufnahme → perkutan, inhalatorisch, peroral
- *Nachweis:*
  - Blut (ChE [▶ Kap. 13] erniedrigt, bis nicht mehr messbar)
  - Urin
  - Magenspülflüssigkeit: stechend, knoblauchartiger Geruch, evtl. Blaufärbung der Spülflüssigkeit durch Alkylphosphat

Symptome

Parasympathische Wirkung
- Bradykardie, Hypotonie
- Entwicklung eines Lungenödems, bei gleichzeitiger Bronchokonstriktion
- Gesteigerte Bronchialsekretion
- Übelkeit, Erbrechen, Diarrhöen, Harnabgang
- Starke Schweiß- und Speichelproduktion
- Miosis, Tränenfluss

Wirkung auf neuromuskuläre Übertragung
- Muskelschwäche, Muskelfaszikulation
- Sprachstörungen
- Paralyse der Atem- und Skelettmuskulatur

Zentralnervöse Wirkung
- Ataxie, Tremor, Krämpfe
- Atemlähmung
- Bewusstseinseintrübung bis Koma

Spezifische medizinische Therapie
! Patienten nicht erbrechen lassen, da erneute Gefahr der Verätzung besteht!
! Eigenschutz bei Giftentfernung in den ersten Stunden nach Aufnahme (Handschuhe, Mundschutz, Kittel)!

> **! Achtung**
> Alkylphosphate verfügen über eine gute Penetrationsfähigkeit durch die intakte Haut und stellen somit für den Therapeuten eine Gefährdung dar!

Therapeutische Maßnahmen
- Systemische Analgesie (▶ 9.1)
- Evtl. Schockbehandlung (▶ 12.2), Wärmeschutz
- Intubation, Beatmung, Sedierung, Relaxierung
! Häufiges Absaugen notwendig, da starke Bronchialsekretion. Weaning (▶ 4.5.5) erst ab ChE-Wert > 600
- Gabe von Medizinalkohle oral
- Wiederholte Gabe und Instillation von Aktivkohle
- Azidoseausgleich ($NaHCO_3$ ▶ 6.4)
- Bei vorhandenem Bewusstsein Patienten viel Wasser trinken lassen (Verdünnungseffekt)
- Mund mit reichlich Wasser abwaschen
- Evtl. Magenspülung (▶ 8.2.5)
! Nicht erbrechen lassen – Gefahr der Aspiration!
- Magensonde auf Ablauf
- Asservierung nach AO

> **Antagonisierung**
> - Antagonisierung durch Atropingabe (nach ärztl. AO):
>   - Atropindosierung richtet sich nach Ausmaß der Bronchorrhö, Darmperistaltik, Hautfeuchtigkeit und Weite der Pupillen
>   - Dosierung Spritzenpumpe: 45 ml Glukose 5 % + 5 ml Atropin 1 % (1 ml = 1 mg Atropin)
> - Antidotgabe (nach ärztl. AO): Toxogonin (= Obidoxim) → reaktiviert die ChE, wirkt an den motorischen Endplatten!

Intensivpflege

Beobachten und Monitoring
- Orientierungszustand:
  - Zeitlich, örtlich, situativ zur Person
  - Bewusstseinslage (▶ 3.2.1) prüfen
  - Schmerzreaktion erkennen
  - Pupillenform und -größe (mittelweit)
- EKG, invasive RR-Messung (▶ 3.1.5), Körpertemperatur, ZVD
- AF, Pulsoxymetrie
- Urinausscheidung, Bilanzierung
- Darmgeräusche
- BGA, BZ, pH-Wert

Prophylaxen und Bewegungsplan
- Prophylaxen (▶ 3.3): Dekubitus-, Aspirations-, Kontrakturen-, Pneumonie-, Zystitis-, Obstipationsprophylaxe (da Atropin!)
- 30°-Oberkörperhochlagerung
- Leichte aktive Muskelübungen
- ! Seitenschutz am Bett nach AO und Rücksprache (▶ 1.4.2)

Körperpflege
- ! Entfernen kontaminierter Kleidung, anschl. Patienten waschen
- Leichte Kleidung, da starke Schweißproduktion, ggf. häufiger Wäschewechsel
- Sorgfältige Hautpflege (▶ 3.5.3), da die Haut unter Atropingabe trocken wird
- Mundpflege und Nasenpflege, da Schleimhäute unter Atropingabe trocken werden
- Leise Musik, vertraute Ansprache von Angehörigen
- Kommunikation bei intoxikierten Patienten (▶ 3.7.4)

11.6 Anämie

Micaela Schneider

Abstract
Abfall des Hämoglobins, Hämatokriten oder der Erythrozytenzahl unter den Normwert (▶ Tab. 11.4). Durch den i. d. R. geplanten therapeutischen Blutersatz wechseln sich Aktivität und Ruhephasen ab. Eine sinnvolle patientenorientierte Planung sowie die Überwachung bei Transfusionen und eine evtl. akute Blutstillung sind abhängig von der Ursache der Anämie.

Tab. 11.4 Normwerte		
Hb	♂	14–18 g/dl
	♀	12–16 g/dl
Hk	♂	40–48 %
	♀	37–43 %
Ery	♂	4,5–6,0 T/l
	♀	4,1–5,4 T/l

Ursachen
- Störungen der Blutbildung, z. B. aplastische Anämie, myelodysplastisches Syndrom, Eisenmangelanämie, chron. Niereninsuffizienz, perniziöse Anämie
- Beschleunigter Abbau der Erythrozyten, z. B. hämolytische Anämie, Thalassämie, Tumoranämie, Verbrennungen, Arzneimittel, Transfusionszwischenfälle
- Angeborene oder erworbene Enzymdefekte, Immunreaktionen
- Akute oder chronische Blutungen

Symptome
- Blässe von Haut, Lippen, Nagelbett, Konjunktiven
- Leistungsabfall, Schlafstörungen, Müdigkeit

- Neigung zum Kreislaufkollaps
- Atemnot
- Verdauungsstörungen

Diagnostik und Differenzialdiagnostik

Diagnostik
- Anamnese: Vorerkrankungen, Operationen, Blutungszeichen (Stuhl- und Urinfarbe), Essgewohnheiten, bisherige Medikamente
- Labor mit Diff.-BB, Eisen, Transferrin, Vitamin B_{12}, Folsäure, Elektrolyte
- Blutgruppe wegen Transfusionen
- Blutungsquellen, z. B. im renalen System (Urinstix), Stuhl (Hämoccult®) suchen
- Ggf. spezielle laborchemische Untersuchungen

Differenzialdiagnostik
- Mikrozytäre, hypochrome Anämie
- Normochrome, normozytäre Anämie
- Makrozytäre, hyperchrome Anämie
- Maligne Erkrankungen besonders der Blutbildung

Spezifische medizinische Therapie
Die spezifische medizinische Therapie richtet sich nach der Ursache:
- Transfusionen (▶ 8.2.1)
- Eisensubstitution, Vitamin-B_{12}-Substitution bei perniziöser Anämie (nach AO), Folsäure
- Ggf. Blutstillung
- Absetzen mögl. auslösender Noxen
- Ggf. Kortison, Immunsuppressiva

Intensivpflege

Beobachten und Monitoring
- Überwachung Vitalwerte und Allgemeinzustand
- Blutungszeichen beachten
- ! Bei akuter hämolytischer Anämie Schock und Niereninsuffizienz möglich → ausreichende Flüssigkeitszufuhr gewährleisten, Ausscheidung des Patienten überwachen, Bilanzierung)!
- Bei Transfusionen engmaschige Überwachung wegen möglicher Zwischenfälle (▶ 8.2.1)
- Ggf. O_2-Gabe nach AO

Körperpflege und Ernährung
- Ausreichend Ruhepausen bei Pflegemaßnahmen einplanen
- Patienten zur Selbstbeobachtung anhalten
- Ggf. Ernährungsberatung

> **Notfall**
> - Bei akuter Blutung → Blutstillung, Blutersatz
> - Bei Transfusionszwischenfällen → Schocktherapie (▶ 12.2)

11.7 Aortenaneurysma

Josef Kloo

Abstract

*Umschriebene Ausweitung einzelner Wandschichten oder der gesamten Wand der Aorta kann angeboren oder erworben auftreten. Häufigste Ursache ist die Arteriosklerose, gepaart mit arterieller Hypertonie. Meist mit schweren Begleiterkrankungen kombiniert (z. B. KHK, Hypertonie, AVK, Diabetes, Übergewicht). Auch beim stumpfen Thoraxtrauma (meist Motorrad- oder Fahrradunfall) kann es zum Aortenaneurysma kommen. Selten angeboren, z. B. bei Marfan-Syndrom, Aortenisthmusstenose und Ehler-Danlos-Syndrom. Neben der Bevorzugung des männlichen Geschlechts (5:1) und einer familiären Häufung (genetische Komponente) findet sich eine deutliche Altersabhängigkeit. Der Aortendurchmesser nimmt im Alter zu und beträgt bei Männern durchschnittlich 2,3 cm, bei Frauen 1,9 cm. Unterschieden wird in **thorakales Aneurysma** (TAA) und **Bauchaortenaneurysma** (BAA).*

Aneurysmaformen

Aortenaneurysmen können nach Entstehungsmechanismus oder nach anatomisch-pathologischen Kriterien unterschieden werden

Einteilung nach Entstehungsmechanismus

Hier werden 2 Formen unterschieden:
- Aortenaneurysma entsteht durch Dilatation
- Aortendissektion über Gefäßwandrisse mit Einblutung zwischen Intima und Media → hohe Rupturwahrscheinlichkeit!

Anatomisch-pathologische Einteilung

Anatomisch-pathologische Unterscheidung erfolgt in 3 Formen (▶ Abb. 11.2):
- **Aneurysma verum:** alle drei Gefäßwandschichten (Adventitia, Media, Intima) sind betroffen, massive Ausweitung der Aorta; tritt spindelförmig, sackförmig oder rankenförmig auf

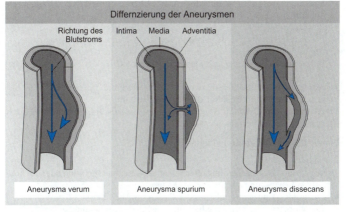

Abb. 11.2 Schematische Darstellung der verschiedenen Aneurysmen. [L115]

- **Aneurysma dissecans:** in der Wand befindliches Hämatom
- **Aneurysma spurium** (sog. falsches Aneurysma): bindegewebige Einkapselung, keine eigentliche Beteiligung der Gefäßwand

Aortendissektion

Zur Einteilung der Aortendissektion hat sich in der Praxis die Stanford-Klassifikation durchgesetzt, die die Aortendissektion in 2 Typen unterteilt:

- Typ A (proximaler Typ): Die Aorta ascendens ist in die Dissektion einbezogen.
- Typ B (distaler Typ): Die Dissektion beschränkt sich auf die Aorta descendens.

Symptome

- Häufig asymptomatischer Verlauf (oft Zufallsbefund einer Routineuntersuchung)
- ! Die **akute Aortendissektion** ist ein **Notfall**! Hohe Letalität → 20 % Sterblichkeit innerhalb der ersten 6 h!
- Rücken-, Flanken- oder Thoraxschmerzen durch Druck auf viszerale und spinale Nerven
- Pulsierender Tumor bei Palpation des Abdomens
- Diffuse Mittelbauch- oder Thoraxbeschwerden, evtl. in den Rücken ausstrahlend.

Symptome bei drohender Ruptur

- Plötzlich einsetzender starker Rücken-, Flanken- oder Thoraxschmerz
- Beginnende Schocksymptomatik (▶ 12.2.1) besonders bei retroperitonealer Deckung, Blutverlust von ca. 1–1,5 l in den Retroperitonealraum

Akute Rupturzeichen

- Akutes Abdomen (▶ Kap. 11.1)
- Stechender Schmerz beim Husten und Pressen
- Todesangst und Vernichtungsgefühl
- Vollbild Schock (▶ 12.2.2) durch den akuten Blutverlust (Hypovolämie)
- Evtl. akute Aortenklappeninsuffizienz mit Überlastung des linken Ventrikels – dadurch Verstärkung der Schocksymptomatik
- Bewusstlosigkeit
- Freies Intervall mit Wiedererlangen des Bewusstseins, rückläufigen Schmerzen und Besserung des Allgemeinzustands infolge einer Tamponade durch Blutverlust in den Retroperitonealraum mit Abdichten der Rupturstelle, zeitweise Stillstand der Blutung
- Häufig besteht Pulsdifferenz zwischen der oberen und unteren Extremität bis hin zur kompletten Ischämie der unteren Extremitäten
- ! **Achtung:** Rupturiert das Aneurysma in die freie Bauchhöhle, kommt es rasch zum Tod durch Verbluten!

Diagnostik und Differenzialdiagnostik

Diagnostik

Grundlage für die Entscheidung über Dringlichkeit einer Operation oder der konservativen Behandlung ist eine zügige Diagnostik.

- Anamnese, Palpation (pulsierender Tumor im Abdomen)
- Rö-Thorax: verbreitertes Mediastinum, sichtbare Aussackung

- EKG, ggf. Infarktzeichen bei A. dissecans
- Abdomensonografie 90 % treffsicher
- Angiografie
- Transösophageales Echo (TEE)
- CT-Abdomen, CT-Thorax (Lagebestimmung, retroperitoneale Einblutung, Thrombosierung, Wanddicke)
- Notfalllabor, unbedingt Laktat (▶ Kap. 13)
- Abnahme von Kreuzblut und Blutgruppe zur Bereitstellung von Blutkonserven und Plasma

Differenzialdiagnostik

Die Diagnosestellung ist insgesamt problematisch: Das typische Symptom an sich gibt es nicht. Völlig schmerzlose Abläufe sind keine Ausnahme. Treten Symptome auf, bestehen eine Reihe differenzialdiagnostischer Möglichkeiten:
- Myokardinfarkt
- Akutes Abdomen
- Pankreatitis
- Perikarditis
- Lungenembolie
- Pneumothorax

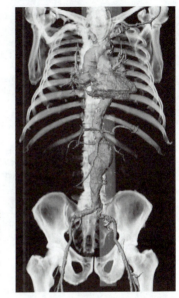

Abb. 11.3 Bauchaortenaneurysma in 3-D-Rekonstruktion. [M268]

Präoperative Komplikationen
- Akuter Myokardinfarkt durch Verlegung der Gefäßabgänge aus der Aorta und bei Beteiligung der Koronarien
- Perikardtamponade durch Ruptur in den Herzbeutel
- Zeichen der Herzinsuffizienz und der Aorteninsuffizienz
- Akutes Nierenversagen
- Organischämien, besonders Darm, Niere, Leber, ZNS
- Bei Verlegung der Abgänge aus der Aorta descendens besteht die Gefahr des Mesenterialinfarkts
- Neurologische Ausfälle durch Minderversorgung des Gehirns (Apoplexiezeichen)
- Ischämie der Extremitäten durch Verlegung der zum Rückenmark führenden Äste bis hin zur Querschnittssymptomatik
- Gefahr der Embolie (Lunge, Gehirn) durch Loslösung von Thromben
- Ruptur mit hämorrhagischem Schock (▶ 12.2.2)
- Multiorganversagen (MOV)
- Respiratorische Insuffizienz (▶ 11.71)

Spezifische medizinische Therapie

Maßnahmen bei drohender Ruptur
- Strengste Bettruhe, jegliche Belastung vermeiden
- Analgosedierung → Achtung: Patient muss ansprechbar bleiben zur Bewusstseinskontrolle!
- Anlegen eines ZVK, großlumige Venenzugänge, evtl. Pulmonaliskatheter (▶ 3.2.5), evtl. Shaldon-Katheter (Medikamentenverabreichung und Volumensubstitution)
- Invasive RR-Messung (▶ 3.2.5) → Radialisarterie punktieren, nicht die Femoralisarterie wegen evtl. falsch negativer Anzeige und Nähe zum evtl. OP-Gebiet
- Senken des Blutdrucks auf normal bis niedrige Werte → Nitrolingual® (▶ 9.2) und Ebrantil® wegen ihres schnellen Wirkungseintritts
- Senken der Kontraktionskraft des Herzens mit β-Blockern (linksventrikulärer Auswurf erzeugt Impuls gegen die Aortenwand → Dissektion kann fortschreiten)
- Ausgeglichener Volumenstatus zur Behandlung und Prophylaxe ischämischer Folgekomplikationen: Infusionstherapie (▶ 9.5.1), BDK, Stundenbilanz
- Bereitstellung von Blutkonserven und Blutplasma, mind. 10 Erythrozytenkonzentrate und 6 FFP (▶ 8.2.1)
- Operationsvorbereitung (▶ 8.3.1)

Operative Therapie
Für die operative Therapie sollte ein symptomfreies oder symptomarmes Intervall genutzt werden (nach abgeschlossener umfassender Vorbereitung). Zu den unterschiedlichen operativen und endovaskulären Möglichkeiten (▶ 8.3.3).
Therapieindikation besteht bei klinischen Symptomen oder zu erwartenden klinischen Symptomen.
! Die akute Dissektion erfordert eine sofortige Notfalltherapie!

Aneurysma der Aorta ascendens
- Exzision des Aneurysmas, Aortenklappenrekonstruktion, Klappenersatz, Aortenersatz, Conduit (dabei werden zusätzlich Koronarien rekonstruiert)
- Mediane Sternotomie
- Anlage eines femorofemoralen Bypass
- Anschluss an die Herz-Lungen-Maschine (EKZ) (▶ 8.3.2)
- Mäßiggradige Hypothermie (33–35 °C) und Kardioplegie

Aortenbogenaneurysma
- Resektion des Aortenbogens mit Prothesenersatz
! Hohes Risiko der Gehirn- und Myokardischämie

Dissezierendes Aneurysma Typ A
- Einsatz der Herz-Lungen-Maschine (EKZ = extrakorporale Zirkulation) (▶ 8.3.2)
- Mäßiggradige Hypothermie und Kardioplegie

Dissezierendes Aneurysma Typ B
- Ohne Einsatz der Herz-Lungen-Maschine mögliche Operation
- Linksseitige Thorakotomie

- Resektion des Aneurysmas und Überbrückung mit einer Kunststoffprothese
- Während der Resektion muss ober- und unterhalb des Aneurysmas abgeklemmt werden (Abklemmzeit)
- Gefahr der Rückenmarksminderperfusion und des Nierenversagens

Bauchaortenaneurysma
Offen chirurgisch
- Bauchschnitt, Abklemmen proximal und distal des Aneurysmas
- Einsatz einer sog. Rohrprothese **(Tubing),** bei Mitbeteiligung der arteriellen Beckenabgänge müssen diese auch ersetzt werden

Endovaskulär
- **Endovaskuläre Stentgraft-Implantation**: Ohne Bauchschnitt wird von der Leiste aus ein Gefäß freigelegt und ein Kunststoffnetz in der Aorta abdominalis platziert. Das feinmaschige Gitternetz entfaltet sich mit dem Blutstrom, das ursprüngliche Gefäß wird belassen. Der Druck des Stents verhindert den Einriss.

Intraoperative Probleme
Voraussetzung für Verständnis und Beherrschung der postoperativen Pflege ist die Kenntnis der wichtigsten Probleme, die intraoperativ auftreten können. Daraus leitet sich das postoperative Pflege- und Therapieselbstverständnis ab.
- **Eventerationssyndrom:** beim Freipräparieren der Aorta mit Flush, Tachykardie, Hyper- oder Hypotonie, Verschlechterung der Blutgase. Vermutlicher Entstehungsmechanismus durch Prostaglandinfreisetzung → führt zur akuten pulmonalen Hypoxämie und systemischen Vasodilatation
- **Druckschwankungen beim Clamping:** Beim Abklemmen kann es zum massiven Blutdruckanstieg kommen. Anstieg des peripheren Widerstands ca. 40 % (stärker bei vorbestehender Herzinsuffizienz). Es kommt zur vorübergehenden Oligurie durch Abklemmen oberhalb der Nierenarterie.
- **Druckschwankung beim Declamping:** Beim Aufmachen der Klemmen kann es zum massiven Blutdruckabfall kommen (Gefahr v. a. zerebrale Ischämie). Es kommt zur Volumenverschiebung in die untere Extremität, da die Gefäße stark erweitert sind. Dies ist besonders gefährlich bei Volumenmangel.
- **Azidose** (▶ 6.4)**, Hyperkaliämie** (▶ 6.3.1)

Intensivpflege
Pflege und Komplikationen bei Gefäßeingriffen (▶ 8.3.3)

Beobachten und Monitoring
- Vitalzeichenkontrolle EKG, invasive RR-Messung (▶ 3.2.5), Körperkerntemperatur
- Engmaschig Pupillenkontrolle, Fußpulse kontrollieren
- Überwachung der Atmung (▶ 3.2.4) und Bewusstseinslage (▶ 3.2.1)
- Haut- und Schleimhautzustand kontrollieren
- Beurteilung von Sekreten aus Drainagen nach Menge und Aussehen
- Kontrolle der Ausscheidung (Stundenbilanz)
- Kontrolle und Versorgung der Wunde

> Die Überwachung der neurologischen Parameter hat bei der postoperativen Beobachtung einen besonderen Stellenwert! Durch das Abklemmen der Aorta kann es zu einer Rückenmarksischämie kommen und eine Querschnittssymptomatik in Erscheinung treten.
> Manche Operateure legen deswegen einen Spinalkatheter (▶ 3.2.6) ein, über den bei einer Druckerhöhung Liquor abgelassen werden kann. Durch die Verbindung mit einer Druckmessung besteht die Möglichkeit, die Spinaldrücke (10–15 mmHg) online zu überwachen. **Vorsicht: Keinen Druckbeutel verwenden!** Niemals am Spinalkatheter manipulieren.

Prophylaxen und Bewegungsplan
▶ 3.3
- Dekubitus-, Kontraktur, Thrombose-, Obstipations- und Pneumonieprophylaxe (keine Vibrations- und Abklopftechniken)
- Patienten in den ersten 6 h nach OP nicht lagern, Oberkörper erhöht lagern, 30 °C
- Schonende Lagerungstechniken, keine ruckartigen Bewegungen und schwere Belastungen

! Strenge Bettruhe bei drohender Ruptur!

> Gerade bei Operationen mit Einsatz der Herz-Lungen-Maschine ist bei allen Lagerungsmanövern besondere Vorsicht geboten.
> Durch Vasodilatation und/oder -konstriktion sowie Hypothermie kann es bei jeglicher Lageveränderung des Patienten zu Volumenverschiebungen im Körper kommen. Dadurch entstehen erhebliche, oft schwierig zu beherrschende Schwankungen des Blutdrucks, die von heftiger Hypotension bis zu extremer Hypertension reichen können.

11.8 ARDS (akutes Lungenversagen)
Eva Knipfer

Abstract
Klinisches Syndrom einer akuten Gasaustauschstörung (Kapillarendothel – Interstitium – Alveolarendothel) infolge einer gesteigerten Entzündungsreaktion (hyperinflammatorisch) der Lunge, bedingt durch unterschiedliche pulmonale und systemische Noxen. Häufig eine Komplikation im Verlauf schwerer systemischer Krankheitsbilder, z. B. der Sepsis. In diesem Zusammenhang Teil eines Multiorganversagens (MOV) mit einer Mortalität ≥ 50 %.
Primäres Ziel ist die Behandlung der auslösenden Ursache. Darüber hinaus sind Komplikationen zu vermeiden, die den pulmonalen Entzündungsvorgang unterhalten und zu einer systemischen Inflammation (Sepsis ▶ 11.75, SIRS) mit Multiorganversagen führen. Die Lagerungsdrainage oder die Bauchlage zählen zu den therapeutischen Maßnahmen und sollen auch zur Vermeidung von Pneumonie, Atelektasen und weiteren Infektionen beitragen. Ein striktes Hygienemanagement ist einzuhalten. Neben lungenprotektiven Beatmungsformen finden bei Bedarf zusätzliche Lungenersatzverfahren Anwendung, z. B. ECMO, IVOX oder auch NO-Beatmung.

11.8 ARDS (akutes Lungenversagen)

Klinische Definition

Mittlerer Schweregrad (ALI, acute lung injury)
- Akuter Beginn
- Oxygenierungsstörung → Verhältnis von paO_2 zu FiO_2 ≤ 300 mmHg (unabhängig vom PEEP)
- Im Röntgenbild Infiltrate auf beiden Seiten
- Ausschluss eines akuten Linksherzversagens (kardiales Lungenödem ▶ 11.46)
- PCWP ≤ 18 (▶ 3.2.5)

Hoher Schweregrad (ARDS, acute respiratory distress syndrome)
Definition wie ALI aber ausgeprägtere Oxygenierungsstörung → Verhältnis von paO_2 zu FiO_2 ≤ 200 mmHg (unabhängig vom PEEP)

Ursachen und Risikofaktoren
▶ Tab. 11.5

Tab. 11.5 Ursachen des akuten Lungenversagens

Direkte Ursachen	Indirekte Ursachen
• Aspiration • Diffuse Pneumonien durch Bakterien, Viren oder Pilze hervorgerufen • Beinaheertrinken • Lungenkontusion • Inhalationstrauma nach Verbrennungen und Inhalation von toxischen Gasen • Beatmung	• Schock jeder Genese (▶ 12.2) • Sepsissyndrom (▶ 11.75) und SIRS (systemic inflammatory response syndrome) dann häufig Teil eines Multiorganversagens • Schweres Polytrauma (▶ 11.69) • Schwere Pankreatitis (▶ 11.63) • Selten: Massivtransfusionen, kardiopulmonaler Bypass (Anschluss an eine Herz-Lungen-Maschine)

Symptome
- **Tachypnoe** mit AF ≥ 25/Min.
- Zunehmende **Hypoxämie,** die sich unter O_2-Gabe nicht wesentlich bessert
- Subjektive **Atemnot** des Patienten, Angst, ggf. Unruhe

Diagnostik
- Anamnese zu möglichen **Risikofaktoren** (Auslösersuche)

Blutgasanalysewerte
- paO_2 niedrig
- Oxygenierungsindex (Verhältnis paO_2/FiO_2) entsprechend der oben genannten Definition
- $paCO_2$ zunächst niedrig (Hyperventilation), später ansteigend infolge zunehmender respiratorischer Erschöpfung (Ventilationsversagen)

Röntgen-Thorax
- Im Frühstadium häufig noch unauffällig, im Verlauf dann zunehmend streifig-fleckige Verdichtungen und diffuse Verschattungen (Infiltrate) über der gesamten Lunge
- Im Spätstadium weitere Verdichtung zum Vollbild einer „weißen Lunge"

Differenzialdiagnostik
Ausschluss bzw. Beurteilung einer kardialen Insuffizienz:
- Echokardiografie
- PAK (▶ 3.2.5) → Messung des PCWP (≤ 18 mmHg)
- PiCCO (▶ 3.2.5)

Komplikationen
- Barotrauma, Spannungspneumothorax (▶ 4.5.3)
- Multiorganversagen (MOV), Sepsis (▶ 11.55)
- Lungenfibrose

Spezifische medizinische Therapie
- Jede Form einer Flüssigkeitsüberladung ist zu vermeiden, da sie die pulmonale Hypertension verstärkt und die Ödembildung fördert.
- Diurese fördern, bei Niereninsuffizienz frühzeitig Hämofiltration bzw. Dialyse (▶ 8.2.4) einsetzen
- Nach Möglichkeit frühzeitige chirurgische Sanierung und konsequente antibiotische Behandlung nach Antibiogramm (▶ 9.4)
- Beatmung mit PEEP (▶ 4.5.1), ggf. seitengetrennt
- Lagerungstherapie, z. B. Bauchlage, Seitenlage (▶ 3.4)
- Kinetische Therapie mittels Rotorest- oder Pulmonairsystem (▶ 3.4.4)
- ECMO (extrakorporale Membranoxygenierung ▶ 8.2.14)
- IVOX (intravaskuläre Oxygenator)
- NO-Beatmung

Intensivpflege
Ziel ist eine ausreichende Organperfusion mit hinreichend oxygeniertem Blut möglichst unterhalb einer toxischen FiO_2 (≤ 0,6).

Beobachten und Monitoring

Herz-Kreislauf-Funktion
- Überwachung: Vitalparameter, invasive RR-Messung (▶ 3.2.5)
- Erweitertes hämodynamisches Monitoring, z. B. HZV (▶ 3.2.5), Gefäßwiderstände, Pulmonaliskatheter mit PAP-Messung, PiCCO (▶ 3.2.5)
- Differenzierte Kreislaufüberwachung zur Volumen- und Katecholamintherapie (▶ 9.2.1)

Atmung
- Veränderung der Oxygenierung: SaO_2 über Pulsoxymetrie (▶ 3.2.4), BGA
- Atemgeräusche, gleichmäßige Lungenbelüftung (Gefahr des Barotraumas)
- Frühe aktive Unterstützung des Patienten durch Atemhilfen, dabei „step by step approach" zu aggressiveren Beatmungsformen entsprechend der Erfolgskontrolle durch BGA-Monitoring und Klinik des Patienten
- O_2-Gabe → CPAP-Atmung → Intubation, assistierte Spontanatmung → BIPAP (▶ 4.5.2) → umgekehrtes Atemzeitverhältnis
- Überwachung der Beatmungsparameter
- Verbesserung der Oxygenierung durch Erhöhung der funktionalen Belüftungskapazität (FRC) mittels erhöhter PEEP-Beatmung

11.8 ARDS (akutes Lungenversagen)

- Lungenprotektive kontrollierte Beatmung mit niedrigen Atemzugvolumina möglichst unter Erhaltung der Spontanatmung
  - Vermeiden weiterer alveolärer Membranschäden durch Überdehnung, hervorgerufen durch auftretende Scherkräfte
- Erhöhte pCO_2-Werte werden toleriert (permissive Hyperkapnie)

Ausscheidungen
- Anlage eines BDK (▶ 5.4.1)
- Überwachung der Urinausscheidung
- Kontinuierliche Körpertemperaturmessung (▶ 3.2.3) über BDK

Prophylaxen

Pneumonie- und Atelektasenprophylaxe
▶ 3.3.4
- Lagerungsdrainage (▶ 3.3.4)
- Atemtherapie
- Atraumatisches Absaugen nach ärztl. Rücksprache (abhängig vom gewählten Beatmungsverfahren), geschlossenes Absaugsystem (▶ 4.5.4) verwenden, ggf. supraglottische Absaugung

Infektionsprophylaxe
- Hygienemanagement streng einhalten zur Vermeidung sekundärer Infektionen
- Regelmäßiges mikrobiologisches Screening (▶ 8.1.2) → Abstrich Mundschleimhaut, Trachealsekret, Urinstatus, Wundabstriche, Blutkulturen
- Bei Keimnachweis selektive Antibiotikagabe nach ärztl. AO
- Sorgfältiger Verbandswechsel entsprechend dem vorliegenden Hygienestandard
- Katheter- und Kanülenwechsel erfolgen durch den Arzt nach entsprechenden Hygienerichtlinien

Weitere Prophylaxen
▶ 3.3
- Zystitis-, Aspirations-, Obstipations-, Kontraktur-, Intertrigoprophylaxe
- Dekubitusprophylaxe: hohe Dekubitusgefährdung durch Kapillarmembranschädigung und Katecholamingabe (▶ 9.2.1)

Bewegungsplan
- Wenn möglich, Oberkörperhochlage bzw. Herzbettlage
- Durchführen therapeutischer Lagerungen (▶ 3.4), z. B. 180°- Bauchlage, wechselnde überdrehte Seitenlage 135°, kontinuierlich kinetische Rotation

Effekte der Lagerung
- Umverteilung der Perfusion
- Ödem- und Sekretmobilisierung
- Wiedereröffnung von Alveolen in den dorsalen Lungenbezirken und gleichmäßigere Ventilationsverteilung:
  - Abnahme von schädlichen Scherkräften
  - Abnahme der Shunt-Durchblutung

Körperpflege
- Bei Verdacht auf beginnendes ARDS (Klinik und Risikofaktoren) engmaschige psychische Betreuung von spontan atmenden Patienten (▶ 2.2)

- Einsatz von speziellen Pflegekonzepten, z. B. Basale Stimulation (▶ 3.6.4), beruhigende Körperwaschungen, ASE
- Ruhige und sichere Umgebung gestalten (▶ 2.4)

Ernährung
- Parenterale Ernährung (▶ 6.2.2)
- Frühzeitiger Beginn enteraler Ernährung (▶ 6.2.1) über Sonde

11.9 Arterienverschluss, akuter

Josef Kloo

Abstract
Der akute Arterienverschluss ist auch unter der Bezeichnung „akutes Ischämiesyndrom" oder „periphere arterielle Embolie" bekannt. Er bezeichnet den plötzlichen Verschluss einer peripheren Arterie. Häufig sind die Extremitäten betroffen, selten auch die Nierenarterien, Mesenterialarterien und die Karotis.
- *Zügiges Handeln erforderlich!*
- *Bereits nach 6 h Ischämiezeit treten irreversible Schäden auf, die bis zum Verlust der Extremität führen können.*

Ursachen
- Arterielle Embolie: Streuquelle meist das linke Herz. Es kommt zu Thrombenbildung bei Vorhofflimmern mit Arrhythmie, bei Myokardinfarkt, Vorhofthromben, Mitralklappenerkrankungen, Endokarditis und Herzwandaneurysma.
- Arterielle Thrombose: meist vorbestehende arteriosklerotische Schäden an der Gefäßwand (Stenosen), Auslöser häufig eine gesteigerte Gerinnungsfähigkeit des Blutes und iatrogene Maßnahmen, z. B. Punktionen, Angiografie
- Selten: Trauma, Gefäßspastiken, Aneurysma

Symptome
- Plötzlich einsetzender heftiger, peitschenartiger Schmerz in der betroffenen Extremität ohne vorhergehende Claudicatio intermittens
- Typische Symptome des arteriellen Verschlusses sind im sog. „6-P-Merksatz" zusammengefasst:

> **Die „6-P" beim arteriellen Verschluss**
> **Pain** = Schmerz, heftig – peitschenschlagartig einsetzend
> **Paleness** = Blässe und Temperaturdifferenz zur kontralateralen Seite
> **Pulselessness** = Pulslosigkeit, immer beidseitig überprüfen
> **Paresthesia** = Missempfindung – fehlt bei inkompletter Ischämie
> **Paralysis** = Lähmung – fehlt bei inkompletter Ischämie
> **Prostration** = Schock, Erschöpfung

Diagnostik
- Klinischer Untersuchungsbefund (▶ oben)
- EKG

- Doppler-Sonografie (zur Bestimmung der Verschlussdrücke), Duplexsonografie, ggf. Angiografie, ggf. DSA
- Labor: neben den Routinewerten v. a. Laktat- und CK-Bestimmung, „große Gerinnung"

Komplikationen
- Akutes Nierenversagen (▶ 11.58)
- Schock (▶ 12.2)
- Kreislaufversagen
- Kompartmentsyndrom, Gangrän

Spezifische medizinische Therapie
- Strenge Bettruhe
- Anlage eines venösen Zugangs, Infusionstherapie (▶ 9.5.1)
- Engmaschige Kontrolle der Urinausscheidung → ≥ 200 ml/h halten
- Analgesie (▶ 9.1), z. B. Dolantin® → Vorsicht: Blutdruckabfall, keine i. m. Injektionen!
- High-dose-Antikoagulation mit Heparin (▶ 9.3)
- Bei peripheren Verschlüssen und inkompletter Ischämie ggf. intraarterielle lokale Katheterfibrinolyse und Heparinisierung
- Ggf. intravenöser oder intraarterieller Einsatz vasoaktiver Substanzen, z. B. Prostazyklin oder Pentoxyphyllin
- Ggf. direkte (operative) Embolektomie/TEA oder indirekte (z. B. mit Fogarty-Ballonkatheter) Embolektomie
- Ggf. Sympathikolyse über Periduralkatheter

> Bei geplanter Antikoagulation oder Lysetherapie (▶ 8.2.8): schlecht komprimierbare Gefäße nicht punktieren, keine nasale Intubation oder Sondenanlage, keine i. m. Injektionen; s. c. Injektionen möglichst vermeiden!

Intensivpflege
Pflege und Komplikationen bei Gefäßeingriffen (▶ 8.3.3)

Beobachten und Monitoring
- Vitalparameter, Körperkerntemperatur und Atmung überwachen
- Kontrolle der Urinausscheidung (über BDK), Flüssigkeitsbilanz
- Perfusion der betroffenen Extremität, Haut und Schleimhautzustand engmaschig überprüfen
- Fußpulse, ggf. unter Zuhilfenahme eines Dopplergeräts
- Unter Lysetherapie und Antikoagulation:
  - Bewusstseinslage, Pupillen- und neurologischen Status beobachten
  - Auf Blutungen und Hämatome achten
  - Ausscheidungen mit Hämoccult® und Urinstix überprüfen

Bewegungsplan
- Strenge Bettruhe
- Oberkörper hochlagern und betroffene Extremität zur Verbesserung des Perfusionsdrucks leicht tieflagern, ggf. Hydrokolloidplatte® (▶ 7.4) zur Dekubi-

tusprophylaxe auf die Fersen aufbringen → nicht zu tief lagern, sonst Verstärkung eines postoperativen Wundödems möglich
- So früh wie möglich mobilisieren (▶ 3.4) → Absprache mit dem Operator unbedingt notwendig!

> Keine lokale Wärmetherapie und keine Watteverbände an der ischämischen Extremität anbringen! Durch Erwärmung steigt der Sauerstoffverbrauch im betroffenen Areal. Durch die Ischämie kann der erhöhte Bedarf jedoch nicht gedeckt werden. Es kommt zu einer anaeroben Glykolyse mit Laktatazidose. Durch die Anwendung von Wärme kommt es unter Umständen zu einer Dilatation der venösen Gefäße, nicht aber zu einer Weitstellung der arteriellen Gefäße.

11.10 Aspirationssyndrom
Eva Knipfer

Abstract
*Durch Eindringen von festen oder flüssigen Fremdstoffen in das Tracheobronchialsystem (**Aspiration**) hervorgerufene Krankheitsbilder. Verursacht durch **aktiv erbrochenen** (durch Muskelkontraktion) oder durch **passiv regurgitierten** zurückdrängenden Mageninhalt oder durch eingeatmete Fremdkörper. Bei prädestinierten Risikogruppen kann es zur Aspiration von verschiedenen Fremdstoffen kommen. Ziele sind das Entfernen des aspirierten Materials und Verhüten weiterer Komplikationen. Die klinische Beobachtung, BGA und eine unverzügliche Bronchoskopie können eine schnelle Diagnostik und rasches therapeutisches Eingreifen ermöglichen, um Sekundärschäden einzugrenzen. Prophylaktische Maßnahmen können bei frühzeitigem Erkennen eines Risikopatienten die Gefahr einer Aspiration reduzieren.*

Risikogruppen
Patienten mit:
- Fehlenden oder verminderten Schutzreflexen infolge Sedierung, Narkose, Intoxikationen (Alkohol)
- SHT, Polytrauma, neurologisch bedingten Schluckstörungen, z. B. Apoplex
- Akutem Abdomen, Ileus, gastrointestinaler Blutung, ösophagotrachealer Fistel sowie Schwangere

Stille Aspiration
Die stille Aspiration verläuft klinisch ohne eine entsprechende Symptomatik. Sie ist die Hauptursache für die beatmungsassoziierte Pneumonie. Mehr als 50 % der beatmeten und tracheotomierten Patienten aspirieren Speichel und Flüssignahrung; bei enteraler Ernährung über Magen bzw. Duodenalsonde sind sogar bis zu 80 % der Patienten betroffen.

! Ein geblockter Cuff ist kein hinreichender Aspirationsschutz, da der Cuffdruck nicht konstant bleibt. Sekret aus dem subglottischen Bereich gelangt am Cuff vorbei in die Lunge.
- Die Speichelproduktion liegt bei etwa 0,6 ml/Min. (ca. 1 l/d). 1 ml Speichel enthält ca. 1 Milliarde Mikroorganismen.

11.10 Aspirationssyndrom

- An eine stille Aspiration muss gedacht werden, wenn auffällig viel dünnflüssiges Trachealsekret abzusaugen ist (▶ 4.5.4).
- Ebenfalls bei direktem Nachweis einer Sondenkostaspiration durch Glukose im Trachealsekret (≥ 20 mg/dl) mittels Glucostix

Akute Aspiration von (saurem) Mageninhalt

Symptome
- Gurgelnde Sprache, Husten
- Sichtbares Aspirat im Mund und Nasen-Rachen-Raum mit typisch säuerlichem Geruch
- Auskultatorisch grobe Rasselgeräusche, bronchospastisches Giemen
- Luftnot, Tachykardie, Zyanose

Achtung
- Gefahr eines akuten toxischen Lungenödems (Mendelson-Syndrom) mit nachfolgender Pneumonie ist gegeben (binnen 2–4 h)!
- Das Auftreten eines Mendelson-Syndroms gilt als sicher, wenn der pH-Wert der aspirierten Magensäure unter 2,5 liegt und der Patient mehr als 0,4 ml/kg KG aspiriert hat.
- Das Ausmaß des toxischen Lungenödems ist abhängig von der Ausbreitung und Verteilung des Aspirats sowie von der Menge der festen Bestandteile:
    - Zerstörung der alveolokapillären Membran mit entzündlicher Ödemreaktion ARDS (▶ 11.8)
    - Diffuse Schädigung der Gasaustauschfläche
    - Verminderte Belüftungskapazität (funktionelle Residualkapazität)
    - Verminderte Dehnbarkeit durch Infiltrate und Fibrinablagerungen
    - Alveolarkollaps, verminderte Durchblutung der betroffenen Gebiete (pulmonale Gefäßkonstriktion)
    - Schwere Hypoxie
- Auch bei Aspiration von Blut, Galle sowie Öl ist die Gefahr einer nachfolgenden Pneumonitis gegeben.

Aspiration von Fremdkörpern

Symptome
- Zeichen einer Obstruktion: Luftnot bis hin zur Orthopnoe, schnelle flache Atmung, Tachykardie
- Bei Flüssigkeitsaspiration grobe Rasselgeräusche
- Zyanose, Kaltschweißigkeit
- Auskultatorisch inspiratorischer bzw. exspiratorischer Stridor, ggf. Giemen
- **Bei hochgradiger Verlegung:** paradoxe Atmung, maximale Orthopnoe, vermindertes bis aufgehobenes Atemgeräusch, Tachykardie
- Terminale Bradykardie mit Blutdruckabfall, einsetzender Bewusstlosigkeit und Kreislaufstillstand (▶ 12.1)

Diagnostik
- Bei bekannter bzw. offensichtlicher Aspiration ist eine **unmittelbare therapeutische Intervention** vorrangig: Laryngoskopie, Bronchoskopie (▶ 8.1.4)

- **Engmaschige BGA-Kontrolle:** Zeichen der respiratorischen Insuffizienz
- **Rö-Thorax:** Atelektasen, Überblähung, Infiltrate in den abhängigen Lungengebieten (Verlaufskontrolle wichtig)

Komplikationen
- Hochgradige oder totale Verlegung durch Laryngospasmus, reflektorischen Bronchospasmus mit Atem- und Kreislaufstillstand (▶ 12.1)
- ARDS (▶ 11.8)
- Sekundäre Bronchopneumonie

> **Achtung**
> Heimlich-Handgriff (Abdomenkompression in Richtung Zwerchfell) nur als letztes Mittel der Wahl einsetzen: hohe Komplikationsgefahr → Ruptur von Milz, Leber, Aorta, Ösophagus möglich.

Spezifische medizinische Therapie bei Aspirationssyndrom
- Sedierung nach Bedarf (▶ 9.1)
- Bei vorhandener Bronchospastik antiobstruktive Therapie: Bronchodilatatoren, Kortikoide
- Bei Verdacht auf Aspirationspneumonie: kalkulierte Antibiotikagabe (▶ 9.4)
- Kreislaufstabilisierung durch Volumengabe und Katecholamine (▶ 9.2.1)
- Sekretolyse

Intensivpflege

Beobachten und Monitoring

Atmung
- **Freimachen der Atemwege:** Inspektion der Mundhöhle, falls erforderlich Kopf des Patienten zur Seite drehen und manuelle Ausräumung sowie Absaugung des Nasen-Rachen-Raums
- O_2-Gabe 4–8 l/Min. über O_2-Maske
- Assistenz bei Laryngoskopie bzw. Bronchoskopie in Intubationsbereitschaft:
    - Entfernen des Aspirats unter Sicht, ggf. gezielte Bronchiallavage (▶ 4.5.4)
    - ! **Achtung bei saurem Magensaft:** Verdünnung und Ausbreitung in die Peripherie möglich!
    - Sekretprobe zur pH-Wertbestimmung sowie zur mikrobiologischen Untersuchung ins Labor
- Intubationsvorbereitung zur Crash-Intubation:
    - Mindestens zwei vorbereitete Tuben (kleinere Größe) mit Führungsmandrin
    - Entsprechend aufgezogene Einleitungsmedikamente zur Hypnose und Relaxierung
    - Griffbereiter Notfallwagen mit aufgezogenen Notfallmedikamenten
    - Einsatzbereite Beatmungsmaschine
- ! Indikation zur Intubation bei: nicht beherrschbarem Laryngospasmus, manifester Kreislaufdekompensation sowie Atem- und Kreislaufstillstand, weiterhin bei Verdacht auf Mendelson-Syndrom
- Kontrollierte Beatmung mit PEEP (▶ 4.5.1): engmaschige BGA-Kontrolle und Anpassung der Beatmungsparameter

- Cuffdruckkontrolle, Belüftungskontrolle, Absaugung
- Gezielte Beatmungsstrategie in Richtung frühzeitige Entwöhnung (Weaning ▶ 4.5.5)

Weitere Parameter
- Herz-Kreislauf: EKG, nicht invasive RR-Messung (▶ 3.2.5), Atemfrequenz, Pulsoxymetrie, Temperatur
- Magensonde legen und vorhandenen Mageninhalt absaugen
- Urinausscheidung kontrollieren, Bilanz

Prophylaxen

Pneumonie und Atelektasenprophylaxe
▶ 3.3.4
- Zur Verhinderung einer Sekundärinfektion
- Atemtraining zur Atelektasenprophylaxe:
  - Vertiefte Inspiration nach Anleitung, z. B. Kontaktatmung, Kältereiz
  - IPPB
  - Anleiten zu wiederholtem Husten und Räuspern zur Mobilisation von Sekret und anschließendem Auswurf
  - Frühmobilisation (▶ 3.4), ggf. Lagerungsdrainagen

Aspirationsprophylaxe
▶ 3.3.6
- Ursachenabklärung
- Bei vorhandener Schluckproblematik → Kau und Schlucktraining (▶ 3.6.3)
- Bei erhöhtem Reflux infolge vorliegender Kardiainsuffizienz konsequente Oberkörperhochlage
- Medikamentöse Förderung der Magen-Darm-Motilität nach ärztl. AO
- Mobilisieren

Weitere Maßnahmen
- Bewegungsplan: Oberkörperhochlagerung, Frühmobilisation, ggf. Lagerungsdrainagen
- Ernährung: Kau- und Schlucktraining (▶ 3.6.3)
- Beruhigung des Patienten
- Zur medikamentösen Therapie venösen Zugang vorbereiten bzw. nach Absprache legen
- Zur Sedierung bei Bedarf 5–10 mg Diazepam nach ärztl. AO
- Mundpflege (▶ 3.5.5)

11.11 Atemwegsobstruktion, akute/ Status asthmaticus

Eva Knipfer

Abstract
***Anfallsartige Atemnot** auf der Grundlage eines hyperreagiblen Bronchialsystems. Atemwegsobstruktion bis hin zur partiellen Verlegung durch **Bronchospasmus**, **Entzündung** und **Schwellung** der Bronchialschleimhaut und **Hypersekretion** von zä-*

hem, glasigem Bronchialsekret. Das Leitsymptom der anfallartigen Atemnot kann u. a. durch Allergene, inhalative Reizstoffe, respiratorische Infekte oder Medikamente ausgelöst werden. Die Behandlung erfolgt bronchodilatatorisch mit β_2-Sympathikomimetika und Glukokortikoiden als Inhalat oder systemisch. Das Ziel ist die Vermeidung einer völligen Dekompensation und Erschöpfung vor Eintritt einer medikamentösen Besserung.

> **Status asthmaticus** → plötzlich oder allmählich zunehmende schwere Atemwegsobstruktion, die auf die übliche Basistherapie nicht mehr anspricht!

Symptome
- Manifeste Dyspnoe mit Beteiligung der Atemhilfsmuskulatur, deutlich erschwerte Exspiration, bei schwerwiegender Obstruktion mit Gefahr der respiratorischen Insuffizienz
- Agitation, Unruhe infolge Erstickungsgefühl und Angst des Patienten
- Zyanose, Kaltschweißigkeit
- Initial häufig Hustenreiz, später Erschöpfung und Bewusstseinseintrübung

Diagnostik
- Allergieanamnese (▶ Tab. 11.6)
- Auskultation:
  - Giemen, Pfeifen, ggf. Rasselgeräusche
  - Höchste Gefahr bei abgeschwächtem Atemgeräusch → Zeichen einer partiellen Verlegung
- BGA → Oxygenierungsstatus:
  - Stadium I: paO_2 normal, pCO_2 erniedrigt, respiratorische Alkalose (▶ 6.4) → Hyperventilation
  - Stadium II: paO_2 erniedrigt, beginnende Hypoxämie, pCO_2 und pH normal
  - Stadium III: alveoläre Hypoventilation, paO_2 erniedrigt, gleichzeitig $paCO_2$ erhöht → respiratorische und zusätzlich auch metabolische Azidose (Laktatanstieg)
- Laborstatus: BB, CRP, Elektrolyte, mikrobiologische Sputumdiagnostik
- Rö-Thorax (pulmonaler Status): überblähte Lunge, horizontale Rippenstellung, abgeflachtes Zwerchfell, evtl. Infiltrate
- EKG: Sinustachykardie, Zeichen der akuten Rechtsherzbelastung, Rhythmusstörungen

Tab. 11.6 Allergieanamnese	
Exogen-allergische Disposition	**Nicht allergische Disposition**
Beginn der Atemnot, Asthma bekannt, Allergeninhalation	Akute bronchiale Infektion
Einnahme von unverträglichen Medikamenten, z. B. Schmerzmittel, β-Rezeptorenblocker	Physikalisch/chemische Stimulation, Inhalation von Reizgasen
Absetzen der Dauermedikation	Psychische Stimulation, Aufregung/Erregung

11.11 Atemwegsobstruktion, akute/Status asthmaticus

Differenzialdiagnostik
- Akutes Lungenödem, Lungenembolie
- (Fremdkörper-)Aspiration
- Stenosierung der oberen Atemwege
- Spannungspneumothorax

Spezifische medizinische Therapie
Die im Folgenden beschriebene medikamentöse Therapie erfolgt nach ärztl. AO.

Bronchodilatorisch

β_2-Sympathikomimetika parenteral
- Terbutalin (Bricanyl®) s. c.
- Reproterol (Bronchospasmin®) i. v.
- Fenoterol (Partusisten®) i. v.

Inhalation über Inhalette
- β_2-S-Mimetika, kombiniert mit Parasympatholytikum: Salbutamol (Sultanol®) und Ipratropiumbromid (Atrovent®)
- **Theophyllin** (Euphyllin®, Bronchoparat®):
  - Initialdosis 5 mg/kg KG, bei Vorbehandlung Dosisreduzierung auf ½ bis ¼
  - Dann Dauerinfusion mit 0,8 mg/kg KG unter Kontrolle des Medikamentenspiegels

> **Achtung**
> - Theophyllin hat nur eine relativ geringe therapeutische Breite!
> - Oberhalb von 25 mg/l Plasmakonzentration Gefahr von Herzrhythmusstörungen und Krampfanfällen.
> - **NW:** Tachykardie, Herzrhythmusstörungen, Hypertonie, Unruhe, Tremor, weiterhin Hypokaliämie, Hyperkalzämie, Hyperglykämie.
> - Achtung bei HF > 140/Min., bekannter KHK, Linksherzinsuffizienz und Herzrhythmusstörungen

Antiödematös

Glukokortikosteroide
- 100–250 mg **Prednisolon** (Solu-Decortin®) i. v. → Wirkeintritt nach 30 Min., ggf. Wiederholung nach 3 h
- **NW:** Hyperglykämie, Hypokaliämie; bei Inhalationstherapie mit kortikoidhaltigen Aerosolen, Candidabefall der Mund und Rachenschleimhaut möglich.

Sekretolyse i. v. oder oral
- Ambroxol (Mucosolvan®)
- Acetylcystein (Fluimucil®, Bromuc®)
- Ausreichende Flüssigkeitszufuhr 3–4 l/24 h zur Verflüssigung des zähen Sekrets und Therapie eines evtl. Volumenmangels
- ! Vorsicht bei Herzinsuffizienz!

Weitere Maßnahmen
- Ggf. Antibiotikagabe (▶ 9.4) zur Infektbehandlung
- Ggf. Beatmung (▶ 4.5)

> **Achtung – Gefahr bei Sedierung**
> - Durch die atemdepressive Wirkung → Verstärkung der muskulären Erschöpfung → Atemversagen
> - Vermitteln von Ruhe und Sicherheit durch **kontinuierliche Anwesenheit und Betreuung**

Intensivpflege

Beobachten und Monitoring
- **Herz-Kreislauf-Funktion:**
  - Kontinuierliches Monitoring: EKG, RR-Messung (zunächst nichtinvasiv ▶ 3.2.5, NIBP)
  - Intubation bei Kreislaufdekompensation oder Bewusstseinseintrübung
- **Atmung:**
  - O_2-Gabe, vorsichtig dosieren (Richtwert 2 l/Min.) über O_2-Maske unter regelmäßiger BGA-Kontrolle
  - Atemgasklimatisierung notwendig (▶ 4.5.1)
  - Intubationsbereitschaft durch griffbereiten Notfallwagen

> **Achtung**
> Bei Hyperkapnie besteht Gefahr einer Atemdepression → Atemstillstand mit nachfolgender Bradykardie → Kreislaufstillstand

- **Urinausscheidung** kontrollieren, Bilanzierung

Sicherheit vermitteln
- Den Patienten kontinuierlich betreuen, bewusst Unruhe und Hektik vermeiden! (Alarme entsprechend konfigurieren)
- Zur medikamentösen Therapie venösen Zugang vorbereiten bzw. nach Absprache legen
- Anleiten des Patienten zur langsameren, ruhigeren Atmung: Einatmen möglichst durch die Nase, Ausatmung über den Mund unter Einsatz der Lippenbremse
- Vermeiden von Hustenanfällen, steigert die Atemnot:
  - Durch erhöhten intrathorakalen Druck (Atemwegskompression)
  - Weitere Verlegung mit Schleim hinter den komprimierten Atemwegen
  - Weitere Überblähung der Lunge

Prophylaxen

Pneumonieprophylaxe
▶ 3.3.4
Nach erfolgter Stabilisierung gilt es, die vorhandenen Sekretmengen zu mobilisieren und abzudrainieren, damit sich wieder normale Ventilationsverhältnisse einstellen.
! Geplantes konzeptgebundenes Vorgehen notwendig!
- Bronchialdrainage:

- Absprachen mit dem Patienten treffen
- Erreichbare Ziele erläutern und Zeitplan festlegen; aktive Mitarbeit des Patienten fördern
- Wiederholte Aufforderung zum Husten und Räuspern
- Ausreichend Spucktücher bereitstellen, Sekretauswurf einfordern
• Lagerungsdrainagen (▶ 3.3.4)
  - Für 10–15 Min. bei hartnäckigem Sekretverhalt
  - 90–135°-Dehnlagerungen (▶ Tab. 3.21) in Kombination mit regelmäßigem Vibrieren und Perkussieren der oben liegenden Lungenanteile, anschließend Umlagerung
• Vibrationsmassage mobilisiert trägen Schleim, wirkt antispastisch und stimuliert die Surfactant-Produktion
• Atemtraining
  - Vertiefte Inspiration durch Schnüffeln, Seufzen
  - Exspiration mit Lippenbremse
  - Aufforderung zum Husten, ggf. bei fehlender Kraft durch Umfassen des Thorax an den Flanken den Hustenstoß aktiv unterstützen

Bewegungsplan
• Initial Oberkörperhochlage, sitzende Position, nach subjektiver Maßgabe des Patienten
• Entlastung der Atemhilfsmuskulatur durch Armhochlagerung
• Beengende Kleidung entfernen

Schulung und Beratung
Prävention des nächsten Anfalls (Patientenschulung)

Sachgerechte Applikation der medikamentösen Langzeittherapie
• Umgang mit Dosieraerosol, ggf. Spacer bereitstellen
• Umgang mit Pulverinhalation
• Bei inhalativer Kortikoidtherapie zur Vermeidung von Schleimhautreizungen den Patienten zum Mundspülen anleiten

Sensibilisierung des Patienten für seine chronische Krankheit
• Patienten informieren über den Stellenwert der regelmäßigen, konsequenten Medikamenteneinnahme entsprechend dem Therapieplan und nicht nur im Bedarfsfall
• Der Patient erkennt eine Verschlechterung frühzeitig und reagiert angemessen.
• Täglich selbstständige Messung mit dem Peak-flow-Meter und Verlaufskontrolle der Werte
• Teilnahme an Asthmaschulungsprogrammen anregen, Hinweis auf Selbsthilfegruppen, Verhalten im Notfall (www.asthma.versorgungsleitlinien.de)

Konkrete Verhaltensweisen für einen erneuten Anfall aufzeigen
• Frühzeitige Anforderung ärztlicher Hilfe
• Entspannungstechniken vorstellen; verschiedene Sitzpositionen zur Atemerleichterung, z. B. Kutschersitz, am Tisch über ein Kissen gebeugt
• Atemtechnik der Lippenbremse (▶ 3.2.4)
• Massiven Hustenreiz vermeiden
• Unterstützung durch Angehörige

11.12 Ätzgifte: Säure- und Laugenverätzungen

Frank Müller, Thomas Zilker

Abstract
Säuren oder Laugen führen zu Verätzungen der Haut und Schleimhaut mit Eiweißdenaturierung. Durch Resorption können systemische Vergiftungssymptome auftreten. Bei Verdacht auf Ingestion bei der regionalen Vergiftungszentrale Information über die adäquate Behandlung einholen. Für die Therapie ist die Kenntnis der chemischen Substanz sehr wichtig.

> **Giftnotrufzentrum – Bundeseinheitliche Telefonnummer 19240**
> - Ist meist in den Landeshauptstädten angesiedelt. Vorwahl der Stadt nötig
> - Liste der Giftinformationszentralen in Roter Liste

Säureverletzungen
- Der Schädigungsgrad hängt von Art, Menge und Konzentration der einwirkenden Säure ab. Solange Kontakt mit der Substanz besteht, schreitet die Verätzung fort. Es entsteht eine sog. Koagulationsnekrose infolge der Eiweißdenaturierung. Das Erscheinungsbild ähnelt dem von Brandwunden.
- Diese Form der Vergiftung ist meist versehentlicher Natur, selten in suizidaler Absicht.
- ! Am häufigsten betroffen sind Kinder → Abflussreiniger

> **Flusssäure**
> Flusssäure wirkt lokal ätzend, durchdringt rasch die Haut und zerstört tiefere Gewebeschichten. Es kann zu einer Hypokalziämie kommen. Vergiftungen an der Haut sind oft ein Betriebsunfall, z. B. bei der Herstellung von Halbleiterplatten.

Laugenverätzungen
- Verätzungen mit Laugen führen zu tiefen Gewebeverletzungen und zur Kolliquationsnekrose (Erweichen und Aufquellen des nekrotischen Gewebes).
- Spätschäden und Prognose sind den Verätzungen mit Säuren vergleichbar, wobei die Tiefenausdehnung von Laugenschäden insgesamt schwerwiegender sein kann als bei Säuren.

Symptome

Äußerliche Verätzungen
- Leichte Verätzung: lokale Schwellung mit Hyperämie
- Schwere Verätzung: Blasenbildung, Hyperämie, Hämatinbildung mit Ätzschorf, tiefe Nekrose

11.12 Ätzgifte: Säure- und Laugenverätzungen

Intestinale Verätzungen

Bei kleineren Mengen:
- Schmerzen und Schluckstörungen
- Würgen und Speichelfluss
- Ätzspuren an Mund/Lippen

Bei größeren Mengen:
- Stärkste retrosternale und epigastrische Schmerzen
- Ebenfalls Ätzspuren an Mund/Lippen
- Hämatemesis
- Glottisödem, Stridor
- Organperforation (Ösophagus, Magen)
- Schock (▶ 12.2), Bewusstlosigkeit
- Säure-/Laugen-Vergiftung: metabolische Azidose (▶ 6.4), intravasale Hämolyse (bei organischen, Säuren z. B. Essigsäure), akutes Nierenversagen, DIC, Lungenödem, Schock, MOV

Diagnostik
- BGA, BB, Gerinnungsstatus
- Rö-Thorax und Röntgen-Abdomen
- Ösophagoskopie, Gastroskopie (Schleimhautschädigung betrachten, Magen spülen)

> **Achtung – Sofortmaßnahmen**
> - Selbstschutz mit Handschuhen, Schutzbrille und Schürze
> - Getränkte Kleidung entfernen
> - Gebiet ausgiebig mit Wasser spülen, da der Ätzvorgang schon nach wenigen Minuten zur massiven und teilweise irreversiblen Schädigungen führt
> - Vitalzeichen auf Schocksymptome (▶ 12.2.1) überwachen
> - Bei Ingestion kein Erbrechen herbeiführen, um weitere Schädigungen der Schleimhaut zu verhindern.

Spezifische medizinische Therapie
- Verdünnung mit Wasser nur in den ersten Minuten sinnvoll
- Mund mit viel Wasser abwaschen
- Evtl. Magenentleerung mittels Sonde (▶ 8.2.5)
- Gastroskopie zur Beurteilung des Ausmaßes und der Perforationsgefahr für ca. 4 h nach Ingestion (▶ 8.1.5)
- Nahrungskarenz und parenterale Ernährung (▶ 6.2.2) bei Ingestion
- Ggf. Tracheotomie (▶ 4.3) bei Verätzungen im Nasen-Rachen-Raum
- Schockbehandlung (▶ 12.2), Azidoseausgleich (▶ 6.4), DIC-Prophylaxe
- Nekrosenabtragung, ggf. plastische Deckung; bei Augenbeteiligung schnellstmöglich Konsil durch Augenarzt
- Ggf. chirurgische Intervention
- Systemische Analgesie (▶ 9.1), später auch durch Lokalanästhetikum per os
- Unter Umständen Kortisontherapie zur Verhinderung von Strikturen

> **Flusssäure (chemische Wunde)**
> Sofortmaßnahme und spezifische medizinische Therapie:
> - Unter das fließende kalte Wasser halten
> - Kalziumglukonat als Paste anrühren und als Verbandauflage anwenden
> - Kalziumglukonat um die betroffene Stelle quaddeln
> - Bei Verätzungen der Finger intraarterielle Verabreichung von Kalziumglukonat im entsprechenden Versorgungsgebiet der Arterien

Intensivpflege

Beobachten und Monitoring
Bei intestinalen Verätzungen:
! Perforation von Ösophagus, Mundhöhle, Rachen, Magen ist möglich!
- Auf Blutungen achten
- Überwachung der Vitalparameter und der Atmung
- Urinausscheidung, Bilanzierung
- Genaue Verlaufsbeobachtung des Abdomens wegen Perforation mit Verzögerung
- Schmerzassessment (▶ 10.2) Verlauf, Dokumentation

Weitere Maßnahmen
- Prophylaxen: Aspirationsprophylaxe (▶ 3.3.6)
- Bewegungsplan: betroffene Körperpartien nicht bewegen

Körperpflege

Äußerliche Verätzung
! Bei der Pflege von Patienten mit Verätzungen ist auf ausreichenden Selbstschutz zu achten (Schutzbrille, Mundschutz, Kittel, Handschuhe)!
- Bei äußerlichen Verätzungen Vorsicht bei der Körperpflege im Wundgebiet
- Wundkontrolle und Verbandswechsel (▶ Kap. 7)

Intestinale Verätzung
- Mundpflege (▶ 3.5.5) mit milden antiseptischen Zusätzen, z. B. Kamillentee
- Kein Hexoral® oder Doreperol® verwenden, da die Mundschleimhaut sehr empfindlich und schmerzhaft ist

Ernährung
- In der Akutphase Nahrungskarenz
- Erbrechen verhindern
- Einfuhrkontrolle

11.13 Bauchtrauma

Susanne König

Abstract
Verletzung der Bauchorgane durch stumpfe (Schlag, Stoß) oder perforierende (Pfählung, Stich, Schuss) Gewalteinwirkung.

Verletzungen

Milzverletzungen
- Die Milz ist das am häufigsten verletzte Organ beim stumpfen Bauchtrauma.
- Subkapsuläres Hämatom: Milzkapsel eingerissen, Parenchym intakt, Einblutung in die Kapsel

Milzruptur
- Einriss, Zerreißung, Quetschung des Parenchyms oder massive Blutung in die freie Bauchhöhle

Leberruptur
- Verletzung der Leber, z. B. durch Prellung, Zerreißung oder Quetschung, dabei Austritt von Gallenflüssigkeit und Blut in den Bauchraum

Verletzungen des Magen-Darm-Trakts
- Ruptur des Magens durch stumpfe Gewalteinwirkung oder Perforation durch Schuss oder Stich mit Austritt von Mageninhalt in den Peritonealraum
- Verletzungen des Duodenums (penetrierend) oder Dünndarms durch Quetschung oder Perforation, meist mit Begleitverletzungen
- Verletzungen des Kolons durch Penetration oder Pfählung mit Austritt von Darmgase und -inhalt in die freie Bauchhöhle

Symptome

Symptome nach Milzruptur
- Linkseitiger Oberbauch oder Flankenschmerz
- Ausstrahlender Schulterschmerz (Phrenikusschmerz)
- Hämorrhagischer Schock (▶ 12.2.2)
- Peritonealreizung, Abwehrspannung des Abdomens, Zunahme des Bauchumfangs

Symptome nach Leberruptur
- Äußere Prellmarken
- Rechtsseitiger Oberbauchschmerz
- Hämorrhagischer Schock (▶ Kap. 12.2.2)
- Douglas-Vorwölbung, Zunahme des Bauchumfangs

Symptome nach Verletzungen des Magen-Darm-Trakts
- Lokale Abwehrspannung, epigastrische Schmerzen
- Ileussymptome (▶ 11.36) bei Verletzungen des Darms

Erstversorgung
Die Erstversorgung erfolgt im Schockraum:
- Vitale Funktion sichern
- Ggf. Reanimation (▶ 12.1), Not-OP
- Intubation, BDK legen, Lavage vorbereiten
- Druckverband bei stark blutenden Wunden anlegen oder manuell abdrücken
- Bei hämorrhagischen Schock → sofortige OP
- Bei weniger akuten Verletzungen → gezielte OP nach abgeschlossener Diagnostik, zur Entfernung von Fremdkörpern
- Operative Wundversorgung bei tiefen Bauchwunden

Diagnostik
- Verletzungen nach Dringlichkeit einschätzen, Begleitverletzungen ausschließen
- Labor (▶ Kap. 13) allgemeine präoperative Vorbereitung (▶ 8.3.1)
- Röntgen je nach klinischem Verdacht, Röntgen-Abdomen in Linksseitenlage, Abdomen-CT
- Sonografie: Abdomen, Retroperitoneum, Blase, ggf. Thorax
- Ggf. Peritoneallavage
- Rektale Untersuchung, Inspektion bestehender oberflächlicher Wunden
- Ggf. i. v.-Urogramm

Nach Verletzungen des Magen-Darm-Trakts:
- Röntgen-Abdomen: Ansammlung freier Luft unterhalb des Zwerchfells
- Magensonde: Aspiration von blutigem Magensekret bei Verletzung des Magens

Komplikationen
- Zwerchfellruptur infolge des erhöhten intraabdominellen Drucks von außen, mit Eintritt der Bauchorgane in den Thorax, dadurch massive Atemnot
- Herz-Kreislauf-Stillstand infolge des hämorrhagischen Schocks (▶ 12.2.2)
- Hohe Letalität bei Gefäßverletzungen (▶ 8.3.3), z. B. massiver Blutverlust, Darmnekrose infolge Minderdurchblutung
- Septischer Schock (▶ 12.2.4), z. B. durch Anastomoseninsuffizienz
- Infektionen, z. B. durch Fremdkörper
- Ileus, z. B. durch Peritonealreizung, Darmverletzungen
- Gallige Peritonitis durch Galleaustritt in den Bauchraum

Spezifische medizinische Therapie

Nach Milzruptur
- Sofortige Laparotomie mit Fibrinklebung oder Übernähung, ggf. Splenektomie
- Ausgleich von Volumen- und Flüssigkeitsverlusten (Erythrozytenkonzentrate in Bereitschaft)
- Gabe von Gerinnungsfaktoren und Thrombozyten (▶ 8.2.1, ▶ 9.3.3)

Nach Leberruptur
- Volumen- und Flüssigkeitsausgleich (▶ 9.5.1), Gabe von Erythrozytenkonzentraten
- Sofortige Laparotomie mit Übernähung des Defekts
- Ggf. Teilresektion der Leber
- Schienung des Gallengangs durch T-Drainage
- Ggf. Cholezystektomie

Nach Verletzungen des Magen-Darm-Trakts
- Laparotomie, z. B.:
  - Übernähung des Defekts
  - Resektion des Magens oder Darms
  - Enterostoma-Anlage zur vorübergehenden Anastomosenentlastung bei Darmresektion

Intensivpflege

Beobachten und Monitoring
- Herz-Kreislauf: EKG, invasive RR-Messung (▶ 3.2.5), ZVD
- ! Schockgefahr!
- Atmung überwachen: Atemfrequenz, -tiefe, ggf. Beatmungsparameter, Pulsoxymetrie
- Körpertemperatur, bei Verletzungen im Magen-Darm-Trakt wegen Gefahr der Sepsis durch Anastomoseninsuffizienz
- Neurologische Überwachung: Bewusstseinszustand (▶ 3.2.1)
- Schmerzen: Bauchdeckenspannung, Bauchumfang, Bauchdeckenhämatom

Ausscheidungen
- Sonden, Katheter, Drainagen überwachen (▶ 5.2.5)
- Auf erneute Blutungen achten
- Verbände und Wunde kontrollieren
- Nach **Leberruptur:**
  - Auf galligen Ablauf aus T-Drainage achten
  - Sekretmenge und Aussehen der Zieldrainagen beobachten
  - Auf ikterische Zeichen der Haut und Skleren achten
- Nach Verletzungen des **Magen-Darm-Trakts:**
  - Drainagen auf Sekretmenge und Aussehen überprüfen → bei Ablauf von Magen- oder Darmsekret sofort Arzt verständigen; Anastomosendrainage verbleibt für ca. 1 Woche
  - Bei Enterostomaanlage postoperative Stomapflege (▶ 5.2.6)
  - Magensonde verbleibt bei Magen-OP bis zum Einsetzen der Darmperistaltik, bei Gastrektomie bis zum Abheilen der Anastomose → Lage nicht verändern!
- Urinausscheidung kontrollieren und bilanzieren

> **Achtung**
> - Bei tiefen Darmanastomosen kein Darmrohr verwenden, keine rektale Temperaturmessung durchführen (Verletzungsgefahr der Anastomose)
> - Zum Schutz der Anastomose keine aggressive Darmstimulation

Prophylaxen
- Pneumonieprophylaxe (▶ 3.3.4)
  - Atmung unterstützen
  - Vor Atemtraining und Mobilisation rechtzeitige Gabe von Analgetika
  - 3–4-stdl. Patienten beim Atemtraining unterstützen und zum Abhusten anhalten
- ! Beim Abhusten Oberkörper hochlagern, Beine leicht angewinkelt, mit Händen oder Bauchbinde Gegendruck zur Wunde geben!
- Obstipationsprophylaxe (▶ 3.3.7): Darmperistaltik nach Anordnung des Operateurs stimulieren, z. B. Laxanzien, intravenös Prostigmin®, Ubretid®
- Thromboseprophylaxe (▶ 3.3.3), Dekubitusprophylaxe (▶ 3.3.1)

Bewegungsplan
- Intensivbett mit Weichlagerung (▶ 3.3.1)
- Knierolle zur Bauchdeckenentspannung

- Oberkörper leicht erhöht lagern
- Patienten frühzeitig mobilisieren, Kontraindikationen bei Begleitverletzungen beachten
- Nach Milzverletzungen:
  - Strenge Bettruhe (Patienten die Notwendigkeit der strengen Bettruhe erklären)
  - Mobilisation nur nach Rücksprache mit dem Arzt

Nach Milzverletzungen besteht die Gefahr, dass die Milzkapsel reißt und es zu einer lebensbedrohlichen Blutung kommt. Dies kann auch noch Tage nach dem Trauma eintreten, deshalb müssen diese Patienten sorgfältig überwacht werden. Die Patienten sind dabei meistens beschwerdefrei.

Ernährung
- Volumen- und Flüssigkeitssubstitution überwachen (▶ 9.5.1)
- Parenterale Ernährung (▶ 6.2.2) nach OP über ZVK (▶ 5.1.2)
- Enteraler Kostaufbau nach Einsetzen der Darmperistaltik (▶ 6.2.1)

11.14 Beckenringfraktur
Ulrike Busley

Abstract
Fraktur im knöchernen Anteil und/oder Sprengung einer ligamentären Verbindung des Beckens durch erhebliche Gewalteinwirkung, z. B. Sturz aus großer Höhe, Schleuderverletzungen. Durch Unterbrechung der Ringstruktur an mind. einer Stelle ist die Stabilität des Beckens aufgehoben. Tritt meist in Kombination mit mehreren Verletzungen und Frakturen auf.

Erstversorgung erfolgt im Schockraum.

Diagnostik
- Inspektion des Becken- und Beinbereichs
- Röntgen je nach klinischem Verdacht, ggf. CT des Beckens
- Sonografie: Abdomen und kleines Becken, Retroperitoneum, Blase, ggf. Thorax
- Ggf. Peritoneallavage, ggf. i. v.-Urogramm
- Labor nach AO

Komplikationen
! Häufig liegen weitere Verletzungen vor!
- Hämorrhagischer Schock (▶ 12.2.2)
- Weichteilverletzungen, Harnröhrenabriss, Harnblasenruptur
- Einblutung in den Retroperitonealraum
- Verletzungen von großen Stammgefäßen, z. B. A. iliaca communis, A. femoralis
- Acetabulumfraktur (Fraktur der Hüftgelenkspfanne, häufig kombiniert mit Hüftkopfluxation)
- Beckenvenenthrombose und Thrombembolie, Thrombosierung beider Iliacae communes

- Infektionen an den Austrittsstellen der Pins des Fixateurs
- Verbrauchskoagulopathie, MOV, Crushniere

Spezifische medizinische Therapie
- Volumenersatztherapie, Erythrozytenkonzentrate (▶ 8.2.1)
- Schmerzadaptierte Mobilisierung bei stabiler Fraktur
- Operatives Verfahren immer bei instabiler Fraktur:
  - Fixateur externe (▶ 8.3.7), um Knochenreiben und damit erhöhte Gefahr der DIC zu minimieren
  - Osteosyntheseverfahren

Intensivpflege

Beobachten und Monitoring
- EKG, Blutdruck, ZVD
- Patienten auf Schockanzeichen überwachen (▶ 12.2), da es zu massiven okkulten Blutverlusten aus der Fraktur kommen kann
- Atmung: Atemfrequenz, -tiefe, ggf. Beatmungsparameter, SaO_2 über Pulsoxymetrie
- Urinausscheidung auf Zeichen von Oligurie, Anurie, Hämaturie
- Temperatur kontrollieren
- Peristaltik: Ileussymptomatik (▶ Ileus) durch Hämatom

Hautveränderungen
- Bauchdeckenspannung, Bauchumfang, Umfang der Oberschenkel
- Einblutung im Flankenbereich, Hüfte
- ! Hämatomausbreitung anzeichnen und dokumentieren!
- Haut im Becken-/Oberschenkelbereich auf Überwärmung kontrollieren

Neurologische Überwachung
- Bewusstseinlage kontrollieren
- Schmerzäußerungen, Schmerzqualität und -lokalisation (▶ 10.2)
- Durchblutung, Sensibilität und Motorik der unteren Extremitäten

Traumatologische Erstversorgung
- Extension (▶ 8.3.7)
- Fixateur externe (▶ 8.3.7)

Prophylaxen
- Pneumonieprophylaxe (▶ 3.3.4), wegen Flachlagerung besteht erhöhte Pneumoniegefahr:
  - Patienten beim Atemtraining unterstützen, z. B. CPAP, SMI-Trainer, zum Abhusten anhalten
  - Regelmäßige und rechtzeitige Analgetikagabe (▶ 9.1.3), z. B. Dipidolor®, Novalgin®, vor dem Atemtraining
  - Atemgymnastik durch Physiotherapie organisieren
- Wegen erhöhter Thrombosegefahr isometrische Spannungsübungen der Beinmuskulatur, nach AO Beine passiv bewegen (in Kooperation mit Physiotherapie)
- Dekubitus- und Spitzfußprophylaxe siehe Bewegungsplan

Bewegungsplan

- ! Es wird schnellstmöglich operiert, dann erfolgt nach AO durch den Arzt die Belastung ggf. einseitig auf der gesunden Seite oder beidseits!
- Geplante Lageveränderungen gut organisieren, da zum Heben mind. 2 Personen benötigt werden
- ! Vorher Analgetika verabreichen!
- Seitliche Bewegungen nur nach Absprache mit dem Arzt, wenn keine Seitenlage möglich, Patienten anheben
- ! Wegen Schmerzen und Dislokationsgefahr der Fraktur Beine nicht angewinkelt lagern und nicht gestreckt hochheben, da erneute Einblutung möglich!
- Erhöhte Dekubitusgefahr durch ständige Rückenlage:
  – Ggf. Luftkissenbett (▶ 3.4) oder spez. Traumabett
  – Zur Druckentlastung des Steißbeins, z. B. 2 dünne Schaumstoffpolster intermittierend unter jede Gesäßseite legen
- Oberkörper nach ärztlicher Rücksprache erhöht lagern
- Bei Acetabulumfraktur Beine auf flacher Schaumstoffschiene ruhig stellen
- Fersen unterpolstern
- Spitzfußprophylaxe, z. B. durch Fußaufhängung an Extension mit Schlauchmullverband, Kissen, Schaumstoffschiene (▶ 8.3.7). Ist aber nur noch selten nötig, da schnellstmögliche Operation angestrebt wird und dann Belastung möglich ist
- Schmerzadaptierte Mobilisierung bei stabiler Fraktur

Körperpflege

- Bei instabiler Fraktur kein Steckbecken aus Metall, sondern aus Gummi zur Stuhlentleerung verwenden
- Auf Hämatombereich kühlende Auflagen legen, z. B. gecrushtes Eis in Beutel
- Antiphlogistika nach ärztl. AO, z. B. Heparinsalbe®, Thrombophob-Gel® auftragen
- Skrotum evtl. mit Hodenbänkchen hochlagern (wird nur noch sehr selten verwendet, da Nutzen fraglich)

11.15 Botulismus

Frank Müller, Thomas Zilker

Abstract

Meldepflichtige lebensbedrohliche Nahrungsmittelintoxikation, verursacht durch das ubiquitär vorkommende grampositive, anaerobe und sporenbildende Clostridium botulinum. *Die Sporen sind sehr hitzebeständig und werden erst nach zwei- bis dreistündigem Kochen oder nach 30 Min. Autoklavieren zerstört.*

Pathophysiologie

Nach Aufnahme des Neurotoxins der gasbildenden Sporen, z. B. durch Genuss verdorbener Lebensmittelkonserven oder geräucherter Fleischwaren. Dies dringt in die Nervenzellen der cholinergen Nerven ein und blockiert dort irreversibel die Freisetzung von Acetylcholin in den synaptischen Spalt und führt zu hochgradigen muskulären Paresen und Funktionsstörungen vor allem der Hirnnerven und der Atmung.

11.15 Botulismus

Inkubationszeit
- Abhängig von der aufgenommenen Toxinmenge wenige Stunden bis 3 Tage
- Je früher die Symptomatik beginnt, desto ausgeprägter ist die Intoxikation.
- Meldepflicht bei Verdacht, Erkrankung und Tod
- Es werden mehrere Botulinumtoxine unterschieden, wobei v. a. Typ A und B für den Menschen gefährlich sind. Typ B ist weniger kritisch, kommt in Deutschland häufiger vor.

Symptome
Blockade der für die Aktivierung der Muskulatur verantwortlichen Nervenzellen durch das Botulinumtoxin → Lähmungserscheinungen entsprechender Muskeln:
- Ausbreitung: von kranial nach kaudal absteigende symmetrische Lähmungserscheinungen
- Augenmuskulatur: Doppelbilder, reduzierte Lichtreaktion der Pupillen, Schwindel, Ptosis
- Lippen-, Zungen-, Gaumen- und Kehlkopfmuskel → Sprachstörungen, Schluckbeschwerden, Mundtrockenheit, Heiserkeit, Sprechstörung
- Magen-Darm-Atonie, Obstipation, Ileus, Harnverhalt
- Störung der Atemmuskulatur bis hin zur Ateminsuffizienz
- Paresen der Extremitäten
! Patienten sind während des gesamten Verlaufs bei vollem Bewusstsein!

Diagnostik
- Anamnese und klinische Symptome
- Toxinnachweis im Blut, Nahrungsmittel durch Tierversuche an Mäusen

Spezifische medizinische Therapie
- Gabe von Medizinalkohle führt zur Verminderung der Toxinresorption
- Polyvalentes Antitoxin → führt nur zur Neutralisierung ungebundener Toxine im Blut (kommt jedoch häufig zu spät)
- Symptomatische Therapie
- Ggf. frühzeitige Intubation und Beatmung, adäquate Intensivtherapie
- Thromboseprophylaxe (▶ 3.2.3) und Physiotherapie
- Antibiotikagabe (▶ 9.4) bei Sekundärinfektionen

Intensivpflege

Beobachten und Monitoring
- Kontinuierliche Vitalzeichenkontrolle: HF, Herzrhythmus, RR
- Atmung: Atemfrequenz, Atemmechanik, Vitalkapazität, Pulsoxymetrie, BGA
- Assistenz/Überwachung des Patienten bei der i. v.-Gabe von Antitoxin, Verträglichkeitstest durch den Arzt, da anaphylaktische Reaktionen möglich (Pferdeserum!)
! Intubationsbereitschaft, bei Zeichen der respiratorischen Insuffizienz frühzeitig Arzt verständigen!
- Bei beatmeten Patienten Überwachung der Beatmung (▶ Kap. 4)
- Urinausscheidung und Flüssigkeitsbilanz

Neurologische Überwachung
- Beobachtung der Sprache, Verschlechterung der Sprechfähigkeit
- Extremitäten auf zunehmende Schwäche beobachten

- Augen:
  - Motorik (Schielen?), Pupillenkontrolle (Mydriasis?), Augenlider (herabhängend?)
  - Patienten nach Doppelbildern und nachlassender Sehschärfe befragen

Prophylaxen und Körperpflege
- Obstipationsprophylaxe, Pneumonie- und Aspirationsprophylaxe, Zystitisprophylaxe (▶ 3.3)
- Mundtrockenheit mit Mundpflege (▶ 3.5.5) in kurzen Intervallen lindern
- Je nach Schwere der Symptomatik Hilfe bei oder Übernahme der ATL
- Grelles Licht im Patientenzimmer vermeiden, evtl. abdunkeln
- Für ruhige Atmosphäre sorgen

Kommunikation
Intoxikierter Patient ▶ 3.7.4

11.16 Chronisch obstruktive Lungenerkrankung (COLD/COPD)

= chronic obstructive lung disease/pulmonal disease

Therese Matt

Abstract
Die COPD ist eine chronische Lungenkrankheit mit progredienter, nach Gabe von Bronchodilatatoren und/oder Kortikosteroiden nicht vollständig reversibler Atemwegsobstruktion auf dem Boden einer chronischen Bronchitis und/oder eines Lungenemphysems. Hauptsymptome sind chronischer Husten, Auswurf und Atemnot, anfangs nur unter Belastung (aktuelle COPD-Leitlinie unter www.atemwegsliga.de).

Epidemiologie
Die Prävalenz der COPD in Deutschland ist nicht genau bekannt. Die Prävalenz der chronischen nichtobstruktiven Bronchitis wird bei der erwachsenen Bevölkerung auf 10–15 % geschätzt.
Die COPD ist weltweit die vierthäufigste Todesursache und lag 2009 in Deutschland an 6. Stelle der Todesursachen (Statistisches Bundesamt). Es wird erwartet, dass die Mortalität der COPD bis zum Jahr 2020 an die 3. Stelle der weltweiten Statistik für Todesursachen vorrücken wird.

Schweregrade und Pathophysiologie
▶ Tab. 11.7
COPD-Patienten sind durch ihre chronische Überlastung der Atemmuskulatur, bei gleichzeitig verminderter Lungenkapazität häufig am oberen Limit ihrer Belastbarkeit. Auf der Intensivstation erfolgt dann bei erneutem Infekt die pulmonale Dekompensation mit nachfolgendem Ventilationsversagen. $1/3$ der Patienten, die dann intubiert und beatmet werden, versterben im Verlauf der Beatmung. Bei den übrigen Patienten ist eine aufwändige und langwierige Entwöhnung notwendig (▶ 4.5.5). Im chirurgischen Bereich ist die COPD häufig Begleiterkrankung und kann dadurch zu einer längeren Weaningphase führen.

11.16 Chronisch obstruktive Lungenerkrankung (COLD/COPD)

- Einteilung der stabilen COPD in 5 Schweregrade:
  - Schweregrad 0: Risikogruppe (chronische Symptome, Husten, Auswurf)
  - Schweregrad 1: leichtgradig
  - Schweregrad 2: mittelgradig
  - Schweregrad 3: schwer
  - Schweregrad 4: sehr schwer

Symptome
- Zeichen der respiratorischen Insuffizienz: Tachypnoe, Dyspnoe, Unruhe und Angst, pfeifende Atemgeräusche, zentrale Zyanose
- Husten und Auswurf
- Zeichen einer Rechtsherzbelastung:
  - Im fortgeschrittenem Stadium: Tachykardie, erhöhter ZVD, gestaute Halsvenen
  - Ggf. Hirndruckzeichen (▶ Hirndruckerhöhung, ▶ 11.31) infolge Hyperkapnie ($paCO_2 \uparrow\uparrow$) und Hypoxie ($paO_2 \downarrow\downarrow$): Kopfschmerzen, Erbrechen, Apathie und Schläfrigkeit
  - Fassthorax mit inspiratorischer Einziehung im Bereich der Flanken
  - Periphere Ödeme

Tab. 11.7 Verschiedene Schweregrade der COPD und ihre Pathophysiologie

Schweregrad	Pathophysiologie
Chronische Bronchitis	Wiederholte Infektion der Bronchialschleimhaut durch bestehende Schadstoffe (z. B. Inhalationsrauchen, ausgeprägte Staubbelastung) und/oder anlagebedingten Faktoren (Antikörpermangelsyndrom) **Missverhältnis von Sekretproduktion** und Keimbesiedelung im Bronchialsystem **versus** **Bronchiale Clearance** durch insuffizienten Mukoziliarapparat → Kompensation erfolgt durch Hustenclearance
Chronisch obstruktive Bronchitis	→ **Erhöhte Atemlast** Dauerhafte Schädigung des Bronchialsystems, Verengung der Atemwege durch Sekretverhalt sowie verdickte, vernarbte Bronchialschleimhaut mit auftretenden Bronchospasmen → Erhöhte Atemwegswiderstände → dynamische Überblähung der Lunge → Abgeflachtes Zwerchfell → beeinträchtigte Atemmechanik mit verminderter Kraftentfaltung und vorzeitiger Ermüdbarkeit → Gleichzeitig zusätzliche Atemanstrengung erforderlich, um bei erhöhtem positiven Druck (intrinsischer PEEP) die Lunge zu belüften
Obstruktives Lungenemphysem	→ **Erhöhte Atemlast bei zunehmend verminderter Lungenkapazität** Chronische Überblähung führt zum Elastizitätsverlust des Bronchialbaums Exspiratorischer Kollaps von peripheren Bronchien, Überdehnung der Bronchioli und Alveolen, Aussackung der Alveolartraube, Abbau von Lungengewebe und Verminderung der Blutkapillaren → Vergrößertes Totraumvolumen → Verkleinerung der Gasaustauschfläche → Verminderte Dehnungsfähigkeit der Lunge

Diagnostik
- Auskultation:
  - Giemen, Brummen, Pfeifen und Rasselgeräusche als Zeichen von Obstruktion und Sekretverhalt
  - Leises Atemgeräusch als Zeichen einer hochgradigen Atemwegsverlegung durch Sekret
- ! Patienten fragen nach: Husten, Auswurf, Atemnot unter Belastung, Rauchgewohnheiten, Gewichtsverlust
- BGA: deutliche respiratorische Partial- bzw. Globalinsuffizienz
- Labor: BB (Polyglobulie Hb, Hk), Entzündungsparameter (Leukozytose, CRP, BSG)
- Sputumprobe: zur mikrobiologischen Untersuchung (▶ Kap. 13)
- Rö-Thorax: ggf. Fleck und Streifenschatten sowie als Zeichen der Überblähung abgeflachte Zwerchfellkuppeln
- Lungenfunktionsdiagnostik
- CT-Thorax: Quantifizierung von Ausmaß und Verteilung eines Lungenemphysems

Spezifische medikamentöse Therapie
- Medikamentöse Behandlung: β2-Sympathikomimetika, Anticholinergika, Kombinationen von Bronchodilatatoren
- Physiotherapie, Atemtraining, apparative Therapieoptionen, z. B. NIV-Beatmung (▶ 4.4)
- Bei ausgeprägtem Lungenemphysem operative Behandlungsmaßnahmen (▶ 8.3.4)

Weitere Therapiemaßnahmen
- Schulung des Patienten mit dem Ziel, aktiv seine Krankheit zu bewältigen (durch ärztlich kontrollierte Selbstmedikation)
- Physiotherapie, körperliches Training
- Ernährungsberatung

Alle therapeutischen Maßnahmen haben die Kooperationsbereitschaft des Patienten zu berücksichtigen

Intensivpflege

Ziele
- Verminderung der Progression der Erkrankung
- Körperliche Belastbarkeit soll gesteigert werden
- Linderung der Symptome
- Behandlung und Vorbeugung von Exazerbationen
- Vermeidung von Komplikationen
- Reduzierung der durch COPD bedingten Letalität

Beobachten und Monitoring
- Vitalzeichenkontrolle
- Atmung: SaO_2 über Pulsoxymetrie, BGA, O_2, pCO_2
- ! pCO_2-Adaptation durch dauerhaft erhöhten $paCO_2$-Wert, gestörte Steuerung des Atemantriebs (Atemantrieb wird durch $paCO_2$ gesteuert). Achtung: Bei Oxygenierung auf SaO_2 > 95 % findet ein verminderter Atemantrieb

statt. Patienten immer nur so viel O_2 verabreichen, dass SaO_2 nicht > 95 % ist!
- Bei beatmeten Patienten Überwachung der Beatmungsparameter (▶ 4.5)

Bewegungsplan und Prophylaxen
- Oberkörper hochlagern, Unterstützung der Arme
- Rücken zur besseren Belüftung und Dehnung des Thorax durch V- und T-Lagerung (▶ Tab. 3.21) unterstützen
- Pneumonieprophylaxe (▶ 3.3.4)

> **Achtung**
> Der sog. „Kutschersitz" reduziert erhöhte Atemwegswiderstände. Bei adipösen Patienten kann das Körpervolumen auf die Lunge drücken. Leichte Lagerung des Patienten durch Schrägstellung des Bettes und Herzbettlage kombinieren.

Literatur
Deutsche Gesellschaft für Pneumologie und Beatmungsmedizin: Nichtinvasive und invasive Beatmung als Therapie der chronischen respiratorischen Insuffizienz. S2 – Leitlinie 2009. Unter: www.atemwegsliga.de (letzter Zugriff: 30.8.2011).
Deutsche Gesellschaft für Pneumologie und Beatmungsmedizin: Leitlinie zur Diagnostik und Therapie von Patienten mit Asthma, 2006. Unter: www.atemwegsliga.de (letzter Zugriff: 30.8.2011).
AWMF: Nationale Versorgungs Leitlinie der COPD, Version 01.07. 2010. Unter: www.copd.versorgungsleitlinien.de (letzter Zugriff: 30.8.2011).

11.17 Darmtumor

Walter Nagelschmidt

Abstract
Leitsymptome von Darmerkrankungen sind meist schleimig blutige Durchfälle, Bauchschmerzen, Tenesmen, Gewichtsverlust, Anämie und Fisteln. Im Frühstadium „übersehen" viele Betroffene die Krankheit (Blut im/auf dem Stuhl), es fehlen häufig spezifische Symptome im Frühstadium. Schwerpunkte bei Darmoperationen sind die Überwachung der Körperfunktionen sowie die Elektrolyt- und Flüssigkeitssubstitution und das frühzeitige Erkennen von Komplikationen, wie z. B. Ileus oder Nahtinsuffizienz.

- Bezeichnung der Darm-OP je nach reseziertem Anteil und Anastomose, z. B. Ileojejunostomie, Ileoduodenostomie
- Kolon-, Sigma-, Rektumamputation bei Divertikulitis oder Karzinom (meist mit Anlage eines Anus praeternaturalis oder End-zu-End-Anostomose)
- Stomaanlage entweder endgültig oder temporär (z. B. Entlastungsfistel), Jejunostomie, Ileostomie, Kolostomie
- Patienten sind entweder aufgrund ihrer Vorerkrankungen oder wegen der sehr ausgedehnten OP (z. B. zusätzliche Leberteilresektion, Splenektomie) intensivpflichtig.
- **Kolorektales Karzinom:** maligner Tumor (zweithäufigster der Industrienationen) im Colon ascendens und descendens, Sigma und Rektum, histologisch häufig ein Adenokarzinom

Epidemiologie
Maligne Darmtumoren treten häufig bei Menschen ab dem 4. Lebensjahrzehnt auf (Männer/Frauen 3:2). Ernährungsfehler und Bewegungsarmut werden als Ursache vermutet. Bei rechtzeitigem Therapiebeginn (aller Darmtumoren) besteht eine gute Prognose

Differenzialdiagnostik
- Gutartige Darmtumoren (Polypen: Zufallsbefund) sind relevant, weil sie als eine Vorstufe des Karzinoms gelten (auch bei Colitis ulcerosa möglich)
- Maligne Darmtumoren haben ähnliche Symptome, z. B. Blut im oder auf dem Stuhl, Schmerzen, z. T. Diarrhö und Obstipation im Wechsel, Gewichtsverlust sowie Anämien
- Divertikeltumor
- Chronisch entzündliche Darmerkrankung
- Hämorrhoidenblutung (erschwert die Diagnostik von Darmtumoren)
- Unspezifische Enteritiden und Divertikulitis

Symptome
- Blut im Stuhl wird vom Patienten z. T. „übersehen"
- Im Spätstadium treten Diarrhö und Obstipation im Wechsel auf
- Patient geht evtl. bei folgenden Symptomen zum Arzt, z. B. Tenesmen, Gewichtsabnahme, Ileussymptome, evtl. Anämie → Symptome treten spät auf
- Jeder Wechsel der Stuhlgewohnheiten kann ein Hinweis sein

Diagnostik
- Früherkennung: Stuhl auf okkultes Blut untersuchen (alternativ: Test auf Tumor-M2-Pyruvatkinase im Stuhl), evtl. rektale Austastung (bei KRK)
- Diagnosesicherung durch Endoskopie mit Biopsie, Röntgen, ggf. Siral-CT/3D-MRT
- Endosonografie, ggf. Doppelkontrasteinlauf, Sonografie des Abdomens
- Labor: kleines BB, Leukozyten, BSG, CRP, Elektrolyte, CEA, CA 19–9, Antigen HL-6

Spezifische medizinische Therapie

Operative Therapie
- Möglichst schnelle operative En-Bloc-Entfernung des jeweiligen Tumors mit ausreichendem Sicherheitsabstand zum karzinogenen Gewebe, ggf. mit regionalen Lymphknoten
- Bei vielen Patienten kann der Sphinkter (kontinenzerhaltende OP) erhalten bleiben
- Auch bei Metastasen sollte der Tumor operativ (so weit wie möglich) entfernt werden (mögliche Ileusprophylaxe)
- Je nach Lokalisation und Tumor kann als unterstützende Behandlung eine Radio- und/oder Chemotherapie durchgeführt werden.

Es wird zwischen folgenden operativen Vorgehensweisen unterschieden:
- Einzeitiges Vorgehen: Unmittelbar nach der Resektion wird die Darmkontinuität durch Anastomosierung wiederhergestellt.

- Zweizeitiges Vorgehen:
  - In der 1. OP wird der Tumor reseziert, der Darm anastomosiert und zur Entlastung ein Enterostoma angelegt.
  - In der 2. OP wird das Enterostoma zurückverlagert.
- Dreizeitiges Vorgehen:
  - 1. OP: Enterostoma wird angelegt
  - 2. OP: Tumorresektion
  - 3. OP: Enterostoma-Rückverlagerung

- **Schwerpunkte bei Darmoperationen:**
  - Elektrolyt- und Flüssigkeitssubstitution (▶ 9.5.1), wegen intraoperativer Verluste
  - Antibiotikagabe (▶ 9.4)
  - Zeichen eines Ileus frühzeitig erkennen
  - Zeichen von Nahtinsuffizienz rechtzeitig erkennen

Palliative Therapie

- Palliative Resektion (Tumor im Gesunden nicht absetzbar) des Tumors, um drohende Komplikationen zu verhindern
- Kann der Tumor nicht mehr reseziert werden, wird eine Umgehungsoperation zur weiteren Darmpassage durchgeführt oder ein palliatives Enterostoma angelegt.
- Evtl. kann eine Chemotherapie die Prognose verbessern.

Postoperative Komplikationen

Postoperative Frühkomplikationen (▶ Tab. 11.8)

Tab. 11.8 Frühkomplikationen nach Darmresektion		
Anzeichen	Verdacht auf	Therapie
Braunes, wässriges Sekret in den Drainagen	Anastomoseninsuffizienz	Relaparotomie
Fieber, Leukozyten ↑, harte, gespannte Bauchdecke	Peritonitis	Relaparotomie
Fieber, verfärbtes Sekret in den Drainagen, Haut neben Drainageeintrittsstelle gerötet	Abszess	Spül-Saug-Drainage
Verstärkte Blutung aus Drainagen	Nachblutungen	Relaparotomie
Fehlender Stuhl- und Windabgang bei Ileostoma	Paralytischer Ileus durch Darmatonie	Medikamentös mit Metoclopramid, Bepanthen®
Kreislaufdepression bis Schock	Volumenmangel	Infusionen, Transfusion, Plasmaexpander
Oligurie/Anurie	ANV	HF oder Hämodialyse (▶ 8.2.4)
Temperatur ↑, schlechte BGA, SaO_2 ↓, Patient hustet nicht ab	Bronchopneumonie durch Schonatmung bei Schmerzen	Gezielte Atemtherapie, Antibiotika (▶ 9.4)

Weitere Komplikationen
- Stenosen und Fistelbildung, Malabsorption mit Gewichtsverlust, Perforation und Entartung (Morbus Crohn)
- Kurzdarmsyndrom
- Ulzerationen mit Blutungen, toxisches Megakolon mit septischem Krankheitsbild, erhöhtes Kolonkarzinomrisiko (Colitis ulcerosa)
- Verlängerte Darmatonie (Dickdarmerkrankungen), Ileusgefahr
- Blasenentleerungsstörungen v. a. nach Rektumoperationen
- Stomakomplikationen (▶ 5.2.6)

Intensivpflege
- Pflegerische Anamnese
- Pflege nach Operationen im Gastrointestinaltrakt (▶ 8.3.5)

Beobachten und Monitoring
Bei ausgedehnter Resektion häufig Nachbeatmung notwendig (Wiedererwärmung)
! Insbesondere auf Frühkomplikationen nach Darmresektion achten (▶ Tab. 11.8)!
- Intensivmonitoring (▶ 3.2)
- Wegen erhöhter Flüssigkeitsverluste über große Wundflächen besonders auf Volumenmangel achten → Volumensubstitution (Flüssigkeitsbilanz beachten!)
- Schmerzeinschätzung (▶ 10.2)
- Verbände, Drainagen: auf Nachblutungen und Anastomoseninsuffizienz achten, evtl. Enterostoma (▶ 5.2.6) kontrollieren
- Stuhl: Frequenz, Menge, Konsistenz, Beimengungen
- Atmung: Atemfrequenz und -tiefe, Pulsoxymetrie (▶ 3.2.4)
- Urinausscheidung (evtl. Blasenentleerungsstörungen, z. B. nach Rektum-OP) und Ausscheidung aus Drainagen kontrollieren → Flüssigkeitsbilanzierung (▶ 3.2.8)

Wundversorgung
- Täglich Verbandswechsel (▶ 7.1), dabei auf Nachblutungen und auf Anzeichen von perianaler Abszessbildung achten
- Drainage, je nach Fördermenge, nach Absprache mit dem Arzt ziehen
- Nähte oder Klammern der Abdominalnaht nach ärztl. AO am 10. Tag ziehen
- Bei Stomaanlage: zuerst die OP-Wunde versorgen, anschl. Stoma (▶ 5.2.6)
- Treten nach Reduktion der Schmerzmedikation erneut starke Schmerzen auf, an Komplikationen denken (Entzündung)
- Ggf. abdominellen Stützverband (z. B. Stützmieder) anlegen

Prophylaxen
- Dekubitusprophylaxe (▶ 3.3.1): Hautpflege (▶ 3.5.3), Hautschutz (Analbereich/Stoma), trockene Hautverhältnisse
- Pneumonieprophylaxe (▶ 3.3.4):
  - Bei Pneumonieprophylaxe Bauchpresse vermeiden, Patienten zum tiefen Ausatmen anhalten, dabei die Hände auf die Bauchnaht pressen
  - ASE, Kontaktatmung, Triflow®

- Parotitis- und Soorprophylaxe (▶ 3.3.5), Mundpflege
- Obstipationsprophylaxe: Abführmaßnahmen in Absprache mit dem Chirurgen → keine rektalen Maßnahmen nach Rektumamputation

Bewegungsplan
- Oberkörper leicht erhöht lagern (40–45°), Rückenlage, modifizierte Herzbettlage, rechte/linke Seitenlage, evtl. Operateur nach Lagerungseinschränkungen fragen
- Weichlagerung der disponierten Auflagepunkte, evtl. Weichlagerungssystem (▶ 3.3.1)
- Evtl. Knierolle, um Bauchdecke zu entlasten; alternativ: Herzbettlage
- Mobilisation: so früh wie möglich, evtl. noch am OP-Tag → dabei unbedingt die Bauchpresse vermeiden, Patienten dazu anhalten, selbst die Hände mit Druck auf die Bauchnaht zu legen

Körperpflege
- Wegen liegender Magensonde auf Mundatmung achten
- Sorgfältige Nasenpflege (▶ 3.5.4) bei liegender Magensonde

Ernährung
- Patienten und Angehörige über zukünftige Kostform beraten (z. B. Diätassistentin)
- Start der enteralen Ernährung (▶ 6.2.1) am OP-Tag, es sei denn, es spricht intensivmedizinisch etwas dagegen, z. B. postaggressiver Stoffwechsel (▶ 6.1.3)
- Enterale Ernährung je nach Verträglichkeit langsam steigern
- Darmtätigkeit beobachten, bei Kostangebot wird im Normalfall die Stuhlfrequenz wieder wie gewohnt beginnen. Evtl. können sich Stuhlgewohnheiten postoperativ verändern
- Bei klarer Bewusstseinslage und vorhandenen Schutzreflexen kann der Patient orale (zuerst Tee, Wasser) Flüssigkeit trinken
- Bei chron. entzündlichen Erkrankungen regelmäßige Gewichtskontrolle

- Abführmaßnahmen nach Darmoperationen nur nach AO
- Wegen Gefahr der Nahtinsuffizienz keine rektalen Manipulationen wie Klysmen oder Einlauf nach Rektumamputation
- Substitution von fettlöslichen Vitaminen bei Morbus Crohn/Colitis ulcerosa

Literatur
Herold G. Innere Medizin, Köln: Eigenverlag 2011.
Luce-Wenderle G, Fischer C, Bauer K. Klinikleitfaden OP-Pflege, 5. A. München: Elsevier, 2010.
Nürnberger H, Hasse FM, Pommer A. Klinikleitfaden Chirurgie. 5. A. München: Elsevier, 2010.
Richter S: Unterrichtsskript Enterale Ernährung – WB-Stätte für Intensivpflege & Anästhesie Klinikum Dortmund, 2010.

11.18 Diabetes mellitus

Anja Lorenz

Abstract

*Eine chronische Stoffwechselstörung, die durch einen absoluten oder relativen Insulinmangel bedingt ist. Es wird unterschieden zwischen **Diabetes Typ I** (juveniler Diabetes) und **Diabetes Typ II** (Altersdiabetes). Ferner sind Eiweiß- und Fettstoffwechsel gestört. Belastungssituationen wie Infektionen, Trauma, OP, Schock, Nieren- und Lebererkrankungen, Entgleisung des Säure-Basen- und Elektrolythaushalts oder Schwangerschaft können zu Stoffwechselentgleisungen führen. Patienten mit Diabetes mellitus sind i. d. R. von komplexen Krankheitsbildern betroffen, haben eine herabgesetzte Immunabwehr, Wundheilungsstörungen und eine erhöhte Infektionsgefahr, sodass häufig Komplikationen auftreten. Hyper-/Hypoglykämien sind zu vermeiden.*

Ursache

Diabetes mellitus Typ I
- Absoluter Insulinmangel durch Zerstörung der B-Zellen der Pankreas
- Meist vor dem 40. Lebensjahr auftretend
- Wahrscheinlich Autoimmunerkrankung

Diabetes mellitus Typ II
- Verminderte Insulinwirkung an Leber-, Muskel- und Fettzellen
- Erschöpfung der Insulinproduktion
- Gefördert durch Übergewicht, Bewegungsmangel, Stress, bestimmte Arzneimittel
- Meist im höheren Lebensalter auftretend

Diagnostik
- Nüchternplasmaglukose
- Oraler Glukosetoleranz-Test
- C-Peptide, Elektrolyte, Phosphat, Nierenwerte, Serumosmolarität
- Urinstatus (Glukose, Ketone)

Akute Komplikationen
- Hypoglykämie (unten)
- Hyperglykämie:
  - Ketoazidotisches Koma (unten)
  - Hyperosmolares Koma (unten)

Symptome

Diabetes mellitus Typ I
- Rascher Beginn der Erkrankung
- Starker Durst
- Polyurie
- Übelkeit, Schwäche, Gewichtsverlust

Diabetes mellitus Typ II
- Langsamer Beginn der Erkrankung
- Hautveränderungen (Jucken, Mykosen)

11.18 Diabetes mellitus

- Sehstörungen
- Infektionen (Harnwegsinfekte, Hautentzündungen)
- Oft gleichzeitig Fettstoffwechselstörungen, Hypertonie und Adipositas
- Bei Diagnosestellung zeigen sich oft schon Spätfolgen

Spätfolgen
- **Makroangiopathie:** AVK, KHK, apoplektischer Insult, Myokardinfarkt
- **Mikroangiopathie:** Nierenschaden, Retinopathie, Neuropathie:
  - Periphere Neuropathie: trophische Störungen (z. B. Diabetiker-Fuß mit überschießender Hornhautbildung, Ulzera, hoher Infektionsgefährdung), Sensibilitätsstörungen, Schmerzen
  - Autonome/vegetative Neuropathie: Herz-Kreislauf: fehlende Anpassung an Belastungen → orthostatische Beschwerden, stumme Ischämie, Darmentleerungsstörungen, Blasenentleerungsstörungen, Ödeme, fehlende Schweißproduktion, Ulzera.

> Bei Diabetiker/innen besteht ein besonders hohes Risiko von Dekubitalulzera, Haut- und Harnwegsinfektionen.

Spezifische medizinische Therapie
Das Therapieziele beim Typ-I-Diabetiker sind ein normaler Blutzuckerwert mit größtmöglicher Flexibilität bei der Nahrungsaufnahme und die Vermeidung von Spätschäden. Das Spritzen von Insulin ist ein Leben lang erforderlich.

Das Therapieziel ist auch beim Typ-II-Diabetiker die Einstellung des Blutzuckers mit Ernährung und Medikamenten, um Langzeitschäden vorzubeugen. Beim Versiegen der Insulinproduktion wird der Patient sekundär insulinbedürftig.

> **Metabolisches Syndrom**
> Als metabolisches Syndrom wird das gemeinsame Auftreten von Übergewicht, Fettstoffwechselstörungen, Bluthochdruck sowie einer Insulinresistenz (eingeschränkte Empfindlichkeit der Körperzellen gegenüber Insulin) verstanden. Eine Insulinresistenz geht einem diagnostizierten Diabetes i. d. R. Jahre voraus.

Diabetes mellitus Typ I
- Ernährung bei Diabetes mellitus
- Insulin
- Bewegung

Diabetes mellitus Typ II
- Ernährung bei Diabetes mellitus, Gewichtsabnahme, Bewegung
- → Dann erst orale Antidiabetika
- → Dann erst Insulin

Intensivpflege

Beobachten und Monitoring
- Kontrolle des Blutzuckers, Elektrolyte (Kalium, Natrium, Chlorid), BGA
- Urinuntersuchungen: Glukose, Ketonkörper, auf Harnwegsinfekte
- Haut auf Infektionen oder Verletzungen prüfen

- Extremitätenpulse prüfen
- Insulin- und Infusionstherapie überwachen

Prophylaxen und Bewegungsplan
- Dekubitusprophylaxe (▶ 3.3.1), Zystitisprophylaxe (▶ 3.3.9)
- Regelmäßige Mobilisation (▶ 3.4)
- Mobilität des Patienten erhalten und fördern

Körperpflege
- Hygienemaßnahmen (▶ 1.3) berücksichtigen, da Diabetiker ein hohes Infektionsrisiko haben und über eine schlechte Wundheilung (▶ Kap. 7) verfügen, gutes Abtrocknen der Haut
- Berührungs-, Schmerz- und Temperaturempfinden ist herabgesetzt → Vorsicht beim Einsatz des Warmtouch!

Ernährung

Perioperative Maßnahmen
Diätetisch oder mit oralen Antidiabetika eingestellte Diabetiker:
- Biguanide (z. B. Metformin®) wegen Gefahr einer postoperative Laktatazidose 2 Tage vor OP absetzen
- Am Vortag abends **keine** Antidiabetika mehr nach der letzten Mahlzeit verabreichen → nachts BZ-Kontrolle
- OP-Morgen: **keine** Antidiabetika verabreichen, 5–10-prozentige Glukoselösung, Infusionsgeschwindigkeit nach BZ-Wert und ärztl. AO, wenn BZ > 200 mg/dl, Altinsulin s. c. oder i. v. verabreichen
- Sobald der Patient essen kann, auf Diät bzw. orale Antidiabetika umstellen

Insulinabhängige Diabetiker:
- Nüchternzeit über 6 h, parenterale Gabe von 5–10 % Glukose und BZ-Kontrolle (Werte zwischen 100 und 200 mg/dl)
- Wartezeiten präoperativ so kurz wie möglich halten
- Am OP-Morgen Glukoseinfusion und Insulin s. c. oder i. v. nach ärztl. AO und BZ-Wert
- Insulingabe bei parenteraler Ernährung (▶ 6.2.2) ist abhängig vom aktuellen BZ-Wert

Hyperglykämie
Hyperglykämische Entgleisung

Abstract
Die hyperglykämische Entgleisung, auch diabetisches Koma genannt, ist eine lebensbedrohliche Akutkomplikation des Diabetes mellitus. Durch den hochgradigen Insulinmangel führt sie zu extrem hohen BZ-Werten (meist 300–700 mg/dl). Langsames Absenken des Blutzuckers (NICHT mehr als 100 mg/dl pro Stunde), sonst droht die Gefahr eines Hirnödems. Flüssigkeitszufuhr ist die wichtigste Erstmaßnahme!

Formen

Ketoazidotisches Koma
- Meist bei Typ-I-Diabetes
- Ursachen, z. B. erhöhter Insulinbedarf bei Infekt, Insulinunterdosierung

Absoluter Insulinmangel → Lipolyse ↑ → Ketonkörper ↑ ↑ → metabolische Azidose (▶ 6.4). Hyperglykämie → osmotische Diurese → Exsikkose → Elektrolytverlust

Hyperosmolares Koma
- Meist Typ-II-Diabetes
- Ursachen, z. B. Unterdosierung der Antidiabetikamedikation, Diätfehler, diabetogene Medikamente wie Diuretika, Glukokortikoide

Relativer Insulinmangel → Hyperglykämie → osmotische Diurese → Exsikkose → Elektroytverlust (Na$^+$, K$^+$). Durch die noch vorhandene, geringe Insulinproduktion wird die Lipolyse gehemmt → eine Azidose ist meistens nicht vorhanden.

Symptome
▶ Tab. 11.9

Prodromalstadium
- Appetitlosigkeit, Übelkeit, Erbrechen
- Muskelschwäche, Schläfrigkeit
- Durst, Polyurie

Akutstadium
- Kussmaulsche vertiefte Atmung beim ketoazidotischen Koma (unten)
- Bauchschmerzen: Pseudoperitonitis, „akuter Bauch"
- Exsikkosezeichen besonders beim hyperosmolaren Koma: Tachykardie, Hypotonie bis zum Schock, trockene Haut, Schleimhäute und Zunge, weiche Augenbulbi
- Fieber
- Hypo- bis Areflexie, Somnolenz (▶ 3.2.1)

Tab. 11.9 Symptome bei ketoazidotischem Koma und bei hyperosmolarem Koma

	Ketoazidotisches Koma	Hyperosmolares Koma
Bevorzugt Betroffene	Typ-I-Diabetiker	Typ-II-Diabetiker
Entwicklung	Stunden bis Tage	Tage bis Wochen
BZ-Werte	300–700 mg/dl (17–39 mmol/l)	> 700 mg/dl (39 mmol/l)
Leitsymptome	Appetitlosigkeit, Polyurie, Polydipsie, Dehydratation durch osmotische Diurese (massive Glukosurie), Tachykardie und Hypotonie bis zum Schock. Oligo-/Anurie bis zum ANV. Verlangsamte Reflexe, hypotone Muskulatur, Bewusstseinsstörungen	
	Azidose mit Übelkeit, Erbrechen, Peritonitissymptome, Azetongeruch der Atemluft, vertiefte Atmung (Kussmaul-Atmung)	Trockene heiße Haut

Diagnostik
- BZ, BGA, Serumosmolalität (▶ Tab. 11.10)
- Elektrolytkontrolle, BB, Keton im Urin (Urostix®)

- Laktat, Cl⁻, PO_4^{3-}
- Amylase, Transaminasen, CRP zur Differenzialdiagnostik akutes Abdomen (▶ 11.1)

> **Achtung**
> Irreführende Enzymveränderungen bei hyperglykämischer Entgleisung sind nicht selten, z. B. Amylaseanstieg (meist aber **ohne** Lipaseanstieg).

Tab. 11.10 Labor bei ketoazidotischem und hyperosmolarem Koma

Laborparameter	Ketoazidotisches Koma	Hyperosmolares Koma
BZ	> 300 mg/dl	> 600 mg/dl
pH	< 7,3	> 7,3
Bikarbonat	< 15 mmol/l	> 15 mmol/l
Osmolalität	< 320 mosmol/kg	> 320 mosmol/kg

Komplikationen
- Respiratorische Insuffizienz und Beatmung (▶ Kap. 4)
- Hypothermie
- Hirnödem

Spezifische medizinische Therapie
! Flüssigkeitszufuhr (meist NaCl 0,9 %) ist die wichtigste Erstmaßnahme!
- ZVK legen (▶ 5.1.2), Volumensubstitution nach ZVD (▶ 3.2.5)
- Insulindosierung i. v. nach ärztl. AO
! Achtung: BZ soll nicht > 100 mg/dl/h sinken → sonst Gefahr des Hirnödems (Hirndruckerhöhung ▶ 11.31)
- Kaliumsubstitution nach Serum-Kaliumspiegel → Azidose führt meist zu erhöhten Kaliumwerten, die unter der Therapie aber drastisch abfallen → vermehrten K-Bedarf mit Substitutionstabelle bestimmen
- Azidosekorrektur mit Natriumbikarbonat nach BGA und AO
- Medikamentöse Thromboseprophylaxe (▶ 9.3.1)
- Ggf. Intubation und Beatmung

Intensivpflege

Beobachten und Monitoring
- EKG, HF, Herzrhythmus, RR, ZVD, Temperatur
- Überwachung der Atmung, ggf. Beatmung
- Bewusstseinskontrolle (▶ 3.2.1)
- Hautturgor prüfen (Exsikkose ▶ Tab. 11.11)
- Überwachung der Infusionstherapie
- Engmaschige Laborkontrollen: BZ, Elektrolyte, Laktat, BGA (▶ Tab. 4.5)

Ausscheidungen
- Kontrolle der Urinausscheidung und exakte Bilanzierung
- Urinuntersuchungen bei liegendem BDK (▶ 5.4.1)
- Bei Erbrechen Magensonde legen (▶ 5.3.1)

11.18 Diabetes mellitus

Prophylaxen und Bewegungsplan
- Durchführung aller notwendigen Prophylaxen (▶ 3.3), v. a. Aspirations- und Dekubitusprophylaxe
- Atemunterstützende Lagerung (Oberkörperhochlagerung ▶ Tab. 3.21)
- Aktives und passives Durchbewegen je nach Zustand des Patienten (▶ 3.3.2)

Körperpflege und Ernährung
- Pflege bei erhöhter Temperatur und Exsikkose (▶ 3.7.3)
- Ernährung wie bei Diabetes mellitus

Hypoglykämie

Abstract
Bei der Hypoglykämie sinkt die Konzentration der Glukose im Blut unter 40–50 mg/dl (2,8 mmol/l). Dies hat v. a. für das Gehirn Folgen und kann je nach Schwere einen kritischen Zustand darstellen. Typ-I-Diabetiker entwickeln ein- bis zweimal die Woche eine leichte und alle 1–2 Jahre eine schwere Hypoglykämie. Die Hypoglykämiewahrnehmung nimmt mit der Anzahl der Hypoglykämien und der Diabetesdauer ab, sodass Hypoglykämien zunehmend eine Gefahr darstellen.
- *Bei unklarem Koma NIE Insulin, sondern Glukose verabreichen und die Wirkung abwarten. Im Fall einer Hyperglykämie schadet dies nicht mehr. Bei einer Hypoglykämie jedoch kann Insulin tödlich sein.*
- *Hochprozentige Glukoselösungen (ab 20 %) nur über zentralvenöse Zugänge verabreichen!*

Ursachen

Exogene Ursachen (häufig)
- Überdosierung von Insulin oder oralen Antidiabetika, z. B. Sulfonylharnstoffen
- Unzureichende Nahrungsaufnahme oder -zufuhr, ungewohnte körperliche Aktivität
- Nebenwirkung von Arzneimitteln, Alkohol
- Hypokaliämie

Endogene Ursachen (selten)
- Insulinbildende Inselzelltumoren des Pankreas oder extrapankreatische Tumoren, z. B. Bronchial-Ca, Fibrome, Sarkome
- Schwere Lebererkrankungen mit Glukosebildungsstörungen.

Symptome
Die Symptome werden durch die hormonelle Gegenregulation (z. B. Adrenalin), besonders bei raschem BZ-Abfall, und dem Glukosemangel im Gehirn hervorgerufen. Ein rascher Abfall von „gewohnten" 250 mg/dl auf 100 mg/dl kann zu Hypoglykämiesymptomen führen. Bei niedrigem Ausgangswert, z. B. 80 mg/dl, fehlen Warnhinweise oft und der Patient wird sofort bewusstlos.
- Unruhe, Angstgefühl, Reizbarkeit
- Herzklopfen, Tachykardie, RR ↑
- Schweißausbrüche, Hautblässe, Kopfschmerzen
- Heißhunger
- Sensibilitätsstörungen, z. B. pelziges Gefühl im Mundbereich
- Konzentrations-, Koordinations-, Sprach-, Seh-, Schlafstörungen

- Verwirrtheit, starke Unruhezustände, Fehlhandlungen
- Bewusstseinsstörungen bis zur Bewusstlosigkeit
- Zerebrale Krampfanfälle

Tab. 11.11 Unterscheidung zwischen hyperglykämischem Koma und hypoglykämischem Schock

	Hyperglykämisches Koma	Hypoglykämischer Schock
Beginn	Langsam über Tage	Rasch
Bedürfnis	Starker Durst	Heißhunger
Muskulatur	Hypoton	Hyperton
Haut	Trocken	Feucht
Atmung	Vertieft bei Ketoazidose	Normal
Augäpfel	Weich, eingefallen	Normal
Symptome	Fieber, Bauchschmerz, evtl. zerebrale Krampfanfälle	Zerebrale Krampfanfälle, neurologische Ausfälle

Diagnostik
Sofortige BZ-Kontrolle mittels Schnellteststreifen

Akute Komplikationen
- Respiratorische Insuffizienz und Beatmung
- Zerebrale Krampfanfälle
- Herzrhythmusstörungen (bei Hypokaliämie)

Spezifische medizinische Therapie

Maßnahmen bei leichter Hypoglykämie
Eine leichte Hypoglykämie können Patienten mitunter selbst erkennen und ggf. auch behandeln, z. B. mit Traubenzucker, zuckerhaltigen Getränken.
Grundsätzlich gilt es den BZ-Wert anzuheben:
- 1–2 BE schnell resorbierbare Kohlenhydrate, z. B. 15–20 g (3–4 Plättchen) Traubenzucker oder 1 Glas Apfelsaft, dann 1–2 BE langsam resorbierbare Kohlenhydrate, z. B. 1–2 Scheiben Brot
- Infusionsregime, Kohlenhydratinfusionen und Insulinzufuhr kontrollieren
- Blutzuckerwert steigern bis > 100 mg/dl

> Würfelzucker hilft nicht unter Acarbose-Therapie, z. B. Glucobay®, da Acarbose die Spaltung des Zweifachzuckers Saccharose hemmt → Traubenzucker (Glukose) geben

Maßnahmen bei schwerer Hypoglykämie
BZ-Wert anheben durch:
- 20–50 ml 20- bis 50-prozentige Glukoselösung
- Sulfonylharnstoffhypoglykämie: Gefahr des wiederholten BZ-Abfalls (Hypoglykämierezidiv) → Infusion von 5- bis 10-prozentiger Glukoselösung nach Aufwachen des Patienten unter häufiger BZ-Kontrolle

- Wenn Infusion nicht möglich (z. B. kein venöser Zugang): 1 mg Glukagon (Fertigspritze) s. c., i. m. oder i. v., nach dem Erwachen sofort oral schnell resorbierbare Kohlenhydrate zuführen
- ! Achtung Bei unklarem Koma nie Insulin, sondern Glukose geben und Wirkung abwarten. Bei einer Hyperglykämie schaden 10 g Zucker nicht mehr, dafür kann Insulin bei Hypoglykämie tödlich sein.

> Hochprozentige Glukoselösungen ab 20 % nur über zentralvenöse Zugänge verabreichen!

Intensivpflege

Beobachten und Monitoring
- BZ-Kontrollen alle 15–30 Min.
- Überwachen der Vitalparameter und der Atmung
- Hautturgor prüfen (▶ Tab. 11.11)

Neurologische Überwachung
- Kontrolle des Bewusstseins (▶ 3.2.1)
- Zeichen von Krampfanfällen

Ausscheidungen
- Überwachung der Infusionstherapie (▶ 9.5.1)
- Kontrolle der Urinausscheidung und Bilanzierung (▶ 3.2.8)

Ernährung
Diabetes mellitus ▶ 11.18

Literatur
Marischler C. BASICS Endokrinologie, München: Elsevier, 2007.
Menche N. Pflege Heute. 5. A. München: Elsevier, 2011.

11.19 EHEC-Infektion (enterohämorrhagische E. coli-Stämme)

Andrea Masset

Abstract
Escherichia coli *sind gramnegative Stäbchenbakterien, sie kommen im Dickdarm von Mensch und Tier vor, wirken mitunter jedoch auch pathogen. Als EHEC werden nur sogenannte shigatoxinbildende E. coli (STEC) bezeichnet, die zu akuten Gastroenteritiden und über eine hämorrhagische Kolitis zu den lebensbedrohlichen postinfektiösen Syndromen, dem hämolytisch-urämischen Syndrom (HUS) und der thrombotisch-thrombozytopenischen Purpura (TTP) führen können. Von den bisher ca. 400 typisierten EHEC-Stämmen gilt als wichtigster und häufigster Serovar (Untergruppe) das E. coli mit der Bezeichnung O157:H7. Die von den EHEC gebildeten Shigatoxine I und II binden sich an spezielle Zellwandrezeptoren, blockieren dort die Proteinsynthese, führen zu einem schnellen Zelltod und damit zu kapillaren Endothelschäden.*
Es kann aber auch zu anderen Erscheinungsformen kommen (z.B. Mai-Juli 2011, das E. coli Bakterium O104:H4 forderte 53 Todesopfer bei 3842 Erkrankungen).

Infektionen mit EHEC
Infektionen mit EHEC sind weltweit verbreitet und werden meist durch Nahrungsmittel (speziell Rinderhackfleisch, Mettwurst, nicht pasteurisierte Milchprodukte und Sprossen) hervorgerufen.
- Die **Übertragung** erfolgt sowohl indirekt durch fäkal kontaminierte Lebensmittel als auch direkt von Mensch zu Mensch (fäkal-oral) und bei direktem Kontakt mit Tieren (z. B. Streichelzoo).
- Der **Verlauf** kann von eher subklinisch mit leichten kurzen Diarrhöen bis zu kolikartig blutig-wässrigen Durchfällen mit Elektrolytentgleisungen reichen. Säuglinge, Kinder, alte Menschen und Abwehrgeschwächte sind besonders gefährdet.
! Schon kleinste Mengen an Erregern können zu Infektionen führen (100 Erreger sind für eine Infektion mit EHEC bereits ausreichend)!
! Die **Inkubationszeit** beträgt 2–9 Tage
- Meldepflicht bei EHEC besteht bei Erkrankung, Tod und Dauerausscheidung, bei HUS bereits bei Verdacht

Symptome
Oftmals verlaufen Infektionen mit EHEC leicht und bleiben deshalb vielfach unerkannt.
- Beginn der Erkrankung mit wässrigen Diarrhöen, die im Verlauf der Erkrankung zunehmend wässrig-blutig erscheinen und ein der Ruhr ähnliches Bild annehmen können.
- Unwohlsein, Übelkeit, Erbrechen, Abdominalschmerzen
- Schwere Verlaufsform: hämorrhagische Kolitis, zunehmende Abdominalschmerzen, blutiger Stuhl, häufig Fieber

Diagnostik
Der Nachweis von EHEC ist schwierig, da der Erreger eine Untergruppe der *E. coli* ist und es sich damit nicht um eine einheitliche Gruppe von Bakterien handelt.
- Erregerisolierung und Toxinnachweis mittels Stuhlproben
- Nachweis spezifischer Antikörper im Blut
- Laborparameter: BB, Elektrolyte, Kreatinin, Harnstoff, BZ, Gerinnungsparameter, BGA

> EHEC ist immer in das Untersuchungsspektrum einzubeziehen, wenn blutige Durchfälle mit kolikartigen Bauchschmerzen vorliegen oder Zeichen des HUS auftreten.

Komplikationen
EHEC-Infektionen können gefährliche Komplikationen hervorrufen:
- **HUS** mit der Trias: hämolytische Anämie, Thrombozytopenie, akutes Nierenversagen, vor allem bei Kindern, 5–10 % der Erkrankungsfälle
- **TTP:** Thrombozytopenie, Hautblutungen, hämolytische Anämie, neurologische Veränderungen, z. B. Krampfanfälle
- Akutes Nierenversagen mit Dialysepflicht
- Arterielle Hypertonie
- Neurologische Schäden

11.19 EHEC-Infektion (enterohämorrhagische E. coli-Stämme)

- Irreversibler Nierenfunktionsverlust mit chronischer Dialyse
- ! Besonders bei Säuglingen, Kleinkindern, alten Menschen und Abwehrgeschwächten lassen sich dramatische und lebensbedrohliche Krankheitsbilder beobachten!

Spezifische medizinische Therapie
Die Therapie erfolgt symptomatisch.
- **Keine** Gabe von Antibiotika (kann die Bakterienausscheidung verlängern und die Toxinbildung stimulieren)
- **Keine** Gabe von Motilitätshemmern, da sich das Krankheitsbild dadurch verschlechtert
- Parenterale Flüssigkeits- und Elektrolytsubstitution
- Kreislaufstabilisierung

Bei schwerem Verlauf → intensivmedizinische Überwachung:
- Volumentherapie und Katecholamine (▶ 9.2.1) zur Kreislaufstabilisierung
- Maschinelle Beatmung (▶ 4.5)
- Forcierte Diurese, Nierenersatztherapie (▶ 8.2.4)
- Plasmapherese (▶ 8.2.4)
- Ggf. Behandlung des Hirnödems
- Ggf. Blutzuckereinstellung
- Transfusion von Erythrozytenkonzentraten bei Bedarf
- Ggf. Behandlung einer Verbrauchskoagulopathie

Intensivpflege

Beobachten und Monitoring
- Vitalparameter: EKG, HF, Herzrhythmus, RR, Temperatur, ZVD
- Überwachung der Atmung (▶ 3.2.4): AF und Pulsoxymetrie
- Bei beatmungspflichtigen Patienten Überwachung der Beatmungsparameter
- ! Neurologische Situation besonders bei Kindern eng überwachen, da es beim HUS auch zur Ausbildung eines Hirnödems mit zerebralen Krämpfen kommen kann!
- Neurologische Überwachung (▶ 3.2.1)

Ausscheidungen
- Stuhl auf Häufigkeit, Menge, Aussehen und Blutbeimengungen beobachten
- Urin: Menge und Aussehen kontrollieren und bilanzieren, auf Zeichen der Hämolyse achten, beginnendes Nierenversagen muss rechtzeitig erkannt werden
- Pflege bei Nierenersatztherapie (▶ 8.2.4)

Pflegerische Interventionen
- ! Je nach Verlauf entspricht die pflegerische Versorgung derjenigen eines Patienten mit Gastroenteritis (▶ 3.7.1 und ▶ 3.7.2)!
- ! Bei schwerem Verlauf mit HUS erfolgt die pflegerische Versorgung weitestgehend entsprechend derjenigen eines Patienten mit septisch-toxischem Krankheitsbild (Sepsis ▶ 11.75)!
- Ggf. Pflege bei Verbrauchskoagulopathie
- Ggf. Pflege bei erhöhtem Hirndruck (▶ 11.31)
- Prophylaxen (▶ 3.3) abhängig vom Schweregrad der Erkrankung

Spezielle Hygiene
- Infektiöses Material: Stuhl, evtl. auch Erbrochenes
- Einzelzimmer: bei unkontrollierbaren Durchfällen mit Inkontinenz oder bei unzureichender Patientenhygiene
- Separate Toilette für die Dauer der Erkrankung
- Händedesinfektion (▶ 1.4.1) vor und nach Patientenkontakt, beim Betreten und Verlassen des Zimmers
- Regelmäßige Desinfektion der patientennahen Flächen
- Einmalhandschuhe und Schutzkittel, wenn Kontakt mit infektiösem Material wahrscheinlich ist, ansonsten Standardhygiene (▶ 1.4.1)

Literatur
Bayrisches Landesamt für Gesundheit und Lebensmittelsicherheit. Unter www.lgl.bayern.de (letzter Zugriff: 30.9.2011) Der Internist. Band 52 Heft 9. RKI Robert-Koch-Institut. Unter: www.rki.de (letzter Zugriff: 30.9.2011)

11.20 Epidurales Hämatom (EDH)
Christian Hoffmann

Abstract
Meist arterielle Blutung aus der A. meningea media zwischen der Innenseite des Schädels und der Dura mater. In der Regel bei Fraktur des Schläfenbeins. Bei frühzeitiger Erkennung und operativer Entlastung gute Prognose, da zunächst keine direkte Hirnschädigung vorliegt. Eine länger bestehende Erweiterung beider Pupillen lässt auf eine Schädigung des Hirnstamms durch den vom Hämatom ausgeübten Druck schließen, was eine schlechte Prognose zur Folge hat.
Wichtig ist eine gute neurologische Überwachung. Nicht vom Auftreten eines freien Intervalls täuschen lassen. Die weitere Pflege richtet sich nach der Schwere der neurologischen Ausfälle (Hirndruck!) und evtl. anderen Komplikationen.

Symptome
- Klassischer Verlauf: initial kurze Bewusstlosigkeit nach Trauma, dann freies Intervall mit anschließender sekundärer Eintrübung → klassischer Verlauf ist in der Praxis selten zu beobachten, häufig sind Patienten nach dem Trauma wach und trüben dann zunehmend ein
- Pupillenerweiterung auf der Hämatomseite
- Kontralaterale Halbseitensymptomatik
- Hirndrucksymptomatik
- Bewusstseinsstörung

> Das freie Intervall ist zwar typisch für das EDH, aber ein klassisches freies Intervall ist nur selten zu beobachten!

Diagnostik
- Neurologische Untersuchung und Anamnese
- CCT
- **Differenzialdiagnostik:** anders lokalisierte Blutungen (Kontusionsblutung, subdurales Hämatom)

11.20 Epidurales Hämatom (EDH)

Spezifische medizinische Therapie
- Sofortige neurochirurgische Versorgung: unverzügliche Schädeltrepanation mit Ablassen des Hämatoms und Ausschaltung der Blutung
- Einlegen einer Ablaufdrainage

Intensivpflege
Postoperative Intensivpflege nach neurochirurgischen Eingriffen (▶ 8.3.6)

Präoperativ
- Überwachung von Atmung und Vitalzeichen
- Neurologischer Status: Pupillen, Motorik, Ansprechbarkeit (▶ 3.2.1)
- Rasche OP-Vorbereitung: venöser Zugang, Rasur
- Labor: Blutgruppe, Kreuzblut, BB, Gerinnung, Elektrolyte

Postoperativ

> **Trepanation**
> Nach Trepanation gelten die üblichen Prinzipien wie bei allen anderen Operationen. Zu beachten ist hierbei, dass der Knochendeckel z. T. fehlt. Daher muss beim Drehen und Lagern des Patienten mit besonderer Vorsicht vorgegangen werden.

- OP-Wunde beim täglichen Verbandswechsel kontrollieren (Blutung, Entzündungszeichen, Liquoraustritt), es kann zu einem Liquorkissen bzw. zu einer Einbuchtung kommen
- Beim Pflasterwechsel die Haare aus hygienischen Gründen nachrasieren
- Ggf. Pflege bei Hirndruckerhöhung (▶ 11.31)

Beobachten und Monitoring
- Kreislauf: EKG, RR, ZVD
- Evtl. ICP-Messung (▶ 3.2.6)
- Atmung: Überwachung von Beatmung bzw. Spontanatmung
- Neurologische Überwachung: Pupillenkontrolle, Motorik seitenbezogen, Reaktion auf Ansprache, Reize und Schmerzen (▶ 3.2.1, ▶ Kap. 10)
- Ausscheidungen:
  - Urinausscheidung (▶ 3.2.8) und Ablaufdrainage kontrollieren
  - Flüssigkeitsbilanzierung

Umgang mit Drainagen
- Drainagebeutel gut sichtbar und sicher aufhängen
- Dokumentation von Sekretmenge und -farbe
- ! Während und nach Lagerung des Patienten Drainageleitungen auf versehentliches Abknicken überprüfen!

Prophylaxen und Bewegungsplan
- Alle Prophylaxen (▶ 3.3)
- Wenn keine Hirnschädigung vorliegt, können die Patienten zur Dekubitusprophylaxe gelagert bzw. nach Möglichkeit früh mobilisiert werden.

Literatur
Deutsche Gesellschaft für Neurologie. Unter: www.dgn.org (letzter Zugriff: 24.8.2011).

11.21 Epileptische Anfälle

Christian Hoffmann

Abstract
Epileptische Anfälle können in verschiedenen Formen in Erscheinung treten. Während viele Anfallsarten intensivmedizinisch wenig relevant sind, kann es sich beim Status epilepticus um einen akut vitalbedrohlichen Notfall handeln. Epileptische Anfälle sind Funktionsstörungen des Gehirns, die durch abnorme Aktivitätssteigerung und mangelnde Erregungsbegrenzung der Neuronen zustande kommen. Von Epilepsie spricht man, wenn wiederholt Anfälle auftreten. Daneben gibt es Gelegenheitsanfälle, die sich nur einmal oder wenige Male zeigen. Grundsätzlich unterscheidet man die symptomatische Epilepsie mit bekannter Genese von der genuinen Epilepsie, bei der keine Erkrankung des Gehirns erkennbar ist.

Auslösende Faktoren
Wichtige auslösende Faktoren einer symptomatischen Epilepsie können sein:
- Hirntumoren und -abszesse, SHT
- Z. n. Meningitis und Enzephalitis
- Z. n. apoplektischen Insult
- Sinus-Venen-Thrombose
- Metabolische Störungen (Hypoglykämie, Leberversagen)
- Entzugssyndrom
- Intoxikation/Drogen
- Gefäßfehlbildungen

Ursache und Symptome
Je nach Art des Anfalls unten

Diagnostik
- Anamnese, Beobachtung eines Anfalls
- EEG (Herdbefund, spezifische Veränderungen)
- CCT, MRT
- Labor: insbesondere BZ, Elektrolyte, bei bekannter Epilepsie: Antikonvulsiva-Spiegel

Anfallsarten
Bezüglich der Anfallsformen kann hier nur eine grobe Einteilung in fokale und generalisierte Anfälle erfolgen.

Fokale Anfälle
Die epileptische Erregung ist in diesem Fall auf eine bestimmte Hirnregion begrenzt, die z. B. durch Tumor oder Narbenbildung geschädigt ist. Beim Anfall bleibt das Bewusstsein erhalten, der Übergang in einen generalisierten Krampfanfall mit Bewusstseinsverlust ist jedoch möglich (sekundäre Generalisation).

Ein Beispiel für fokale Anfälle ist der Jackson-Anfall, bei dem sich motorische Äußerungen, z. B. Zuckungen und Missempfindungen, je nach betroffenem Hirnanteil in einer Körperregion von distal nach proximal ausbreiten.

Generalisierte Anfälle
Die epileptischen neuronalen Entladungen sind hier keinem einzelnen Hirngebiet zuzuordnen, sondern finden generalisiert statt. Von den verschiedenen generalisierten Anfallsformen sollen nur die intensivmedizinisch relevantesten kurz erläutert werden: der Grand-mal-Anfall und Status epilepticus.

Grand-mal-Anfall
Es handelt sich um einen generalisierten Anfall mit häufig vorhergehender Aura, gefolgt von einer tonischen, einer klonischen und einer anschließenden postiktalen Phase.
- Vorboten (teilweise Stunden oder Tage vorher), z. B. Kopfdruck, Schwindel, Reizbarkeit
- Evtl. Aura oder einleitender fokaler Anfall
- Evtl. Initialschrei (durch Krampf der Atem- und Schlundmuskulatur)
- Bewusstlosigkeit mit geöffneten Augen und weiten, lichtstarren Pupillen
- Tonische Phase mit Anspannung der Muskulatur, Gesichtsverzerrung, Überstreckung von Extremitäten und Rumpf, häufig Zungenbiss
! Evtl. Atemstillstand mit Zyanose!
- Klonische Phase mit rhythmischen Zuckungen der Extremitäten, Urin- und/oder Stuhlabgang; tiefe stöhnende Atmung
- Terminalschlaf

Status epilepticus
Als Status epilepticus bezeichnet man a) einen generalisierten tonisch-klonischen Anfall, der länger als 5 Min. anhält bzw. 20–30 Min. bei fokalen Anfällen oder Absencen übersteigt; b) eine Sequenz von einzelnen Anfällen in kurzen Abständen zwischen denen klinisch, bzw. im EEG keine vollständige Restitution erfolgt. Als Notfall ist der tonisch-klonische Status epilepticus zu werten. Nicht selten kann ein Status epilepticus „still" verlaufen, d. h., der Patient zeigt außer einer Vigilanzstörung keine Symptome.
Differenzialdiagnostisch ist an Vigilanzstörungen anderer Ursache (Intoxikationen, Hypoglykämie, Schlaganfall) und psychogenem Anfall zu denken.

Achtung
Beim Status epilepticus kann es sich wegen der Gefahr einer Hypoxie und eines sich schnell entwickelnden Hirnödems um eine lebensbedrohliche Situation handeln!

Spezifische medizinische Therapie
- Atemwege freihalten, evtl. Sauerstoffgabe
- Intubationszubehör bereitstellen (bei einzelnen Anfällen nicht nötig)
- Gabe von Benzodiazepinen (▶ 9.1), z. B. Lorazepam (Tavor®) nach ärztl. AO, nicht nötig bei vereinzelten Anfällen, die von selbst aufhören
- Bei vital bedrohlichem, ansonsten therapieresistentem Status epilepticus: Durchbrechen des Status mit Narkose (z. B. mit Trapanal®) unter Intubation und Beatmung, dabei an Nebenwirkungen denken

- Aufsättigung mit Phenytoin (Epanutin®/Zentropil®/Phenydan®) unter täglicher Medikamentenspiegelkontrolle; Dosierung: 750 mg als Infusionskonzentrat über 4–6 h; prophylaktische antikonvulsive Therapie 2 × 250 mg/d (abhängig vom Medikamentenspiegel)

> Phenytoin wegen ausgeprägter Venenreizung zentralvenös verabreichen. Um Ausflockungen durch Inkompatibilität zu vermeiden vorher und nachher gut mit NaCl 0,9 % durchspülen.
> ! Phenytoin kann erhebliche Rhythmusstörungen und RR-Abfälle hervorrufen, daher langsam geben, Kreislauf beobachten.

Intensivpflege

Beobachten
- Möglichst genaues Erfassen der Anfallsform: Zeitpunkt, Dauer, Situation, betroffene Körperregionen
- Neurologischer Status, Pupillen
- Vitalparameter: insbesondere Atmung, Sauerstoffsättigung, RR und Herzfrequenz (während des Anfalls oft nicht möglich)

> **Vorsorgemaßnahmen**
> - Für Verletzungsschutz des Patienten sorgen, z. B. verletzungsträchtige Gegenstände entfernen, abgepolsterten Seitenschutz am Bett anbringen, Patienten während eines Anfalls nicht festhalten, nicht fixieren
> - Für einen geregelten Tag-Nacht-Rhythmus sorgen (Schlafentzug vermeiden)
> - Grelle Lichtreize, Flackerlicht vermeiden, Zimmer abdunkeln
> - Auf regelmäßige Gabe der Antikonvulsiva achten
> - Ggf. Zahnprothese entfernen
> ! Einbringen eines Mundkeils ist wegen Verletzungsgefahr obsolet!

Literatur
Deutsche Gesellschaft für Neurologie. www.dgn.org (letzter Zugriff: 18.8.2011).
Klingelhöfer J, Berthele A. Klinikleitfaden Neurologie. 4. A., München: Elsevier, 2009

11.22 Ertrinkungsunfall

Christina Greil

Abstract
Ertrinkungsunfall bedeutet → Tod infolge Sauerstoffmangels durch Einströmen von Wasser in die Lungen. Es ist die häufigste Einzelunfallursache für tödliche Unfälle im Kleinkindalter. Prognoseentscheidend sind Dauer des Sauerstoffmangels, Wassertemperatur sowie der zeitnahe Einsatz und die Effizienz der Reanimationsmaßnahmen am Unfallort.

Formen und Pathophysiologie
Der Ertrinkungsvorgang ist zunächst charakterisiert durch panische Angst und heftigen Befreiungsversuchen. Nach vergeblichem Luftanhalten werden große

Wassermengen aspiriert und verschluckt. Überlebt der Verunfallte das Ertrinken länger als 24 h, spricht man von Beinaheertrinken.

- **Bei der Süßwasseraspiration** tritt Wasser von den Alveolen in den Intravasalraum über, es kommt zur Hypervolämie. Infolge des niedrigen osmotischen Drucks kommt es zur Hämolyse und Hämodilution. Es entwickelt sich ein sekundärer Surfactantmangel.
! Todesursache ist meist Kammerflimmern durch Elektrolytverminderung bei Hypoxie!
- **Bei der Salzwasseraspiration** kommt es infolge des höheren osmotischen Drucks des Meerwassers zum Austritt von Wasser (auch Albumine) aus den Kapillaren in die Alveolen. Daraus folgt ein schweres Lungenödem mit nachfolgender Hyperkapnie, Hypoxie, Azidose sowie einer ausgeprägten Hämokonzentration.
! Todesursache ist der Herzstillstand aufgrund einer Hypoxie!
- **Beim trockenen Ertrinken** kommt es zu einer reflektorischen Atemlähmung, evtl. kombiniert mit einem Stimmritzenkrampf. Es besteht keine Ansammlung von Flüssigkeit in der Lunge.
! Tod tritt hier durch eine Hypoxie ein!

Symptome
- Ateminsuffizienz, Dyspnoe, Tachypnoe, Apnoe, Zyanose
- Zunehmende Hypoxämie (rascher pO_2-Abfall, langsamer pCO_2-Anstieg) evtl. mit zerebralen Krampfanfällen
- Tachykardie und Hypertonie, später Bradykardie und Kreislaufstillstand (▶ 12.1)
- Bewusstseinsstörungen, Bewusstlosigkeit
- Schaumiges Lungenödem
- Erbrechen von verschlucktem Wasser
- Evtl. Hypothermie
- Systemische Hypovolämie

Diagnostik
! Vitalparameter messen (sowie Vitalzeichenkontrollen: RR, Puls, ZVD, AF)!
- Bewusstseinslage, neurologische Untersuchung, evtl. EEG
- Temperaturmessung → Einsatz eines Thermometers mit Messbereichen < 30 °C
- Körperliche Untersuchung, Auskultation der Lunge, EKG
- Laboruntersuchung
- Evtl. bildgebende Verfahren: Rö-Thorax, bei Unfall im seichten Wasser Röntgen Schädel und HWS (Fraktur nach Badeunfall), evtl. CCT (Hirnödem?)
! **Differenzialdiagnostik:** sekundäre Aspirationen durch verschlucktes Wasser!

Komplikationen
- Herzrhythmusstörungen
- Lungenödem, ARDS
- Hirnödem
- Hypothermie

Spezifische medizinische Therapie
- O_2-Gabe: initial 4–8 l/Min.
- Evtl. Maskenbeatmung mit PEEP (▶ 4.5.1), Intubation, Magensonde zur Entlastung des Magens und bei Kreislaufstillstand: CPR (▶ 12.1) FiO_2 1,0

- Kreislaufstabilisierung mit Katecholaminen (▶ 9.2.1)
- Druckkontrollierte Beatmung mit PEEP (▶ 4.5.1), evtl. IRV-Beatmung
- Bronchospasmus mit $β_2$-Mimetika behandeln
- Ausgleich der Flüssigkeitsbilanz
- Antibiotikagabe bei Aspirationspneumonie
- Hirndrucktherapie bei Hirnödem
- Analgosedierung
- Evtl. PAK oder PiCCO (▶ 3.2.5)

Intensivpflege
- Beobachtung der Bewusstseinslage
- Urinausscheidung: Stundendiurese mit BDK, Flüssigkeitsbilanz
- Bei zusätzlicher systemischer Hypothermie (Kältetrauma ▶ 11.39)
- Prophylaxen (▶ 3.3)
- Ggf. Pflege bei Hirndruckerhöhung (▶ 11.31)

> Aufgrund der raschen Resorption des flüssigen Aspirats in der Lunge sind Lagerungsmaßnahmen zur Mobilisation der aspirierten Flüssigkeit generell aussichtslos.

11.23 Gastrointestinale Blutung, obere
Susanne König

Abstract
Blutung oberhalb der Flexura duodenojejunalis. 10 % aller GIT-Blutungen verlaufen tödlich. Häufigste Ursachen: Ulkus (40 %), erosive Gastritis (20 %), Ösophagusvarizen (15 %), Mallory-Weiss-Syndrom, Magenkarzinom.

Ulkusblutungen
Schleimhautläsionen in Magen (Ulcus ventriculi) und Zwölffingerdarm (Ulcus duodeni) können heftige Beschwerden und bedrohliche Komplikationen auslösen. Im Gegensatz zu einer Blutung aus Ösophagusvarizen lässt sich eine Ulkusblutung durch eine ordnungsgemäß liegende Kompressionssonde nicht stillen. Der kritische Hb-Wert liegt zwischen 5–7 g/dl.

Blutungsaktivität (Einteilung nach Forrest)
- Typ 1A: spritzende arterielle Blutung
- Typ 1B: existente Sickerblutung
- Typ 2A: thrombosierter Gefäßstumpf
- Typ 2B: Zeichen der stattgehabten Blutung (Koagel, Hämatin)
- Typ 3: Läsion ohne Zeichen der stattgehabten Blutung

Symptome
- Übelkeit, Unruhe, Blässe
- Hämatemesis
- Teerstuhl (Meläna)
- Tachykardie, RR ↓ als Zeichen eines hypovolämischen Schocks (▶ 12.2.2)
- Oligurie, Anurie

- Bei tief sitzendem Ulkus großer Blutverlust in den Darm ohne Bluterbrechen möglich → Hb ↓

Tab. 11.12 Symptome und mögliche Ursache bei GIT-Blutung

Symptom	Ursache
Hellrotes Bluterbrechen	Blutung aus einer Arterie oder Vorbehandlung mit Antazida (Ranitidin®, Antra®)
Kaffeesatzartiges Erbrechen	Sickerblutung
Schmerzen	Gastroduodenales Ulkus

Diagnostik
! Blutungsursache abklären
- Endoskopie zur Lokalisation der Blutungsquelle und Blutstillung
- Labor:
  - BB (alle 4 h), Blutgruppe, Kreuzblut für 4–6 EK und 2 FFP
  - Elektrolyte, Kreatinin, GOT, GPT, γ-GT, Laktat, Ammoniak
  - Quick, PTT, Fibrinogen und bei Verdacht auf Verbrauchskoagulopathie: AT III, Fibrinmonomere, Fibrinspaltprodukte
- Angiografie bei unklarer Blutungsquelle

> Ammoniakröhrchen immer gekühlt auf Eis legen und sofort ins Labor bringen, da bei längerer Liegedauer Werte verfälscht werden!

! Evtl. Vorbereiten zur Gastroskopie (▶ 8.1.5)
- Die Notfallendoskopie dient der:
  - Lokalisation der Blutung
  - Bestimmung des Blutungstyps
  - Blutstillung
  - Differenzialdiagnostik: Ösophagusvarizen, Mallory-Weiss-Syndrom, Ulcus Dieulafoy, erosive Gastritis
! Bei bewusstlosen Patienten ist eine vorherige Intubation notwendig
- Ärztliche Patientenaufklärung, Patienten beruhigen und versuchen, Angst zu nehmen

Komplikationen
- Hämorrhagischer Schock (▶ 12.2.2)
- Anstieg des Ammoniakspiegels mit Enzephalopathie
- Perforation: Symptome sind ein akuter Schmerzanfall mit nachfolgendem beschwerdefreiem Intervall, dann langsam zunehmende diffuse Schmerzsymptomatik bis zum Peritonismus.

Spezifische medizinische Therapie
- Schockbehandlung (▶ 12.2), ggf. Transfusion vorbereiten und überwachen
! Blutersatz bereithalten
- Gastroskopische Sklerosierung (▶ 8.1.5) bei Ösophagusvarizenblutung
- H_2-Blocker, z. B. Ranitidin®

- Protonenpumpenhemmer, z. B. Nexium®
- Bei unstillbarer Blutung operative Therapie

Chirurgische Verfahren
- **Ulcus ventriculi:** immer Exzision und keine Übernähung, evtl. distale Magenresektion
- **Ulcus duodeni:** Durchstechungsligatur der Blutung im Ulkusgrund
- **Mallory-Weiss-Syndrom:** lokale Umstechung (bei Hiatushernie Gastropexie)

Intensivpflege

Beobachten und Monitoring
- EKG-Monitoring, invasive RR-Messung (▶ 3.2.5), ZVD
- Urinausscheidung und -farbe kontrollieren, genaue Bilanzierung; Blutverlust berücksichtigen
- Stuhl beobachten auf altes oder frisches Blut
- BB-Kontrollen, Ammoniak nach AO (▶ Kap. 13)
- Hautfarbe (z. B. plötzlich auftretende Blässe, Kaltschweißigkeit)
- Neurologische Überwachung (▶ 3.2.1)
- Bewusstseinszustand: Somnolenz, Unruhe

Magensonde
- Regelmäßig kontrollieren, um rechtzeitig erneute Blutung zu erkennen
- Auf Durchgängigkeit der Magensonde achten → Koagelbildung
- Magensondenspülung nur nach Rücksprache, vorsichtig und nur bei Bedarf (verstopfte Sonde)
- Magenspülflüssigkeit: frischblutig, altblutig, kaffeesatzartig?

Bewegungsplan und Prophylaxen
- Mobilisation an die Bettkante bei Kreislaufstabilität
- Aspirationsprophylaxe (▶ 3.3.6) und Pneumonieprophylaxe (▶ 3.3.4)
- Thromboseprophylaxe (▶ 3.3.3)
- Dekubitusprophylaxe (▶ 3.3.1), bei liegender Magensonde sorgfältige Nasenpflege, um Drucknekrosen an der Nasenschleimhaut zu verhindern

Körperpflege
- Mund- und Nasenpflege (▶ 3.5.5, ▶ 3.5.4)
- Bei Gerinnungsstörungen Zahnpflege mit weicher Zahnbürste
! Wenn Patient selbst Zähne putzt, darauf achten, dass er das Wasser nicht trinkt!

11.24 Gefäßverletzungen

Josef Kloo

Abstract

Verletzungen größerer Blutgefäße treten selten isoliert auf und kommen im Rahmen von Mehrfachtraumen in ca. 10 % der Fälle vor. Von Bedeutung sind v. a. die arteriellen Verletzungen. Die direkte scharfe Durchtrennung von Arterien führt nach außen zur spritzenden Blutung, nach innen (z. B. Aorta, A. femoralis, A. mesenterialis) zum hämorrhagischen Schock. Stumpfe Traumen führen zu Verletzungen der

Gefäßschichten (ohne komplette Durchtrennung) mit der Folge von Thrombose, Ischämie oder Bildung von Aneurysmen.

Symptome
- **Scharfe Verletzungen:**
  - Spritzende Blutung
  - Tachykardie, Blutdruckabfall (hämorrhagischer Schock ▶ 12.2.2)
  - Blutung nach außen, ins Gewebe oder in eine Körperhöhle
- **Stumpfe Verletzungen:**
  - Die Extremität ist kalt, pulslos, blass (Ischämie)
  - Hb-Abfall, Schocksymptome bei inneren Blutungen

Diagnostik

Anamnese
Aufnahme des Unfallhergangs, in Abhängigkeit vom Verletzungsvorgang wird zwischen scharfen und stumpfen Gefäßverletzungen unterschieden. Neben der Kenntnis des Unfallhergangs sind für die weiterführende Diagnostik wegweisend:
- Lokalbefund: Art der Wunde, Blutungsqualität, Schwellung, Hämatom, Prellmarken
- Nachgeschaltete periphere Durchblutungssituation: Hautkolorit, Pulsstatus, Sensibilität, Motorik

Weitere Diagnostik
- Klinische Untersuchung
- ! Der Allgemeinzustand des Patienten bestimmt die Durchführbarkeit invasiver Untersuchungsverfahren!
- Doppler-Duplexsonografie
- CT (Organdurchblutung)
- Laborkontrolle
- Transösophageale Echokardiografie (TEE)

Spezifische medizinische Therapie
Die therapeutischen Maßnahmen müssen darauf abzielen, den Verletzten vollständig wiederherzustellen, dass eine Wiederaufnahme der normalen Lebensgewohnheiten möglich wird.
- **Erstmaßnahmen:** Kontrolle der Blutung möglichst rasch nach dem Unfall und vor dem Transport des Patienten, fester Druckverband für eine ausreichende Blutstillung
- Großzügige Volumensubstitution
- Schockbehandlung bereits am Unfallort mit geeigneten Blutersatzmitteln beginnen, wobei subnormale Blutdruckwerte anzustreben sind
- Ein Prinzip ist die komplette Rekonstruktion der direkt oder indirekt traumatisierten Gefäße durch operative oder ggf. auch durch interventionelle Maßnahmen (Einbringen von Stents).
- Scharfe Verletzungen: Naht des betroffenen Gefäßes
- Stumpfe Verletzungen: Gefäßinterponat (▶ 8.3.3)

Postoperative Komplikationen
- Bei hypertensiver Entgleisung Gefährdung der Gefäßnaht
- Frühverschluss einer Gefäßrekonstruktion

- Eine im Rahmen der Verletzung erfolgte Kontamination birgt ein hohes Risiko für Infektionen rekonstruierter Gefäßverletzungen

Intensivpflege

Bei Aufnahme
- Bereitstellen von Volumen in Form von Blutersatzmitteln
- Assistenz beim Legen mehrerer großlumiger Zugänge: periphere Venenverweilkanüle (▶ 5.1.1), Shaldon-Katheter (▶ 5.1.3), Pulmonalisschleuse (▶ 5.1.3)
- Patienten beruhigen und Sicherheit vermitteln

Postoperative Pflege
Postoperative Intensivpflege nach Gefäßeingriffen (▶ 8.3.3)

Beobachten und Monitoring
- EKG, RR, Pulsoxymetrie, AF
- Schocksymptomatik bei erneuter Gefäßruptur erkennen
- Durchblutung, Sensibilität der Extremität
- Bauchnaht: erhöhte Platzbauchgefahr durch Minderdurchblutung, Schutz durch das Anlegen einer Leibbinde/Bauchbinde
- Bauchdeckenspannung
- Darmperistaltik

Prophylaxen und Bewegungsplan
- Prophylaxen (▶ 3.3) sind abhängig von Art und Umfang der Verletzung durchzuführen
- Je nach Verletzung kann ein Ruhigstellen der betroffenen Extremität nötig sein, Druckverband oder abdrücken, Kontrolle der Blutung

11.25 Gestosen

Dietmar Stolecki

= schwangerschaftsinduzierte Hypertonie: Präeklampsie, Eklampsie, HELLP-Syndrom
Unter dem Begriff der Gestosen werden verschiedene während der Schwangerschaft auftretende Probleme und Erkrankungen bezeichnet, bei denen allesamt eine Hypertonie das Kardinalsymptom darstellt. Die schwangerschaftsinduzierte Hypertonie (SIH, auch Gestationshypertonie) als auch die Präeklampsie sind für ca. 25 % der perinatalen Morbidität und Mortalität verantwortlich und nehmen einen vorderen Platz (Industrieländer) der maternalen Todesursachen ein.
Nach den Empfehlungen des Committee on Terminology of the American College of Obstetricians and Gynecologists werden nachfolgende Definitionen genutzt.

Schwangerschaftsinduzierte Hypertonie
- Die schwangerschaftsinduzierte Hypertonie tritt mit der 20. Schwangerschaftswoche (SSW) erstmalig auf mit Blutdruckwerten von
  - diastolisch > 90 mmHg oder
  - systolisch > 140 mmHg (beide Werte in Ruhe gemessen)

- Diese Form der Hypertonie tritt bei ca. 2,5 % aller Schwangeren auf. Wenn sie zunächst auch nicht imponiert und auch keine Therapie im Krankenhaus bedingt, so ist aber zu beachten, dass der Übergang zu einer nächsten Stufe individuell unvorhersehbar ist und manchmal rasant schnell bis zum Erscheinungsbild der Präeklampsie sein kann.

Präeklampsie

- Unter Präeklampsie versteht man eine hypertensive Erkrankung in der Schwangerschaft, die sich ab der 20. SSW manifestiert und einhergeht mit oder ohne Ödeme (engl. **e**dema), einer **P**roteinurie (> 300 mg/l/24 h) und einem **H**ypertonus.
- Aus diesen drei Leitsymptomen ergibt sich der heute nicht mehr gebräuchliche Name der EPH-Gestose, wobei Ödeme inzwischen als uncharakteristisch gelten, da sie auch bei anderen Schwangeren eintreten. Die Präeklampsie ist eine schwerer wiegende Erkrankung und stellt ein sehr hohes Risiko für das Ungeborene dar, da es zu Wachstumsretardierung des Kindes und vorzeitiger Plazentalösung kommen kann. Sie gilt als die Vorstufe der Eklampsie und muss deshalb so früh wie möglich erkannt werden, da die Letalität für Mutter und Kind sehr hoch ist.

Ursachen

Der genaue Entstehungsmechanismus ist unbekannt. Angenommen werden einerseits eine mangelnde Anpassung des Körpers an die Schwangerschaft, insbesondere der Gebärmutter, sowie eine unzureichende Blutflüssigkeitszunahme. Gepaart mit Störungen im biochemischen Stoffwechsel und akutem Nährstoffmangel resultiert eine gestörte endotheliale Funktion, was zu einer Fehlentwicklung der arteriellen Gefäße in der Plazenta führt. Dazu gesellen sich eine reduzierte Prostazyklinfreisetzung sowie ein erhöhter Spiegel von Thromboxan. Alles zusammen führt:

- Zu einer Steigerung der Gefäßpermeabilität, Zunahme der Vasokonstriktion mit erhöhtem Gefäßtonus und vermehrter Transsudation (Ödembildungen)
- Daraus folgen Mikrozirkulationsstörungen mit Vasospasmen und einer erhöhten Thrombozytenaggregation

Begünstigende Faktoren

Bekannt sind zahlreiche Umstände, die wahrscheinlich durch eine Kombination mehrerer dieser Faktoren die Entstehung einer Präeklampsie begünstigen:

- Erste Schwangerschaft und Schwangerschaft unter 17 bzw. über 40 Jahre
- Mehrlingsschwangerschaft
- Präeklampsie in der Anamnese
- Chronische Hypertonie (chronisches Nierenleiden)
- Diabetes mellitus (evtl. Arteriosklerose)
- Bildung einer Blasenmole im Uterus (Anlagestörung der Frühschwangerschaft, bei der sich die Chorionzotten übermäßig stark mit Flüssigkeit füllen und zeitgleich die Embryonalanlage verkümmert – das kann schon vor der 20. SSW zu einer Präeklampsie führen).
- Adipositas
- Vitamin-D-Mangel in der Frühschwangerschaft

Symptome

Schwindel, Übelkeit, Oberbauchschmerz, Grippegefühl, Hyperurikämie und Thrombozytopenie bilden neben den Leitsymptomen
- RR > 140/90 mmHg
- Proteinurie > 300 mg/d und
- Ödemen

die Kennzeichen der Präeklampsie. Hinzu gesellt sich eine Gewichtszunahme > 1 kg/Woche während des 3. Trimesters.

! Die Präeklampsie zeigt oft einen unvorhersehbaren Verlauf, der ohne Vorwarnung und Übergang aus einer relativ beschwerdearmen Phase möglich ist.

Gesellen sich weitere Symptome hinzu, wird von einer **schweren Präeklampsie gesprochen:**
- Hypertonie > 160/110 mmHg
- Sehstörungen (Augenflimmern, Doppelbilder, Photophobie); Kopfschmerzen
- Oligurie: Ausscheidung < 400 ml/d bei reduzierter Kreatinin-Clearance (< 60–80 ml/min)
- Proteinurie > 5 g/d
- Anstieg harnpflichtiger Substanzen (Kreatinin > 1,2 mg/dl)
- Thrombozytopenie (< 100.000) und Blutgerinnungsstörungen (Abfall des Fibrinogens)
- Anstieg des Hämatokriten > 38 %
- Zyanose (SaO_2 < 90 %); Stridor (Larynxödem)
- Lungenödem
- Schmerzen im Oberbauch zwischen Rippenbogen und Nabel
- Leberfunktionsstörungen
- Hyperreflexie

Präventive Therapie
- Bisher wird keine präventive Therapie (Magnesium, Zink, Fischöl) als zuverlässig beschrieben.
- Eine Reduktion der Thrombozytenaggregation und Vasokonstriktion wurde mit der Gabe von ASS erwogen. Nachgewiesen wurde, dass Aspirin nur bei Hochrisikopatientinnen zu einer moderaten, aber signifikanten Abnahme der Inzidenz der Erkrankung führt.

Eklampsie

Eklampsie = schwere Verlaufsform der Präeklampsie
- Gesellen sich zu den beschriebenen Symptomen zusätzlich tonisch-klonische Krämpfe, spricht man von einer Eklampsie.
- Einige Symptome gelten als Prodrome (uncharakteristisches Vorzeichen, Frühsymptom). In manchen Fällen tritt eine Eklampsie auch ohne Symptome der Präeklampsie und ohne Prodrome auf.

! Die mütterliche Letalität beträgt 2–5 %, die kindliche 10–20 %. Aufgrund der manifesten Störungen ist eine intensivmedizinische Versorgung unerlässlich. Hierbei stehen symptomatische Aspekte im Vordergrund.

Symptome
ZNS
- Kopfschmerzen, motorische Unruhe, Sehstörungen wie Augenflimmern, Doppelbilder, Photophobie, Übelkeit und Erbrechen sowie Hyperreflexie gelten als Warnsignale für das Auftreten von tonisch-klonischen Krämpfen.
- Die Krämpfe sind identisch mit denen eines Grand-mal-Anfalls (Krampfanfälle, zerebral) bei Epilepsie
- Ggf. Zungenbiss
- Bewusstlosigkeit, bleibt nach Ausklang des Krampfes meist noch erhalten
- Nicht selten Status eclampticus: mehrere Krämpfe in unmittelbarer Folge

Spezifische medizinische Therapie

Sofortmaßnahmen
- Sicherung der Atemwege
  - Guedel-Tubus auch zur Prophylaxe von Zungenbissen einführen
  - O_2-Applikation
- Antikonvulsive Therapie: venösen Zugang legen, vorbereiten:
  - Magnesiumsulfat: initial 3–4 mg über 20 Min. i. v., danach Erhaltungsdosis mit 1,3 mg/h über 24–48 h (fetale Nebenwirkungen beachten, da Magnesium plazentagängig ist: Bradykardie)
  - Benzodiazepine: Lorazepam als Alternative (bis max. 8 mg/12 h), Diazepam 0,1–0,3 mg/kg KG i. v.
  - Bei anhaltenden Konvulsionen: Phenobarbital 100 mg/Min.

Antihypertensive Therapie
- Notwendig wegen der Gefahr von Linksherzinsuffizienz mit Lungenödem, Hirnödem, Mikroinfarkten sowie Mikroblutungen
- Die Hirnblutung ist die schwerste neurologische Komplikation, die als Haupttodesursache gilt.
- Medikamente
  - Dihydralazin (Nepresol®) 5–10 mg i. v., nach 20–30 Min. Wiederholung
  - Urapidil (Ebrantil®) 5–10 mg i. v., danach pumpengesteuert über 6–24 mg/h
  - Nifedipin (Adalat®) nur als initiale Blutdrucksenkung mit 5–10 mg per os, Wiederholung nach 30 Min. mit bis zu 50 mg

> **! Achtung**
> Eine Blutdrucksenkung sollte auf Werte bis 150/90 mmHg erfolgen, damit einerseits die Gefahr zerebraler Blutungen minimiert, aber die Perfusion der Plazenta aufrechterhalten wird. Keine Senkung des diastolischen Blutdrucks > 20 % vom Ausgangswert tolerieren!

Flüssigkeitstherapie
Da das reduzierte Plasmavolumen und HZV die Gefahr von Oligurie/Anurie in sich bergen und parallel die fetale Versorgung gefährdet ist, erfolgt eine Substitution mit Volumen bis zur Normovolämie mit kristalloiden Lösungen (1–2 ml/kg KG/h) oder kolloidalen Lösungen (HES: 500–1.000 ml gesamt) unter enger Bilanzierung.

Weitere Maßnahmen
- Bleibt die Patientin bewusstlos, müssen Sekundärkomplikationen mittels neurologischen Untersuchungen analysiert werden → CCT, MRT, Augenhintergrunduntersuchung
- Hirnödem → Applikation von Osmotherapeutika (Mannit), aber nicht bei manifester Oligurie

Intensivpflege

Herz-Kreislauf-Funktion
- Kontinuierliche EKG-Ableitung
- Vorbereitung und Anlage einer arteriellen RR-Messung (▶ 3.2.5) zur kontinuierlichen Überwachung
- Messung des ZVD (▶ 3.2.5) nach Katheteranlage
- In schweren Fällen Anlage eines PiCCO-Katheters mit Überwachung von HZV bzw. eines Pulmonalarterienkatheters (▶ 3.2.5) zusätzlich mit PAP, PCWP

Atmung
- Sicherung der Oxygenierung durch
  - Applikation von Sauerstoff via Maske
  - Ggf. Intubation und Beatmung mit PEEP (Lungenödem)
  - Überwachung des Sauerstoffstatus mittels Pulsoxymetrie (▶ 3.2.4)
  - Kontrolle von paO_2, $paCO_2$ und pH mittels BGA (▶ Tab. 4.5)
- Bei akutem Lungenversagen (▶ 11.8) kontrollierte Beatmung

Niere
- Normovolämie mit kristallinen und kolloidalen Infusionslösungen anstreben
- Enge Bilanzierung (cave: Lungenödem) und ZVD-Messung
- Einsatz von Osmotherapeutika und Diuretika nur:
  - Bei suffizienter Nierenfunktion
  - Wenn bei ausreichendem Volumenstatus keine Diurese erfolgt
  - Wenn massive Ödeme vorliegen und eine Linksherzinsuffizienz
- Ggf. Substitution des renalen Perfusionsdruck mit Katecholaminen (▶ 9.2.1)
- Labor: Kontrolle von Osmolarität in Urin und Serum, Kreatinin, Harnstoff, Elektrolyten (▶ Kap. 13)

Neurologische Überwachung
- Krampfanfälle
- Ggf. Hirndruckmessung (▶ 3.2.6) und Pflege bei Hirndruckerhöhung (▶ 11.31) erforderlich
- ! Symptome der Präeklampsie und Eklampsie bilden sich nach der Geburt i. d. R. zügig zurück. Krampfgefahr besteht jedoch noch bis zu 48 h post partum!

Bewegungsplan
- Patientin nach Ausklingen der Konvulsionen zur Vermeidung eines Vena-cava-Kompressionssyndroms in Linksseitenlage bringen, Oberkörper leicht hochlagern
- Oberkörper 30° hoch, Kopf achsengerecht lagern

HELLP-Syndrom

Abstract
Das HELLP-Syndrom ist eine schwere Verlaufsform der Präeklampsie mit schwerer Leberfunktionsstörung. Das Wort ist ein Akronym für die Symptome, die sich hinter den 5 Buchstaben verbergen:
H – hemolysis (Hämolyse)
E – elevated (erhöhte)
L – liver encymes (Leberenzyme)
L – low (verminderte)
P – platelets (Thrombozytenzahl)
! *Mit dem Syndrom ist eine maternale Letalität von ca. 3 %, eine kindliche von > 20 % gegeben.*

Ursachen und Verlauf
Die Entstehung des HELLP-Syndroms ist bis heute nicht eindeutig geklärt.
Angenommen wird eine Schädigung des Endothels der Plazenta, sodass es zu einer intravasalen Gerinnung kommt und damit zu einer Thrombozytopenie. Durch die Thrombozytopenie sind innere Blutungen möglich. Durch Ablagerungen von Fibrin wird eine Mikroangiopathie der Leber induziert.
Mit zunehmender Dauer nimmt die Leberzellschädigung zu, was bis zu schmerzhaften Hämatomen unter der Leberkapsel und später zur Leberruptur führen kann. Weitere schwerwiegende Komplikationen stellen das akute Nierenversagen sowie die plötzliche Plazentalösung dar.

Symptome und Diagnostik
Das HELLP-Syndrom kann sich ohne die klassischen Symptome der Präeklampsie manifestieren. Oft ist nur das Symptom Oberbauchschmerz, das zumeist im 3. Trimenon auftritt, richtungsweisend für die Diagnose. Ein weiteres Symptom ist das Leberhämatom auch ohne Erhöhung von Transaminasen.

Labor
- Thrombozytopenie
- Fibrinogen ↓
- Transaminasen ↑ (LDH – Hämolyse)
- Hyperbilirubinämie ggf., mit Ikterus
- Nachweis von freiem Hämoglobin
- AT III ↑ (Verbrauchskoagulopathie)

Hinzu kommen evtl. unspezifische Symptome wie Übelkeit, Erbrechen oder Diarrhö.

Untersuchungen
- CTG, Ultraschall, Oberbauchsonografie

Differenzialdiagnose
- Cholezystolithiasis und Cholezystitis
- Akute Schwangerschaftsleber

Spezifische medizinische Therapie
! Es handelt sich um einen absoluten das Leben der Mutter betreffenden Notfall mit symptomatischer Therapie wie bei Eklampsie!

Zusätzlich zu erwägen sind:
- Frühzeitige Entbindung nach Therapie von Gerinnungsstörungen
- Sectio caesarea (> 32. SSW), notfalls auch früher → das Leben der Mutter hat Vorrang!
- Voraussetzungen dafür sind: Thrombozyten > 50.000, sonst Transfusion von Thrombozytenkonzentraten; Fibrinogenspiegel > 100 %, sonst Gabe von FFP
- Evtl. Dialyse oder Plasmapherese (▶ 8.2.4) präpartal
- Aufrechterhaltung des intravasalen onkotischen Drucks mit kolloidalen Infusionslösungen (▶ 9.5.1)
- Bei DIC (Verbrauchskoagulopathie ▶ 11.83) Substitution von AT III, FFP, Thrombozytenkonzentraten
- Postpartal evtl. Gabe von Kortikosteroiden
- Täglich mehrfache Kontrolle des Kardiotokogramms (CTG)

Intensivpflege
- Unnötige Manipulationen vermeiden
- Raum, soweit möglich, abdunkeln: Auslösung eines eklamptischen Anfalls durch visuelle und akustische Reize möglich
- Für den Notfall Antikonvulsiva bereitlegen
- Patientin darüber informieren, dass ggf. neurologische Prodromalsymptome auftreten können und sie sich dann sofort melden muss.
- Strenge Bettruhe
- Beim Lagern: keine Rechtsseitenlage zur Vermeidung eines Vena-cava-Kompressionssyndroms mit Gefahr der plazentaren Minderperfusion
- Atemerleichternde Lagerung zur Vermeidung einer respiratorischen Insuffizienz
- Obligates intensivmedizinisches Monitoring mit
  - Invasiver RR-Messung
  - ZVD, Bilanz
  - SaO_2
  - Laborkontrollen: BGA, Hb, Hk, Gerinnung, Elektrolyte, Thrombos, Fibrinogen, Kreatinin und Kreatinin-Clearance, Proteinurie, Albumin

Literatur
Bühling KJ, Friedmann W. Intensivkurs Gynäkologie und Geburtshilfe. 2. A. München: Elsevier, 2009.
Burchardi H, Larsen R, Marx G, Muhl E, Schölmerich J. Intensivmedizin. 11. A. Berlin: Springer, 2011.
Büttner R, Thomas C. Allgemeine Pathologie. 3. A. Stuttgart: Schattauer, 2003.
Larsen R. Anästhesie und Intensivmedizin für die Fachpflege. 7. A. Berlin: Springer, 2007.
Rath W, Friese K. Erkrankungen in der Schwangerschaft. Stuttgart: Thieme, 2005.
Schulte am Esch J, Bause H W, Kochs E, Scholz J, Standl T, Werner C. Anästhesie – Intensivmedizin, Notfallmedizin, Schmerztherapie, Duale Reihe. 3. A., Stuttgart: Thieme, 2007.
Striebel H. Anästhesie – Intensivmedizin – Notfallmedizin für Studium und Pflege. 7. A. Stuttgart: Schattauer, 2009.
Van Aken H, Reinhart K, Zimpfer M. Intensivmedizin, AINS, Band 2. Stuttgart: Thieme, 2006.
Ullrich L, Stolecki D, Grünewald M. Intensivpflege und Anästhesie. Stuttgart: Thieme, 2010.
Knichwitz G, Klockenbusch W: Eklampsie, HELLP-Syndrom. Intensivmedizin up2date 4; 2008: 113–131

11.26 Guillain-Barré-Syndrom (GBS)

Christian Hoffmann

Abstract
GBS ist eine entzündliche Erkrankung des peripheren Nervensystems mit oft sehr langem Verlauf. Bei Vermeiden von Komplikationen und adäquater Behandlung der autonomen Störungen (RR, Herzfrequenz) relativ geringe Letalität.

Unter dem Guillain-Barré-Syndrom (GBS) versteht man eine Polyradikulitis, bei der in symmetrischer Weise spinale und oft auch kraniale Nervenwurzeln befallen werden. Als Pathogenese wird eine fehlgeleitete Immunreaktion angenommen. Es treten akut oder subakut an den unteren Extremitäten aufsteigende Lähmungen auf. Ist die Atemmuskulatur betroffen, kann die Indikation zur Intubation und Beatmung gestellt werden.

! Als Faustregel gilt ein Abfall der Vitalkapazität auf 25 % des Normalwerts
  - Normalwerte der Vitalkapazität: bei Frauen 20 ml × Körpergröße in cm, bei Männern 25 ml × Körpergröße in cm

Anamnese
Häufig (bei ca. 70 %) ist eine vorausgegangene Infektion der oberen Luftwege oder des Magen-Darm-Trakts zu beobachten. Die Patienten leiden unter einer aufsteigenden schlaffen Tetraparese. Hinzu können u. a. Sensibilitätsstörungen, Hirnnervenbeteiligung und autonome Störungen kommen.

! Es kann bei schweren Verläufen des GBS mehrere Monate bis zur Remission dauern, dafür liegt die Letalität heute bei adäquater Therapie nur bei ca. 3–10 %.

Symptome
- Anfangs Schwäche und Parästhesien in den Beinen, häufig gleichzeitig mit starken Rückenschmerzen
- Ausbildung schlaffer Paresen der unteren Extremitäten, die nach kranial aufsteigen und oft die oberen Extremitäten und die Atemmuskulatur betreffen
- Besonders bei rasch progredientem Verlauf Mitbeteiligung von Hirnnerven (häufig Fazialisparese)
- Später heftige Schmerzen und Missempfindungen
- Vegetative Begleiterscheinungen:
  - RR-Schwankungen
  - Herzrhythmusstörungen → Tachykardie, Bradykardie, Extrasystolen
  - Temperaturregulationsstörungen

Diagnostik
- Neurologische Untersuchung, Anamnese
- Liquoranalyse: charakteristische Eiweißerhöhung bei normaler Zellzahl
- Nervenleitungsgeschwindigkeit erniedrigt
- Elektromyografie: verzögerte Erregungsleitung, Verlängerung der distalen Latenzzeit

Differenzialdiagnostik
Andere neurologische Erkrankungen wie Polyneuropathien, Myasthenia gravis, Intoxikationen

Spezifische medizinische Therapie
- Ggf. Respiratortherapie
- Immunmodulierende Therapie: Immunglobulingabe und/oder Plasmapherese (▶ 8.2.4)
- Schmerzmedikation (▶ 9.1.3)
- Bei Kreislaufschwankungen: Volumensubstitution, Katecholamingabe (▶ 9.2.1)
- Herzschrittmacher (▶ 8.2.9) bei bradykarden Rhythmusstörungen
- Vermeidung von Komplikationen:
  - Antikoagulation
  - Obstipationsprophylaxe
  - Stressulkusprophylaxe
- Sedierung, wenn nötig bzw. auf eigenen Wunsch des Patienten
- Stimmungsaufheller
- Schlafmedikation bei gestörtem Schlaf-Wach-Rhythmus

Intensivpflege

Beobachten und Monitoring
- Bei Spontanatmung Überwachung von: AF, Atemrhythmus, -geräusche und -mechanik (Einsatz der Atemhilfsmuskulatur), Pulsoxymetrie (▶ 3.2.4)
- Bei Intubation: Beatmungsform gut auf die oft wachen und bewusstseinsklaren Patienten abstimmen
- Vitalkapazität mit Spirometer messen
- EKG, HF, RR-Messung, ZVD
- Temperatur
- BDK (▶ 5.4.1) bei Blasenfunktionsstörungen
- Flüssigkeitsbilanzierung
- Pupillenkontrolle und Überwachung der Bewusstseinslage

> - Bei bradykarden Rhythmusstörungen (Vagusreiz beim Absaugen!) Atropin aufgezogen bereithalten und auslösende Maßnahme ggf. abbrechen.
> - Bei RR-Schwankungen vorsichtiger Umgang mit Katecholaminen, überschießende Reaktion möglich.

Sicherheit geben, Wohlbefinden steigern
- Angehörige und Bezugspersonen in die Körperpflege einbeziehen
- Musik hören, fernsehen, telefonieren ermöglichen
- Dem Patienten auch kleine Fortschritte aufzeigen und ihm stets erklären, dass GBS eine gute Prognose hat
- Sicherheit und Geborgenheit durch ruhiges Arbeiten vermitteln
- Überanstrengung des Patienten vermeiden
- Gestörtem Tag-Nacht-Rhythmus entgegenwirken: Patienten tagsüber aktivieren und nachts möglichst in Ruhe lassen

Kommunikation
▶ 2.4.3
- Gesichtsfeld erweitern durch erhöhten Oberkörper
- Bei beatmeten Patienten Hilfsmittel einsetzen, z. B. Buchstabentafel, Sprechkanülen bei Tracheotomie

- Ja-Nein-Fragen stellen; je nach vorhandenen Fähigkeiten bestimmte motorische Aktionen für „ja" oder „nein" finden, z. B. Augenöffnen = nein, Augenschließen = ja.

Prophylaxen
▶ 3.3
- Dekubitus-, Pneumonie-, Thrombose-, Kontraktur-, Intertrigo-, Soor- und Parotitisprophylaxe
- Obstipationsprophylaxe – auf regelmäßigen Stuhlgang achten – Magen-Darm-Motilität kann beeinträchtigt sein.

> Patienten mit GBS haben, obwohl ihre Erkrankung eine gute Prognose hat, großen Leidensdruck, da sie oft nicht sediert, dabei jedoch beatmet und häufig fast vollständig gelähmt sind; Fortschritte stellen sich manchmal nur in kleinen Schritten ein. Deshalb bedarf die Pflege dieser Patienten besonderer Geduld und eines hohen Einfühlungsvermögens. Oft ist es hilfreich, wenn eine Pflegekraft einen Patienten mit GBS nicht zu lange betreut, da die Betreuung auch für die Pflegekraft sehr belastend sein kann.

Literatur
Deutsche Gesellschaft für Neurologie. www.dgn.org (letzter Zugriff: 18.8.2011).
Internationale GBS Selbsthilfegruppe – GBS-Initiative. www.gbs.info (letzter Zugriff: 18.8.2011).

11.27 Hämorrhagische Diathese
Micaela Schneider

Abstract
Erworbene oder angeborene erhöhte Blutungsneigung durch Störungen der Thrombozyten, des plasmatischen Gerinnungssystems oder durch Vasopathien (Gefäßwanddefekte aus entzündlicher oder immunologischer Ursache). Es besteht immer die Gefahr einer unstillbaren Blutung und des hämorrhagischen Schocks.

Übersicht über das Gerinnungssystem
▶ Abb. 11.4

Wirkungsansatz der jeweiligen Antikoagulanzien
- Heparin und AT III als Inhibitor der Gerinnung hemmen zusammen die Freisetzung von F Xa und Thrombin. Nachweis über PTT
- Marcumar als Vitamin-K-Antagonist verhindert die Bildung von F II, VII, IX, X. Nachweis über PTZ (▶ Kap. 13)

Diagnostik
- Thrombozytenzahlbestimmung, Thrombozytenfunktionstests, Gerinnungsstatus, z. B. Blutungszeit, Quick, PTT, quantitative Bestimmung der Gerinnungsfaktoren
- Blutungsquellen abklären: Sonografie, ggf. CT, Endoskopie

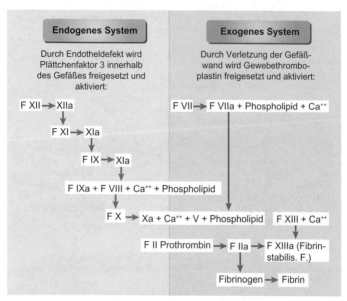

Abb. 11.4 Gerinnungssystem. [L157]

Labortest	Störungen der Thrombozyten	Plasmatische Gerinnungsstörungen	Vasopathien
Quick	Normal	Erniedrigt*	Normal
PTT	Normal	Verlängert**	Normal
Blutungszeit	Verlängert	Normal	Verlängert
Rumpel-Leede-Test***	Normal oder pathologisch	Normal	Pathologisch
Thrombozyten	Erniedrigt	Normal	Normal

Tab. 11.13 Klinik und Diagnostik bei hämorrhagischer Diathese

* Normal bei Mangel an Faktor VII, IX, XI, XII
** Normal bei Faktor-VII-Mangel
*** Blutdruckmanschette 5 Min. lang über den diast. RR aufgepumpt lassen. Bei Kapillarbrüchigkeit treten zahlreiche Petechien v. a. in der Ellenbeuge auf.

Thrombozytenstörungen

Bei Patienten mit Thrombozytenstörungen besteht immer die Gefahr von unstillbaren Blutungen, einem hämorrhagischen Schock (▶ 12.2.2) und der DIC. Die Pflegenden beobachten Zeichen von Blutungen, vermeiden Blutungen und unterstützen bei der Blutstillung.
! Es dürfen keine i. m. Injektionen oder ASS verabreicht werden.

Thrombozytopenie

Abfall der Thrombozytenzahl auf < 150/nl durch verminderte Plättchenproduktion, z. B. Erkrankungen des Knochenmarks, durch Medikamente (Zytostatikagabe), bei Infektionen oder einen vermehrten Plättchenabbau, z. B. Milzpooling bei Splenomegalie, DIC, Medikamentenallergie, Virusinfektionen, Hämorrhagie
- Anteil: 90 % der hämorrhagischen Diathesen

Thrombozytopathie

Störung der Thrombozytenfunktion bei normaler Thrombozytenzahl, z. B. durch Urämie, Lebererkrankungen, M. Waldenström oder nach Gabe von HAES, Dextranen oder Medikamenten (z. B. ASS), die die Thrombozytenaggregation stören. Auch Erkrankungen, die erhöhte Thrombozytenzahlen haben (bis zu 1.000.000), z.B.: essenzielle Thrombozytenstörung verursachen sowohl Blutungen, aber auch Embolien (z. B. TIA).

Symptome
Ausprägung je nach Thrombozytenzahl bzw. -störung:
- Petechien
- Purpura, v. a. an den Beinen
- Starke schwer stillbare Blutungen, z. B. nach Traumen, Punktionen, aber auch Magenulzera, intrazerebrale Blutungen
- Zahnfleischbluten, Nasenbluten, Blutungen aus Punktionsstellen, blutiges Absaugsekret
- Ekchymosen oder Sugillationen (fleckförmige oder flächenhafte Einblutungen)

Diagnostik

Anamnese
- Familienanamnese
- Medikamente
- Sonstige Erkrankungen, z. B. Infekte
- Klinisches Bild der Blutungen

Weitere Diagnostik
- Thrombozytenzahlbestimmung, Thrombozytenfunktionstests, Blutungszeit, Quick, PTT
- Knochenmarksuntersuchungen

Differenzialdiagnostik
Andere Formen der hämorrhagischen Diathese

Spezifische medizinische Therapie
- Noxe ausschalten
- Blutung stillen, bei schweren Blutungen Kreislauf stabilisieren und Schockbekämpfung
- Gabe von Glukokortikoiden
- Ggf. Gabe von plättchenreichem Plasma (PRP) oder Thrombozytenkonzentraten (TK) bei niedriger Thrombozytenzahl

Therapie bei Verdacht auf heparininduzierte Thrombozytopenie
- Heparin absetzen
- Ggf. Therapieversuch mit ASS, Dextran oder Iloprost

- Bei absoluter Indikation einer weiteren Antikoagulation → Gabe von z. B. Orgaran® und/oder Cumarinderivaten

> - Störungen der Blutstillung meist erst bei Abfall der Thrombozyten < 30/nl zu erwarten
> - Bei Thrombozytopenie immer eine Pseudothrombopenie ausschließen, verursacht durch In-vitro-Agglutination oder EDTA-Induktion
> - Thrombozytenkonzentrate und plättchenreiche Plasmen ausschließlich bei Raumtemperatur unter ständiger Schwingung lagern.

Methoden zur Blutstillung

Blutstillung bei Nasenbluten
- Oberkörper hochlagern
- Blut nicht schlucken lassen (erzeugt Übelkeit), ggf. Magen wiederholt absaugen, Nierenschale bereithalten
- Beidseits Nasenwurzel komprimieren
- Eiskrawatte in den Nackenbereich legen
- Ggf. erhöhten Blutdruck auf ärztl. AO senken
- Assistenz beim Legen einer Nasentamponade (▶ Abb. 11.5)

Vordere Nasentamponade
- Nur nach Rücksprache mit dem Arzt durchführen
- Zunächst einen mit Otriven® oder Suprarenin® getränkten Wattetupfer in die Nase geben
- 1 Min. einwirken lassen und die Nase anschließend mit Tabotamp® austamponieren
! Immer auch die Gegenseite tamponieren, um einen Gegendruck zu erzeugen!

Improvisierte Bellocq-Tamponade
- Bei einer durch eine Nasentamponade nicht beherrschbaren Blutung Latex-Blasenkatheter durch den unteren Nasengang bis in den Rachenraum vorschieben, blocken, bis hinter die Choane zurückziehen und unter Zug fixieren (▶ Abb. 11.5).
- Nasengang mit Tabotamp® austamponieren, Blasenkatheter unter leichtem Zug fixieren
- Blasenkatheter spätestens nach 36 h entblocken, um Drucknekrosen zu vermeiden

Bellocq-Tamponade
- Wird vom HNO-Arzt gelegt
- Bei schweren Blutungen Assistenz beim Legen der Bellocq-Tamponade

Blutstillung bei Wunden und Punktionsstellen
- Blutende Wunden und Punktionsstellen komprimieren
- Kompressions- und Druckverbände mit Pflaster oder nichtelastischen Binden anlegen
- Blutende Wunden und Punktionsstellen mit blutstillenden Kompressen und Gazen verbinden, z. B. Lyostypt®, Tabotamp®
- Wundbereiche ggf. kühlen

Blutstillung an Extremitäten
- Extremität ruhig stellen und hochlagern
- Wunde komprimieren, ggf. zuführende Arterie abdrücken
- Bei nicht stillbaren Blutungen möglichst proximal der Blutung mit über den systolischen RR aufgepumpten Blutdruckmanschetten abbinden
- Wundverband oben.

Druckverband beobachten
- Bei Kompressionsverbänden und Druckverbänden an Extremitäten die distale Perfusion kontinuierlich überwachen, z. B. mit Pulsoximeter.
- Bei allen Kompressionsverbänden dokumentieren, zu welcher Uhrzeit der Verband angelegt wurde.

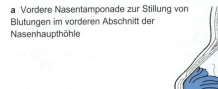

a Vordere Nasentamponade zur Stillung von Blutungen im vorderen Abschnitt der Nasenhaupthöhle

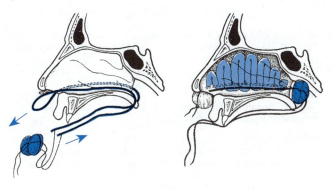

b Einlegen einer Choanal-Bellocq-Tamponade. Zusätzliche Tamponade der gesamten Nasenhaupthöhle von vorne

Abb. 11.5 Nasentamponadeformen. [L157]

Intensivpflege

Beobachten und Monitoring
- Kreislaufüberwachung → Gefahr eines hämorrhagischen Schocks (▶ 12.2.2)
- Bewusstseinslage, Pupillenstatus
- Haut, Schleimhäute, Urin, Stuhl auf Blutungen, auch Patienten zur Selbstbeobachtung anleiten
- Punktionsstellen auf Blutungen überwachen
- Stuhl und Urin auf Blutspuren, z. B. mit Combur-Test®/Hämoccult®
- Engmaschige Hb-Bestimmung, um Blutungsstärke zu kontrollieren
! Bei Blutungen fällt, ebenso wie der Hk-Wert, der Hb-Gehalt nicht sofort ab, da sich die Hb-Konzentration im Blut erst nach einer gewissen Latenzzeit (Ausdünnung) ändert. Daher sind bei akuten Blutungen andere Parameter, z. B. Schockzeichen und tatsächlicher Blutverlust über Drainagen, zur Abschätzung der Blutungsstärke zu beachten.

Prophylaxen
Blutungen vermeiden:
- Patienten vor Verletzungen schützen
- Zugänge und Katheter sicher fixieren, Patienten möglichst selten absaugen
- Verletzungen vermeiden, auch Patienten einbeziehen, z. B. beim Zähneputzen, keine Nassrasur, Vermeiden von Pressen und Bücken (Erhöhung des intrakraniellen Drucks)
- Scharfkantige Nahrungsmittel meiden, Stuhlgang weich halten
- Drainagen und nicht benötigte Zugänge nur bei stabilen Gerinnungswerten entfernen
- Alte Wundverbände vorsichtig entfernen, ggf. vorher mit Ringer-Lösung anfeuchten, um bestehende Krusten nicht abzureißen
- Blutdruckmanschette nicht zu stark und lange aufpumpen

Körperpflege
- Salbeitee oder kaltes NaCl 0,9 % zur Mundpflege verwenden, wirkt adstringierend
- Weiche Zahnbürste oder Schaumstoffbürsten (DentaSwab®) verwenden, ggf. Zahn- und Mundpflege nur mit Tupfern durchführen, ansprechbare Patienten evtl. Mund nur ausspülen lassen
- Bei Beatmungspatienten ausschließlich atraumatische Absaugkatheter verwenden, z. B. AERO-FLO® oder AERO-YET®
- Nasenraum möglichst nicht absaugen, Nasenpflege mit getränkten Wattestäbchen, Nasentropfen und Nasensalbe durchführen. Ansprechbare Patienten zu vorsichtigem Schnäuzen anhalten.

Hämatome
Zur schnelleren Resorption frühzeitig Quarkauflagen auf Hämatome auflegen:
- Speisequark dünn auf Mullkompressen verstreichen und auf Hämatombereiche legen
- Quarkauflagen ca. 15–20 Min. auf den Hämatomen belassen und anschl. wechseln.

Plasmatische Gerinnungsstörungen

Abstract
Störung der Gerinnung durch Mangel oder Funktionsstörung eines oder mehrerer plasmatischen Gerinnungsfaktoren. Es werden angeborene oder erworbene Störungen unterschieden. Es besteht immer die Gefahr der unstillbaren Blutung und des hämorrhagischen Schocks. Die Pflegende überwacht die Verabreichung von Blutgerinnungsfaktoren, FFPs. Der Patient mit Hämophilie ist häufig Experte für sein Krankheit und Therapie und kann in den Arbeitsablauf einbezogen werden.

Formen
- Angeborene, z. B. Hämophilie A und B, Hemmkörperhämophilie, von-Willebrand-Jürgens-Syndrom
  - **Hämophilie A** (85 %): X-chromosomal vererbter Mangel an Faktor VIII
  - **Hämophilie B** (15 %): X-chromosomal vererbter Mangel an Faktor IX
- Erworbene Gerinnungsstörungen, z. B. bei Lebererkrankungen, Vitamin-K-Mangel, Verbrauchskoagulopathie, Blutungen bei Lysetherapie (▶ 8.2.8)

Symptome
- Starke und schwer stillbare Blutungen, z. B. nach Trauma, Punktionen
- Neigung zu Hämatomen, akuten Blutungen (Magenulkus, ICB, Darm)
- Zahnfleischbluten, Nasenbluten, Blutungen aus Punktionsstellen, blutiges Absaugsekret
- In schweren Fällen Hämarthrose (Einblutung in Gelenke)

Diagnostik
- Anamnese: Familienanamnese, Vorerkrankungen, Blutungstyp und Lokalisation
- Gerinnungsstatus wie Blutungszeit, Quick, PTT
- Faktorenbestimmung zur Primärdiagnostik und Therapiekontrolle
- Ggf. Hemmkörpernachweis

Differenzialdiagnostik
- Andere Formen der hämorrhagischen Diathese
- Sonderform DIC

Spezifische medizinische Therapie
- Blutstillung, ggf. Kreislaufstabilisierung und Schockbekämpfung bei schweren Blutungen
- Substitution der fehlenden Gerinnungsfaktoren, z. B. Haemate HS-Behring®, Faktor VIII, Faktor IX HS Behring®
- Ggf. Gabe von:
  - FEIBA® = Factor Eight Inhibitor Bypassing Activity
  - Fresh Frozen Plasma (FFP)
  - AT III und/oder PPSB®
  - Vitamin K (Konakion MM®)
  - Glukokortikoiden
- Ggf. Plasmapherese (▶ 8.2.4)

Intensivpflege
- Thrombozytenstörungen
- Überwachung des Patienten bezüglich anaphylaktischer Reaktionen bei Gabe von Gerinnungsfaktoren u. Ä.

> - Patienten, die unter Hämophilie leiden, sind häufig Experten für die Zubereitung und Applikation von Gerinnungsfaktoren und können daher in den Arbeitsablauf einbezogen werden, z. B. Auflösen der Gerinnungsfaktoren. Die Selbstständigkeit des Patienten sollte gewahrt und v. a. respektiert werden.
> - Auch nach Blutungen in Muskeln und Gelenke Frühmobilisation anstreben
> - Gerinnungsfaktoren mit Handschuhen aufziehen, da sie aus Spenderpools gewonnen werden.

11.28 Herzinsuffizienz
Ricarda Scheiner

Unfähigkeit des Herzens, den Organismus ausreichend mit Blut und Sauerstoff zu versorgen und den venösen Rückstrom wieder aufzunehmen. Die systolische oder diastolische Funktionsstörung schränkt den Gewebestoffwechsel in Ruhe oder unter Belastung ein und führt zu den typischen Symptomen.

Ursachen
Die folgenden Faktoren nehmen Einfluss auf die Vorlast, Nachlast, Kontraktilität und Frequenz des Herzens und können einzeln oder in Kombination eine Herzinsuffizienz hervorrufen:
- Koronare Herzerkrankung (KHK) → häufigste Ursache; meist von art. Hypertonus begleitet
- Arterielle Hypertonie (Hypertrophie)
- Kardiomyopathien (dilatativ/hypertrophisch/restriktiv)
- Erkrankungen der Herzklappen, z. B. Mitralinsuffizienz, Aortenstenose, Aorteninsuffizienz
- Herzfehler, z. B. Ventrikelseptumdefekt, Atriumseptumdefekt
- Rhythmusstörungen, z. B. Vorhofflimmern bzw. -flattern, ventrikuläre Arrhythmien, AV-Blockierungen, Sick-Sinus-Syndrom
- Medikamenteninduziert (kardiotoxische Substanzen)
- Perikarderkrankungen (Perikarditis, Perikarderguss)
- Erhöhter HZV-Bedarf, z. B. bei Fieber, Infektionen, Anämie
- Vorausgegangenes Rechtsherzversagen bei pulmonaler Hypertonie, Lungenembolie, Cor pulmonale, Trikuspidalinsuffizienz
- Herztumoren

Einteilung der Herzinsuffizienz

Nach klinischem Verlauf
- **Chronische** Herzinsuffizienz (z. B. bei art. Hypertonie, Klappenerkrankungen) → Entwicklung innerhalb von Wochen bis Monaten mit Ausbildung von Kompensationsmechanismen (Circulus vitiosus)

11.28 Herzinsuffizienz

- **Akute** Herzinsuffizienz (z. B. bei Myokardinfarkt, Arrhythmien, Lungenembolie, Dekompensation einer chron. Herzinsuffizienz) → Entwicklung innerhalb von Minuten bis Stunden

Nach betroffenem Ventrikel
- Rechtsherzinsuffizienz
- Linksherzinsuffizienz
- Biventrikuläre Herzinsuffizienz (Globalherzinsuffizienz)

Nach der Zirkulationsrichtung
- Vorwärtsversagen (forward failure), systemische Blutversorgung durch Pumpversagen eingeschränkt (zusätzliche Unterteilung in Low-output-failure und High-output-failure)
- Rückwärtsversagen (backward failure): aufgrund reduzierter Kontraktilität und erhöhter Füllungsdrücke zeigen sich Stauungssymptome vor der betroffenen Herzhälfte; Blutrückstau in das Niederdrucksystem

Nach klinischem Schweregrad des Patienten
- Kompensierte Herzinsuffizienz
- Dekompensierte Herzinsuffizienz

Neben der Einteilung in zwei klinische Schweregrade hat sich die sogenannte NYHA-Klassifikation (▶ Tab. 11.14) bewährt. Dieses Klassifikationssystem teilt die Herzinsuffizienz in vier funktionelle Stadien ein.

Tab. 11.14 Herzinsuffizienz-Klassifikation der New York Heart Association (NYHA)

Stadium	Symptome
Stadium I	• Herzerkrankung ohne körperliche Einschränkung, auch bei Belastung
Stadium II	• Herzerkrankung mit leichter Einschränkung der körperlichen Leistungsfähigkeit • Keine Beschwerden in Ruhe • Alltägliche körperliche Belastungen verursachen Erschöpfung, Rhythmusstörungen, Luftnot oder Angina pectoris
Stadium III	• Herzerkrankung mit höhergradiger Einschränkung der körperlichen Leistungsfähigkeit bei gewohnter Tätigkeit • Keine Beschwerden in Ruhe • Geringe körperliche Belastungen verursachen Erschöpfung, Rhythmusstörungen, Luftnot oder Angina pectoris
Stadium IV	• Herzerkrankung mit Beschwerden bei jeglicher körperlicher Aktivität und in Ruhe • Bettlägerigkeit

Kompensationsmechanismen

Um den Blutdruck und das zirkulierende Blutvolumen aufrechtzuerhalten, kann der Körper mithilfe struktureller und neurohormoneller Kompensationsmechanismen eine vorübergehende Steigerung der Herzleistung ermöglichen. Auf lange Sicht kommt es aufgrund eines Circulus vitiosus zur weiteren Beeinträchtigung der Pumpfunktion und Progression der Herzinsuffizienz.

Kompensatorische Mechanismen zur Aufrechterhaltung eines adäquaten Herzzeitvolumens (HZV) sind:
- Größenzunahme des Herzens (Frank-Starling-Mechanismus) zur Erhöhung der Auswurfleistung
- Aktivierung des Renin-Angiotensin-Aldosteron-Systems zur Vorlasterhöhung und Anstieg des Schlagvolumens
- Stimulation des sympathisch-katecholaminergen Systems zur Steigerung der Herzfrequenz und Myokardkontraktion
- Erhöhte Freisetzung des atrialen natriuretischen Peptids (ANP) zur Vasodilatation → Senkung der Nachlast

Linksherzinsuffizienz

Abstract
Eingeschränkte linksventrikuläre Pumpfunktion mit daraus resultierendem Rückwärtsversagen (Rückstau des Blutes in den kleinen Kreislauf), und/oder Vorwärtsversagen (Minderperfusion der Organe). Am häufigsten liegen der Linksherzinsuffizienz eine KHK, ein arterieller Hypertonus sowie Klappenfehler zugrunde.

Symptome
- Belastungsdyspnoe bis hin zur Ruhedyspnoe und Orthopnoe
- Reizhusten, Stauungsbronchitis, evtl. Hämoptysen
- Lungenödem, Spastik (Asthma cardiale), Pleuraerguss
- Müdigkeit und verminderte körperliche Leistungsfähigkeit
- Unruhe, Angst
- Verwirrtheit, Schlafstörungen, Somnolenz
- Zyanose
- Blutdruckabfall und Tachykardie

Komplikationen
Rechtsherzversagen, Kreislaufstillstand (▶ 12.1)

> Die akute Linksherzinsuffizienz entsteht innerhalb von Minuten bis Stunden und führt mit zunehmendem Abfall des HZV rasch zu einem kardiogenen Schock (▶ 12.2.3). Ursache für das Pumpversagen können z. B. ein großer Myokardinfarkt, eine ausgeprägte Lungenembolie, eine Perikardtamponade und hämodynamisch wirksame Rhythmusstörungen sein. Das Therapieziel besteht in der Kreislaufstabilisierung mit ggf. Intubation, Katecholamingabe und Reanimation (▶ 12.1).

Rechtsherzinsuffizienz

Abstract
Rückstau des Blutes in den venösen Kreislauf aufgrund eingeschränkter rechtsventrikulärer Pumpfunktion. Die isolierte Rechtsherzinsuffizienz ist selten, meist ist sie Folge einer vorausgegangenen Erkrankung, wie z. B. Lungenembolie, Cor pulmonale, Pulmonalstenose oder Trikuspidalinsuffizienz. Häufig tritt die Rechtsherzinsuffizienz als Folge einer Linksherzinsuffizienz auf, da die pulmonale Hypertonie eine Druckbelastung des rechten Ventrikels bewirkt.

Symptome
- Periphere Ödeme
- Anasarka, Nykturie
- Pleuraergüsse
- Stauung der Halsvenen, Anstieg des ZVD
- Aszites, Stauungsgastritis, Stauungszeichen der Leber und Niere
- Inappetenz, Obstipation, Gewichtszunahme
- Übelkeit, Erbrechen

> Die akute Rechtsherzinsuffizienz ist meist Folge einer akuten Druckbelastung des muskelschwächeren rechten Herzens, z. B. Lungenembolie, Perikardtamponade, oder eines rechtsventrikulären Myokardinfarkts. Dem drohenden Pumpversagen wird in erster Linie mit hoher Volumenzufuhr entgegengewirkt, um eine Erhöhung des HZV zu erreichen.

Rechts- und Linksherzinsuffizienz

Gemeinsame Symptome
- Eingeschränkte Leistungsfähigkeit, Schwäche und Ermüdbarkeit
- Nykturie
- Tachykardie bei Belastung oder in Ruhe, Herzrhythmusstörungen
- Herzvergrößerung, Pleura- und Perikarderguss
- Kaltschweißigkeit, Blässe
- Im Spätstadium Blutdruckabfall

Diagnostik
- Anamnese, klinische Untersuchung
- EKG, Rö-Thorax
- Laborparameter: Anämie?, Nierenfunktionsstörung?, Elektrolytstörung?, Leberfunktionsstörung?
- Echokardiografie, TEE
- Koronarangiografie, Rechtsherzkatheter

Spezifische medizinische Therapie
Die Therapie gestaltet sich in Abhängigkeit des vorliegenden Schweregrads und der angestrebten Behandlungsziele: Beschwerdebesserung, Progressionshemmung, Senkung der Hospitalisationsrate, günstige Beeinflussung/Verminderung nachteiliger Effekte einer evtl. vorliegenden Komorbidität, Sterblichkeitssenkung.
- Kausale Therapiemaßnahmen: Beseitigung bzw. Therapie der Grunderkrankung
- Behandlung der zusätzlich belastenden Faktoren: Hypertonus, Adipositas, Anämie, hormonelle Dysfunktion
- Allgemeinmaßnahmen:
  - Körperliche Schonung, physische und psychische Belastungen vermeiden
  - Unterlassung von kardiotoxischen Substanzen (Alkohol/Nikotin)
- Unterstützende Maßnahmen: Kochsalzreduktion (3–5 g/d), Trinkmengenbeschränkung, O_2-Gabe, atemerleichternde Lagerung (▶ Tab. 3.21)
- Medikamentöse Therapie je nach Schweregrad: ACE-Hemmer, β-Blocker, Diuretika, Herzglykoside, AT-II-Rezeptorblocker

- Erweiterte medikamentöse Therapie: positiv inotrope Substanzen (Dobutamin, Dopamin ▶ 9.2.1), Antikoagulanzien (bei chron. Vorhofflimmern Herzrhythmusstörungen, ▶ 11.29), Antiarrhythmika
- Invasiv: Implantation eines biventrikulären Schrittmachersystems (▶ 8.2.9), bei Dekompensation IABP (▶ 8.2.12), Lifebridge (zur Überbrückung und Stabilisierung, ▶ 8.2.13) oder Assist-Devise, terminales Stadium ggf. Herztransplantation (▶ 8.3.8)

Bei Bettruhe, Flüssigkeitsrestriktion und forcierter Diurese besteht erhöhte Thromboemboliegefahr.

Intensivpflege bei akuter Herzinsuffizienz

Beobachten und Monitoring
- Kontinuierlich: EKG, RR, ZVD-Messung, ggf. PiCCO (▶ 3.2.5)
- Überwachung der Atmung (▶ 3.2.4): AF, Pulsoxymetrie, Atemgeräusche, BGA, Dyspnoe
- Ggf. nichtinvasive Beatmung (▶ 4.4) mit BIPAP-Vision oder CPAP-Maske
- Ggf. Intubation und kontrollierte Beatmung (▶ 4.5.1) mit PEEP
! Für Notfallsituationen gerüstet sein → Intubationsbereitschaft und Reanimationsbereitschaft sicherstellen (Dekompensation!)
- BDK für Stundenurin, Bilanzierung
- Auf Infektionszeichen achten, Kontrolle der Körpertemperatur
- Hautbeobachtung: Kolorit, Turgor, Temperatur, Ödeme, Feuchtigkeit
- Vigilanz des Patienten überprüfen

Weitere Maßnahmen
- Bei Bedarf Applikation von Sedativa, z. B. für bessere Toleranz bei nichtinvasiver Beatmung
- Sicherung der Sauerstoffversorgung und der Atemwege, ggf. Absaugung
- Assistenz bei evtl. Dialyse oder Hämofiltration (▶ 8.2.4)
- Assistenz bei Diagnostik und Therapiemaßnahmen

Prophylaxen
▶ 3.3
- Pneumonieprophylaxe: Sekretolyse, Inhalation, Nebulizer, CPAP
! Pneumoniegefährdung durch Immobilität, Lungenödem!
- Obstipationsprophylaxe
! Dekubitusrisiko durch Immobilität, veränderte Durchblutung und aus dem Gleichgewicht geratenes Hautmilieu!
- Thromboseprophylaxe
! Thromboserisiko durch Immobilität, Flüssigkeitsrestriktion und forcierter Diurese!

Bewegungsplan
! Bettruhe bei dekompensierter Herzinsuffizienz!
- Herzbettlage zur Entlastung des Herzens bei Rechtsherzinsuffizienz (Vorlastsenkung)
- Kopftieflage bei Linksherzinsuffizienz (Vorlasterhöhung)
- Atemerleichternde Lagerung

Körperpflege
- Unterstützung bei der Körperpflege, sorgfältige Hautpflege mit entsprechenden Prophylaxen (▶ 3.3). Je nach Kooperationsfähigkeit des Patienten Durchführung und Hilfestellung bei Prophylaxen.
- ! Das Kommunizieren kann vom Patienten z. T. als anstrengend und belastend empfunden werden. Daher empfiehlt sich der Einsatz von Kommunikationshilfen und Bezugspflege. Besuche sollten an die Situation des Patienten orientiert erlaubt werden. Eine ruhige und strukturierte Atmosphäre soll dem Patienten Angst nehmen und die Therapie somit unterstützen.

Ernährung
- Flüssigkeitsrestriktion: Einfuhrkontrolle (Bilanzierung)
- Kochsalzarme und kalorienreduzierte Kost (keine blähenden oder stopfenden Speisen)

Beratung und Schulung
- Je nach Schweregrad und Ursache der Herzinsuffizienz benötigt der Patient eine kompetente und situative Beratung, um der Progression seiner Erkrankung aktiv entgegenzuwirken. Gewichtsreduktion, angepasstes Bewegungstraining, Nikotinkarenz, Limitierung der Flüssigkeitszufuhr, Einhaltung der medikamentösen Therapie und die evtl. notwendige Änderung des Lebensstils gehören u. a. zu Schulungsinhalten.

11.29 Herzrhythmusstörungen
Ricarda Scheiner

Abstract
Der Herzrhythmus ist ein wesentlicher Steuerungsmechanismus für die bedarfsgerechte Funktion des Herzens. Arrhythmische Herzaktionen können, je nach Qualität, zu einer Beeinträchtigung der Pumpfunktion führen. Anhaltende Rhythmusstörungen sind in der Lage, eine deutliche Beeinträchtigung des Herzzeitvolumens (HZV, PAK und PiCCO ▶ 3.2.5) hervorzurufen und einen lebensbedrohlichen Kreislaufstillstand herbeizuführen. Alle Herzaktionen, die von einem normofrequenten Sinusrhythmus abweichen, werden unter dem Oberbegriff Herzrhythmusstörung zusammengefasst. Die Unregelmäßigkeiten können durch eine Störung der Erregungsbildung und/oder -leitung bedingt sein. Ihre Einteilung folgt nach unterschiedlichen Kriterien, z. B. nach Frequenz, Genese und Lokalisation.

Ursachen
- Vereinzelten ventrikulären oder supraventrikulären Extrasystolen liegt oft keine pathologische Veränderung des Herzens zugrunde.
- Häufig auftretende oder anhaltende Arrhythmien sind Hinweise auf:
  - Eine strukturelle Schädigung des Myokards: Hypertrophie, Vernarbung, entzündlicher Prozess
  - Eine metabolische Schädigung: pH-Entgleisung, Elektrolytentgleisung, Hypoxie, Kälte, Toxine
  - Angeborene Anomalien des Herzens und seines Reizleitungssystems
  - Komplikationen invasiver Therapie, z. B. ZVK, PAK

Symptome
- **!** Die Wahrnehmung von Herzrhythmusstörungen ist subjektiv unterschiedlich und abhängig von der Art und Dauer der Arrhythmie und den Auswirkungen auf die Herzleistung.
- Ebenso sind vorbestehende Herzerkrankungen und der Allgemeinzustand des Patienten maßgeblich für das Auftreten einer Vielzahl von Symptomen.

Diagnostik
- Ruhe-EKG (12-Kanal), Puls (Pulsdefizit, Pulsqualität), Langzeit-EKG, Ergometrie
- Anamnese: Art und Dauer der Rhythmusstörung, Symptomatik, Vorerkrankungen
- Körperliche Untersuchung (internistischer Status)
- Labor: Elektrolyte, CK, Troponin T, CK-MB, GOT, BB, Digitalisspiegel, Schilddrüsenhormone (▶ Kap. 13)
- Echokardiografie (TTE, TEE)
- Rö-Thorax: Herzgröße, Lungenstauung
- Karotisdruckversuch
- Invasive Diagnostik: elektrophysiologische Untersuchung (EPU)

> - Dokumentation der Rhythmusstörung vor der Therapie
> - In Notfallsituationen, wie z. B. Kammerflimmern, ist eine Dokumentation über den Schreiber des Defibrillators möglich.

Spezifische medizinische Therapie
- Symptomatische Therapie
- Bei Bedarf O_2-Gabe
- Bettruhe, ggf. Sedierung, Ruhephasen
- Ursache, falls erkennbar, beheben, z. B.:
  - Lagekorrektur des ZVK/PAK (▶ 5.1.2)
  - Ausgleich einer Elektrolytentgleisung (▶ 6.3.1)
  - Herzinsuffizienz behandeln
  - Ökonomie der Herzarbeit unterstützen
- Antiarrhythmika verabreichen
- Elektrische Maßnahmen, z. B. Kardioversion (▶ 8.2.10), Defibrillation, Herzschrittmachertherapie (▶ 8.2.9)
- Vagusstimulierende Manöver

Intensivpflege

Beobachten und Monitoring

Herz-Kreislauf-Funktion
- Kontinuierliches Monitoring, ggf. invasive RR-Überwachung, erweiterte Arrhythmieüberwachung
- **!** Pulskontrolle auch über SaO_2-Ableitung (Pulsdefizit)
- Beobachtung und Dokumentation von Häufigkeit und Auslöser der Arrhythmien
- Subjektive Beschwerden des Patienten erfassen: Schwindel, Bewusstseinsstörungen, Herzstolpern, Herzrasen, Verwirrtheitszustände, Sehstörungen

Notfall – Maßnahmen vorbereiten
- Antiarrhythmika
- Defibrillationsbereitschaft
- Intubations- und Reanimationsbereitschaft

Prophylaxen und Körperpflege
- Bei allen bedrohlichen Rhythmusstörungen: Bettruhe, Patienten schonen, keine belastenden Maßnahmen wie Physiotherapie, keine Vibrationsmassage
- Notwendigkeit des Monitorings ausführlich verdeutlichen, um die Compliance des Patienten zu erhöhen. Sicherheitsaspekt vermitteln, um der Angst des Patienten entgegenzuwirken
- Patienten über Sinn und Zweck der körperlichen Schonung oder Bettruhe aufklären und bei Bedarf Gesprächsbereitschaft signalisieren
- Patienten auffordern, Symptome genau zu beobachten und sie bei erneutem Auftreten von Beschwerden umgehend mitzuteilen

Differenzierung von Herzrhythmusstörungen

Beobachtungskriterien
- Herzfrequenz: Bradykardie (< 60/Min.), Tachykardie (> 100/Min.)
- Rhythmusanalyse mittels 12-Kanal-EKG-Dokumentation

Normale Sinusknotenfunktion
▶ Abb. 11.6

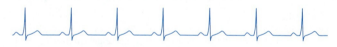

Abb. 11.6 Normfrequenter Sinusrhythmus. [A300]

Der Sinusknoten als primärer Schrittmacher befindet sich an der Einmündung der rechten oberen Hohlvene in den rechten Vorhof und ist die am dichtesten von autonomen Nervenfasern innervierte Struktur des Herzens. Seine Funktion unterliegt dem autonomen Nervensystem, elektrophysiologisch werden das Aktionspotenzial und das Schwellenpotenzial der Schrittmacherzellen vom Einstrom der Natrium- und Kalziumionen beeinflusst.

EKG-Charakteristika
▶ Abb. 3.5
- Abgrenzbare P-Wellen?
- P-Wellen mit normaler Konfiguration und normalem P-Wellen-Vektor?
- Regelmäßige Intervalle zwischen den P-Wellen?
- Folgt jeder P-Welle ein QRS-Komplex?
- Normales PQ-Intervall?

11.29.1 Bradykarde Rhythmusstörungen

Störungen der Sinusknotenfunktion
Unter dem Begriff „sinuatrial disease" oder „Sick-Sinus-Syndrom" werden folgende Störungen zusammengefasst:
- Sinusarrhythmie
- Sinusbradykardie
- Sinusarrest
- Sinuatrialer Block
- Bradykardie-Tachykardie-Syndrom
- Chronotrope Inkompetenz

Sinusbradykardie
▶ Abb. 11.7

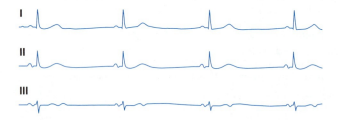

Abb. 11.7 Sinusbradykardie. Verlangsamt auftretende P-Welle. [A300]

EKG-Charakteristika
Frequenz < 60/Min., bei regelmäßigem Sinusrhythmus, normaler P-Wellen-Morphologie und konstanter PQ-Zeit von > 120 ms (außer bei zusätzlich bestehendem AV-Block)

Physiologisch
Ruhefrequenz < 60/Min. mit Herzfrequenzanstieg bei Belastung (häufig im Schlaf und bei Sportlern)

Pathologisch
Ruhefrequenz < 40/Min. Ohne adäquaten Herzfrequenzanstieg unter Belastung (chronotrope Inkompetenz)
- Akuter Myokardinfarkt (häufiger bei inferioren als bei anterioren Infarkten), Aortenstenose, Sinusknotensyndrom
- Extrakardiale Erkrankungen: erhöhter Hirndruck (▶ 11.31), Hypoxie, mechanischer Vagusreiz, vasovagale Reaktion (Bradykardie und Hypotonie), medikamentöse Einflüsse (Digitalis, β-Blocker, Antiarrhythmika), Unterkühlung, Hypothyreose, Elektrolytstörungen, Anorexia nervosa

Klinik
- Meist asymptomatisch
- Müdigkeit, Schwindel, Synkopen
- Leistungsverminderung bei unzureichendem Frequenzanstieg unter Belastung
- Angina pectoris bei KHK (▶ 11.41)

Therapie
- Bei symptomatischer Bradykardie oder beginnender Herzinsuffizienz Applikation von Atropin/Orciprenalin/Theophyllin
- Zur chronischen Behandlung: Schrittmachertherapie (▶ 8.2.9)
- Ausschalten der Ursache (kausale Therapie)

Sinusarrest
▶ Abb. 11.8

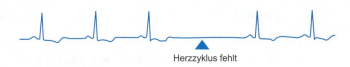

Abb. 11.8 Sinusknotenarrest. [A300]

EKG-Charakteristika
- Plötzliche Pause des Sinusrhythmus (> 2–3 Sek.). Die folgende Pause entspricht nicht einem Vielfachen des vorherigen PP-Basis-Intervalls. Wiederholte Pausen dauern unterschiedlich lange. Differenzierung zum sinuatrialen Block schwierig.

Vorkommen
- Spontan
- Bei akutem Myokardinfarkt
- Bei Injektion von Antiarrhythmika
- Bei vagotonen Reaktionen

Klinik
- Synkope, Schwindel, Bewusstlosigkeit

Therapie
Siehe Sinusbradykardie

Sinuatrialer Block (SA-Block)
Meist vorübergehende verzögerte oder ausfallende Erregungsleitung vom Sinusknoten in das Vorhofmyokard. Einteilung analog dem AV-Block, wobei im EKG erst der SA-Block II. Grades nachweisbar wird. Beim SA-Block III. Grades ist die Überleitung des Sinusknotenimpulses komplett aufgehoben und Ersatzzentren (Automatiezentren) übernehmen die Impulsgebung mit verbreiterten QRS-Komplexen. Die SA-Blockierungen werden gemeinsam mit inadäquaten Sinusbradykardien und Sinusbradyarrhythmien als Sinusknotenfunktionsstörungen zusammengefasst.

Atrioventrikuläre Überleitungsstörungen (AV-Blöcke)
Der AV-Knoten ist die kompakte Region (Begrenzung durch das Koch-Dreieck) zwischen rechtem Vorhof und rechtem Ventrikel und unterliegt ebenfalls einer starken autonomen Innervation. Perinodale Zellen stellen die Verbindung zum linksatrialen Myokard her, Ausläufer ins ventrikuläre Septum bilden das His-Bündel. Die Aufgaben des AV-Knotens sind die Leitungsverzögerung zwischen

Vorhöfen und His-Bündel sowie die Übernahme des Schrittmacherzentrums bei Ausfall des Sinusknotens.

Abstract
AV-Block: *Störung der atrioventrikulären Reizleitung mit Verzögerung oder Blockierung der Impulsübertragung. Die AV-Überleitungsstörung kann auf AV-Knoten-Ebene, His-Bündel oder Tawara-Schenkel lokalisiert sein und wird in drei Grade unterteilt. QRS-Komplex kann, je nach Ebene, schmal oder verbreitert sein, P-Wellen sind rhythmisch und regelrecht konfiguriert.*

AV-Block I. Grades (AVB 1)
▶ Abb. 11.9

EKG-Charakteristika
- Leitungsverzögerung mit verlängerter PQ-Zeit > 200 msek ohne Ausfall von P-Wellen
- Regelmäßiger Vorhofrhythmus, dem jeweils eine Kammeraktion folgt

Vorkommen
- Erhöhter Vagotonus; Medikamenteneffekte
- Myokardinfarkt (meist Hinterwandinfarkt), Myokarderkrankungen

Klinik
- Meist asymptomatisch
- Sehr selten Synkope

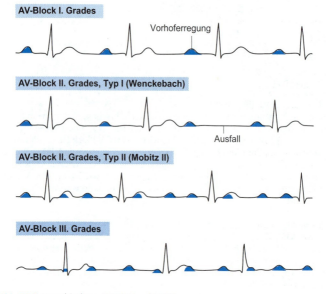

Abb. 11.9 Verschiedene AV-Blöcke. [A300]

Therapie
- Keine Therapie bei asymptomatischen Patienten erforderlich
- Beeinflussende Medikamente absetzen

AV-Block II. Grades, Typ Wenckebach
▶ Abb. 11.9

EKG-Charakteristika
- Progrediente Verlängerung des PR-Intervalls (PQ-Zeit-Verlängerung)
- Überleitungszeit nimmt von Aktion zu Aktion zu, bis eine Vorhoferregung blockiert ist und nicht in die Kammern übergeleitet wird (Wenckebach-Periodik), P-Welle wird nicht mehr von einem QRS-Komplex gefolgt
- Danach Beginn der Periodik mit kurzer Überleitungszeit
- Ort der Blockierung liegt im AV-Knoten

Vorkommen
- Erhöhter Vagotonus; Medikamenteneffekte (z. B. Digitalis)
- Myokardinfarkt (meist Hinterwandinfarkt), entzündliche oder degenerative Myokarderkrankungen

Klinik
- Häufig asymptomatisch
- Bei fehlendem Frequenzanstieg unter Belastung: Müdigkeit, Dyspnoe, Leistungseinschränkung
- Selten Synkope

Therapie
- Bei symptomatischen Patienten Absetzen von Medikamenten mit Wirkung auf AV-Überleitung
- Monitorüberwachung und Bereithalten von Parasympatholytika (Atropin) oder Sympathikomimetika (Orciprenalin)
- Bei hämodynamischer Relevanz oder Verschlechterung der klinischen Situation evtl. Schrittmachertherapie (▶ 8.2.9)
- Gefahr der Entwicklung einer höhergradigen AV-Blockierung beachten

AV-Block II. Grades, Typ Mobitz
▶ Abb. 11.9

EKG-Charakteristika
- Einzelne nicht übergeleitete Vorhofaktionen bei konstantem PR-Intervall
- Konstante PP-Intervalle und konstante RR-Intervalle
- Konstante PR-Intervalle nach und vor Auftritt des Blocks
- Festes Blockierungsverhältnis z. B. 2:1 oder 3:1
- Pause entspricht der Länge von 2 vorangegangenen PP-Intervallen
- Ort der Blockierung fast immer infranodal (His-Bündel, Tawara-Schenkel)

Vorkommen
- Medikamenteninduziert (β-Blocker, Kalziumantagonisten, Digitalis)
- Strukturelle Herzerkrankungen im Rahmen eines Myokardinfarkts (meist Hinterwandinfarkt), Kardiomyopathien

Klinik
- Schwindel, Synkope
- Adam-Stokes-Anfall möglich, da Übergang in AV-Block III. häufig
- Verminderte Belastbarkeit bei fehlendem Frequenzanstieg

Therapie
- Absetzen aller Medikamente, die auf die AV-Überleitung wirken
- Monitorüberwachung und Bereithalten von Parasympatholytika (Atropin) oder Sympathikomimetika (Orciprenalin)
- Schrittmachertherapie (▶ 8.2.9)

AV-Block III. Grades (AVB 3)
▶ Abb. 11.9

Keine Überleitung der Vorhofaktionen auf die Kammern (komplette AV-Dissoziation)

! Vorhöfe und Kammern schlagen regelmäßig, aber unabhängig voneinander!

EKG-Charakteristika
- Meist regelmäßige PP-Intervalle mit tachykardem oder normofrequentem Sinusrhythmus
- Regelmäßiger Ersatzrhythmus (falls vorhanden) mit einer Kammerfrequenz zwischen 30 und 60/Min.
- QRS-Komplex schmal (bei hoch sitzendem Ersatzrhythmus im AV-Knoten), QRS-Komplex verbreitert (bei tief sitzendem Ersatzrhythmus unterhalb des AV-Knotens)

Vorkommen
- Angeborene Anomalie des AV-Knotens
- Medikamentös erworben (β-Blocker, Kalziumantagonisten, Digitalis)
- Akuter Hinterwandinfarkt
- Nach Aortenklappenersatzoperationen
- Infektion (rheumatisches Fieber, Myokarditis, Lyme-Borreliose)
- Rheumatische Erkrankungen (Sklerodermie, Morbus Bechterew)
- Tumoren, Amyloidose, Sarkoidose, Morbus Hodgkin
- Elektrolytstörungen, Hypoxie, Intoxikationen

Klinik
- Von völliger Symptomfreiheit bis zur Asystolie und plötzlichem Herztod
- Synkopen, Schwindelanfälle, Leistungseinbuße
- Herzinsuffizienz
- Gefahr der Bewusstlosigkeit bei plötzlichem Auftreten (Adam-Stokes-Anfall) und verzögertem Einsetzen des Kammerersatzrhythmus
- Asystolie bei fehlendem Einsetzen des Kammerersatzrhythmus

Therapie
- Frequenzkontrolle mit Atropin/Orciprenalin, ggf. CPR (▶ 12.1) bis zur Anlage eines Schrittmachers (passager/permanent ▶ 8.2.9)
- Elektrolytstörung beheben, toxische Medikamente absetzen, Behandlung der Grunderkrankung

Intraventrikuläre Überleitungsstörungen

Rechtsschenkelblock (RSB)
Verzögerte oder blockierte Erregung im rechten Tawara-Schenkel mit verspäteter Erregung des rechten Ventrikels über den linken Schenkel. Unifaszikulärer Block (z. B. bei KHK, Myokarditis, Kardiomyopathie, Cor pulmonale, art. Hypertonus) mit breitem QRS-Komplex (> 120 msek) und meist M-förmig (in V_1 und V_2) aufgesplittert.
- In den meisten Fällen hat dieses Blockbild keine Auswirkung auf Rhythmus und Frequenz (asymptomatisch), bei auftretenden Synkopen wird dies eher in Kombination mit ventrikulären Tachyarrhythmien assoziiert.
- Das Grundleiden wird behandelt, eine spezifische Therapie ist nicht erforderlich.

Linksschenkelblock (LSB)
Verzögerte oder blockierte Erregung beider Faszikel des linken Tawara-Schenkels mit verspäteter Erregung des linken Ventrikels über den rechten Schenkel. Bifaszikulärer Block, z. B. bei schwerer KHK, fortgeschrittene Herzerkrankung, Myokarditis, dilatative Kardiomyopathie, hochgradiges Aortenklappenvitium, fortgeschrittener art. Hypertonie, mit breitem QRS-Komplex (> 120 msek) und meist M-förmig (in V_5 und V_6) aufgesplittert.
- In Abhängigkeit von der Grunderkrankung hat dieses Blockbild in den meisten Fällen keine Auswirkung auf Rhythmus und Frequenz (asymptomatisch), bei auftretenden Synkopen wird dies eher in Kombination mit ventrikulären Tachyarrhythmien assoziiert.
- Die linksventrikuläre Funktion (LV-Funktion) kann durch eine asynchrone Kontraktion beeinträchtigt werden.
- Therapie der Grunderkrankung; im Fall einer stark eingeschränkten LV-Funktion kann eine biventrikuläre Schrittmachertherapie (▶ 8.2.9) indiziert sein

Asystolie
▶ Abb. 11.10

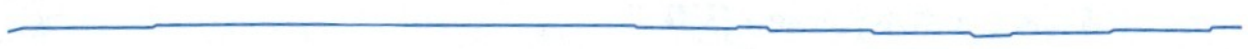

Abb. 11.10 Asystolie. [A300]

EKG-Charakteristika
Nulllinie im EKG, keine P-Wellen und keine QRS-Komplexe sichtbar
! **Klinik:** lebensbedrohliche Situation, Bewusstlosigkeit, Kreislaufstillstand (▶ 12.1)

Therapie
- Artefakte ausschließen, sofortiger Beginn der Reanimationsmaßnahmen (▶ 12.1)

11.29.2 Tachykarde Rhythmusstörungen

Definitionen
- **Supraventrikuläre Extrasystole** (SVES): vorzeitig einfallende Herzaktion mit Ursprung im Vorhof (Atrium)

- **Ventrikuläre Extrasystole** (VES): vorzeitig einfallende Herzaktion mit Ursprung in der Kammer (Ventrikel)
  - **Monomorphe, monotope VES** (identische Form der QRS-Konfiguration, gleicher Ursprungsort)
  - **Polymorphe VES** (unterschiedliche QRS-Morphologie, mehrere Ursprungsorte im Ventrikel)
- **Couplet:** zwei Extrasystolen in Folge
- **Triplet:** drei Extrasystolen in Folge
- **Bigeminus:** regelmäßige Abfolge eines Normalschlags und einer Extrasystole
- **Trigeminus:** jedem normalen QRS-Komplex folgen 2 konsekutive Extrasystolen
- **Salven:** nach einer Normalaktion folgen 3 oder mehr Extrasystolen hintereinander
- **Tachykardie:** Abfolge von mindestens drei Herzaktionen mit einer Frequenz > 100/Min.
- **Supraventrikuläre Tachykardie:** Tachykardie, die in den Vorhöfen (oberhalb des Ventrikels) entsteht
- **Ventrikuläre Tachykardie:** Tachykardie, die in den Kammern entsteht
- **Nicht anhaltende Tachykardie:** Tachykardie von < 30 Sek. Dauer
- **Anhaltende Tachykardie:** Tachykardie, von > 30 Sek. Dauer
- **Incessant Tachykardie:** Tachykardie, die mehr als die Hälfte des Tages vorhanden ist
- **Paroxysmale Tachykardie:** anfallsweise auftretende Tachykardie
- **Flattern:** extrem schnelle, jedoch regelmäßige Tachykardie (Frequenz 250–350/Min.)
- **Flimmern:** völlig chaotische ungeordnete Tachykardie

Extrasystolie (ES)

Extrasystolen sind Extraschläge (vorzeitige Depolarisationen), die in einen vorliegenden Grundrhythmus vorzeitig einfallen und diesen stören. Sie werden nach ihrem Ursprungsort, Art des Auftretens und ihrer Form unterschieden.

Supraventrikuläre Extrasystolen (SVES)
▶ Abb. 11.11

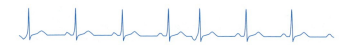

Abb. 11.11 Supraventrikuläre Extrasystolen. [A300]

EKG-Charakteristika
- Vorzeitiger Einfall der P-Welle, mit leichter Deformation
- Ursprungsort: oberhalb des AV-Knotens
- Keine kompensatorische Pause
- QRS-Komplex unauffällig (außer bei aberranter Überleitung auf die Kammern)

Vorkommen
- Physiologisch: bei körperlicher oder emotionaler Belastung, Genussmittelabusus
- Möglicher Vorläufer von Vorhofflattern/Vorhofflimmern oder AV-Knoten-Reentry-Tachykardie bei gehäuftem oder komplexem Auftreten (Couplets, Salven)

Klinik
- Meist asymptomatisch, bei salvenartigem (> 3 SVES) Auftreten häufig Angabe von „Herzstolpern"

Therapie
- Bei Herzgesunden keine Therapie erforderlich, provozierende Faktoren ausschalten
- Therapie der kardialen oder extrakardialen Grundkrankheit
- Bei komplexen SVES: Antiarrhythmika oder Digitalisierung

Ventrikuläre Extrasystolen (VES)
▶ Abb. 11.12, ▶ Abb. 11.13, ▶ Abb. 11.4, ▶ Abb. 11.15

EKG-Charakteristika
! VES können aus jedem Teil des Ventrikelmyokards entspringen und haben die Eigenschaft, sich auf abnormalem Weg auszubreiten.
- Vorzeitig einfallender, schenkelblockartig verbreiterter QRS-Komplex (> 110 msek), keine vorangegangene P-Welle
- Kompensatorische Pause, RR-Abstände vor und nach der ES entsprechen dem von zwei normalen Aktionen
- Auftreten: einzeln, gehäuft, in Gruppen oder Salven

Vorkommen
- Herzinsuffizienz, Kardiomyopathie, Elektrolytentgleisung (▶ 6.3.1), Myokardinfarkt

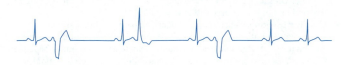

Abb. 11.12 Monomorphe VES. [A300]

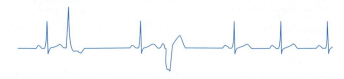

Abb. 11.13 Polymorphe VES. [A300]

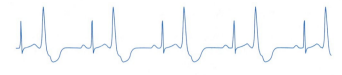

Abb. 11.14 Bigeminus. [A300]

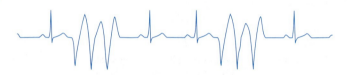

Abb. 11.15 Salvenartige ventrikuläre Extrasystolen. [A300]

Klinik
- Bei vereinzelten VES: Herzstolpern, arrhythmischer Puls, Pulsdefizit
- Bei gehäuften VES oder Salven: Angina pectoris, Dyspnoe, Schwindel, Synkope, Asystolie, Übergang in Kammerflimmern/Kammerflattern möglich

Therapie
- Kausale Therapie: Behandlung des Grundleidens
- β-Blocker
- Antiarrhythmika bei schwerer Symptomatik

Tachykardien
Anhaltende Tachykardien werden durch drei Mechanismen ausgelöst:
- **Reentry-Mechanismus**: Bei abnormen elektrischen Eigenschaften des Herzens kann eine Extrasystole eine sogenannte kreisende Erregung initiieren, die Erregungsfront kehrt in diesem Fall an ihren Entstehungsort zurück, wo sie unter Umständen wieder erregbare Strukturen findet und der Weg noch mal und immer wieder beschritten wird.
- **Gesteigerte** (ektope Schrittmacher oder sekundäre Schrittmacherzentren weisen höhere Entladungsfrequenz als der Sinusknoten auf) **und abnorme Automatie** (Verringerung des Ruhemembranpotenzials von impulsbildenden Myokardzellen, sodass diastolische Depolarisationen und somit Aktionspotenziale erzeugt werden können)
- **Getriggerte Aktivität**: Impulsbildung in Myokardfasern, die von Nachdepolarisationen abhängt (Oszillationen des Membranpotenzials, die unmittelbar aus der späten Repolarisation hervorgehen können).

Sinustachykardie (ST)
▶ Abb. 11.16

EKG-Charakteristika
Frequenz > 100/Min., bei regelmäßigem Sinusrhythmus, normaler P-Wellen-Morphologie und konstanter PQ-Zeit (Intervall kann verkürzt sein), konstante

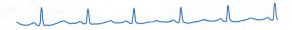

Abb. 11.16 Sinustachykardie. [A300]

Überleitung mit unauffälligem QRS-Komplex (wenn keine Herzerkrankung manifestiert ist)

Physiologisch
- Bei und nach Aufregung/Belastung
- Schmerzen und Fieber

Pathologisch
Auswirkung einer Hypokaliämie, eines Volumenmangels oder einer Herzinsuffizienz

Klinik
- Meist asymptomatisch
- Herzrasen, Dyspnoe
- Symptome der auslösenden Faktoren stehen im Vordergrund

Therapie
- Ruhepausen bei Mobilisationsmaßnahmen einlegen
- Analgosedierung bei Schmerzen
- Therapie der Grunderkrankung, Volumen- oder Kaliumdefizit ausgleichen

Vorhofflimmern
▶ Abb. 11.17

Vorhofflimmern (VH-FLI) → häufigste Rhythmusstörung

Vorhofflimmern → supraventrikuläre Tachyarrhythmie mit unkoordinierter atrialer Erregung und mechanischer Dysfunktion beider Vorhöfe. Vorhofflimmern kann intermittierend, persistierend und permanent auftreten.

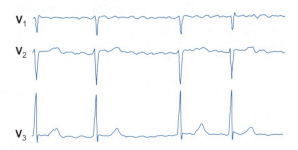

Abb. 11.17 Vorhofflimmern. [A300]

EKG-Charakteristika
- P-Wellen sind durch Flimmerwellen mit variierender Amplitude, Morphologie und Frequenz ersetzt
- Vorhoffrequenz > 350/Min., Ventrikelfrequenz durchschnittlich 130–150/Min.
- Ventrikelfrequenz ist abhängig von den elektrophysiologischen Eigenschaften des AV-Knotens, dem vagalen und sympathischen Tonus und evtl. verabreichten Medikamenten
- Vorhofflimmern ist immer arrhythmisch, die unregelmäßigen RR-Intervalle können eine sehr hohe, aber auch eine sehr niedrige Frequenz aufweisen.

Pathophysiologie
- Vorhofflimmern kann bei Schädigung oder Überdehnung der Vorhöfe auftreten und selbst zu einer Vorhofdilatation führen. Multiple Reentry-Kreisläufe auf Vorhofebene, akzessorische Leitungsbahnen, parasympathische und sympathische Stimulation und Extrasystolen können diese Form der Arrhythmie triggern und unterhalten

Vorkommen
- Mitralklappenerkrankungen, Herzinsuffizienz, Myo-/Perikarditis, Hypertonus
- Koronare Herzkrankheit (KHK), Kardiomyopathie
- Nach kardiochirurgischen Eingriffen
- Sinusknotendysfunktion
- Metabolisch-endokrine Störungen

Klinik
- Oft asymptomatisch,
- Sehr variable Symptome, v. a. bei wechselndem Grundrhythmus
- Herzklopfen, Herzstolpern, Pulsdefizit
- Kann bis zur kardialen Dekompensation führen

Therapie
Therapieziele sind die Wiederherstellung des Sinusrhythmus (Resynchronisation) und das Verhindern erneuten Vorhofflimmerns. Ebenso muss die Frequenz des Flimmerns kontrolliert und einer thromboembolischen Komplikation vorgebeugt werden.
- Medikamentöse Senkung der Kammerfrequenz (Digoxin, β-Blocker)
- Kalium- und Magnesiumspiegel auf hochnormale Werte anheben
- Behandlung der Grunderkrankung
- Antikoagulation, v. a. bei Hochrisikopatienten
- Externe Kardioversion (▶ 8.2.10), transvenöse interne elektrische Kardioversion
- Katheterablation, Herzschrittmachertherapie (▶ 8.2.9)
- Medikamentöse Kardioversion (Amiodaron, Chinidin, Flecainid, Propafenon)
- Pharmakotherapie zum Erhalt des Sinusrhythmus

Vorhofflattern (VH-FLA)
▶ Abb. 11.18

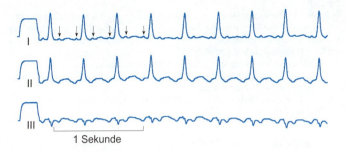

Abb. 11.18 EKG bei Vorhofflattern. Die Überleitung auf die Kammern erfolgt im Verhältnis 2:1. [A300]

Vorhofflattern → Kreiserregung im rechten oder linken Vorhof mit regelmäßiger oder unregelmäßiger Überleitung auf die Kammern. Fortlaufender Wechsel von Erregungsausbreitung und Erregungsrückbildung

Einteilung
Unterteilung erfolgt in:
- Atypisches Vorhofflattern (Makro-Reentry-Kreislauf)
- Inzisionales Vorhofflattern (anatomische Barrieren, z. B. Narben)

EKG-Charakteristika
- Regelmäßige, sägezahnartige Flatterwellen 250–350/Min.
- Kammerfrequenz: meist im festen Verhältnis (AV-Überleitung 2:1 bis 4:1)
- Meist normale Konfiguration des QRS-Komplex
- Bei Leitungsaberranz (Teile des Erregungsleitungssystems sind noch refraktär bei Eintreffen des Impulses) kann QRS-Komplex deformiert und verbreitert sein
- Überleitung in die Kammern kann unregelmäßig sein
- Nach Antiarrhythmikagabe oder erhöhtem Sympathikotonus kann ein 1:1-Überleitung mit dementsprechend hoher Kammerfrequenz erfolgen.

Pathophysiologie
Siehe Vorhofflimmern, Reentry-Kreislauf ist auf einen Bezirk begrenzt

Vorkommen
Siehe Vorhofflimmern

Klinik
- Ähnlich dem Vorhofflimmern
- Meist paroxysmal, nicht persistierend
- Oftmals Zufallsbefund
- Schwindel, Synkopen, Palpitationen
- Körperliche Belastung kann zur 1:1-AV-Überleitung führen
- Leistungseinschränkung bei hoher Frequenz
- Kardiale Dekompensation bei Übergang in Kammerflattern

Therapie
Wie beim Vorhofflimmern ist das Ziel die Terminierung des Vorhofflatterns (Resynchronisation), Kontrolle der Kammerfrequenz und die Rezidivprophylaxe. Die Gefahr der Thrombembolie ist im Vergleich geringer. Die Katheterablation gewinnt zunehmend an Bedeutung.
- Medikamentöse Therapie mit Klasse-I-Antiarrhythmika
- Atriale Überstimulation mittels Vorhofkatheter oder transösophagealer Sonde
- Externe Kardioversion (▶ 8.2.10)
- Rezidivprophylaxe durch Katheterablation oder medikamentöse Therapiemaßnahmen
- Antikoagulation bei Risikopatienten

Supraventrikuläre Tachykardie (SVT)
▶ Abb. 11.19
Supraventrikuläre Tachykardien haben ihren Ursprung in der Vorhofmuskulatur und werden deshalb als ektope Vorhof- oder ektop atriale Tachykardien mit konstanter oder wechselnder AV-Überleitung bezeichnet.

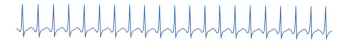

Abb. 11.19 Supraventrikuläre Tachykardie. [A300]

Formen
- Fokale atriale Tachykardie, ausgehend von Pulmonalvenen/Septum/Koronarsinusostium (bedingt durch, gesteigerte Automatie oder getriggerte Aktivität)
- Multifokale atriale Tachykardie, oftmals bei Lungenerkrankungen, Cor pulmonale oder Medikamentenintoxikationen (Sympathikomimetika, Digitalis)
- Atriale Reentry-Tachykardien: Makro-Reentry-Tachykardie, inzisionale Reentry-Tachykardie, Sinusknoten-Reentry-Tachykardie

EKG-Charakteristika
- Vorhoffrequenz 150–200/Min., meist mit 1:1 AV-nodaler Überleitung
- P-Wellen sind monomorph, unterscheiden sich aber von denen eines Sinusrhythmus (P-Wellen-Vektor zur Unterscheidung wichtig)
- Isoelektrische Linie zwischen den P-Wellen
- P-Welle kann unmittelbar dem vorausgegangenen QRS-Komplex folgen oder gar von ihm verdeckt sein
- Schmaler QRS-Komplex (< 120 msek)

Vorkommen
- Meist paroxysmales Auftreten
- Bei Patienten mit dilatierten Vorhöfen, z. B. bei pulmonaler Hypertonie, Valvulopathien, Herzinsuffizienz
- Nach kardiochirurgischen Eingriffen
- Digitalisintoxikation, kombiniert mit Hypokaliämie
- Hyperthyreose

Klinik
- Symptome richten sich nach Höhe der Herzfrequenz:
  - Bei langsamer Frequenz meist asymptomatisch
  - Bei schneller Frequenz Palpitationen, Schwindel, Schwäche, Dyspnoe
- Blutdruckabfall und Gefahr des Lungenödems bei anhaltender SVT
- Tachykardieinduzierte Kardiomyopathie möglich

Therapie
- Medikamentöse Verlangsamung der AV-nodalen Überleitung, z. B. β-Blocker, Kalzium-Antagonisten, Herzglykoside
- Medikamentöse Beendigung der Tachykardie mit Klasse-I-Antiarrhythmika (z. B. Ajmalin), Gefahr der 1:1 AV-nodalen Überleitung durch die Herabsetzung der atrialen Leitungsgeschwindigkeit
- Externe elektrische Kardioversion (▶ 8.2.10, hohe Rezidivneigung)
- Rezidivprophylaxe
- Katheterablation

Besondere Formen der supraventrikulären Tachykardien

Wolff-Parkinson-White-Syndrom
▶ Abb. 11.20

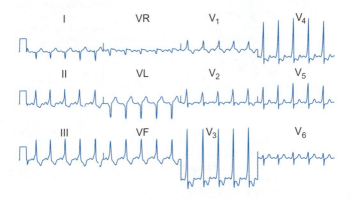

Abb. 11.20 Wolff-Parkinson-White-Syndrom. [A300]

Supraventrikuläre Tachykardie bei angeborenen akzessorischen Leitungsbahnen zwischen Atrium und Ventrikel. Erstmals 1930 von Wolff, Parkinson und White als Präexzitationssyndrom beschrieben. Der im Sinusknoten gebildete Impuls wird über diese atrioventrikuläre Muskelverbindung in die Kammern übergeleitet. Es kommt zur vorzeitigen Depolarisation der Kammern, die Repolarisation ist gestört, eine ST-Strecken-Senkung und eine verkürzte PQ-Zeit < 0,12 Sek. sind charakteristisch. Der träge Anstieg des QRS-Komplexes führt zu dessen Verbreiterung und wird als Delta-Welle bezeichnet.

Einteilung

Unterscheidung erfolgt in:
- Orthodrome Reentry-Tachykardie: regelmäßig, schmaler QRS-Komplex, Frequenz 150–220/Min., P-Wellen folgen dem QRS-Komplex nach kurzem Intervall, Delta-Welle nur im Sinusrhythmus sichtbar
- Antidrome Reentry-Tachykardie: regelmäßig, breiter QRS-Komplex, Frequenz 150–220/Min, P-Wellen oft nicht erkennbar, da Vorhoferregung während der Kammeraktion stattfindet

Therapie

- Medikamentöse Anfallsprophylaxe, z. B. β-Blocker, Kalziumantagonisten
- Akutbehandlung: vagale Manöver, z. B. Karotisdruck, Valsalva-Pressversuch, Eiswasserschluck
- Medikamentöse Terminierung, z. B. Adenosin, Ajmalin, Flecainid, Propafenon
- Katheterablation

AV-nodale Reentry-Tachykardie (AVNRT)

▶ Abb. 11.21

Plötzlich beginnende und abrupt endende regelmäßige supraventrikuläre Tachykardie, ausgehend vom AV-Knoten und von perinodalen atrialen Myokardarealen. Die AVNRT ist die häufigste SVT bei Erwachsenen ohne Korrelation zu anderen strukturellen Herzerkrankungen. Unterschiedliche Leitungskapazitäten des „fast" (anteriorer Eingang mit schneller AV-nodaler antegrader und retrograder Leitung) und „slow pathway" (posteriorer Eingang mit langsamer antegrader Leitung) sind Voraussetzungen für das Zustandekommen eines Reentry-Kreislaufs.

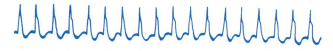

Abb. 11.21 Reentry-Tachykardie. [A300]

EKG-Charakteristika

- PQ-Zeit verkürzt (< 110 msek)
- Simultane Erregung von Vorhof und Kammer (1:1-Verhältnis von P:R)
- Herzfrequenz 140–250/Min.
- Verschmelzen von P-Welle und QRS-Komplex

Klinik

- Palpitationen, starkes Klopfen bis in den Hals
- Harnflut (Anstieg des atrialen natriuretischen Peptids durch Vorhofüberdehnung)
- Dyspnoe, Thoraxschmerzen, Schwindel
- Synkopen

Therapie

- Medikamentöse Therapie sowie vagale Manöver wie bei WPW-Syndrom
- Bei hämodynamischer Instabilität elektrische Kardioversion (▶ 8.2.10)
- Medikamentöse Rezidivprophylaxe bei häufigen Anfällen
- Katheterablation

Ventrikuläre Tachykardien (VT)

▶ Abb. 11.22

Lebensbedrohliche Tachykardie (> 120/Min.) mit breitem QRS-Komplex und Ursprung im Kammermyokard, hervorgerufen durch Reentry-Kreisläufe oder abnorme Automatie. Es besteht eine Dissoziation von Vorhof und Kammer.

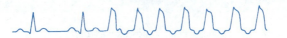

Abb. 11.22 Ventrikuläre Tachykardie. Hier Beginn nach der 2. Kammererregung. Die P-Wellen sind ohne Beziehung zu den verbreiterten Kammerkomplexen. [A300]

Formen

Unterscheidung erfolgt in:
- Monomorphe VT mit konstanter QRS-Morphologie, Schenkelblockbild und gleichem Ursprungsort, nicht anhaltend (< 30 Sek.), anhaltend (> 30 Sek.), unaufhörlich/anhaltend (incessant)
- Polymorphe VT mit wechselnder QRS-Morphologie, Schenkelblockbild und unterschiedlichem Ursprungsort
- Kammerflattern: schnelle VT (> 250–320/Min.) mit konstanter Morphologie
- Kammerflimmern: irreguläre Undulationen, keine abgrenzbaren Kammerkomplexe, Frequenz > 320/Min.

Monomorphe VT

EKG-Charakteristika
- Frequenz > 120/Min.
- AV-Dissoziation (mehr QRS-Komplexe als P-Wellen)
- Regelmäßige RR-Abstände
- QRS-Breite > 140 msek, schenkelblockartige Deformation

Vorkommen
- KHK, Myokardinfarkt, Kardiomyopathie, Klappenfehler, Myokarditis
- Toxisch (Digitalis, Antiarrhythmika, Katecholamine [▶ 9.2.1])
- Elektrolytentgleisung (▶ 6.3.1)

Klinik
- Symptome sind abhängig von der Frequenz, der Dauer der VT und dem Vorliegen einer strukturellen Herzerkrankung
- Herzrasen, Atemnot, Schwindel, Dyspnoe
- Palpitationen, Synkope, Angina pectoris
- Hämodynamische Instabilität, Übergang in Kammerflimmern möglich, kardiogener Schock (▶ 12.2.3)

> **Achtung – Akuttherapie bei anhaltender VT**
> ! Die anhaltende VT ist ein absoluter Notfall und bedarf einer erweiterten Monitorüberwachung und Reanimationsbereitschaft!
> - Sofortige elektrische Kardioversion oder Defibrillation

- Medikamentöse Therapie (Amiodaron)

Weitere Therapiemaßnahmen:
- Therapie der Grunderkrankung, Ausgleich der Elektrolytentgleisung
- Rezidivprophylaxe (Antiarrhythmika)
- AICD-Implantation (▶ 8.2.11)
- Katheterablation

Polymorphe VT: Torsade de Pointes Tachykardie (TDP)
▶ Abb. 11.23
Lebensgefährliche Kammertachykardie aufgrund eines angeborenen (Jervell-Lange-Nielsen-Syndrom oder Romano-Ward-Syndrom) oder erworbenen (medikamenteninduziert) Long-QT-Syndroms.

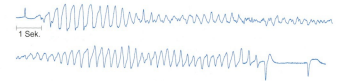

Abb. 11.23 Torsade de Pointes Tachykardie. [A300]

EKG-Charakteristika
- Auch „Spitzenumkehr-Tachykardie" genannt
- Ständig wechselnde Undulationen der QRS-Komplex-Vektoren um die isoelektrische Linie, Torsionsbewegung der R-Zacken um die Grundlinie nach 5–10 Aktionen
- Verlängerung der QT-Zeit (> 550 msek) vor Beginn der TDP
- Verbreiterter QRS-Komplex (> 120 msek)
! Spontan terminierend, aber auch Übergang in Kammerflimmern möglich!

Pathophysiologie
- Mutation der Kanäle (genetisch bedingt) bewirkt eine Veränderung der Depolarisations- und Repolarisationsabläufe und es kommt zu einer Verlängerung des Aktionspotenzials.
- Die Repolarisation verlängernde Medikamente führen zu einer Verlängerung des Aktionspotenzials.

Vorkommen
- Genetisch vererbt (Genmutationen)
- Medikamentengetriggert: Antiarrhythmika, Antibiotika, Antidepressiva, Neuroleptika, Antihistaminika, Malariamittel
- Kardiale Erkrankungen, z. B. Hypertrophie, Linksherzinsuffizienz
- Elektrolytstörungen, Hypokaliämie, Magnesiummangel
- Bradykardien, VES (getriggerte Aktivität)
- Weibliches Geschlecht häufiger betroffen
- Risikofaktor: kongenitale Taubheit

Klinik
- Schwindel, Synkope
- ! Plötzlicher Herztod bei Degeneration in Kammerflimmern.

Therapie
- Absetzen von Medikamenten, die das QT-Intervall verlängern
- Trigger vermeiden (Schwimmen, Tauchen, Sport, auditive Stimuli)
- Elektrolytverluste ausgleichen
- Elektrische Kardioversion (▶ 8.2.10), evtl. Schrittmachertherapie (▶ 8.2.9)
- Rezidivprophylaxe (β-Blockertherapie), evtl. AICD-Implantation (▶ 8.2.11)

Brugada-Syndrom
Schnelle und polymorphe VT bei herzgesunden Patienten mit typischen EKG-Veränderungen (ST-Hebung, mit oder ohne Rechtsschenkelblock) nach dem Überleben eines plötzlichen Herztods.

Kammerflattern (FLA)
▶ Abb. 11.24
! Lebensbedrohliche Rhythmusstörung, die häufig in Kammerflimmern degenerieren kann!

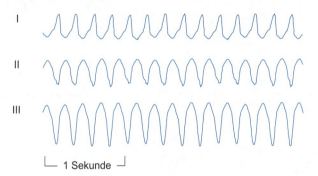

Abb. 11.24 Kammerflattern. [A300]

EKG-Charakteristika
- Kammerfrequenz > 250/Min.
- QRS-Komplex schenkelblockartig verbreitert (> 120 msek) und deformiert, konstante Morphologie, keine P-Wellen erkennbar
- Fließender Übergang von Kammertachykardie in Kammerflattern

Vorkommen
- Ischämie bei akutem Myokardinfarkt
- Infarktnarben, Kammerdilatation, Kammerhypertrophie, Koronarinsuffizienz
- Elektrolytentgleisung (▶ 6.3.1)

Klinik
- Abfall des HZV, RR
- Bewusstlosigkeit, kardiogener Schock (▶ 12.2.3), Kreislaufstillstand

Therapie
- Defibrillation, CPR (▶ 12.1)
- Rezidivprophylaxe mittels AICD-Implantation

Kammerflimmern (FIB)
▶ Abb. 11.25
! Lebensbedrohliche Rhythmusstörung, die sofortige Reanimationsmaßnahmen erfordert!

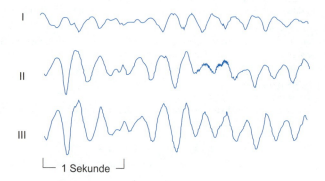

Abb. 11.25 Kammerflimmern. [A300]

EKG-Charakteristika
- Chaotische Erregung des Herzens, im EKG irreguläre Undulationen ohne abgrenzbare QRS-Komplexe
- Keine regelrechte Impulsgebung erkennbar

Vorkommen
Siehe Kammerflattern

Klinik und Therapie
Siehe Kammerflattern

11.30 Hirnabszess

Christian Hoffmann

Abstract
Entzündliche Raumforderung im Hirngewebe. Differenzialdiagnostisch ist an Meningitis/Enzephalitis, Hirntumor und ZNS-Toxoplasmose zu denken. Die Pflegemaßnahmen richten sich nach den Symptomen des Patienten. Die Ursache des Hirnabszesses, z. B. Immunsuppression oder Sepsis, spielt eine entscheidende Rolle.

Ursachen
- Traumatisch durch Eindringen von Keimen ins Gehirn bei offenem SHT
- Neurochirurgische OP

- Fortgeleitete Infektion, z. B. bei Otitis media, Mastoiditis oder NNH-Entzündung, auch als Komplikation einer eitrigen Meningitis
- Hämatogene Infektion durch septische Embolien von einem entfernten Entzündungsherd, z. B. eitriger Lungenabszess oder Endokarditis (oft multiple Abszesse)
- Immunsuppression
- HIV-Infektion

Symptome
Symptomatisch ähnelt ein Hirnabszess einer Vielzahl anderer neurologischer Erkrankungen.
- Hirndruckzeichen (Hirndruckerhöhung ▶ 11.31)
- Fieber, Kopfschmerzen, Übelkeit
- Herdsymptome: Hemiparese, fokale epileptische Anfälle, Hemianopsie (= Halbseitenblindheit), Aphasie, Sensibilitätsstörungen
- Verwirrtheitszustände

Diagnostik
- Anamnese: anamnestische Hinweise auf abzessbildende Faktoren beachten; klinisch treten häufig Kopfschmerz, Fieber und fokalneurologische Defizite auf
- MRT, CCT
- Liquorpunktion (▶ 5.2.2): Zellzahlerhöhung, Proteinerhöhung, Bakteriennachweis, wenn der Abszess eine Verbindung zum Liquorraum hat
- Stereotaktische Biopsie
- Labor (Entzündungsparameter)
- Fokussuche: HNO-Konsil, Zahnstatus, weitere körperliche Untersuchung auf Infektionen

> Allgemeine Entzündungszeichen wie Fieber, Leukozytose und BSG-Erhöhung können fehlen!

Spezifische medizinische Therapie
- Hoch dosierte Antibiotikagabe
- Evtl. Gabe von Kortikosteroiden (bei Ödembildung)
- Neurochirurgische Sanierung
- Herdsanierung
- Medikamentöse Prophylaxe epileptischer Anfälle

Intensivpflege
- Beobachtung und Pflegeschwerpunkte Meningitis und Enzephalitis (▶ 11.50)
- Pflege nach Biopsie, neurochirurgischer Sanierung: tgl. Verbandswechsel mit Kontrolle auf Infektion, Blutung
- Pflege nach neurochirurgischer OP (▶ 8.3.6)

11.31 Hirndruckerhöhung

Christian Hoffmann

Abstract
Erhöhter Hirndruck kann unterschiedliche Ursachen haben und zu einer direkten, letztlich oft tödlichen Schädigung des Gehirns führen. Umsichtige Durchführung der

diagnostischen, pflegerischen und therapeutischen Maßnahmen kann extrem großen Einfluss auf die Prognose des Patienten haben. Intensivpflegende müssen mit den Zeichen einer Hirndruckerhöhung gut vertraut sein. ICP-Erhöhungen können häufig durch einfach durchzuführende Beobachtung (Pupillenkontrolle!) erkannt werden.

Bei der Hirndruckerhöhung handelt es sich nicht um eine eigene Erkrankung, sondern um ein Syndrom, das aus verschiedenen Schädigungen des Gehirns resultiert, z. B. SHT, Schlaganfall, Entzündungen. Mögliche Therapien sind eine ggf. operative Entlastung durch Hämatomausräumung, Trepanation, Anlage einer Ventrikeldrainage und Einstellung des RR, kontrollierte Hyperventilation, Osmotherapie, Nimodipin, Sedierung und Hypothermie.

Grundlagen

Der knöcherne Schädel wird durch Hirngewebe (ca. 85 %), Blut (ca. 5 %) und Liquor cerebrospinalis (ca. 10 %) ausgefüllt. Es besteht eine direkte Korrelation zwischen Hirnvolumen und Hirndruck (intracranial pressure = ICP). Das heißt, dass bei Zunahme eines dieser Anteile zunächst kompensatorisch eine Umverteilung der beiden anderen Anteile stattfindet. Dies kann bei Erhöhung des Hirnvolumens sowohl durch Verdrängung des venösen Blutes aus dem Schädel als auch durch Abpressen des Liquors in den spinalen Subarachnoidalraum geschehen. Diese Kompensationsmechanismen sind jedoch begrenzt, jede weitere intrakranielle Volumenzunahme führt zu einem raschen Hirndruckanstieg.

Die Blutversorgung des Gehirns ist vom zerebralen Perfusionsdruck (cerebral perfusion pressure = CPP) abhängig. Dieser ergibt sich aus dem mittleren arteriellen Druck (MAP) und dem ICP.

> Der zerebrale Perfusionsdruck ergibt sich aus der Differenz von arteriellem Mitteldruck (MAP) und intrakraniellen Duck (ICP): CPP = MAP − ICP

Der zerebrale Blutfluss, der für einen suffizienten Stoffwechsel des Gehirns nötig ist, ist unter physiologischen Bedingungen aufgrund von Autoregulationsmechanismen in einem breiten Bereich gleichbleibend.
- Bei Normotonikern liegt dieser Autoregulationsbereich bei einem MAP zwischen 50 und 150 mmHg.
- Bei Hypertonikern ist dieser Bereich nach oben hin verschoben.

> **Hirndruck**
> - Normalwert ICP: 5–15 mmHg (physiologische kurzzeitige Erhöhung, z. B. beim Husten, ist beim Gesunden unbedenklich)
> - Ein ständiger ICP von mehr als 20 mmHg ist behandlungsbedürftig
> - Anhaltende Hirndruckerhöhungen von > 25 mmHg führen zu schweren zerebralen bzw. neurologischen Folgeschäden und sind mit dem Leben meist nicht vereinbar, da es zur Ischämie des Hirngewebes infolge insuffizienter Durchblutung oder zur Einklemmung von Hirnparenchym durch Verschiebung von Gehirnmassen kommt.

Ursachen
- Intrakranielle Blutungen, z. B. subdurales Hämatom, Hirnmassenblutung
- Hirninfarkte mit Schwellung

- Lokale Raumforderungen innerhalb des Parenchyms, z. B. Tumor, Zyste
- Venöse Abflussstörung, z. B. Sinusvenenthrombose
- Schädel-Hirn-Trauma (SHT)
- Hypoxischer Hirnschaden
- Metabolisches Hirnödem, z. B. bei ketoazidotischem Koma
- Entzündliche Prozesse, z. B. Meningitis, Enzephalitis

Hirnödem

Pathologische Flüssigkeitsansammlung im Hirngewebe. Zusätzlich zur Grunderkrankung, die das Hirnödem hervorruft, sorgt die Flüssigkeitsansammlung für eine weitere Hirndrucksteigerung und damit für eine Schädigung. Daraus resultiert ein Circulus vitiosus, da die Hirndurchblutung weiter vermindert wird, was zu einer weiteren Störung des Hirnstoffwechsels und damit zu einer Zunahme des Ödems führt.

Ursachen
Vasogenes Hirnödem
- Blut-Hirn-Schranke gestört, z. B. bei Hirntumoren und -abszessen, bei hypertensiver Krise, intrazerebralen Blutungen, Kontusionen durch ein SHT, entzündlichen Prozessen
- Durch einen Übertritt von proteinreicher Flüssigkeit infolge der gestörten Blut-Hirn-Schranke kommt es zusätzlich zur auslösenden Ursache zu einer weiteren Hirndrucksteigerung. Neben der Ödemflüssigkeit werden Mediatoren eingeschwemmt, die sekundäre Schädigungen verursachen können.

Zytotoxisches Hirnödem
- Gehirnzellen sind geschädigt und geschwollen, z. B. bei Hypoxie (häufig nach Reanimation), Hirninfarkt, hepatischer oder renaler Enzephalopathie

Symptome

Je nach Höhe des Hirndrucks lassen sich verschiedenste neurologische Ausfälle beobachten, die häufig nicht unbedingt an einen erhöhten ICP denken lassen. Hinzu können akute Symptome vitaler Bedrohung kommen. Besonders in der täglichen Arbeit auf Station sind daher gute Kenntnisse der Hirndruckzeichen nötig.

Hirndruckzeichen
- Übelkeit und Erbrechen
- Akute oder chronische Kopfschmerzen
- Unruhe und Verwirrtheit
- Bewusstseinseintrübung
- Pupillendifferenz und abnehmende Lichtreaktion
- Störungen der Pupillenmotorik
- Insuffiziente Spontanatmung, im späteren Verlauf häufig Cheyne-Stokes-Atmung
- Epileptische Anfälle, Nackensteifigkeit
- Kreislaufstörungen (häufig Bradykardie, Hypertonie), Kreislaufversagen
- Papillenödem mit Sehstörungen (fast ausschließlich bei chronisch erhöhtem Hirndruck)

Zeichen der Einklemmung

Die Einklemmung (▶ Tab. 11.15) bezeichnet eine Herniation von Hirnparenchym infolge Massenverschiebung bei progredient erhöhtem Hirndruck.

Tab. 11.15 Zeichen der Einklemmung

Syndrom	Anatomische Enge	Betroffene Hirnregion	Symptome
Mittelhirnsyndrom = obere Einklemmung	Tentoriumschlitz	Mittelhirn	Bewusstseinseintrübung • Strecksynergismen • Anstieg von HF, RR, Temp. • Pupillendifferenz, weite, lichtstarre Pupillen
Bulbärhirnsyndrom = untere Einklemmung	Foramen occipitale magnum	Kleinhirntonsillen und Medulla oblongata	• Ausfall der Spontanatmung • Abfall von HF, RR, Temp. • Weite, lichtstarre Pupillen • Fehlender Kornealreflex • Schlaffer Muskeltonus • Hirntod (▶ 2.8.4)

Diagnostik

- Neurologische Untersuchung, Anamnese
- CCT (craniale Computertomographie), MRT in vielen Fällen, wegen der längeren Untersuchungsdauer und der damit verbundenen Flachlagerung des Patienten, nicht praktikabel
- Invasive Hirndruckmessung über eine Hirndrucksonde (▶ 3.2.6)
- Transkranielle Doppler-Sonografie

Im weiteren Verlauf können je nach Grunderkrankung nötig werden:
- Lumbalpunktion (▶ 5.2.2) → bei akutem Hirndruck kontraindiziert, wegen Gefahr der Einklemmung!
- Zerebrale Angiografie, EEG, evozierte Potenziale

Spezifische medizinische Therapie

Kausale Therapie

Liegt der Hirndrucksteigerung eine durch kausale Therapie beeinflussbare Ursache zugrunde, wird diese zuerst behandelt:
- Operative Ausräumung eines Hämatoms

Entlastungstrepanation

Wenn konservative Maßnahmen nicht ausreichen, wird zur Druckentlastung ein Stück des knöchernen Schädels entfernt oder eine Ventrikeldrainage angelegt.

Einstellen des Blutdrucks

- Zur Sicherung einer ausreichenden Hirndurchblutung sind die Werte wie folgt einzustellen:
  - MAP auf Werte zwischen 80–110 mmHg
  - CPP auf mindestens 60 mmHg
- ! Vorsicht ist bei der Senkung des RR geboten, da es sich um eine Bedarfshypertonie handeln kann!

Beatmung
- Neben der Einstellung des Blutdrucks steht die Therapie der respiratorischen Insuffizienz, ggf. durch Intubation und Beatmung, im Vordergrund.
- Durch Hypoxie wird nicht nur die zerebrale O_2-Versorgung vermindert, sondern auch der ICP durch reflektorische Erweiterung von Arteriolen weiter erhöht.
- Ein Anstieg des $paCO_2$ führt ebenfalls durch Vasodilatation zu einem ICP-Anstieg.
- Zielwerte:
  - paO_2 mind. 100 mmHg
  - $paCO_2$ zwischen 35 und 42 mmHg, ggf. Hyperventilation (zeitlich begrenzt wirksam)
- Durch zerebrale Schädigungen kann es zu Schluckstörungen und Verlust der Schutzreflexe (Würgen, Husten) kommen → wegen Aspirationsgefahr ggf. Intubation

Kontrollierte Hyperventilation
- Hyperventilation mit einem $paCO_2$ von 30–32 mmHg bewirkt durch Vasokonstriktion eine Verminderung des intrakraniellen Blutvolumens und damit eine Senkung des ICP.
- Bei intubierten Patienten eine schnell durchzuführende Maßnahme, die schon nach wenigen Sekunden wirkt.
- Der hirndrucksenkende Effekt der Hyperventilation wirkt nur kurzzeitig und sollte nur bei akuten ICP-Anstiegen angewandt werden → Achtung: Maßnahme ausschleichend beenden, da es zu reflektorischer Vasodilatation kommen kann, wenn der $paCO_2$ zu schnell wieder ansteigt.

Ventrikelmesssonde mit Liquordrainage
Ventrikelmesssonde mit Liquordrainage zur Überwachung des erhöhten ICP sowie gleichzeitiger Senkung durch Ablassen von Liquor (▶ 3.2.6)

Medikamentöse Therapie
- Osmotherapie: Mannitol (alternativ Sorbit 40 % oder Glyzerol 10 %)
- Durch den Aufbau eines osmotischen Gradienten mit Verschiebung von Flüssigkeit vom Extrazellulärraum in den Intravasalraum wird eine Volumenreduktion im Gehirn bewirkt; zusätzliche Verringerung der Blutviskosität und reflektorische Vasokonstriktion. Wichtig sind hierbei die exakte Flüssigkeitsbilanz, regelmäßige Elektrolytkontrollen und Kontrolle der Serumosmolarität (bei Mannitolgabe).
- Gabe von Tris®-Puffer: wirkt ICP-senkend durch Ausgleich der Liquorazidose, über die Verbesserung der CO_2-Reagibilität und durch Vasokonstriktion
- Glukokortikoide bei perifokalem Ödem durch Hirntumoren und -abszesse
- Glukokortikoide haben aber bei vielen Krankheiten keinen Nutzen und sind wegen ihrer Nebenwirkungen häufig kontraindiziert.
- Bei zerebralem Vasospasmus Gabe von Nimodipin

> - Nimodipin kann den RR stark senken, daher Volumen bzw. Katecholamine (▶ 9.2.1) bereithalten.
> - Sowohl Tris®-Puffer als auch Nimodipin dürfen nicht über peripheren Zugang und nicht zusammen mit anderen Medikamenten verabreicht werden. → Gewebenekrose, Ausfällen von Medikamenten

Sedierung des Patienten
- Nach ärztl. AO: Analgesierung und Sedierung, z. B. mit Fentanyl® und Dormicum®, evtl. bei Pflegemaßnahmen (z. B. endotracheales Absaugen) Bolusgabe zum Verhindern von Stress, Husten und Pressen
- Barbiturattherapie nur bei schweren Fällen von erhöhtem Hirndruck:
    - Dabei werden unter EEG-Kontrolle Barbiturate (▶ 9.1.4), z. B. Thiopental (Trapanal®) oder Methohexital (Brevimytal®), bis zum Erreichen eines sog. Burst-Suppression-Musters (▶ 9.1.4) appliziert, was zur Absenkung des Hirnmetabolismus führt, während das Blutvolumen im Gehirn durch Vasokonstriktion vermindert wird.

Barbiturate haben gravierende Nebenwirkungen:
- Negative Inotropie → Katecholamine schon zu Beginn der Therapie bereithalten
- Weitere Nebenwirkungen: Leberversagen, Myokardschädigungen, Elektrolytentgleisungen, Pneumonie, Sepsis

Regulieren der Körpertemperatur
- Die zerebrale Durchblutung und der Hirnstoffwechsel sind stark von der Körpertemperatur abhängig. Daher sind erhöhte Temperatur und Fieber bei Hirndruckpatienten unbedingt zu vermeiden.
- Die moderate Hypothermie (32–34 °C) zeigt deutlich einen positiven Einfluss, ist aber schwer steuerbar und wegen der Nebenwirkungen (Immunsuppression, Thrombozytopenie, Pneumonie, Bradykardie) riskant.

Intensivpflege

Wichtigste Pflegeziele
- Die Pflegemaßnahmen müssen der Hirndrucksituation des Patienten angepasst sein, um sekundäre Hirnschädigungen zu vermeiden.
- Gleichzeitig muss bedacht werden, dass Patienten mit schweren neurologischen und neurochirurgischen Erkrankungen stark von Komplikationen bedroht sind, die eine umfassende Pflege und Krankenbeobachtung notwendig werden lassen!

Beobachten und Monitoring

Herz- und Kreislauffunktion
- RR (invasiv), CPP (▶ 3.2.6), HF
- ZVD → abklären, ob Bett zur Messung flach gestellt werden darf!
- Urinausscheidung und exakte Flüssigkeitsbilanz (besonders bei Gabe von Mannit®)

Atmung
- Engmaschige Blutgasanalysen
- Alarmgrenzen am Respirator einstellen
- ! Wichtig ist, dass die Beatmungsform für Patienten optimal gewählt ist; gegen die Maschine zu atmen oder zu pressen verursacht Stress und erhöht den ICP!

11.31 Hirndruckerhöhung

- Beengende Verbände, z. B. Tracheostomabändchen lockern
- AF und Atemrhythmus (pathologische Atemtypen?), SaO$_2$ über Pulsoxymetrie
- Sedierung und Relaxierung nach ärztl. AO

Neurologische Überwachung
▶ 3.2.1
- Bewusstseinskontrolle nach der Glasgow-Koma-Skala (▶ Tab. 3.3) oder anderen im, Zweifelsfall engmaschiger
- Pupillen: Form, Größe, Seitengleichheit (= Isokorie), Lichtreaktion
  - Häufigkeit der Kontrollen je nach Gefährdungsgrad des Patienten
  - Jede Pupille einzeln, ebenso beide gleichzeitig zum Vergleich beurteilen
  - Bei dunkelbraunen Augen ist dies u. U. sehr schwierig → Raum abdunkeln, seitlich hineinleuchten
- ICP-Kurve (▶ 3.2.6) bei Ventrikeldrainagen kontrollieren (Alarmgrenzen nach AO einstellen), stdl. Dokumentation des Hirndrucks

Labor
- BZ, Elektrolytkontrollen

Achtung
Bei kritischem Hirndruck Pflegemaßnahmen genau überdenken und planen, nach ärztl. AO Sedierung erhöhen oder Boli geben, z. B. vor endotrachealem Absaugen → Gefahr der Hypotonie.

Für Sicherheit sorgen
- Bei nicht orientierten Patienten Seitenschutz am Bett anbringen, evtl. auch bei bewusstlosen Patienten wegen potenzieller Gefahr, bei einem epileptischen Anfall herauszufallen
- Weiteres Personal (z. B. Physiotherapie oder Röntgen) aufklären, wenn Bett nicht flach gestellt werden darf
- Für den Fall von ICP-Spitzen Sedativa und Mannit® bereithalten

Körpertemperatur regulieren
- Normothermie anstreben:
  - Möglichst lückenlose Temperaturkontrolle (empfehlenswert: Dauermessung über BDK)
  - Bei Fieber Oberflächenkühlung, z. B. Wadenwickel (▶ Tab. 3.38), Antipyretika (nach AO)
- Moderate Hypothermie
- Therapeutische Hypothermie (▶ 8.2.3)
  - Eisbett (Patienten mit leichten Tüchern schützen u. mit Eis und Kühlelementen bedecken), dabei auf ausreichende Sedierung achten
  - Ventilator nicht einsetzen, da unhygienisch (wirbelt Staub und damit Keime auf!)
  - Einsatz neuer Verfahren wie Kühlunterlage, ZVK mit Kühlschenkel

Bei der moderaten Hypothermie auf Nebenwirkungen achten.

Prophylaxen

> **Sämtliche Prophylaxen**
> Instabile Kreislaufsituation und massiver Hirndruck können ein strenges Abwägen nötig machen, welche Maßnahmen durchführbar sind.

- Obstipationsprophylaxe (▶ 3.3.7): Laxanzien nach AO, um Pressen beim Stuhlgang zu vermeiden

Bewegungsplan
Durch die Lagerung soll der ungestörte venöse Abfluss der Jugularvenen gewährleistet werden.
- 30°-Oberkörperhochlagerung → abklären, ob zur ZVD-Messung und zum Betten das Bett flach gestellt werden darf; bei schwerwiegendem RR-Abfall Flachlagerung überdenken, um CPP > 60 zu gewährleisten
- Achsengerechte Kopflagerung
- Seitenlagerung nur mit erhöhtem Oberkörper und achsengerechter Kopflagerung, dabei ICP-Messung auf richtige Höhe bringen
- Dekubitusprophylaxe mittels Luftkissenbett (▶ 3.3.1) und Druckentlastung gefährdeter Körperstellen.
- Falls der Patient nicht gelagert werden darf, kann Mikrolagerung (▶ 3.4) eingesetzt werden.

Körperpflege
- Unter ICP-Kontrolle, bei kritischen Hirndruckanstiegen Pflegemaßnahmen unterbrechen
- Ggf. auf größere Manipulationen (z. B. Betten) verzichten
- Zur Augenpflege nur klare Augensalbe bzw. Tränenersatzmittel verwenden, damit die Pupillen beurteilbar bleiben
- Kopf nicht seitlich drehen, z. B. beim Lagewechsel achsengerecht mitdrehen
! Möglichst frühzeitig mit rehabilitierenden Maßnahmen beginnen (unter Beachtung der Bobath-Prinzipien ▶ 3.6.1), dabei aber besonderes die Auswirkungen auf den ICP beachten.

> Bei kontinuierlicher ICP-Messung den ICP während der Pflegemaßnahmen immer im Auge behalten.

Pflegerische Interventionen nach Trepanation
Wie beim epiduralen Hämatom (▶ 11.20)

Literatur
Deutsche Gesellschaft für Neurologie. www.dgn.org (letzter Zugriff: 19.8.2011).
Sitzer M, von Stuckrad-Barre S, Schmutzhard E. Neurologische Notfall- und Intensivmedizin. München: Elsevier, 2004.

11.32 Hirntumoren

Christian Hoffmann

Abstract

Klinische Bezeichnung für intrakranielle Tumoren (▶ Tab. 11.16), die entweder vom Hirnparenchym, den Hirnhäuten (z. B. Meningeom) bzw. von den Gefäßen (z. B. Angiom) ausgehen oder aber Metastasen extrakranieller maligner Tumoren darstellen. Differenzialdiagnostisch ist an entzündliche Raumforderungen anderer Genese (z. B. Abszesse), Tumoren des knöchernen Schädels und vaskuläre Ereignisse (ICB, Ischämie) zu denken. Prognose und Verlauf bei Hirntumoren sind sehr unterschiedlich (je nach Lokalisation und Dignität). Die pflegerischen Maßnahmen erfordern daher großes Fachwissen und pflegerische Kompetenz in sehr unterschiedlichen Richtungen: von postoperativer Betreuung bis hin zur Pflege bei Palliativtherapie. Besonderes Augenmerk ist auf mögliche Hirndrucksymptomatik bzw. Einklemmung zu richten.

Tab. 11.16 Übersicht intrakranielle Tumoren

Tumorart	Beschreibung	Erkrankungsalter	Prognose
Astrozytom (Grad I, II, III)	• Von Astroglia ausgehend • Grad I hoch, Grad III wenig differenziert	Grad I: Kinder Grad II–III: mittleres Alter	Durchschnittliche Überlebensrate 3 Jahre
Glioblastom (= Astrozytom IV)	• Sehr bösartig	40.–60. Lj.	Durchschnittliche Überlebensrate 6 Monate
Ependymom	• Von Ventrikelzellen ausgehend • Gutartig	8.–15. Lj.	Über Jahre progredient, oft mit Liquorabflussstörung, häufig Rezidive
Oligodendrogliom	• Von Oligodendroglia ausgehend • Bedingt gutartig	35.–40. Lj.	Längerfristige Remissionen, häufig Rezidive
Meningeom	• Von Arachnoidea ausgehend • Gutartigste Hirntumoren	31.–50. Lj.	Langsam wachsend
Akustikusneurinom	• Von Nervenfaserhülle ausgehend • Gutartig	35.–40. Lj.	Langsam wachsend, Symptome: Hörstörungen, Schwindel
Hypophysenadenom	• Von Hypophysengewebe ausgehend • Gutartig	35.–45. Lj.	Langsam wachsend, z. T. hormonaktiv, z. B. Akromegalie, Cushing-Syndrom
Hirnmetastasen	• Beispielsweise von Bronchial- oder Mammakarzinom ausgehend	Häufig im höheren Alter	Schlechte Prognose

Anamnese und Symptome
- Patienten mit einem Hirntumor können anfangs durch sehr diffuse neurologische Symptome auffallen.
- Häufig ist als Zeichen von tumorbedingtem Hirndruck frühmorgendliches Erbrechen mit anschließendem Nachlassen des bestehenden Kopfschmerzes zu sehen.
- Die Symptomatik richtet sich v. a. nach Lokalisation und Ausdehnung des Tumors (▶ Tab. 11.17). Von einer bestimmten Größe an führen alle Tumoren zur Erhöhung des Hirndrucks mit Kopfschmerzen, Übelkeit und Erbrechen (Hirndruckerhöhung ▶ 11.31).

Tab. 11.17 Lokalisation und spezielle Symptome von Hirntumoren

Lokalisation	Symptome
Großhirn	• Epileptische Anfälle → wichtiges Frühsymptom • Wesensveränderungen (besonders im Kindesalter als Frühsymptom) • Verlust der Merkfähigkeit • Herdsymptome je nach Tumorlokalisation
Hypophyse	• Langsam zunehmende Hormonstörungen, z. B. Cushing-Syndrom (durch Überschuss an Glukokortikoiden), Akromegalie (durch Überschuss an Wachstumshormonen) • Diabetes Insipidus • Sehstörungen mit Gesichtsfeldeinschränkungen (Hemianopsie) • Störung der Geruchsempfindung
Kleinhirn	• Ataxie (Störung der Muskelkoordination) • Gleichgewichtsstörungen • Frühzeitiger Druck auf den Hirnstamm (unten) mit Hirndruckanstieg
Hirnstamm	• Hirnnervenstörungen, z. B. Lähmungen der Augenmuskeln und frühzeitige Pupillenveränderungen • Nystagmus • Psychische Verlangsamung • Später zunehmende Tetraparese

Diagnostik
- Anamnese (oben): bei bekannter kanzerogener Grunderkrankung ist bei Auftreten neurologischer Symptome an Hirnmetastasen zu denken!
- Neurologische Untersuchung (mit besonderem Augenmerk auf Hirndruckzeichen)
- CCT, MRT, EEG (bei Krampfanfällen)
- Lumbalpunktion (▶ 5.2.2)
- Probeentnahme zur histologischen Einordnung
- Suche nach evtl. bestehendem Primärtumor
- DSA (digitale Subtraktionsangiografie) zur Darstellung von Gefäßverdrängungen
- **Differenzialdiagnostisch** ist von Blutungen, Ischämien und entzündlichen Prozessen im Hirn abzugrenzen.

Spezifische medizinische Therapie
- Stereotaktische Tumorentnahme
- Operative Tumorexstirpation (teilweise auch nur Teilexstirpationen)

- Strahlentherapie, Chemotherapie
- Angiografische Tumorembolisation
- Hirndrucktherapie (▶ 11.31), Glukokortikoide sind bei Tumoren im Gegensatz zu anderen Erkrankungen oft sehr wirkungsvoll
- Palliative OP-Verfahren:
  - Punktion von Tumorzysten zur Druckentlastung im Schädel
  - Einlage eines Ventrikelshunts zur Druckentlastung

Komplikationen
- Intrakranielle Nachblutung
- Hirnödem (▶ 11.31)
- Einschluss von Luft im OP-Gebiet
- Verletzung von Nerven oder Parenchym mit anschließenden neurologischen Ausfällen

Intensivpflege
Postoperative Intensivpflege nach neurochirurgischen Eingriffen (▶ 8.3.6)

> **Besonderer Pflegeschwerpunkt**
> - Patienten mit Hirntumoren leiden nicht nur unter den Symptomen, sondern auch unter der besonderen psychischen Belastung aufgrund der Tumorerkrankung. Besonders einfühlsame Pflege und Verständnis für den Patienten sind daher angezeigt.
> - Patienten mit Hirntumoren werden bei Hirndrucksymptomatik sowie auftretenden anderen schwerwiegenden Komplikationen bzw. nach chirurgischen Eingriffen intensivmedizinisch behandelt. Nachfolgend wird besonders auf die Pflege nach OP eingegangen.

Beobachtung und Monitoring

Neurologische Überwachung
- Genaue Dokumentation bei der Übernahme des Patienten. Übergabe durch Anästhesiepersonal mit Information über Besonderheiten bzgl. der Bewusstseinslage und der Pupillenreaktion.
- Engmaschig neurologischen Status prüfen
  - Bewusstseinslage während der ersten 24 h halbstündlich überprüfen; besonders wichtig: Reaktion auf Ansprache? Gezielte Abwehr?
  - Motorik überprüfen: Kraft und Bewegung in beiden Armen und Beinen gleich?
  - Pupillenstatus
- Bei Veränderung der Bewusstseinslage oder Hirndruckzeichen (▶ 11.31) sofort den Arzt verständigen

Atmung und Kreislauffunktion
- Atmung: zunächst Beatmung kontrollieren
- Bei Spontanatmung: AF, Atemtiefe und Atemrhythmus, Pulsoxymetrie
- EKG, RR, HF, ZVD
- Temperatur sofort postoperativ

Ausscheidungen
- Drainagen auf Menge, Farbe und Konsistenz
- Verband (Liquorfluss? Durchgeblutet?)
- Urinausscheidung (Diabetes insipidus?) und Bilanzierung

Prophylaxen und Bewegungsplan

> **Pflegeschwerpunkte**
> - Blutdrucküberwachung: Die Gefahr einer Nachblutung erhöht sich durch Blutdruckanstieg, z. B. beim Husten, Pressen
> - Ein Hirnödem tritt meist bis zum 2. postop. Tag mit einer Verschlechterung der Bewusstseinslage auf.
> - Hirndruckanstieg vermeiden
> - Wiedererwärmen nach OP-bedingter Hypothermie, da sie zur Vasokonstriktion und nachfolgend erhöhtem Sauerstoffbedarf des Organismus führt (Kältezittern) → Bett vorwärmen, evtl. Heizdecke einsetzen, Dolantin® nach ärztl. AO

- Alle Prophylaxen durchführen (▶ 3.3). Die prophylaktischen Pflegemaßnahmen müssen (soweit möglich) unter kontinuierlicher Kontrolle des Hirndrucks erfolgen, um sekundäre Hirnschädigungen zu vermeiden.
- Bronchialtoilette vorsichtig durchführen, Patienten vorher evtl. sedieren
- 30°-Oberkörperhochlage

Körperpflege
- Die Pflegemaßnahmen müssen (soweit möglich) unter kontinuierlicher Kontrolle des Hirndrucks erfolgen, um sekundäre Hirnschädigungen zu vermeiden.
- Die Körperpflege wird vom Pflegepersonal übernommen.

Sicherheit geben
- Oft treten Durchgangssyndrome auf → Seitenschutz am Bett anbringen, Patienten beruhigen, bei Selbstgefährdung nach **schriftlicher ärztl. AO** fixieren; genaue Dokumentation (▶ 1.2.6)!
- Bei fokalen Anfällen (▶ 11.21) oder Sprachstörungen, die erstmalig auftreten, dem Patienten erläutern, dass dies vorkommen kann und mit großer Wahrscheinlichkeit wieder vergeht.

Besonderheiten bei Tumorexstirpation in der Großhirnhemisphäre
- Die Patienten sind oft durch ständige Kopfschmerzen sehr gequält, ängstlich und leicht reizbar.
- Nach Meningeomentfernung besteht eine erhöhte Krampfbereitschaft.

Besonderheiten bei Tumorexstirpation im Hypophysenbereich
Transnasale oder rechts frontale OP

Intensivpflege

Beobachtung und Monitoring
- Diabetes insipidus nach Hypophysektomie: Urin auf Menge, Farbe und spezifischem Gewicht überprüfen → nach AO Gabe von Minirin®

- Regelmäßige BZ-Messung bei Hydrokortisontherapie (nach ärztl. AO)
- Sehkraft überprüfen, da durch Nachblutungen der N. opticus komprimiert werden kann, präop. Sehstörungen können noch in der frühen postop. Phase fortbestehen:
- RR-Abfall und Tachykardie können neben Volumenmangel auch Folge einer unzureichenden Steroidtherapie sein.

Bewegungsplan
- Patienten im Sitzen lagern, da erhöhte Aspirationsgefahr durch Blut- und Sekretfluss in den Rachen besteht

Körperpflege
- Häufige Mundpflege erforderlich: durch eingelegte Tamponade ist die Nasenatmung behindert → Mundhöhle trocknet entsprechend aus
- Mund- und Nasenpflege (▶ 3.5.5, ▶ 3.5.4)
- In das Wundgebiet wird eine Drainage eingelegt, die eine offene Verbindung nach außen herstellt; angebrachte Nasenschleuder zur Wundsekretaufnahme regelmäßig wechseln (Infektionsgefahr!)

Besonderheiten bei Tumorexstirpation aus der hinteren Schädelgrube
! Hohes OP-Risiko durch Nähe zum Hirnstamm, zu den Liquorabflusswegen und Kerngebieten einiger Hirnnerven

Intensivpflege

Beobachtung und Monitoring
- Engmaschige neurologische Kontrollen, da es durch Nachblutungen oder Hirnödem zur Kompression des 4. Ventrikels kommen kann (Hydrozephalusgefahr!)
- Engmaschige Kreislaufkontrollen, da es zu Störungen des Kreislaufzentrums kommen kann
- Hustenreflex beim Absaugen vorhanden?

Atmung
- Patienten werden nachbeatmet, da eine postoperative Atemlähmung durch das lokale Hirnödem bestehen kann
- Vor Extubation sind folgende Reflexe unbedingt zu überprüfen: Husten-, Würge- u. Schluckreflexe

Neurologische Ausfälle
- Bei Ausfall des N. trigeminus und N. facialis fehlt der komplette Lidschluss auf der betreffenden Seite → Augenpflege mit einem Tränenersatzmittel oder Anlage eines Uhrglasverbands

Ernährung
- Oraler Kostaufbau erst nach Schluckübungen mit Götterspeise o. Ä., um den Schluckreflex zu überprüfen
- Kau- und Schlucktraining (▶ 3.6.3)

Literatur
Deutsche Gesellschaft für Neurologie. www.dgn.org (letzter Zugriff: 29.8.2011).
Klingelhöfer J, Berthele A: Klinikleitfaden Neurologie. 4. A. München: Elsevier, 2009.

11.33 HIV/AIDS
Eva Knipfer

Abstract
Bis zum 1.3.2011 wurden dem RKI für das Jahr 2010 insgesamt 2.918 neu diagnostizierte HIV-Infektionen gemeldet (2009 n = 2.885). Derzeit werden ca. 75–80 % (ca. 50.000) der in Deutschland lebenden Menschen mit einer HIV-Diagnose antiretroviral therapiert (ART). Im Rahmen eines Intensivaufenthaltes sind durch die ART Medikamenteninteraktionen möglich. Für den Eigenschutz des Personals müssen geeignete Maßnahmen getroffen werden.

- Die Infektion mit HIV (Human Immunodeficiency Virus = Humanes Immundefekt-Virus Typ I und II) ist eine chronisch aktive Virusinfektion, die Defekte der Immunabwehr verursacht und deren schwerste Form AIDS ist (Acquired Immune Deficiency Syndrome = erworbenes Immundefektsyndrom).
- Die RNA (Erbsubstanz) der Viren gelangt in die T-Helferzellen (CD4-Zellen); durch einen „Umschreibeprozess" werden sie in DNA umgewandelt und somit in den Zellkern aufgenommen. Wird die Zelle nun aktiv, so produziert sie neue Viren. Durch diese Umwandlung in DNA kann das Virus lange Zeit unerkannt bleiben. Nach Monaten oder Jahren bricht das zelluläre Immunsystem zusammen (Wirtszellzerstörung), es entwickelt sich eine zunehmende allgemeine Abwehrschwäche, die zu starken Anfälligkeiten gegenüber sonst ungefährlichen Krankheitserregern sowie zur Häufung opportunistischer Infektionen führt.

> Alle Körperausscheidungen und -flüssigkeiten sind als potenziell infektiös zu betrachten.
> - Das Virus dringt durch kleinste Haut- oder Schleimhautverletzungen in den Körper ein.
> - **Hohe Viruslast** haben: Sperma, Vaginalsekret, Blut, Liquor, Muttermilch, Synovial-, Pleura-, Peritoneal-, Perikardial- und Fruchtwasser.
> - **Geringe Viruslast** haben: Sputum, Speichel, Stuhl, Urin, Erbrochenes, Tränenflüssigkeit
> ! Ausgeschlossen ist eine Infektion durch Sozialkontakte im alltäglichen Umgang wie Händeschütteln.

- Wahrscheinlichkeit der Infektion ist abhängig von:
  - Menge der virushaltigen Körperflüssigkeiten sowie deren Viruskonzentration
  - Dauer des Kontakts mit der virushaltigen Körperflüssigkeit
  - Art der Eintrittspforte
- Der Nachweis der HIV-Infektion ist nach § 7 Abs. 3 Nr. 2 des Infektionsschutzgesetzes (IfSG) nicht namentlich meldepflichtig.

Phasen einer HIV-Infektion
- Meist wenige Tage nach der Ansteckung grippeähnliches Krankheitsgefühl, klingt innerhalb von 2–3 Wochen ab.
- Nach Abklingen der akuten HIV-Erkrankung entwickeln sich, nach bis zu Jahren andauernder beschwerdefreier Zeit, generalisierte Lymphknotenschwellungen.
- Auf die Latenzphase folgt der ARC, eine Vorstufe von AIDS mit unspezifischen klinischen Symptomen und immunpathologischen Laborparametern.
- Ohne Behandlung verschlechtert sich der Zustand bis zum manifesten AIDS.

Manifestes AIDS (Vollbild)
AIDS beinhaltet kein einheitliches Krankheitsbild, sondern wird als Syndrom mit unterschiedlichen Symptomen definiert. Dabei werden bestimmte Manifestationen als notwendige Voraussetzung für AIDS definiert → Kategorie C (▶ Tab. 11.18)

Diagnostik
- Nachweis p24-Antigen und HIV-Antikörper
- Verlaufskontrolle Viruslast PCR/Zahl der CD4-Zellen (Konzentration der HIV-RNA im Blut) in Kombination mit Verhältnis CD4- und CD8-Zellen (Norm > 1)
- Weitere Diagnostik in Abhängigkeit der mit HIV-Infektionen verbundenen Erkrankungen

Symptome
Zur Klassifikation von HIV und AIDS wird das Modell der Centers for Disease Control (CDC) eingesetzt, das in je 3 Labor- und klinische Kategorien unterteilt ist (▶ Tab. 11.18).
Die klinischen Kategorien (A–C) entsprechen Symptomenkomplexen oder Erkrankungen, die im Laufe der HIV-Infektion auftreten können. Die Zahl der vorhandenen CD4-Zellen wird in die Laborkategorien (1–3) unterteilt.

Tab. 11.18 CDC-Klassifikation

Laborkategorie (CD4-Zellen/µl)	Klinische Kategorie		
	A (Asymptomatisch)	B (Symptome, kein AIDS)	C (Symptome, AIDS)
1: ≥ 500	A1	B1	C1
2: 200–499	A2	B2	C2
3: < 200	A3	B3	C3

Kategorie A
- Asymptomatische HIV-Infektion
- Persistierende generalisierte Lymphadenopathie (LAS)
- Akute, symptomatische (primäre) HIV-Infektion (auch in der Anamnese)

Kategorie B
Krankheitssymptome oder Erkrankungen, die nicht in die AIDS-definierende Kategorie C fallen, dennoch aber der HIV-Infektion ursächlich zuzuordnen sind oder auf eine Störung der zellulären Immunabwehr hinweisen. Hierzu zählen:

- Bazilläre Angiomatose
- Oropharyngeale oder vulvovaginale Candidainfektionen, die entweder chronisch (länger als einen Monat) oder nur schlecht therapierbar sind
- Zervikale Dysplasien oder Carcinoma in situ
- Konstitutionelle Symptome wie Fieber über 38,5 °C oder eine länger als 4 Wochen bestehende Diarrhö
- Orale Haarleukoplakie
- Herpes zoster bei Befall mehrerer Dermatome oder nach Rezidiven in einem Dermatom
- Idiopathisch thrombozytopenische Purpura
- Listeriose
- Entzündungen des kleinen Beckens, besonders bei Komplikationen eines Tuben- oder Ovarialabszesses
- Periphere Neuropathie

Kategorie C, AIDS-definierende Erkrankungen
- Pneumocystis-jiroveci-Pneumonie (PCP)
- Toxoplasmaenzephalitis
- Ösophageale Candidainfektion oder Befall von Bronchien, Trachea und/oder Lungen
- Chronische Herpes-simplex-Ulzera oder Herpes-Bronchitis, Pneumonie oder Ösophagitis
- CMV-Retinitis (Zytomegalievirus) oder generalisierte CMV-Infektion (nicht von Leber oder Milz)
- Rezidivierende Salmonellen-Septikämien oder Pneumonien innerhalb eines Jahres
- Extrapulmonale Kryptokokkeninfektionen
- Chronische intestinale Kryptosporidieninfektion oder Infektion mit *Isospora belli*
- Disseminierte oder extrapulmonale Histoplasmose, Tuberkulose
- Infektionen mit *Mycobakterium avium complex* oder *M. kansasii*, disseminiert oder extrapulmonal
- Kaposi-Sarkom
- Maligne Lymphome (Burkitt's, immunoblastisches oder primäres zerebrales Lymphom)
- Invasives Zervixkarzinom
- HIV-Enzephalopathie
- Progressive multifokale Leukoenzephalopathie
- Wasting-Syndrom

Spezifische medizinische Therapie
Die HIV-Infektion auch heute noch unheilbar → Ziel der antiretroviralen Therapie (ART) ist es, die Vermehrung von HIV zu unterdrücken, um so die Entstehung eines klinisch relevanten Immundefekts und die sich daraus ergebenden Komplikationen zu verhindern.
- Die rechtzeitig begonnene (u. a. CD4-Zellzahl, Plasmavirämie, Symptome und Erkrankungen) antiretrovirale Kombinationstherapie ist heute die Methode der Wahl
- Der Therapieerfolg spiegelt sich in einem Anstieg der CD4-Zellzahl und Plasmavirämie unter die Nachweisgrenze von 20–50 HIV-RNA Kopien pro ml.

11.33 HIV/AIDS

- CD4, T-Lymphozytenzahl und HIV-RNA werden bei Diagnosestellung und dann in zwei- bis dreimonatigen Abständen bestimmt.
- Symptomatische Therapiemaßnahmen
- Adäquate Schmerztherapie und psychologische Betreuung

Therapie opportunistischer Infektionen
- Antibiotika, Antimykotika, Virostatika, Tuberkulostatika
- Chemotherapie, Strahlentherapie

Medikamentöse Prophylaxe gegenüber opportunistischen Erkrankungen
- *Pneumocystis jiroveci*-Pneumonie: orale Einnahme von Cotrimoxazol (z. B. Bactrim®)
- Toxoplasmose: Cotrimoxazol (z. B. Bactrim®), Pyrimethamin (Daraprim®)
- CMV: Ganciclovir (Cymeven®), Foscarnet (Foscavir®)
- Atypische Mykobakteriose: Tuberkulostatika (z. B. Rifabutin, Azithromycin)
- Soor und Candida: Antimykotika (z. B. Amphotericin B, Fluconazol)
- Herpesinfektionen: Aciclovir (Zovirax®)

Komplikationen
- Nebenwirkungen antiretroviraler Therapie (ART):
  - Gastrointestinale Beschwerden: Übelkeit, Erbrechen, Blähungen, Diarrhö
  - Neuropathie, Taubheitsgefühle
  - Lebensbedrohliche Hypersensitivitätsreaktionen: Arzneimittelexanthem und systemische Reaktionen
  - Fieber; Schlafstörungen
  - Anämie, Anstieg der Leberwerte
  - Niereninsuffizienz
  - Störung des Fettstoffwechsels, der Fettgewebsverteilung, des Kohlenhydratstoffwechsels und der Knochendichte
- Neurologische Ausfälle
- Respiratorische Insuffizienz und Beatmung, besonders *Pneumocystis jiroveci*-Pneumonie (opportunistische Infektion, die AIDS definiert, es ist die häufigste Pneumonieform)

Intensivpflege

Beobachten und Monitoring
- Herz- und Kreislaufparameter
- Atmung: AF, Pulsoxymetrie, Überwachung der O_2-Gabe, ggf. Beatmung
- Beobachten von Haut, Schleimhaut: Verfärbungen, Entzündungszeichen, Juckreiz, Brennen, Schuppung, Ausschlag, Blutungszeichen (Petechien, Hämatome)

Neurologische Überwachung
- Bewusstseinslage
- ZNS: Wesensveränderungen, Kopfschmerzen, Schwindel, Sprach-, Seh-, Gedächtnis-, Sensibilitäts-, Konzentrations-, Bewegungsstörungen, Krampfanfälle
- Schmerzbeobachtung (Lokalisation und Qualität)

Ausscheidungen
- Urin: Menge, Farbe, Häufigkeit, Bilanzierung
- Stuhl: Menge, Farbe, Häufigkeit, Geruch, Konsistenz
- Flüssigkeitsbilanz

Psyche
Aktuellen psychischen Zustand, auch z. B. nach Besuchen, Briefen, Telefonanrufen: Angst, Trauer, Verzweiflung, Wut, Suizidgedanken, Psychosen, Depressionen, Schuldgefühle, wechselnde Stimmungslage, Gleichgültigkeit, Kommunikationsverlust

Wechselwirkung der Medikamente

> **Achtung**
> - Medikamenteninteraktionen sind möglich. Reduktion oder Verstärkung der Wirksamkeit und der Nebenwirkungen sind insbesondere bei Antikonvulsiva, Antidepressiva, vasoaktiven Substanzen, Antihistaminika, Antiarrhythmika und Antiinfektiva möglich.
> - Generell gilt: die Packungsbeilage ist zu beachten!

Prophylaxen
- Schutz vor nosokomialen Infektionen (▶ 1.3.1), Immunsuppression
- Dekubitusprophylaxe (▶ 3.3.1), Pneumonieprophylaxe (▶ 3.3.4): Atemgymnastik, Absaugung, Inhalationen
- ! Beim Absaugen Schutzbrille tragen!
- Thrombose-, Soor-, Parotitis- und Intertrigoprophylaxe (▶ 3.3)

Bewegungsplan
- Atemfördernde Lagerung (▶ Tab. 3.21), Oberkörperhochlagerung
- Aktives und passives Durchbewegen (▶ 3.3.2)
- Mobilisation

Körperpflege
- Bei *Pneumocystis-jiroveci*-Pneumonie schwitzt der Patient in den meisten Fällen sehr stark → Pflege bei Fieber (▶ 3.7.3)
- Fetthaltige Badezusätze verwenden (z. B. Balneum Hermal®)
- Bei bestehender Infektion seifenfreie Mittel anwenden
- Nach Möglichkeit duschen
- Regelmäßige, gründliche Mundpflege, v. a. nach den Mahlzeiten.
- Keine Nassrasur

Ernährung
- Eiweiß- und vitaminreiche Kost, kalorienreich, mehrere kleine Mahlzeiten
- Verzehr von rohem Fleisch wegen Salmonellen und Toxoplasmosegefahr meiden
- Bei Pilzerkrankungen Verzicht auf scharfe und süße Speisen
- Ggf. parenterale Ernährung über ZVK (▶ 5.1.2)
- Schluckstörungen (▶ 3.6.3)
  - Vor dem Essen analgesierende Lösung zum Gurgeln verabreichen
  - Weiche, passierte Kost oder Sondennahrung

Infektionsschutz des Personals
- Tragen von geeigneten Handschuhen (z. B. Latex) bei jedem Kontakt mit Körperflüssigkeiten
- Vermeiden von Verletzungen mit gebrauchten Kanülen, Instrumenten
- Schutzkittel, Mundschutz und Schutzbrille, z. B. beim Absaugen, Endoskopie
- Labor, Blut nach Hausstandard beschriften, z. B. „infektiös"

> **Achtung**
> Sofortmaßnahmen nach einer Nadelstichverletzung bei einem HIV-positivem Patienten nach den gängigen Hygienebestimmungen der jeweiligen Klinik kennen und einhalten!

Literatur
DAIG (Deutsche AIDS Gesellschaft): Deutsch-Österreichische Leitlinien zur antiretroviralen Therapie der HIV-1-Infektion 4.3.2010. www.daignet.org (letzter Zugriff: 29.8.2011).
HIV-Infektionen und AIDS-Erkrankungen in Deutschland. Bericht zur Entwicklung im Jahr 2010 aus dem Robert Koch-Institut, Nr. 21. 30. Mai 2011. www.rki.de (letzter Zugriff: 29.8.2011).
Rki Statistisches Bundesamt: HIV und AIDS Gesundheitsberichterstattung des Bundes, Heft 31, 2006.

11.34 Hypertensive Krise
Andrea Masset

Abstract
*Eine **hypertensive** Krise liegt vor, wenn es zu einem sehr schnellen, kritischen Blutdruckanstieg kommt → laut Deutscher Hochdruckliga **systolischer** RR > 230 mmHg bzw. diastolisch > 120 mmHg. Maßgebend ist nicht **nur die** Blutdruckhöhe, sondern auch die Geschwindigkeit des Blutdruckanstiegs, die Dauer der Blutdruckspitze und bereits bestehende Organschädigungen. Aus der hypertensiven Krise wird ein lebensbedrohlicher hypertensiver Notfall, wenn es infolge des überhöhten Blutdrucks zu renalen, kardialen oder zerebralen Folgeschäden kommt. Patienten mit hypertensiver Krise sind meist an einer hochroten Gesichtsfarbe und starker Unruhe zu erkennen. Ruhiges und kompetentes Auftreten ist hier sehr wichtig.*

Ursachen
- Vasospasmen: Vaskulitis, Sklerodermie, Gestosen, Exazerbation einer essenziellen Hypertonie (Stress, Panikattacken, psychische Krisen)
- Erhöhte Reninsekretion: reninsezernierende Tumoren, Stenose der Nierenarterie, Parenchymschäden der Niere, akute Glomerulonephritis
- Gesteigerter Sympathikotonus: SHT, apoplektischer Insult, Phäochromozytom, Verbrennungen, Trauma und Schmerzen.
- Schilddrüsenerkrankungen

Symptome
Die Symptomatik ist sehr unterschiedlich und abhängig von der einhergehenden Störung.

- Neurologischer Status: Sehstörungen, Schwindel, Kopfschmerzen, Übelkeit, Erbrechen, Bewusstseinsstörungen (Somnolenz bis Koma), Krämpfe, Taubheitsgefühle in Händen und Füßen, Ohrensausen
- Herz/Lunge: Herzrhythmusstörungen, Angina pectoris, Myokardinfarkt, Lungenödem, Atemnot
- Auge: Netzhautblutungen, Papillenödem
- Niere: Niereninsuffizienz, akutes Nierenversagen
- Nasenbluten

Diagnostik

Die diagnostischen Maßnahmen beschränken sich auf die absolut notwendigen Kriterien, wobei eine umfassende Erhebung der Anamnese sowie eine Statuserhebung im Vordergrund stehen.
- RR an beiden Armen messen, ggf. invasive RR-Messung (▶ 3.2.5)
- EKG: Herzrhythmusstörungen, Vorhofflimmern, Infarktzeichen
- Labor: Kalium (Hypokaliämie), Kreatinin und Harnstoff (↑), Schilddrüsenhormone, Blutbild, Plasmareninspiegel, Urin: Katecholamine, Vanillinmandelsäure, Proteinurie, Hämaturie
- Auge: Augenhintergrunduntersuchung
- Neurologischer Status (▶ 3.2.1)

Komplikationen

- Herzrhythmusstörungen, Angina pectoris, Myokardinfarkt, kardiogener Schock (▶ 12.2.3)
- Lungenödem durch akutes Linksherzversagen
- Zerebrale Ischämien, Hirnblutung, Hirnödem (▶ 11.31), Benommenheit bis Koma
- Akutes Nierenversagen
- Retinopathie mit Fundusblutungen
- Eklampsie
- Aortendissektion

Spezifische medizinische Therapie

Erstmaßnahmen
- Bettruhe und leichte Oberkörperhochlagerung
- RR-Messung, bei hypertensivem Notfall invasive RR-Messung
- EKG-Monitoring, O_2-Gabe 2–4 l/Min.
- Patienten beruhigen, Sicherheit vermitteln
- Evtl. leichte Sedierung nach AO
- Venöse Gefäßzugänge anlegen bzw. Assistenz bei der Anlage
- Medikamentengabe nach ärztl. AO

Medikamentöse Therapie
Ziel ist, den peripheren Widerstand via Vasodilatatoren so weit zu senken, dass die Differenz des Blutdrucks innerhalb von 3 h nicht mehr als 25 % des Ausgangsdrucks beträgt (Richtwerte: syst. 180–160 mmHg, diast. 100–90 mmHg).
! Therapiebegleitend ist eine kontinuierliche intensivmedizinische Überwachung erforderlich!
- Medikamente der ersten Wahl (orale Gabe): Gabe von 5 mg Nitrendipin (Bayotensin®), 5–10 mg, Nifedipin 1–2 Kapseln (10 mg Adalat®) oder Glyze-

rolnitrat (1 Kapsel Nitrolingual® sublingual) → Inhalt der Kapsel in den Mund des Patienten geben und mit der „leeren" Kapsel hinunterschlucken lassen
- Medikamente der zweiten Wahl (intravenöse Therapie): bei ungenügender Wirkung der oralen Medikamente → langsame Gabe von z. B. 5–25 mg Urapidil (Ebrantil®), 40–500 mg Furosemid (Lasix®), 0,05–0,2 mg/h Clonidin

- Bei jedem hypertensiven Notfall Überlastung des linken Ventrikels möglich → kann zu Linksherzversagen, instabiler Angina pectoris oder Myokardinfarkt führen! – Zeichen von Low-output, Angina pectoris und Myokardinfarkt beachten!
- Bei Gabe von Nifedipin werden Reflextachykardien und ruckartige Blutdrucksenkungen beobachtet; Clonidin kann zeitweise die Hirnperfusion verschlechtern (schlechtere Beurteilung des neurologischen Status)
- Keine RR-Senkung bei reaktiver Hypertonie im Rahmen einer Hirnblutung oder eines apoplektischen Insults
- Bei starken Schmerzen ggf. reaktive Hypertonie → primär Schmerzen behandeln

Intensivpflege

Beobachten und Monitoring
- Stress für Pat. vermeiden: ruhiger Raum, keine Hektik, Sicherheit vermitteln
- RR anfangs alle 15 Min., kont. invasive RR-Messung bevorzugen, ZVD
- EKG bzgl. Rhythmusstörungen, Infarktzeichen
- Atmung: AF, Pulsoxymetrie, BGA
- Neurologie (Pupillenkontrolle, Vigilanz)
- Stundendiurese mit BDK messen, Flüssigkeitsbilanz
- Kochsalzarme Ernährung
- Labor: Sammelurin auf Katecholamine und Vanillinmandelsäure, 3 Tage vor Beginn der Sammelperiode Verzicht auf schwarzen Tee, Kaffee, Käse, Nüsse, Bananen und Zitrusfrüchte, 24-Stunden-Sammelurin in einem dunklen Gefäß (im Labor anfordern) mit HCl-Zusatz sammeln

Literatur
Classen M, Diehl V, Kochsietz K, Hallele M, Bohm M, Schmiegel W. Innere Medizin. 6. A. München: Elsevier, 2009

11.35 Hypothyreote Krise (Myxödemkoma)

Anja Lorenz

Abstract
Krisenhafte Zuspitzung einer meist unerkannten Schilddrüsenunterfunktion aufgrund verschiedener auslösender Faktoren. Die Haut, v. a. an den Extremitäten und im Gesicht, ist teigig geschwollen und hinterlässt keine Dellen auf Druck. Die Patienten werden zunehmend komatös, atemdepressiv, bradykard und leiden unter Hypothermie. Die Patienten dürfen nicht zu schnell aufgewärmt werden, es besteht die Gefahr der peripheren Vasodilatation → Kreislaufversagen.

Auslösende Faktoren
- Kälte, Infektionen, Trauma, Stress
- SD-Hormon-Therapie zu niedrig dosiert, nicht fortgeführt
- Pharmaka, z. B. Barbiturate (Trapanal®)
- Überdosierung von Thyreostatika, nach Schilddrüsen-OP oder Radiojodbehandlung

Symptome
- Somnolenz bis Bewusstlosigkeit, generalisierte Krämpfe
- Hautveränderungen: wächserne Blässe, Haut trocken, kühl, teigig (myxödematös), periorbitale Schwellungen, Haarausfall
- Hypothermie bis < 30 °C
- Erloschene Reflexe
- Bradykardie, Hypotonie
- Hypoventilation mit Hyperkapnie bis zur CO_2-Narkose
- Respiratorische Azidose (▶ 6.4), Wasser- und Elektrolytstörungen
- Magen-Darm-Atonie, Anämie

Diagnostik
- fT_3, fT_4 ↓, TSH basal ↑ ↑
- BGA: respiratorische Azidose (▶ 6.4)
- Laborkontrolle: Elektrolyte (Hyponatriämie), BB, BZ, Cholesterin ↑

Akute Komplikationen
- Respiratorische Insuffizienz und Beatmung
- Zerebrale Krampfanfälle
- Symptomatische Bradykardie (passagerer Schrittmacher ▶ 8.2.9)

Spezifische medizinische Therapie
- Hormonsubstitution, z. B. Thyroxin (L-Thyroxin Henning® inject.) nach ärztl. AO
- Glukokortikoide, anfangs z. B. Prednisolon (Solu-Decortin® H)
- Bei Ateminsuffizienz ggf. Intubation und Beatmung (▶ 4.5)
- Volumen-, Elektrolytsubstitution (ZVD beachten!)
- Glukoseinfusionen bei Hypoglykämie
- Evtl. Sympathikomimetika bei Hypotonie nach Beseitigung der Hypovolämie, passagerer Schrittmacher (▶ 8.2.9) bei symptomatischer Bradykardie
- Bei Herzinsuffizienz digitalisieren → Achtung: erhöhte Digitalisempfindlichkeit

Intensivpflege

Beobachten und Monitoring
- EKG-Monitoring, RR, Puls (Herzrhythmusstörungen, Bradykardie), Temperatur, Atmung
- Elektrolyte, BZ, BGA, ZVD
- Urinausscheidung kontrollieren, Flüssigkeitsbilanz
- Allgemeines Befinden
- Neurologische Überwachung: Bewusstsein, Aktivität, Motorik, Krampfanfälle

Prophylaxen und Bewegungsplan
- Durchführung aller Prophylaxen (▶ 3.3)
- Lagerung und Mobilisation individuell auf den Patienten und seine Bedürfnisse abstimmen. → Achtung: Patienten haben eine Muskelschwäche
- Bei passagerem Schrittmacher Bettruhe
- Atemunterstützende Lagerung (▶ Tab. 3.21)

Körperpflege und Ernährung
- Anfangs ausreichende Wärmezufuhr zum Aufwärmen, zu rasche Erwärmung führt zur peripheren Vasodilatation und zum Kreislaufkollaps, max. 1 °C/h; später Patienten vor Auskühlung schützen
- Ballaststoffreiche Kost
- Ggf. parenterale Ernährung (▶ 6.2.2)

11.36 Ileus
Susanne König

Abstract
Vital gefährdende Unterbrechung der Darmpassage durch Verengung oder Verlegung (mechanischer Ileus) der Darmlichtung oder aber infolge einer Darmlähmung (funktioneller Ileus, v. a. als paralytischer oder spastischer Ileus; auch gemischte Formen). Entsprechend der Lage des Passagestopps (hoch oder tief sitzend) unterschieden als Duodenal-, Dünndarm- und Dickdarmileus. Bei unvollständiger Ausprägung als Subileus bezeichnet.

Formen
▶ Tab. 11.19

Tab. 11.19 Unterscheidungsmerkmale der Ileusformen	
Mechanischer Ileus	**Paralytischer Ileus**
Peristaltiksynchrone, meist krampfartige Schmerzen, Meteorismus, ggf. Hyperperistaltik, klingende Darmgeräusche bei der Auskultation	Stille über dem Abdomen, oft nur Druckgefühl statt starken Schmerzen
Aufstoßen, Übelkeit, Erbrechen (evtl. Koterbrechen)	Übelkeit, Singultus, Überlauferbrechen
Reflektorische Abwehrspannung	Aufgetriebenes Abdomen, weiche Bauchdecke, druckempfindlich

Symptome
- Leitsymptom: Stuhl- und Windverhalten
- Oligurie, trockene Zunge, Exsikkose
- Tachykardie, meist RR ↓, Hypovolämie
- Hypokaliämie
- Meteorismus, Pressstrahlgeräusch, klingende Darmgeräusche

Diagnostik
- Klinische Untersuchung: Schmerzlokalisation, Auskultation, Inspektion, Palpation
- Röntgen-Abdomen: Flüssigkeits- oder Luftspiegel
- Sonografie
- Kolonkontrasteinlauf bei Verdacht auf mechanischen Dickdarmileus, Invagination
- Evtl. Gastrografin®-Schluck zur Lokalisation der Stenose in der Abdomenübersicht
- Ggf. Angiografie der Bauchgefäße
- Labor: allgemeine präoperative Vorbereitung (▶ 8.3.1)

Komplikationen
- Hypovolämischer Schock (▶ 12.2.2)
- Elektrolytentgleisungen (▶ 6.3)
- Störungen des Säure-Basen-Haushalts (▶ 6.4): metabolische Azidose durch Bikarbonatverlust aus dem Darm über die Sonde, vermehrter Säureanfall durch Katabolie
- Pneumonie: durch Schonatmung bei Zwerchfellhochstand, Durchwanderung von Bakterien aus dem Peritonealraum in die Pleura
- Peritonitis, Sepsis, wenn Darmbakterien die Darmwand durchdringen

Erstmaßnahmen
- Ggf. Schockbehandlung (▶ 12.2)
- Nahrungskarenz
- Magen- oder Dünndarmsonde (▶ 5.3), z. B. Dennis-Sonde, Miller-Abbott-Sonde, Salem-Sonde, um gestauten Darm zu entlasten
- ZVK oder Mehrlumenkatheter legen
- Flüssigkeits- und Elektrolytsubstitution (speziell Kalium) über ZVK applizieren, ggf. Ausgleich des Säure-Basen-Haushalts (▶ 6.4)
- Gabe von Analgetika, Spasmolytika
! Beim paralytischen Ileus nicht vor der Diagnosesicherung verabreichen!
- Gabe von Breitbandantibiotika, z. B. Mezlocillin, Metronidazol

Konservative Therapie
Eine konservative Therapie ist indiziert bei einem paralytischen Ileus, dessen Ursache nicht chirurgisch beseitigt werden muss, oder bei inkompletter Stenose, die nicht oder zu einem späteren Zeitpunkt operiert werden soll.
- **Darmstimulation** z. B. mit 6 Amp. Metoclopramid und 6 Amp. Neostigmin in 500 ml NaCl 0,9 % (40–80 ml/h)
- Parenterale Ernährung (▶ 6.2.2) über ZVK
! Beim mechanischen Ileus sind Einläufe und orale Abführmittel kontraindiziert!
- Analgetikagabe nach Absprache mit dem Arzt (Opioide können Spasmus verstärken)
- Psychische Betreuung: akutes Geschehen und Ungewissheit verstärken die Angst des Patienten

Intensivpflege

Beobachten und Monitoring
- Kreislaufparameter, auf Zeichen eines Volumenmangels achten
- Atmung, auf Zeichen einer Schonatmung achten
- Bewusstseinslage
- Urinausscheidung (nicht < 50 ml/h), Blasendauerkatheter
- Ausscheidung aus Magensonde oder Duodenalsonde auf Menge und Zusammensetzung beobachten
- Ein- und Ausfuhr bilanzieren

Prophylaxen und Körperpflege
- Pneumonie- und Aspirationsprophylaxe (▶ 3.3.4, ▶ 3.3.6)
- Thromboseprophylaxe (▶ 3.3.3), Dekubitusprophylaxe (▶ 3.3.1)
- Mund- und Nasenpflege (▶ 3.5.5, ▶ 3.5.4)

Bewegungsplan
- Bettruhe
- Oberkörper 30° hochlagern, zeitweise Knierolle, um Bauchdecke zu entspannen und Atmung zu erleichtern

Ausscheidung anregen
- Magensonde legen, Mageninhalt mit Blasenspritze absaugen (zur Druckentlastung und Verminderung der Aspirationsgefahr), Ablaufbeutel auf Menge und Inhalt kontrollieren
- Bei paralytischem Ileus Darmstimulation:
  - Einlauf mit körperwarmer isotoner Kochsalzlösung → bei Temperaturen unter Körpertemperatur können krampfartige Bauchschmerzen auftreten
  - Darmrohr legen → Achtung: Perforationsgefahr!

Spezifische operative Therapie
Operiert wird beim Mesenterialinfarkt; beim mechanischen und paralytischen Ileus, wenn die Ursache chirurgisch zu beheben ist.

OP-Verfahren
- Ursache beseitigen: Entlastung des gestauten Darms durch Ausstreichen und Absaugen über Magen-/Duodenalsonde, Beseitigung des Hindernisses, Resektion geschädigter Darmabschnitte
- Evtl. Entlastung durch Ileostoma-/Kolostoma-Anlage, je nach Befund legt der Operateur einen doppelläufigen (wird nach ca. 3 Mon. zurückverlegt) oder endständigen künstlichen Darmausgang an (▶ 5.2.6).

Postoperative Intensivpflege

Beobachten und Monitoring
- Kreislaufparameter, auf Zeichen eines Volumenmangels achten
- Infusionstherapie überwachen
- Ausscheidungen:
  - Bilanzierung der Ausfuhr aus BDK, Drainagen und Sonden
  - Bei großen Flüssigkeitsverlusten Zwischenbilanzen protokollieren und Arzt informieren
- Fortlaufende Druckentlastung der Anastomose über die Magensonde (▶ 5.3.1)

- Lage (Markierung) und Durchgängigkeit (mit steriler Spritze ansaugen) der Sonden bei jeder Schicht überprüfen

! Dennis- und Miller-Abbott-Sonden verstopfen häufig!

Prophylaxen
▶ 3.3
- Pneumonieprophylaxe
  - Schmerztherapie nach ärztl. AO (keine Opiate, da sie Obstipation fördern)
  - Durch nasal gelegte Sonden kommt es zu Atembehinderungen und vermehrter Schleimproduktion, bei Bedarf absaugen
  - Atemübungen mit Lippenbremse und Räuspern (Hände dabei mit leichtem Druck auf die Bauchwunde legen), atemerleichternde Lagerung (▶ Tab. 3.21)
  - Atemgymnastik durch Physiotherapeuten
- Thrombose- und Dekubitusprophylaxe

Obstipationsprophylaxe
- Ileo- und Kolostoma
  - Kontrolle des Stomas auf Durchblutung, Ödem, Wundheilungszustand (▶ 5.2.6)
  - Bei doppelläufigem Stoma wöchentlich ein Klistier verabreichen, um Stuhlreste, Schleim und abgestoßene Zellen zu entfernen

! Die Unterstützung bei der Normalisierung der Darmfunktion ist abhängig vom operativen Eingriff!
! Nach Darmeingriffen Abführmaßnahmen immer nach AO des Operateurs durchführen!

- Flüssige Nahrung nach Rücksprache mit dem Operateur:
  - 1. postop. Tag Tee
  - 2. postop. Tag Tee, Menge nicht beschränkt
  - 3. postop. Tag Kostaufbau
- Nach Dünndarmoperationen flüssige Nahrung nach 5 Tagen, bei Dickdarmnähten nach 7 Tagen
- Bei Dickdarmstoma und intaktem Darm können die Patienten i. d. R. trinken

11.37 Ischämischer Schlaganfall

Christian Hoffmann

Synonyme: Hirninsult, Stroke, apoplektischer Insult

Abstract
Fokale zerebrale Störung durch verminderte Blutversorgung bei Verschluss eines intrakraniellen Gefäßes (meist bei Arteriosklerose), infolge einer arteriellen Embolie oder bei zu niedrigem Perfusionsdruck. Die Ausdehnung des Infarkts ist abhängig von der Größe des verschlossenen Gefäßes und der möglichen Versorgung des betroffenen Hirnareals durch Kollateralkreisläufe.
Je schneller die Therapie nach ischämischem Schlaganfall einsetzt, desto günstiger ist die Prognose. Daher bei Auftreten entsprechender Symptome keine Zeit verlieren: **Time is Brain!**

Die Lebensqualität der Patienten nach Hirninsult profitiert stark von umgehend eingeleiteter Intensivbehandlung, einer sachgemäßen Pflege nach Bobath (▶ 3.6.1) und frühzeitiger Rehabilitation. Wichtig dabei ist aber stets, die Sicherheit des Patienten im Auge zu behalten.

Risikofaktoren
- Arterielle Hypertonie
- Koronare Herzkrankheit
- Nikotin
- Diabetes mellitus
- Hyperlipidämie
- Vorhofflimmern

Pathogenese
- **Arterio-arterielle Embolie:** Verschluss einer zerebralen Hauptarterie oder distalen Endarterie durch losgelösten Thrombus
- **Thrombose:** Verschluss einer Arterie durch lokale Thrombenbildung bei vorbestehender Stenose und/oder arteriosklerotischer oder entzündlicher Gefäßwandveränderung
- **Hämodynamisch ausgelöste Ischämie:** durch Stenosen oder Verschlüsse extrakranieller hirnversorgender Arterien oder durch allgemein insuffiziente Kreislaufverhältnisse ausgelöste Hirnischämie
- **Kardiale Embolie:** meist aufgrund von Vorhofflimmern losgelöster Thrombus (seltener bei Myokardinfarkt, Aneurysma des linken Ventrikels, rheumatischem Klappendefekt oder Zustand nach Herzklappen-OP)
- **Lakunärer Insult:** Durchblutungsstörung kleiner Arterien, meist bei arterieller Hypertonie
- **Seltenere Ursachen:** Gefäßdissektion, Gerinnungsstörungen, Fettembolie

Symptome
Ein Hirninsult kann sich, abhängig von der Lokalisation, durch sehr unterschiedliche Symptome bemerkbar machen. Häufig treten vorübergehend Ausfälle (z. B. Lähmungen) als „Vorboten" eines Schlaganfalls auf.
Gekennzeichnet ist das klinische Erscheinungsbild des ischämischen Schlaganfalls durch neurologische Ausfälle, z. B.:
- Vigilanzstörungen, Verwirrtheit
- Kopfschmerzen, Übelkeit und Erbrechen
- Schwächen und Lähmungen unterschiedlicher Ausprägung (meist halbseitig)
- Sprachstörungen, Sehstörungen
- Störungen der Atmung bis hin zur Ateminsuffizienz
- Aspirationspneumonie
- Epileptische Anfälle, Ataxie, Schwindel

Schlaganfall ist jedoch nicht gleich Schlaganfall. Die genannten neurologischen Ausfälle unterscheiden sich stark, je nachdem, welches Gefäßversorgungsgebiet betroffen ist und welche Hirnleistungszentren ausfallen (▶ Tab. 11.20).

> Die früher übliche klare Differenzierung zwischen TIA (transitorisch ischämische Attacke) und voll ausgeprägtem ischämischem Schlaganfall gilt heute als überholt.

Tab. 11.20 Dominierende neurologische Ausfälle

Betroffene Arterie	Dominierende neurologische Ausfälle*
A. cerebri media oder A. carotis interna → Großhirninfarkt	• Kontralaterale Hemiparese/Hemiplegie, gesichts- und armbetont • Kontralaterale halbseitige Empfindungsstörungen • Auge: kontralateraler halbseitiger Gesichtsfeldausfall • Bei Befall der linken** Arterie: Aphasie
A. cerebri anterior → Großhirninfarkt	• Hemiparese/Hemiplegie, beinbetont • Inkontinenz
A. cerebri posterior → Großhirninfarkt	• Halbseitiger kontralateraler Gesichtsfeldausfall • Bei Befall der linken** Arterie: Dyslexie (Unfähigkeit zu lesen)
A. basilaris → Hirnstamminfarkt	• Drehschwindel, Übelkeit und Erbrechen • **Drop attacks** (plötzliches Hinfallen) • Schluck- und Sprechstörungen, Sehstörungen • Bei komplettem Basilarisverschluss: Para- und Tetraparese (untere Extremität bzw. alle vier Extremitäten gelähmt), **Locked-in-Syndrom**
A. cerebelli inferior posterior → Hirnstamminfarkt	• Wallenberg-Syndrom: Drehschwindel, Erbrechen, Heiserkeit, Nystagmus, Trigeminusparese, Gaumensegelparese, Schmerz- und Temperaturempfindungsstörung

* Bei allen Gefäßen: Bewusstseinstrübung unterschiedlichen Ausmaßes, psychische Veränderung des Patienten
** Korrekter wäre, vom Befall der Arterie der dominanten Hirnseite zu sprechen, da dort in aller Regel das Sprachzentrum lokalisiert ist. Dies ist bei Rechtshändern meist die linke, bei Linkshändern meist die rechte Hirnhälfte.

Diagnostik

- Anamnese und körperliche Untersuchung, anamnestisch sind Angaben von Angehörigen zu Vorerkrankungen des Patienten und zum Verlauf des Insults wertvoll
- CCT (wichtigste apparative Untersuchung!), CT-Angio
- MRT (Kernspintomografie).
- Neurologische Untersuchung
- Labor: BB, Gerinnung, Leberwerte, Nierenwerte, Elektrolyte, BZ, BGA
- Sonografie der extra- und intrakraniellen Gefäße
- EKG (Vorhofflimmern als Hinweis auf kardiale Embolie?)
- Herzecho, zur Suche nach Emboliequellen
- Angiografie der extra- und intrakraniellen Gefäße (Kontrastmittelstopp durch Gefäßverschluss)
- Liquordiagnostik bei Patienten mit unklarem Insult, um entzündliche Genese abzuklären

Spezifische medizinische Therapie

Basistherapie
Basistherapie parallel zur Diagnostik:

11.37 Ischämischer Schlaganfall

- Kreislaufüberwachung und -stabilisierung
- Sicherung der Atmung: bei unzureichender Oxygenierung O_2-Gabe über Nasensonde oder Atemmaske, ggf. Intubation. Bei Aspirationsgefahr sollte die Indikation zur Intubation frühzeitig gestellt werden.
- Volumentherapie zur Regulation des Elektrolyt- und Flüssigkeitshaushalts
- Zerebrale Durchblutung verbessern: je nach Infarktform Heparinisierung, ASS, Plavix®
- RR einstellen, um eine adäquate Hirndurchblutung zu sichern, dabei im Bedarfsfall nur vorsichtig senken (bei systolischen Werten ≥ 200 mmHg), um Hirnperfusion zu gewährleisten
- Regulierung der Körpertemperatur → Erhöhung der Temperatur über 37,5 °C ist zu behandeln
- Regulierung des Glukosestoffwechsels: Blutzuckerspiegel sollte im Normbereich, keinesfalls höher als 180 mg/dl liegen, da ein erhöhter Blutzuckerspiegel mit einer schlechteren Prognose verbunden ist (▶ 6.1.3)
- **Hirnödemprophylaxe:** Kopf und Oberkörper zur Senkung des Hirndrucks um 15–30° hochlagern → seitliches Abknicken des Kopfes vermeiden, sonst Kompression der Jugularvenen möglich → in dieser Phase unnötiges Lagern oder routinemäßiges Absaugen vermeiden
- Bei ausgeprägtem Hirnödem frühzeitige Intubation und Therapie des erhöhten Hirndrucks (▶ 11.31)
- Bei Herzinsuffizienz positiv inotrope Medikamente (▶ 9.2)
- Gabe von Antiepileptika bei Krampfanfällen

Spezielle Akuttherapie
- Lokale oder systemische Fibrinolyse (▶ 8.2.8) mit rtPA, mechanische Thrombolyse, danach Behandlung mit Heparin; besonders wichtiger und vielversprechender Therapieansatz bei der Basilaristhrombose und bei Mediainfarkt
- Alternative Rekanalisierung: Embolektomie mittels Saugkatheter, Ballondilatation und Implantation eines Stents

Intensivpflege
Viele Pflegeprobleme leiten sich aus den neurologischen Ausfällen (Hemiparese/Sensibilitätsstörungen) und der daraus resultierenden Immobilität ab.

Beobachten und Monitoring
- Kontinuierliche Vitalzeichenkontrolle: RR, EKG, Pulsoxymetrie, Temperatur
  - Besonders auf Vorhofflimmern achten, da häufige Ursache eines Apoplex
  - RR engmaschig kontrollieren, um RR-Spitzen bzw. RR-Abfälle frühzeitig zu erkennen
- Spontanatmung bzw. Beatmung überwachen, häufiges Problem: Aspirationspneumonie
- BZ-Kontrollen
- Pupillenkontrolle
- Neurologischer Status:
  - Bilden sich neurologische Ausfälle zurück?
  - Kommen neue Ausfälle hinzu?
  - Liegen Zeichen für einen erhöhten ICP vor, z. B. Bewusstseinseintrübung und Pupillendifferenz?

- Die neurologische Beurteilung kann mithilfe von Scores erfolgen, z. B. die international standardisierte Schlaganfallskala der NIHSS (National Institute of Health Stroke Scale). Sie beinhaltet folgende Aspekte: Vigilanz, Orientierung, Kooperation, Blickbewegung, Gesichtsfeld, Fazialisparese, Motorik, Extremitätenataxie, Sensibilität, Aphasie, Dysarthrie und Neglect.
- Ein- und Ausfuhrbilanz

Bewegungsplan und Prophylaxen
- Frühzeitige Mobilisierung, wenn möglich
- Pflegekonzept nach Bobath (▶ 3.6.1)
- Wahrnehmungsschulung nach dem Bobath-Prinzip
- Prophylaxen (▶ 3.3): Dekubitus-, Kontraktur-, Thrombose-, Pneumonie-, Spitzfußprophylaxe, nur wenn sich keine Spastik bildet

Körperpflege
- Umfassende Unterstützung bei allen Tätigkeiten je nach Ausmaß der neurologischen Ausfälle unter Berücksichtigung der Ressourcen des Patienten → Prinzip: Hilfe zur Selbsthilfe
- Patienten psychisch unterstützen, Ressourcen aufzeigen, Angehörige anleiten und in die Pflege einbeziehen
- Zeigt der spontan atmende Patient Sprechschwierigkeiten, liegt u. U. eine Aphasie vor (motorische Aphasie = Störung in der Wortfindung; sensorische Aphasie = Störung im Sprachverständnis):
  - Zum Sprechen auffordern
  - Fortschritte erkennen und aufzeigen
  - Bei Bedarf Kommunikationshilfen (Buchstabentafel, Symboltafel ▶ 2.4.3) einsetzen
  - Logopädische Behandlung einleiten

Ernährung
! Applikationsform der Nahrung richtet sich nach Ausprägung der neurologischen Defizite
- Bei Schluckstörungen Ernährung über Magensonde bzw. PEG (▶ 5.3.2), Speichel absaugen, intensives Schlucktraining (▶ 3.6.3).
! Bei intubierten Patienten daran denken, dass der Tubus einen sog. Totstellreflex auslösen kann, was dazu führt, dass der Patient nur scheinbar nicht schlucken kann.
- Kau- und Schlucktraining (▶ 3.6.3)

Nach Lysetherapie (▶ 8.2.8) auf evtl. auftretende Gerinnungsstörungen achten! Patienten können spontan heftig bluten (häufig intrazerebral, aus Schleimhäuten, im Bauchraum, aus dem Darm).

Literatur
Brandt T, Dichgans J, Diener H C. Therapie und Verlauf neurologischer Erkrankungen, Stuttgart: Kohlhammer, 2000.
Deutsche Gesellschaft für Neurologie. www.dgn.org (letzter Zugriff: 29.8.2011).
www.schlaganfall-hilfe.de, (letzter Zugriff: 29.8.2011).

11.38 Intrazerebrale Blutung (ICB)

Christian Hoffmann

Abstract
Einblutung in das Hirngewebe durch traumatische Gefäßrupturen oder durch Spontanrupturen von Gefäßen, z. B. bei arterieller Hypertonie. Die Pflege nach ICB richtet sich nach den Leitlinien bei erhöhtem Hirndruck. Besondere Bedeutung kommt einer angepassten RR-Therapie zu. Einerseits darf es durch zu hohe RR-Werte zu keiner neuen Blutung kommen, andererseits muss eine ausreichende Hirndurchblutung sichergestellt sein.

Einteilung
Einteilung der ICB nach Lokalisation:
- Großhirnblutung
- Stammganglienblutung
- Hirnstammblutung
- Kleinhirnblutung

Eine weitere Unterscheidung zwischen ICB mit und ohne Ventrikeleinbruch

Ursachen
- Bei Infarkten kann es häufig durch Schädigung des Kapillarendothels zu Einblutungen ins Infarktgebiet kommen.
- Gerinnungsstörungen, z. B. Marcumar-Überdosierung, oder starke Erhöhung des kapillaren Drucks (bei Sinusvenenthrombose)
- Vaskuläre Malformationen
- Tumoren
- Mikroangiopathie
- Pharmakologisch induzierte ICB, z. B. Amphetamine, Kokain

Symptome
- Neurologische Ausfälle in Abhängigkeit von Lokalisation und Ausdehnung der Blutung; z. B. kontralaterale Hemiparese mit Blickwendung zur „Herdseite"
- Hirndruckzeichen (▶ 11.31)
- Störungen der Pupillenmotorik
- Kopfschmerzen, Übelkeit und Erbrechen
- Aphasie
- Fokale und generalisierte epileptische Anfälle
- Bewusstseinsstörungen bis hin zum Koma
- Streckkrämpfe (▶ Abb. 11.26)

Diagnostik
- Anamnese: klinische Unterscheidung zu ischämischem Hirninfarkt sehr schwierig, neurologische Ausfälle treten meist spontan auf
- CCT, Angiografie
- Neurologische Untersuchung
- Anamnese (bekannte Hypertonie?)
- Labor (Gerinnung?)

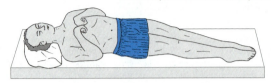

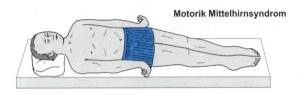

Abb. 11.26 Typische Streckkrämpfe. [L157]

Spezifische medizinische Therapie
- RR-Senkung nach ärztl. AO
- Hirndruckbehandlung, evtl. mit externer Liquordrainage, bei Ventrikeleinbruch evtl. Einbringen eines Thrombolytikums in den Ventrikel
- Sicherung der Atmung
- Evtl. operative Entfernung des Hämatoms (offen oder stereotaktisch)
- Gabe von Antiepileptika bei epileptischen Anfällen, z. B. Aufsättigung mit Phenytoin
- Bei Blutung durch Gerinnungsstörung: medikamentöse Normalisierung der Gerinnung

Intensivpflege
Bei operativer Therapie postoperative Intensivpflege nach neurochirurgischen Eingriffen (▶ 8.3.6)
- Pflege bei erhöhtem Hirndruck (▶ 11.31)
- Besondere Beachtung gilt der Blutdrucktherapie, dabei besonders RR-Spitzen vermeiden

Literatur
Deutsche Gesellschaft für Neurologie. www.dgn.org (letzter Zugriff: 24.8.2011).

11.39 Kältetrauma

Christina Greil

Hypothermie

Abstract
Reduktion der Körperkerntemperatur durch mangelnde endogene Wärmeproduktion mit kompensatorisch gesteigertem Stoffwechsel. Nach der Erhöhung des Muskel-

tonus setzt das Kältezittern (Shivering) ein. Parallel wird die Blutzirkulation gedrosselt und auf den Körperkern konzentriert, woraus ein Temperaturgradient zwischen Körperschale und Körperkern resultiert.

Ursachen
Ursachen für eine **beabsichtigte** (induzierte, therapeutische) **Hypothermie** (▶ 8.2.3):
- Bei großen chirurgische Eingriffen zur Vermeidung von Hypoxieschäden, z. B. Herz-, Gefäß- und Neurochirurgie
- Im Anschluss an eine akute Hirnschädigung, z. B. SHT, Ischämie, Subarachnoidalblutung

Ursachen für eine akzidentelle Hypothermie (unbeabsichtigte Erniedrigung der Körperkerntemperatur):
- Längerer Aufenthalt bei kühlen und nassen Temperaturen und unzureichender Bekleidung, z. B. Immobilität aufgrund von Verletzungen, Bewusstseinsstörungen, Verkehrs-, Ertrinkungs- und Schneeunfällen, evtl. mit Alkohol- und Drogenintoxikationen
- Hypothalamusstörungen, z. B. hypoxischer Hirnschaden, Hirnblutung, SHT, Tumoren
- Stoffwechselstörungen, z. B. Hypothyreose, Nebenniereninsuffizienz
- Hohes Lebensalter, unzureichender Ernährungszustand und Inaktivität
- Pharmakologische Einflüsse, z. B. Lokalanästhetika, Muskelrelaxanzien, Sedativa
- Prä-, intra- und postoperative Wärmeverluste, z. B. lang andauernde und großflächige Eingriffe, Spülungen sowie Zufuhr einer großen Menge kühler Infusionen und Blutpräparate

Tab. 11.21 Symptome der Hypothermie

Körpertemperatur	Klinische Symptome
35–33 °C	• Kältezittern, erhöhter Muskeltonus (Anstieg des Energie- und Sauerstoffbedarfs) • Periphere Vasokonstriktion: blasse, kühle Haut, Gänsehaut, Zyanose • Schmerzen besonders an den Extremitäten sowie starke Missempfindungen • Tachypnoe, tiefe Atemzüge, Tachykardie und Hypertonie • Kältediurese, später Oligo-/Anurie
32–28 °C	• Rigor (Abfall des Stoffwechsels, Hypoglykämie) • Abgeschwächte Reflexe, z. B. Lid-, Larynx- und Atemwegsreflexe • Bewusstseinsstörungen, z. B. Apathie, Somnolenz • Hypoventilation • Herz-Kreislauf-Störungen, z. B. Bradykardie, Herzrhythmusstörungen • Pupillenerweiterung • Muskelstarre • Kältediurese, später Oligo-/Anurie
< 27 °C	• Koma (keine Pupillenreaktion) • Kältestarre • Atem- und Kreislaufstillstand, Kammerflimmern, Asystolie

Symptome
▶ Tab. 11.21

Diagnostik
- Temperaturmessung: Einsatz eines Thermometers mit Messbereichen < 30 °C, z. B. Körperkerntemperatur messen über intravasal/vesikal
- Vitalparameter messen, Vitalzeichenkontrolle: RR, AF, HF, insbesondere auf Zeichen der Hypovolämie in der Aufwärmphase achten
- Körperliche Untersuchung, EKG
- Laborparameter, z. B. BGA, BZ, Elektrolyte
- Bewusstseinslage (neurologischer Status)
- Stundendiurese und Flüssigkeitsbilanz
- Ggf. CCT, z. B. hypothermes Hirnödem

Komplikationen
- After-drop-Phänomen: Eine Erwärmung des zentralisierten Patienten an den Extremitäten führt zur peripheren Vasodilatation → Folge: kaltes Schalenblut (Peripherie) gelangt in den Körperkern, Verstärkung der Hypothermie und Erniedrigung der Flimmerschwelle. Dabei gleichzeitige Hemmung des Transports von Kationen an Zellmembranen, es kommt zur Hyperkaliämie, evtl. Kammerflimmern und Kreislaufstillstand (▶ 12.1)
- RR-Abfall durch Wiedererwärmung und periphere Vasodilatation
- Abnahme der zellulären Immunabwehr
- Zunahme von Wundheilungsstörungen
- Gerinnungsstörungen (Erhöhung der Blutungsneigung)
- Verlängerung der Wirkzeit einiger Medikamente
- Hämolysegefahr bei Patienten mit Kälteagglutininen

Spezifische medizinische Therapie

Interne Wärmeanwendung
- Volumensubstitution nur mit angewärmten Infusionen und Transfusionen auf 37 °C oder mittels Durchlauferhitzer
- Wärmematten bzw. Heizdecken einsetzen
- Extrakorporale Zirkulation, z. B. Hämodialyse (▶ 8.2.4), Hämofiltration (▶ 8.2.4) oder Peritonealdialyse (▶ 8.2.4) mit einer 40–45 °C warmen kristallinen Lösung bzw. Herz-Lungen-Maschine

Weitere Maßnahmen
- Behandlung des Kältezitterns (Shivering) mit Gabe von Dolantin®, da der myokardiale O_2-Bedarf beim Kältezittern auf das 5-Fache der Norm ansteigt
- Stabilisierung der Vitalfunktionen: großlumige venöse Zugänge, Blasendauerkatheter mit Temperatursonde (▶ 5.4.1), ausreichende Volumensubstitution von externer Wärmeanwendung
- Evtl. Intubation und Beatmung bis zur Erreichung einer Normothermie
- Bei kardiopulmonaler Reanimation (▶ 12.1) die Maßnahmen bis zur Erwärmung des Patienten auf 35 °C fortsetzen, da durch die Hypothermie der O_2-Bedarf bei z. B. 30 °C um bis zu 50 % reduziert wird, die Löslichkeit des O_2 steigt und durch die metabolische Azidose Sauerstoff besser ans Gewebe abgegeben wird. So besteht die Möglichkeit, den Patienten erfolgreich zu reanimieren.

Intensivpflege

Prinzipien bei der Wiedererwärmung
- Nach schonender Rettung Beendigung der Kälteexposition durch Entfernen von feucht-kalter Kleidung, anschließend Patienten vor weiteren Wärmeverlusten schützen
- Für die Wiedererwärmung sind zwei Kriterien zu beachten:
  - Möglichst selektive Wiedererwärmung des Körperkerns, da der Tod auf ein Versagen des Herzens zurückzuführen ist
  - Keine Wiedererwärmung der Körperschale, da die bestehende periphere Vasokonstriktion gelöst wird und der Perfusionsdruck abnimmt

Externe Wärmeanwendung
! Richtwert für die Erwärmung des Patienten ist 1 °C pro Stunde (Kerntemperatur)
- Erwärmung durch Decken, warme Moltontücher®, Folien, Wattesocken sowie Wärmedeckensysteme, z. B. WARMTOUCH®, bei kritisch hypothermen Patienten (Kerntemperatur < 34 °C) ausschließlich im Bereich des Körperstamms anwenden und die Extremitäten frei lassen (z. B. „After-drop-Phänomen")
- Hibler-Packungen®: zwei mehrfach gefaltete Leinentücher mit heißem Wasser anfeuchten, diese beidseits an die Thoraxwand bzw. auf den Thorax, oberhalb des Herzens, zwischen Decken und Metallfolie legen; angefeuchtete Leinentücher alle 20 Min. wechseln
- Bei erhaltenem Bewusstsein können warme Getränke verabreicht werden, außerdem für warmes Raumklima sorgen.

Weitere Maßnahmen
- Bewusstseinslage beobachten
! Prophylaxen (▶ 3.3) durchführen. Vorsicht bei der Anlage eines ZVK, Gefahr des Kammerflimmerns bei Myokardkontakt, EKG-gesteuerte ZVK-Anlage mit z. B. Alphacard®-System

> - Bei Kerntemperaturen < 30 °C: Medikamente und Defibrillation meist wirkungslos, Medikamentengaben werden daher in diesem Fall nicht empfohlen.
> ! Weite, lichtstarre Pupillen sind kein sicherer Hinweis auf eine irreversible Hirnschädigung!

Erfrierungen

Abstract
Lokale, schwere Kälteschädigung besonders an schlecht geschützten Körperregionen, z. B. Akren (Nase, Ohren, Finger und Zehen).
Bei lokaler Erfrierung kommt es primär zur Vasokonstriktion mit weiß oder blau marmorierter Verfärbung sowie zur Gefühllosigkeit. Die Ausmaße der Erfrierung zeigen sich oft erst nach Stunden bis Tagen.

Symptome
▶ Tab. 11.22

Tab. 11.22 Stadien der Erfrierung	
Grad	Klinische Symptome
I	Blässe, Ödeme, Schmerzen, Gefühllosigkeit und Juckreiz
II	**Ödeme, Blasenbildung** → resultierend aus einer erhöhten Gefäßpermeabilität nach Stauung, Rötung, Schwellung und Schmerz. Die Haut ist tiefrot bis violett und kalt. Zumeist betroffen sind Hände und Füße nach Verlust des Wärmeschutzes – spontane Ausheilung möglich
III	**Zusätzlich trockene Nekrosen** (Abheilung unter Narbenbildung). Der Stopp der Blutzirkulation betrifft die Epidermis und tiefer gelegene Areale. Anfangs weißes Aussehen (Totenblässe) und Sensibilitätsstörungen, durch Destruktion der Gefäßwände, infundiert anschließend Blut ins Gewebe → Folge: bläulich schwarze Nekrose der Haut und der tiefer gelegenen Areale
IV	**Totalvereisung von Ohren, Nase, Fingern und Zehen:** Bildung von Eiskristallen im Organismus, wenn lokale Temperatur sich dem Gefrierpunkt des Wassers nähert. Gliedmaßen können bei Berührung abbrechen

Diagnostik
- Vitalzeichenkontrolle (RR, AF, HF)
- Inspektion der Haut und Hautanhangsgebilde
- Temperaturmessung, Temperaturverlauf, Einsatz eines Thermometers mit Messbereichen < 30 °C, Körperkerntemperatur wegen einer möglichen begleitenden Hypothermie messen, z. B. über intravasal/vesikal
- Evtl. Laborparameter
- Flüssigkeitsbilanz

Differenzialdiagnostik
- Grenzzonenausschneidung bzw. Grenzzonenamputation bei Erfrierungen IV. Grades

Spezifische medizinische Therapie
- Analgesie v. a. unter Wiedererwärmungsmaßnahmen, wegen möglicher massiver Schmerzen bei der Wiedererwärmung
- Förderung der Durchblutung durch Pharmaka (z. B. Hydergin®), isovolämische Hämodilution zur Herabsetzung der Blutviskosität
- Tetanusimmunisierung, Heparinisierung®
- Infektionsprophylaxe durch systemische und lokale Antibiotikagabe (z. B. Sofratüll®)
- Bei zusätzlicher systemischer Hypothermie wie Hypothermie

Intensivpflege
- Schutz vor weiterer Kälteeinwirkung
- Langsame Wiedererwärmung der betroffenen Areale in einem Wasserbad mit zunächst kaltem Wasser und später vorsichtiger Steigerung der Wassertemperatur auf max. 38 °C
- Wundversorgung (▶ Kap. 7)

- Erfrorene Gliedmaßen zur Vermeidung einer Ödembildung hochlagern und mit Watteverband polstern
- Bei zusätzlicher systemischer Hypothermie (siehe oben)

> - Generelle Wiedererwärmung hat vor der Behandlung einer lokalen Erfrierung immer Vorrang
> - Keine mechanische Traumatisierung durch Massage oder Einreibung der erfrorenen Bezirke
> - Hautblasen wegen der eingeschränkten Perfusion der betroffenen Extremität nicht eröffnen

Literatur
Hahn JM. Checkliste Innere Medizin, 6. A. Stuttgart: Thieme, 2010.
Herold G, Innere Medizin, Köln: Gerd Herold, 2011.
Ullrich L, Stolecki D, Grünewald M: Thiemes Intensivpflege und Anästhesie, 2. A., Stuttgart: Thieme, 2010.

11.40 Karotisstenose

Josef Kloo

Abstract

Arteriosklerotische Stenose am Abgang der hirnversorgenden A. carotis interna. Folge davon ist eine zerebrovaskuläre Insuffizienz durch Minderperfusion des Versorgungsgebiets bis hin zu Verschlüssen durch eingeschwemmtes thrombotisches Material. Das Auftreten von Frühwarnzeichen sind Alarmsignale und bedürfen einer dringenden medizinischen Abklärung! Im Stadium III kann nur eine sofortige Karotis-Thrombendarteriektomie (TEA) oder ggf. eine stentgestützte Karotis-PTA einen definitiven Schlaganfall mit einem permanenten neurologischen Defizit abwenden.

Risikopatienten und Ursachen

Risikogruppen:
- Häufig Patienten mit einer Vielzahl an Begleiterkrankungen und Risikofaktoren, z. B. KHK, Diabetes mellitus, Übergewicht, Nikotinabusus, Hyperlipoproteinämie, hohes Lebensalter

Seltene Ursachen extrakranieller Karotisstenosen sind:
- Fibromuskuläre Dysplasie (FMD)
- Karotisdissektionen
- Radiogene Karotisläsionen
- Höhergradige Rezidivstenosen nach zuvor erfolgter operativer Karotisdesobliteration

Symptome

Durch die Stenose kommt es zur Minderdurchblutung des Gehirns mit neurologischen Ausfällen. So treten häufig als Vorboten/Frühwarnzeichen eines Hirninfarkts auf:
- Halbseitenausfälle (Hemiparese/Hemiplegie)
- Bewusstseintrübungen (Absencen)
- Zerebrale Krampfanfälle/Schwindelanfälle

- Sprachstörungen (Aphasie)
- Sehstörungen (Amaurosis fugax) oder auch vorübergehende Doppelbilder
- Taubheit
- Plötzliche heftige Kopfschmerzen

Tab. 11.23 Stadieneinteilung der zerebrovaskulären Insuffizienz

Stadium	Symptome
Stadium I	• Die Stenose ist noch asymptomatisch • Gefahr der Thrombembolie durch Gerinnsel aus der verkalkten Gefäßwand
Stadium II a	• TIA (transitorisch ischämische Attacke) • Symptome treten anfallsweise auf und sind reversibel, bilden sich innerhalb von 24 h vollständig zurück
Stadium II b	• PRIND (prolongiertes reversibles ischämisches neurologisches Defizit) • Länger anhaltende Symptomatik, bildet sich innerhalb von ca. 3 Tagen bis einer Woche zurück
Stadium III	• Progredienter (fortschreitender) Infarkt mit sich langsam entwickelnder Symptomatik und neurologisch instabilem Zustand • Symptome können entweder noch weiter zunehmen oder auch abklingen → noch reversibel
Stadium IV	Vollständig abgelaufener Insult mit irreversiblen neurologischen Ausfällen unterschiedlich starker Ausprägung

Diagnostik

- Anamnestische Angaben mit Feststellung der neurologischen Symptomatik → konkreten neurologischen Status erheben
- Erfassen aller Risikofaktoren, z. B. Nikotinabusus, Übergewicht, Diabetes mellitus, Hypertonus, Hyperlipoproteinämie
- Auskultation erste Suchmethode, mit der die Karotisstenosen jedoch nicht vollständig erfasst werden können, geringe und hochgradige Karotisstenosen verursachen i. d. R. kein systolisches Strömungsgeräusch

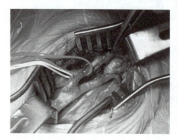

Abb. 11.27 Karotis-OP. [M268]

- Ultraschalldoppler: Feststellung des Stenosegrads und Zuordnung
- Hochauflösende Duplexsonografie: Einschätzung der Stenose inkl. Plaques mit ulzerierter Oberfläche, die als Quelle für arterielle Mikroembolien anzusehen sind
- Intraarterielle digitale Angiografie: Standarddiagnostik (Einschätzung, Morphologie, Ausdehnung, Strombahn) sowie MR-Angiografie und CT-Angiografie
- CCT: frische oder alte ischämische Herde, Ausschluss anderer Ursachen

11.40 Karotisstenose

- Transkranielle Doppler-Untersuchung zur Einschätzung von:
  - Zusätzlichen intrakraniellen Stenosen/Verschlüssen
  - Kollateralverhältnissen
  - Hämodynamischer Relevanz einer extrakraniellen Gefäßstenose

Spezifische medizinische Therapie
- **Konservativ:** niedrig dosierte Gabe von ASS, z. B. Aspirin®
- **Endovakulär:** Angioplastie mittels Ballon und ggf. Einbringen eines Stents
- **Offen-chirurgisch:** Karotis-TEA (Thrombendarteriektomie)

Tab. 11.24 Besonderheiten der Karotisoperationen

Ziel der Operation	• Verbesserung der zerebralen Durchblutungssituation
Ablauf der Operation	• Unter- und oberhalb der Stenose wird abgeklemmt • Eröffnung und Ausschälung der Ablagerungen (Endarteriektomie) • Verschluss durch Naht oder Einnähen eines Patches
Probleme der Operation	Alle Maßnahmen dienen in erster Linie der ausreichenden Sauerstoffversorgung des Gehirns: • Kein Blutfluss während der Abklemmzeit • Gefahr der zerebralen Ischämie, ausreichend hohen zerebralen Perfusionsdruck halten (häufig vorbestehende Schädigung der Autoregulation besonders beim Hypertoniker) • Blutgase im Normbereich halten • Umfassendes ausreichendes Monitoring • Vollheparinisierung ist notwendig
Operationsverfahren	• Thrombendarteriektomie (TEA): klassisches Verfahren mit Längsinzision mit direkter Ausräumung des stenosierenden Materials • Eversionsthrombendarteriektomie: An der Karotisgabel wird abgetrennt, ausgeschält und wieder reimplantiert. • Verkürzung: Falls Schlingen oder Knicke vorliegen, wird das Gefäß verkürzt • Interponat: Bei schlechtem Gefäßstatus kann das stenosierende Stück durch ein eigenes Venenstück oder ein Kunststoffstück ersetzt werden • Stentgestützte perkutane transluminale Angioplastie (Karotis-PTA): Erweiterung der Arterie mit einem Ballonkatheter und Einbringen einer Gefäßstütze aus feinstem Draht, einem sogenannten Stent

Postoperative Komplikationen
- Gehirndurchblutungsstörungen, apoplektischer Insult
- Neurologische Ausfälle
- Störungen z. B. von N. facialis, N. hypoglossus, N. glossopharyngeus
- Hypertonus
- Nachblutung mit Atemnot durch Kompression der oberen Atemwege
- Wundinfektion
- Thrombose
- Verletzung von Halsnerven (Heiserkeit, Schluck- und Atemstörungen, Taubheitsgefühl)

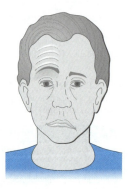 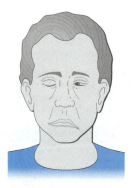

Abb. 11.28 Stirnrunzeln und Lidschluss bei Fazialisparese links. [L106]

> **Achtung**
> Bei Schwellungen oder Nachblutungen im OP-Gebiet besteht die akute Gefahr der respiratorischen Insuffizienz. Die Überwachung von Patienten nach Karotisoperation sollte daher immer in Intubationsbereitschaft erfolgen. Dabei auch an kleine Tubusgrößen denken. Das Zubehör für eine fieberoptische Intubation (▶ 4.2.2) und ein Notfalltracheotomieset sollte griffbereit sein.

Intensivpflege
Pflege bei Gefäßeingriffen (▶ 8.3.3)

Beobachten und Monitoring
- Vitalzeichenkontrolle mit kontinuierlicher RR-Messung, v. a. MAP kontrollieren, besonderes Augenmerk auf einen ausreichenden zerebralen Perfusionsdruck richten, Patienten mit Hypertonie sind an höhere Drücke adaptiert, deshalb Blutdruckabfälle vermeiden
- Blutdruckspitzen vermeiden (Nähte, OP-Gebiet usw.)
- Verbandkontrollen auf Nachblutung → Gefahr des Wundhämatoms mit Kompression der oberen Atemwege
- Drainagen auf Menge und Aussehen, mit oder ohne Sog
- Sandsack zur Kompression auf die Wunde
- Wachheitszustand prüfen
- Neurologische Prüfung auf Sprache (Aphasie, Heiserkeit), Zungendeviation, Fazialisparese
- Bewegung der Extremitäten prüfen (Hände drücken, seitengleich?)
- Atmung beobachten (Intubationsbereitschaft)
- Laborkontrolle (Hb, Serumwerte)

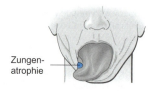

Abb. 11.29 Abweichung und Atrophie der Zunge bei Hypoglossusparese. [L106]

Bewegungsplan und Ernährung
- Frühmobilisation am OP-Tag
- Schlucken (▶ 3.6.3)
- Diabetiker (▶ 11.18)

11.41 Koronare Herzkrankheit (KHK)

Ricarda Scheiner

Abstract
Die koronare Herzkrankheit (KHK) ist ein multifaktorielles Krankheitsbild mit Manifestation einer Arteriosklerose der Herzkranzarterien. Durch die lumeneinengenden Koronarstenosen kommt es zu flusslimitierenden und damit zu hämodynamisch relevanten Stenosen. Die daraus resultierende Minderdurchblutung (sog. Koronarinsuffizienz) führt im Myokard bzw. in bestimmten Myokardbezirken zu einem Missverhältnis von Sauerstoffangebot und -bedarf. Je nach Ausprägung und Dauer der daraus resultierenden Myokardischämien spricht man von stabiler (AP) und instabiler Angina pectoris (IAP/UA), stummer Myokardischämie, ischämisch bedingter Herzinsuffizienz, Herzrhythmusstörungen und akutem Myokardinfarkt (AMI) bis hin zum plötzlichem Herztod.

! In den letzten Jahren hat sich der Begriff des ACS (Acute Coronary Syndrome) als Arbeitsdiagnose in der Notfallmedizin durchgesetzt. Das ACS beinhaltet die instabile Angina pectoris (UA) und die beiden Hauptformen des Herzinfarkts, den Nicht-ST-Hebungsinfarkt (NSTEMI) und den ST-Hebungsinfarkt (STEMI). Es stellt eine lebensbedrohliche Manifestation der Arteriosklerose dar, wo lokale Thrombusbildung auf dem Boden einer rupturierten Plaque oder Plaqueerosion zu einer Vasokonstriktion führt und damit eine kritische Reduktion des Blutflusses verursacht. Beim STEMI ist das Gefäß in der Regel vollständig verschlossen, beim NSTEMI und bei der instabilen Angina pectoris bleibt der Blutfluss meist erhalten.

! Diese Arbeitsdiagnose soll dazu beitragen, Patienten mit einem länger anhaltenden (< 20 min) Brustschmerz so schnell wie möglich der geeigneten Diagnostik und Therapie zuzuführen. Immer mehr Krankenhäuser halten eine CPU (Chest Pain Unit) mit angeschlossenem Herzkatheterlabor und kardiologischer Intensivstation bereit, um Differenzialdiagnosen wie Herzrhythmusstörungen, Karditiden, pulmonale Erkrankungen (z. B. Lungenembolie), Magen-Darm-Erkrankungen, Erkrankungen des Skeletts oder Thoraxwand zügig auszuschließen. Die DGK/ESC (Deutsche Gesellschaft für Kardiologie/European Society of Cardiology) hat die Leitlinien eigens für das ACS ohne ST-Hebung (NSTE-ACS) und ACS mit ST-Hebung (STEMI) formuliert und herausgegeben. Ziel dieser Leitlinien ist die sichere und zeitsparende Diagnosestellung mit Einleitung einer zeitnahen Reperfusion des Myokards.

Formen der KHK
Je nach Anzahl der erkrankten Gefäße wird unterschieden zwischen:
- Ein-Gefäß-KHK
- Zwei-Gefäß-KHK
- Drei-Gefäß-KHK
- Sonderform: koronare Herzkrankheit bei Hauptstammstenose

Pathophysiologie
Durch die Einwirkung atherogener Risikofaktoren sind Koronararterien einem proliferativen Prozess ausgesetzt. Endothelschädigung führt zu Permeabilitätsstörung, LDL-Cholesterin-Ablagerung in der Intima führt zur Leukozyteneinwanderung mit Folge einer Atherombildung (Plaqueentstehung). Plaqueruptur mit Freiwerden thrombogener Substanzen und Thrombusbildung können zum akuten Koronarsyndrom führen.

Risikofaktoren
Beeinflussbare Risikofaktoren:
- Erhöhte Blutfettwerte: Hyperlipoproteinämie, Hypertriglyzeridämie
- Diabetes mellitus, Nierenfunktionsstörungen, Leberzirrhose
- Adipositas, fettreiche Ernährung, fehlende körperliche Bewegung, Alkohol, Medikamente, Nikotinabusus
- Arterielle Hypertonie
- Stress und psychosoziale Faktoren

Nicht beeinflussbare Risikofaktoren:
- Genetische Disposition
- Alter und Geschlecht
- Menopause

Symptome
Die KHK manifestiert sich klinisch in folgenden Krankheitsbildern:
- Angina pectoris (stabil, instabil)
- Akuter Myokardinfarkt (AMI), mit oder ohne ST-Hebung (NSTEMI, STEMI)
- Plötzlicher Herztod
- Herzrhythmusstörungen (▶ 11.29)
- Herzinsuffizienz (▶ 11.28)

! Führendes Leitsymptom → der durch Sauerstoffmangel im Herzmuskel hervorgerufene Angina-pectoris-Schmerz!

Therapie
! KHK ist eine chronische Erkrankung, die nicht geheilt werden kann!

Die therapeutischen Maßnahmen zielen v. a. darauf ab, ein Fortschreiten der Erkrankung zu verhindern. Zu den Behandlungsprinzipien zählen neben einer medikamentösen, interventionellen und operativen Therapie auch der Abbau von Risikofaktoren und eine veränderte Lebensführung.

Im Vordergrund stehende Therapieziele sind:
- Optimierung der myokardialen Blutversorgung
- Weitestgehende Minimierung der Risikofaktoren
- Komplikationen vermeiden, z. B. NSTEMI (Infarkt ohne ST-Hebungen) oder STEMI (Infarkt mit ST-Hebungen)
- Verbesserung der Lebensqualität des Patienten

Stabile Angina pectoris

Symptome
Klinisches Syndrom mit reproduzierbaren und in gleicher Intensität auftretenden anfallsartigen thorakalen, meist retrosternalen Schmerzen, oft ausgelöst durch:

- Körperliche/psychische Belastung
- Kälte oder Wind

Diese äußern sich durch:
- Enge- oder Druckgefühl
- Dyspnoe und Angst
- Die meist wenige Minuten anhaltenden Schmerzen können in die Arme, den Hals, den Unterkiefer, Rücken und Oberbauch ausstrahlen und bessern sich durch Ruhe oder Glyzeroltrinitratgabe (▶ 9.2). Begleitet ist der Schmerz von einem vernichtenden Engegefühl in der Brust. Bei Frauen zeigen sich häufig auch Übelkeit, Erbrechen, Sodbrennen und Schmerzen im Oberbauch.

- Tritt bei körperlicher Ruhe oder durch Gabe von Glyzeroltrinitrat keine Besserung der Beschwerden ein, kann dies auf das Vorliegen eines Myokardinfarkts hinweisen.
- Schmerzcharakter und -intensität sind bei der stabilen Angina pectoris über Monate und Jahre gleichbleibend (stabil)

Einteilung nach Schweregraden
Die Einteilung der Angina pectoris folgt der von der Canadian Cardiovascular Society (CCS) vorgenommenen Klassifizierung (▶ Tab. 11.25).

Tab. 11.25 CCS-Klassifikation der Angina pectoris nach Schweregraden

Grad	Definition	Beispiel
I	Keine Angina bei normaler Belastung, Angina bei sehr hoher oder andauernder Anstrengung	Gartenarbeit, Schneeschippen, Skifahren oder Ballsportarten sind möglich
II	Geringe Beeinträchtigung bei normaler Aktivität	Angina beim schnellen Treppensteigen, beim Bergaufgehen, bei Belastung kurz nach dem Aufwachen
III	Deutliche Beeinträchtigung bei täglichen Aktivitäten	Angina beim An- und Ausziehen, bei längerem langsamen Gehen, bei leichter Hausarbeit
IV	Angina bei geringster körperlicher Belastung oder Ruhe	Angina unterhalb der bei Grad III genannten Belastungen

Diagnostik
- Anamnese, körperliche Untersuchung, Routinelaborparameter (Cholesterin, LDL, HDL, Nüchtern-BZ)
- 12-Kanal-EKG (Ischämiezeichen?)
- Belastungsergometrie
- Rö-Thorax, Echokardiografie, Stressechokardiografie
- CT und MRT: nichtinvasive Darstellung von Koronarstenosen (hohe Aussagefähigkeit)
- Ggf. Myokardszintigrafie
- Koronarangiografie (▶ 8.2.7)

Spezifische medizinische Therapie

Ziele sind die Verhinderung von Komplikationen wie Myokardinfarkt oder Tod und eine Verbesserung der Lebensqualität.

- Medikamentöse Therapie: ASS, Nitrate/Kalziumantagonisten, β-Blocker, Lipidsenker, Clopidogrel
- PTCA (perkutane transluminale Koronarangioplastie ▶ 8.2.7)
- Stent-Implantation (Gefäßstütze)
- Aortokoronare Bypassoperation (▶ 8.3.2)
- Änderung der Lebensgewohnheiten (Essen, Bewegung, Umgang mit Stress)
- Konsequente Einstellung von Blutdruck und Blutzucker

Akutes Koronarsyndrom ohne ST-Strecken-Hebung (NSTE-ACS)

Das akute Koronarsyndrom umfasst einen fließenden Übergang von der instabilen Angina pectoris, dem Infarkt ohne ST-Hebungen (NSTEMI) bis hin zum Infarkt mit ST-Hebungen (STEMI) und dem plötzlichen Herztod.

Instabile Angina pectoris

Bei der instabilen Angina pectoris treten die Beschwerden mit zunehmender Dauer und Intensität schon in Ruhe oder bei geringer Belastung auf und können im Anfall eine ST-T-Veränderung im EKG bewirken. Sie kann sich aus der stabilen Form entwickeln und reagiert verzögert auf Glyzeroltrinitrat. Die Klassifikation in Schweregrade wird nach Braunwald vorgenommen.

Diagnostik

- Anamnese, körperliche Untersuchung
- Monitoring, engmaschige Vitalzeichenkontrolle
- 12-Kanal-EKG (ST-Strecken-Senkung?, T-Wellen-Veränderung?, Arrhythmien?)
- Serielle Bestimmung der Herzenzyme: CK, CK-MB und Troponin I, Troponin T, CK, CK-MB, Myoglobin
- Rö-Thorax, Echokardiografie, CT und MRT: nichtinvasive Darstellung von Koronarstenosen (hohe Aussagefähigkeit)
- Koronarangiografie (▶ 8.2.7)

Therapie

> **Notfall – Sofortmaßnahmen bei instabiler Angina pectoris**
> - Patienten beruhigen, Oberkörper hochlagern
> - O_2-Gabe über Nasensonde oder Maske, bei Dyspnoe oder Zyanose
> - Vitalzeichenkontrolle
> - Glyzeroltrinitrat (0,4–0,8 mg) s. l. oder zwei Hub Nitrospray (evtl. wiederholt) → Achtung bei RR < 90 mmHg oder höhergradigen AV-Blockierungen
> - Venenzugang legen
> - Morphingabe bis zur Schmerzfreiheit, ggf. Sedierung mit z. B. 5–10 mg Diazepam
> - Bei vagaler Reaktion Atropingabe (0,5 mg i. v.) evtl. wiederholt
> - Antiemetika (z. B. Metoclopramid) bei Übelkeit und Erbrechen

- β-Blocker langsam i. v. je nach Herzfrequenz und Herzrhythmus und nach AO
- ASS, Heparin
- Laborkontrolle: CK, CK-MB, Troponin I und T, Gerinnungsparameter

- Weiterführende medikamentöse Therapie: Kalziumantagonisten, antithrombozytäre Basistherapie (ASS, Clopidogrel), Antithrombintherapie (Heparin, Hirudin, Cumarin), Glykoprotein-Rezeptor-Antagonisten (z. B. Abciximab)
- Revaskularisierende Verfahren interventionell oder operativ:
  - PTCA (▶ 8.2.7), ggf. mit Stentimplantation
  - Aortokoronare Bypassoperation
- Unterstützende Verfahren: Lifebridge® (▶ 8.2.13)

Prinzmetal-Angina

Durch Koronarspasmen (Fehlregulation des Gefäßtonus) hervorgerufene Myokardischämie mit thorakalem Schmerz (fast immer in Ruhe), meist nicht durch körperliche Aktivität oder emotionalen Stress getriggert.

Diese Form der Angina kann mit ST-Strecken-Änderungen, vital bedrohlichen Arrhythmien und einem Myokardinfarkt einhergehen.

Risikofaktoren

Als Risikofaktoren gelten:
- Nikotinabusus
- Hypomagnesiämie
- Alkoholentzug und Medikamenteneffekte
- Kokain

Diagnostik und Therapie

- Zur Diagnostik wird ein Provokationstest unter Angiografie durchgeführt.
- Die Therapie beinhaltet Medikamentengabe, z. B. Nitrate, Kalziumantagonisten und β-Blocker.
- Die pflegerischen Interventionen sind abhängig vom klinischen Bild und entsprechen denen der instabilen Angina pectoris.

Intensivpflege

Beobachten und Monitoring

- Kontinuierliche Kreislaufüberwachung, EKG mit erweiterter Arrhythmieüberwachung
- Engmaschige Blutdrucküberwachung bzw. invasive RR-Messung
- Patientenbeobachtung: Schmerzen, Aussehen, Körperhaltung, klinische Veränderungen
- Atmung überwachen und unterstützen:
  - Kontinuierliche Überwachung der Sauerstoffsättigung
  - Sauerstoffgabe über Sauerstoffmaske oder -brille
- Ein- und Ausfuhrkontrolle (Bilanzierung)
- Assistenz bei der Diagnostik und Therapie
- Sedierung/Analgesie nach AO durchführen

- Patientenschutz:
  - Patienten dazu anhalten, beginnende oder zunehmende Schmerzen oder Änderungen im Befinden sofort mitzuteilen
  - Patienten bei Angina-pectoris-Anfällen nicht allein lassen, beruhigen und Angst nehmen

Psychische Betreuung und Kommunikation
- Bezugspflege und strukturiertes Arbeiten erleichtern die Kommunikation und steigern die Compliance.
! Patienten mit pektanginösen Schmerzen befinden sich in einer Extremsituation und werden von großen Ängsten begleitet. Dies erfordert viel Einfühlungsvermögen, Geduld und vorausschauendes Handeln der betreuenden Pflegekraft. Ausführliche Informationen über die Sinnhaftigkeit und Notwendigkeit aller Maßnahmen sowie das Eingehen auf Fragen, Bedürfnisse und Ängste haben für den Patienten große Bedeutung und tragen so zu einer gesteigerten Kooperationsfähigkeit bei.

Prophylaxen und Bewegungsplan
- Insbesondere Pneumonie-, Thrombose-, Dekubitus- und Obstipationsprophylaxe (▶ 3.3)
- Atemerleichternde Lagerung
- Jede Anstrengung in der Akutphase vermeiden
- Herzentlastende Lagerung, z. B. Oberkörperhochlage
- Individueller Mobilisationsbeginn (nach ärztl. AO) bei Beschwerdefreiheit unter Monitorüberwachung → Nitrospray in Patientennähe bereithalten
! Patienten ausreichend über Situation und Maßnahmen informieren!

Körperpflege
- Patienten in der Akutphase entlasten:
  - Bettruhe, für ruhige und stressfreie Umgebung sorgen
  - Pflegerische Maßnahmen auf das Notwendigste reduzieren, Ruhephasen ermöglichen
! Ist der Patient nicht beschwerdefrei, wird er nicht belastet!

Ernährung
- Leichte, cholesterinreduzierte Kost, keine blähenden und stopfenden Speisen
- Je nach geplanter Therapie Patient evtl. nüchtern lassen

Schulung und Beratung
Um Komplikationen und das Fortschreiten einer KHK zu vermeiden, sind Beratung und Schulung von Patienten unerlässlich und gewinnen zunehmend an Bedeutung. Je mehr der Betroffene über die Risikofaktoren und deren Beeinflussbarkeit weiß, desto mehr wird er dazu in die Lage versetzt, aktiv an Prävention und Rehabilitation mitzuarbeiten. Änderung in der Lebensführung, bewusste und ausgewogene Ernährung, Gewichtsreduktion, regelmäßige Bewegung, optimale Blutzuckereinstellung und psychische Stabilität sind wichtige Themen der Wissensvermittlung.

11.42 Leberversagen, Coma hepaticum

Andrea Masset

Abstract
Aufgrund von Verlust der hepatischen Entgiftungsfunktion durch Anstieg toxischer Stoffwechselprodukte eintretendes Koma (Ammoniak, Mercapton, Phenole, GABA). Überlebensrate bei kompensierter Herz-, Lungen- und Nierenfunktion: 60 %. Patienten mit Leberversagen haben meist einen deutlich reduzierten AZ und eine erhebliche Flüssigkeitsmenge von bis zu mehreren Litern in ihrem Bauchraum. Ihre Beweglichkeit ist dadurch sehr eingeschränkt. An eine evtl. Lebertransplantation muss frühzeitig gedacht werden.

Formen
- Leberausfallskoma: exogenes Leberkoma bei bestehenden chronischen Lebererkrankungen (meistens Leberzirrhose)
- Leberzerfallskoma: endogenes Leberkoma durch akute Leberinsuffizienz infolge nekrotisierender akuter Hepatitis oder Intoxikation

Ursachen
- Virushepatitiden
- Toxisch oder metabolisch, z. B. durch Knollenblätterpilze (Pilzvergiftung, ▶ 11.85), Alkohol (Alkoholvergiftung, ▶ 11.4), bei Morbus Wilson, Reye-Syndrom
- Medikamente, z. B. Paracetamol, Halothan, MAO-Hemmer, Sulfonamide

Symptome der betroffenen Organsysteme
- Gerinnungssystem mit Koagulopathie:
  - Faktoren II, V, VII, IX, X, Plasminogen, Antiplasmin, Protein C, S, AT III sind vermindert
  - Blutungen aus Nasen-Rachen-Raum, Lunge, GI-Trakt, ZNS und Kathetereintrittsstellen
- Niereninsuffizienz (hepatorenales Syndrom): infolge eines gestörten Aldosteronmechanismus → Na^+-Retention, Angiotensin ↑, Renin ↑, Aldosteron ↑ → (vasoaktive Substanzen) führen vermutlich zur Mangeldurchblutung der Nierenrinde
- Enzephalopathie (▶ Tab. 11.26):
  - Infolge des Anstiegs von Ammoniak (Ammoniakintoxikation) und Abbauprodukten aus dem Eiweißstoffwechsel (Phenole): Bewusstseinseintrübung
  - Evtl. Hirnödem (▶ 11.31)
- Vermindertes Plasmavolumen:
  - Durch verminderte Albuminbildung in der Leber → Ödembildung
  - Erhöhte Bildung von arteriovenösen Shunts und Na-Retention (durch gestörten Aldosteronmechanismus)
  - Ikterus durch Störung des Bilirubinstoffwechsels ↑
- Ateminsuffizienz:
  - Verminderte FRC infolge des intrapulmonalen Shunts → Hypoxämie, SaO_2 ↓
  - Lungenödem

Indikationen für die Aufnahme auf die Intensivstation
- Zunehmende Bewusstseinseintrübung
- Akute Blutungen
- Anstieg der Leberwerte mit V. a. akutes Leberversagen oder Coma hepaticum
- Hämodynamische und/oder respiratorische Instabilität

Tab. 11.26 Stadien der hepatischen Enzephalopathie

Stadium	Symptome
I Prodromalstadium	Patient ist verlangsamt, verwirrt, ermüdet rasch, weist Sprach- und Gedächtnisstörungen auf, Stimmungsschwankungen, speziell Addition
II Drohendes Koma	Patient ist zunehmend schläfrig und apathisch, Schrift ändert sich; Flattertremor (beim Versuch, die Hand bei gestreckten Fingern gerade zu halten, zittert die Hand aus dem Handgelenk), Schlafstörungen, Rechenfähigkeit eingeschränkt, Frequenzverlangsamung im EEG, Flattertremor, Subtraktionsfähigkeit unmöglich
III Stupor	Patient schläft fast nur, ist jedoch erweckbar, Reflexe erhalten, zeitlich und örtlich desorientiert, Babinski positiv, Foetor hepaticus
IV Tiefes Koma	Keine Reaktion auf Schmerzreize, Reflexe erloschen, Foetor hepaticus stark ausgeprägt, Tremor meist nicht mehr vorhanden

Diagnostik

Die einzusetzenden diagnostischen Verfahren sind abhängig vom Zustand des Patienten.
- Labor:
    - Transaminasen ↑, Bilirubin direkt und indirekt ↑, γ-GT ↑, Ammoniak ↑ (auf Eis sofort ins Labor bringen), Cholinesterase ↓, Albumin ↓
    - Elektrolyte, Kreatinin, BZ, Laktat, Elektrophorese (γ-Globulin ↑), BB
    - Gerinnung: Quick, PTZ < 20 % deutet auf schlechte Prognose hin
    - Blutkultur, Virusserologie
    - BGA
- Sonografie: Größe, Struktur, fragliche Stauung der Leber oder Aszites
- EKG und Rö-Thorax (fraglicher Pleuraerguss oder Lungenödem)
- EEG: Verlauf der Enzephalopathie
- Leberbiopsie, Laparoskopie
- Ösophagogastroskopie (fragliche obere GIT-Blutung, Ösophagusvarizen)
- Nach der Einnahme von Paracetamol und vorangegangenen Hepatitiden fragen

Komplikationen
- Pleuraerguss
- Hypovolämischer Schock (▶ 12.2.2) bei starken Blutungen
- Verbrauchskoagulopathie, hämorrhagische Diathesen, GIT-Blutungen
- Pneumonie, Sepsis, ARDS, MOV

11.42 Leberversagen, Coma hepaticum

- Herzinsuffizienz, RR-Abfall durch Vasodilatation, Herzrhythmusstörungen
- Akutes Nierenversagen
- Blutzuckerentgleisungen

Spezifische medizinische Therapie
Bei akuten Blutungen Kreislauf stabilisieren mittels Erythrozytenkonzentraten, FFP sowie Substitution von Gerinnungsfaktoren (PPSB-Komplex, AT III), Vitamin K, Thrombozyten, Heparin (je nach AT III)

! Organisation von Vorrat an Blut- und Blutersatzstoffen (Thrombozytenkonzentrate, Gerinnungspräparate ▶ 8.2.1)!

- Ammoniakspiegel senken:
  - Gezielte Abführmaßnahmen, z. B. Hebe-Senkeinläufe mit Laktulose (Bifiteral®), Sorbit oral oder über MS, um Blut aus dem GI-Trakt zu entfernen
  - Diese Abführmaßnahmen werden bis zur Vigilanzbesserung durchgeführt, können also auch mehrere Tage nötig sein.
  - Darmdekontamination mit Bykomycin, Laktulose, Paromycin (Humatin®) als enterales Antibiotikum
- Hirnödemprophylaxe (▶ 11.31)
- Ulkusprophylaxe mit Protonenpumpeninhibitoren
- Bei akutem Nierenversagen Hämofiltration (▶ 8.2.4)
- Frühzeitige Intubation und Beatmung → Vorsicht mit PEEP wegen Druckanstieg in den Lebergefäßen
- Großzügige Indikation zur Antibiotikaprophylaxe, z.B. Ampicilin®, Sulbactan®
- Elektrolytentgleisungen (▶ 6.3.1), Säure-Basen-Haushalt (▶ 6.4) korrigieren
- Parenterale Ernährung (▶ 6.2.2): Glukose (keine Zuckeraustauschstoffe) engmaschige BZ-Kontrollen, verzweigtkettige Aminosäuren (bessere Stickstoffbilanz), Elektrolyte, Vitamine, Spurenelemente und Fette
- Ggf. Lebertransplantation (▶ 8.3.8)

Intensivpflege

Beobachten und Monitoring
Je nach Zustand steht der eine oder andere Beobachtungsparameter im Vordergrund
- Atmung (im späteren Stadium Kussmaul-Atmung)
- Bei beatmeten Patienten:
  - Endotracheal atraumatisch absaugen wegen Koagulopathie!
  - Auf blutiges Trachealsekret achten
! Lumen des Tubus kann bei Blutungen im Nasen-Rachen-Raum durch Blutkoagel verschlossen werden
  - Cuffdruck regelmäßig überprüfen
- Vitalzeichen, ZVD
- Urin: Farbe, Hämaturie, Oligurie
- Hautzustand bei Aufnahme und im Verlauf genau dokumentieren, da sich dieser häufig schnell ändert, z. B. Zunahme der Petechien, Schleimhautläsionen, Schleimhautblutungen
- Magensonde, BDK, Eintrittsstellen venöser und arterieller Zugänge auf Blutungen beobachten
- Bewusstseinszustand:
  - Beginn des Coma hepaticum mit Wechsel von Euphorie und Depression

- Ggf. beginnendes Entzugssyndrom bei bekannter Alkoholanamnese
- Bei Aszites Bauchumfang messen
- Auf regelmäßige BZ-Kontrollen achten
- Volumensubstitution

Prophylaxen
- Dekubitusprophylaxe (▶ 3.3.1)
- Pneumonie- und Atelektasenprophylaxe (▶ 3.3.4)
- Aspirationsprophylaxe (▶ 3.3.6)
- Stressulkusprophylaxe mit Sucralfat, H_2-Blockern

Bewegungsplan
- Oberkörper erhöht lagern zur Hirnödemprophylaxe (▶ 11.31)
- Extremitäten erhöht lagern, um Ödembildung zu verringern
- Bei sehr einschränkender Aszites meist nur 30°-Seitenlagerung (▶ 3.4) möglich
- Beim Lagewechsel Patienten wegen Gefahr der Hauteinblutungen sanft anfassen

Körperpflege
- Medizinische Thrombosestrümpfe nur nach ärztl. AO, können bei Ödemen zu Einschnürungen führen
- Mundpflege vorsichtig mit weicher Zahnbürste durchführen, bei PTZ < 30 % nur Spülung mit sterilem Wasser
! Keine Munddusche benutzen → Verbrauchskoagulopathie
- Juckreizlindernde Waschung, z. B. mit Essig, Pfefferminztee, Lavendelöl
- Sorgfältige Hautpflege: Haut eincremen, da sie meist sehr trocken ist
- Nasenpflege bei liegender Magensonde (▶ 3.5.4)

Ernährung
- Parenterale Ernährung
- Darmreinigung mit mehreren Litern GoLYTELY®
- Enterale Ernährung erst nach Vigilanzbesserung

- Invasive Methoden, z. B. kapilläre Blutabnahme zur BZ-Kontrolle minimieren!
- Hinweisschild am Bett des Patienten anbringen, damit andere Berufsgruppen, z. B. MTA, Konsiliarärzte, über Gerinnungsstörung Bescheid wissen.
- Patient ist besonders infektionsgefährdet → Hygienerichtlinien (▶ 1.3)

Literatur
Greter H, Rinninger F, Greter T. Innere Medizin. 13. A. Stuttgart, 2011.

11.43 Leukämie

Micaela Schneider

Abstract
Maligne Erkrankung der hämatopoetischen Stammzellen mit unkontrollierter Proliferation unreifer Blasten und deren Ausschwemmung ins Blut. Die Schwerpunkte der pflegerischen Maßnahmen sind geprägt durch Infektionsprophylaxe mittels Keimreduktion, durch die bestehende Blutungsneigung und die psychische Situation des Patienten aufgrund von Isolation und Schwere der Erkrankung.

Tab. 11.27 Einteilung der Leukämiearten

Akut		Chronisch	
Lymphatisch	Myeloisch	Lymphatisch	Myeloisch
ALL	AML	CLL	CML

Einteilung
▶ Tab. 11.27

Ursachen
Die Ursache ist nicht eindeutig belegt. Ein erhöhtes Risiko, an Leukämie zu erkranken, besteht bei:
- Ionisierender Strahlung
- Genetischer Veranlagung
- Viren und chemischen Stoffen, z. B. Benzol

Symptome
- Anämiezeichen, z. B. Blässe, Konzentrationsschwäche, Müdigkeit
- Blutungen, Hämatome, Petechien
- Lymphknotenschwellungen
- Leber- und Milzvergrößerung
- Infektionen, z. B. Pneumonie, Mukositis
- Fieber, Nachtschweiß
- Gingivahypertrophie

Diagnostik
- Anamnese: Allgemeinbefinden, Infektanfälligkeit.
- Labor:
  - Differentialblutbild
  - LDH, Harnsäure, BSG (unspezifisch)
  - Gerinnung (DIC kann gelegentlich Komplikation sein)
- Knochenmarkbiopsie (Histologie, Morphologie)
- Zytogenetik

Differenzialdiagnosen
- Infektiöse Mononukleose, aplastisches Syndrom, myelodysplastisches Syndrom (MDS)

Komplikationen
- Infektionen und Blutungen
- Infarkte in Milz oder Retina durch leukämische Thromben bei massiver Leukozytose

Spezifische medizinische Therapie
- Zytostatika
- Strahlentherapie
- Knochenmarktransplantation (▶ 8.2.2)
- Antibiotika und Antipyretika nach ärztl. AO
- ! Während der therapiebedingten Aplasie Antibiotikagabe und Gabe von Erythrozyten- und Thrombozytenkonzentraten erforderlich!

Intensivpflege

! Dem Patienten Sicherheit geben!
! Ehrlichkeit, Vertrauen fördern, sich für die Arbeit mit und am Patienten Zeit nehmen!

Beobachten und Monitoring

- Temperaturanstieg, Blutungszeichen
- Bei unklarem Fieber Herdsuche
- Überwachung während Transfusionen, Zytostatikagabe, Antibiotikagabe
- Haut- und Schleimhautdefekte
- Sonstige Zeichen einer Infektion, z. B. Blase, Bagatellverletzungen
- Urinausscheidung wegen Gefahr eines Nierenversagens durch Tumorlyse
- Überwachung der Vitalwerte

Prophylaxen

Infektionsprophylaxe

- Umkehrisolation, am besten Einzelzimmer mit eigener Dusche und Toilette, Partikelfilter in der Lüftung
- Vor Betreten des Patientenzimmers Händedesinfektion
- Bakterienfilter an Wasserhähnen
- Wegen Keimflug Fenster und Türen möglichst selten öffnen (wenn keine Lüftung)
- Besuchsverbot bei Infektionen
- Keine Ventilatoren und Luftbefeuchter aufstellen
- Infusionssystem bei kontinuierlichem Fluss alle 72 h wechseln, 3-Wege-Hähne tgl.
- Striktes Einhalten der Hygienevorschriften sowohl bei invasiven Maßnahmen als auch bei pflegerischen Interventionen
- Nach Toilettenbenutzung Händedesinfektion
- Täglich gründliche Reinigung des Patientenzimmers und aller Gegenstände, die der Patient benötigt, z. B. Mineralwasserflaschen

Weitere Prophylaxen

- Pneumonieprophylaxe:
  - Mehrmals täglich inhalieren, z. B. mit Kochsalzlösung
  - Alle 2 h mit dem Atemtrainer (▶ 3.3.4) üben
  - Zusätzlich Atemtraining und Bewegungsübungen durch Physiotherapie

> **Thrombopenie**
> - Patienten vor Verletzungen schützen
> - Zugänge und Katheter sicher fixieren, möglichst selten absaugen
> - Verletzungen vermeiden (auch Patienten einbeziehen), z. B. beim Zähneputzen, keine Nassrasur; Vermeiden von Pressen und Bücken (Erhöhung des intrakraniellen Drucks)
> - Scharfkantige Nahrungsmittel meiden, Stuhlgang weich halten
> - Drainagen und nicht benötigte Zugänge nur bei stabilen Gerinnungswerten entfernen.
> - Alte Wundverbände vorsichtig entfernen, ggf. vorher mit Ringer-Lösung anfeuchten, um bestehende Krusten nicht abzureißen.
> - Blutdruckmanschette nicht zu stark und lange aufpumpen.

Körperpflege
- Stomatitisprophylaxe, nach jeder Mahlzeit mit einer weichen Zahnbürste die Zähne putzen
- Regelmäßig Mund spülen, besonders nach den Mahlzeiten
- Bei Zahnprothesenträgern: zuerst Zahnprothese entfernen, anschließend Mundpflege und Prothese reinigen
- Tägliche Ganzkörperwaschung oder Duschen
- Haut nach dem Waschen eincremen
- Nagelpflege vorsichtig durchführen, Verletzungen vermeiden
- Patientenkleider (möglichst aus Baumwolle) täglich wechseln
- Pflege bei Fieber (▶ 3.7.3)

Mukositis
- Spülungen mit desinfizierenden und lokalanästhesierenden Zusätzen
- Saure oder scharfen Speisen meiden
- Analgetika nach ärztl. AO
- Auf ausreichende Ernährung und Flüssigkeitszufuhr achten

Ernährung
- Ernährung mit keimarmer Kost
- Nur frisch zubereitete und durchgegarte Speisen verabreichen
- Kein Schimmelkäse, keine Nüsse, keine rohen Eier, kein frischer Käse, nur schälbares Obst (keine Äpfel oder Birnen), keine Rohkost
- Nur ultrahoch erhitzte Milchprodukte verwenden

11.44 Lungenembolie
Eva Knipfer

Abstract
Die Lungenembolie bezeichnet einen akuten Verschluss einer oder mehrerer Lungenarterien durch einen eingeschwemmten Embolus. Die plötzliche oder schrittweise Verlegung der Lungengefäße ist hauptsächlich durch Thromben aus dem venösen Gefäßsystem bedingt. Meist ist es die Folge einer (nicht entdeckten) tiefen Bein- oder Beckenvenenthrombose. Bei gleichzeitig bestehender KHK kann es zum akuten Herzversagen kommen. Bei schwerem Verlauf leiden die Patienten unter akuter, stärkster Atemnot und innerhalb von Sekunden bis Stunden kann es zum Atemstillstand und Herz-Kreislauf-Versagen kommen. Die Ziele der Behandlung sind das Senken des O_2-Bedarfs, die Stabilisierung von Atmung und Kreislauf, die Infektionsprophylaxe und das Verhindern eines Embolierezidivs.

Pathophysiologische Mechanismen

Hämodynamische Störung
- Akute pulmonale Hypertonie durch plötzlichen Verschluss, zusätzlich verstärkt durch reaktive Freisetzung gefäßverengender Substanzen
  - Akute Rechtsherzbelastung (Cor pulmonale) mit Überdehnung des rechten Ventrikels
  - Abnahme des Schlagvolumens (SV ▶ 3.2.5 PAK) und des Herzzeitvolumens (HZV ▶ 3.2.5 PAK, PiCCO), kompensatorische Tachykardie

- **Drohende Linksherzdekompensation** durch vermindertes O_2-Angebot bei gleichzeitig erhöhter kardialer Belastung
- Herzrhythmusstörungen

Gasaustauschstörung
Funktionelle Totraumventilation in belüfteten, aber nicht durchbluteten Lungenbezirken; erhöhte funktionelle Shuntdurchblutung in durchbluteten, aber aufgrund reaktiver Bronchialobstruktion vermindert belüfteten Lungenbezirken.
- pO_2 ↓, kompensatorische Hyperventilation, gesteigerte Atemarbeit
- Im weiteren Verlauf Ausbildung von Atelektasen durch Surfactantverlust und Pneumonie
- Ggf. Lungeninfarkt nach 8–48 Std. mit Einblutung und ggf. Pleuraerguss (▶ 5.2.4)

Symptome
Symptome zeigen sich in Abhängigkeit von der Größe des Embolus, so treten bei kleineren Embolien häufig keine oder nur geringfügige Beschwerden auf.
Löst sich ein Blutgerinnsel verzögert ab, können die Symptome auch schubweise auftreten.
Symptome der massiven bzw. fulminanten Lungenembolie sind:
- Plötzliche Dyspnoe, Hyperventilation, Orthopnoe
- Atemabhängige Thoraxschmerzen
- Unruhe, Angst, Erstickungsgefühl
- Tachykardie, Blutdruckabfall
- Husten ggf. mit blutigem Auswurf, Zyanose
- Schweißausbruch, Kaltschweißigkeit
- Ggf. gestaute Halsvenen
- Ggf. Beinschmerzen oder Beinschwellung (Emboliequelle)
- Im weiteren Verlauf: Ausbildung einer Rechtsherzinsuffizienz, Zeichen des kardiogenen Schocks bis zum Herz-Kreislauf-Versagen (▶ 12.1)

Diagnostik
- **Auskultation:** Rasselgeräusche, Giemen
- **EKG-Verlaufskontrolle:** Tachykardie, Zeichen einer Rechtsherzbelastung (Änderung der elektrischen Herzachse, ggf. Rechtsschenkelblock), Rhythmusstörungen
- **BGA:** pO_2 ↓, pCO_2 ↓
- **Laborstatus:** Gerinnungsparameter mit Protein C, Protein S, D-Dimere → Herzenzyme (Infarktausschluss)
- **Rö-Thorax:** Verlaufskontrolle einseitiger Zwerchfellhochstand, Rechtsherzvergrößerung, Kalibersprünge zentraler Gefäße, periphere Aufhellungszonen, Atelektasen/Infiltrate, Pleuraverschattung/Erguss
- **Echokardiografie** bei ausgeprägter Symptomatik zur schnellen Differenzialdiagnose zwischen Lungenembolie, Perikardtamponade oder Aortendissektion

Weiterführende Diagnostik
- CT und MRT der Lungen
- Perfusionsszintigrafie, Embolisationen werden markiert (Technetium)
- Pulmonalisangiografie, bei geplanter Lysetherapie

- Farb-Duplexsonografie, Phlebografie: Nachweis und Ausmaß einer Thrombose

Komplikationen
- Rechtsherzversagen, Herzrhythmusstörungen
- Infarktpneumonie, Lungenabszess

Spezifische medizinische Therapie

Basismaßnahmen bei Lungenembolie
- Sofortige intensivmedizinische Behandlung
- ! Schmerzbekämpfung und Sauerstoffgabe haben oberste Priorität!

> **Notfall – Sofortmaßnahmen bei Aufnahme auf die Intensivstation**
> - Absolute Bettruhe, halbsitzende Lagerung, Ruhe u. Sicherheit
> - Analgesie (Morphium), ggf. Sedierung
> - O_2-Gabe 4–6 l/Min., ggf. nicht invasive Beatmung
> - Monitoring: EKG, HF, RR, Pulsoxymetrie
> - Peripher- bzw. zentralvenöser Zugang
> - Ggf. Intubation und maschinelle Beatmung
> - Antikoagulation: Heparinbolus 5.000–10.000 IE
> - Katecholamintherapie bei Bedarf
> - Reanimationsbereitschaft
> - Laborkontrolle

Medikamentöse Therapie nach Anordnung
- **Heparin** (▶ 9.3.1):
  - 10.000 IE i. v. Bolus, dann Erhaltungstherapie, Ziel: PTT 1,5–2fach verlängert
  - Verhindert ein weiteres Anwachsen des Thrombus und fördert die körpereigene Fibrinolyse
- ! Absolute Kontraindikation: heparininduzierte Thrombozytopenie (HIT), intrazerebrale Blutungen (≤ 2 Wochen), Zustand nach neurochirurgischer OP, Heparinallergie
- **Nitrate**: Nitratgabe zur Senkung der pulmonalen Hypertonie
- **Katecholamine:** (▶ 9.2.1):
  - Zur Unterstützung der Herzleistung und Kreislaufstabilisierung
  - Dobutamin
  - Bei ausgeprägter Schocksymptomatik zusätzlich Adrenalin und Noradrenalin
- **Analgesie:** Sedierung nach AO; Analgesie nach AO, z. B. Morphin, Dipidolor®, Fentanyl

Lysetherapie
▶ 8.2.8
- Indikation zur Lysetherapie ist bei Schweregraden III und IV oder bei vorliegender lysepflichtiger Phlebothrombose gegeben. Soweit möglich, besteht ärztliche Aufklärungspflicht mit schriftlicher Dokumentation.

- Kontraindikationen
- Fibrinolytika (▶ 9.3.1)
- **Antagonist:** Aprotinin (Antagosan®, Trasylol®)
- Allergieprophylaxe vorab

> **Achtung**
> Die erhöhte Blutungsneigung durch Lysetherapie erfordert eine aufmerksame Patientenbeobachtung auf Symptome innerer Blutungen, z. B. Gehirn, Magen-Darm-Trakt, Blase, Hämatome.

Operative Therapie
Pulmonale Embolektomie → letzte Therapieoption bei massiver Lungenembolie → hohe Letalitätsrate

Intensivpflege

Patientenumgebung
- Engmaschige Patientenbetreuung, kontinuierliche Anwesenheit
- Vermeiden von Hektik und Panik → entsprechende Alarmkonfiguration
- Ängste des Patienten ernst nehmen
- Beengende Kleidung entfernen
- Patientenbezogene Information über die unmittelbar anstehenden Maßnahmen geben

Beobachten und Monitoring

Herz-Kreislauf
- EKG, invasive RR-Messung, Herzrhythmusstörungen (▶ 11.29)
- Körpertemperatur
- Erweitertes hämodynamisches Monitoring (HZV, PAP, Gefäßwiderstände etc.) PAK (▶ 3.2.5, ▶ 5.1.3) oder PiCCO (▶ 3.2.5)
- Bei Kreislaufstillstand durch massive Lungenembolie verlängerte Reanimation mit Herzdruckmassage → mechanische Thrombusfragmentierung

Atmung
- AF, Atemtiefe, Pulsoxymetrie
- O_2-Gabe 2–6 l/Min.
- BGA
- Im Fall einer drohenden Kreislaufdekompensation oder bei schwerer respiratorischer Insuffizienz Intubation und Beatmung sowie Reanimationsbereitschaft (▶ 12.1)

Ausscheidungen
- Überwachung der Nierenfunktion: Anlage eines BDK (▶ 5.4.1), engmaschig Urinausscheidung (Farbe, Menge), Bilanz

Haut
- Zeichen einer Dekompensation: fahl, grau, blau
- Blutungen (Haut und Schleimhaut)

Neurologische Überwachung
- Bewusstseinslage, Vigilanz
- Pupillen
- Schmerzverlauf (▶ Kap. 10)

Prophylaxen
Pneumonie- und Atelektasenprophylaxe (▶ 3.3.4):
- Regelmäßiges Atemtraining zur vertieften Inspiration und Sekretmobilisation
- Wiederholte Auskultation der Lunge, um frühzeitig minderbelüftete Areale und Sekretverhalt zu erkennen
- Ausreichende Analgesie zur Vermeidung einer schmerzbedingten Schonatmung
- Atemstimulierende Einreibung oder Abreiben des Rückens
- Kontraindiziert sind Vibrationsmassagen und Abklopfen (▶ 3.3.4)

Dekubitusprophylaxe (▶ 3.3.1), Obstipationsprophylaxe (▶ 3.3.7)

Bewegungsplan
- Oberkörperhochlagerung
- Ggf. Entlastung der Atemhilfsmuskulatur nach Maßgabe des Patienten
- Der Patient hat Bettruhe → Vermeidung körperlicher Anstrengung
- Angemessene Patienteninformation über die notwendige Passivität
- Übernahme von Tätigkeiten, die eine vermehrte körperliche Bewegung des Patienten erfordern → Patienten zu zweit lagern und betten
- Nach Aufhebung der Bettruhe schrittweise Mobilisationsaufbau

Weitere Maßnahmen
- Pflege bei Lysetherapie (▶ 8.2.8): möglichst keine i. v. Punktionen, s. c. Injektionen
- ! Intramuskuläre Injektionen sind kontraindiziert!
  - Zugänge und Drainagen während der Therapie nicht entfernen
  - Atraumatischer Verbandswechsel und sichere Fixierung von Kathetern und Drainagen, um mechanischen Wundreizungen an den Einstichstellen vorzubeugen.
  - Bis 48 h nach Lyse keine Nassrasur
  - Atraumatische Zahnpflege, ggf. Beschränkung auf wiederholte Mundspülung
- Körperpflege bei Bedarf in den ersten 24 h durch das Pflegepersonal
- Im Anschluss an die Akutphase z. T. selbstständige Körperpflege möglich

11.45 Lungenkontusion

Therese Matt

Abstract
Quetschung der Lunge bei stumpfem Thoraxtrauma, z. B. durch Aufprall, Schlag und Stoß gegen die knöcherne Thoraxwand. Je nach Schweregrad gekennzeichnet durch einzelne blutdurchsetzte Herde oder hämorrhagische Bezirke. Liegt eine schwere Kontusion vor, tritt zusätzlich ein intraalveoläres und interstitielles Ödem auf, begleitet von Mikroatelektasen und Surfactantabnahme.

Symptome
- **Schweregrad I:** klinisch unauffällig, Tachypnoe, Tachykardie, Kontusion auf Röntgen-Thorax sichtbar
- **Schweregrad II:** Tachypnoe, Tachykardie, Abfall des paO$_2$, funktioneller Rechts-links-Shunt, ausgedehnte Kontusionsherde auf Rö-Thorax
- **Schweregrad III:** Zyanose, Hyperkapnie, Hypoxie (paO$_2$ < 50 mmHg)

Diagnostik
- Rö-Thorax, CT-Thorax
- Laborkontrollen: BB, Gerinnung, GOT, γ-GT, Harnstoff, Kreatinin, Herzenzyme (CK, CK-MB), BGA
- Ggf. Abnahme BGA aus Pulmonaliskatheter (▶ 3.2.5, ▶ 5.1.3), um Sauerstoffausschöpfung und Shunt zu berechnen (zunehmender Rechts-Links-Shunt)

Komplikationen
- ARDS, Pneumonie, MOV infolge bestehender Hypoxie

Spezifische medizinische Therapie
▶ Tab. 11.28
- Gabe von Analgetika und Sedativa, z. B. Fentanyl®, Dormicum® zur Beatmungstherapie
- Atemtherapeutische Maßnahmen

Tab. 11.28 Spezifische medizinische Therapie als Prophylaxe bei Lungenkontusion

Pneumonieprophylaxe	Lungenödemprophylaxe	ARDS-Prophylaxe
• Antibiotika • Geschlossene Trachealabsaugung • Hygiene (▶ 1.3) • Aspirationsprophylaxe über Mundhygiene, Magensaftablauf, korrekten Cuffdruck	• Diuretika • Frühzeitige CVVH (▶ 8.2.4) • Flüssigkeitsrestriktion von Elektrolytlösungen • Exakte Bilanz	• Kortisongabe • Druckkontrollierte Beatmung, hoher PEEP, IRV, FiO$_2$ so gering wie möglich, so hoch wie nötig • Bauchlage 135° • Kinetische Therapie

Intensivpflege

Beobachten und Monitoring

Atmung
- Atmung überwachen:
  - AF, Atemtiefe, Atemmechanik → Analgetika notwendig? Beatmung notwendig? → Intubation und Beatmung bereithalten
  - SaO$_2$, regelmäßige BGA
- Beatmung überwachen:
  - Beatmungsdruck bzw. AZV, CO$_2$ endexspiratorisch
  - Trachealsekretmenge, Konsistenz, Farbe
  - Zur Infektionsprophylaxe geschlossenes Absaugsystem (▶ 4.5.4) endotracheal

- Beim Absaugen kommt es durch Diskonnektion vom Beatmungsgerät zum PEEP-Verlust und lang anhaltendem SaO_2-Abfall
- Ebenso kann es beim Umlagern zum SaO_2-Abfall kommen
- Beim Umlagern Veränderungen des Beatmungsdrucks bei volumenkontrollierter und des AZV bei druckkontrollierter Beatmung beachten

Herz-Kreislauf
- EKG, RR-Messung, ZVD
- Evtl. PAK, PiCCO (▶ 3.2.5)

Ausscheiden
- Stdl. Urinausscheidung
- Mehrfache Bilanzen pro Tag
- Unterstützung ggf. durch kontinuierliche Hämofiltration (▶ 8.2.4)

Prophylaxen

Pneumonie- und Aspirationsprophylaxe
▶ 3.3.4
- Aseptisch beim Absaugen, bei Manipulationen und beim Wechsel der Beatmungsschläuche vorgehen
- Mund- und Nasenpflege (▶ 3.5.5, ▶ 3.5.4)
- Zum Schutz vor Mikroaspirationen Nasen-Rachen-Raum regelmäßig absaugen, v. a. vor Manipulationen am Endotrachealtubus
- Cuffdruck mind. 1 × pro Schicht, vor der Mundpflege und nach allen Manipulationen kontrollieren
- Atemunterstützende Maßnahmen, z. B. Atemgasbefeuchtung, Vibration (Kontraindikation beachten), atemstimulierende Einreibungen in der Entwöhnungsphase, Inhalation zur Sekretlösung, Clini-Jet®
- Atemgymnastik nach der Extubation, z. B. Nasal-CPAP, atemstimulierende Einreibung oder Dehnungslagerungen (▶ 3.3.4)
- Auf durchgängigen Abfluss des Magensekrets über die Magensonde achten

Dekubitusprophylaxe
▶ 3.3.1

Bewegungsplan
- Oberkörper leicht erhöht lagern
- Seitenlagerung auf intakte Lungenseite, um eine bessere Ventilation der verletzten Lungenseite zu erzielen
- Bei Verdacht auf beginnendes ARDS sofort Bauchlagerung über mehrere Stunden am Tag (▶ 3.4.2)
- Kinetische Therapie (▶ 3..4.4) bei Pneumonie, ARDS über mehrere Tage

11.46 Lungenödem

Eva Knipfer

Abstract

Lungenödem: Flüssigkeitsansammlung im Zwischenzellbereich des Lungenparenchyms (Interstitium) bis hin zum Flüssigkeitsübertritt in die Alveolen. Bevor das Lungenödem klinisch erkennbar wird, kommt es zu Dyspnoe und Tachypnoe. Als weiteres Zeichen der Obstruktion sind spastische, feuchte Rasselgeräusche beim Atmen zu hören. In schweren Fällen wird ein fleischwasserfarbiger Schaum im Mund oder Tubusbereich sichtbar. Sauerstoffzufuhr und die Gabe von Furosemid führen i. d. R. zur Besserung der Symptome. Die Überwachung des klinischen Verlaufs und das Monitoring der Atmung, der Ausscheidung, des Herz-Kreislauf-Systems und des Wasser- und Elektrolythaushalts begleiten die Therapie.

Pathophysiologische Mechanismen

Durch das Kapillarendothel gelangen normalerweise nur wenige ml Flüssigkeit pro Stunde in das Interstitium, die über die Lymphbahnen abtransportiert werden. Steigt die Flüssigkeitsmenge an, kommt es zu einer rezeptorvermittelten Stimulation der Atmung (**Dyspnoe, Tachypnoe**), bereits bevor das Lungenödem klinisch erkennbar ist. Durch einsetzende Schleimhautödeme in den peripheren Bronchiolen entwickeln sich erhöhte Atemwegswiderstände (Obstruktion). Tachypnoe und Obstruktion führen zum Aufbau eines intrinsischen positiv endexspiratorischen Drucks (PEEP) in der Lunge.

- **Verschlechterung der O_2-Aufnahme und Abnahme der Belüftungskapazität:** Durch Flüssigkeitseinlagerung und erhöhten intrinsischen PEEP sinkt die Dehnbarkeit der Lunge. Es kommt zur Ausbildung von Mikroatelektasen und zunehmender Shuntdurchblutung, besonders wenn Flüssigkeit in die Alveolen eintritt.
- **Gesteigerter O_2-Bedarf der Atemmuskulatur durch vermehrte Atemarbeit:** Die verminderte Dehnbarkeit der Lunge, die erhöhten Atemwegswiderstände (intrinsischer PEEP) und die zusätzliche Stimulation der Atmung (Hyperventilation als Reflex auf Flüssigkeitseinlagerung und einsetzende Hypoxie) steigern die Atemarbeit. Dabei steigt der O_2-Verbrauch der Atemmuskulatur, bezogen auf den Gesamt-O_2-Verbrauch des Körpers, von 2–3 % beim Gesunden auf bis zu 30 % beim Patienten mit ausgeprägtem Lungenödem an
- **Akute respiratorische Insuffizienz des Patienten**

Ursachen

▶ Tab. 11.29

Tab. 11.29 Ursachen eines Lungenödems

Gestörte Hämodynamik bei bestehender Linksherzinsuffizienz:	Erhöhte Kapillardurchlässigkeit (Kapillarleck) bei toxischer Schädigung:	Gestörter Flüssigkeitshaushalt Überwässerung bei bestehender Niereninsuffizienz sowie bei vermindertem onkotischen Druck
• Erhöhter pulmonal-kapillärer Druck • Myokardinfarkt • Herzrhythmusstörungen • Hypertensive Krise	• Reizgasinhalation • Inhalationstrauma • Mendelsonsyndrom • Septische Erkrankungen	• Stark erniedrigtes Gesamteiweiß • Nephrotisches Syndrom

11.46 Lungenödem

Symptome
Das akute Lungenödem ist gekennzeichnet durch seine bedrohliche und dramatische klinische Symptomatik:
- Tachypnoe, anfangs mit Husten
- Zunehmende höchste Luftnot mit Erstickungsangst
- Ggf. Halsvenenstauung
- Brodelnde Atemgeräusche bei Flüssigkeitseintritt in die Alveolen; in schweren Fällen fleischwasserfarbiger Schaum im Mund oder Tubusbereich sichtbar
- Tachykardie, Zyanose, Kaltschweißigkeit
- Unruhe und Angst

Diagnostik
Die Diagnosestellung erfolgt zunächst klinisch, unter sofortiger Einleitung der Erstversorgung.
- Anamnese: toxisches Lungenödem, bekannte Herzerkrankung, bekannte Niereninsuffizienz → Überwässerung
- Auskultation: Zeichen der Obstruktion → Spastik, feuchte Rasselgeräusche
- BGA: Zeichen der respiratorischen Insuffizienz → anfangs Oxygenierungsversagen, später Ventilationsversagen
- Rö-Thorax: dilatiertes Herz, Atelektasen, ggf. verstärkte Durchblutung der oberen Lungenbereiche, ggf. Pleuraerguss
- Labor: Infarktdiagnostik (Herzenzyme), Elektrolyte, Blutbild (Hb, Hk), Gesamteiweiß, Niereninsuffizienz → Retentionswerte
- EKG: Infarktzeichen Arrhythmie
- Echokardiografie: Diagnostik der Herzinsuffizienz → Perikarderguss, Klappenfehler, Kontraktilität

Spezifische medizinische Therapie
- Herzbettlagerung
- Patienten beruhigen und Sicherheit vermitteln
- Atemwege freihalten, ggf. schaumiges Bronchialsekret absaugen
- Furosemid 40–80 mg i. v., ggf. anschließend über Spritzenpumpe
- O_2-Gabe 2–8 l/Min. (Nasensonde oder Maske) → Vorsicht bei COPD-Patienten
- Behandlung auslösender Faktoren
- Sedierung und Analgesie (5–10 mg Morphin i. v., senken zudem die Vorlast)
! Patient empfindet Todesangst, daher sollte die Indikation zur Sedierung mit Morphin großzügig gestellt werden!
- Ggf. nichtinvasive Beatmung (▶ 4.4) mit BIPAP-Vision oder CPAP-Maske
- Ggf. Intubation und Beatmung
- Ggf. Hämofiltration (▶ 8.2.4) → Flüssigkeitsentzug bei Versagen der medikamentösen Therapie

Intensivpflege

Beobachten und Monitoring
- Herz-Kreislauf: EKG, invasive RR-Messung (▶ 3.2.5), Herzrhythmusstörungen (Elektrolyte durch forcierte Diurese)

- Atmung: AF, Pulsoxymetrie, BGA
- Ausscheidungen:
  - Anlage eines BDK
  - Engmaschige Kontrolle der Urinausscheidung (Menge)
  - Flüssigkeitsbilanzierung
- Elektrolytkontrollen (Kalium)
- Haut: Zeichen einer Dekompensation (fahl, grau, blau), Blutungen (Haut und Schleimhaut), Turgor
- Neurologische Überwachung: Bewusstseinslage, Vigilanz

Bewegungsplan
- Oberkörperhochlagerung
- Ggf. Entlastung der Atemhilfsmuskulatur nach Maßgabe des Patienten
- Bettruhe nach AO, entlastende Pflege bei den ATL

11.47 Magenkarzinom

Walter Nagelschmidt

Abstract

Magenkarzinom, maligner Tumor, der von den Drüsen (Adenokarzinom) oder dem Zylinderepithel der Magenschleimhaut ausgeht. Betroffen sind überwiegend Männer. Risikofaktoren können Magenerkrankungen, Alkohol- und Nikotinabusus, Nitrosamine in der Nahrung sowie eine familiäre Disposition sein. Die Spätsymptome werden häufig zu spät festgestellt – z. B. Gewichtsabnahme, Druckgefühl, Appetitlosigkeit. Da das Magenkarzinom in die Nachbarorgane metastasiert, ist bei einer späten Diagnosestellung die Prognose schlecht (Überlebensrate ca. 45 %). Diagnostisch ist die Gastroskopie mit Biopsie der Goldstandard. Je nach Stadium des Tumors kommen unterschiedliche OP-Verfahren zur Anwendung. Als wichtige postoperative intensivpflegerische Aufgabe stellt sich die Kontrolle der Zieldrainagen zur frühzeitigen Erkennung einer Anastomoseninsuffizienz, die Pneumonieprophylaxe und die Unterstützung des Patienten beim Kostaufbau dar.

Risikofaktoren

Bekannte Risikofaktoren eines Magenkarzinoms:
- Magenvorerkrankungen, z. B. chronische Gastritis, Z. n. Magenresektion
- Besiedlung des Magens mit *Helicobacter pylori* Typ B
- Alkohol- und Nikotinabusus
- Nitrosamine in der Nahrung, z. B. in Wurst- und Fleischwaren
- Familiäre Disposition

Symptome

Typische Symptome des Magenkarzinoms gibt es nicht → alle Symptome entsprechen denen benigner Magenleiden und könnten auch auf Krankheiten der Nachbarorgane hinweisen!
- Zu Beginn keine oder unspezifische Beschwerden, „z. B. empfindlicher Magen"
- Im späten Stadium:
  - Gewichtsabnahme, Druckgefühl, Leistungsknick
  - Schmerzen, Übelkeit, fauliges Aufstoßen

- Appetitlosigkeit, evtl. Abneigung gegenüber bestimmten Speisen (z. B. Fleisch)
- Chronischer Blutverlust (Teerstühle) → Anämie
- Evtl. Stenosesymptomatik

Metastasierung
Metastasierung → v. a. lympho- und/oder hämatogen in Leber, Lunge, Knochen, Gehirn sowie ins große Netz; Sonderlokalisation im sog. Virchow-Lymphknoten (tastbar oberhalb des linken Schlüsselbeins)

Diagnostik
- Goldstandard zurzeit die Gastroskopie mit Biopsie
- Endosonografie, Oberbauchsonografie
- CT des Abdomens, Röntgen (MDP)
- Knochenszintigramm und Rö-Thorax (Tumorausdehnung, Metastasensuche)
- Labor: CEA und CA 19–9 (Verlaufskontrolle und Rezidivfrüherkennung)

Spezifische medizinische Therapie

Operationen bei einem Magenkarzinom
- Totale Gastrektomie: Magen und das große Netz werden entfernt, z. T. mit Exstirpation des distalen Ösophagus, des Pankreasschwanzes und evtl. einer Splenektomie (fallorientiert) → Ersatzmagen: durch refluxfreie retrokolische Y-Roux-Schlinge mit Ösophagojejunostomie (evtl. mit Plikatur und Pouch) oder Jejunuminterponat mit Pouch, Reservoir und Anschluss der Duodenalpassage
- Subtotale distale Magenresektion mit regionaler Lymphadenektomie → Ersatzmagen durch refluxfreie retrokolische Y-Roux-Schlinge
- Heute seltener Billroth I (Teilresektion des unteren ⅔ des Magens einschließlich Pylorus entfernt → zum Ersatzmagen werden der verbleibende Magenstumpf, mit dem Duodenum verbunden) und Billroth II (Entfernung der unteren ⅔ mit Pylorus → Ersatzmagen: Magenstumpf mit Jejunum)

Palliative Maßnahmen:
- Endoskopische Tumorabtragung zur Passageverbesserung
- Operative Anlage einer Gastroenterostomie (hochgezogene Jejunumschlinge mit Seit-zu-Seit-Anastomisierung mit der Magenwand)
- Anlage einer Ernährungssonde (z. B. PEG ▶ 5.3.2)

Postoperative Komplikationen
- Nachblutungen
- Anastomoseninsuffizienz, Duodenalstumpfinsuffizienz, Peritonitis, Abszesse
- Respiratorische Insuffizienz durch Schonatmung bei Schmerzen → evtl. Pneumonie/ARDS
- ANV bei postoperativ kompliziertem Verlauf
- Dumpingsyndrom (Unterscheidung: Früh- und Spätdumpingsyndrom)
- Syndrom der zuführenden/abführenden Schlinge (Sammeln von Galle, Pankreassekret und Mageninhalt in zuführender/abführender Darmschlinge → bakterielle Besiedlung des gestauten Schlingeninhalts)

Intensivpflege
Nach Größe des Eingriffs und Dauer ggf. Nachbeatmung (▶ 4.5)
Pflege nach Operationen im Gastrointestinaltrakt (▶ 8.3.5)

Beobachten und Monitoring
- Vitalzeichen, Temperatur, Atmung
- Allgemeines Befinden, z. B. bei wachen Patienten
- Schmerzüberwachung, z. B. mittels analoger Schmerzskala (▶ 10.2.1)
- Sekretauffangbeutel der Magensonde auf Menge, Geruch, Beimengungen (z. B. Blut) kontrollieren; Lagekontrolle der Magensonde soll nicht dislozieren
- Nach ärztl. AO evtl. Magensonde anspülen und auf Nachblutung kontrollieren
- Zieldrainagen (Anastomosenkontrolle), z. B. Blutmenge (Farbe) bzw. Sekret
- Urinausscheidung und Flüssigkeitsbilanz, ZVD-Messung

Prophylaxen
- Regelmäßig Analgetika nach Schmerzstandard verabreichen, ggf. über PDK/PCA nach Schmerzmanagementschema
- Pneumonieprophylaxe (▶ 3.3.4):
  - Lippenbremse, ASE, Kontaktatmung, Triflow® im Wechsel
  - Räuspern: mit den Händen, dabei leichten Druck auf die Bauchdecke ausüben
- Parotitisprophylaxe (▶ 3.3.5), Mundpflege → bei Nahrungskarenz sehr wichtig!
- Thromboseprophylaxe (▶ 3.3.3)

Bewegungsplan
- Patienten frühzeitig mobilisieren nach Mobilisationsschema (1. oder 2. postop. Tag)
- Oberkörperhochlagerung 45° im Wechsel mit 30°-Seitenlagerung rechts/links oder modifizierter Herzbettlage

Ernährung
- Orale Nahrungskarenz nach Rücksprache mit dem Operateur
  - 2–3 Tage oder
  - ab OP-Tag enterale Ernährung (10 ml/h) bei Verträglichkeit langsam steigern
- Kostaufbau: ggf. mit Tee und Suppe (klare Brühe) beginnen, dann Übergang zu Magenschonkost (breiig) nach Befinden und Vorlieben des Patienten
- Parenterale Ernährung (▶ 6.2.2)
- Patienten über Ernährungsumstellung aufklären, um z. B. Dumpingsyndrom zu vermeiden, ggf. durch Ernährungsberatung (Angehörige einbinden)
- Darm und Darmbakterien benötigen Nahrung, damit die physiologische Funktion stattfinden kann

---

- Korrekte Lage der Magensonde durch Arzt überprüfen lassen
- An postoperative Abführmaßnahmen denken: Stuhl weich halten, um intraabdominellen Druckanstieg durch Pressen zu verhindern.
- Drainagegefäße aus hygienischen und unfallverhütenden Gründen am Bett befestigen (Schwerkraft hat die gleiche Wirkung wie auf dem Boden) → gilt für alle Drainagegefäße!

11.48 Malaria (Wechselfieber)

Anja Lorenz

Abstract
Malaria ist die zweithäufigste Infektionskrankheit der Welt. Sie tritt in tropischen und subtropischen Regionen auf. Es gibt folgende Malariaarten: Malaria tropica, tertiana und quartana. Schätzungsweise treten 500 Mio. Erkrankungen pro Jahr auf und 1–3 Mio. Menschen sterben weltweit jährlich an Malaria. Das Hauptsymptom ist hohes Fieber mit Schüttelfrost. Die Patienten sind kreislaufinstabil und gefährdet, ein Multiorganversagen zu erleiden. Auf Zeichen des Lungen-, Nieren- und Leberversagens sind zu achten. Standardhygiene ist ausreichend, da eine direkte Ansteckung von Mensch zu Mensch nicht möglich ist.

Erreger und Übertragung
- **Erreger** der Malaria tropica (gefährlichste Malariaart) ist *Plasmodium falciparum* (intrazellulärer Parasit)
- Die **Übertragung** der Plasmodien erfolgt durch den Stich einer blutsaugenden weiblichen Stechmücke der Gattung Anopheles. Mit dem Speichel der Mücke gelangt der Krankheitserreger in die menschliche Blutbahn. Die parasitäre Vermehrung findet sowohl in den Leberparenchymzellen als auch in den Erythrozyten statt. Ihre Freisetzung erfolgt durch Ruptur der Leberparenchymzellen und Zerfall der Erythrozyten → Hämolyse.
- **Inkubationszeit** beträgt 7–30 Tage (abhängig vom Erreger), auch längere Inkubationszeiten sind möglich
- Meldepflicht besteht bei Erkrankung und Tod

Symptome
- Uncharakteristische Beschwerden mit grippeähnlichen Symptomen, z. B. Kopf- und Gliederschmerzen, Fieber, Diarrhö, allgemeines Krankheitsgefühl
- Hauptsymptom: hohes Fieber mit Schüttelfrost (typische Fieberperiodik fehlt meist)
- Splenomegalie, Hepatomegalie, Thrombopenie
- Bewusstseinseintrübungen bis hin zum Koma, Krampfanfälle
- „Schwarzwasser" (dunkel gefärbter Urin bedingt durch extensive Hämolyse)

Schweren Verlaufs
! Fiebertyp kein diagnostisches Kriterium!
- Thrombopenie, Splenomegalie, Hepatomegalie, Diarrhö
- Zerebralvenöse Störungen, z. B. Krampfanfälle, Bewusstseintrübungen
- ANV, MOV
- Hämolytische Anämie, DIC

Diagnostik
! Anamnese! Bei jedem unklaren Fieber und Aufenthalt in tropischen/subtropischen Gebieten an Malaria denken.
- Mikroskopischer Plasmodiennachweis

Akute Komplikationen
- Respiratorische Insuffizienz, Pneumonie
- Erhöhter Hirndruck

- Schock (▶ 12.2), Niereninsuffizienz
- Hämolytische Anämie
- Hypoglykämie (▶ 11.18)

Spezifische medizinische Therapie

! Bei positivem Ergebnis sofort Therapie einleiten, da Komplikationen insbesondere bei der Malaria tropica innerhalb kürzester Zeit auftreten können
- Medikamentöse Therapie je nach Erreger, Chloroquin (Resochin®)
- Bei Chloroquinresistenz: Mefloquin (Larinam®), Atovaquon plus Proguanil und Chinin
- Schwerer Verlauf (Malaria tropica): Chinintherapie in Kombination mit Doxycyclin oder Mefloquin. Außerdem: Volumentherapie, Flüssigkeitsbilanzierung

! Gefahr der Überwässerung
  - Forcierte Diurese, Nierenersatztherapie (▶ 8.2.4) bei Niereninsuffizienz
  - Ggf. Hirnödem therapieren (▶ 11.31), Kontraindikation für Steroide
  - Bei respiratorischer Insuffizienz Intubation und Beatmung (▶ 4.5)

Intensivpflege

Beobachten und Monitoring

- Temperatur: stündlich Körperkerntemperatur (rektal/zentral); rektale Messsonde nicht kontinuierlich belassen (Druckschäden an der Darmwand), ggf. Fieberzyklus dokumentieren
- Herz-Kreislauf: EKG, HF, RR, ZVD
- Atmung: AF über Monitor (▶ 3.2.4), Atemmechanik, Atemarbeit einschätzen, SaO_2 über Pulsoxymetrie, BGA
- Bewusstseinslage
- Ausscheidung: Flüssigkeitsbilanz, Urinmenge stündlich messen, Urinfarbe beachten: Hämoglobinurie („Schwarzwasser")?
- Auf Zeichen einer erhöhten Blutungsneigung achten
- BZ-Kontrolle 1 × pro Schicht, bei Chinintherapie häufiger
- Malaria-Medikamente nach Therapieplan verabreichen

! Nebenwirkungen bei Chinintherapie: Hypoglykämie, Schwindel, Tinitus, Übelkeit, Erbrechen, Tremor, verschwommenes Sehen, Erregungsüberleitungsstörungen im EKG: QT-Intervall beobachten!

Prophylaxen und Bewegungsplan

- Alle notwendigen Prophylaxen durchführen (▶ 3.3)
- Aktives und passives Durchbewegen (▶ 3.3.2)
- Oberkörper hochlagern

Körperpflege

- Isolierung des Patienten nicht notwendig. Standardhygiene (▶ 1.3) ausreichend
- Pflege bei Fieber (▶ 3.7.3)
- Bei Eintrübung/zerebraler Beteiligung: Pflege bei erhöhtem Hirndruck (▶ 11.31)
- Ggf. Pflege bei Hämofiltration (▶ 8.2.4)
- Blutungsneigung bei pflegerischen Maßnahmen berücksichtigen

Ernährung
- Ballaststoffreiche Kost
- Bei Bedarf parenterale oder enterale Ernährung (▶ 6.2)

Literatur
Bundesgesundheitsbl – Gesundheitsforsch – Gesundheitsschutz: Malaria. Mitteilungen des Arbeitskreises Blut des Bundesministeriums für Gesundheit 2008; 51: 236–249.
RKI: Reiseassoziierte Infektionskrankheiten 2009. Aktuelle Daten und Informationen zu Infektionskrankheiten und Public Health 2010, Nr. 38.

11.49 Medikamentenintoxikationen, häufige
Frank Müller, Thomas Zilker

Bei der möglichen Vielfalt von medikamentösen Intoxikationen ist es wichtig, sehr schnell über ein Medikamentenscreening konkrete Hinweise für weitere Maßnahmen zu bekommen. Zu den häufigsten Intoxikationen mit Medikamenten zählen:
- **Hypnotika/Schlafmittel:** Benzodiazepine (z. B. Rohypnol®, Valium®, Adumbran®, Lexotanil®, Tavor®, Rivotril®), Diphenhydramin (Betadorm®, Dolestan®, Vivinox Sleep®)
- **Opiate, Opioide:** Morphin, Pethidin (Dolantin®), Piritramid (Dipidolor®), Fentanyl (Alfentanyl®, Sufenta®, Fentanyl®) Valoron, Tramal
- **Trizyklische Antidepressiva:** Imipramin (Tofranil®), Clomipramin (Anafranil®), Doxepin (Aponal®)

11.49.1 Hypnotika/Schlafmittel

Schlafmittel machen ca. 60 % aller medikamentösen Intoxikationen aus. Häufig treten sie in Kombination mit Alkohol auf, der die Symptomatik sowohl verstärken als auch verschleiern kann.

Symptome

Leichte bis mittelschwere Intoxikation
- Anfangs noch normaler Kreislauf, freie Atmung, erhaltene Reflexe, Anamnese möglich, reagierender, kommunizierender Patient mit Ataxie
- Später Somnolenz, dann kaum erweckbar (Sopor), reagiert auf Schmerzen mit Abwehr

Schwere Intoxikation
- Erhöhte Herzfrequenz, erniedrigter Blutdruck
- Ateminsuffizienz bis Atemlähmung, Hypoxie, Zyanose, tiefes Koma
- Hypothermie, evtl. Blasen an der Haut
- Areflexie oder Hyperreflexie, Nystagmus
- Hypovolämischer Schock
- Krämpfe möglich bei Diphenhydramin, TCA und Opiaten

Spezifische medizinische Therapie

Bei leichter Intoxikation
Lückenlose Überwachung erforderlich

Bei mittelschwerer bis schwerer Intoxikation
- Frühzeitig Atemwege sichern, ggf. Intubation und Beatmung, ggf. mit PEEP (▶ 4.5.1)
- ZVK und arteriellen Zugang legen (▶ 5.1)
- Kreislaufstabilisierung durch Volumensubstitution und/oder Noradrenalin (▶ 9.2.1)
- Magensonde legen (▶ 5.3.1)
- Primäre Giftelimination durch Magenspülung (▶ 8.2.5), alkalische Diurese bei Barbituraten
- Ggf. parenterale Ernährung (▶ 6.2.2)

Intensivpflege

Beobachten und Monitoring
- Kontinuierlich EKG, RR
- Infusionstherapie überwachen mit stdl. Bilanzierung von Ein- und Ausfuhr, ZVD → Gefahr der Hypovolämie durch extravasale Flüssigkeitsverschiebungen
- Ggf. Vorbereitungen zur sekundären Giftelimination (Hämoperfusion [▶ 8.2.4], gute Elimination bei Barbituraten)
- Temperaturregulation bei Hypothermie oder Hyperthermie

Bei mittelschwerer bis schwerer Intoxikation
- Frühzeitig Atemwege sichern, ggf. Intubation und Beatmung, ggf. mit PEEP
- Assistenz bei Anlage eines ZVK und arteriellen Zugangs
- Körpertemperatur messen
- Ggf. Verbandswechsel nach chirurgischer Abtragung der Hautblasen, hydrokolloide Wundtherapie

Prophylaxen
Im akuten Stadium der Bewusstlosigkeit:
- Pneumonie-, Kontraktur-, Thrombose-, Dekubitus-, Aspirations-, Obstipationsprophylaxe (▶ 3.3)
- Stuhlregulation durch physikalische (Lagerungen, Wickel, Massagen) oder medikamentöse Therapie

Für eine sichere Umgebung sorgen
- Seitenschutz am Bett nach ärztl. AO
- Gegenstände mit Verletzungspotenzial außer Reichweite bringen
- Patienten das Gefühl geben, dass er nicht alleine ist
- Orientierungszustand feststellen, ZOP

Körperpflege
- Beobachtung des Hautzustands, Hautpflege (▶ 3.5.3)
- Ggf. mehrere Decken wegen Hypothermie
- Angehörige einbeziehen, um Patienten ein vertrautes Gefühl zu geben

11.49.2 Akute Opiatintoxikation

Eine akute Opiatintoxikation beginnt mit einem euphorischen Glückszustand, einem sogenannten „flash".

11.49 Medikamentenintoxikationen, häufige

Symptome
- ZNS: Euphorie, Eintrübung bis Koma, selten tonisch-klonische Krämpfe, Areflexie, Hirnödem (Hirndruckzeichen, ▶ 11.31)
- Augen: Miosis
- Lunge: Atemdepression (niedrige AF, hohes AZV), Kommandoatmung, Cheyne-Stokes-Atmung, toxisches Lungenödem
- Herz/Blutdruck: Hypotonie, Bradykardie
- Temperatur: Hypothermie
- Muskulatur: Tonusverlust der Muskulatur, Darmatonie

Spezifische medizinische Therapie
- Sicherung der Atmung, ggf. Intubation und Beatmung
- Gabe von Naloxon als Antidot nach Stabilisierung des Kreislaufs
- Antikonvulsiva (Benzodiazepinderivate) bei Krampf oder Krampfneigung

Intensivpflege
! Patienten mit Intoxikationen gelten immer als vital gefährdet und bedürfen der intensivmedizinischen Überwachung!

Beobachten und Monitoring

Kreislauf und neurologische Überwachung
- EKG-Monitoring: Herzrhythmus, HF
- Engmaschig RR kontrollieren, je nach Stadium der Intoxikation auch invasiv
- Bewusstsein überwachen

Atmung
- Atemfrequenz und Atemtiefe kontrollieren
- O_2-Gabe: 4–6 l/Min., Unterstützung der Atemhilfsmuskulatur → Arme erhöht lagern
- Bei Intubation und Beatmung alle obligatorischen Maßnahmen

Ausscheidungen
- Frühestmögliche primäre Giftelimination (▶ 8.2.5) unter Sicherung der Atemwege
- Bei Volumenmangel Infusionstherapie, ZVD kontrollieren
- Ggf. Naloxon als Antidot

Prophylaxen und Bewegungsplan
- Aspirations-, Obstipations-, Dekubitus-, Pneumonieprophylaxe (▶ 3.3)
- Patienten leiden oft an Gleichgewichtsstörungen, dadurch erhöhte Sturzgefahr
- In der Akutphase Oberkörper mind. 30° hochlagern

Körperpflege
- In dieser Phase lassen sich die Patienten nicht gerne pflegen
- Nur die notwendigsten Maßnahmen durchführen
- Patienten ausschlafen lassen

Für Sicherheit sorgen
- Dem Patienten Orientierungshilfen geben
- Sturzgefahr mindern

- Bei Selbstgefährdung des Patienten Fixierung nach juristischen Vorgaben (▶ 1.4.10)
- Nach Abklingen der Akutphase feststellen, ob der Patient an Drogenabhängigkeit leidet. Wenn ja, dann Beratung über Entzugsbehandlung
- ! Häufig neigen intoxikierte Patienten zu sinnesverändertem Verhalten. Oft sind die Patienten aggressiv. Um weitere Eskalationen zu vermeiden, ist die richtige Kommunikation (▶ 8.2.5) oft von großer Bedeutung.

Ernährung
In der Akutphase Nahrungskarenz

> **Achtung**
> Der vermeintlich tief schlafende Patient könnte sich nach Antidottherapie urplötzlich der Klinikbehandlung entziehen wollen.

11.49.3 Trizyklische Antidepressiva

Indiziert bei Depressionen verschiedenster Ursache und psychomotorischer Gehemmtheit. Antidepressiva haben stark ausgeprägte anticholinerge Wirkung, die oft schneller zum Tragen kommt und bei Intoxikationen von besonderer Bedeutung ist.

Symptome
- Akkommodationsstörungen, lichtstarre weite Pupillen (atropinartig)
- Rote, trockene Haut und Schleimhaut.
- Hyperthermie nach 12–36 h
- Herzrhythmusstörungen, Asystolie
- Halluzinationen/Delirium, Unruhe, Koma
- Grand-Mal-Anfall
- Tachykardie in Form von Überleitungsstörungen und verbreitertem QRS-Komplex, schwere Hypotonie und Kammerflimmern

Spezifische medizinische Therapie
- Primäre Giftelimination (kein Erbrechen ▶ 8.2.5) innerhalb der ersten Stunde nach Giftaufnahme möglich
- Physostigmin (Cholinesterasehemmer) als Antidot geben, nur bei anticholinergen Symptomen allein ohne Überleitungsstörungen
- Therapie der Herzrhythmusstörungen
- Natriumbikarbonat 8,4 % 1–2 mmol/kg KG
- Reanimationsbereitschaft: Defibrillator und externen Schrittmacher (▶ 8.2.9) bereithalten

Intensivpflege

Beobachten und Monitoring
- Kreislauf: EKG, Herzrhythmus, RR
- Atmung: Atemrhythmus, Atemtiefe, AF, Pulsoxymetrie, bei insuffizienter Atmung ggf. Intubation und Beatmung
- Temperaturkontrolle → gestörte Wärmeregulation

- BZ-Kontrollen
- Neurologische Überwachung: Pupillenkontrolle, Bewusstseinslage, Krampfanfälle

Körperpflege

Hautpflege
- Hautzustand und Hautschäden erheben und dokumentieren
- Sorgfältige Durchführung der Hautpflege (▶ 3.5.3)
- Unterstützung des Patienten bei der Körperpflege, wenn erforderlich

Für eine sichere Umgebung sorgen
- Psychische Sicherheit, Orientierungshilfen
- ! Da häufig Depressionen und Antriebslosigkeit im Vordergrund stehen, aktivierende Pflegemaßnahmen!
- Schlafgewohnheiten, Schlafstörungen, Schlafrhythmus beachten
- Raum abdunkeln

Prophylaxen und Bewegungsplan
- Aktive und passive Kontrakturprophylaxe, Thrombose-, Pneumonie-, Obstipationsprophylaxe (▶ 3.3)
- Ggf. Lagerung, Mobilisation → auf Gleichgewichtsstörungen achten

Ernährung
- Kostform, Anreichen und Zubereitung nach individuellen Bedürfnissen
- Pflegesituation bei Erbrechen (▶ 3.7.2)

Kommunikation bei intoxikierten Patienten
▶ 8.2.5
- Dem Patienten in seiner psychischen Situation zur Seite stehen, da dieser aufgrund eines misslungenen Suizidversuchs häufig in einer psychisch labilen Situation ist.
- Authentizität zeigen
- Fragen ehrlich beantworten (soweit dies möglich ist)
- Angehörigenbesuche ermöglichen und auf Wunsch des Patienten fördern
- Einfühlsamkeit, Verständnis, aktives Zuhören
- Orientierungshilfen geben, Empathie vermitteln, verstärkte Zuwendung
- Den Patienten mit Gesprächen nicht überfordern.
- Gemeinsam nach Lösungsmöglichkeiten suchen, diese aber nicht erzwingen
- Positive Lebensaspekte aufzeigen
- Patienten über die Notwendigkeit der verschiedenen Zu- und Ableitungen informieren

Angehörige informieren
- Gespräch mit Psychiater empfehlen
- Angehörige über Umgang mit intoxikierten Patienten aufklären und unterstützen

11.50 Meningitis und Enzephalitis

Christian Hoffmann

Abstract
- Die Krankheitsbilder treten häufig in Kombination auf und sind oft nicht klar voneinander zu trennen. Es wird zwischen bakterieller Meningitis und viraler Meningitis/Enzephalitis unterschieden.
- Meldepflicht: Meningokokkenmeningitis oder -sepsis müssen dem Gesundheitsamt gemeldet werden, ebenso der Nachweis von **Haemophilus influenzae** im Liquor; Meldepflicht besteht auch bei Gefahr einer Epidemie, z. B. durch mit Listerien verunreinigten Lebensmitteln.

Je nach Erreger haben die verschiedenen Formen von Meningitis/Enzephalitis unbehandelt eine hohe Letalität. Häufig ist ein schneller Therapiebeginn für die Prognose entscheidend. Daher sind auch Pflegende gefordert, bei Patienten mit zunächst unspezifischen Symptomen (unten) an die beschriebenen Erkrankungen zu denken. Neben der sorgfältigen Pflege der Patienten ist das Erkennen der häufigen Komplikationen maßgeblich. Auch der Selbstschutz des Personals (▶ 14.4) darf nicht vergessen werden!

Meningitis
Entzündung der Hirnhäute durch Bakterien, Viren, Pilze oder als Begleitmeningitis bei Infektionskrankheiten anderer Lokalisation.
- Bakterielle Meningitis als eitrige Entzündung, z. B. durch Pneumokokken, Meningokokken, Enterobakterien, Staphylokokken, Streptokokken, *Haemophilus influenzae*
  – Primär = ohne nachweisbaren Fokus
  – Sekundär = als Komplikation von Infektionen der Nachbarorgane: Otitis, Sinusitis, Mastoiditis
- Virusmeningitis als nichteitrige (seröse) Entzündung

Virale Meningitiden heilen oft ohne spezifische Therapie ab, während bei bakteriellen Meningitiden die Letalität auch heute noch hoch ist.

Enzephalitis
Entzündung der Hirnsubstanz, am häufigsten durch Viren, z. B. Herpes
Meningoenzephalitis:
Ein Beispiel ist hier die Frühsommer-Meningoenzephalitis (FSME), die durch Zecken übertragen wird.

Anamnese
Nach einem Prodromalstadium (oft Fieber, allgemeines Krankheitsgefühl, Kopfschmerzen) ist häufig eine kurzfristige Besserung mit anschließendem Entwickeln eines Vollbilds zu beobachten. Oft können anamnestisch mögliche Ursachen (Zeckenbiss, virale Erkrankungen wie Mumps oder Masern in der näheren Umgebung) herausgefunden werden. Differenzialdiagnostisch ist die Abgrenzung von anderen neurologischen Erkrankungen bzw. die Abgrenzung der verschiedenen Formen von Meningitis/Enzephalitis sehr schwierig.

11.50 Meningitis und Enzephalitis

Symptome
Nach einem Prodromalstadium mit allgemeinem Krankheitsgefühl und Kopfschmerzen folgt das Vollbild:
- Starke Kopfschmerzen, Licht- und Geräuschempfindlichkeit
- Fieber und Schüttelfrost
- Übelkeit und Erbrechen
- Meningismus (Nackensteifigkeit)
- Bewusstseinsstörungen bis zum Koma
- Neurolog. Herdsymptome, z. B. epileptische Anfälle, Hirnnervenparesen
- Hirndruckzeichen (▶ 11.31)
- Häufig begleitet von allgemeinen Symptomen einer Sepsis mit Gerinnungsstörungen, Schocksymptomatik (▶ 12.2), MOV
- Sonstige Symptome u. Manifestationen an anderen Organen, z. B. Hautexanthem bei Rickettsien-Fleckfieber

Diagnostik
- Neurologische Untersuchung, Anamnese
- Liquorpunktion (vor Antibiotikagabe): Bestimmung von Zellzahlen, Liquorchemie (Liquorzuckergehalt ist bei bakterieller Entzündung erniedrigt); Bakteriologie mit Antibiogramm
- CCT (Hirnabszess? Hirnödem?); EEG
- Blutuntersuchungen: Entzündungsparameter (z. B. Leukozyten, CRP), Bestimmung von Virustitern

> Gefahr der Einklemmung nach Liquorpunktion bei bestehendem Hirndruck!

Komplikationen
- Hirnödem mit Gefahr der Einklemmung (▶ 11.31)
- Hirnabszess (CCT-Verlaufskontrolle)
- Septische Sinus-Venen-Thrombose
- Zerebrale arterielle Gefäßkomplikationen, z. B. Vasospasmus
- Septischer Schock (▶ 12.2.4)
- ARDS

Spezifische medizinische Therapie
- Bakterielle Form: so schnell wie möglich hoch dosierte Antibiotikagabe i. v.
- Gabe von Dexamethason i. v.
- Bei *Herpes-simplex*-Enzephalitis: Zovirax® i. v.
- Behandlung der Grund- oder Begleiterkrankung, z. B. chirurgische Sanierung bei Infektionen im HNO-Bereich
- Genaue Elektrolyt- und Flüssigkeitsbilanzierung
- Anfallsprophylaxe
- Therapie der Komplikationen (Sepsis, Hirndruck)

Intensivpflege

Beobachten und Monitoring

Neurologische Überwachung
- Bewusstseinszustand, Pupillenreaktion, Motorik (▶ 3.2.1)
- Epileptische Anfälle

! Rechtzeitiges Erkennen von Hirndruck durch sorgfältige neurologische Überwachung!
- Symptomverlauf

Kreislauf und Atmung
- Vitalparameter engmaschig oder kontinuierlich überwachen
- Atemtypen, AF, Atemtiefe, Pulsoxymetrie
- Bei beatmeten Patienten Überwachung der Beatmung (▶ 4.5)

Körpertemperatur und Ausscheidungen
- Besonders wichtig bei erhöhtem Hirndruck
- Ausreichende Flüssigkeitszufuhr, v. a. bei hohem Fieber

Prophylaxen und Bewegungsplan
- Durchführung aller notwendigen Prophylaxen (▶ 3.3)

Körperpflege
- Unterstützung oder Übernahme der Körperpflege, je nach Zustand des Patienten
- Pflegemaßnahmen bei Fieber (▶ 3.7.3)
- Pflege bei Hirndruck (▶ 11.31)
- Zimmer abdunkeln und auf ruhiges Arbeiten achten
- Alle Pflegemaßnahmen behutsam durchführen, da der Patient durch Kopfschmerzen und Nackensteifigkeit stark beeinträchtigt sein kann.
- Assistenz bei Durchführung der Liquorpunktion (▶ 5.2.2)

> - Patienten mit Meningokokkenmeningitis gelten bis 24 h nach der ersten Gabe eines Antibiotikums als infektiös und müssen isoliert werden.
> - Hohes Erkrankungsrisiko von Kontaktpersonen!
> - Chemoprophylaxe von Kontaktpersonen empfehlenswert (ärztl. Rücksprache)

Literatur
Deutsche Gesellschaft für Neurologie. www.dgn.org (letzter Zugriff: 24.8.2011).

11.51 Mesenterialinfarkt

Susanne König

Abstract
Ischämische Darmnekrose durch Verschluss der Mesenterialarterien oder -venen. Ursachen sind: Embolie, Thrombose, Gefäßabschnürung (z. B. Volvulus). Oft späte Diagnose mit Letalität von 70 %.

Symptome
- Plötzlich einsetzender heftigster stechender Bauchschmerz, Übelkeit, Erbrechen, Schocksymptomatik (▶ 12.2)
! Initial keine Abwehrspannung, aber schlechter AZ!
- Anschließend Intervall mit erträglichen Schmerzen
- Patient wird schnell sehr schwach und apathisch

- Im weiteren Verlauf Zeichen eines paralytischen Ileus (▶ 11.36), Durchwanderungsperitonitis
- Therapie: Heparin, Analgesie

Diagnostik
- Anamnese: Patienten haben oft Vorerkrankungen wie KHK, pAVK oder Vorhofflimmern
- Körperliche Untersuchung, Röntgen-Abdomen (Ileusnachweis)
- Labor: **Laktat ↑**, Leukozytose, BGA
- Sonografie: Duplex, Doppler
- Körperliche Untersuchung: Pulsdefizit bei Vorhofflimmern
- Suche nach Emboliequellen: EKG, Echo (intrakardiale Thromben)
- Mesenterikografie

Komplikationen
- Nachblutungen
- Nahtinsuffizienz, Platzbauch
- Durchwanderungsperitonitis
- ARDS, ANV, Sepsis, MOV, Pneumonie

Spezifische medizinische Therapie
- Bei Verdacht sofortige OP zur Revaskularisierung: Embolektomie, evtl. Resektion nekrotischer Darmbezirke, evtl. mit Kolo- oder Ileostomaanlage
- Großlumige venöse Zugänge legen
- Elektrolyt- und Flüssigkeitshaushalt ausgleichen
! Bei sehr großen Nekrosen und persistierender Minderdurchblutung des Restdarms (Laktat hoch und livides, nekrotisches Stoma) wird ein temporärer Bauchverschluss angelegt und nach Bedarf („second look" 24 oder 48 h) intraoperativ gespült.
- Postoperative medikamentöse Therapie:
  - Pumpengesteuerte Heparingabe nach PTT als Thrombose- und Rezidivprophylaxe
  - Analgesie

Intensivpflege

Präoperativ
! Besteht dringender Verdacht oder ist die Diagnose sicher → schnelle OP-Vorbereitung erforderlich (▶ 8.3.1)!
- Unterlagen komplett? Laborergebnisse vorliegend?
- Blutgruppenbestimmung veranlassen, EKs und FFP (▶ 8.2.1) organisieren
- Knierolle, um Bauchdecke zu entspannen, Oberkörper erhöht lagern

Beobachten und Monitoring
- EKG, Puls, RR, Pulsoxymetrie über Monitor
- Atmung und Bewusstseinszustand
- Schmerzassessment (▶ 10.2)

Postoperativ
- Bei unkomplizierter Embolektomie Nahrungskarenz von 1–2 Tagen, anschließend Kostaufbau nach Schema (▶ 6.2)

- Bei ausgedehnter Darmischämie wird Patient nachbeatmet
- Kreislaufparameter, Atmung bzw. Beatmung, Temperatur überwachen
- Drainagen auf Sekretmenge und Aussehen
- Bei Stomaanlage Durchblutungskontrolle des Stomas und postop. Stomapflege (▶ 5.2.6)

11.52 Methanolvergiftung (Methylalkohol)

Frank Müller, Thomas Zilker

Vorkommen
- Industrie und Laborchemikalie
- Auch als Brennstoff für Modellflugzeuge und Speedway-Motorräder
- Giftung im Stoffwechsel nach einer Latenzzeit von bis zu 15 h. Formaldehyd und Ameisensäure entstehen
! Giftung ist die Umwandlung einer inaktiven in eine aktive, schädigende Verbindung!
- Methanol hat eine lange Halbwertszeit.
- Die Dosis letalis liegt bei 30–50 ml.

Symptome
- Schwindel, Kopfschmerzen, leichter Rausch
- Gastrointestinale Beschwerden: Übelkeit, Erbrechen, Abdominal- und Muskelschmerzen
- Sehstörungen (Nebelsehen, gestörte Farbempfindung) durch reversibles Retinaödem bis hin zur Erblindung durch Optikusatrophie. Bei Bewusstlosigkeit keine Pupillenlichtreaktion
- Schwere metabolische Azidose (▶ 6.4) durch Abbauprodukt Ameisensäure, Hyperventilation
- Toxische ZNS-Schädigung

Spezifische medizinische Therapie
- Dialyse (▶ 8.2.4)
- Beseitigung der Azidose durch Gabe von $NaHCO_3$ unter engmaschiger BGA-Kontrolle
- Hemmung der weiteren Oxydation von Methanol durch Gabe von 95-prozentigem Alkohol über Spritzenpumpe
- 4-Methylpyrazol (Fomepizol) intravenös zur Giftung von Methanol

Intensivpflege

Beobachten und Monitoring
! Überwachen bis zu 4 Tagen auch bei Beschwerdefreiheit
- Vitalzeichen: RR, EKG, Puls, Atmung
- BGA engmaschig überwachen
- Blutzuckerkontrollen
- Temperatur
- Neurologische Überwachung: Bewusstseinslage

- Bei Koma an andere Ursachen denken, z. B. an Hypoglykämie, Meningitis, Hirnmassenblutung, Mischintoxikation.
- Differenzierte Krankenbeobachtung durchführen

Prophylaxen und Bewegungsplan
- Aktive und passive Kontrakturprophylaxe, Dekubitus-, Obstipations-, Thrombose-, Aspiration-, Pneumonieprophylaxe (▶ 3.3)
- Im Bewegungsplan (Mobilisation, Gehen) mögliche Gleichgewichtsstörungen berücksichtigen
- Aufgrund des Schwindels nur Gehen in Begleitung

Körperpflege
- Hilfestellung bei der Körperpflege
- Augen vor Licht schützen
! Dem Patienten in seiner psychischen Situation zur Seite stehen, da dieser aufgrund eines misslungenen Suizidversuchs häufig in einer psychisch labilen Situation ist!
- Inspektion und Dokumentation des Hautzustands und evtl. Hautschäden
- Hautpflege

11.53 Mittelgesichtsfrakturen

Therese Matt

Abstract
Frakturen der Mittelgesichtsknochen zwischen dem Gehirnschädel und Unterkiefer. Meist im Rahmen eines Polytraumas, z. B. Verkehrsunfall, Sturz aufs Gesicht oder nach Schlägereien.
Einteilung der Mittelgesichtsfrakturen nach Lokalisation:
- Lateral (Jochbeinfraktur)
- Zentrolateral (Le Fort III, trennt das Mittelgesicht auf Höhe der Sutura zygomatico frontalis vom restlichen Schädel ab)
- Zentral (Le Fort I und III, Nasenbein- und sagitale Oberkieferfrakturen)

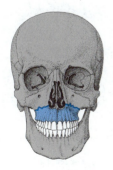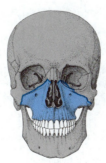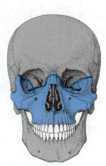

Abb. 11.30 Einteilung zentrale Mittelgesichtsfrakturen nach LeFort. [L190]

Symptome
- Schmerzen und Monokel- oder Brillenhämatom
- Commotio
- Doppelbilder durch Bulbusschiefstand bei Jochbeinfrakturen
- Starke Blutung aus Mund, Nase und Ohren
- „Stufenbildung" des Gesichts
- Liquorrhoe bei Beteiligung der Schädelbasis und Verletzung der Dura

Spezifische medizinische Therapie
- Vitalfunktionen sichern
- ! Ggf. Atmung rechtzeitig durch Nottracheotomie oder Koniotomie sichern (▶ 4.3)!
- Konservative Versorgung durch intra- oder extraorale Schienung mit Fixierung des Ober- und Unterkiefers durch Gummi- oder Drahtzüge → Nachteil: mangelnde Stabilität
- Operative Versorgung von Frakturen durch Plattenosteosynthese; Drahtnähte nähern und fixieren Frakturenden direkt aneinander an, nach Reposition wird der Kiefer über Drahtschlingen am Schädel befestigt → Nachteil: mangelnde Stabilität
- Blutstillung und Nahtversorgung von Weichteilverletzungen im Gesichtsbereich
- Vorbereitung zur Tracheotomie (▶ 4.3.1) bei operativer Frakturversorgung
- Nasentamponaden bei starkem Nasenbluten einlegen

Nasentamponaden
▶ Abb. 11.5
- **Vordere Tamponade:** Salben- oder mit Jod getränkte Tamponade oder Hämostiptikum, z. B. TaboTamp®, wird vom HNO-Arzt schichtweise eingelegt und nach 2–3 Tagen (nur vom Arzt) wieder entfernt
- **Hintere Tamponade:** Bellocq-Tamponade bei Blutungen im hinteren Nasen-Rachen-Raum als Widerlager für die vordere Tamponade
- **Ballontamponade:** wenn vordere Tamponade nicht ausreicht oder Blutungsquelle im hinteren Nasenbereich ist; wird vom HNO-Arzt eingelegt, z. B. Reuther-Tubus mit 2 blockbaren Ballons, die mit 10–15 ml Wasser geblockt werden. 1. Kammer liegt in Nasenhaupthöhle, 2. Kammer im Nasen-Rachen-Raum.

> - Tamponade immer auf beiden Seiten einlegen, um die Nasenscheidewand zu stabilisieren
> - Tamponade nach 2–3 Tagen entfernen. Ballon-Tamponade nach 2 Tagen langsam entblocken wegen Gefahr von Drucknekrosen mit Septumperforation
> - Aspirationsgefahr durch Ruptur der Ballontamponade
> - Erstickungsgefahr bei Verrutschen der Tamponade in den Rachenraum
> - Besonderheiten, Liegedauer der Tamponaden dokumentieren

Komplikationen
- Behinderung der Atmung durch starke Schwellung im Mund- und Nasenbereich
- Aspirationsgefahr durch Frakturfragmente, ausgeschlagene oder abgebrochene Zähne und Blut

- Blutungsschock, Kieferklemme, Nachblutung
- Infektion: auf regelmäßiges Wechseln der Tamponade(n) achten → sonst hohe Infektionsgefahr
- Verletzung der Dura mater mit Liquoraustritt aus der Nase
- Verletzungen des Bulbus mit Sehverlust

Intensivpflege

Beobachten und Monitoring

Atmen
- Atmung überwachen: AF, Atemanstrengung, Atemgeräusche, SaO_2 über Pulsoxymetrie, BGA
- ! An- bzw. Zuschwellen des Nasen-Rachen-Raums möglich!
- Oberkörper hochlagern zur Aspirationsprophylaxe (▶ 3.3.6)
- Sonde zur Sauerstoffapplikation in den Mund legen oder Sauerstoffmaske verwenden
- Ggf. Koniotomie- oder Tracheotomiebereitschaft (▶ 4.3)

Herz-Kreislauf-Funktion
- EKG, Puls über Monitor
- Blutdruck anfänglich engmaschig
- ! Nachblutungsgefahr

Neurologische Überwachung
- Bewusstseinslage auf Ansprechbarkeit und Orientierung
- Pupillenreaktion

Prophylaxen
- Aspirationsprophylaxe
- ! Aspirationsgefahr des Patienten durch Kau- und Schluckstörungen (▶ 3.6.3)!
- Pneumonieprophylaxe (▶ 3.3.4)

Körperpflege

Mundpflege
- Bei starker Blutung, Speichel- und Sekretbildung, den Mund häufig, aber vorsichtig absaugen. Patienten ggf. anleiten, sich selbst den Wangentaschenbereich abzusaugen
- Mundpflege bei oraler Schienung: Oberkiefer- und Unterkieferschiene und Züge mit Munddusche oder Atomiseur reinigen
- Zahnpflege
  - Patienten zur Aspirationsprophylaxe aufsetzen
  - Bei beatmeten Patienten Cuff höher blocken
  - Weiche Zahnbürste, Kugeltupfer oder Watteträger verwenden
  - Desinfizierende Lösungen benutzen

Augenpflege
- Sehvermögen des Patienten überprüfen
- Einblutung in Bulbus beobachten
- Bei fehlendem Lidschluss alle 2–3 h bzw. bei Bedarf Dexpanthenolsalbe auftragen

Nasenpflege
- Nasensekret beobachten: Liquor?, Blut?, Menge
- Nasenpflege bei Nasenbeinfraktur: regelmäßig abschwellende Nasentropfen (z. B. Otriven®) verabreichen, Nasenhöhle vorsichtig absaugen und z. B. mit NaCl 0,9 % reinigen, Nasensalbe (z. B. Bepanthen®) einbringen

- Drahtschere und Pinzette bei oraler Verdrahtung für den Fall, dass der Patient erbricht und notfallmäßig intubiert werden muss, immer am Patientenplatz bereithalten.
- Wenn der Verdacht auf Liquorfistel und Schädelbasisfraktur besteht, keine Nasentropfen verabreichen und nicht nasal absaugen.
- Patienten sind in ihrer verbalen Kommunikation eingeschränkt → Hilfsmittel anbieten, z. B. Schreibtafel (▶ 2.4.3)

Wundversorgung
- Zugvorrichtung (Gummi oder Draht) der intra- oder extraoralen Schienung kontrollieren
- Hämatomausbreitung beachten
- Um Blutreste zu entfernen, Wunden im Gesichtsbereich z. B. mit Aqua oder mit NaCl 0,9 % reinigen
- Wunde auf Entzündungszeichen, Anschwellung, Durchblutung beobachten
- Zum Abschwellen feuchte, gekühlte Waschlappen oder feuchte Kompressen auf Hämatome legen

Bewegungsplan
- Kopf sollte in gerader Achsenstellung liegen, um Blut- und Lymphabfluss zu gewährleisten → Kopf in Kopfschale legen
- Oberkörper erhöht lagern → Aspirationsschutz und zur besseren Abschwellung

Ernährung
- Magensonde muss bei Abflussstörungen der Nasennebenhöhle ggf. kurzzeitig oral gelegt werden
- Magensonde nur locker befestigen, um Druckstellen im Nasenbereich zu vermeiden
- Kau- und Schlucktraining (▶ 3.6.3) durchführen
- ! Patienten vor dem Essen bzw. Trinken immer aufrecht hinsetzen
- Bei Unterkieferverplattung Ernährung enteral über Magensonde bis zur knöchernen Wundheilung im Mundbereich
- Bei oraler Schienung flüssige Kost mit Trinkröhrchen oder Schnabelbecher, wegen Schluckstörungen nur schluckweise anbieten

11.54 Morbus Crohn/Colitis ulcerosa

Walter Nagelschmidt

Abstract
Morbus Crohn: *chronische Entzündung z. T. genetisch bedingt (50 %), die im gesamten Gastrointestinaltrakt – vom Ösophagus (selten) bis zum Anus – auftreten kann. Häufige Lokalisation im terminalen Ileum und proximalen Kolon.*

11.54 Morbus Crohn/Colitis ulcerosa

Colitis ulcerosa: *chronische Dickdarmentzündung – vom Rektum zum Dünndarm fortschreitend – z. T. isolierter Rektumbefall*

Anamnese

Morbus Crohn
- Allmählicher Beginn, schubweiser Verlauf, selten komplette Remission
- Betroffen sind zu 30 % das terminale Ileum, 25 % das Kolon, 45 % Ileum und Kolon
- Alle Schichten der Darmwand sind betroffen, es kommt zur Lumeneinengung des Bindegewebes.

Colitis ulcerosa
- Betroffen sind ca. 50 % das Rektosigmoid, zusätzlich linksseitige Kolitis bei ca. 25 %, Pankolitis ca. 25 %
- Im Darmgewebe sind die Submukosa und die Schleimhaut, z. T. Ulzerationen und Kryptenabszesse, entzündlich erkrankt
- Meist chronisch rezidivierender Verlauf mit vorübergehender (aber ohne komplette) Remission, auch chron. kontinuierlicher oder akut fulminanter Verlauf möglich
- Das Krankheitsbild kann sich später karzinogen verändern.

Symptome

Morbus Crohn
- Erkrankung beginnt schleichend und verläuft schubweise
- Patient hat chronische Diarrhö (ca. 3–6-mal pro Tag) – meist ohne Blut
- Krampfartige Bauchschmerzen variabler Lokalisation, ggf. Fieber
- Gewichtsverlust ist Folge unzureichender Nährstoffresorption und unzureichender Nahrungsaufnahme (Angst vor Schmerzen nach dem Essen)
- Laktoseintoleranz bei 30 % d. Patienten
- Symptome wie bei der Appendizitis, z. B. kolikartige Schmerzen im rechten Unterbauch – leichte Temperaturerhöhung

Colitis ulcerosa
- Leitsymptom: blutig-schleimige Diarrhö bis zu 30-mal pro Tag
- Begleitet von krampfartigen Schmerzen (Tenesmen)
- Bei schwerer Entzündung ggf. Appetitlosigkeit, Übelkeit, Gewichtsabnahme, Fieber

Diagnostik
- Anamnese, körperliche Untersuchung (digitale Austastung des Rektums bei Colitis ulcerosa)
  - Stuhlfrequenz, Blutauflagerung
  - Fistel
  - Abszesse
- Sonografie (Nachweis von Abszessen und Fisteln)
- Stuhlkultur und Serologie (Ausschluss infektiöser Ursachen, z. B. Salmonellen)
- Labor: kleines BB, BSG, Leukozyten (Entzündungsparameter)
- Rekto-/Koloskopie mit Biopsie, evtl. Kolonkontrasteinlauf
- Bei Morbus Crohn Doppelkontraströntgen, Hydro-MRT Dünndarm, Ösophagoduodenoskopie

Komplikationen
Darmtumoren (▶ 11.17) sowie extraintestinale Symptome, z. B. an Haut, Gelenken, Augen, Leber

Spezifische medizinische Therapie
Darmtumoren (▶ 11.17)

Konservative Therapie
- Milchfreie bzw. laktosefreie Kost bei Patienten mit Unverträglichkeit von z. B. Laktose, ballaststofffreie Kost
- Bei leichten Schüben Entzündungshemmer wie Mesalazin (z. B. Salofalk®) und topisch wirksame Kortikosteroide (weniger NW) möglich
    - Im schweren Schub Glukokortikoide, parenterale Ernährung (▶ 6.2.2), Elementardiät
    - Bei Durchfällen Ausgleich des Wasser- und Elektrolythaushalts (▶ 6.3)
    - Bei Fistelbildung Antibiotikatherapie wie Metronidazol (z. B. Clont®)
- Zufuhr von Vitaminen, Folsäure, Eisen, Zink und Nikotinkarenz
- In schwersten Fällen Immunsuppressiva (z. B. Imurek®), TNF-Antikörper (z. B. Remicade®)

Kortikosteroide können die Symptome einer Perforation maskieren! (Colitis ulcerosa)
- Patienten sollten bei feststehender Diagnose die Hilfestellung und Beratung einer Selbsthilfegruppe in Anspruch nehmen (Hinweis).

Morbus Crohn
- Bei Komplikationen muss früher oder später immer chirurgisch therapiert werden
- Hohe Rezidivrate

Colitis ulcerosa
- Bei Versagen der konservativen Therapie bzw. Komplikationen erfolgt die chirurgische Therapie (in chirurgischen Zentren)
- Proktokolektomie mit ileoanalem Pouch (möglichst kontinenzerhaltend)
- Kontrollkoloskopien zur Früherkennung von Karzinomen

Intensivpflege
Darmtumoren (▶ 11.17)

11.55 MOV/MODS

Walter Nagelschmidt

Abstract
Als Multiorganversagen (MOV) oder Multiorgandysfunktionssyndrom (MODS) wird das akute Versagen von zwei oder mehreren Organsystemen definiert, die zeitgleich oder in rascher Reihenfolge auftreten können. Dem MOV geht regelmäßig eine generalisierte Entzündungsreaktion voraus, z. B. Sepsis. Es wird zwischen primären und sekundären MODS unterschieden:
- *Primäres MODS: Diese Form tritt früh auf und ist das direkte Ergebnis einer definierten Schädigung, z. B. eines Traumas, wie Lungenkontusion, oder einer Gerinnungsstörung durch Massivtransfusion.*

- *Sekundäres MODS:* Diese Form entwickelt sich indirekt im Zusammenhang mit der systemischen Entzündungsreaktion (SIRS) als schwere Form der Sepsis. Je nach betroffenem Organsystem sind unterschiedliche Veränderungen in der Klinik zu beobachten, z. B. Tachypnoe, Oligurie, Desorientiertheit. Ursächlich kann hier z. B. eine Kreislaufinsuffizienz gesehen werden, die die Organperfusion beeinträchtigt. Auch gastrointestinales Funktionsversagen wie eine Pankreasinsuffizienz oder eine „Schockgallenblase" ist als Organversagen zu verstehen und geht auf Perfusionsstörungen bzw. Versagen der körpereignen Abwehr zurück. Das Krankheitsbild eines MOV ist variabel bezüglich der betroffenen Organsysteme sowie dem Schweregrad der Dysfunktion. Die ursächliche Therapie einer Verletzung, einer Infektion oder einer Ischämie stellt die Basis der behandelnden Maßnahmen bei einem MOV dar. Eine konsequente Schocktherapie ist unerlässlich, der Einsatz vasokonstringierender Substanzen sollte auf das Nötigste beschränkt bleiben, um weitere (Organ-)Perfusionsstörungen zu vermeiden.

Prognose

Trotz verbesserter Therapiemöglichkeiten für das einzelne Organversagen ist die Prognose bei MOV nach wie vor schlecht. Bei Versagen von 3 oder mehr Organen über einen Zeitraum von mehr als 7 Tagen ist von einer nahezu 100-prozentigen Mortalität auszugehen. Daher ist eine unterstützende Behandlung, insbesondere der für den weiteren Verlauf kritischen Organdysfunktionen, z. B. Gerinnungsaktivierung oder Kreislaufinsuffizienz, frühzeitig anzustreben.

Differenzialdiagnostik

Während der Diagnostik und Behandlung eines MOV/MODS durchläuft der Patient im Vorfeld einige andere Krankheitsbilder, die z. T. der Ausgangspunkt bzw. ursächlich am seinem jetzigen Zustand beteiligt sind, sodass der diagnostische Blick während der gesamten Behandlungsdauer schon in alle Richtungen gewendet werden sollte.

Anamnese

Die ersten Schritte der medizinischen Anamnese liegen bei einem sich entwickelnden MOV schon einige Zeit zurück, sodass jeder an der Therapie Beteiligte auf einen großen Informationsschatz zurückgreifen kann.
- Je nach betroffenen Organsystemen sind variable klinische Veränderungen wie z. B. Desorientiertheit, Tachypnoe, Oligurie oder auch Kreislaufversagen zu beobachten.
- Mögliches abdominelles oder gastrointestinales Funktionsversagen, z. B. Pankreasinsuffizienz, Stressulzera und Schockgallenblase, ist als Organversagen zu verstehen (Perfusionsstörung oder Versagen der Immunabwehr).
- Zur pflegerischen Anamnese ist ein kombinierter Pflegeanamnese- und Biografiebogen für den Schwerkranken wichtig.
- Bei Patienten mit langer Liegezeit sollte dieses Dokument als langsam wachsende Informationsquelle zum Patienten genutzt werden.

Symptome

Das Krankheitsbild eines MOV ist variabel bezüglich der betroffenen Organsysteme und dem Schweregrad der Dysfunktion. MOV kann mit Scores beschrieben werden.

Der SOFA-Score (▶ Tab. 11.30) hilft, das beginnende Multiorganversagen frühzeitig zu erkennen und im Verlauf dessen Schweregrad einzuschätzen. Ihn zur Prognoseeinschätzung der Überlebenschance eines Menschen zu benutzen, wirkt – gerade im Rahmen der Kostendiskussion im Gesundheitswesen – aus ethischer Perspektive sehr zweifelhaft.

Tab. 11.30 MOV-Score der European Society of Intensive Care Medicine

Organdysfunktion	Schweregrad			
	1	2	3	4
Respiratorische Insuffizienz p_aO_2/F_iO_2 (mmHg)	< 400	< 300	< 200	< 100
Störungen der Hämostase Thrombozyten ($10^3/\mu l$)	< 150	< 100	< 50	< 20
Leberdysfunktion • Bilirubin (mg/dl)	1,2–1,9	2,0–5,9	6,0–11,9	> 12
Kreislaufinsuffizienz* • Hypotension (mmHg)	MAP < 70	Dopamin = 5 oder Dopamin (jede Dosis)	Dopamin > 5 oder Adrenalin = 0,1 oder Noradrenalin = 0,1	Dopamin > 15 oder Adrenalin > 0,1 oder Noradrenalin > 0,1
Störungen des ZNS Glaskow-Koma-Skala (▶ Tab. 3.3)	13–14	10–12	6–9	< 6
Niereninsuffizienz Serumkreatinin (mg/dl) Urinproduktion (ml/Tag)	1,2–1,9	2,0–3,4	3,5–4,9 < 500	> 5 < 200

* Katecholamine ($\mu g/kg/min$) für mindestens 1 h

Diagnostik

Laborparameter

Für die MOV-Diagnostik sind biochemische Laborparameter (▶ Tab. 11.30) von Bedeutung:
- Gemischt venöse/arterielle BGA
- Elektrolyte, Kreatinin, Serumlaktat, Hb, Hk, BZ, Harnstoff im Urin
- Leukozytenzahl, Differentialblutbild, Thrombozytenzahl, plasmatische Gerinnung (Quick, PTT, Thrombinzeit), AT III, Serumeiweiß, Serumalbumin, Leberfunktionsparameter (Billirubin, SGOT, SGPT, γ-GT, alkalische Phosphatase)
- Laktat, Akut-Phasen-Proteine (C-reaktives Protein/Albumin), Entzündungsparameter (z. B. PMN- Elastase/IL-6)

! Spezifische/gesicherte Laborparameter für die Diagnostik oder eines sich entwickelnden MOV gibt es nicht!

Weitere Verfahren
- Respiratorisches und hämodynamisches Monitoring, z. B. PiCCO, PAK, evtl. Herzecho
- Bronchoskopien (▶ 8.1.4) helfen, ein ARDS zu erkennen
- Suppression bzw. Abfall der weißen Blutkörperchen (Monozyten, T-Zellen, Lymphozyten), aber auch die Immunglobulinspiegel des jeweiligen Menschen (Abfall der Spiegel von IgM, IgA, IgG) sowie eine Minderung der Proteinsynthese
- Blutkulturen bei septischem Krankheitsverlauf mit hohen Temperaturspitzen
- Gastroskopie (▶ 8.1.5) und Koloskopie des Magen-Darm-Trakts, z. B. Blutungen
- Sono-Abdomen, CT-Abdomen und/oder Röntgen-Abdomen (bei abdomineller Sepsis/akuter Pankreatitis)
- Diagnostik des Komas durch evozierte Potenziale, EEG, Kernspintomografie

Krankheitsgeschehen, die zu einem MOV führen können
- Polytrauma mit Schock
- Störungen der Gerinnung (▶ 11.27)
- Mangelperfusion und Hypoxie
- Infektionen unterschiedlicher Genese, z. B. Kathetersepsis, akute Pankreatitis, Sepsis,
- Lungenversagen (ALI, ARDS ▶ 11.8), Pneumonie
- Niereninsuffizienz bzw. akutes Nierenversagen (▶ 11.58)
- Leberinsuffizienz bzw. Leberzirrhose/Leberversagen, evtl. Leber-Nieren-Versagen
- Verbrennungen 3. und 4. Grades (▶ 11.84)
- Starke Störungen des Herz-Kreislauf-Systems (Herzdekompensation > 24 h), Herz-Kreislauf-Insuffizienz bzw. Kreislaufschock
- Eine im Finalstadium befindliche Karzinomerkrankung

Phasen des MODS

Schock des Organs
Ein Perfusionsdefizit unterschiedlicher Genese ist der auslösende pathophysiologische Mechanismus. Das Geschehen ereignet sich innerhalb von einigen Stunden, bleibende Schäden am Organ sind i. d. R. nicht entstanden.

Dysfunktion des Organs
Wenn das Perfusionsdefizit innerhalb der nächsten Tage bestehen bleibt, führt es zu einer SIRS (lokale Ödeme und Zellschäden). Bei Beteiligung weiterer Organe kommt es zum MODS.

Versagen des Organs
Bei einem weiterhin bestehenden Perfusionsdefizit kommt es zu einem Stillstand des Blutstroms im Splanchnikusgebiet, was eine Superinfektion und das Verlagern von Endotoxinen aus dem Darm nach sich zieht. Die klinischen Symptome potenzieren sich, aus der Dysfunktion der Organe wird ein Organversagen.

Spezifische medizinische Therapie
Die Therapie bei MODS erfolgt symptomatisch, z. B. die kausale Therapie einer Ischämie, wobei die Prävention von weiteren einzelnen Organversagen äußerst

wichtig ist. Ein ausreichender pO_2 muss für eine Perfusion aller Organe, evtl. mit erhöhtem FiO_2-Werten, gewährleistet werden.

> - So früh wie möglich die Ursache für ein Organversagen feststellen und mit einem aggressiven therapeutischen Vorgehen, z. B. bei einer Infektion den Infektionsort, sofort umfassend sanieren bzw. behandeln.
> - Die kausale Therapie der Grunderkrankung steht im Vordergrund der therapeutischen Bemühungen. Der Infektionsherd muss beseitigt werden. Eine differenziertere Therapie der symptomatischen Veränderungen des MOV/MODS hat derzeit überwiegend unterstützenden Charakter.

Lunge
Die Lunge kann bei einem beginnenden oder evtl. bereits bestehenden ARDS mit folgenden Strategiezielen der Beatmung therapiert werden:
- Ausreichenden O_2-Versorgung der Gewebe/Organe sicherstellen
- Suffizienten Gasaustausch aufrechterhalten durch Öffnen und Offenhalten der Lunge mit der kleinstmöglichen Beatmungsdruckamplitude
- Frühestmöglicher Einsatz von augmentierenden Beatmungsverfahren → eigene Atemarbeit des Patienten ermöglichen
- Minimale beatmungsinduzierte Lungenparenchymschäden
- Hämodynamische Nebenwirkungen möglichst gering halten
- Weitere Therapiemöglichkeiten: kinetische Therapie (▶ 3.4.4), „Open lung concept" (ECMO ▶ 8.2.14)

Herz
Unterstützung des Herzens durch:
- Normalisierung der Kreislauffunktion sowie der Atemfunktion
- Volumensubstitution, evtl. Gabe von Erythrozytenkonzentraten (bei Hb < 10 g/dl)
- Positiv inotrope Medikamente (Katecholamine) und evtl. vasoaktive Substanzen, z. B. Noradrenalin
- Evtl. Einsatz der IABP (▶ 8.2.12)

Nierenfunktion
Die Nierenfunktion kann unterstützt werden durch:
- Die unspezifische Elimination von Mediatoren des MOV kann derzeit nicht generell empfohlen werden.
- Schaffung stabiler Kreislaufverhältnisse
- CVVH (▶ 8.2.4) empfohlen

Leber
- Neben symptomatischer Therapie evtl. Gabe von Gerinnungsfaktoren und/oder Plasma
- Die parenterale Ernährung (Substitution verzweigtkettiger Aminosäuren) und die Substitution von Elektrolyten werden empfohlen → nicht immer erfolgreich (▶ 6.1.3).

Gastrointestinaltrakt
- Magenatonie: Magentonometrie/endoskopische Platzierung einer Ernährungssonde im Jejunum oder pharmakologische Stimulation mit Metoclopramid

- Stressulkusblutung: pH-Wertmessung im Magen/Endoskopie mit Laserkoagulation und Gabe von H_2-Antagonisten z. B. Sucralfat® oder Omeprazol®
- Wiederherstellung der nutritiven Perfusion der Mukosa – „Stressulkusprophylaxe"
- Paralytischer Ileus: Darmstimulation oder pharmakologische Stimulation mit Neostigmin oder Ceruletid
- Pankreatitis: parenterale Ernährung (▶ 6.2.2)
- Enterokolitis: topische Antibiotikaapplikation über Sonde, rheologische Maßnahmen bei ischämischer Genese
- Alkalulöse Cholezystitis: Gabe von Antibiotika/Cholezystektomie

Ernährung
- Enterale, z. B. Spurenelemente, Vitamine oder parenterale Ernährung
- Mit Glutamin angereicherte enterale Ernährungslösungen werden bevorzugt

Gerinnung
- Substitution durch FFP, Vitamin K-Präparate, ggf. Fibrinogen, Faktor VIII bei Verbrauchskoagulopathie
- AT-III-Gabe, wenn nicht erfolgreich, evtl. Gabe von rekombinantem Protein C (rhAPC)

ZNS
- Generalisierte Entzündungsreaktion – Mitreaktion des ZNS: Bewusstseinsstörungen (Somnolenz bis Koma) – produktive Phasen (Agitation/Aggressivität)
- Blutglukose → Konzentrationseinstellung: um 150 mg/dl
- ACTH-Test – Nebenniereninsuffizienz/Substitution von Hydrocortison (Einzelfälle)
- Glukokortikoide in niedriger Dosis, z. B. 200–300 mg pro/d

> Die Prognose wird wesentlich davon bestimmt, ob die Grunderkrankung adäquat behandelt werden kann. So ist z. B. bei einem infektiösen Geschehen entscheidend, ob die Herdsanierung gelingt und die antibiotische Behandlung erreger- und resistenzgerecht ist.

Intensivpflege

Beobachten und Monitoring
Eine kontinuierliche, regelmäßige und umfassende Beobachtung von Schwerkranken auf der Intensivstation kann zur frühzeitigen Erkennung eines beginnenden Organversagens beitragen, sodass rechtzeitig therapeutisch eingegriffen und weitere Komplikationen verhindert werden können.
- Bewusstseinslage und neurologischer Status (erweitertes neurologisches Monitoring der neurochirurgischen und/oder neurologischen Intensivpflege)
- Atmung: Kontrolle der Beatmungsparameter, arterielle BGA, Pulsoxymetrie
- Invasive und nichtinvasive Herz-Kreislauf-Parameter: RR, HF, Herzrhythmus, ZVD und PAP im kontinuierlichen Vergleich
- Bilanz/Urin: Stundendiurese, Flüssigkeitsbilanz, spez. Gewicht
- Ernährungszustand: ausreichende Ernährungsmenge, Darmfunktion (besonders beim Einsatz von Opioiden), Frühzeichen einer Beeinträchtigung des Allgemeinzustands

- Haut- und Schleimhautzustand: Petechien (Gerinnungsstörungen), Zyanose (Hypoxämie), lokale Infektionszeichen an den Punktionsstellen der invasiven Zugänge
- Körperkerntemperatur: Temperatur ↑ (beginnende Infektion?), periphere Temperatur ↓ (Zentralisation des Kreislaufs)
- Mikrobiologisches Monitoring: Sekrete auf Farbe und Konsistenz beurteilen
- Vermeiden nosokomialer Infektionen (▶ 1.3.1): Einhaltung aller hygienischen Rahmenrichtlinien (▶ 1.3), Isolation bei MRSA-Infektionen (▶ 3.7.5), aseptische Arbeitsweise, sterile Materialien, geschlossene Absaugsysteme (▶ 4.5.4)

Prophylaxen

▶ 3.3

- Aspirationsprophylaxe: Bei üblicher kontinuierlicher enteraler Ernährung ist eine ca. 40°-Oberkörperhochlage empfohlen
- Obstipationsprophylaxe:
  - Zum Erhalten der Darmfunktion Passage durch Stimulation von außen anregen, z. B. eine regelmäßige Baucheinreibung, warme feuchte Bauchwickel/-umschläge, evtl. Einläufe und medikamentöse Maßnahmen (nach ärztl. AO) – besonders wichtig bei Applikation von Opioiden
  - Auf ausreichende Flüssigkeitsgabe achten
  - Frühzeitige, regelmäßige Bewegungen/Mobilisation (wirken auch darmanregend).
- Intertrigoprophylaxe:
  - Hautareale sollten nie direkt aufeinanderliegen, Haut soll trocken sein; evtl. Hautschutzplatten verwenden. Zur Fixierung von Zu- und Abgängen nur hautschonendes Pflastermaterial verwenden, z. B. Gefäßzugänge mit Hydrokolloidverbänden (Varihesive extra dünn® oder Comfeel® Plus ▶ 7.4), transparenter Wundverband.
  - Magensonde und Tubus mit Fixomull® verbinden
  - Bei kontinuierlichen Durchfällen evtl. Fäkalkollektor einsetzen
- Dekubitusprophylaxe:
  - Haut durch schonende Bewegung vor Mikro- bzw. Makroeinrissen schützen (Scherkräfte vermeidende Bewegungstechniken bzw. kinästhetische Verfahren einsetzen ▶ 3.6.2)
  - Bei Gerinnungsstörungen besteht erhöhte Blutungsneigung – dies bei allen pflegerischen Maßnahmen beachten.
  - Extremitäten zur Ödemprophylaxe möglichst hochlagern und Infusionsmengen beachten/Flüssigkeitsbilanz; im Intimbereich Druckstellen vermeiden

Bewegungsplan

- Frühzeitige Entwicklung und Einhaltung eines individuellen Bewegungsplans für den Patienten, grundsätzlich nach kinästhetischen ▶ 3.6.2 und basal stimulierenden Aspekten ▶ 3.6.4
- Wechsellagerungen: Rechts/links-Lagerungen, 135°- und 30°-Rücken- und Seitenlage zur Vermeidung von Ventilations-/Perfusionsstörungen. Intermittierende sitzende Position im Bett (Herzbettlage ▶ 3.4) oder im Sitzwagen zur Optimierung der Herz-Kreislauf-Situation sowie des vestibulären Organs (Mobilisationsstufenplan beachten)

- Scherkräfte werden bei allen Bewegungen des Patienten vermieden → Gefahr besteht besonders bei Schwerkranken mit Permeabilitätsstörungen der Kapillaren (▶ 3.3.1)
- Bei Lagerungsinstabilität Mikrolageveränderungen vornehmen. Falls nicht möglich → kinetische Therapie einsetzen

Ernährung
- Aufrechterhaltung einer ausgewogenen und kalorisch adaptierten Ernährung: frühestmöglich enterale Ernährung via Duodenalsonde, sonst parenterale Ernährung
- Ggf. Feinnadelkatheterjejunostomie, Infektionsprophylaxe
- Nahrungsaufbau (▶ 6.2), z. B. Oligopeptiddiät (Survimed OPD®-Nutrodrip® Intensiv)

Körperpflege

Hautpflege
- Individuelle und bedürfnisorientierte Hautpflege:
  - Aktuellen Hautstatus ermitteln
  - Vermeiden von Seifenrückständen auf der Haut, z. B. Waschwasser ohne Zusätze
  - Evtl. Swash® zur schonenden Wäsche einsetzen → Achtung: Allergie!
- Gespannte (evtl. ödematöse) Haut bedarf einer besonderen Körperpflege → Pflegemittelauswahl nach Hauttyp, Hautverletzungen jeglicher Art vermeiden

Unterstützen der körpereigenen Immunabwehr
- Den Tag-Nacht-Rhythmus des Schwerkranken beachten. Tagesablauf entsprechend planen, Therapie- und Ruhephasen sollten sich abwechseln. Ruhe beeinflusst positiv die persönliche Abwehrlage und Genesungsdauer des schwerkranken Menschen.
- Bei Gabe von Sedativa das Ramsay-Schema (▶ Tab. 9.1) nutzen (Wechsel zwischen unterschiedlichen Bewusstseinsebenen bei Sedierung, z. B. am Tage leichter erweckbar, in der Nacht tiefere Sedierung anstreben)
- Für eine ruhige, sichere Umgebung sorgen: Alarmgrenzen individuell einstellen, Zimmertür schließen, unnötigen Lärm vermeiden, über alle Interventionen frühzeitig informieren → keine Berührung des Patienten ohne Ankündigung!
- Kalkulierte Antibiotikatherapie (Mikrobiologie)
- Verzicht auf Wadenwickel bei Fieber, da die erhöhte Körpertemperatur primär eine körpereigene Abwehrmaßnahme darstellt (bakterizid wirkt und die weitere Immunabwehr stimuliert). Ausnahme: Schwerkranke mit neurologischer oder kardialer Problematik

Umgang mit dem Schwerkranken und Angehörigen
- Gewährleisten einer individuellen pflegerischen Betreuung unter Berücksichtigung seiner Wünsche und Gewohnheiten (Konzept der Basalen Stimulation®, ▶ 3.6.4)
- Angehörige frühzeitig einbeziehen: Eine kontinuierliche, emotionale Bezugsperson ist bei stark wahrnehmungsgestörten Menschen sehr wichtig, da diese Beziehung einen entscheidenden Einfluss auf die Genesung des Erkrankten haben kann.

- Die Besuchszeitenregelung, wie bei allen Schwererkrankten, freizügig gestalten und Kontakt zum Patienten, wenn möglich, jederzeit ermöglichen
- Der erste Kontakt zu den Angehörigen des zu betreuenden Patienten ist der entscheidende Kontakt. Mit ihm legen beide Seiten die Grundlage für das spätere Miteinander bei folgenden Besuchen!
- Der Informationsfluss im therapeutischen Team zwischen Pflege und Medizin muss reibungslos funktionieren, sodass jede Seite über die Inhalte der Gespräche mit den Angehörigen Bescheid weiß.
- Angehörige über die invasive Behandlung im MOV unterrichten, für Verständnis werben und sicherstellen, dass sie die Erläuterungen verstanden haben
- Immer Zeit für ein (kurzes) Gespräch mit den Angehörigen einplanen
- Kontakte zur Krankenhausseelsorge anbieten bzw. herstellen, evtl. Kontakt zum Psychologen vermitteln

Literatur
Larsen R. Anästhesie und Intensivmedizin. 7. A., Heidelberg: Springer, 2007.
Nürnberger H, Hasse, FM, Pommer A: Klinikleitfaden Chirurgie, 5. A. München: Elsevier, 2010.
Reske AP, Schreiter D, Kaisers UX, Stözel. Kasuistik interaktiv: Lanzarote-Urlauber mit Sepsis und Multiorganversagen, Anästhesiologie, Intensivmedizin, Notfallmedizin, Schmerztherapie, Stuttgart: Thieme 2010; 45: 224–228.
Schürholz T, Marx G. Multiorganversagen in Checkliste Intensivmedizin – Leuwer M, Marx G, Trappe H J, Zuzan O. 3. A. Stuttgart: Thieme, 2010.
Vincent JL, Moreno R, Takala J. The SOFA (sepsis-related organ failure assessment) score to describe organ dysfunction/failure. Intensive Care Med., 1996; 22: 707–710.

11.56 Myasthenia gravis
Christian Hoffmann

Abstract
Unter Myasthenie versteht man eine abnorme Ermüdbarkeit der Muskulatur bei Belastung. In Ruhe erholt sich die Muskelkraft wieder. Auslöser ist ein autoimmunologischer Prozess, der häufig seinen Ausgangspunkt im Thymus (Thymom oder Thymus-Hyperplasie) hat. Dabei werden Autoantikörper gegen Acetylcholinrezeptoren an der postsynaptischen Membran der motorischen Endplatte gebildet. Dadurch wird die Erregungsüberleitung vom Nerv auf den Muskel vermindert. Myasthenia gravis ist relativ gut medikamentös zu behandeln. Eine myasthene oder cholinerge Krise erfordert oft eine längere Intensivbehandlung. Die Symptome dieser Krisen sollten daher bekannt sein; wichtig ist eine gute Krankenbeobachtung bzw. Kommunikation mit dem Patienten, um eine Verschlechterung rechtzeitig zu erkennen. Gute Atemgymnastik und Anpassung der Medikation können den Patienten häufig vor der Intubation bewahren.

Symptome
Bei vielen Patienten fällt zunächst eine abnorme belastungsabhängige Ermüdbarkeit der Muskulatur auf, die im Tagesverlauf zunimmt. Das Auftreten einer myasthenen oder cholinergen Krise (Auslöser oft Infekte, Medikamente, Narkosen ▶ Tab. 11.31) erfordert häufig eine maschinelle Beatmung.

- Abnorme Ermüdbarkeit der quergestreiften Muskulatur, betont am Kopf und den oberen Extremitäten
- Bei Befall der Atemmuskulatur: Ateminsuffizienz
- Ptosis: Herabhängen der Augenlider
- Doppelbilder, näselnde Sprache, Sprach- und Schluckstörungen
- Symptome der myasthenischen und cholinergischen Krise (▶ Tab. 11.31)

Tab. 11.31 Differenzialdiagnose myasthenische und cholinerge Krise

Symptome der myasthenischen Krise	Symptome der cholinergen Krise
Allgemeine Muskelschwäche	Allgemeine Muskelschwäche
Atemstörungen	Atemnot
Schluckstörungen, bulbäre Sprache	Angst, Reizbarkeit, Unruhe, Verwirrtheit, Krampfanfälle Faszikulationen, Muskelkrämpfe
Unfähigkeit abzuhusten	Starke Bronchialsekretion
Blasse Gesichtsfarbe	Warme, gerötete Haut, starkes Schwitzen
Mydriasis, Ptosis	Miosis
	Übelkeit, Magen-, Darmkrämpfe, Diarrhö
Tensilon®-Test positiv	Tensilon®-Test negativ

Diagnostik
- Anamnese, neurologische Untersuchung
- Tensilon®-Test: bei Gabe dieses Cholinesterasehemmers erholt sich die Muskelkraft schnell wieder → Nachweis der Myasthenie
! Wegen evtl. Nebenwirkungen des Tensilon® immer Atropin während des Tests bereithalten!
- Elektrophysiologie: Nervenstimulation u. Elektromyografie (EMG)
- Thorax-CT: Thymomnachweis
- Autoimmundiagnostik: Nachweis von Acetylcholinrezeptor-Antikörpern

Differenzialdiagnostik
Differenzialdiagnostisch können verschiedene muskuläre oder neurologische Erkrankungen der Myasthenia gravis ähneln. Ein pseudomyasthenisches Syndrom mit sehr ähnlichen Symptomen, aber völlig anderer Pathogenese, ist z. B. das paraneoplastische Lambert-Eaton-Rooke-Syndrom, das häufig bei Bronchialkarzinom auftritt.

Spezifische medizinische Therapie
- Cholinesterasehemmer (Mestinon®)
- Immunsuppressive Therapie mit Steroiden und Azathioprin (Imurek®)
- Thymektomie bei Patienten (günstige Wirkung v. a. bei Pat. und zwischen dem 15. und 50. Lebensjahr)
- Plasmapherese (▶ 8.2.4), um Antikörper zu eliminieren

Folgende Medikamente möglichst vermeiden, um die Muskelschwäche nicht zu verschlimmern (eine Auswahl):
- Antibiotika: u. a. Erythromycin, Gyrase-Hemmer, Polymyxine, Sulfonamide
- Curare- und Chinidinderivate
- Barbiturate, Benzodiazepine, versch. Antidepressiva
- Antikonvulsiva: u. a. Phenytoin, Carbamazepin
- Lokalanästhetika: Lidocain, Procainamide
- Verschiedene Antiarrhythmika u. Kalziumantagonisten
- Verschiedene Diuretika
! Auf Über- und Unterdosierung der Acetylcholinesterasehemmer achten!
! Zeichen der Überdosierung: Schwitzen, Stuhldrang, Erbrechen, Unruhe, Angst, Muskelzittern!

Myasthene Krise
- Zum Ausgleich des akuten Acetylcholinmangels an der motorischen Endplatte wird Neostigmin (Prostigmin®) oder Pyridostigmin (Mestinon®) i. v. verabreicht
- Atemgymnastik, Intubationsbereitschaft

Cholinerge Krise
Meist durch Überdosierung von Acetylcholinesterasehemmer verursacht
- Antidot: Atropin
- Cholinesterasehemmer absetzen
- Atemgymnastik, Intubationsbereitschaft

Intensivpflege
Oft kommen die Patienten zur Überwachung nach Operationen auf die Intensivstation, da es nach Gabe von Muskelrelaxanzien zu einer länger andauernden Störung der neuromuskulären Übertragung kommen kann → genaue postop. Einstellung der Mestinon®-Therapie erforderlich.
! Im Vordergrund stehen die Überwachung und Sicherung der Atmung!

Beobachten und Monitoring

Atmung
- Engmaschig Atemfrequenz und -rhythmus, Atemgeräusche, SaO_2
- Bei Intubierten: Überwachung der Beatmungstherapie
- Vitalkapazität mit Spirometer messen

Kreislauffunktion
- EKG, Puls, RR, Temperatur
- ZVD und Bilanz
! Patienten häufiger fragen, ob die Muskelkraft schlechter wird (häufig merken die Patienten als Erste, ob eine Verschlechterung eintritt)
- Beobachten auf näselnde, verwaschene Sprache, Ptosis
- Auf zeitgenaue Einnahme von Mestinon® achten
- Symptome der myasthenen oder cholinergen Krise beachten (▶ Tab. 11.31)
- Mobilisation möglich, dabei Patienten nicht überfordern.

Körperpflege

Sicherheit geben
- Überanstrengung des Patienten vermeiden
- Besonders beim Weaning (▶ 4.5.5) behutsam vorgehen, um Patienten nicht zu überfordern

Literatur
Deutsche Gesellschaft für Neurologie. www.dgn.org (letzter Zugriff: 26.8.2011).
www.myasthenia-gravis.de (letzter Zugriff: 26.8.2011).

11.57 Myokardinfarkt, akuter (AMI)
mit ST-Strecken-Hebung (STEMI) und ohne ST-Strecken-Hebung (NSTEMI)

Ricarda Scheiner

Abstract
Bei einem akuten Myokardinfarkt (AMI) entsteht eine Nekrose in einem umschriebenen Bezirk des Herzmuskels meist infolge eines akuten Koronararterienverschlusses mit laborchemischen und elektrokardiografischen Veränderungen. Die unterbrochene myokardiale Sauerstoffzufuhr (Ischämie) bewirkt die charakteristischen Schmerzen und eine gestörte Erregungsleitung und Rückbildung mit hämodynamischen Auswirkungen. Je nach Dauer der Ischämie und vorbestehender Kollateralisierung erreicht der Infarkt nach 4–6 h sein endgültiges Ausmaß. Unter dem Oberbegriff AMI werden transmuraler Infarkt mit ST-Strecken-Hebungen (STEMI) und Infarkt ohne ST-Strecken-Hebung (NSTEMI) zusammengefasst. Der Rechtsherzinfarkt (Verschluss der proximalen rechten Kranzarterie) stellt eine Hochrisikogruppe des inferioren Infarkts mit erhöhter Mortalität dar. Trotz aller Interventionen ist der AMI immer noch die häufigste Todesursache in den westlichen Ländern.

Die DGK/ESC-Leitlinien zum „Management von Patienten mit akutem Herzinfarkt und persistierender ST-Strecken-Hebung" betonen die Wichtigkeit der unverzüglichen Wiedereröffnung des verschlossenen Infarktgefäßes und damit den optimierten Handlungsablauf von Schmerzbeginn bis zur Revaskularisationstherapie. Rettungsdienst, Notaufnahme und Kliniken mit und ohne PCI-Bereitschaft (Perkutane Coronar Intervention – Oberbegriff für PTCA/PTA/Herzkatheterisierung) müssen ein Netzwerk bilden, das für die schnelle Diagnosestellung und Therapieeinleitung sorgt. Die Leitlinien von 2008 beinhalten im Wesentlichen einige Änderungen für die Entscheidungspfade einer optimalen Reperfusionsstrategie. Laborergebnisse müssen nicht mehr abgewartet werden, um diese spezifische Therapie einzuleiten, die typischen Symptome mit entsprechenden EKG-Veränderungen reichen zur Therapieentscheidung aus.

Für die Intensivpflege ist es unerheblich, ob bei einem Patienten Chest Pain, STEMI oder ein NSTEMI diagnostiziert wird. Die Betreuung und Krankenbeobachtung bleibt dabei unverändert. Bei dem Verdacht auf ACS (akutes Koronarsyndrom) erfolgt eine Infarkttherapie bis zum Ausschluss eines Infarkts.

Infarkttypen
Einteilung nach:
- Lokalisation: Septuminfarkt, Vorder-, Hinter- o. Seitenwandinfarkt
- Vorhandensein einer ST-Hebung: STEMI versus NSTEMI

Ursachen/Ätiologie
- Arteriosklerotisch veränderte Koronararterien mit konsekutiver Koronarthrombose (zu 96 % gefäßverschließender Thrombus bei KHK)
- Arteriitis bei: Lues, Polyarteritis nodosa, rheumatoide Arthritis, SLE
- Koronarien mit Wandverdickung, z. B. bei Amyloidose, Mediastinalbestrahlung
- Embolischer Verschluss, z. B. bei infektiöser Endokarditis, nichtbakterieller thrombotischer Endokarditis, Mitralklappenprolaps, Thrombenausschwemmung aus linkem Vorhof/Ventrikel oder Pulmonalvenen, Embolien von prothetischen Herzklappen, Thromben von intrakardialen Kathetern oder Führungsdrähten
- Kongenitale Anomalien der Koronargefäße
- Kokainabusus → erhöhter Sauerstoffbedarf des Myokards mit Koronarspasmen und aktiver Myokarditis
- Koronarspasmen (Prinzmetal-Angina, KHK)
- Aortenstenose, Polyzythämie, prolongierte Hypotonie

Symptome
- Vorboten: thorakale Schmerzen in Ruhe bereits vor dem Infarkt (bei einem Großteil der Patienten)
- Schmerzdauer: typischerweise > 20 Min. bis Stunden
- Schmerzcharakter: Vernichtungsschmerz, Brennen, Stechen, Druck, Engegefühl
- Schmerzlokalisation: oft retrosternal nach links ausstrahlend, selten nach rechts; Taubheit oder Kribbeln im linken Arm; Manifestation auch im Epigastrium, Schulter, Rücken, Hals und Unterkiefer
- Begleitsymptome, z. B. Schweißausbruch, Übelkeit, Erbrechen, Unruhe, Angst, Schwäche
- Dyspnoe
- Hämodynamische Auswirkungen: RR ↓, Gefahr des kardiogenen Schocks (▶ 12.2.3)
- EKG-Veränderungen, ST-Strecken-Hebung (▶ Tab. 11.32)
- Herzrhythmusstörungen, z. B. Bradykardie, Kammerflimmern/Kammertachykardie, ventrikuläre Extrasystolen, Vorhofflimmern, AV-Blockierungen
- Atypische Manifestationen: untypische Schmerzlokalisation, extremer Leistungseinbruch, Nervosität, akut einsetzende Magen-Darm-Beschwerden, Herzinsuffizienz

> Infarktschmerz ist im Gegensatz zum Angina-pectoris-Schmerz nicht nitratsensibel und bleibt zudem in seiner Intensität auch unter körperlicher Entlastung gleich. Der typische Infarktschmerz unterscheidet sich von pektangiösen Beschwerden darüber hinaus durch seine Dauer.

Stummer Infarkt
Stummer Infarkt ohne typische Schmerzsymptomatik häufig bei Patienten mit verminderter Schmerzwahrnehmung (Diabetes mellitus, ältere Patienten) und Hypertonie; Luftnot, Verwirrtheit, Synkope und Schwäche können hier die führenden Symptome sein

11.57 Myokardinfarkt, akuter (AMI)

Tab. 11.32 Infarkttypische Veränderungen im EKG [L157]

Stadium	Anzeichen	
Initalstadium	Beträchtliche T-Überernährung (Erstickungs-T); meist bei Klinikeinweisung nicht mehr nachweisbar	Erstickungs-T
Stadium I (frisches Stadium)	ST-Hebung, mit Abgang aus dem absteigendem QRS-Schenkel, evtl. in den gegenüberliegenden Ableitungen spiegelbildliche Senkung	
Zwischenstadium	ST-Hebung, Auftreten pathologisch tiefer Q-Zacken, evtl. R-Verlust, terminal spitz negative T-Welle. ST-Hebung > 6 Wochen: an Aneurysma denken!	
Stadium II (Folgestadium)	Rückbildung der ST-Hebung, T-Welle wird tiefer, spitzer, evtl. Aufbau einer kleinen R-Zacke, pathologische Q-Zacken persistieren. (Pardee-Q)	
Stadium III (Endstadium)	Pathologische Q-Zacken, ST-Hebung nicht mehr nachweisbar, T-Wellen positiv, R-Zacke nimmt wieder an Höhe zu	

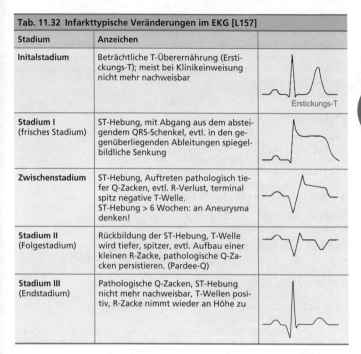

Diagnostik

Notfall – Sofortmaßnahmen vor weiterer Diagnostik
- Venenzugang legen
- Kontinuierliches Monitoring
- Oberkörper hochlagern
- Sauerstoffgabe 3–5 l/Min. über Sauerstoffsonde
- Intubations- und Reanimationsbereitschaft
- Morphingabe (4–8 mg i. v. initial) zur Anxiolyse und Analgesie
- Bei Bradykardie und Blutdruckabfall Atropingabe und Kopftieflage

- Klinik und Anamnese: Schmerzdauer, Schmerzcharakter, Schmerzlokalisation, Begleitsymptome
- Auskultation: Herztöne, Systolikum, Perikardreiben
- EKG mit 12 Standardableitungen sowie den 6 rechtsventrikulären Ableitungen (Lokalisation: Vorderwandinfarkt/Hinterwandinfarkt, ST-Strecken-Hebung, Stadienverlauf, Blockbild)
- Infarktspezifische Laborparameter: Myoglobin, CK, CK-MB, Troponin I, Troponin T

- Rö-Thorax: pulmonalvenöse Stauung, Kardiomegalie, Lungenödem
- Echokardiografie: Beurteilung von Wandbewegungsstörungen, Kontraktilität, Rechtsherzinfarkt, Thrombenbildung, Ruptur von Myokardstrukturen, Perikarditis/Tamponade, Aneurysma
- Ggf. PiCCO oder PAK (▶ 3.2.5): bei Lungenödem, schwerer Herzinsuffizienz, kardiogenem Schock
- Koronarangiografie

Spezifische medizinische Therapie

Therapieziele
- Schmerzbekämpfung
- Reperfusion (primäre PCI) der verschlossenen Gefäße
- Verhindern oder Beseitigen lebensbedrohlicher Herzrhythmusstörungen, Stabilisierung des Kreislaufs
- Prävention und Behandlung von Komplikationen

Therapiemaßnahmen
- Siehe Notfallmaßnahmen

Medikamentöse Therapie
- Antithrombozytäre Begleittherapie: ASS, Clopidogrel, NSAID und COX-2-Hemmer, GP IIb/IIIa-Antagonisten wie Abciximab/Tirofiban/Eptifibatide
- Antithrombintherapie: Heparin, Bivalirudin, Fondaparinux
- β-Blocker → reduziert den myokardialen Sauerstoffverbrauch und erhöht die Schwelle für Kammerflimmern; nicht bei Hypotonie, höhergradigen AV-Blockierungen oder Asthma bronchiale
- Nitrate → senken die Nachlast, erweitern die Gefäße und verbessern somit die Koronarperfusion und Hämodynamik; nicht bei Hypotonie oder Bradykardie
- ACE-Hemmer: Senkung der Wandspannung und Nachlast, Hemmung der sympathischen Aktivierung, nicht bei Hypotension
- Antiarrhythmika bei Rhythmusstörungen
- Magnesium bei torsadenartigen Kammertachykardien (▶ 11.29)

Reperfusionstherapie
! Die primäre PTCA (▶ 8.2.7) ist der thrombolytischen Therapie des ACS mit ST-Strecken-Hebungen überlegen. Die aktualisierten Leitlinien empfehlen eine Koronarintervention möglichst unmittelbar und nicht später als 2 h nach dem ersten medizinischen Kontakt (EMK). Bei gesichertem großem Vorderwandinfarkt, bei dem die Diagnosestellung innerhalb von 2 h nach Symptombeginn erfolgte, beträgt das erlaubte Zeitfenster 90 Min. Ist dies nicht möglich, muss bei fehlender Kontraindikation mit Lysetherapie begonnen werden. Auch wenn diese erfolgreich war, sollte der Patient innerhalb von 24 h, aber nicht früher als 3 h, eine Herzkatheteruntersuchung erhalten!
- Revaskularisation mittels PCI (perkutane Koronarintervention): PTCA, ggf. mit Stent-Implantation in erfahrenem Zentrum bei:
  - Patienten mit infarkttypischen Beschwerden und EKG-Veränderungen (▶ Tab. 11.32)
  - Patienten im kardiogenen Schock
  - Kontraindikationen gegen Lysetherapie (▶ 8.2.8)

- Thrombus-Aspiration
- Thrombolytische Therapie (Lysetherapie), z. B. mit Streptokinase, Urokinase, Anistreplase, Alteplase (▶ 9.3.1). Der Wirkmechanismus besteht in der direkten oder indirekten Aktivierung von Plasminogen. Bei Patienten indiziert, mit:
  - Infarkttypischen Beschwerden und EKG-Veränderungen, ohne absehbare Möglichkeit einer katheterbasierten Reperfusion → Kontraindikationen beachten. Die Komplikationen (Reperfusionsarrhythmien, RR-Abfall, Blutungen, Anaphylaxie) sind nicht zu unterschätzen.
- Rescue-PCI, nach erfolgloser Lysetherapie bei allen Patienten mit großem Infarkt, wenn die PCI innerhalb von 12 h nach Symptombeginn erfolgen kann
- Unterstützende und ergänzende Verfahren: Lifebridge® (▶ 8.2.13), IABP (▶ 8.2.12)
- Ggf. Notfall-ACVB

Symptomatische Therapie
- Rhythmisierung: medikamentös, elektrische Kardioversion oder Defibrillation
- Allgemeinmaßnahmen:
  - Änderung des Lebensstils bewirken, z. B. Nikotinkarenz, Erreichen von Normalgewicht, ausreichend körperliche Bewegung, Blutdruckeinstellung, Blutzuckereinstellung bei Diabetikern
  - Medikamentöse Therapie: ASS, β-Blocker, ACE-Hemmer, evtl. zusätzliche Medikation, z. B. Vitamin-K-Antagonisten, Nitrate, Kalziumantagonisten, Antiarrhythmika

Komplikationen

Frühphase
- Pumpversagen (positiver Schockindex, herabgesetzte Durchblutung der Peripherie, Oligurie)
- Re-Ischämie (erneut verschlossenes Infarktgefäß), zu unterscheiden von Postinfarktangina (thorakale Beschwerden ohne ischämische Ursache)
- Bradyarrhythmien, z. B. Sinusbradykardie, AV-Block I–III, intraventrikuläre Leitungsstörungen
- Supraventrikuläre Arrhythmien, z. B. Sinustachykardie, Vorhofflimmern, Vorhofflattern, junktionaler Rhythmus
- Ventrikuläre Arrhythmien, z. B. ventrikuläre Extrasystolie, akzelerierter idioventrikulärer Rhythmus, ventrikuläre Tachykardie, Kammerflattern, Kammerflimmern
- Herzinsuffizienz mit Lungenödem
- Kardiogener Schock (▶ 12.2.3)

Spätphase
- Linksventrikuläre Thromben (durch entzündliche Mitbeteiligung des Endothels im Infarktareal)
- Linksventrikuläres Remodeling (kompensatorische Mehrbewegung des nicht infarzierten Myokards führt konsekutiv zur weiteren Dilatation des linken Ventrikels)
- Ruptur der freien Wand (dramatische Komplikation auch nach unkompliziertem Verlauf, durch eine Ruptur des infarzierten Gewebes)
- Ventrikelseptumruptur, Papillarmuskelabriss, Papillarmuskeldysfunktion

- Perikarditis
- Linksventrikuläres Aneurysma

> - Keine i. m.-Injektionen: Blutungsgefahr bei Lysetherapie, Verfälschung d. CK-Werte
> - Keine Punktionen von schlecht komprimierbaren Gefäßen, gepolsterte nasale Sonden oder O_2-Maske verwenden → Verfälschung der CK-Werte durch verursachte Wunden

Intensivpflege

Pflege nach PTCA ▶ 8.2.7
Pflege nach kardiochirurgischen Eingriffen ▶ 8.3.2

Beobachten und Monitoring

- Kontinuierliches Monitoring aller Vitalparameter mit erweiterter Arrhythmieüberwachung (ST-Segment):
  - Bei Anlage der Klebeelektroden mögliche Notfallmaßnahmen berücksichtigen
  - Bei hämodynamischer Instabilität kontinuierliche arterielle RR-Messung (▶ 3.2.5)
- Aufrechterhalten der Atmung und Sicherung der Atemwege
- Sauerstoffapplikation und Intubationsbereitschaft
- Patientenbeobachtung: Dyspnoe, Atemgeräusche, Zyanose, Körperhaltung
- Bereitstellen und Einnahmekontrolle von Medikamenten
- Unterstützung bei der Diagnostik und den Therapiemaßnahmen
! Ausführliche Information des Patienten über Diagnostik, Vorgehen und Therapiemaßnahmen. Patienten in der Akutphase nicht allein lassen!

> **Für Notfallsituationen gerüstet sein**
> Bei Kreislaufinstabilität und vorhandenen oder drohenden Herzrhythmusstörungen entsprechende Notfallmedikamente, Notfallwagen und Defibrillator in Patientennähe bringen.

Neurologische Überwachung

- Engmaschige Verlaufskontrolle der Neurologie: Bewusstseinszustand, Orientierung, Pupillenreaktion, Motorik
- Schmerzkontrolle und Schmerzbeobachtung: Patienten anhalten, Veränderungen mitzuteilen

Körpertemperatur regulieren

- Verlaufskontrolle der Körpertemperatur (Temperaturanstieg nach einem Infarkt physiologisch), sekundäre Infektionen mit Fieberentwicklung rechtzeitig erkennen

Ausscheidungen

- Urinbeobachtung (Beimengungen, Farbe, Geruch) und Ausfuhrkontrolle zur Bilanzierung

11.57 Myokardinfarkt, akuter (AMI)

- In der Akutphase evtl. Blasendauerkatheter anlegen (nach Arztrücksprache) zur Entlastung des Patienten und genaueren Ausfuhrkontrolle

Prophylaxen
- Pneumonieprophylaxe und alle weiteren notwendigen Prophylaxen (▶ 3.3) durchführen

Bewegungsplan

In der Akutphase
- Jede Anstrengung vermeiden
- Einhaltung der Bettruhe überwachen, Patientenklingel (und für den Patienten wichtige Dinge) in Greifnähe bereitstellen
- Herzentlastende Lagerung, z. B. Herzbettlage, Oberkörperhochlage
! Keine Oberkörperhochlage bei Kreislaufinstabilität, RR ↓

In der Erholungsphase
- Individueller Mobilisationsbeginn nach ärztl. AO, in Abhängigkeit von Kreislaufstabilität, Schmerzfreiheit, rückläufigen Herzenzymen und Belastbarkeit des Patienten
- Atemerleichternde Lagerung, z. B. Herzbettlage (nicht bei Kreislaufinstabilität)

Körperpflege

In der Akutphase
- Patienten in der Akutphase vollständig entlasten:
  - Beengende Kleidung ausziehen
  - Bettruhe, für ruhige Atmosphäre sorgen, Ruhephasen berücksichtigen
  - Pflegerische Maßnahmen auf das Notwendigste reduzieren, teilweise oder vollständig übernehmen, z. B. Körperpflege

> Ist der Patient nicht beschwerdefrei, wird er nicht belastet!

- Sedierung/Analgesie nach ärztl. AO durchführen
- Klare Organisationsstruktur und Bezugspflege wirken sich positiv auf das Befinden und die Kooperationsfähigkeit des Patienten aus
- Sinnvolle Einstellung der Alarmgrenzen vom Monitor trägt zu einer lärmreduzierten und weniger belastenden Situation des Patienten bei.

In der Erholungsphase
- Planung und Einhaltung von Ruhephasen für den Patienten
- Tag-Nacht-Rhythmus ermöglichen, Schlafgewohnheiten berücksichtigen
- Entlastung des Patienten, z. B. durch Übernahme der Körperpflege, und Bettruhe sind in der Akutphase primär sinnvoll
! Erzeugt diese Situation jedoch vermehrt Stress beim Patienten, können die Maßnahmen nach Arztrücksprache modifiziert werden!
- Welche Anteile der Körperpflege vom Patienten selbst übernommen werden können, ist abhängig von: Belastbarkeit, klinischem Zustand, Auftreten von Schmerzen, EKG, Herzenzymen.

> **Kommunizieren**
> Der psychosoziale Aspekt der pflegerischen Betreuung eines Patienten nach Myokardinfarkt ist elementar wichtig. Der Patient befindet sich in einer absoluten emotionellen und körperlichen Stresssituation und bedarf einer von Empathie und Kompetenz begleiteten Unterstützung. Unter Angst (Todesangst) und Schmerzen (Vernichtungsschmerz) schüttet der Körper Stresshormone aus, die für eine weitere Verschlechterung des Allgemeinzustands sorgen können.
> Für die betreuende Pflegekraft sind das Gespräch, die Informationsvermittlung (Beratung und Schulung) und das aufmerksame Zuhören ein unverzichtbares Instrument bei der Patientenversorgung. Der Patient kann nur dann zu seiner Genesung beitragen, wenn ihm die Sinnhaftigkeit und Notwendigkeit der medizinischen Maßnahmen und pflegerischen Interventionen verständlich vermittelt wird.

- Betreuung der Angehörigen
  - Kontakt zum Arzt herstellen (Information der Angehörigen über den Patientenzustand)
  - Abhängig von der Patientensituation kurze Besuche ermöglichen
  - Belastungssymptome des Patienten während des Besuchs beobachten – ggf. Besuch abbrechen und Angehörigen die Maßnahme erläutern
- Individuelle, an die Situation des Patienten angepasste Besucherregelung festlegen

Ernährung
- Patient bleibt in der Akutsituation primär nüchtern
- Nahrungsaufnahme nach ärztl. AO
- Nach Stabilisierung leichte, cholesterinarme Kost
- Einfuhrkontrolle (evtl. eingeschränkte Trinkmenge) zur Bilanzierung
- Mundpflege zur Reduktion des Durstgefühls anbieten

11.58 Nierenversagen

11.58.1 Akutes Nierenversagen („acute kidney injury", AKI)

Helga Frank, Heike Dertinger

Abstract
Das akute Nierenversagen ist eine potenziell lebensbedrohliche Erkrankung, die durch den akuten (d. h. Stunden, Tage bis Wochen), oft reversiblen Verlust der Nierenfunktion definiert ist. Charakteristisch sind eine Abnahme der glomerulären Filtrationsrate und der Anstieg des Serumkreatinins (> 25 % des Ausgangswerts). Klinische und laborchemische Zeichen sind: Abnahme der Diurese, Überwässerung, Störungen der Elektrolyte (Hyperkaliämie, Hyperphosphatämie), Entwicklung einer metabolischen Azidose.

Klassifikation nach Ätiologie
- Vasokonstriktion (Gefäßverengung mit Durchblutungsstörung)
- Ischämie, Hypoxie (Sauerstoffmangel im engeren Sinne)
- Nephrotoxine (Stoffe, die auf die Niere giftig wirken)

Ursachen

Prärenale Ursachen (21 %)
- Intravasaler Volumenmangel:
  - Blutungen
  - Massive Entwässerung
  - Gastrointestinale Flüssigkeits- und Elektrolytverluste
  - Volumenverluste in „dritte" Kompartimente: Bauchhöhle (Pankreatitis, Peritonitis)
  - Verbrennungen
  - Trauma, Polytrauma, z. B. nach Unfällen
  - Nephrotisches Syndrom
  - Leberzirrhose
- Verminderte kardiale Pumpfunktion
  - Herzinsuffizienz, Myokardinfarkt
  - Perikarditis mit Tamponade
  - Lungenembolie
  - PEEP-Beatmung (▶ 4.5.1)
- Periphere Vasodilatation
  - Sepsis
  - Medikamente
- Gestörte Autoregulation
  - Prostaglandin-Synthese-Inhibitoren (NSAID)
  - ACE-Hemmer

Intrarenale Ursachen (51 %)
- Toxische Schäden (auch durch Diagnostika, z. B. Kontrastmittel)
- Antibiotika und andere Medikamente
- Renoparenchymatöse Erkrankungen, z. B. immunologische Erkrankungen, Glomerulonephritis

Postrenale Ursachen (10 %)
- Verlegung der ableitenden Harnwege von innen durch: Konkremente, Blutkoagel
- Verlegung der Harnwege von außen:
  - Gutartige oder bösartige Raumforderung: Tumor von Prostata, Blase, Uterus
  - Retroperitoneale Blutung (Operation, Trauma)

Arten
- **Anurisch**: ohne Urinproduktion bzw. mit einer Urinmenge ≤ 150 ml/24 h
- **Oligurisch**: bis 600 ml/24 h
- **Polyurisch**: > 3.000 ml/24 h, Urin ohne Konzentration im Sinne eines hypoosmolaren Urins

Phaseneinteilung
Beim ANV werden klassisch 4 Phasen unterschieden:
Induktion: Auftreten des schädigenden Ereignisses mit Abnahme der glomerulären Filtrationsrate (GFR) und tubulärer Schädigung
Erhaltung: Oligurie/Anurie, über Tage bis Wochen
Erholung: polyurische Phase, i. d. R. nur Tage andauernd

Restitution: Bei ca. 80 % der Patienten kommt es im Verlauf von Monaten zu einer vollständigen Erholung der Nierenfunktion. Bei den restlichen Patienten ist mit Folgeschäden in Form einer chronischen Niereninsuffizienz zu rechnen.

Symptome
- **Klinische Symptome:** allgemeine Urämiezeichen, z. B. Müdigkeit, Schwäche, Appetit ↓, Pruritus (Hautjucken);
- **Herz/Kreislaufsystem:** Hypertonie, Hyperkaliämie (Herzrhythmusstörungen), Ödeme, Hypervolämie
- **Lunge:**
  - Ateminsuffizienz, Lungenödem
  - Pleuritis, Bronchitis, Pneumonie
  - Hyperventilation, Kussmaul-Atmung, AF ↑, Foetor uraemicus
- **Nervensystem:**
  - Somnolenz, Bewusstseinseintrübung, Agitiertheit
  - Polyneuropathien, Verbreiterung der Reflexzonen
- **Gastrointestinaltrakt:**
  - Diarrhö, Übelkeit, Erbrechen, Singultus
  - GI-Blutungen, Aszites
- **Blut:**
  - Störungen im Elektrolythaushalt (Hyperkaliämie, Hyponatriämie ▶ 6.3.1)
  - Metabolische Azidose (▶ 6.4)
  - Anstieg der Retentionswerte (Kreatinin, Harnstoff)

Diagnostik

Anamnese
Die Symptome des ANV sind oft uncharakteristisch. Leitsymptome sind ein Rückgang der Diurese und Ödementwicklung. Beim schweren ANV treten häufig unspezifische Allgemeinsymptome (Verschlechterung des AZ, muskuläre Schwäche, Appetitlosigkeit) sowie neurologische Symptome (Vigilanzminderung) auf.

Körperliche Untersuchung
Die körperliche Untersuchung dient zur Erfassung des Schweregrads des ANV sowie zur Erfassung möglicher Ursachen → prä-, post-, intrarenales ANV:
- Überwässerung
  - Periphere Ödeme, Luftnot, pulmonale Rasselgeräusche
  - Gestaute Jugularvenen
  - Herzvergrößerung, Hepatomegalie
  - Pleuraerguss, Aszites
- Exsikkose:
  - Trockene Haut, Hautturgor, trockene Schleimhäute
  - Hypotonie, Tachykardie

Laborchemische Diagnostik
▶ Kap. 13
- Retentionswerte: Kreatinin, Harnstoff
- Elektrolyte: K^+, Na, Cl, pH-Status (Bikarbonat, Base Excess, Anionenlücke)
- Kalzium, Phosphat, alkalische Phosphatase (Hyperparathyreoidismus)
- BB, Differenzialblutbild

- Fragmentozyten, freies Hämoglobin, Haptoglobin (HUS = hämolytisch-urämisches Syndrom)
- Osmolarität (Diabetes)
- GOT, GPT, GT, Bilirubin, Quick-Wert (hepatorenales Syndrom)
- Komplement C3 + C4 (Glomerulonephritis)
- DNA-Antikörper (Doppelstrang; SLE)
- Antibasalmembran-Antikörper (Goodpasture-Syndrom)
- C-ANCA (Wegener-Granulomatose)
- Urinsediment, Bakteriologie
- Urinbilanzierung (24h-Sammelurin)
- Natrium, Kalium, Chlorid, pH-Wert im Urin
- Protein (Sulfosalicylprobe, Biuret-Reaktion, Bence-Jones-Protein)
- Berechnung der Kreatinin-Clearance

Bildgebende Diagnostik
- Sonografie der Niere: wichtigste Erstmaßnahme zum Ausschluss eines Aufstaus (postrenale Ursache). Bei ANV zeigen sich oft große, geschwollene Nieren mit echoarmen Markpyramiden.
- EKG: Herzrhythmusstörungen, Hyperkaliämiezeichen
- Nierenbiopsie (wenn Ätiologie unklar, nicht in anatomischen oder funktionellen Einzelnieren. Ausnahme: Transplantatniere)

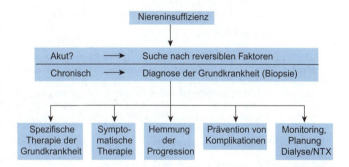

Abb. 11.31 Diagnostisches und therapeutisches Management der Niereninsuffizienz (nach Frank H, Schobel HP. Der Bayr. Int. 22 (2002) Nr. 6 [A300].)

Ziel ist, durch Stabilisierung des Kreislaufs (Ziel: MAP > 65 mmHg) und Optimierung des intravasalen Volumenangebots so schnell wie möglich eine ausreichende Durchblutung der Niere mit ausreichender Sauerstoffversorgung des Nierengewebes wiederherzustellen. Wenn dies in Abhängigkeit der Ursache gelingt, kann die Niere eine gute Tendenz zur Wiederaufnahme ihrer Funktion zeigen, andernfalls droht die Ausbildung eines chronischen Nierenversagens.

Komplikationen

Kardiovaskuläres System
- Herzrhythmusstörungen (Elektrolytstörungen, Überwässerung), Linksherzversagen bis zum Herzstillstand, erhöhtes Myokardinfarktrisiko
- Perikarditis mit Perikarderguss bis zur Perikardtamponade
- Arterielle Hypertonie (bei Überwässerung)

Pulmonale Komplikationen
- Interstitielles und alveoläres Lungenödem
- Im Rahmen der Urämie begünstigte bronchopulmonale Infekte und Pneumonie

Gastrointestinale Komplikationen
- Erosive Gastritis, Stressulzera
- Diffuse gastrointestinale Blutungen

Infektiöse Komplikationen
! Sepsis und septischer Schock!
- Sepsis ausgehend vom: Urogenitaltrakt, bronchopulmonale Infekte, schwere Entzündungsprozesse im Bauchraum (Peritonitis, Pankreatitis, Ileus)

Hämatologische Komplikationen
- Normochrome Anämie, Blutungsneigung
- Thrombozytopenien, gestörte Thrombozytenaggregation und -adhäsion

Spezifische medizinische Therapie

Das ANV ist heute häufig Teilaspekt eines Multiorganversagens und ist in Abhängigkeit der betroffenen Organsysteme z. T. mit bis zu einer 80-prozentigen-Letalität verbunden. Diese Letalität wird nicht durch das Ausmaß des Nierenversagens bestimmt, sondern durch die Anzahl der betroffenen Organsysteme.
- Therapie der Grunderkrankung: Schockbehandlung (▶ 12.2), Flüssigkeitszufuhr, Noxen absetzen, Verlegung der ableitenden Harnwege beseitigen
- Aufrechterhalten der hämodynamischen Stabilität mit einem entsprechend hohen mittleren arteriellen Druck (MAP ▶ 3.2.5)
- Aufrechterhalten bzw. Rekompensieren des Wasser- und Elektrolythaushalts (▶ 6.3)
- Stabilisieren des Säure-Basen-Haushalts (▶ 6.4)
- Akutdialyse (Hämodialyse, CVVH ▶ 8.2.4)
- Ausreichende Energiezufuhr durch hochkalorische enterale oder parenterale Ernährung (▶ 6.2)

Intensivpflege
Pflege bei Nierenersatztherapie (▶ 8.2.4)

Beobachten und Monitoring
- RR-Monitoring: Ziel: MAD ≥ 65 mmHg aufrechterhalten
- EKG-Monitoring (▶ 3.2.5): Herzrhythmus, HF
- Atmung (Lungenödem, Stauung)
- Körpertemperatur erfassen, da Infektionsrisiko gegeben ist

Ausscheidung
- Genaue Bilanzierung der Einfuhr und Ausscheidungen: Urin, Stuhlgang, Atmung, aber auch Drainagen, Brandwunden
- Täglich Gewichtskontrolle bei festgelegten Ober- und Untergrenzen (ärztl. AO)
- Alle Ausscheidungen auf Blut beobachten (Blutungsneigung)
- Zunahme der Urämiesymptomatik beobachten
- Nach ärztl. AO regelmäßige Kontrolle der Elektrolyte und Retentionswerte

Prophylaxen
- Pneumonie-, Dekubitus-, Thromboseprophylaxe (▶ 3.3)
- Infektionsprophylaxen und Hygienestandards sorgfältig einhalten, Patienten sind abwehrgeschwächt

Körperpflege
- Patienten haben oft trockene, juckende Haut, ggf. Fettsalben verwenden
- Hilfe bei der Körperpflege; wenn nötig, Ganzwaschung (▶ 3.5.1), Häufigkeit nach individuellem Bedarf

Ernährung
- Zunächst kaliumarme parenterale Ernährung oder enteral über Magensonde (▶ 6.2)
- Elektrolytverluste ausgleichen, z. B. Infusionszusätze
- ! Flüssigkeitsmengenbegrenzung nach ärztl. AO!

Literatur
Lameire N, Van BW, Vanholder R. Acute Renal Failure. Lancet, 2005; 365: 417–430:

11.58.2 Chronisches Nierenversagen (CNV)

Abstract
Das chronische Nierenversagen bezeichnet eine dauerhafte und fortschreitende Abnahme der glomerulären und tubulären Nierenfunktion, die i. d. R. zu einem endgültigen Nierenversagen führt. Bei einer Nierenleistung von unter 15 % der Norm (entsprechend einer glomerulären Filtrationsrate von unter 15 ml/Min./1,73 m^2) ist i. d. R. die Notwendigkeit einer Nierenersatztherapie (▶ 8.2.4) in Form von Dialysebehandlung oder Nierentransplantation (▶ 8.3.8) gegeben.

> Patienten mit einem chronischen Nierenversagen haben ein drastisch erhöhtes Risiko für kardiovaskuläre Komplikationen. Die kardiovaskuläre Morbidität und Mortalität ist besonders bei Dialysepatienten mit diabetischer Nephropathie erhöht.

Stadien des chronischen Nierenversagens
1. Stadium der vollen Kompensation: Kreatinin-Clearance eingeschränkt, Serumkreatinin normal
2. Stadium der kompensierten Retention:
- Azotämie = Anstieg von Kreatinin und Harnstoff im Blut bei klinischer Symptomfreiheit
- Anstieg von Kalium und Phosphat im Blut → metabolische Azidose

3. Dekompensierte Retention (präterminale Niereninsuffizienz): Urämiesymptome
4. Terminale Niereninsuffizienz: irreversibles Nierenversagen mit lebensbedrohlichen Symptomen und Folgen der Urämie

Phase 1	Phase 2	Phase 3	Phase 4	Phase 5
Nierenschaden bei normaler oder hoher Nierenfunktion	Nierenschaden mit geringer Nierenfunktionseinschränkung	Moderate Nierenfunktionseinschränkung	Schwerwiegende Nierenfunktionseinschränkung	Vollständiges Nierenversagen
GFR 130 ml/min	90	60	30	15 0

Abb. 11.32 Phasen des chronischen Nierenversagens. [A300]

Ursachen
- Diabetes Typ 2: Hauptursache: 35 % Inzidenz
- Vaskuläre Nephropathie, Bluthochdruck: 23 % Inzidenz
- Glomerulonephritis: 13 % Inzidenz
- Interstitielle Nephritis: 8 % Inzidenz
- Verschiedene oder nicht aufgeklärte Genese: 12 % Inzidenz
- Systemerkrankungen: 4 % Inzidenz
- Zystennieren: 4 % Inzidenz
- Andere angeborene Ursachen 1 % Inzidenz

Zivilisationsbedingte Nierenschäden durch Bluthochdruck und Diabetes, die durch falsche Ernährung und Bewegungsmangel begünstigt werden, nehmen weiterhin dramatisch zu.

Symptome und Folgen
- **Herz/Kreislaufsystem:** Hypertonie, Herzinsuffizienz, Perikarditis, periphere Ödeme (Flüssigkeitsüberladung), Herzrhythmusstörungen, Stimulation des Renin-Angiotensin-Aldosteron-Systems, Aktivierung des sympathischen Nervensystems, Verkalkung des arteriellen Gefäßsystems (akzelerierte Atherosklerose)
- **Lunge:** „fluid lung", Lungenödem (Überwässerung), Pleuritis, Pneumonie
- **Blutbildendes System:** renale Anämie (durch Mangel an Erythropoetin), hämorrhagische Diathese, Leukozytose
- **GI-Trakt:** Übelkeit, Erbrechen, Diarrhö, urämische Gastritis, Blutungen, Ulzera
- **ZNS:** Bewusstseinsstörungen, Übererregbarkeit des neuromuskulären Systems, Wesensveränderungen, Krämpfe, Somnolenz, Koma
- **Peripheres Nervensystem:** Sensibilitätsstörungen, Nervenschmerzen, Lähmungen, Kribbelparästhesien
- **Elektrolyt und Wasserhaushalt:** Hyperkaliämie (Herzrhythmusstörungen), Hyperphosphatämie, Hyper- und Hyponatriämie, Überwässerung
- **Säure-Basen-Haushalt:** metabolische Azidose
- **Knochen:** Osteomalazie, Osteoporose, Ostitis fibrosa durch Vitamin-D-Mangel, Knochenentkalkung
- **Gefäße:** vorzeitige und ausgeprägte Arterienverkalkung („soft bones – hard arteries").

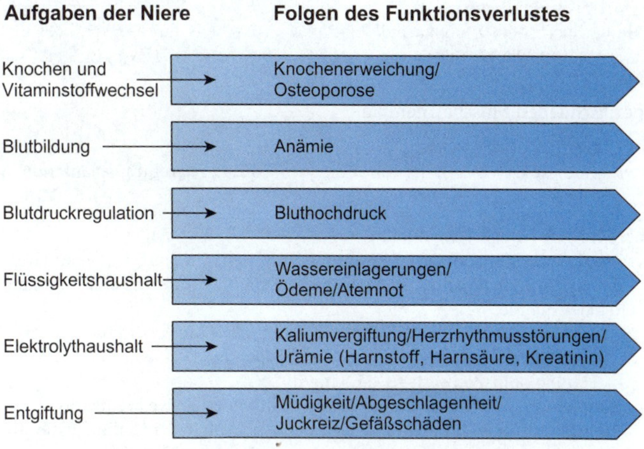

11.58 Nierenversagen

Aufgaben der Niere	Folgen des Funktionsverlustes
Knochen und Vitaminstoffwechsel	Knochenerweichung/Osteoporose
Blutbildung	Anämie
Blutdruckregulation	Bluthochdruck
Flüssigkeitshaushalt	Wassereinlagerungen/Ödeme/Atemnot
Elektrolythaushalt	Kaliumvergiftung/Herzrhythmusstörungen/Urämie (Harnstoff, Harnsäure, Kreatinin)
Entgiftung	Müdigkeit/Abgeschlagenheit/Juckreiz/Gefäßschäden

Abb. 11.33 Aufgaben der Niere und Folgen des Funktionsverlustes. [A300]

- **Endokrines System:** sekundärer Hyperparathyreoidismus
- **Haut:** Trockenheit; Blässe, Pruritus, Café-au-lait-Farbe

Diagnostik
- Anamnese, familiäre Disposition, Dauer der Beschwerden
- Körperliche Untersuchung: Luftnot, Ödeme, Perikardreiben, Nierenklopfschmerz
- Blut: Elektrolyte, Kreatinin, Harnstoff, BB, Gerinnung
- Urin: auf Protein, Mikroalbuminurie, Blut, Urinsediment, Phasenkontrastmikroskopie, 24h-Sammelurin (Kreatinin-Clearance)
- EKG: Rhythmusstörungen, Hyperkaliämiezeichen
- Sonografie: Nierengröße, Struktur, Harnstau, Zysten, Restharnbestimmung
- Röntgen: Thorax (Lungenödem), Abdomen (Nephrokalzinose)
- Seitengetrennte Clearance (Isotopennephrogramm) zur Leistungsbeurteilung der einzelnen Nieren

Komplikationen
- Herz/Kreislauf, z. B. Myokardinfarkt, Rhythmusstörungen, hypertensive Krisen, RR-Abfall
- Lungenödem: Ateminsuffizienz
- Infektionen, z. B. Shuntinfektion, Peritonitis, Hepatitisinfektion
- Nachblutungen: aus der Punktionsstelle, gastrointestinal oder aus OP-Wunden, aufgrund von Gerinnungsstörungen durch Heparingabe während der Dialyse (50–1.000 IE/h)
- Shuntverschluss, Shuntthrombose
- Unverträglichkeitsreaktionen bis hin zum allergischen Schock (bei Allergie auf Dialysefilter, Lösung)
- Dysäquilibrium-Syndrom

> **Hartwassersyndrom**
> Blutdruckanstieg, Bradykardie, Übelkeit, Erbrechen durch Hyperkalzämie, kann bei der Dialyse durch unzureichend aufbereitetes Wasser auftreten.

Spezifische medizinische Therapie

Nierenersatztherapie
- Hämodialyse (▶ 8.2.4), Peritonealdialyse (▶ 8.2.4), Nierentransplantation (▶ 8.3.8)

Therapie von Folgeerkrankungen
- Osteoporose, Osteomalazie: Vitamin D zuführen, Therapie des sekundären Hyperparathyreoidismus, Phosphatzufuhr über die Nahrung einschränken
- Renale Anämie:
  - Eisensubstitution (Serum-Eisen, Ferritin und Transferrinsättigung im hoch normalen Bereich halten), Erythropoetin → Gabe nach ärztl. AO
  - Hämoglobin-Zielwert: 10–11,5 mg/dl
- Bluthochdruck: Blutdruck kontrollieren, antihypertensive Medikation
- Mangelernährung: Empfehlenswert ist eine phosphat- und kaliumarme, ausgewogene Ernährung.
! Die Mangelernährung führt zu schleichendem Substanzverlust, d. h., der Patient lagert bei gleichbleibendem Gewicht Wasser ein!

Allgemeine Therapiemaßnahmen
- Patienten rechtzeitig über Möglichkeiten der Nierenersatztherapie (Hämodialyse, Peritonealdialyse, Nierentransplantation) aufklären.
- Rechtzeitige Planung und Anlage einer Cimino-Fistel oder eines Peritonealdialysekatheters
- Vermeidung von: nephrotoxischen Medikamenten, Infekten und Exsikkose bei chronischer Niereninsuffizienz
- Trinkmengenbegrenzung bei Hämodialysepatienten

Intensivpflege
Pflege bei Nierenersatztherapie (▶ 8.2.4)

Beobachten und Monitoring
- EKG-Monitoring (Rhythmusstörungen)
- RR-Monitoring während der Dialyse
- Atmung überwachen (Lungenödem, Stauung)

Ausscheidung:
- Genaue Flüssigkeitsbilanz →
  Faustregel: Trink- u/o Infusionsmenge = Diurese + Ultrafiltration (d. h. Entzug durch Dialyse) + ca. 500 ml („Perspiratio insensibilis")
- Täglich Gewicht kontrollieren
- Regelmäßige Kontrolle der Retentionswerte und Elektrolyte

> Trockengewicht festlegen durch:
> - Zeichen der Überwässerung (Ödeme, Stauung, evtl. RR-Anstieg).
> - Körpergewicht (tgl. vor und nach jeder Dialyse)

- ZVD in der akuten Phase
- Rö-Thorax, nach ärztl. AO (Stauungszeichen, Infiltrate)
- Sonografie der V. cava inferior

Haut:
- Blutungszeichen beobachten, auch in allen Ausscheidungen (Blutungsneigung)
- Auf Ödeme achten

Körperpflege und Ernährung
- Patienten haben oft trockene, juckende Haut, ggf. Fettsalben verwenden
- Elektrolytverluste ausgleichen (▶ 6.3.1), z. B. Infusionszusätze
! Flüssigkeitsmengenbegrenzung nach ärztl. AO!

Literatur
KDIGO: Kidney Disease: Improving Global Outcomes. www.kdigo.org (letzter Zugriff: 24.8.2011).

11.59 Oberschenkelhalsfraktur und proximale Femurfraktur

Ulrike Busley

Abstract
Fraktur am hüftnahem Oberschenkel. Betroffen sind meist ältere Patienten, Patienten mit Osteoporose oder schweren Unfällen. Pathologisch nichttraumatische Fraktur bei Metastasen, Tumoren oder Zysten. Aufnahme auf Intensivstation wegen vorbestehender kardialer, nephrologischer oder pulmonaler Erkrankungen und im Rahmen der Polytraumaversorgung.

Symptome
- Lokale Schmerzen
- Typische Außenrotation des betroffenen Beins
- Beinverkürzung
- Evtl. lokales Hämatom

Diagnostik
! Die Schenkelhalsfraktur (SHF) ist eine typische Fraktur des älteren Menschen!
- Bildgebende Diagnostik: Beckenübersichtsaufnahme, Hüftkopf axial

Therapie

Konservative Therapie
- Stabile Frakturen, z. B. Abduktionsfrakturen, können konservativ behandelt werden.
- Bettruhe: 1–2 Wochen
- Danach zunehmende Mobilisation und Belastung

Operative Therapie
- Instabile Frakturen, z. B. Adduktionsfrakturen, werden immer operativ versorgt.
- Die Indikation für das jeweilige OP-Verfahren wird in Abhängigkeit vom Dislokationsgrad des Hüftkopfes (Grad I-IV) gestellt.
- Junge Patienten können mit Schrauben versorgt werden (bewegungs- aber nicht belastungsstabil).
- Ältere Patienten:
  - Totalendoprothese (TEP)
  - Pertrochantärer Femurnagel (PFN)
  - Hemiendoprothese (HEP) mit geringerem OP-Risiko bei Menschen > 80 Jahren
  - Belastungsstabil

Komplikationen
- Kardiale, nephrologische und pulmonale Störungen wegen bestehender Vorerkrankungen
- Durchgangssyndrom mit Verwirrtheit (▶ 2.5.2), Desorientiertheit bei alten Patienten
- Hämatombildung und Infektionen im Wundbereich

Intensivpflege postoperativ
Pflege bei Frakturen ▶ 8.3.7

Beobachten und Monitoring
- EKG, Blutdruck, ZVD
- Atmung/Beatmung, SaO$_2$ über Pulsoxymetrie
- Temperatur überwachen
- Verbände, Wunde auf Nachblutung kontrollieren
- Schmerzäußerungen des Patienten erfassen, Schmerzqualität, -intensität und -lokalisation erfragen (▶ 10.2) → adäquate Schmerztherapie nach ärztl. AO durchführen
- **Ausscheidungen:**
  - Urinausscheidung → Gefahr des Volumenmangels
  - Alle 30–60 Min. Kontrolle der Drainagen
  - Redondrainagen am 2. postop. Tag nach ärztl. AO entfernen
- **Neurologische Überwachung:**
  - Bewusstseinslage kontrollieren
  - Durchblutung, Sensibilität und Motorik der Extremitäten

Prophylaxen
▶ 3.3
- Thromboseprophylaxe: operiertes Bein bis zum Oberschenkel wickeln, medizinischer Thrombosestrumpf für nicht operiertes Bein (Vorsicht bei pAVK), Heparinisierung, frühzeitige Mobilisation, Patient soll das gesunde Bein oft bewegen, Muskeltraining z. B. durch isometrische Spannungsübungen am operierten Bein durchführen
- Kontrakturprophylaxe: Bewegungsübungen, Bein in physiologischer Grundstellung lagern

- Pneumonieprophylaxe: Patienten bei der Atemgymnastik und beim Atemtraining unterstützen, z. B. SMI-Trainer
- Dekubitusprophylaxe

- Alte Patienten geduldig und umfassend über Ort, Zeit und Situation informieren und so die Gefahr der Desorientierung minimieren.
- Auf rechtzeitige und ausreichende Analgesie achten, z. B. Novalgin®, Voltaren supp.®, Tramal®.
- Prüfen, ob noch gekreuzte Blutkonserven für den Patienten vorhanden sind
- Postoperative Röntgen-Kontrolle

Bewegungsplan
- Abhängig vom OP-Verfahren und von der Anordnung des Operateurs
- Bei Osteosyntheseverfahren betroffenes Bein ruhig stellen, z. B. in Schaumstoffschiene oder auf Kissen
- Lagerung bei TEP:
  - Bein in leichter Abduktionsstellung mit Kissen oder Sandsack und gestreckt lagern
  - Knie in Funktionsstellung mit Kissen unterstützen
  - Fersen wegen erhöhter Dekubitusgefahr frei lagern oder unterpolstern

---

Mobilisation
- Patienten zum Betten en bloc auf die nicht operierte Seite drehen, dabei operiertes Bein nicht auf das Bett hängen lassen
- Belastungs- und Bewegungsübung nach Arztrücksprache durch Physiotherapie
- Nur zementierte Prothesen sind belastungsstabil → Mobilisation am 1.–2. postop. Tag möglich
- Zementfreie TEP, Winkelplatten und Schrauben sind übungsstabil → Teilbelastung des operierten Beins nach Anordnung des Operateurs möglich

Körperpflege
- OP-Originalverband am 2. postop. Tag wechseln, bei Durchfeuchtung früher. Anschließend tgl. Verbandswechsel und Inspektion der Wunde (▶ Kap. 7)

! Verbandswechsel organisieren, es werden mind. 2 Personen benötigt!

11.60 Ösophaguskarzinom
Walter Nagelschmidt

Abstract
Maligner Tumor (Adeno- ca. 60 %/Plattenepithelkarzinom ca. 40 %) des Ösophagus, der am häufigsten in den physiologischen Engen des Ösophagus entsteht.
- *Unteres Drittel (Zwerchfellenge) ca. 50 %*
- *Mittleres Drittel (Trachealbifurkation) ca. 35 %*
- *Oberes Drittel (Ösophaguseingang) ca. 15 %*

Zu den Risikofaktoren eines Ösophaguskarzinoms zählen u. a. Rauchen, Refluxösophagitis, Alkohol. Durch meist zu spät bemerkte Symptome, schlechten AZ und das Lebensalter der Patienten ist die Prognose für eine kurative, erfolgreiche Therapie sehr gering (ca. 15 %). Der langsame kontinuierliche Kostaufbau beginnt mit begleitenden Schluckversuchen. Das frühzeitige Erkennen einer Nahtinsuffizienz sowie Zeichen von Entzugssymptomen und die Aspirationsprophylaxe sind wichtige Ziele der Pflegenden.

Epidemiologie
- In Europa sind 8 von 100.000 Einwohnern pro Jahr betroffen
- An einem Ösophaguskarzinom erkranken 5-mal mehr Männer als Frauen
- Adenokarzinome haben im 55. Lebensjahr und Plattenepithelkarzinome im 65. Lebensjahr ihren Häufigkeitsgipfel

Risikofaktoren
Risikofaktoren für ein Ösophaguskarzinom:
- Längerfristiger Genuss von: Alkohol (hochprozentig), Nikotin (Nitrosamine/Aflatoxine), sehr heißen Getränken, sehr scharfen und sehr heißen Speisen
- Zurückliegende Bestrahlung des Ösophagus bei maligner Erkrankung eines anderen Organsystems
- Begleiterkrankungen, z. B.:
  - Achalasie (fehlende Erschlaffung der glatten Ösophagusmuskulatur)
  - Laugenverätzungen
  - Papillomavirusinfektion
  - Chronische Refluxösophagitis (Plattenepithel wird durch Zylinderepithel ersetzt)

Symptome
Die Symptome des Ösophaguskarzinoms sind häufig unspezifisch und treten meist sehr spät im Krankheitsverlauf auf. Folgende Symptome können beobachtet werden:
- Dysphagien (Schluckbeschwerden) sind das häufigste Symptom
- Evtl. gemeinsam mit retrosternalen Schmerzen und Druckgefühl (nimmt zu)
- Im späteren Stadium auch Schmerzen und Druckgefühl beim Verzehr flüssiger Nahrungsmittel
- Gewichtsverlust (unzureichende Nahrungszufuhr) durch Schmerzen und Dysphagien bis zur Unmöglichkeit des Schluckens
- Regurgitation möglich

Diagnostik
- Anamnesegespräch: wichtig, da im Gespräch relevante Symptome erfragt werden können
- Körperliche Untersuchung, z. B. Lymphknotenstatus
- Ösophagogastroduodenoskopie, Endosonografie
- CT erfasst Ösophagus (Tumorgröße und -ausdehnung) sowie umliegende Strukturen (Lymphknoten, Infiltrationen benachbarter Organe)
- Röntgenkontrastuntersuchung (Breischluck), Skelettszintigrafie (Metastasierung)
- Bronchoskopie (▶ 8.1.4)
- Laborchemische Untersuchung, z. B. Tumormarker

Spezifische medizinische Therapie

Die Prognose zur Heilung eines Ösophaguskarzinoms liegt heute bei ca. 15 %, wenn eine komplette Resektion des Tumors (Ösophagektomie) durchgeführt wird.

Patienten im frühen Stadium (ca. 30 %) können mit einer auf Heilung ausgerichteten Zielsetzung radikal operiert werden.

Operative Therapie
- Beim frühen Plattenepithelkarzinom wird eine transthorakale En-bloc-Ösophagektomie mit Lymphadenektomie und Magenhochzug durchgeführt.
- Beim Adenokarzinom kommen auch limitierte Resektionsverfahren zum Einsatz.

Palliative Therapie
- Ist eine kurative Therapie nicht mehr möglich, finden zur Tumorverkleinerung und intraluminalen Stenosenbeseitigung verschiedene Verfahren Anwendung:
    - Chemo-Radiotherapie und wiederholte endoskopische Lasertherapien
    - Endoskopische Tubus- oder Stenteinlage
    - Ggf. PEG-Anlage (▶ 5.3.2) zur Ernährung

Prä- und postoperative Risikofaktoren
- Bei der Operation handelt es sich um einen „Zweihöhleneingriff" → erhöhte Gefahr der Pneumonie
- Aspirationsgefahr ↑ durch fehlenden Verschlusssphinkter → Pneumoniegefahr ↑
- Patienten sind oft kachektisch → Dekubitusgefahr ↑
- Häufig Alkohol- und Nikotinabusus → Delir
- Patient sieht u. U. keine Heilungsaussicht wegen schlechter Prognose

Postoperative Komplikationen
- Nahtinsuffizienz mit Gefahr der Mediastinitis, Peritonitis, Pleuritis
- Aspirationspneumonie, ARDS
- Respiratorische Insuffizienz (schmerzinduzierte Schonatmung) mit evtl. Reintubation
- Nachblutungen
- Evtl. Entzugsdelir (▶ 3.7.4)

Intensivpflege
Pflege nach Eingriffen im Gastrointestinaltrakt ▶ 8.3.5

Beobachten und Monitoring
Bei ausgedehnter Resektion häufig Nachbeatmung notwendig.
- Monitoring (▶ 3.2): SaO_2 über Pulsoxymetrie, CO_2-Messung endexspiratorisch, AF und Atemtiefe, EKG, Puls, RR (manuell und invasiv), ZVD, Temperatur (peripher oder zentral)
- Bewusstseinslage, Entzugssymptomatik (Nikotin, Alkohol), Durchgangssyndrom möglich
- Auf Schmerzäußerungen achten, Analgetikagabe nach stationsinternem Schmerzstandard über liegenden thorakalen Periduralkatheter oder i. v. (PCA) durchführen (▶ Kap. 10)

- Auf Infektionszeichen achten, z. B. Temperatur
- Drainagen (Thorax- und Redondrainagen) und Sonde (transnasale Duodenal- oder Jejunalsonde) auf Blutungen, Sekrete (Menge, Farbe, Konsistenz, evtl. Geruch) sowie deren Funktion beobachten → Drainagemengen regelmäßig kennzeichnen
    - Magensonde intermittierend abklemmen, je nach Menge des geförderten Magensaftes, regelmäßige Lagekontrolle
- Auf Nahtinsuffizienz achten – Zieldrainagen in der Nähe der Anastomosen (Nahtinsuffizienzkontrolle)
- Oligurie und ZVD als Hinweise auf Volumenmangel
- Wundgebiet hinsichtlich Sekretion, Blutung, Entzündung beobachten
- Schluckakt (Logopädie)
- Regelmäßige Laborkontrolle, z. B. BGA, kleines BB, Elektrolyte, Gerinnung

Wunde versorgen
- Täglicher Verbandswechsel
- Nach ärztl. AO postop. nach 5–7 Tagen Abdominaldrainage und Zieldrainagen entfernen
- Nach ärztlicher Anordnung postop. Abdominal-, Ziel- und Anastomosendrainage entfernen, wenn z. B. das Wundsekret in der Menge rückläufig ist.

Prophylaxen
▶ 3.3
- Aspirationsprophylaxe: wegen Aspirationsgefahr Oberkörperhochlagerung mit mind. 45°
- Dekubitusprophylaxe:
    - V-Lagerung bei thorakaler Wunde, jedoch nicht übermäßig dehnen (Gefahr der Anastomoseninsuffizienz)
    - Auf Druckentlastung des Gesäßes achten, z. B. mit Schaumstoff, 30°-Seitenlage, ggf. Anti-Dekubitussystem verwenden
    - Knierolle, um Bauchdecke zu entspannen
- Pneumonieprophylaxe:
    - Regelmäßig Analgetika geben (nach AO, Bedarf und Schmerzstandard)
    - Patienten anleiten, stdl. SMI-Trainer (▶ 3.3.4) anzuwenden (ggf. beobachten)
    - Wegen der Thoraxwunde Patienten nicht abklopfen, ASE, Kontaktatmung möglich
    - Patienten frühzeitig mobilisieren (Stufenschema)
- Soor- und Parotitisprophylaxe wegen evtl. lang andauernder parenteraler Ernährung (▶ 6.2.2), regelmäßig Mund- und Zahnpflege durchführen

Bei der Mundpflege unbedingt an erhöhte Aspirationsgefahr denken, nicht gurgeln lassen. Mundpflegemittel verwenden, die bei versehentlicher Aspiration lungenverträglich sind, z. B. Mineralwasser.

- Sonde im Operationsbereich nur vom Arzt legen und entfernen lassen
- Auf mögliche Zeichen eines Entzugssyndroms achten, ggf. nach ärztl. AO entsprechende Therapie einleiten.

Ernährung
- Kostaufbau ab dem 1. postop. Tag über Jejunalsonde möglich (der physiologische Weg ist für die Magen-Darm-Funktion wichtig)
- Abführmaßnahmen bei Opioideinsatz mit Laxanzien unterstützen
- Nach ca. 5 Tagen werden die Anastomosen mit Gastrografin® auf Dichtigkeit geprüft, danach nach AO **langsamer kontinuierlicher** Kostaufbau (nach Schema oder Ernährungsberatungskonsil): flüssig, breiige Nahrung; kleine Mahlzeiten

11.61 Ösophagusvarizenblutung
Andrea Masset

Abstract
Schwere Blutung aus Ösophagusvarizen, die aufgrund eines erhöhten Pfortadersystemdrucks bei meist bestehender Leberzirrhose entstehen. Blutung mit hoher Letalität: bis zu 50 % bei der ersten Blutung. Die Therapie erfolgt durch Varizensklerosierung oder Gummibandligaturen, z. T. in Kombination mit medikamentöser Therapie (Somatostatin, Nitratpräparaten, Triglycylpressin, β-Blockern). Als mögliche Ursache ist immer auch ein massiver Alkoholmissbrauch anzunehmen und somit auf evtl. Entzugserscheinungen zu achten.

! *Das Auftreten einer Ösophagusvarizenblutung ist ein akut lebensbedrohliches Ereignis. Patienten können erhebliche Mengen Blut schwallartig erbrechen.*

Symptome
- Unruhe, Blässe, Tachykardie, RR ↓ je nach Stärke der Blutung
- Übelkeit und oft schwallartig massives Bluterbrechen, unverdaut
- Teerstuhl bei Sickerblutung
- Schwindel, Schwäche
- Mundgeruch
- Keine Schmerzen
- Ammoniakanstieg durch unzulängliche Entgiftung des Blutes (Umgehungskreisläufe durch Ösophagusvarizen)

Diagnostik
- Ösophagogastroskopie, um Blutung genau zu lokalisieren und ggf. mit Suprarenin®, Aethoxysklerol, Fibrinkleber und Histoacryl zu sklerosieren
- Medikation: Terlipressin (Glycylpressin®), Somatostatin, Ocreotid (Sandostatin®), Antibiotikagabe, um infektiöse Komplikation zu vermeiden
- Labor wie bei oberer GI-Blutung

Komplikationen
- Blutaspiration
- Hypovolämischer Schock (▶ 12.2.2)
- Hepatisches Koma durch Ammoniakanstieg
- Verbrauchskoagulopathie
- Pneumonie durch unzureichende flache Atmung bei liegender Sengstaken-Blakemore-Sonde (▶ Abb. 11.34)
- Verlegung der oberen Atemwege durch Dislokation der Ballontamponaden

- Selten: Perforation des Ösophagus mit Mediastinitis oder Abszessbildung
- Drucknekrosen durch liegende Drucksonden, daher alle 5–6 h für 5 Min. entblocken

Spezifische medizinische Therapie
- Mehrere großlumige Zugänge und später ZVK legen
- Schocklage, da große Mengen an Blut verschluckt werden können
- Kreislaufstabilisierung: Substitution von Volumen, Gabe von Blutkonserven, evtl. FFP, Vitamin K, TK
- Engmaschige Kreislaufüberwachung
- Ausgleich des Hb bis auf 9 g/dl
- Endoskopische Sklerosierung bei Notfallendoskopie
- Ggf. Gummibandligatur der Varizen
- Magensonde legen und klar spülen (mit warmem NaCl 0,9 %)
! Eiswasser wird wegen Gefahr der reflektorischen Blutung nicht mehr verwendet
- Bei bekannten Ösophagusvarizen statt der Magensonde gleich eine Sengstaken-Blakemore-Sonde oder eine Linton-Nachlas-Sonde (bei Fundusvarizen) legen (▶ Abb. 11.34)

Intensivpflege

Beobachten und Monitoring
Obere GI-Blutung (▶ 11.23)

Leberkoma
- Zur Prophylaxe des Leberkomas durch Ammoniakanstieg: Absaugen des blutigen Mageninhalts
- Ammoniakanstieg und erneute Blutung vorbeugen
- Abführen nach AO und hausinternem Standard:
  - Wiederholte Darmreinigungseinläufe mit körperwarmem NaCl 0,9 % oder Laktulose-Einläufe (Bifiteral®)
  - Nach AO Laktulose (Bifiteral®) oral verabreichen
- Darmsterilisation, z. B. mit Bykomycin® über die Sonde (nicht parenteral verabreichen)

Prophylaxen und Bewegungsplan
! Strenge Bettruhe!
- Aspirationsprophylaxe (▶ 3.3.6):
  - Regelmäßig Sekret im Rachen und oberhalb des Ösophagusballons absaugen, um Aspirationsgefahr zu verringern
  - Lage und Druck der Sonden regelmäßig kontrollieren
- Pneumonie-, Dekubitusprophylaxe (▶ 3.3.4, ▶ 3.3.1)
- Medizinische Thrombosestrümpfe

Körperpflege
- Zahnprothese entfernen: Gefahr des Verschluckens und der Aspiration
- Mundpflege: Erbrochenes Blut kann beim Patienten Ekel auslösen
- Zähneputzen mit weicher Bürste, Blutungsgefahr bei Gerinnungsstörung
- Bei Ikterus und Juckreiz Patienten juckreizlindernde Waschung anbieten, z. B. mit Essig im Waschwasser.

! Achtung: Hautreaktionen
- Einfühlsames, ruhiges Arbeiten und alles vermeiden, was zu einem Anstieg des RR beim Patienten führen kann

Ernährung
- Nahrungskarenz, bei offener Magensonde kann etwas Wasser getrunken werden
- Bei stehender Blutung erfolgt eine schnelle Umstellung auf orale Kost (ggf. über die Magensonde), um natürliche Säurepuffer als Ulkusprophylaxe zu erreichen.
- Nach Sondenentfernung Nahrungsaufbau ohne harte und heiße Speisen, da Gefahr einer erneuten Blutung besteht

Ösophaguskompressionssonden
Joel Riegert, Autorin der Vorauflage: Antje Tannen

Indikationen
Kompression von blutenden Ösophagus- oder Fundusvarizen, wenn gastroskopische Sklerosierung nicht erfolgreich war oder nicht möglich ist, z. B. bei massiver Blutung

Sondenarten

Linton-Nachlas-Sonde
▶ Abb. 11.34
- Indikation: Varizenblutung im Bereich des Magenfundus; Ösophagusblutung und bei unklarer Blutungsquelle

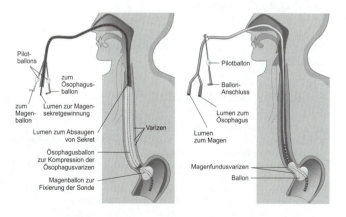

Abb. 11.34 Sengstaken-Blakemore-Sonde u. Linton-Nachlas-Sonde.
Hinweis: In der Fachliteratur und in der Praxis werden unterschiedliche Angaben bezüglich der Füllungsmengen der Ballons und der Gewichte gemacht. Es gibt keine einheitlichen Werte, daher immer die Herstellerangaben und die ärztl. AO beachten. [L138]

- Magenballon zur Kompression blutender Varizen am Übergang Ösophagus/Magen
- Dreilumig: zum Magen (seitliche Öffnungen), Magenballon und Ösophagus
- Länge ca. 115 cm
- Füllvolumen im Magen 300–500 ml
- Zusätzliche Lasche, um durch Zug die Kompression zu verstärken

Sengstaken-Blakemore-Sonde
▶ Abb. 11.34
- Indikation: blutende Ösophagusvarizen, auch Fundusvarizen
- 2 Ballons: Magen und Ösophagus
- Dreilumig: zum Magen (seitliche Öffnungen), Magen- und Ösophagusballon
- Länge ca. 100 cm
- Füllvolumen: Magen ca. 250 ml, Ösophagus ca. 150 ml

Material
- Sonde, evtl. mit Einführungsdraht
- Handschuhe, Bettschutz, Nierenschale, Zellstoff
- Spritzen: 50 ml und 100 ml
- 3–4 Peanklemmen mit Gummischutz
- Xylocain®-Gel oder Spray
- Druckmanometer mit Zuleitungsschlauch
- Laryngoskop, Magillzange
- Pflaster, Schere, Watte zum Austamponieren des Nasenlochs
- Sekretbeutel
- Absauggerät und Absaugkatheter
- Ggf. Material zum Herstellen der Extension (Zugseil, Rollensystem, 50–250 g Gewicht, z. B. Infusionsflasche)
- Intubationszubehör in Bereitschaft

Vorbereitung
- Patient informieren, zur Mitarbeit motivieren und Angst nehmen
- Patienten mit erhöhtem Oberkörper lagern
- Ballons auf Dichtigkeit kontrollieren (evtl. unter Wasser)
- Ggf. vorherige Intubation
- Sonde gleitfähig machen, Material auf Arbeitsfläche richten, Handschuhe und Schutzkittel

Legen einer Sengstaken-Blakemore-Sonde
- Die Sonde wird über die Nase eingeführt und bis zur 50-cm-Markierung vorgeschoben, Magenballon ist im Magen
- Lage kontrollieren: Luftinsufflation und Auskultation über dem Epigastrium → **Achtung:** Luft wieder abziehen
- Magenballon mit 150 ml Luft füllen (Druck: 40–60 mmHg) bei blutenden Fundusvarizen, ansonsten 60–100 ml Luft. Zuleitung abklemmen → Klemme mit Pflaster umwickeln, um versehentliches Öffnen zu vermeiden
- Sonde zurückziehen, bis federnder Widerstand spürbar wird → Ballon liegt an der Kardia an
- Ösophagusballon mittels Druckmanometer auf 25–30 mmHg aufpumpen und abklemmen

11.61 Ösophagusvarizenblutung

- Ggf. Sonde mit Extension unter Zug setzen → Komprimierung blutender Fundusvarizen durch Magenballon
- Sonde mit Pflaster an der Nase fixieren
- Mit NaCl 0,9 % über Magenzugang spülen, bis das aspirierte Magensekret klar ist. Bei fortbestehender Blutung Druck auf max. 45 mmHg steigern

Überwachung bei liegender Sonde

- Zur Blutungskontrolle Magen regelmäßig mit NaCl 0,9 % spülen und absaugen
- Druck im Ösophagusballon innerhalb der ersten 2 h alle 15 Min. überprüfen
- ! Alle 6 h Druck im Ösophagusballon für 5 Min. auf 0 mmHg ablassen, um Drucknekrosen im Ösophagus zu vermeiden!
- Bei stehender Blutung: Druck alle 3 h um 5 mmHg bis auf 25 mmHg vermindern, nach weiteren 12 h Luft aus Ösophagusballon ablassen, Magensonde etwas vorschieben, in dieser Position neu fixieren und noch einige Stunden belassen

Entfernen der Sengstaken-Blakemore-Sonde

- Wenn keine Blutung: Klemme am Magenballon lösen, Luft abziehen → **Achtung**: auf vollständige Entleerung achten, da beim Herausziehen Blutungsgefahr besteht
- Zügige Entfernung der Sonde
- Sekret aus Magen und Rachenraum absaugen, Mundpflege

Legen einer Linton-Nachlas-Sonde

- Sonde über die Nase einführen und bis zur 50-cm-Markierung vorschieben
- Ballon mit 100 ml Luft aufblasen und bis zur Kardia zurückziehen (federnder Widerstand). Ballon bis auf 600 ml Gesamtvolumen aufblasen
- Röntgenaufnahme zur Lagekontrolle
- Zugseil an der Sonde befestigen und über die Rolle führen, Gewicht (ca. 500–1.000 g) anhängen → Komprimierung der blutenden Fundusvarizen
- Überwachung und Entfernen der Sonde: Vorgehen wie bei der Sengstaken-Blakemore-Sonde

Intensivpflege

- Patienten auf Schocksymptomatik (▶ 12.2) und Blutungszeichen überwachen
- Komplikationen durch die liegende Sonde vermeiden:
  - Aspirationsgefahr: Patienten zum Ausspucken von Speichel anhalten oder Sekret aus Mund-Rachen-Raum absaugen
  - Druckulzerationen an der Nase: Nasenpflege (▶ 3.5.4), Scheuern der Sonde an der Nase vermeiden → mit Watte abpolstern
  - Ösophagusulzerationen: Druckentlastung ▶ oben; wenn Sonde unter Zug → bei unruhigen Patienten Sandsäcke zur Fixation des Kopfes in Mittelstellung, ggf. Sedativa nach ärztl. AO
- Mundpflege (▶ 3.5.5)

Oft liegt eine Alkoholanamnese vor, auf Entzugssymptome achten.

Literatur

Arasteli K, Baenkler H-W. Bieber C. Innere Medizin. 2. A. Stuttgart: Thieme, 2009
Greter H, Rinniger F, Greter T. Innere Medizin. 13. A. Stuttgart: Thieme, 2011
Burchardi H, Larsen R, Kuhlen R, Jauch KW, Schölmerich J. Die Intensivmedizin. 10. A. Berlin: Springer, 2007.
Debrand-Passard A, Luce-Wunderle G. Klinkleitfaden OP-Pflege. 4. A. München: Elsevier, 2006.
Greter H, Rinniger F, Greter T. Innere Medizin. 13. A. Stuttgart: Thieme, 2011
Gruber B, Kamphausen U, Hegeholz D, Menche N, Maletzki W, Gundel H. Klinikleitfaden Chirurgische Pflege. 2. A. München: Elsevier, 2004.
Hasse FM, Nürnberger H, Pommer A. Klinikleitfaden Chirurgie 5. A. München: Elsevier, 2004.
Menche N. Pflege Heute. 5. A. München: Elsevier, 2011.
Paetz B. Chirurgie für Pflegeberufe, Krankheitslehre. 21. A. Stuttgart: Thieme, 2009.
Schulte am Esch J. Duale Reihe Anästhesie, Intensivmedizin, Notfallmedizin, Schmerztherapie, Duale Reihe. 3. A. Stuttgart: Thieme, 2006.
Ullrich L, Stolecki D, Grünewald M. Intensivpflege und Anästhesie. 2. A. Stuttgart: Thieme, 2010.
Van Aken H, Reinhardt K, Zimpfer M, Welte T: Intensivmedizin. 2. A. Stuttgart: Thieme, 2007.
www.endoline.de (letzter Zugriff: Juni 2011).

11.62 Pankreaskarzinom

Walter Nagelschmidt

Abstract

Pankreaskarzinom (70 % Pankreaskopf lokalisiert), trifft Männer häufiger als Frauen. Tritt zwischen dem 6. und 7. Lebensjahrzehnt auf. Es besteht eine schlechte Prognose → Überlebensrate nach 5 Jahren ca. 10–20 %. Die Risikofaktoren sind Nikotin- und Alkoholabusus, chronische Pankreatitis. Zum Zeitpunkt der Diagnosestellung bestehen in 80 % der Fälle bereits Metastasen und eine kurative Behandlung ist nicht mehr möglich. Dies ist der Grund für die geringe Überlebenszeit nach 5 Jahren. Whipple-OP ist die Therapie des Pankreaskarzinoms. Sie gehört zu den größten Bauchoperationen (Letalität 10–20 %). Die Überwachung der Drainagen zur frühzeitigen Erkennung einer Anastomoseninsuffizienz und die Überwachung des Blutzuckers zur Vermeidung einer Hypoglykämie stehen postoperativ im Vordergrund.

Risikofaktoren

- Alkoholabusus, Rauchen
- Chronische Pankreatitis

Symptome

Frühsymptome

Über lange Zeit bestehen sehr unspezifische Beschwerden:
- Mattigkeit, Leistungsknick
- Gewichtsverlust sowie Verdauungsstörungen
- Oberbauchbeschwerden, abdominale Schmerzen (in den Rücken ausstrahlend)
- Evtl. auch Ikterus (bei Pankreaskopftumor), der zu einer vergrößerten nicht-druckschmerzhaften Gallenblase führen kann.

Spätsymptome

- Verdauungsstörungen, begleitende Thrombosen, Pankreasinsuffizienz

Diagnostik
- Sonografie/Endosonografie (hohe Treffersicherheit)
- Spiral-CT (umschriebene Konturveränderungen), evtl. Angio-CT (Tumorausdehnung)
- ERCP evtl. MRCP (evtl. mit MR kombiniert) → Abgrenzung Tumor und chronische Pankreatitis kann schwierig sein
- Labor: Tumormarker: CEA und CA 19–9, CA 501

! Statt Feinnadelbiopsie (Gefahr der Stichkanalmetastasierung) besser Laparotomie!

Differenzialdiagnostik
- Chronische Pankreatitis
- Distale Gallengangsveränderungen

Spezifische medizinische Therapie
Die primäre Therapie eines Pankreaskarzinoms ist operativ. Aufgrund der späten Diagnose ist eine kurative Operation nur in 20 % aller Fälle möglich.
- Goldstandard ist die Whipple-OP: partielle Duodenopankreatektomie mit Pankreaskopfresektion, Duodenum, Gallenblase, ⅔ des Magens sowie aller regionalen Lymphknoten
- Um die Magen-Darm-Passage wiederherzustellen: End-zu-Seit-Gastrojejunostomie, End-zu-Seit-Choledochojejunostomie und End-zu-End-Pankreatojejunostomie
- Bei Pankreasschwanzkarzinom → Pankreaslinksresektion, evtl. mit Milzexstirpation
- Bei Pankreaskörperkarzinom oder Tumoren in mehreren Anteilen des Pankreas → totale Duodenopankreatektomie (exokrine und endokrine Pankreasinsuffizienz)
- Zur Karzinomverkleinerung ist eine Radiochemotherapie präoperativ möglich
- **Palliative Verfahren:** Versuch die Krankheitsbeschwerden des Patienten zu lindern:
  - Bei Ikterus eine Stenteinlage in den Ductus choledochus oder Anlage einer biliodigestiven Anastomose
  - Bei Magenentleerungsstörung → Gastrojejunostomie (Stenosenumgehung)
  - Bei Aufstau des Pankreassekrets → endoskopische Einlage einer Drainage oder Pankreatojejunostomie
  - „Milde" Chemotherapie mit Strahlentherapie kombiniert

Postoperative Komplikationen
- Hypoglykämie
- Nahtinsuffizienz, Nachblutungen, Peritonitis, Platzbauch
- Ileus
- ARDS

Intensivpflege
Pflege nach Operationen im Gastrointestinaltrakt (▶ 8.3.5)

Beobachten und Monitoring
Bei ausgedehnter Resektion häufig Nachbeatmung notwendig.

- Monitoring (▶ 3.2)
- Engmaschig BZ-Kontrolle (alle 1–3 h): Patienten neigen postop. zu Hyperglykämien
- ZVD → Hypovolämie wahrscheinlich → Volumenmangel durch Infusionen ausgleichen
- Temperatur (zu Beginn zentral und peripher) → bei Anstieg: Abszess, Infekt abklären
- Hautfarbe → Ikterus bei Gallengangsstenose
- Wundkontrolle, Bauchumfang, Bauchdeckenspannung (z. B. Blutung, Infektion)

Drainagen
- Magensonde: Lage der Sonde, Menge und Beschaffenheit des Sekrets (evtl. Blutung)
- Kontrolle: Drainagefluss, Nachblutung und Gallefluss (Anastomoseninsuffizienz)
- ! Bei bekanntem Alkoholabusus auf Entzugssymptomatik achten!

Wundversorgung
- Ggf. nach ärztl. AO aus Drainagensekret Amylase und Lipase bestimmen
- Tgl. Verbandswechsel mit Wundkontrolle
- Röntgenkontrolle mit Kontrastmittel zur Anastomosendichtigkeit
- Die Zieldrainagen entfernt der Arzt, wenn die Fördermenge nur noch sehr gering ist.

Prophylaxen
▶ 3.3
- Parotitis- und Soorprophylaxe:
  - Häufige Mund- und Zahnpflege während des mitunter langen parenteralen Intervalls
  - Mundspülungen beim kooperativen Patienten
- Pneumonieprophylaxe: Schmerztherapie → z. B. PDA-Katheter (Th_8–Th_9), regelmäßig Analgetikagabe nach Schmerzstandard
- Thromboseprophylaxe: Low-dose-Heparinisierung, MTS

Bewegungsplan
- Leichte Oberkörperhochlagerung im Wechsel mit 30°-Seitenlagerung rechts/links.
- Zu Beginn des Intensivaufenthalts in den ersten postoperativen Stunden → Rückenlage evtl. in modifizierter Herzbettlage
- Möglichst frühe Mobilisation nach Mobilisationsschema (evtl. am 1. postop. Tag möglich)

Ernährung
- Hochkalorisch, parenteral
- Parallel Sondenkostaufbau ab dem 1.–3. postop. Tag (10 ml/h) nach diabetischer Stoffwechsellage wählen, ggf. Insulin verabreichen nach ärztl. AO
- Substitution von Pankreasenzymen (z. B. Kreon®) und fettlöslichen Vitaminen
- Darmtätigkeit fördern – frühzeitiger Beginn mit enteraler Ernährung!

- Bei guter Verträglichkeit der enteralen Ernährung parenterale Kost kontinuierlich auf enteral umstellen
- Oraler Kostaufbau bei Anastomosendichtigkeit: Mit Ausnahme von Alkohol und Nikotin gibt es keine Beschränkungen, der Patient kann essen, was er verträgt.

Bei liegender Magensonde/Jejunalsonde oder PEG (▶ 5.3.2) angeordnete Enzympräparate, z. B. Pankreon®-Granulat, zu den Mahlzeiten oder vor Gabe der Sondenkost substituieren, zermörsern oder in Pulverform verabreichen.

11.63 Pankreatitis (akute) und Pankreasnekrose
Andrea Masset

Abstract
Entzündliche Selbstverdauung der Bauchspeicheldrüse, meist hervorgerufen durch Gallensteinleiden (40–50 % der Fälle) oder chronischen Alkoholmissbrauch (30–40 % der Fälle). Auch als „Begleitpankreatitis" bei Infektionen, Traumen, OP und nach ERCP oder der Medikamenteneinnahme, z. B. Diuretika, Ovulationshemmer, Glukokortikoide.
Tödlicher Verlauf bei schweren nekrotisierenden Formen möglich. Formen kommen akut (eher reversibel), chronisch (eher irreversibel) oder rezidivierend vor, 5–10 Fälle auf 100.000 Einwohner. Letalität: 2–10%

! *Patienten mit dieser Erkrankung haben erhebliche Schmerzen und sind kaum leistungsfähig.*

Symptome
Je nach Schweregrad der Erkrankung:
- Stärkste Schmerzen linksseitig und in den Rücken ausstrahlend
- Flush
- Übelkeit, Erbrechen, elastische Bauchdecke („Gummibauch")
- Obstipation, Subileus
- Anurie, Oligurie
- Fieber, Hypotonie, Schocksymptome (▶ 12.2) durch Ausschüttung vasoaktiver Substanzen
- Ggf. Aszites (Verlegung des Pfortadersystems), Ikterus (Verlegung der Gallengänge), Meteorismus, Pleuraerguss

Diagnostik
- Anamnese und körperliche Untersuchung
- Labor:
  - Pankreasenzyme: Lipase und α-Amylase ↑ ↑ auch im Urin
  - Leberwerte: Cholestase γ-GT, AP↑, Gerinnungsstatus
  - BB (Leukos ↑), BSG und CRP ↑, Elektrolyte (Ca^{++}), BZ, Kreatinin
  - BGA: Abfall des Sauerstoffpartialdrucks → ggf. Intubation mit maschineller Beatmung
- Sonografie: Cholestase, Steine, Pankreasödem
- Rö-Thorax: Erguss
- Kontrastmittel-CT (Pankreasabszess mit Gasanreicherung)

- Feinnadelpunktion
- Abdomenleeraufnahme: Verkalkung des Pankreas, Ileus

Komplikationen
- Hypovolämischer Schock (▶ 12.2.2) durch massive Flüssigkeitsverluste in Darm und Retroperitoneum
- ANV (▶ 11.58.1), ARDS (▶ 11.8), Sepsis (▶ 11.75), MOV (▶ 11.55), Verbrauchskoagulopathie (▶ 11.83)
- Pseudozysten, Infektion
- Elektrolytentgleisungen: Hypokaliämie, Hypokalzämie
- GIT-Blutung
- Hyperglykämie (meist passager)
- Zunehmende Ateminsuffizienz bei Pleuraerguss
- In schweren Fällen typische flächenhafte Einblutungen in Bauch- (Cullen-Zeichen) und Flankenregion (Grey-Turner Zeichen).
- Thrombosierung im portalvenösen Stromgebiet

Spezifische medizinische Therapie

Konservative Therapie
- Organ sofort ruhig stellen: Nahrungskarenz → parenterale Ernährung, Magensonde, Bettruhe, baldmöglichst jedoch enterale Ernährung über Jejunalsonde
- Hochkalorische parenterale Ernährung: Elektrolyt- und Flüssigkeitssubstitution (u. U. mehrere Liter/Tag) nach ZVD und Eiweißverlust ausgleichen, auch um ANV und Hypotonie zu vermeiden
- Frühzeitige Beatmung mit PEEP (▶ 4.5.1) zur ARDS-Prophylaxe
- Bei paralytischem Ileus (▶ 11.36) häufig Periduralkatheter zur Sympathikolyse
- Analgesie, z. B. Temgesic® i. v., Fortral® i. v., ggf. Novocain-Perfusor (1 g/ 12–24 h)
- ! Novocain-Perfusor wird nicht mehr empfohlen, bevorzugt wird heute eine PCA (▶ Kap. 10) mit Opioiden, die die Funktion des Sphincter Oddi nur gering beeinflussen (Tramadol und Phetidin)
- Gabe von Somatostatin®, um Ausschüttung der Pankreasenzyme zu hemmen
- Ggf. Insulingabe nach BZ-Kontrolle
- Stressulkusprophylaxe mit z. B. Sucralfat, da bei Gabe von H_2-Blockern Gefahr der gastralen Keimbesiedelung besteht
- Antibiotikagabe bei sekundärer Infektion bei Pankreasnekrosen

> - Keine Morphinabkömmlinge verabreichen, da Gefahr des Papillenspasmus besteht
> - Kein Takus® verabreichen, da es Gallenwege tonisiert.

Invasive Therapie
- Bei Steinverschluss (Choledocholithiasis) ggf. endoskopische Papillotomie
- Bei nekrotischem Verlauf ggf. operative Entfernung von Nekrosenstraßen (Nekrosektomie), Pseudozysten, Tumoren
- Ggf. intraoperative Einlage von Saug-Spül-Drainagen oder tgl. Lavage, um die Bauchhöhle zu spülen
- Ggf. selektive Darmdekontamination

Intensivpflege

Beobachten und Monitoring
- Kreislaufüberwachung: Tachykardie? RR-Abfall?
- Atmung: Ateminsuffizienz? Ggf. Beatmung
- ZVD: durch Flüssigkeitsverlust meistens erniedrigt
- Engmaschige Laborkontrollen (v. a. BZ, Elektrolyte) durchführen
- Bauchumfang messen und dokumentieren, tgl. Gewichtskontrollen vornehmen
- Adäquate Analgesie: Metamizal, Morphinderivate, die kaum Wirkung auf die Sphinkter oddi ausüben (Buprenorphin, Pethidin)
- Bewusstsein (häufig sind die Patienten sehr unruhig), Entzugssymptome
- Überwachung der Schmerztherapie, Schmerzassessment, Dokumentation
- Urinausscheidung und strenge Bilanzierung → Gefahr des ANV
- Ggf. OP (Pankreatektomie) vorbereiten (▶ 8.3.1)
! Operiert wird erst ab der 3. Woche
- Ggf. Aszites- und/oder Pleurapunktion vorbereiten (▶ 5.2.3, ▶ 5.2.1)

Prophylaxen und Bewegungsplan
- Dekubitus-, Soor-, Parotitis-, Pneumonieprophylaxe (▶ 3.3)
- Oberkörperhochlagerung (30°), bauchdeckentlastende Lagerung mit Knierolle

Körperpflege
- Stark eingeschränkter Allgemeinzustand erfordert Hilfe bei den ATL
- Nasenpflege bei Magensonde (▶ 3.5.4)

Ernährung
- Überwachen der absoluten oralen Nahrungskarenz
- Frühzeitige enterale Ernährung über Jejunalsonde (▶ 6.2.1)
- Parenterale Ernährung, Elektrolythaushalt überwachen (▶ 6.2.2)
- Nahrungsaufbau: kein Alkohol, Fett, Kaffee. Nach 3–10 Tagen bei Schmerzfreiheit mit Tee und Zwieback beginnen, dann leichte Kost
- Regelmäßig BZ-Kontrolle, ggf. Insulin nach ärztl. AO geben
- Ausreichende Proteinzufuhr

Literatur
Berchtold R, Bruch H-P, Trentz O. Chirurgie. 6. A. München: Elsevier 2006
Greter H, Rinniger F, Greter T. Innere Medizin. 13. A. Stuttgart: Thieme 2011

11.64 Perikarderguss und Perikardtamponade (Herzbeuteltamponade)

Ricarda Scheiner

Abstract

Eine vermehrte Flüssigkeitsansammlung zwischen Epikard und Perikard wird als Perikarderguss bezeichnet. Bei hämodynamischer Wirksamkeit, spricht man von einer Perikardtamponade. Als Folge werden sowohl die Vorhöfe als auch der rechte Ventrikel komprimiert. Damit ist die Füllung des Herzens während der gesamten Diastole behindert und verursacht einen Blutrückstau. Je nach Ausmaß und Entste-

hungsgeschwindigkeit des Ergusses werden die Auswurfleistung und das Herzzeitvolumen (▶ 3.2.5, PAK, PiCCO) in Abhängigkeit von vorhandenen Kompensationsmechanismen beeinträchtigt.
- Bei rascher intraperikardialer Flüssigkeitsansammlung können bereits 150 ml lebensbedrohlich sein.
- Handelt es sich um eine chronisch entstandene Tamponade, können auch 1.000 ml und mehr kompensiert werden.

Ursachen
- Entzündlich, z. B. Perikarditis
- Tumor, z. B. Malignom
- Blutungen (Hämoperikard), z. B. nach Trauma, durch Perforationen bei der Herzkatheterdiagnostik, Aortendissektion, Herzwandruptur nach Myokardinfarkt
- Luft (Pneumoperikard), Eiter (Pyoperikard), Lymphflüssigkeit (Chyloperikard)

> **Pathophysiologie der Perikardtamponade**
> Durch den Erguss kommt es zur Kompression und damit zur Steigerung des intraperikardialen Drucks, dies führt zum Kollaps von rechtem Vorhof, Ventrikel, V. cava und zu einer Abnahme des diastolischen Koronarflusses. Daraus resultieren eine verminderte Ventrikelfüllung und ein vermindertes HZV. Es kommt zu einem rechtskardialen Vorwärtsversagen und einer linkskardialen Füllungsbehinderung. Die fehlende Füllung des rechten Herzens wird vom Sympathikus mit einer reflektorischen Tachykardie beantwortet und α-Rezeptoren verursachen eine periphere Vasokonstriktion. Versagen die Kompensationsmechanismen, fällt das HZV weiter ab → kardiogener Schock (▶ 12.2.3)

Symptome
Die Dehnbarkeit des Perikards, die Ergussmenge und die zeitliche Entstehung sind ausschlaggebend für die Auswirkungen und das klinische Bild.
- Asymptomatisch bei minimalem Erguss, ohne Zeichen einer Kompression
- Dyspnoe, Tachykardie
- Patient hat das Bedürfnis, aufrecht zu sitzen
- Erniedrigter RR, Pulsus paradoxus (RR sinkt um mehr als 10 mmHg bei Inspiration)
- Zeichen der Rechtsherzinsuffizienz (obere Einflussstauung mit erhöhtem jugularvenösem Puls, ZVD ↑)
- Husten durch Kompression von Trachea oder Bronchien
- Schwäche, Angst, Schweißausbruch
- Unruhe, Stupor, Schocksymptomatik (▶ 12.2)

Diagnostik
- Klinisches Bild
- Im EKG Tachykardie, niedrige QRS-Voltage bei großer Ergussmenge, elektrische Alternans (Herz schwingt mit halber Schlagfrequenz in der Perikardflüssigkeit, dies bewirkt wechselnde Amplitude der R-Zacke)
- Echokardiografie, Dopplerechokardiografie, Rö-Thorax, CT/MRT

11.64 Perikarderguss und Perikardtamponade (Herzbeuteltamponade)

- Auskultation: leise Herztöne bei großem Erguss
- Laboruntersuchung der Ergussflüssigkeit (Hb, Differenzialblutbild, Zytologie, Mikrobiologie)
- Invasive Diagnostik (Rechtsherzkatheter) zur Ermittlung der intrakardialen Drücke

Spezifische medizinische Therapie

> Die Therapiemaßnahmen sind abhängig von der Ursache, den Auswirkungen und der Klinik des Patienten.

- Bei Kompressionserscheinungen wird unter echokardiografischer Kontrolle eine Entlastung mittels Perikardiozentese (Perikardpunktion) durchgeführt, ebenso bei eitrigen Ergüssen – ggf. wird zur Drainage ein Perikardkatheter eingelegt, z. B. Pigtail-Katheter (unten)
- Bei rezidivierenden Ergüssen kann eine operative Perikardfensterung einer spontanen Perikardtamponade vorbeugen.

Intensivpflege

Beobachten und Monitoring
- Kontinuierliche Kreislaufüberwachung
- Venöser Zugang, bei Bedarf arterielle RR-Messung
- Sauerstoffapplikation mit Intubationsbereitschaft
- Bei Bedarf Volumengabe zur Aufrechterhaltung des RR
- Verabreichung von Sedativa, Analgetika, Anxiolytika im Bedarfsfall
- Blutabnahme für Laboruntersuchung, Transfusionsbereitschaft
- Atemerleichternde Lagerung (▶ Tab. 3.21)

Assistenz bei Perikardpunktion
Die Perikardpunktion (Perikardiozentese) wird mittels Kanüle und Führungsdraht unter echokardiografischer Kontrolle und Lokalanästhesie durchgeführt. Über einen Pigtailkatheter wird der Erguss zur Entlastung des Herzens abgeleitet. Der Pigtailkatheter kann zur Drainage 24–72 h verbleiben.

! Infektionsgefahr!

Vorbereitung
Vorbereitung des Patienten:
- Monitoring: EKG, RR, Pulsoxymetrie
- Aufklärung über den Eingriff und die Risikofaktoren durch den Arzt
- Oberkörperhochlage 30–45°
- Rasur und Desinfektion des Punktionsgebiets (kaudal und links des Processus xiphoideus)

Benötigtes Material:
- Perikardpunktionsmaterial (Kanüle 16–18 G, 5–8 cm lang; Führungsdraht, 6–8-French-Dilatator, Pigtailkatheter)
- Lokalanästhetikum
- Sterile Handschuhe, Mund-Nasen-Schutz, steriler Kittel

- Sterile Kompressen, sterile Tücher
- Verbandsmaterial, Nahtmaterial

Durchführung
- Materialvorbereitung auf sterilem Tisch
- Kreislaufüberwachung mit aktiviertem QRS-Ton
- Punktionsstelle wird echokardiografisch durch den Arzt angelotet
- Nach erfolgreicher Punktion wird der Erguss abgesaugt. Im Bedarfsfall bleibt der Pigtail-Katheter liegen, wird mittels Annaht fixiert und an ein steriles Ablaufsystem konnektiert.
- Punktionsstelle mit sterilem Verband abdecken
- Punktat bilanzieren und Probeentnahme zur mikrobiologischen/zytologischen Untersuchung
- Dokumentation
- Kontrolluntersuchungen: Rö-Thorax, Echokardiografie

> Um einer ungewollten Punktion des Herzens vorzubeugen, besteht die Möglichkeit einer EKG-gesteuerten Perikardpunktion. Durch Anschluss einer Kontaktklemme an die Punktionsnadel wird bei Kontakt mit dem Epikard eine ST-Hebung sichtbar.

Verhaltensweise bei liegendem Pigtail-Katheter
- Beobachten und Monitoring: kontinuierlich EKG, RR, HF, Atmung, Sauerstoffsättigung
- ! Eine ausführliche Information des Patienten über mögliche Komplikationen (Dislokation, Perforation) steigert die Compliance und Kooperationsbereitschaft.
- Individueller Bewegungsplan nach AZ und ärztl. AO: Bettruhe (wegen der hämodynamischen Beeinträchtigung durch bestehenden Erguss) und Bewegungseinschränkung sind unerlässlich.

Pigtail-Katheter
- Sichere Fixierung, freien Sekretabfluss gewährleisten
- Nachlaufende Sekretmenge bilanzieren und auf Aussehen kontrollieren
- Punktionsstelle tgl. inspizieren und mit einem sterilen Verband versorgen (bei Veränderungen der Einstichstelle ist der Arzt zu informieren!)
- Je nach Liegedauer des Katheters sollte dieser vom Arzt in regelmäßigen Abständen angespült und der Erguss manuell abgesaugt werden.
- Schmerzen im Punktionsbereich und Änderungen im Befinden des Patienten können Alarmsignale für auftretende Komplikationen sein.

Literatur
CCS: Canadian Cardiovascular Society (CCS). www.ccs.ca/home/index_e.aspx (letzter Zugriff: 20.8.2011).
DGK: Deutsche Gesellschaft für Kardiologie – Herz- und Kreislaufforschung e. V. German Cardiac Society. www.dgk.org (letzter Zugriff: 20.8.2011).
ESC: European Society of Cardiology. www.escardio.org (letzter Zugriff: 20.8.2011).
Mewis C, Riessen R, Spyridopoulos I. Kardiologie compact. 2. A. Stuttgart: Thieme, 2006.

11.65 Peritonitis

Therese Matt

Abstract
Keimbesiedelung im Bauchraum meist infolge einer Organschädigung. Die Kennzeichen entsprechen denen eines septischen Krankheitsbilds. Die Therapie umfasst u. a. die Reinigung der Bauchhöhle durch Spülen, Laparotomie, Antibiotikagabe und evtl. Schocktherapie. Zentrale Punkte der Überwachung sind die Beachtung von Schocksymptomen, Entgleisungen des Wasserhaushalts (ZVD, Urinausscheidung, Drainagen ect.), die Schmerztherapie und die Temperaturverläufe. Die Dekubitusprophylaxe ist insbesondere bei bauchdeckenentspannender Lagerung bedeutsam.

Einteilung der Peritonitis
- **Primäre Peritonitis:**
  - Ursache ist die lymphogene/hämatogene Verbreitung von Bakterien, z. B. Streptokokken
  - Es besteht keine offene Verbindung zwischen Infektionsherd und Bauchhöhle
  - Spontane bakterielle Peritonitis (SBP) bei Patienten mit Leberzirrhose und daraus resultierender Aszites
- **Sekundäre/nachfolgende Peritonitis:** In 99 % der Fälle Folge einer anderen im Bauchraum stattfindenden Schädigung eines Organs, mit Keimbesiedelung
- **Tertiäre Peritonitis:**
  - Sekundäre Peritonitis wurde inadäquat therapiert
  - Infolge einer auf Intensivstation erworbenen Infektion

Eine weitere Unterscheidung erfolgt zwischen lokaler und diffuser Peritonitis:
- Lokale Peritonitis: örtlich begrenzt
- Diffuse Peritonitis: betrifft das ganze Peritoneum = generalisierte Peritonitis

Ursachen
- Durchbrochene Magen- oder Darmgeschwüre
- Gallenblasen- oder Appendizitis
- Verletzungen des Darms
- Abszess Durchbruch
- Infektionen nach Verletzungen der Bauchdecke
- Lymphknotenerweiterungen
- Colitis ulcerosa, Morbus Crohn
- Ileus
- Durchblutungsstörungen des Darms bei Gefäßverschluss

Symptome
Die schwere diffuse, eitrige Peritonitis ist gekennzeichnet durch ein septisches Krankheitsbild und ist ein lebensbedrohlicher Zustand
- ! Bewegungsabhängige Schmerzen, entstehen oft innerhalb von Stunden!
- Meist kurz anhaltender Vernichtungsschmerz mit anschließenden dumpfen anhaltenden Schmerzen; Schonhaltung
- Erbrechen
- Patient ist ängstlich und stark geschwächt

- Eingefallenes Gesicht = Facies abdominalis
- Allg. Zeichen des Schocks (hypovolämischer Schock): HF↑, RR↓, Gerinnungsstörungen, respiratorische Insuffizienz, Oligurie, Kaltschweißigkeit
- Fieber, Zentralisation
- Paralytischer Ileus, anfangs gelegentliche Hyperperistaltik, später „Grabesstille" über dem Abdomen

Diagnostik

Labor zur Differenzialdiagnostik und OP-Vorbereitung:
- Achten z. B. auf Leukozytose, Anstieg des Hämatokrits, Kreatinins und Harnstoffs, Entgleisung des Kalium-Natrium-Haushalts
- Blutkulturen
- Drainageflüssigkeit von Fisteln und Aszites auf Bakterien untersuchen

Bildgebende Verfahren:
- Sonografie des Bauchraums, mögliche Flüssigkeitsansammlungen in der freien Bauchhöhle zwischen Leber und rechter Niere = Morrison-Pouch
- Röntgen-Abdomen wegen freier Luft im Bauchraum
- Rö-Thorax, CT, PET-CT

! Bleibt die Ursache ungeklärt → Laparoskopie, Probelaparotomie

Spezifische medizinische Therapie

In Abhängigkeit von Ursache und Symptomen:
- Herdsanierung = Exzision/Neuanlage der Naht
- Resektion/Débridement
- Anlegen einer Spül-Saugdrainage/VAC
- Reinigung der Bauchhöhle durch Spülen des Bauchraums
- Laparostoma/Relaparatomie
- Antibiotikatherapie
- Postoperative Intensivtherapie
- Schocktherapie: Ausgleich von Eiweiß- und Elektrolytverlusten, Volumensubstitution

Häufige Komplikationen

- Paralytischer Ileus
- ARDS, ANV (beginnende Oligurie, positive Bilanz), MOV
- Septischer Schock: steigende Temperatur, gerötete Haut bis schwere Sepsis
- Postoperativer Platzbauch, abdominelle Abszesse, Fisteln
- GIT-Blutung aufgrund der Stressbelastung

Intensivpflege

Beobachten

- Auf Schocksymptome achten: Zentralisation, Tachykardie, RR-Abfall
- Atmung: Hyperventilation? Beatmungsparameter
- EKG-Monitoring, invasive RR-Messung
- Urinausscheidung: Oligurie?
- Temperatur kontrollieren
- ZVD↓ durch große intravasale Flüssigkeitsverluste ins Peritoneum möglich
- Bewusstseinslage und Schmerzqualität
- Postop. Drainagen und Verband auf Nachblutung kontrollieren
- Auf korrekten Ablauf aller Drainagen und Sonden achten

Prophylaxen und Bewegungsplan
▶ 3.3
- Dekubitusprophylaxe
- Pneumonieprophylaxe: z. B. Triflow®, Patienten zu tiefem Ausatmen anhalten, dabei auf ausreichende Schmerztherapie achten
- Patienten haben Bettruhe, bauchdeckenentspannende Lagerung

Körperpflege und Ernährung
- Desinfizierende Mundpflege bei Beatmeten (▶ 3.5.5), um Entzündungen im Mund zu vermeiden und Keimzahl zu verringern
- Die Patienten sind nüchtern.

11.66 Pilzvergiftungen
Frank Müller, Thomas Zilker

Vergiftungen und Giftelimination ▶ 8.2.5
Die meisten Pilzvergiftungen (▶ Tab. 11.33) sind Folge einer Verwechslung (akzidentelle Intoxikation) und häufig durch Knollenblätterpilze hervorgerufen.

Symptome
- Nach anfänglichem symptomfreien Verlauf in den ersten 8–12 h plötzlich massive gastrointestinale Beschwerden mit Diarrhö und Übelkeit
- Dann symptomfreies Intervall
- Nach 2–4 Tagen akutes Leberversagen, hepatische Enzephalopathie, akutes Nierenversagen

Tab. 11.33 Übersicht Pilzvergiftungen

Pilzart	Latenzzeit	Toxische Substanz: Symptome	Therapie
Tigerrittling, Satanspilz, Riesenrötling	15–60 Min.	Akute Gastroenteritis mit Übelkeit, Nausea, Diarrhö, in schweren Fällen Dehydratation	Kohle, Infusionsbehandlung bei Dehydratation
Risspilz, weiße Trichterlinge	15–60 Min.	**Muskarin:** Salivation, Schwitzen, Lakrimation, Miosis, Erbrechen, Bradykardie, Hypotonie	1–2 mg Atropin i. v., Kohle
Pantherpilz, Fliegenpilz	0,5–3 Std.	Pantherina-Syndrom mit Erregung, Verwirrung, Mydriasis, Halluzinationen, Agitiertheit, Koma, Atemlähmung	Kohle, tagelange Beobachtung (Selbst- u. Fremdgefährdung), Sedierung durch Benzodiazepine
Grüner und weißer Knollenblätterpilz	8–48 Std.	**Amatoxine:** 2-Phasen-Verlauf, anfangs unstillbares Erbrechen, Diarrhö (choleraartig), später nach vorübergehender scheinbarer Besserung von 12–24 h → Ikterus, ANV, Hirnödem, akutes Leberversagen, gestörte plasmatische Blutgerinnung	Magenspülung, Kohle, Silibinin, Behandlung der Gerinnungsstörungen, Lebertransplantation (siehe unten)

Diagnostik
Wie Knollenblätterpilzintoxikation.

Anamnese
- Welcher Pilz wurde gegessen?
- Pilznachweis durch Zeitungspapiertest (siehe unten)
- Blutproben (Giftnachweis im Urin)
- Labor: Leberwerte, Elektrolyte, BB, Kreatinin, Gerinnung

Spezifische medizinische Therapie
- Gabe von Silibinin
- Therapie der Gerinnungsstörung
- Darmsterilisation mit Bifiteral®, Laktulose 3 × tgl.
- Kohle applizieren
- Ggf. Lebertransplantation (▶ 8.3.8)
- ! Da es sich meist um einen Unfall handelt, bei dem mehrere Familienangehörige betroffen sind, ist die psychische Betreuung, gerade des Pilzesammlers, sehr wichtig!

Intensivpflege
Wie Knollenblätterpilzintoxikation

Knollenblätterpilzintoxikation

Vorkommen
- Gift: Amatoxine
- Grüner Knollenblätterpilz *(Amanita phaloides)*, weißer Knollenblätterpilz *(Amanita virosa)* und andere amatoxinhaltige Pilze
- ! Leicht zu verwechseln mit Wiesenchampignon!

Giftaufnahme und Nachweis
- Oral, hauptsächlich im Sommer, aber auch zu anderen Jahreszeiten (getrocknet, tiefgefroren)
- Meist mehrere Personen betroffen
- **Nachweis:** Urin, Pilzanamnese

> **Zeitungspapiertest**
> Pilzrest auf Zeitungspapier auspressen, daneben 1 Tropfen normale Salzsäure geben, sodass es zum Ineinanderfließen kommt → entsteht eine Blaufärbung, ist Amatoxin nachgewiesen (> 0,002 mg im Pilzsaft).

Symptome
- Latenzzeit (6)–12–(24) h
- Schwere abdominelle Schmerzen
- Erbrechen und choleraartige wässrige Diarrhö
- Danach symptomarmes Intervall bis zu 24 h
- ! Lange Latenzzeit ist wichtigstes diagnostisches Mittel!
- Ab 4. Tag: Blutungskomplikationen, besonders im Gastrointestinaltrakt
- Ab 5. Tag: zunehmende hepatische Enzephalopathie

- Ab 6. Tag: Nierenversagen
- 7.–8. Tag: Exitus letalis

Schweregradeinteilung
1. **Grades:** Patienten entwickeln nach Ingestion von amatoxinhaltigen Pilzen eine Gastroenteritis mit typischer Latenzzeit, aber ohne pathologische Laborwerte.
2. **Grades:** typ. Symptomatik, aber nur leichter Transaminasenanstieg (< 500 U/l) – keine Gerinnungsstörungen
3. **Grades:** Patienten entwickeln einen starken Leberschaden, mit signifikantem Transaminasenanstieg (> 500 U/l) und Gerinnungsstörungen in Form eines Quickabfalls.
4. **Grades:** steiler Anstieg der Transaminasen bei gleichzeitigem Abfall der Gerinnungsfunktion, steiler Bilirubinanstieg, Nierenfunktionsstörungen → Patient würde ohne Lebertransplantation (▶ 8.3.8) sterben

Spezifische medizinische Therapie
- Magenspülung (▶ 8.2.5) bei Ingestion unter einer Stunde zurückliegend
- Gabe von Kohle, Ausgleichen des Flüssigkeitsverlustes durch Infusionen
- Natrium-Kalium-Substitution unter ständiger Kontrolle
- Antidottherapie: Silibinin (Legalon), verhindert durch Blockade des Transportsystems die Aufnahme von Amatoxin in die Leberzelle
- Behandlung der Gerinnungsstörungen, wenn Quick < 20 %
- Ulkusprophylaxe
- Parenterale Ernährung (▶ 6.2.2), Eiweißsubstitution
- Lactulosegabe: fördert günstige Darmbesiedelung und verhindert dadurch Ammoniakaufnahme → Risiko der Enzephalopathie reduziert
- EEG-Kontrollen ab dem 3. Tag
- Lebertransplantation ab Schweregrad 3 am 4. Tag nach folgenden Kriterien:
    - Quick ist < 20 %
    - Kreatinin ist erhöht
    - Enzephalopathie III. Grad

Intensivpflege
Bei der Pflege von Patienten mit Knollenblätterpilzvergiftung liegt der Pflegeschwerpunkt v. a. in der psychischen Betreuung. Häufig kommen mehrere Patienten gleichzeitig (meist Familienangehörige), weil die Vergiftung oft durch selbst gesammelte Pilze verursacht wird.

Beobachten und Monitoring
Abhängig vom Zustand des Patienten, Intensivüberwachung bei zunehmendem Leberversagen:
- Allgemeine Intensivüberwachung
- Monitoring (RR, HF, Atmung, Temperatur, ZVD)
- BZ-Kontrollen
- Neurologische Überwachung (▶ 3.2.1): Pupillenreaktion, Kontrolle der Bewusstseinslage

- Ausscheidungen:
  - Urinausscheidung
  - Evtl. Magenspülung (▶ 8.2.5), Patienten über den Ablauf dieser Maßnahme informieren

Für Sicherheit sorgen
- Orientierungshilfen geben
- Psychische Betreuung, v. a. die des Pilzesammlers

Prophylaxen und Körperpflege
- Aspirationsprophylaxe (▶ 3.3.6)
- Je nach Schweregrad alle notwendigen Prophylaxen durchführen
- Sorgfältige Hautpflege (auf Blutungszeichen achten)
- Wegen Blutungsgefahr Zähne vorsichtig putzen und auf Nassrasur verzichten
- Bei Erbrechen häufige Mundpflege

Ernährung
- Bei vorhandenem Bewusstsein und wenn durch Erbrechen überhaupt möglich, viel trinken lassen (Rehydrierung). Mund mit viel Wasser abwaschen
- Kostform den individuellen Bedürfnisse anpassen, Übelkeit beachten
- Evtl. parenterale Ernährung

11.67 Pneumo- und Hämatothorax

Therese Matt

Pneumothorax

Als Pneumothorax wird eine Luftansammlung im Pleuraraum bezeichnet, die zur Aufhebung des normalerweise negativen intrapleuralen Drucks führt
- *Äußerer Pneumothorax: Luft kommt von einer Verletzung der Brustwand in den Pleuraspalt*
- *Innerer Pneumothorax: Luft kommt z. B. von geplatzten Lungenbläschen in den Pleuraspalt*

Formen

Idiopathisch
! Spontanpneumothorax
- Betrifft v. a. Männer zwischen 15. und 35. Lebensjahr
- Ursache ist Ruptur kleiner Emphysembläschen
- Häufigste Form des Pneumothorax

Symptomatisch
- Betroffen sind v. a. Patienten zwischen 55. und 65. Lebensjahr
- Ursachen: bullöses Emphysem bei COPD, Tumoren, Lungenfibrose

Traumatisch
Ursache: Eindringen von Luft durch die offene Brustwand, z. B. Messerstichverletzungen, eingespießte Rippenstücke

Iatrogen

Mögliche Ursachen:
- Überdruckbeatmung, hohe Beatmungsdrücke, hohes F_iO_2 über einen längeren Zeitraum
- Anlage eines ZVK über Punktion der V. subclavia oder V. jugularis externa
- Diagnostische Eingriffe, z. B. Pleurapunktion, Leberpunktion
- Operative Eingriffe, z. B. Operationen mit Pleuraeröffnung
- Regionalanästhesieverfahren

Symptome
- Flache Atmung
- Akut einsetzende Dyspnoe und Zyanose
- Abgeschwächtes Atemgeräusch, asymmetrische Atemexkursion
- Stechender Thoraxschmerz auf der betroffenen Seite
- Blaufärbung der Haut

Diagnostik
- Klinisches Bild, Auskultation
- Rö-Thorax, EKG, BGA

Komplikationen
- Spannungspneumothorax (siehe unten)
- Mediastinalflattern: atemsynchrone Hin- und Herbewegung der Mediastinalorgane
- Mediastinal- und Hautemphysem
- Respiratorische Globalinsuffizienz mit Hypoxie und Hyperkapnie

Spezifische medizinische Therapie
- Bei einem unkomplizierten Pneumothorax kann abgewartet werden
- Ansonsten erfolgt das Legen einer Thoraxdrainage (▶ 5.2.4), der sog. Monaldi-Drainage (2. oder 3. Interkostalraum in Höhe der Medioklavikularlinie)
! Wegen der Selbsttamponade dürfen in den Thorax eingedrungene Fremdkörper nicht entfernt werden!

Spannungspneumothorax

Beim Spannungspneumothorax (▶ Abb. 11.35) handelt es sich um eine lebensbedrohliche Form des Pneumothorax, bei dem mit jeder Inspiration durch die verletzte Pleura in den Thorax Luft eindringen, aber infolge eines Ventilmechanismus bei der Exspiration nicht mehr entweichen kann, also im Pleuraspalt verbleibt. Durch die massive Luftzunahme

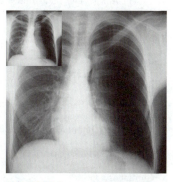

Abb. 11.35 Spannungspneumothorax links. Die linke Lunge ist völlig kollabiert und grenzt sich am linken Herzrand als Verschattung ab. Die Röntgenstrahlen werden nicht mehr teilweise vom Lungengewebe absorbiert und schwärzen den Film mehr. Das Mediastinum und das Herz sind zur rechten Seite hin verdrängt. [T197]

im Pleuraspalt steigt der Druck in der Pleurahöhle kontinuierlich an. Es kommt zum Lungenkollaps und zur Verschiebung der Mediastinalorgane zur anderen Lungenseite → Gefahr der Einengung der gegenüberliegenden Lungenseite und Abknickung der oberen und unteren Hohlvene.

> **Achtung**
> Ohne entlastende Maßnahmen führt der Spannungspneumothorax zum Herz-Kreislauf-Versagen!

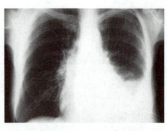

Abb. 11.36 Röntgenaufnahme des Thorax bei Pleuraerguss links. Typisch für einen Pleuraerguss ist das seitliche Ansteigen der glatt begrenzten Verschattung. [T170]

Symptome
- Herz-Kreislauf-Insuffizienz
- Bradykardie, Hypotonie
- Durch Tiefertreten des Zwerchfells Vorwölbung des Abdomens
- Gestaute Halsvenen durch obere venöse Einflussstauung
- Patient hat Angst und ist kaltschweißig

Notfallmaßnahmen und spezifische medizinische Therapie
- Oberkörper hochlagern
- Sofortige Entlastung durch Anlage einer dicklumigen Kanüle (14G, 16G) in den 2. oder 3. Interkostalraum, dabei steril vorgehen
- Anschl. Anlage einer Thoraxdrainage (▶ 5.2.4)
- Notfallwagen, kreislaufstabilisierende Medikamente und Intubationszubehör bereithalten
- Ggf. Reanimation

Hämatothorax
Blutansammlung im Pleuraraum

Ursachen
- Rippenfrakturen mit Beschädigung (Riss) der Pleura
- Lungenverletzungen
- Verletzungen intrathorakaler Gefäße
- Thorakale Wirbelverletzungen
- Aneurysma der Lungenarterie
- Tumormetastasen in der Pleura
- Thrombozytopenie

Symptome
- Schmerzen
- Durch Kompression der Lunge → Atemstörungen und Verdrängung des Mediastinums
- Hypovolämischer Schock (▶ 12.2.2) durch erhebliche Blutverluste
- ! Im Pleuraraum können bis zu 5–6 l einbluten!

Diagnostik
- Abgeschwächtes Atemgeräusch
- Gedämpfter Klopfschall
- Rö-Thorax: zunehmende Verschattung bei zunehmender Blutung

Komplikationen
- Herz-Kreislauf-Versagen durch massiven Blutverlust
- Verdrängung des Mediastinums

Spezifische medizinische Therapie
- Thoraxdrainage (▶ 5.2.4)
- Ggf. Intubation mit Beatmung
- Volumensubstitution
- Thorakotomie zur Blutstillung

Intensivpflege bei Pneumo- und Hämatothorax

Beobachten und Monitoring
- Herz-Kreislauf-Überwachung: EKG, RR, ZVD
- Temperatur kontrollieren (Pneumoniegefahr)

Atmung
- Atembewegung, AF und Atemtiefe, atemabhängige Schmerzen
- SaO_2 über Pulsoxymetrie, BGA
- ! Bei Beatmung Differenz zwischen inspiratorischem und exspiratorischem Atemzugvolumen (Verluste durch Pleuraleck) beachten, CO_2 endexspiratorisch!

Thoraxdrainage überwachen
▶ 5.2.4
- Thoraxsaugeinheit: Saugstärke, Sekretabfluss, Sekretmenge, Luftabgang, Schlauchverlauf, Konnektionsstellen
- Drainageeintrittsstelle beobachten
- Verbandswechsel anfangs durch Arzt, dann 2 × tgl. und bei Bedarf
- ! Haut auf Zeichen eines Hautemphysems (Knistern) überprüfen!

Prophylaxen
Pneumonieprophylaxe (▶ 3.3.4):
- Analgetika vor Atemtraining geben
- Patienten beim Atemtraining unterstützen
- ! Ausreichende Analgesie nach regelmäßigen Intervallen, z. B. Novalgin®, Dipidolor®, patientenkontrollierte epidurale Analgesie (PCEA-Pumpe)

- Keine Atemgymnastik mit druckgesteuerten Atemtrainingsgeräten, da Gefahr eines erneuten Pneumothorax besteht
- Drainage bei beatmeten Patienten, und wenn noch Sekret oder Luft gefördert wird, nicht abklemmen. Es besteht die Gefahr, dass die Drainage verstopft oder sich ein Spannungspneumothorax bildet.

Bewegungsplan
- Oberkörper leicht erhöht lagern, um Atmung zu erleichtern
- Mobilisation, z. B. an Bettkante oder in den Stuhl, mit Saugeinheit unter Monitorüberwachung nach Absprache mit dem Arzt
- Transport nur mit Saugeinheit (3-Kammersystem), bei 2-Kammersystem mit Heimlichventil und Sekretbeutel
- Belastbarkeit des Patienten abschätzen
- Ruhebedürfnis und Grenzen des Patienten berücksichtigen

11.68 Pneumonie

Eva Knipfer

Abstract
Entzündliche Erkrankung des Lungenparenchyms durch Bakterien, Viren und Pilze sowie nach Aspiration von Flüssigkeiten, insbesondere saurem Magensaft, Galle und Blut. Häufig Begleiterkrankung, begünstigt durch entsprechende Vorerkrankungen und Risiken, die mit der laufenden Intensivbehandlung verbunden sind. Gilt als häufigste zum Tode führende nosokomiale Infektion. Intubation, Beatmung, Reintubation und eine vorhandene Magensonde sind Risikofaktoren für die nosokomiale Infektion der Lunge. Therapeutische Ziele sind die Infektsanierung, die Unterstützung von Ventilation und Sekretmobilisation sowie die Stabilisierung von Körpertemperatur und Kreislauf. Intensivpflegende erkennen durch kontinuierliches Beobachten und Monitoring frühzeitig mögliche Komplikationen wie z. B. Sauerstoffmangel und Kreislaufdekompensation. Durch Maßnahmen der Pneumonieprophylaxe und einen geeigneten Bewegungsplan wird der Patient in seiner Atmung unterstützt.

Anamnese

Relevante Vorerkrankungen
- Hohes Alter, Rauchen, Herz-, Niereninsuffizienz, Diabetes mellitus, Alkoholabusus, COPD, Polytrauma, Adipositas, Kachexie, ARDS, immunsupprimierte Patienten
- Flache Atmung, mangelnde Belüftung der Lunge, Atelektasen, Immobilisation durch Krankheit oder postop. Schwäche der Atemmuskulatur, Zwerchfellhochstand, Erschöpfung und Hypothermie

Risikofaktoren auf der Intensivstation
- Intubation und Beatmung
- Notwendigkeit einer Reintubation sowie die Anlage eines Tracheostomas (▶ 4.3.1)
- Vorhandene Magensonde
- Medikamentöse Anhebung des Magensafts pH ≥ 3,5 im Rahmen einer Stress-Ulkusprophylaxe → starke Vermehrung pathogener Keime!

Endogener Infektionsweg

Einwanderung von pathogenen Keimen
Am Tubus vorbei in das Bronchialsystem:
- Keimbesiedelung des Mund-Nasen-Rachen-Raums mit zunächst atemwegstypischen Erregern wie Pneumokokken, *Haemophilus influenzae*, Streptokokken

- Mit zunehmender Beatmungsdauer kommt es später zu einer aufsteigenden Besiedelung aus dem Gastrointestinaltrakt mit gramnegativen Problemkeimen wie z. B. Pseudomonas und Enterobacteriacae

Translokation von Keimen (gramnegative Stäbchen, Pilze)
Aus dem Gastrointestinaltrakt in mesenteriale Lymphknoten und Streuung in andere Organe:
- Bei gestörter bis aufgehobener Darmmotorik sowie einer Funktionsbeeinträchtigung der Magen-Darm-Mukosa
- Die Störungen werden u. a. durch die Analgosedierung der beatmeten Patienten hervorgerufen.

> **Unvorteilhafte Beatmungseinstellung**
> ! Zu hohe Atemzugvolumina bei zu niedrigem PEEP rufen in der Lunge einen endexspiratorischen Alveolarkollaps mit nachfolgender inspiratorischer Wiedereröffnung hervor:
> - Das Lungenparenchym wird starken Scherkräften ausgesetzt.
> - Lokale Abwehrmechanismen werden geschwächt.
> - Es setzt eine Entzündungsreaktion des Körpers ein und fördert die Infektionsentstehung.

Exogener Infektionsweg
- Keimübertragung von Patient zu Patient durch Personal, z. B. Ärzte, Pflegende, Röntgenassistenten, Physiotherapeuten, infolge unzureichender Händedesinfektion, fehlender Einmalschürzen u. a. (▶ 1.4)
- Weitere Faktoren sind eine unzureichende Atemgasklimatisierung, eine fehlerhafte Absaugtechnik sowie der falsche Umgang mit Beatmungszubehör.
- Auch unzureichende Mundpflege kann zur Keimverschleppung führen (▶ 3.5.5).

> **Maßnahmen zur Senkung des Infektionsrisikos**
> - Pneumonie und Atelektasenprophylaxe (▶ 3.3.4)
> - Stationsbezogene Ausarbeitung und Anwendung eines Hygienearbeitsplans (▶ 1.4)
> - Frühzeitige enterale Ernährung (▶ 6.2.1) bei Beatmungspatienten zur Minderung von Keimtranslokationen:
>   - Stützung des Immunsystems
>   - Förderung einer normalen Magen-Darm-Passage
>   - Vermeidung von Darmzottenatrophie
> - Konsequente Oberkörperhochlagerung bei enteraler Ernährung; Mundpflege (▶ 3.5.5)
> - Nichtinvasive Beatmungsstrategien (▶ 4.4), um die Schutzfunktion von Kehlkopf und Stimmlippen zu erhalten, bei:
>   - COPD-Patienten mit akutem bronchialem Infekt
>   - Lungenödem kardial bedingt
>   - Drohender Reintubation infolge respiratorischer Erschöpfung
> - Bei invasiver Beatmung lungenprotektive Beatmungsstrategien (▶ 4.5.3):
>   - Niedrige Atemzugvolumina bei erhöhtem PEEP
>   - Vermeidung von entzündlichen Reaktionen im Lungengewebe durch Minderung der Scherkräfte

Symptome
- Temperaturanstieg: plötzliches Auffiebern, ggf. mit Schüttelfrost oder allmählich ansteigend
- Bei spontan atmenden Patienten einsetzender Husten, zunächst trocken, später produktiv durch vermehrte Produktion von Bronchialsekret
- Luftnot, Tachypnoe, Tachykardie, ggf. Thoraxschmerzen und Schonatmung
- Beeinträchtigtes Allgemeinbefinden

Diagnostik
- Labor: Leukozytose mit Linksverschiebung, CRP erhöht
- BGA: Zeichen der respiratorischen Insuffizienz bei beatmeten Patienten: paO_2-Abfall
- Auskultation: feuchte inspiratorische Rasselgeräusche
- Rö-Thorax: Verschattungen in den betroffenen Lungenbezirken durch Infiltrate
- Gewinnung von Bronchialsekret zur mikrobiologischen Keimbestimmung durch Absaugung bzw. gezielte Bronchoskopie (▶ 8.1.4)
- Abnahme von Blutkulturen aerob und anaerob

Spezifische medizinische Therapie
Antibiotische Therapie:
- Kalkuliert nach Vorerkrankung und Vorbehandlung sowie bestehenden Risikofaktoren und klinischem Krankheitsbild
- Erregerspezifisch nach vorliegendem Resistogramm:
  - Achtung: Risiko einer Superinfektion mit Pilzen!
  - Entsprechende weitere mikrobiologische Kontrolle

Intensivpflege

Beobachten und Monitoring

Herz-Kreislauf-Funktion
- Monitoring: EKG, HF, RR
- Kreislaufstabilisierung:
  - Erhöhte Kreislaufbelastung durch erhöhten O_2-Bedarf und Tachykardie gegeben
  - Ggf. medikamentöse Unterstützung der Herzleistung

Atmung
- AF, Pulsoxymetrie
- Atemgeräusche (Rasselgeräusche), Luftnot
- O_2-Gabe nach BGA-Status → Vermeiden einer Hypoxie

> **Achtung – Intubationsbereitschaft**
> Indikation zur frühzeitigen Intubation und Beatmung sind Zeichen einer akuten Verschlechterung:
> - Manifeste respiratorische Insuffizienz mit deutlich ausgeprägtem Röntgen-Befund
> - Nachweis von Problemkeimen, mit prognostisch schwerem Krankheitsverlauf

- Überwachung der Schmerztherapie
- Körpertemperatur

Prophylaxen

▶ 3.3
- Dekubitusprophylaxe
- Pneumonie- und Atelektasenprophylaxe:
  - Sekretmobilisation und Sekretentfernung, Sekretolytika nach ärztl. AO
  - Anleiten zum wiederholtem Husten und Räuspern
  - Atemtraining zur vertieften Einatmung apparativ mit IPPB
  - Ggf. Lagerungsdrainagen (▶ 3.3.4) in Abhängigkeit vom Zustand und von der Belastbarkeit des Patienten
  - Ggf. gezielte bronchoskopische Absaugung durch den Arzt
- Thromboseprophylaxe (▶ 3.2.3)
  - Antikoagulation (Low dose) nach ärztl. AO
  - MTS, Bewegungsübungen zur Förderung des venösen Rückflusses

Bewegungsplan

Oberkörperhochlagerung/Herzbettlagerung:
- Atemerleichterung, verbesserte Lungenbelüftung
- Verhinderung einer Aspiration aufsteigender pathogener Magen-Darm-Keime

Körperpflege
- Fiebersenkung und Pflege bei Fieber (▶ 3.7.3)
- Teilwaschungen anbieten ggf., mit Pfefferminztee, Wadenwickel (▶ 3.7.3)
- Häufige Mundpflege (▶ 3.5.5)
- Engmaschige Betreuung des Patienten, Information und patientenbezogene Erklärung der Maßnahmen

Ernährung
- Erhöhter Flüssigkeitsbedarf bei Fieber gegeben:
  - Bei der Bilanzierung berücksichtigen
  - Wichtige Voraussetzung für eine wirksame Sekretolyse
  - **Achtung** bei Herzinsuffizienz!
- Aufgrund von Appetitlosigkeit und Erschöpfung sowie im Rahmen einer Beatmung sind die Patienten nicht in der Lage, aus eigenem Antrieb ihren Kalorienbedarf zu decken. Es besteht die Gefahr einer katabolen Stoffwechsellage.
- Applikation von Sondenkost über Magensonde bei Schluckstörungen und anhaltender Appetitlosigkeit sowie zur enteralen Belastung bei Beatmungspatienten
- Vorsichtiger Lagewechsel, um ein Erbrechen des Patienten bei anstehenden Pflegemaßnahmen (Betten, Mobilisation) zu vermeiden → Ruhezeiten einhalten

11.69 Polytrauma

Therese Matt

Abstract

Gleichzeitige Verletzung mehrerer Körperregionen oder Organsysteme, wobei mindestens eine dieser Verletzungen oder die Kombination mehrerer Verletzungen le-

bensbedrohlich ist. Das typische Verletzungsmuster ist wie folgt gekennzeichnet: Frakturen 76 %, SHT 67 %, Thoraxtrauma 30 %, abdominale Verletzungen 37 %, Beckenfrakturen 21 %, Wirbelsäulenverletzungen 14 %. Ca. 8.000 Menschen erleiden pro Jahr ein Polytrauma mit einer Letalität von ca. 20 %. Verschiedene Klassifikationen bewerten den Schwergrad der Verletzungen:
- AIS (Abbreviated Injury Scale), bewertet Einzelverletzungen mit einer Punktzahl von 1–6, 6 bedeutet „nicht überlebbar"
- ISS (Injury Severity Score), Bewertung erfolgt mit einer Punktzahl von 0–75

! 30 % aller Patienten entwickeln ein Multiorganversagen, das häufig zum Tode führt!

Ziele der Polytraumaversorgung
- Eine optimale und an die Bedürfnisse des Patienten angepasste Versorgung
- Primäre Stabilisierung des Patienten und Vermeidung von Komplikationen, z. B. Sepsis, ANV, MOV

Behandlungsphasen
▶ Tab. 11.34

Tab. 11.34 Die einzelnen Behandlungsphasen eines Polytraumas		
Phase		**Verlauf/Therapie/Maßnahmen**

1	Akut- oder Reanimationsphase	Direkt am Unfallort Glasgow-Koma-Skala, sofort nach Aufnahme des Patienten im Schockraum:
		• Sicherung bzw. Wiederherstellung der Vitalfunktionen
		• Nach Stabilisierung der Vitalfunktionen allgemeine Einschätzung der Verletzungen und Diagnostik
		• Spezielle/operative Versorgung lebensbedrohlicher Verletzungen:
		  – Kopf: epidurale und akut subdurale Blutungen, offene Schädelfraktur
		  – Thorax: Perikardtamponade, Hämato-/Pneumothorax
		  – Abdomen: intraabdominale Blutung (Milz-Leber-Riss)
		  – Große Frakturen stabilisieren: Beckenring, Oberschenkel

2	Stabilisierungsphase	Umfasst die ersten 2–48 h posttraumatisch Ziel: • Stabilisierung der Funktionen einzelner Organe bzw. Organsysteme • Prophylaxe sekundärer Komplikationen, z. B. Sepsis, ARDS, Multiorgandysfunktionssyndrom (MODS) • Durchführung bisher nicht möglichen diagnostischen Maßnahmen • Bei stabiler Herz-Kreislauf- und Atemfunktion und bei dringlicher Indikation weitere operative Versorgung
3	Labile Phase	Umfasst den 2.–4./5. Behandlungstag und ist gekennzeichnet durch Störungen verschiedener Organfunktionen: • Darmwandödem/Schockdarm • Abfall der Gerinnungsfaktorenaktivität und anhaltend niedrige Thrombozyten • Erhöhte Körpertemperatur • Hyperdynamer Kreislaufzustand mit erhöhtem HZV und erniedrigtem Gefäßwiderstand • Erhöhter Volumenbedarf In dieser Phase sollten keine Operationen und nur dringliche Transporte durchgeführt werden.

Tab. 11.34 Die einzelnen Behandlungsphasen eines Polytraumas *(Forts.)*	
Phase	Verlauf/Therapie/Maßnahmen
4 Regenerations- oder Entgleisungsphase	**Regenerationsphase** • Anstieg der Urinausscheidung • Anstieg der Thrombozyten • Zunahme der Peristaltik • Aufhellung des Bewusstseins • Normalisierung der Organfunktionen Bei anhaltender Regeneration bzw. Stabilisierung des Patienten können weitere Operationen durchgeführt werden. **Entgleisungsphase** (kann nach scheinbarer Stabilisierung des Patienten am 3. und 6. Tag eintreten): • Zunahme des Flüssigkeitsbedarfs • Störung des pulmonalen Gasaustauschs • Anstieg der Körpertemperatur • hyperdyname Herz-Kreislauf-Situation; PAP-Anstieg • Abfall der Gerinnungsfaktoren und der Thrombozyten • MODS → MOV, das bei 70 % der Patienten zum Tod führt

11.69.1 Phase 1: Akut- oder Reanimationsphase

Ziele
- Sicherstellung der vitalen Funktionen: Herz/Kreislauf, Atmung, ZNS
- Erkennen von lebensbedrohlichen Verletzungen
- Einleitung lebensrettender Sofortmaßnahmen

> **Organisation der Erstversorgung**
> - Die Erstversorgung im Schockraum erfordert ein gut organisiertes Team, das sich aus erfahrenen Ärzten und Pflegekräften zusammensetzt; ausreichend sind 4–5 Personen.
> - Jedes Team braucht einen Leiter/Koordinator.

Vorbereiten des Schockraums
Zuständigkeit ist abhängig vom hausinternen Notfallschema. Der Beginn der Vorbereitungen erfolgt nach Anmeldung des Verletzten über die Rettungsleitstelle.

- Narkose- oder Beatmungsgerät bestücken und überprüfen
- Monitoring vorbereiten:
  - EKG, Pulsoxymetrie, Blutdruck
  - Narkosegas- und CO_2-Überwachung
  - Notfallmedikamente richten: Suprarenin® (1:10 ▶ 9.2.1), Atropin, Akrinor
- Crash-Intubation vorbereiten, falls Patient noch nicht intubiert ist
  - Medikamente: Atropin, Fentanyl®, Trapanal®, Dormicum®, Etomidat, Muskelrelaxans, z. B. Lysthenon® und Alloferin®, Tracrium®
  - Intubationsbesteck und Tubus: Frauen 7,0–8,0 mm/28–32 Ch, Männer 8,0–9,0 mm/32–38 Ch.
  - Absaugung überprüfen
  - Narkoseprotokoll anlegen

- Infusionen richten: Elektrolytlösungen (z. B. Ringer-Laktat, Ringer-Lsg.), HAES, Humanalbumin
- Bereitlegen:
  - Periphere großlumige Venenverweilkanülen (14G, 16G), 10-ml-Spritze mit NaCl 0,9 % und Verlängerung zum Anspülen
  - ZVK (12–14 French), Pulmonaliskatheterschleuse (8,5 French), ggf. Shaldon-Katheter
  - Ggf. arteriellen Katheter und Zubehör (▶ 5.1.4)
  - BDK, Magensonde
- Laboruntersuchungen: Blutgruppe, Kreuzblut, BB, Gerinnung, Elektrolyte, BGA

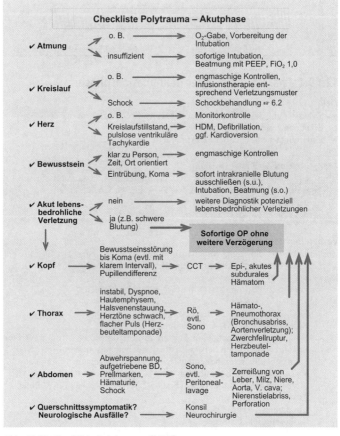

Abb. 11.37 Checkliste Polytrauma. [L157]

- Zur Volumensubstitution primär periphere Zugänge legen. Die Anlage zentralvenöser Zugänge steht an zweiter Stelle.
- Trotz Eile Hygienemaßnahmen beachten, da die Patienten abwehrgeschwächt sind
- Universal-Konserve: Blutgruppe 0, rh negativ

Versorgen des Patienten

Benötigte Informationen
- Mündliche Übergabe durch den Notarzt:
  - Angaben zum Patienten und zum Unfallhergang
  - Zustand des Verletzten
  - Blutverluste und eingeleitete Therapie
- Ausgefülltes Notarztprotokoll

Diagnostik und Erstversorgung
Diese Maßnahmen werden von mehreren Personen überlappend durchgeführt.
- Sicherstellung der vitalen Funktionen steht im Vordergrund (▶ Abb. 11.37)
- Einschätzen der Verletzung nach Dringlichkeit (abhängig von Art der Verletzungen), Erstversorgung, ggf. Not-OP (1. operative Phase)
- Die Versorgung der Verletzungen richtet sich nach deren Art:
  - Bei stark blutenden Wunden: Druckverband anlegen oder manuell abdrücken
  - Bei Verdacht auf Wirbelsäulenverletzungen: Patienten bis zur abgeschlossenen Diagnostik auf Vakuummatratze belassen (Stabilisierung), Halsstütze anlegen bei Verdacht auf HWS-Verletzung
  - Bei SHT: Bewusstseins- und neurologische Kontrolle
  - Bei Pneumothorax oder Hämatothorax: Thoraxdrainage anlegen
  - Abgetrennte Extremitäten für Retransplantation versorgen
- Labor nach AO und Standard: Blutgruppe und Kreuzblut nicht vergessen! BGA
- Röntgen je nach klinischem Verdacht, CCT
- Sonografie: Abdomen, Retroperitoneum, Blase, ggf. Rö-Thorax
- Ggf. Peritoneallavage

- Beschriftung der Blutröhrchen bei Unbekannten: Polytrauma, Geschlecht, geschätztes Alter, Datum und Uhrzeit der Abnahme
- Beim Legen von Zugängen Blut fürs Labor abnehmen
- Leere Ampullen der i. v. Medikamente aufbewahren, um korrekt dokumentieren zu können
- Tetanusschutzimpfung durchführen

Komplikationen
Sind vom Verletzungsmuster und von der Kombination der Verletzungen abhängig.
- Herz-Kreislauf-Versagen (▶ 12.1) durch massive Blutverluste und Schwere der Verletzungen
- Einklemmungszeichen durch intrakranielle Blutungen (▶ 11.31)

Intensivpflege

Beobachten und Monitoring

Herz- und Kreislauffunktion
- Herzfrequenz und -rhythmus: EKG-Monitoring und Pulsoxymetrie anschließen
- Blutdruck: automatische RR-Messung, kontinuierliche arterielle RR-Kontrolle (▶ 3.2.5)
- Assistenz beim Legen der arteriellen Kanüle (▶ 5.1.4)
- Ggf. Einleiten der Reanimation

Atmung/Beatmung
- Paradoxe Atembewegungen, atemabhängige Schmerzen, Atemgeräusche, Dyspnoe, respiratorische Insuffizienz
- Sauerstoffsättigung, endexspiratorisches CO_2, ggf. Narkosegas über Monitor
- Ggf. Assistenz bei der Intubation, Sicherung der Tubuslage
- Bronchialtoilette: Menge und Aussehen des Trachealsekrets
- Ggf. Beatmungsparameter

Neurologische Überwachung
- Bewusstseinslage
- Ist der Patient ansprechbar, trübt er ein, ist er orientiert, Pupillenreaktion?
- Glasgow-Koma-Skala (▶ Tab. 3.3)
- Spontanbewegung, Motorik
- Schmerzäußerungen
- Sedierungs- und Analgesiebedarf abschätzen

Temperaturkontrolle
Vor weiterer Auskühlung schützen:
- Infusionen/Transfusionen über Blutwärmer
- Anheben der Zimmertemperatur
- Patient in Folie oder warme Tücher hüllen oder Warmtouch einsetzen

Ausscheidungen
- Urinausscheidung kontrollieren:
  - BDK legen
  - Aussehen des Urins: Oligurie, Anurie, Hämaturie
  - Bilanzierung
- Großlumige Magensonde legen und überwachen
- Drainagen und Sonden überwachen

Weitere Maßnahmen
- Life-Lines sichern
- Druckverbände kontrollieren, Durchblutung prüfen
- Haut auf Einblutungen, Schwellungen, Durchblutung beobachten
- Transport zu OP, CT, Intensivstation organisieren (▶ 3.1.2)
- Ggf. Spezialbett organisieren
- Dokumentation!
- Volumensubstitution überwachen: mehrere großlumige venöse Zugänge legen, ggf. Assistenz beim Legen eines ZVK (▶ 5.1.2)
- Bereitstellen und Richten von Blut- und Blutbestandteilen, Gerinnungsfaktoren: ausreichende Volumenmenge bereitstellen → Bilanzierung

11.69.2 Phase 2: Stabilisierungsphase

Ziele
Auf der Intensivstation wird durch Stabilisierung der wichtigsten Organsysteme die Voraussetzung für die zweite operative Phase geschaffen.
- Blut- und Volumensubstitution, keine parenterale Ernährung wegen des Postaggressionsstoffwechsels (▶ 6.1.3)
- Ausgleich des Wasser- und Elektrolythaushalts (▶ 6.3)
- Ausgleich des Säure-Basen-Haushalts (▶ 6.4)
- Gezielte Diagnostik über Konsiliare, z. B. Neurochirurgie, HNO, Augen, Kieferchirurgie
- Schmerzbehandlung
- Prophylaxe sekundärer Komplikationen, z. B. Sepsis, ARDS, MODS
- Beginn der Ernährung am 3. Tag
- Infektionsprophylaxe

Komplikationen
Mögliche Komplikationen stehen in unmittelbarem Zusammenhang mit dem Verletzungsmuster. Polytraumatisierte Patienten sind aufgrund der schweren Verletzungen v. a. durch MOV, DIC, SIRS und ARDS gefährdet.
- Minderdurchblutung von Extremitäten mit Nekrose, z. B. durch Gefäßverletzung, Fraktur, Hämatombildung und Kompartmentsyndrom

Intensivpflege

Beobachten und Monitoring

Atmung
- Kontrolle: BGA, Beatmungsmuster, Thoraxbewegung, SaO_2
- Tubusfixierung kontrollieren, ggf. erneuern

Herz-Kreislauf-Funktion
- RR, EKG, Puls engmaschig kontrollieren
- ZVD-Messung, ggf. PAP (▶ 3.2.5) überwachen

Neurologische Überwachung
- Bewusstseinslage, Pupillen kontrollieren

Temperaturkontrolle
- Körpertemperatur überprüfen
- Patient vor weiterer Auskühlung schützen

Ausscheidungen
- Urinausscheidung überwachen und bilanzieren → Achtung: ANV tritt v. a. nach längerem hypovolämischen Schock ein
- Drainagen und Sonden überwachen

Für eine sichere Umgebung sorgen
- Kontrolle der Fixierung aller Zu- und Ableitungen
- Sind ausreichend EK und FFP vorhanden?
- Sind die Angehörigen verständigt?

Prophylaxen und Bewegungsplan
- Durchführung aller notwendigen Prophylaxen (▶ 3.3)
- Intensivbett mit Weichlagerung, z. B. Schaumstoffmatratze
! Patient liegt in Rückenlage, bis Röntgendiagnostik des Skeletts abgeschlossen ist!
- Frakturierte Extremitäten ruhig stellen, z. B. Schaumstoffschiene, Braun´sche Schiene nach Rücksprache mit dem Operator
- Auf ausreichende Sedierung und Analgesie achten

> Häufig befinden sich noch Glasscherben in der Kleidung oder am Körper des Verletzten, dadurch besteht eine erhöhte Verletzungsgefahr für den Patienten und das Versorgungsteam.

Körperpflege und Ernährung
Abhängig von der Art der Organverletzungen

11.69.3 Phase 3: Labile Phase

Umfasst den 2.–4./5. Behandlungstag, Störung verschiedener Organfunktionen (▶ Tab. 11.34) möglich

Ziele
- Vermeidung von: Infektionen und Druckstellen, z. B. unter Gipsverbänden
- Kontrolle des Blutverlusts des Patienten aufgrund der sinkenden Gerinnungsfaktorenaktivität
- Stabilisierung der Beatmung bei evtl. vorhandenem Thoraxtrauma

Intensivpflege

Beobachten und Monitoring
- Täglich aseptischer Verbandswechsel, ersten postoperativen Verbandswechsel in Anwesenheit des Operateurs durchführen (▶ 7.1)
- Regelmäßige Kontrolle der Gipsverbände (▶ 8.3.7)
- Kontrolle, Dokumentation und Bilanzierung der Drainagen
- Evtl. Assistenz bei Bronchoskopie (zur Lavage oder Diagnostik)
! Nur unumgängliche Eingriffe oder Transporte durchführen!

11.69.4 Phase 4: Regenerationsphase

Gezielte Rehabilitationsmaßnahmen beginnen, Patienten von der Beatmung entwöhnen. Verlauf kann über mehrere Wochen bis Monate dauern.

Ziele
- Entwöhnung von der Beatmung (▶ 4.5.5), Sicherung der Spontanatmung
- Mobilisation
- Ernährungsaufbau
- Motivation des Patienten

Intensivpflege

Beobachten und Monitoring
- Herz-Kreislauf: Belastbarkeit prüfen
- Atmung: Patienten in der Entwöhnungsphase vom Respirator durch ständige Präsenz unterstützen; Atemarbeit und -technik beobachten
- **!** **Neurologie:** Vielen Patienten fehlen die Orientierung und Erinnerung an den Unfall, deshalb häufig Orientierungshilfen durch mehrmalige Info über den aktuellen Tag sowie über Uhrzeit, Ort und evtl. den Unfall geben; z. B. auch Tageszeitung vorlesen.
  - Bei bewusst- und orientierungslosen Patienten Basale Stimulation® (▶ 3.6.4) anwenden und Angehörige entsprechend anleiten.
  - Intensivpflegetagebuch (▶ 3.6.5)

Prophylaxen
- Pneumonieprophylaxe (▶ 3.3.4):
- Patienten bei der Atmung unterstützen, z. B. CPAP-Training, Abhusthilfe, ASE
- **!** Schmerztherapie, da der Patient die Prophylaxen (Atemübungen, Lagerung, KG) nur schmerzfrei durchführen kann

Bewegungsplan
- Bewegungs- und Belastungsübungen
- Mobilisation (▶ 3.4) nach Absprache mit dem Arzt
- Bobath (▶ 3.6.1), Kinaesthetics (▶ 3.6.2)

Körperpflege
- Patienten ermutigen und motivieren
- Ruhe/Schlafbedürfnis des Patienten beachten
- Ängste des Patienten wahrnehmen und damit umgehen
- Kommunikation aufbauen, Kontakt mit Angehörigen ermöglichen

Ernährung
- Nahrungsaufbau: sobald möglich, Beginn der enteralen Ernährung als Ulkus- und Sepsisprophylaxe
- Schluckübungen (▶ 3.6.3) einleiten, z. B. mit bevorzugtem Getränk des Patienten, fester Nahrung, z. B. Brei, Joghurt
- Patienten bei der Nahrungsaufnahme Selbstständigkeit ermöglichen
- **!** Sollte beim Patienten die Entgleisungsphase auftreten und sich sein Zustand entsprechend verschlechtern (▶ Tab. 11.34), steht die Stabilisierung des Patienten an erster Stelle! Erst wenn sich der Patient regeneriert hat, kann mit der Regenerationsphase begonnen werden!

11.70 Querschnittslähmung, traumatische

Therese Matt

Abstract
Bei der traumatischen Querschnittslähmung handelt es sich um eine Verletzung der Wirbelsäule mit Schädigung eines Rückenmarkabschnitts und der Cauda equina.

Ursachen sind z. B. Wirbelbrüche, Wirbelsäulenluxationsfraktur, stumpfe Wirbelsäulenverletzungen.

Lähmungsformen
- Inkomplette Lähmung (Parese), vorderes Rückenmark-(Anterior-Cord-) Syndrom: vordere $2/3$ des Rückenmarks sind verletzt. Minderung einer oder mehrerer nervaler Funktionen; Ausfall der Motorik, Schmerz- und Temperaturwahrnehmung
- **Brown-Séquard-Syndrom:** spinale Halbseitenlähmung
- Komplette Lähmung (Plegie): Ausfall der motorischen und sensiblen nervalen Funktion
- Tetraplegie: Schädigung des Halsmarks mit kompletter Lähmung aller 4 Extremitäten
- Paraplegie: Schädigung ab Brustmarkbereich mit kompletter Lähmung zweier symmetrischer Extremitäten, z. B. beide Beine
- Spastische Lähmung: erhöhter Muskeltonus
- Schlaffe Lähmung: schlaffer Muskeltonus

Symptome
- Spinaler Schock (Ausprägung ist abhängig von der Läsionshöhe): RR-Abfall durch herabgesetzten peripheren Gefäßwiderstand, Bradykardie, Eiweißverluste, Elektrolyt- und Säure-Basen-Verschiebungen
- Ausfall der Sensibilität und gesamten Motorik unterhalb der Läsion mit schlaffer Lähmung, Areflexie
- Ausfall der vegetativen Funktion, z. B. Blasenatonie (Überlaufblase), paralytischer Ileus, vasomotorische Störungen, respiratorische Störungen, Wärmeregulationsstörungen

Diagnostik
Wie beim Wirbelsäulentrauma (▶ 11.87)

Komplikationen
- Starke Hypotonie meist bei Verletzungen der HWS/BWS: Ausfall der vasomotorischen Impulse über N. sympathicus unterhalb der Läsionsstelle → Zusammenbruch der vasomotorischen Regulation → verminderter Rückfluss aus dem Splanchnikusgebiet
- Bradykardie bis zur Asystolie durch Überwiegen des N. vagus, Gefahr z. B. beim Drehen, Bronchialtoilette
- Hypertone Entgleisung bei Verletzungen oberhalb von Th 6: überschießende Vasokonstriktion durch autonome Hyperreflexie bei Überdehnung von Becken- und Bauchorganen, z. B. bei voller Harnblase
- Wärmeregulationsstörungen: Durch Ausfall der Temperaturregulation kommt es zum Muskelzittern, Gefäßkonstriktion, Transpiration.
- Atemfunktionsstörungen bei Läsionen höher C4: Zwerchfelllähmung, Ausfall der Atemhilfs- bzw. Interkostalmuskulatur → Abhusten von Sekret nur noch erschwert oder gar nicht möglich → Pneumoniegefahr ↑
- Urosepsis durch gestörte Blasenentleerung
- Magen-Darm-Funktionsstörung: Bildung von Stressulzera, Darmatonie → paralytischer Ileus
- ! Notfallmedikamente Atropin und Suprarenin® aufgezogen bereithalten!

11.70 Querschnittslähmung, traumatische

Spezifische medizinische Therapie
- Behandlung der genannten Komplikationen
- Operative Therapie bei instabilen Frakturen, um die Pflege zu erleichtern, ändert aber primär an der Lähmung nichts
- Kortisongabe
- Frühzeitig Verlegung in Rehabilitationseinrichtung anstreben

Intensivpflege

Die Pflege zielt darauf ab, mögliche Komplikationen zu vermeiden bzw. rechtzeitig zu erkennen. Das Risiko für Kreislauf- und Temperaturregulationsstörungen, Pneumonie, Harnwegsinfekte und Dekubiti ist sehr erhöht.

Beobachten und Monitoring

Atmung
- ! Atemeinschränkung ist abhängig von der Läsionshöhe. Halsmarkläsionen in Höhe von C4 und höher führen zur Zwerchfelllähmung und zum Ausfall der Atemhilfsmuskulatur mit evtl. Beatmungspflicht.
- ! Patienten sind extrem pneumoniegefährdet. Absaugung in Bereitschaft halten. Auf schnelle Intubation gefasst sein. Bei Beatmung wird rasche Entwöhnung angestrebt.
- Atmung überwachen: hinsichtlich Pneumoniezeichen, AF, Atemtiefe, Atemrhythmus, Atemgeräusche, SaO_2 über Pulsoxymetrie
- Atmung unterstützen: 1–2 stdl. Atemtraining durchführen, z. B. CPAP
- Sterile Bronchialtoilette und steriler Umgang mit Beatmungsgerät

Herz-Kreislauf-Funktion
Störung der Regulation durch spinalen Schock und Ausfall vasomotorischer Impulse
- EKG, HF und Herzrhythmus überwachen
- Engmaschig RR-Kontrolle
- ZVD-Messung

> - Bei Lageveränderungen Blutdruck überwachen
> - Kreislaufstabilisierende Medikamente nach AO verabreichen
> - Bei Hypotonie ggf. intravenös Volumen substituieren (je nach Bilanz)
> - QRS-Ton wegen möglicher Bradykardie/Asystolie bei pflegerischen Interventionen laut stellen, z. B. beim Absaugen, Drehen

Temperatur
Wärmeregulationsstörung durch Ausfall der Temperaturregulation
- Temperatur regelmäßig kontrollieren (Infektionszeichen, Auskühlung)
- Patienten vor Auskühlung schützen
- Wärmestau vermeiden, z. B. durch zu hohe Zimmertemperatur, dicke Zudecken

Neurologische Überwachung
- Bewusstseinslage: Ist der Patient ansprechbar, kann er gezielte Angaben machen?

- Motorik und Sensibilität der Extremitäten:
  - Welche Extremität bewegt der Patient spontan, welche nicht?
  - Welche Finger kann er bewegen, welche nicht?
  - Wie ist der Muskeltonus der Extremitäten?
  - Spürt der Patient einen Unterschied zwischen warm und kalt?
  - Wie ist die Hautdurchblutung der Extremitäten?

> - Wegen fehlender Sensibilität keine zu heißen Flüssigkeiten bereitstellen, da beim Verschütten Verbrühungsgefahr besteht.
> - Keine Wärme- oder Kühlelemente anwenden → Gefahr von Verbrennungen oder Erfrierungen

Urinausscheidung
- Urinmenge und -farbe, Geruch und Beimengungen überwachen, Bilanz!
- Urin regelmäßig auf Bakterien und pH-Wert kontrollieren
- Neurogenes Blasentraining baldmöglichst beginnen, jedoch nicht im spinalen Schock
- Suprapubischen Blasenkatheter (▶ 5.4.2) nach Schema regelmäßig öffnen oder Einmalkatheter unter sterilen Kautelen legen (soll später vom Patienten selbst erlernt werden) oder Urinal bei schlaffer Blase anlegen

> - Wegen Gefahr der aufsteigenden Infektion (Urosepsis) sind BDK kontraindiziert.
> - Beim Kathetern der Blase auf strenge Asepsis achten (Mundschutz, steriler Kittel, Kopfbedeckung).
> - Überdehnung der Blase unbedingt vermeiden: max. Füllung ca. 500 ml, deshalb gleichmäßige Flüssigkeitszufuhr und neurogenes Blasentraining im Abstand von 4 h nach vorgegebenem Zeitschema anstreben
> - Nach der Blasenentleerung Restharnkontrolle, z. B. mittels Einmalkatheter

Prophylaxen
▶ 3.3
- Pneumonieprophylaxe
  - Atemstimulierende Einreibung bei ineffektivem Atemmuster
  - Sekretolyse durch Inhalation, Befeuchtung der Atemluft, Lagerungsdrainage (▶ Abb. 3.27), Vibration der vorderen Thoraxwand nach Rücksprache
  - Hilfe beim Abhusten geben: Patienten 3 × tief einatmen lassen, anschließend drücken 2 sich gegenüberstehende Personen den Thorax mit beiden Unterarmen in vibrierender Weise zusammen.
- Dekubitusprophylaxe: Durch eine Vielzahl gestörter Regulationsmechanismen ist die Haut sehr stark gefährdet → Haut beobachten hinsichtlich:
  - Temperatur, Durchblutung
  - Druckstellen, Sensibilität, Beschaffenheit
- Intertrigoprophylaxe: feuchte Kammern vermeiden; dünne Kompressen einlegen
- Obstipationsprophylaxe:
  - Darmentleerung, Abführschema und -erfolg genau dokumentieren
  - Tgl. Darmgeräusche kontrollieren

- Spastische Lähmung (Stuhlgang wird gehalten): Abführtage, z. B. Mo, Mi, Fr; am Abend vorher orales Laxans verabreichen, z. B. Laxoberal®, Liquidepur®; am Abführtag Reiz setzen, z. B. Dulcolax® oder Einlauf
- Schlaffe Lähmung (Stuhlgang wird nicht gehalten): 1 × tgl. abführen, z. B. Dulcolax®, Miniklistier
- Nach jedem Abführen Ampulle digital kontrollieren
- Bei Obstipation und Kotsteinen Ampulle digital ausräumen, Einläufe, Medikamente nach AO verabreichen
• Kontrakturprophylaxe

Bewegungsplan

Lagern
• Nach Rücksprache mit dem Arzt und schriftlicher Dokumentation lagern
• Während der spinalen Schockphase Patienten flach lagern
• Luftkissenbett, ggf. bei instabilen Frakturen Sandwich-Bett, Rhönrad-Bett für Rücken- und Bauchlage
• Sobald Fraktur stabil ist, Patienten nach Bewegungsplan regelmäßig lagern

Mobilisieren
Wegen Störung der Kreislaufregulation Mobilisation langsam und unter Monitorüberwachung vollziehen. Dabei eng mit Physiotherapie und Ergotherapie (Anregung des Muskeltonus, Thrombose- und Kontrakturprophylaxe) zusammenarbeiten.
• Langsames Aufrichten und Sitztraining (stabile Fraktur) nach Stabilisierung des Kreislaufs
• Später Mobilisation auf Stehbrett, Rollstuhl → evtl. Rollstuhl mit Haltegurten und Kopfstütze bei Patienten mit hohem Querschnitt
• Funktionshand bei Tetraplegie herstellen, um Krallenhand zu vermeiden (kein Nutzen für den Patienten), z. B. Funktionshandschuh

Körperpflege und Ernährung
• Sorgfältige Hautpflege durchführen (▶ 3.5.3)
• In der Schockphase:
  - Flüssigkeits- und Volumensubstitution kontrollieren, 4 × tgl. Bilanz erstellen
  - Parenterale Ernährung über ZVK (▶ 6.2.2)
• Nach der Schockphase und vorhandener Peristaltik langsamer Kostaufbau (ballaststoff- und vitaminreich)
• Auf ausreichende Trinkmenge achten (2 l/d)
• Wegen Verschleimungsgefahr Milchprodukte reduzieren
• Wegen Obstipationsgefahr Süßigkeiten vermeiden

Kommunikation
• Fragen des Patienten ehrlich beantworten bzw. Patienten durch Arzt über Prognose aufklären lassen
• Gesprächsvermittlung mit anderen Berufsgruppen, z. B. Klinikseelsorge, Psychologen
• Patienten vor Durchführung aller Maßnahmen rechtzeitig und verständlich informieren

- Angehörige in die Pflege einbeziehen
- Pflegeplanung gemeinsam mit dem Patienten erstellen

11.71 Respiratorische Insuffizienz

Eva Knipfer

Abstract

Unter einer respiratorischen Insuffizienz versteht man das Unvermögen von Lunge und Atemmuskulatur, einen hinreichenden Gasaustausch zu gewährleisten. Dies kann bei Belastung oder aber bereits in Ruhe auftreten. Besonders Patienten mit bereits bestehenden pulmonologischen Erkrankungen sowie mit Eingriffen am Oberbauch- oder im Thoraxbereich sind für respiratorische Komplikationen postoperativ prädisponiert. Die konsequente Durchführung von Pneumonie- und Atelektasenprophylaxe hat das Ziel der Entlastung und Stabilisierung von Atmung und Kreislauf. Die Möglichkeit zum Erlernen unterstützender Atemtechniken sowie zur präoperativen Beratung und Schulung der Betroffenen kann den Patienten im Heilungsverlauf unterstützen.

Begleitende pathophysiologische Handicaps

Neben akuten Notfällen (Status asthmaticus, Lungenembolie, Lungenödem) tritt die respiratorische Insuffizienz auf der Intensivstation nicht selten sekundär als Begleiterkrankung bei pulmonaler Vorschädigung auf (Pneumonie, COPD, Polyneuropathie). Hier gilt es die pathophysiologischen Handicaps frühzeitig zu erkennen und ihnen durch geeignete therapeutische Maßnahmen entgegenzuwirken.

Obstruktiv

- Erhöhte Atemwegswiderstände bis zur Verlegung infolge vermehrter Sekretion/Sekretanschoppung, bronchialer Schleimhautentzündung und Schwellung, z. B. bei Asthma, Bronchitis, Lungenödem, Pneumonie, Bronchospasmus
- Atemwegskompression in der Exspiration bei → Emphysem

Restriktiv

- Verminderte Dehnungsfähigkeit der Lunge, eingeschränkte Gasaustauschfläche, z. B. bei Pneumothorax, Hämatothorax, Pleuraerguss, Emphysem
- Eingeschränkte Zwerchfellbewegung, z. B. bei geblähtem Abdomen, Peritonitis, Ileus, Adipositas, Zustand nach Oberbaucheingriff (▶ 8.3.1)
- Elastizitätsverlust bei entzündlicher Veränderung des Lungenparenchyms, z. B. bei Pneumonie, Aspiration, Ödem, ARDS, verminderte Surfactantfunktion, Atelektasen, Fibrose

Zentral

- Medikamentös induzierte Hemmung des Atemantriebs durch Überdosierung von Barbituraten, Opioiden, Sedativa
- Hyperventilation: gleichförmig-periodisches (Cheyne-Stokes-Atmung) oder stereotypes Muster (Maschinenatmung) bei initialem Anstieg des Hirndrucks sowie metabolischer Azidose (▶ 6.4)
- Hypoventilation: ungleichförmige wechselnde Atemfrequenz und Atemtiefe (ataktisch) bei fortgeschrittener intrakranieller Drucksteigerung sowie bei metabolischer Alkalose (▶ 6.4)

Neuromuskulär
- Alveoläre Hypoventilation, Ventilationsversagen
- Ermüdung der Atemmuskulatur bei erschwerter Inspiration und aktiver Exspiration
- Atrophierte Atemmuskulatur: Zustand nach Langzeitbeatmung
- Schäden des N. phrenicus:
  - Infolge Tumor, Trauma oder chirurgischer Intervention im Halswirbelbereich, aber auch hypothermieinduziert bei herzthoraxchirurgischen Eingriffen
  - Zwerchfellparese → Orthopnoe und paradoxe Atmung besonders bei Oberkörperflachlage
- Schwere Polyneuropathien (Guillain-Barré-Syndrom, ▶ 11.26)
- Erkrankungen neuromuskulärer Synapsen (Botulismus ▶ 11.15, Insektizidintoxikation ▶ 8.2.5, 11.5, Myasthenien ▶ 11.56)

Klinische Einteilung nach BGA

Tab. 11.35 Klinische Einteilung der respiratorischen Insuffizienz nach BGA	
Oxygenierungsversagen	Ventilationsversagen
Hypoxie: paO_2 niedrig, bei normalem $paCO_2$ (ggf. auch niedrig infolge kompensatorischer Hyperventilation) Auch: **respiratorische Partialinsuffizienz**	Hypoxie bei gleichzeitiger Hyperkapnie ($paCO_2$ hoch) **Alveoläre Hypoventilation** infolge Erschöpfung der Atemmuskulatur Auch: **respiratorische Globalinsuffizienz**

Symptome
▶ Tab. 11.36

Tab. 11.36 Symptome der respiratorischen Insuffizienz	
Latent/bei Belastung, z. B. Mobilisation, beim Betten	Manifest/in Ruhe
• Dyspnoe • Hyperventilation • Unruhe, Erregung • Tachykardie	• Zyanose, Kaltschweißigkeit • Orthopnoe mit massivem Einsatz der Atemhilfsmuskulatur • Agitation, eingeschränktes Urteilsvermögen • Später Bewusstseinstrübung • Tachykardie mit RR ↑↑ • Terminal: Bradykardie mit RR-Abfall und Bewusstseinsverlust

Diagnostik
- **Auskultation:** Rasselgeräusche, Sekretretention, Spastik, Giemen, gleichseitige Belüftung, Pneumothorax, abgeschwächtes leises Atemgeräusch, „silent chest"
- **BGA:** Ausmaß der respiratorischen Insuffizienz und Elektrolytstatus (BZ, Kalium, Natrium, Kalzium, Laktat)
- **Rö-Thorax:** aktueller pulmonaler Status (Stauung, Infiltrate, Pneumonie, Pneumothorax, Pleuraerguss)

- **Laborstatus**: BB (Hb, Hk, Leukozyten), ggf. Gerinnung und weitere Entzündungsparameter

Spezifische medizinische Therapie
Kausale medikamentöse Therapie nach AO:
- Bronchodilatatorisch: $β_2$-Sympathikomimetika
- Sekretolytisch: Unterstützung der mukoziliären Clearance
- Ggf. Antibiotikagabe bei Infekt
- O_2-Gabe, Intubation, Beatmung

Intensivpflege
Beobachten und Monitoring

Herz-Kreislauf-Funktion
- Kontinuierliches Monitoring: EKG, RR-Messung (zunächst nicht invasiv)
- Intubationsbereitschaft: Notfallwagen in Reichweite, aber außerhalb des Patientenblickfelds bereitstellen.
- ! Bei Kreislaufdekompensation oder Bewusstseinseintrübung Intubation!

Atmen
- SaO_2 über Pulsoxymetrie, AF
- O_2-Gabe über Maske → Nasensonde oder nasale O_2-Brille sind bei manifester Insuffizienz ungeeignet, da Patienten i. d. R. über den Mund atmen:
  - Der Frischgasflow sollte dabei ca. das 3-Fache des AMV betragen.
  - Bei zu niedrigem Frischgasflow zieht der Patient in der Inspiration den Atemwegsdruck in negative (subatmosphärische) Bereiche → Atemarbeit für den Patienten zu groß
  - Bei zu hohem Flow wird der exspiratorische Widerstand für den Patienten zu hoch.
  - In beiden Fällen besteht die Gefahr einer zunehmenden CO_2-Retention.
- Intermittierend Nasen-CPAP, Masken-CPAP
- Für ausreichende Atemgasklimatisierung sorgen
- ! Bei unzureichender Anfeuchtung (zu kalt, zu trocken) → Sekretverhalt und -eindickung, Schädigung des Bronchialepithels, Verschiebung der physiologischen Aufsättigungsgrenze (oberhalb der Carina) in Richtung Lungenperipherie → Infektionsgefahr! Kontrollierte/assistierte nichtinvasive Beatmung (NIV ▶ 4.4) zur Entlastung der Atemmuskulatur und Prävention einer Intubation
- Vorhandene Sekretansammlung durch Anleitung zum forcierten Husten bzw. Räuspern mobilisieren. Falls der Patient damit überfordert ist, ggf. nasotracheal absaugen oder eine bronchoskopische Sekretentfernung durch den Arzt anregen. Nicht entferntes Sekret verlegt die Atemwege, erhöht die Atemarbeit und treibt den Patienten weiter in die respiratorische Insuffizienz.
- Nichtinvasive Atemhilfen → Durchführung

Weitere Überwachungsmaßnahmen
- Körpertemperatur
- Ausscheidungen: Urinausscheidung und Bilanzierung
- Neurologische Überwachung: Bewusstseinseintrübung, Ansprechbarkeit

Prophylaxen und Bewegungsplan
- Aspirationsprophylaxe, Pneumonie- und Atelektasenprophylaxe (▶ 3.3)
- Oberkörperhochlagerung 45°, Sitzposition, Herzbettlagerung → verbesserte Belüftung (funktionelle Residualkapazität) → Verbesserung des Ventilations-Perfusions-Verhältnisses
- Zur Entlastung der Atemhilfsmuskulatur die Arme, ggf. den Oberkörper abstützen (in Abstimmung mit dem Patienten die beste Position ermöglichen)

Eine ruhige und sichere Patientenumgebung gestalten
Engmaschige Betreuung des Patienten:
- Durch kontinuierliche Anwesenheit
- Hektik und Panik vermeiden! Unruhe und Angst steigern den O_2-Bedarf des Patienten. Keine unbedachten Äußerungen vor dem Patienten, z. B. bei technischen oder organisatorischen Problemen (z. B. „Warum funktioniert das jetzt nicht?" „Warum ist das nicht vorbereitet?")
- Entsprechende Alarmkonfiguration zur Vermeidung unnötiger Alarme

Ernährung
! Vorsicht bei oraler Nahrungsaufnahme!
- Es besteht Aspirationsgefahr durch unvollständiges, belastendes Schlucken.
- Bei Intubationsbereitschaft Nahrungskarenz

11.72 Rippenfraktur
Therese Matt

Abstract
Eine Rippenfraktur ist eine Verletzung einer oder mehrerer Rippen mit einem teilweisen oder kompletten Bruch der Knochenstruktur.
- *Einfache Rippenfraktur: Bruch einer Rippe*
- *Rippenstückfraktur: Die Rippe ist zweimal gebrochen und das Stück zwischen den Bruchstellen ist frei beweglich.*
- *Rippenserienfraktur: mind. drei nebeneinanderliegende Rippen sind gebrochen.*
- *Instabiler Thorax: bewegliche Rippenserienfraktur, die unterhalb der 4. Rippe liegt*

Ursachen
- Gewalteinwirkung, z. B. Schlag, Sturz aus großer Höhe
- Spontan oder inadäquates Trauma → Grunderkrankung beachten, z. B. Osteoporose oder Knochenmetastasen

Symptome
- Atemabhängige Schmerzen mit Dyspnoe
- Lokaler Druckschmerz über einer oder mehreren Rippen
- Thoraxinstabilität mit paradoxer Atmung bei Rippenserienfraktur

Diagnostik und spezifische medizinische Therapie
- Erstdiagnose oft durch Tastbefund möglich → starker Schmerz und knirschendes Geräusch (Krepitation) bei Bewegung
- Rö-Thorax, Sonografie, CT

- Stationäre Aufnahme bei Rippenserienfrakturen:
  - Regelmäßig BGA, endexspiratorisches CO_2 und Rö-Thorax (Atelektasen)
  - Frühzeitige Intubation und Beatmung bei respiratorischer Insuffizienz
  - Regelmäßige Analgesie, z. B. über thorakalen PDK, peripher wirksame Analgetika (Novalgin®, Tramal®)
  - Ggf. osteosynthetische Rippenstabilisierung

Komplikationen
- Pneumonie
- Hämatothorax, Pneumothorax → Hautemphysem
- Lungenkontusion
- Einblutung in Lunge oder Brustkorb
- Verletzungen der parenchymatösen Organe, z. B. Milz und Leber durch Frakturenden der unteren Rippenbögen

Intensivpflege

Beobachten und Monitoring
- Herz-Kreislauf-Überwachung: EKG, invasive RR-Messung (▶ 3.2.5)
- Atmung beobachten: Atemmechanik, atemabhängige Schmerzen, Atemrhythmus und AF, SaO_2 über Pulsoxymetrie
- Wie hoch ist die Belastbarkeit? In welchen Situationen kommt es zum SaO_2-Abfall? Genau dokumentieren
- Körpertemperatur kontrollieren (Pneumoniezeichen?)

Prophylaxen
- Atemunterstützende Maßnahmen:
  - Regelmäßige Analgetikagabe, damit Patient schmerzfrei durchatmet, v. a. vor dem Atemtraining
  - Zur Atemerleichterung Oberkörper erhöht lagern, ggf. V-Lagerung (▶ Tab. 3.21)
  - Atemtraining alle 2–3 h, z. B. CPAP-Training, SMI-Trainer (▶ 3.3.4)
  - Im Anschluss an alle atemtherapeutischen Maßnahmen Patienten beim Abhusten unterstützen

> - Kein Vibrationsgerät verwenden, Patienten nicht manuell vibrieren oder abklopfen, da die Frakturenden dislozieren und ins Lungenparenchym eindringen können.
> - Auf ausreichende Analgesie bei Rippenserienfraktur achten → Pneumonieprophylaxe!

- Obstipationsprophylaxe (▶ 3.3.7): Gabe von Laxanzien, z. B. Lactulose® oder Laxoberal®, um intraabdominellen Druckanstieg zu vermeiden und Stuhlentleerung zu erleichtern

Bewegungsplan
- In den ersten 3–4 Tagen Bettruhe
- Beweglichkeit des Patienten beobachten und genau dokumentieren

- Patienten auf die nicht frakturierte Thoraxseite drehen oder aufsitzen lassen
- Unter Monitorüberwachung nach AO vorsichtig mobilisieren; evtl. anschließend Rö-Thorax wegen Gefahr eines Pneumothorax durch dislozierte Frakturenden

Ernährung
- Leichte Kost, keine blähenden Speisen
- Flüssigkeitsmenge mind. 2 l/d

11.73 Salmonellose und Typhus
Anja Lorenz

Abstract
Typhus und Salmonellose sind geprägt von Diarrhö, z. T. mit Fieber, Kopf- und Bauchschmerzen, Übelkeit, Erbrechen, evtl. Exsikkose und Blutdruckabfall. Von einer vitalen Gefährdung sind vor allem alte Menschen und Säuglinge/Kleinkinder betroffen. Bei Typhus sind delirante Zustände möglich. Salmonellosen sind durch Salmonellen verursachte Infektionskrankheiten der Enteritisgruppe. Die Übertragung erfolgt durch orale Aufnahme von kontaminierten oder infizierten Lebensmitteln oder Trinkwasser. Es gilt eine strenge Einhaltung der geltenden Hygienerichtlinien.

Einteilung
Salmonellen sind gramnegative, nichtsporenbildende Stäbchenbakterien, die in zwei Gruppen unterteilt werden:
- **Gastroenteritisgruppe:** Vorkommen bei Mensch und Tier, sie verursachen für gewöhnlich eine Gastroenteritis
- **Typhus-Paratyphus-Gruppe:** Zu dieser Gruppe gehören *Salmonella typhi* sowie *Salmonella paratyphi* A, B und C. Sie rufen beim Menschen schwere systemische Krankheitsbilder hervor.

Inkubationszeiten und Symptome

Salmonellose
Inkubationszeit: 5–72 h (3 bis max. 7 Tage) und ist abhängig von der Infektionsdosis
Krankheitsverlauf:
- Erkrankung beginnt plötzlich mit zahlreich breiig-wässrigen Diarrhöen, teilweise mit Fieber, Kopfschmerzen, Übelkeit, Erbrechen, Bauchschmerzen, evtl. Exsikkose und Blutdruckabfall
- Bei schweren klinischen Fällen treten Schüttelfrost, Fieber, Kollaps und weitere systemische Krankheitsbilder mit typhoidem Verlauf auf.
- Eine vitale Gefährdung kann sich vor allem für alte Menschen und Säuglinge/Kleinkinder ergeben.

Typhus
Schwere Infektionskrankheit, durch *Salmonella typhi* hervorgerufen. Die Keime gelangen über die Lymphbahnen des Darms ins Blut und befallen verschiedene Organe.

Inkubationszeit: 3–60 Tage, durchschnittlich 10 Tage
Krankheitsverlauf:
1. **Krankheitswoche:**
   - Prodromalstadium beginnend mit uncharakteristischen Beschwerden wie Kopf- und Gliederschmerzen
   - Evtl. subfebrile Temperatur, innerhalb von 2–3 Tagen Temperaturanstieg auf 40 °C, allgemeines Krankheitsgefühl
   - Die hohen Temperaturen um 40 °C können bis zu 3 Wochen anhalten (Kontinua).
   - Benommenheit und nachts delirante Zustände möglich, Zunge graubraun belegt, unproduktiver Husten, Obstipation, relative Bradykardie
2.–3. **Krankheitswoche:**
   - An Brust und Bauch spärliches Auftreten von Roseolen (stecknadelkopfgroße, hellrote, nicht juckende Hautflecken)
   - Erbsenbreiartige Diarrhöen, Ulzera im Darm, Darmblutung und Perforation möglich
   - Gefahr der Herz-Kreislauf-Schwäche durch Toxinwirkung, Bradykardie
4. **Krankheitswoche:** langsame Besserung des Allgemeinbefindens, Temperatur sinkt

Paratyphus
Erreger von Paratyphus ist Salmonella paratyphi A, B oder C
Inkubationszeit: 1–10 Tage; Krankheitsdauer beträgt 4–10 Tage
- Symptome gleichen den Typhussymptomen, jedoch meist leichtere Ausprägung

Diagnostik
- Salmonellosen: Erregernachweis in erster Linie im Stuhl, seltener: in Rektalabstrich, Erbrochenem und ggf. Nahrungsmittelresten
- Typhus/Paratyphus: Blutkultur, Erregernachweis im Stuhl, Urin, Knochenmark und Duodenalsekret
- Serologischer Antikörpernachweis ab der 2. Woche

Akute Komplikationen
- Gastroenteritis-Salmonellose: Exsikkose, Kreislaufversagen, selten: Sepsis, Meningitis
- Typhus: Symptome des septischen Verlaufs, Dünndarmblutung und -perforation, Appendizitis, nekrotisierende Cholezystitis, Peritonitis, Pneumonie, Lungenabszess, Pleuraempyem, Harnwegsinfektion, Meningitis, Osteomyelitis, Endokarditis, Kreislaufversagen, Thrombose
- Dauerausscheidung

Spezifische medizinische Therapie
- Antibiotika bei Typhus und Paratyphus
- Parenterale Flüssigkeits- und Elektrolytsubstitution über ZVK (▶ 6.2.2)
- Nahrungskarenz und vorsichtiger Kostaufbau.
- Azidoseausgleich und Kreislaufstabilisierung

Intensivpflege

Beobachten und Monitoring
- Überwachung der Vitalparameter und des Bewusstseins
- Haut: Roseolen vorhanden, Zeichen der Exsikkose
- Schmerzen: Lokalisation, Art, Häufigkeit, Zeitpunkt

Ausscheidungen
- Stuhl: Häufigkeit, Menge, Aussehen
- Urin: Menge
- Erbrochenes: Aussehen, Menge
- ! Engmaschige Flüssigkeitsbilanz

Prophylaxen und Bewegungsplan
- Alle notwendigen Prophylaxen durchführen (▶ 3.3)
- Aktives und passives Durchbewegen (▶ 3.3.2)
- Bei Mobilisation Kreislaufsituation berücksichtigen
- Oberkörperhochlagerung zur Verbesserung der Atmung

Hygienemaßnahmen
- Strenge Einhaltung der Hygienerichtlinien (▶ 1.3)
- Laufende Desinfektion der patientennahen Flächen und Schlussdesinfektion (▶ 1.3)
- Infektiöses Material: Stuhl, Urin, Erbrochenes (bei Typhus auch Blut und Liquor)
- Isolierung: Kennzeichnung des Zimmers, Einzelzimmer bei schwer lenkbaren oder abwehrgeschwächten Patienten, Tür muss immer geschlossen bleiben
- Separate Toilette für die Dauer der Erkrankung, so lange, bis 3 Stuhlproben negativ sind: erste Stuhlprobe frühestens 2 Tage nach Abschluss der Antibiotikatherapie; Mindestabstand der Proben beträgt 2 Tage

Körperpflege
- Bei Fieber temperatursenkende Interventionen, z. B. physikalische Methoden (▶ 3.7.3)
- Hilfestellung bei Erbrechen
- Alle Ausscheidungen für die Bilanz sorgfältig dokumentieren

Ernährung
- Zunächst Nahrungskarenz und parenterale Ernährung, dann langsamer Kostaufbau nach Verträglichkeit; leicht verdaulich, ballaststoffarm, je nach Appetit des Patienten
- Ggf. Hilfestellung bei der Nahrungsaufnahme

11.74 Schädel-Hirn-Trauma (SHT)

Christian Hoffmann

Abstract
Kopfverletzung mit Gehirnbeteiligung und Bewusstseinsstörung. Schädel-Hirn-Traumen gehören zu den häufigsten Todesursachen bis zum 30. Lebensjahr. Etwa 70 % der Todesfälle bei Verkehrsunfällen sind auf ein SHT zurückzuführen. Bei

Kindern ist die Mortalität bei SHT geringer als bei Erwachsenen, die Rate von dauerhaften Behinderungen ist jedoch vergleichsweise hoch. Patienten mit SHT haben je nach Ursache häufig auch andere Verletzungen; dies erfordert große Umsicht sowie besonders sorgfältiges Monitoring und Krankenbeobachtung.

Formen des SHT
- Gedecktes SHT, gekennzeichnet durch unverletzte Dura mater mit oder ohne Schädelfraktur
- Offenes SHT, gekennzeichnet durch Verletzung der Dura mater mit oder ohne Austritt von Blut, Liquor oder Hirngewebe

Tab. 11.37 Einteilung des SHT

Grad	Anzeichen
SHT I°	**Commotio cerebri (Gehirnerschütterung):** kurz dauernde Bewusstseinsstörung mit anterograder Amnesie (posttraumatische Erinnerungslücke) und retrograder Amnesie (prätraumatische Erinnerungslücke), vegetative Begleitsymptome (z. B. Erbrechen) Im CCT keine morphologischen Veränderungen
SHT II°	**Leichte Contusio cerebri:** Bewusstlosigkeit < 30 Min. Remission innerhalb von 30 Tagen
SHT III°	**Schwere Contusio** oder **Compressio cerebri:** Bewusstlosigkeit > 30 Min. Defektheilung mit bleibenden Schäden

Ursachen
Häufigste Ursachen für ein SHT sind: Stürze, Verkehrsunfälle, Arbeits- und Sportunfälle

Symptome
Immer Bewusstseinsstörung, je nach Form und Schwere des SHT zusätzlich:
- Sichtbare Kopfverletzungen:
  - Prellmarken, Blutungen aus Nase und/oder Ohren (Schädelbasisfraktur)
  - Liquorfluss (Liquorrhoe) aus Nase und/oder Ohr (unten)
- Hirndruckzeichen: Bradykardie und Hypertonie bei Bewusstlosen, Übelkeit, Erbrechen, Kopfschmerzen
- Pupillenveränderungen einseitig/beidseitig
- Streckkrämpfe
- Fortschreitender Ausfall der Hirnstammreflexe, Atemstörung, Kreislaufstillstand

Diagnostik
- Neurologische Untersuchung, Anamnese
- CCT (bei Patienten mit Polytrauma Ganzkörper-CT)
- Labor (mit Blutalkohol, evtl. versicherungstechnisch wichtig!)
- Bei Sekretfluss aus Nase und/oder Ohr Liquorfistel abklären: Liquor zeigt positive Reaktion mit BZ-Stix (Glukosegehalt ca. 60 mg/ %)
- MRT
- Im Verlauf: EEG, TCD, evozierte Potenziale

Die Diagnostik muss mit nötigen Sofortmaßnahmen gut abgestimmt sein, da das SHT, z. B. bei Verkehrsunfällen, auch mit anderen schweren Verletzungen einhergehen kann. Daher ist es wichtig, sich zunächst einen orientierenden Überblick zu verschaffen und wenn notwendig, erste Maßnahmen durchzuführen, z. B. Stillen von Blutungen, Intubation sowie weiterführende Diagnostik einzuleiten.

Die Schwere des SHT wird über die Glasgow-Koma-Skala (▶ Tab. 3.3) ermittelt:
- Leichtes SHT: 13–15 Punkte
- Mittelschweres SHT: 9–12 Punkte
- Schweres SHT: 3–8 Punkte

Komplikationen
- Intrakranielle Blutungen
- Hirnödem
- Einklemmung
- Epileptischer Anfall
- Hydrozephalus

Spezifische medizinische Therapie

SHT I. Grades
- Bettruhe und stationäre Beobachtung für 24 h zum Ausschluss eines epiduralen Hämatoms

SHT II–III. Grades
- Kreislauf stabilisieren, Flüssigkeitssubstitution je nach Verlust, bei Bedarf Schocktherapie (▶ 12.2)
- Atmung sichern: O_2-Gabe, frühzeitige Intubation und Beatmung

Bei SHT III. Grades
- Hirndrucktherapie (▶ 11.31)
- Antibiotika bei offener Schädelfraktur, Schädelbasisfraktur
- Bei Krampfanfällen (▶ 11.21) Antiepileptika, z. B. Phenytoin
- Operative Therapie, z. B. bei epiduralem oder subduralem Hämatom

Intensivpflege
Ziel: Komplikationen frühzeitig erkennen
Pflege bei erhöhtem Hirndruck (▶ 11.31)

Beobachten und Monitoring
- Atmung bzw. Beatmung
- Neurologische Überwachung, ICP-Messung (▶ 3.2.6)
- RR, Puls, ZVD, Temperatur

Achtung – Vorsichtsmaßnahmen bei offenem SHT
- Wunde ohne Druck steril abdecken und austretende Hirnmasse nicht reponieren!
- Nasen-Rachen-Raum nicht nasal absaugen, wenn Blut oder Liquor aus der Nase fließen!

> Bei einer Schädelbasisfraktur mit Rhinoliquorrhoe darf nie Masken-CPAP als Atemtherapie durchgeführt werden, da Luft in die Liquorräume eingebracht werden könnte → Gefahr des Pneumozephalus.

Literatur
Braintrauma Foundation: www.braintrauma.org; Neurotrauma Foundation, www.neurotrauma.org. (letzter Zugriff: 23.8.2011).
Deutsche Gesellschaft für Neurologie. www.dgn.org (letzter Zugriff: 24.8.2011).

11.75 Sepsis
Therese Matt

Abstract
In den im Februar 2010 von der deutschen Sepsis-Gesellschaft e. V. und u. a. der Deutschen Interdisziplinären Vereinigung für Intensiv- und Notfallmedizin verabschiedeten Leitlinie zur Sepsisdefinition und -diagnose heißt es:
„Sepsis ist eine komplexe systemische inflammatorische Wirtsreaktion auf eine Infektion. Es gibt derzeit keinen Parameter, der allein zur Diagnose der Sepsis führen kann. Sepsis, schwere Sepsis und septischer Schock definieren ein Krankheitskontinuum, das über eine Kombination aus Vitalparametern, Laborwerten, hämodynamischen Daten und Organfunktionen definiert wird. Eine Bakteriämie findet sich in Abhängigkeit von einer antibiotischen Vorbehandlung nur bei durchschnittlich 30 % von Patienten mit schwerer Sepsis oder septischem Schock. Insgesamt kann in ca. 30 % kein mikrobiologisch gesicherter Infektionsnachweis geführt werden, obwohl eine Infektion nach klinischen Kriterien wahrscheinlich ist. Die Interpretation mikrobiologischer Befunde ist bei kritisch Kranken häufig problematisch, da häufig Mikroorganismen nachgewiesen werden, die lediglich einer Kolonisation entsprechen können. Kritisch kranke Patienten weisen häufig ein SIRS und multiple Organdysfunktionen auf, der kausale Zusammenhang mit einer Infektion ist daher oft nicht sicher nachzuweisen." (S2 Leitlinie, 2010)

Mögliche Erreger
- Grampositive Bakterien: *S. aureus,* koagulase-negative Staphylokokken (KNS), Enterokokken, Pneumokokken, *Clostridium perfringens*
- Gramnegative Bakterien: *E. coli,* Enterobacter, Proteus, Klebsiellen, *Pseudomonas aeruginosa, Acinetobacter baumannii*
- Pilze: verschiedene Candida-Spezies (v. a. *C. albicans*), Aspergillen
- Viren: geht meist mit einer Virämie einher und löst an den befallenen Organen Symptome aus. Es kommt selten zu einem septischen Schock
- Protozoen: Malariaerreger, Amöben

Ursachen
Möglicher Sepsisherd, z. B.:
- Fremdkörper, z. B. Katheter und Gefäßprothesen
- Operationswunden, Infektionen, Traumen
- Großflächige Verbrennungen
- Kontaminierte Infusionen und Transfusionen

- Dekubitus, Transplantatabstoßungen
- Ventilator-assoziierte Peneumonie (= VAP)

Prädisponierende Faktoren, z. B.:
- Alter, Diabetes mellitus
- Alkoholabusus

Symptome
- Gesamteindruck eines schwer kranken Patienten mit einem stark reduzierten AZ
- Das klinische Bild variiert je nach Grunderkrankung, Abwehrlage und Infektionsherd sehr stark.

Diagnosekriterien
Konsensus-Konferenz Kriterien für Sepsis, schwere Sepsis und septischen Schock nach ACCP/SCCM

1. Nachweis der Infektion
- Diagnose einer Infektion über den mikrobiologischen Nachweis oder durch klinische Kriterien

2. Severe inflammatory host response (SIRS, mind. 2 Kriterien)
- Fieber ($\geq$ 38 °C) oder Hypothermie ($\leq$ 36 °C) bestätigt durch eine rektale, intravasale oder intravesikale Messung
- Tachykardie: HF $\geq$ 90/Min.
- Tachypnoe (AF $\geq$ 20/Min.) oder Hyperventilation ($paCO_2 \leq 4,3$ kPa/$\leq$ 33 mmHg)
- Leukozytose ($\geq$ 12.000/mm^3) oder Leukopenie ($\leq$ 4.000/mm^3) oder $\geq$ 10 % unreife Neutrophile im Differenzialblutbild

3. Akute Organdysfunktion (mind. 1 Kriterium)
- Akute Enzephalopathie: eingeschränkte Vigilanz, Desorientiertheit, Unruhe, Delirium
- Relative oder absolute Thrombozytopenie: Abfall der Thrombozyten um mehr als 30 % innerhalb von 24 h oder Thrombozytenzahl $\leq$ 100.000/mm^3. Eine Thrombozytopenie durch akute Blutung oder immunologische Ursachen muss ausgeschlossen sein.
- Arterielle Hypoxämie: $paO_2 \leq$ 10 kPa ($\leq$ 75 mmHg) unter Raumluft oder ein paO_2/FiO_2-Verhältnis von $\leq$ 33 kPa ($\leq$ 250 mmHg) unter Sauerstoffapplikation. Eine manifeste Herz- oder Lungenerkrankung muss als Ursache der Hypoxämie ausgeschlossen sein.
- Renale Dysfunktion: eine Diurese von $\leq$ 0,5 ml/kg/h für wenigstens 2 h trotz ausreichender Volumensubstitution und/oder ein Anstieg des Serumkreatinins > 2-mal oberhalb des lokal üblichen Referenzbereichs
- Metabolische Azidose (▶ 6.4): Base Excess $\leq$ –5 mmol/l oder eine Laktatkonzentration > 1,5-mal oberhalb des lokal üblichen Referenzbereichs

---

- **Sepsis:** Kriterien 1. und 2.
- **Schwere Sepsis:** Kriterien 1., 2. und 3.
- **Septischer Schock:** Kriterien 1. und 2. sowie für wenigstens 1 Stunde ein systolischer arterieller Blutdruck $\leq$ 90 mmHg bzw. ein MAP $\leq$ 65 mmHg

> oder notwendiger Vasopressoreinsatz, um den systolischen arteriellen Blutdruck ≥ 90 mmHg oder den MAP ≥ 65 mmHg zu halten. Die Hypotonie besteht trotz adäquater Volumengabe und ist durch andere Ursachen nicht zu erklären.

- Durch die Analgesie, Sedierung, Beatmung und medikamentöse Therapie lassen sich die genannten Symptome zurückdrängen.
- Im Verlauf der verschiedenen Sepsisstadien wechseln sowohl Fieber als auch Hautzustand.
- Meist fließender Übergang von der Sepsis zum septischen Schock (▶ 12.2.4)

Diagnostik
- Anamnese
- Mikrobiologische Untersuchung von Katheterspitzen, Urinproben, Drainagesekret, Wundabstrichen, Liquor, Trachealsekret, Stuhlkulturen
- Blutuntersuchungen:
  - BB, Diff. BB, BSG, CRP, Elektrolyte, Laktat, Kreatinin, BZ
  - Quick, PTT, Fibrinogen, Thrombozyten
  - BGA
  - Blutkulturen: unter aseptischen Kautelen und mehrfach wiederholt zu verschiedenen Tageszeiten und Fieberphasen abnehmen
- Rö-Thorax, Abdomen-Sono (septische Metastasen, Abszesse?), CT
- Im weiteren Verlauf:
  - Sammelurin und Kreatinin-Clearance auf AO
  - BGA, BB, BZ, Serumelektrolyte, kolloidosmotischer Druck, Albumin, Laktat, Gerinnungsparameter, spezielle Untersuchungen wie Endotoxinnachweis

Häufige Komplikationen
- ARDS, ANV, MOV, DIC

Spezifische medizinische Therapie
- Hämodynamische Stabilisierung mit dem Ziel eines adäquaten O_2-Angebots, zentralvenöse SaO_2 ≥ 70 %, wenn nötig, Bauch- bzw. 135°-Seitenlagerung
- Katecholamingabe, ggf. zusätzlich großlumige periphere Zugänge legen, Zufuhr kolloidaler und kristalloider Infusionen (▶ 9.5.1) in erheblichen Mengen
- ZVD ≥ 8 mmHg, MAP ≥ 65 mmHg, Laktat ≤ 1,5 mmol/l
- ! Vorsicht bei Herzinsuffizienz
- Ggf. Beatmung
- Invasives hämodynamisches Monitoring, z. B. mittels PAK, zur Steuerung der Volumen- und Katecholamintherapie
- Fokussanierung: Katheter und Zugänge wechseln oder entfernen (kein Wechsel über Führungsdraht), operative Sanierung
- Antibiotikatherapie nach Antibiogramm, ggf. kalkulierte Antibiotikatherapie, bevor der Erreger feststeht. Vorher Blutkulturen abnehmen!
- Heparinisierung über Spritzenpumpe zur DIC-Prophylaxe; AT-III ersetzen (bei Sepsis Verbrauch oder verminderte Synthese von AT III → verminderte

Wirksamkeit des Heparins). Gerinnungsfaktoren nach Laborkontrollen ggf. ersetzen, z. B. durch FFP, Thrombozytenkonzentrate
- Hämofiltration oder Plasmaseparation bei ANV bzw. zur Toxinelimination
- Regelmäßige laborchemische Untersuchungen des Blutes und Blutkulturabnahmen

Intensivpflege

Beobachtung und Monitoring

Herz-Kreislauf-Funktion
- Herz-Kreislauf-Überwachung: EKG, invasive RR-Messung, ZVD
- ! Wichtig ist der MAP → Perfusionsdruck (▶ 3.2.5)
- Hämodynamische Parameter mittels Pulmonaliskatheter (▶ 3.2.5): PCWP, HZV, zentralvenöse SaO_2, oder PiCCO®
- Überwachung und Verabreichung von Katecholaminen (▶ 9.2.1)

Atmung
- Beobachten von Dyspnoe und Zyanose
- SaO_2 kontinuierlich mittels Pulsoxymetrie messen, BGA
- Sauerstoff nach AO über Nasensonde oder Maske applizieren
- Arzt benachrichtigen bei Anzeichen der respiratorischen Erschöpfung: Zunahme der Tachypnoe, Verschlechterung der SaO_2 trotz O_2-Gabe, zunehmende Eintrübung, Angst, Äußerungen des Patienten über starke Luftnot → Intubation und Respirator vorbereiten
- Frühzeitige Intubation und Beatmung (▶ 4.5)
- Kontrolle des Respirators, Atemluftanfeuchtung und -erwärmung

Neurologische Überwachung
- Neurologische Überwachung, Bewusstseinslage beobachten
- Bei zunehmender Unruhe oder Eintrübung Arzt benachrichtigen

Haut
- Durchblutung der Extremitäten kontrollieren → periphere Pulse tasten
- Überwachen bezüglich Wundinfektionen, Infektionszeichen

Temperaturkontrolle
- Körperkerntemperatur kontinuierlich (rektal/zentral) messen
- Ggf. Temperaturmessung über PAK oder BDK
- ! Rektale Messsonde nicht kontinuierlich belassen, Gefahr von Druckschäden an der Darmwand!
- Periphere Hautoberflächentemperatur beobachten, besonders die Extremitäten → Unterschiede sind Anzeichen einer peripheren Vasokonstriktion

Ausscheidungen
- Regelmäßige Flüssigkeitsbilanz
- Beobachten von Hautfeuchtigkeit, -farbe und -turgor sowie der Schleimhäute
- Arzt benachrichtigen bei Zeichen des Volumenmangels: Kaltschweißigkeit, Zentralisation, Diurese ↓, ZVD ↓, HF ↑, PCWP ↓, RR ↓

Prophylaxen
▶ 3.3
- Soor- und Parotitisprophylaxe
- Dekubitusprophylaxe:
  - Extremitäten erhöht lagern, um stärkere Ödembildung zu verhindern bzw. den Rückgang zu beschleunigen
  - 30°-Seitenlagerung je nach Zustand des Patienten, Weichlagerung auf einem Spezialbett, z. B. Luftkissenbett
  - Beim Umlagern und Wäschewechsel Scherkräfte vermeiden, um Spannungsblasen zu vermeiden
- Pneumonieprophylaxe, Bronchialtoilette
- Zystitisprophylaxe

Infektionsprophylaxe
! Jede Keimbesiedelung kann zu einer zusätzlichen Infektion führen, die das Abwehrsystem eines an Sepsis erkrankten Menschen überfordert. Deshalb hygienische Grundregeln bei allen pflegerischen und therapeutischen Interventionen streng einhalten, um so die Keimbelastung zu minimieren und Sekundärinfektionen vorzubeugen (▶ 1.3)
- Keimverschleppung am Patienten selbst vermeiden, z. B. bei der Körperpflege
! Regelmäßige Mundpflege (▶ 3.5.5) vermindert das Infektionsrisiko
- Sorgfältiger Umgang mit BDK
- Strikte Trennung zwischen den Zimmern, konsequente Einhaltung der Kriterien zur Händedesinfektion (▶ 1.3.1):
  - Vor und nach jeder Intervention
  - Beim Betreten und Verlassen des Zimmers
  - Möglichst eine Pflegekraft für diesen Patienten einsetzen
  - Konsiliarpersonal auf Hygieneerfordernisse hinweisen
- Wundversorgung nach AO, Prinzipien des aseptischen und septischen Verbandwechsels beachten (▶ 7.1), chirurgische Wundreinigung/Spülung
- Spülung des subglottischen Raums am besten über speziellen Spültubus

Körperpflege
Pflege bei Fieber (▶ 3.7.3)
- Der Körper aktiviert seine Immunabwehr durch Temperaturanstieg, um die pathogenen Keime zu eliminieren.
- Vorsichtig temperatursenkende Interventionen bei hohem Fieber durchführen, um den erhöhten O_2-Verbrauch des Organismus durch die Zunahme des Stoffwechsels zu senken (pro Grad Temperaturerhöhung steigt der Grundumsatz um ca. 13 %):
  - Temperatursenkung maximal 0,5 °C/h
  - Physikalische Interventionen (▶ 3.6.3)
  - Entzug von Wärme durch Verdunstungskälte von Wasser oder Alkohol, feuchte Tücher und Kühlelemente nahe von oberflächlich verlaufenden Blutgefäßen aufbringen → nicht bei vasokonstriktiven Extremitäten
  - Medikamentöse Kühlung (ggf. Antipyretika nach ärztl. AO applizieren)
  - Extrakorporale Abkühlung im Rahmen der Hämofiltration (▶ 8.2.4)
  - Coldtouch

- Aber extremes Frieren mit Zittern vermeiden, da sonst eine weitere Steigerung des Sauerstoffverbrauchs eintreten kann.
- Auf Hautschädigungen achten

Hautpflege
- Durch die sepsisbedingte Störung der Mikrozirkulation und die erhöhte Kapillarpermeabilität kommt es zu Flüssigkeitsverlust in den Extravasalraum mit nachfolgender Ödembildung.
- Aufgrund von Blasenbildung sowie Hauteinblutungen ist die Dekubitusgefahr erhöht und wird durch die Gabe vasoaktiver Substanzen noch verstärkt.
- Bei Lidödemen und inkomplettem Lidschluss spezielle Augenpflege (▶ 3.5.4)
- Ödematös angeschwollene Zunge, ggf. die Zunge mit Kompressen vor Druck durch die Zahnreihen schützen; erschwerte Mundpflege (▶ 3.5.5)
- Pflasterfixierungen möglichst vermeiden, z. B. Tubus mit Binde fixieren, hautfreundliches Verbandsmaterial verwenden
- Bei sehr trockener Haut oder ödematösen Extremitäten W/O-Emulsionen verwenden (Prophylaxe von Hauteinrissen)

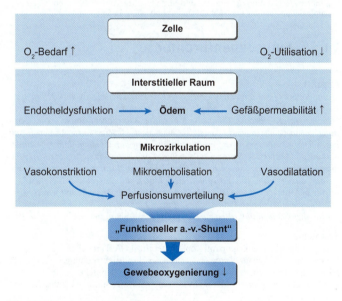

Abb. 11.38 Pathophysiologische Einflüsse auf die Haut. [L157]

Erhöhte Blutungsneigung
- Mund- und Nasenpflege, Pflege bei Magensonde und Tubus vorsichtig durchführen und genau die Notwendigkeit der Häufigkeit überprüfen
- Absaugen des Nasen-Rachen-Raums auf das Minimum reduzieren; atraumatisch vorgehen, z. B. weiche Katheter verwenden, Sog minimieren

- Tubus sicher fixieren, um Irritationen im Rachenraum und Dislokation des Tubus zu vermeiden

> Zur Erhaltung eines physiologischen Milieus im Mund-Rachen-Raum ist die regelmäßige Mundpflege mit entzündungshemmenden Lösungen das Vorgehen der Wahl (▶ 3.5.5).

Ernährung
- Zu Beginn aufgrund der Organfunktionsstörungen und des Schockzustands parenterale Ernährung; hochkalorische Ernährung in der katabolen Phase (▶ 6.1.3)
- Kontrolle der Blutwerte und Blutzucker
- Nach der Akutphase frühzeitige Sondenernährung anstreben, um eine Translokation von Darmbakterien zu vermeiden (▶ 6.2.1).

Literatur
S2 Leitlinien der deutschen Sepsis-Gesellschaft e. V. und u. a. der Deutschen Interdisziplinären Vereinigung für Intensiv- und Notfallmedizin. Unter: www.sepsis-gesellschaft.de/ (letzter Zugriff: 29.8.2011).

11.76 Sinusvenenthrombose

Christian Hoffmann

Abstract
Thrombosierung von zerebralen Venen oder eines Sinus in der Schwangerschaft, unter Einnahme von Kontrazeptiva, bei Hormontherapie in der Menopause, bei lokalen Infektionen im Kopfbereich (Sinusitis, Mastoiditis, Oberlippenfurunkel) und Gerinnungsstörungen. Zu unterscheiden sind blande (nicht infizierte) von septischen Thrombosen. Daraus resultieren venöse Abflussbehinderungen mit Ödembildung, Stauungsblutung und Hirndruck. Sinusvenenthrombosen sind besonders zu Beginn differenzialdiagnostisch schwierig von vielen anderen fokalen und diffusen Erkrankungen des Gehirns abzugrenzen, z. B. Enzephalitis, Migräne, Blutungen anderer Genese. Die Sinusvenenthrombose ist eine seltene Erkrankung, die häufig spät erkannt wird.

! *Besonders bei jungen Patientinnen (unter 40 Jahren) mit Verdacht auf ischämischen Schlaganfall ist an eine Sinusvenenthrombose zu denken!*

Symptome
Oftmals schleichender Beginn mit Kopfschmerzen, im Verlauf weitere neurologische Symptome (z. B. Vigilanzstörungen, Zeichen der Hirndruckerhöhung, ▶ 11.31), typische Trias: Kopfschmerz, fokalneurologisches Defizit, epileptischer Anfall

! Kopfschmerzen (gehen der neurologischen Störung Stunden bis Wochen voraus)!
- Übelkeit, Fieber
- Meningismus, sensomotorische Defizite
- Stauungspapille
- Lähmungen
- Hirndruckzeichen, Bewusstseinstrübung
- Epileptische Anfälle

Diagnostik
- Anamnese
- Venöse CT- oder MR-Angiografie („Kontrastmittelstopp" im betroffenen venösen Abschnitt); MRT, CCT
- Labor: Entzündungsparameter, D-Dimer, Gerinnung

Spezifische medizinische Therapie
- Antikoagulation:
  - High-dose-Heparin in der Akutphase, Ziel PTT mind. 60 Sek.
  - Nach der Akutphase Umstellung auf Marcumar®
- Antibiotikagabe und Sanierung des Herdes bei septischer Sinusvenenthrombose
- Bei epileptischem Anfall: Gabe von Antikonvulsiva
- Therapie der oft sehr starken Kopfschmerzen, z. B. mit Paracetamol oder Opiaten
- Hirndrucksenkung (▶ 11.31)
- Lokale Thrombolyse

Intensivpflege
Wie beim ischämischen Schlaganfall (▶ 11.37)

Beobachten und Monitoring
- Regelmäßige neurologische Kontrollen (Hirndruck, intrazerebrale Blutungen!)
- Auf mögliche Blutungen unter Heparintherapie achten
- **Schmerztherapie:** regelmäßig fragen, ob Kopfschmerzen bestehen, bei Bedarf Schmerzmittel nach ärztl. AO verabreichen; Lärm und grelles Licht vermeiden

Pflege nach Angiografie
- Druckverband auf Blutung beobachten
- Nach ca. 6 h entfernen: Einstichstelle desinfizieren und mit sterilem Pflaster abdecken
- Kontrolle der Fußpulse

Pflege bei Hirndruck
▶ 11.31

Bewegungsplan
- Bei Hirndruck 30°-Oberkörperhochlagerung
- Patienten mit Paresen nach Bobath-Konzept (▶ 3.6.1) lagern.

Körperpflege

Pflege von Wöchnerinnen
- Regelmäßige gynäkologische Konsile
- Psychische Betreuung wichtig; wenn möglich, Kontakt mit Kind herstellen
- Beobachten der Lochien und des Fundusstandes
- Sorgfältige Brust- und Intimpflege, Milch ggf. abpumpen

Literatur
Deutsche Gesellschaft für Neurologie. www.dgn.org (letzter Zugriff: 29.8.2011).

11.77 Stromunfall

Anja Lorenz

Abstract

Versehentliche oder suizidale Einwirkung von Gleich- oder Wechselstrom mit der Folge innerer (schwere Organfunktionsstörungen oder -schäden) und äußerer Verbrennungen sowie Verletzungen, deren Ausmaß von der Stromstärke, Stromspannung, der Einwirkdauer und dem Stromweg abhängt. Bei Stromkontakt ist der Patient sowohl durch die primäre Stromwirkung als auch durch die sekundären Stromschäden (Sturz von Strommast) gefährdet.

- Vitalzeichenkontrolle (Gefahr einer Asystolie oder Kammerflimmern)
- Venenzugänge außerhalb des Stromwegs anlegen
- Stromeintritts- und Stromaustrittsstelle beobachten (Nekrosen, Verbrennungen)

Die Folgen der Stromeinwirkung sind abhängig von verschiedenen Faktoren. Dazu zählen:

- Stromart und Stromspannung: Wechsel- oder Gleichstrom, Niederspannung (bis 1.000 V) oder Hochspannung (> 1.000 V)
- Frequenz: gemessen in Hz
- Widerstand: zusammengesetzt aus dem Körperinnenwiderstand und Widerstand der Übertrittsstelle des Stroms an die Haut
- Stromweg und Einwirkzeit: Stromeintritt und -ausgang im Organismus
- Stromstärke: abhängig von Widerstand und Spannung

Symptome

Je größer die Amperezahl (Stromstärke), desto größer das Ausmaß der Schädigung. Strom mit einer Amperezahl < 0,5 mA wird zumeist nicht empfunden. Ab 0,5 mA wird zunehmend mehr ein Kribbelgefühl wahrgenommen. Zwischen 15

Tab. 11.38 Wesentliche Stromstärkebereiche und ihre Auswirkungen

Bereich und Stromstärke	Symptomatik
I Wechselstrom bis 25 mA Gleichstrom bis 80 mA	Loslassen des Kontakts bei 9–15 mA möglich, Muskelkontraktionen, kurzfristiger RR-Anstieg Loslassen des Kontakts bei 15–25 mA nicht mehr allein möglich, Irritation der Atmung
II Wechselstrom 25–80 mA Gleichstrom bis 80–300 mA	25–50 mA gilt „als eben noch ertragbar" Einsetzen von Bewusstlosigkeit bei 50–80 mA, Brady- bis Apnoe, Arrhythmie, kurzfristiger RR-Anstieg
III Wechselstrom > 80 mA–3 A Gleichstrom[3] 300 mA	Apnoe, Asystolie häufig infolge von Kammerflimmern
IV Wechselstrom und Gleichstrom > 3 A (Hochspannung) – gekennzeichnet durch Schilder mit rotem Blitz auf gelbem Grund	Zerstörung des Gewebes durch Verbrennungen, Verkochung der Muskulatur, Austritt von Myoglobin und Hämoglobin
modifiziert nach Sefrin	

und 25 mA erreichen die meisten Menschen die „Loslassgrenze". Hier ist das eigenständige Loslassen des Stroms nicht mehr möglich.

Niederspannungsunfälle (< 1.000 Volt)
- Entstehen meist in Haushalten durch Berührung eines Netzteils und gleichzeitigen Erdkontakt
- Sie führen zu lebensgefährlichen Herzrhythmusstörungen.
- Durch ausgeprägte Muskelkontraktionen kann die Atemmuskulatur verkrampfen → Apnoe als mögliche Folge

Hochspannungsunfälle (> 1.000 Volt)
Ohne direkten Kontakt zum Stromkreis zu haben, kann ein Lichtbogenüberschlag einen Stromfluss auf den Organismus ausüben. Durch diese überspringenden Ladungen mit Temperaturen von 2.000 bis 4.000 °C entstehen schwerste Verbrennungen bis hin zur Verkohlung.

Blitzunfälle
Sonderform des Hochspannungsunfalls. Bei einem direkten Blitzeinschlag gelangen 3–200 Millionen Volt oder 20.000 bis 30.000 Ampere in den Organismus. Die Stärke des Blitzbogenlichts erreicht eine Temperatur von ca. 10.000 °C. Die Mortalität liegt bei 50 %. Ein indirekter Blitzeinschlag in der Umgebung führt zu einem Spannungstrichter, der eine Schrittspannung aufrechterhält und den Betroffenen durchströmt.

Auswirkungen der Stromeinwirkung auf Organsysteme
Die Schäden sind abhängig von der Art der Stärke, der Durchströmung und der Einwirkzeit des Stroms:
- Zentrales Nervensystem: Desorientierung, Amnesie, Erregung, Hirnödem, Krampfanfälle, Bewusstlosigkeit (primär Strom, sekundär hypoxisch bedingt); punktförmige Blutungen am Gehirn nach plötzlichem Blutdruckanstieg; Rückenmarks- und Nervenschäden mit distalen Funktionsstörungen, spastische Paresen
- Augen/Blutdruck: manchmal blutig unterlaufene Skleren durch Ruptur kleinerer Blutgefäße nach Zunahme des Blutdrucks
- Herz: Herzklopfen, Druckgefühl, Blockbilder, Herzrhythmusstörungen bis hin zum Kammerflimmern, Angina pectoris bis Myokardinfarkt durch direkte Myokardschädigung (Stromfluss) oder sekundär durch Gefäßschädigung
- Gefäßsystem: erhöhte Permeabilität mit Volumenverschiebung in den Zwischenzellraum
- Muskulatur: tetanische Muskelkontraktionen, Ischämie des Muskels mit nachfolgender Rhabdomyolyse
- Knochen/Gelenke: Hitzeschäden sowie Frakturen, Luxationen durch Muskelkontraktionen oder als Sekundärschaden durch Sturz
- Haut: Verbrennungen 3. und 4. Grades, Strommarken an der Ein- und Austrittsstelle des Stromflusses, Eintrittsstelle zumeist gekennzeichnet durch ischämische kleine Strommarke, Stromaustrittsstelle oft sehr groß
- Niere: Addition mehrerer Auswirkungen (Abnahme des HZV nach Kreislaufschock und Austritt von Myoglobin und direkte Stromeinwirkung), führt zu ANV (▶ 11.58)

- Gallenblasen- und Darmwandnekrosen in diesen Bereichen durch direkte Stromeinwirkung führen zur Darmatonie.

Diagnostik
- Untersuchung auf Verbrennungen (Strommarken) und Verletzungen (Luxationen und Frakturen)
- Herz: EKG
- Lunge: Auskultation, Rö-Thorax (Lungenödem)
- Komplette Laborchemie
- Neurologische Untersuchung evtl. mit EEG, ggf. CCT (Hirnödem)

Akute Komplikationen
- Herzrhythmusstörungen, Asystolie
- Lungenödem, ARDS
- Akutes Nierenversagen durch Rhabdomyolyse
- Hirnödem (▶ 11.31)

Spezifische medizinische Therapie
- Bei Kreislaufstillstand: CPR (▶ 12.1)
- Sonst O_2-Gabe, ggf. Intubation und Beatmung (▶ 4.5)
- Venenzugang, Volumensubstitution bei Verbrennungskrankheit nach Baxter-Formel (▶ 11)
- Ggf. Therapie bei Herzrhythmusstörungen, ggf. Schocktherapie (▶ 12.2)
- Diurese zur Prophylaxe eines ANV wegen massivem Myoglobinanfall ≥ 200 ml/h halten → Vorsicht bei Herzinsuffizienz
- Verletzungen und Verbrennungen behandeln (▶ 11.84)

> ! Patienten mit ausgedehnten Stromverletzungen frühzeitig in ein Verbrennungszentrum verlegen!
> - Venenzugänge außerhalb des Stromwegs anlegen
> - Nekrosen frühzeitig abtragen, um eine Infektion zu vermeiden, Amputationshöhe ist abhängig vom Grad der Schädigung

Intensivpflege

Beobachten und Monitoring
- Vitalzeichen: RR, EKG, ZVD, Temperatur
- Atmung, SaO_2 über Pulsoxymetrie, BGA
- Neurologische Überwachung
- Ausscheidungen kontrollieren, regelmäßig Flüssigkeitsbilanz durchführen
- ! Pflegerische Maßnahmen sind in Abhängigkeit von Ausmaß und Art der Stromeinwirkung durchzuführen.

Prophylaxen und Bewegungsplan
- Alle notwendigen Prophylaxen durchführen (▶ 3.3)
- Lagerung und Mobilisation auf den Patienten und seine Bedürfnisse abstimmen

Körperpflege und Ernährung
- Strengste Einhaltung der geltenden Hygienerichtlinien
- Verbandswechsel unter strikten sterilen Kautelen

- Stromeintrittsstelle → sterile Wundversorgung (▶ 7.4)
- Bei Bedarf parenterale oder enterale Ernährung

11.78 Subarachnoidalblutung (SAB)

Christian Hoffmann

Abstract

Blutung in den Subarachnoidalraum. Ursachen sind Ruptur eines Aneurysmas (in 80 % der Fälle) oder eines arteriosklerotisch veränderten Gefäßes, Angiomblutung oder Trauma. Erhöhter Hirndruck durch die Blutung selbst sowie Bildung eines Hydrozephalus aufgrund intraventrikulären Blutes. Bei der Pflege eines Patienten mit SAB steht die Vermeidung von Komplikationen im Vordergrund. Besonders wichtig ist neben der korrekten Einstellung des Blutdrucks das Erkennen einer neurologischen Verschlechterung als Zeichen eventueller Nachblutung, Vasospasmus oder entstehenden Hirndrucks.

Einteilung nach Schweregrad

Der Schweregrad einer SAB lässt sich anhand der Klassifikation nach Hunt und Hess ausmachen (▶ Tab. 11.39).

Tab. 11.39 Klassifikation der SAB nach Hunt und Hess	
Grad	Symptome
Grad 0	Zufallsbefund, asymptomatisch
Grad I	Leichte Kopfschmerzen, keine neurologischen Auffälligkeiten, leichter Meningismus
Grad II	Starke Kopfschmerzen, starker Meningismus, kein neurologisches Defizit (außer evtl. Hirnnervenausfälle)
Grad III	Schläfrigkeit, Verwirrtheit und leichte neurologische Defizite
Grad IV	Bewusstlosigkeit, mäßige bis schwere neurologische Defizite (z. B. Hemiparese), vegetative Störungen
Grad V	Tiefe Bewusstlosigkeit, Strecksynergismen

Symptome

Typischerweise berichten die Patienten über akuten „Vernichtungskopfschmerz". Weitere neurologische Symptome treten je nach Schweregrad und Lokalisation der SAB auf:

- Vernichtender Kopfschmerz von Nacken oder Stirn über den ganzen Kopf ziehend
- Synkope oder epileptischer Anfall mit anschließendem starken Kopfschmerz
- Meningismus
- Bewusstseinseintrübung
- Ateminsuffizienz
- Vegetative Symptome, z. B. Schweißausbruch, Erbrechen, RR-Schwankungen, Herzrhythmusstörungen

- Nach ca. 4 Tagen Entwicklung weiterer neurologischer Ausfälle aufgrund von Vasospasmus möglich
- Neurologische Ausfälle je nach Lokalisation der Blutung

Diagnostik
- CCT: Darstellung der SAB, Blutungsnachweis in den Liquorräumen, ischämische Gewebeschädigung
- Liquorpunktion (nicht bei erhöhtem Hirndruck, da Gefahr der Einklemmung besteht): Liquor blutig
- Angiografie zur Lokalisation der Blutungsquelle
- Transkranielle Doppler-Sonografie: Nachweis von Vasospasmen

Komplikationen
- Rezidivblutungen in den ersten Tagen bis zu 2 Wochen nach Initialblutung; hohe Letalität
- Zerebrale Vasospasmen mit der Gefahr ischämischer Infarkte
- Vasogenes Hirnödem
- Hydrozephalus durch blutige Verklebung der Liquorabflusswege

Spezifische medizinische Therapie
- Angiografische Ausschaltung (Coiling) eines Aneurysmas
- Operative Aneurysmaausschaltung
- Externe Liquordrainage bei Hydrozephalus
- Rezidivblutung verhindern durch stabile Kreislaufverhältnisse
- Vasospasmusprophylaxe mit Nimodipin (Nimotop®-Perfusor)
- Gabe von Magnesium (Wirksamkeit nicht erwiesen)

RR-Anstiege vermeiden
- Absolute Bettruhe mit 30°-Oberkörperhochlagerung
- Unruhige Patienten nach ärztl. AO sedieren
- Körperpflege wird von Pflegenden durchgeführt (der Patient darf möglichst wenig aktiv mitarbeiten)
- Obstipationsprophylaxe, um Pressen beim Stuhlgang zu vermeiden
- Zimmer abdunkeln, grelle Lichtreize vermeiden, da Patienten oft Kopfschmerzen haben, die sich durch Medikamente kaum bessern
- Besondere Vorsicht beim Wechsel von Spritzenpumpen mit Katecholaminen (überlappend wechseln ▶ 5.1.5)
- Nach AO regelmäßige Schmerzmittelgabe

Atmung
- Bei beatmeten Patienten wird eine Normoventilation angestrebt: eine Hyperventilation würde eine weitere Vasokonstriktion begünstigen, was sich bei gleichzeitig vorliegender Vasospastik auf die ohnehin schon minderdurchbluteten Hirngebiete noch ungünstiger auswirken würde.
- Der pO_2-Wert soll unbedingt im normalen Bereich liegen.
- In der Weaning-Phase (Entwöhnungsphase ▶ 4.5.5) darauf achten, dass keine RR-Spitzen durch „Dagegenatmen" oder Husten entstehen.

Intensivpflege
! Gerade bei diesen Patienten ist ein ruhiges Arbeiten notwendig, um ihnen Ruhe und Sicherheit zu vermitteln.

Beobachten und Monitoring
- Vitalfunktionen, insbesondere Atmung
- RR engmaschig mit engen Alarmgrenzen: RR unbedingt im Normbereich halten, RR-Spitzen und Hypotonie vermeiden
- Neurologische Überwachung (▶ 3.2.1), um Komplikationen rechtzeitig zu erkennen
- Bei liegender Ventrikeldrainage ICP überwachen (▶ 3.2.6), dabei besonders auf frischblutigen Liquor achten (Gefahr der Nachblutung)

Körperpflege
- Die Pflege richtet sich nach den Symptomen, Hirndruck und dem Bobath-Konzept (▶ 3.6.1)

- Nimotop® wird über Perfusor aus einer lichtgeschützten Spritze (Lichtempfindlichkeit des Medikaments) über einen Dreiwegehahn möglichst nahe der Punktionsstelle eines ZVK appliziert.
- Sollte ohne weitere Medikamente verabreicht werden
- Kann für Ausfällung sorgen
- Nimotop® kann zu RR-Einbrüchen führen.

11.79 Subdurales Hämatom (SDH)
Christian Hoffmann

Abstract
Blutung zwischen Dura mater und Arachnoidea. Ursachen können Einrisse von Brückenvenen oder arterieller, kortikaler Gefäße, Sinusverletzungen und Hirnkontusionen sein. Ein SDH kann sehr großflächig sein, u. U. ist eine gesamte Hemisphäre betroffen. Auch wenn das CCT zunächst keine Blutung nach einem Trauma zeigt, kann ein SDH verzögert auftreten, daher ist eine lückenlose neurologische Überwachung auch nach unauffälligem CCT erforderlich. Neben rascher OP ist die Behandlung des Hirndrucks prognostisch entscheidend.

Formen des SDH
- **Akutes SDH:** tritt bis zu einem Tag posttraumatisch auf → ungünstige Prognose, da meistens eine Hirnkontusion vorliegt
- **Subakutes SDH:** tritt 24 h bis ca 14 Tagen posttraumatisch auf
- **Chronisches SDH:** tritt oft spontan auf, z. B. bei Gefäßerkrankungen, Gerinnungsstörungen, Alkoholismus, bedingt durch höheres Alter:
  - Kann bei Bagatelltrauma sogar nach Wochen bis Monaten auftreten
  - Zeigt uncharakteristische Symptome wie Kopfschmerzen, Müdigkeit, Konzentrationsschwäche, Somnolenz, Krampfanfälle, Paresen
  - Kommt nicht selten doppelseitig vor

Symptome
- Bei akutem SDH meist sofort nach Trauma einsetzende Bewusstlosigkeit; zusätzlich Hirndruckzeichen; häufig nach Verkehrsunfall
- Chronisches SDH oft bei älteren Patienten mit unspezifischen Beschwerden, z. B. Kopfschmerz, Verwirrtheit, Vigilanzstörungen

- Hirndruckzeichen: Kopfschmerz, Übelkeit
- Bewusstseinseintrübung unterschiedlicher Schweregrade
- Pupillendifferenz
- Ungezielte Abwehr auf Schmerzreiz, Beugen, Strecken
- Paresen der Extremitäten auf der Gegenseite der Hirnverletzung
- Ateminsuffizienz
- Spätsymptome: Bradykardie, Hypertonus

Diagnostik
- Anamnese, neurologische Untersuchung, CCT

Spezifische medizinische Therapie
- Bohrlochtrepanation, osteoplastische oder osteoklastische mit oder ohne Duraerweiterungsplastik:
  - Osteoplastische: Entfernung eines größeren Schädelknochenanteils mit sofortiger Wiedereinsetzung des Knochendeckels
  - Osteoklastische: größerer Schädelknochenanteil bleibt entfernt, spätere Defektdeckung entweder mit dem tiefgekühlt aufbewahrten Knochendeckel oder durch Kunststoffknochenersatz = Palacos
- Hämatom ausräumen, Ablaufdrainage einlegen, Hirndrucktherapie (▶ 11.31)

Intensivpflege
- Postoperativ häufig Auftreten eines diffusen Hirnödems mit ICP-Anstieg; daher Pflegeziele und -maßnahmen wie bei Hirndruckerhöhung (▶ 11.31)
- Pflege nach Trepanation wie beim epiduralen Hämatom (▶ 11.20)

Literatur
Deutsche Gesellschaft für Neurologie. www.dgn.org (letzter Zugriff: 30.8.2011).

11.80 Thrombose
Anja Lorenz

Abstract
Durch Gerinnung von Blutbestandteilen kommt es zur Bildung eines Blutgerinnsels (Thrombus) in einem Blutgefäß. Folge ist eine Einengung bzw. Verstopfung des Gefäßes. Es besteht die Gefahr einer Lungenembolie, die im schlimmsten Fall zum Tod führen kann. Hauptursache ist die Virchowsche Trias: Gefäßwand geschädigt, verringerte Stase, veränderte Blutzusammensetzung! Die postoperative Aufklärung und Anleitung des Patienten kann zur Minimierung der Risikofaktoren beitragen. Typisch bei ausgeprägter Thrombose sind Schwellung, Wärmegefühl im betroffenen Körperteil, gerötete, gespannte Haut (evtl. Blaufärbung) und Spannungsgefühl sowie Schmerzen in Fuß, Wade und Kniekehle. Primäre Ziele sind die Wiederherstellung des Blutflusses (z. B. Lysetherapie) und die Vermeidung von Komplikationen (z. B. Lungenembolie).

Lokalisation
Thrombosen treten am häufigsten im venösen System auf (Phlebothrombosen), bevorzugt sind die tiefen Bein- und Beckenvenen betroffen. Sie können allerdings auch in der oberen Hohlvene und in den Herzhöhlen auftreten.
Thrombosen im arteriellen System sind v. a. in der Aorta und im linken Herzen zu finden.

> **Virchow-Trias als Hauptursache**
> - Schädigung der Gefäßwand, z. B. durch Verletzung, Operationen, Arteriosklerose, Entzündungen
> - Veränderung der Blutzusammensetzung (Hyperkoagulabilität), z. B. durch Exsikkose, Thrombozytose, Einnahme von Ovulationshemmern, Schwangerschaft, Rauchen, Diuretikatherapie
> - Verlangsamung des Blutflusses (herabgesetztes Stromzeitvolumen), z. B. durch Immobilität, Tumoren, Lähmungen

Bei der Phlebothrombose stehen die Verlangsamung des Blutflusses und die erhöhte Gerinnungsneigung im Vordergrund. Bei der arteriellen Thrombose liegt meist eine Schädigung der Gefäßwand auf dem Boden einer Arteriosklerose mit Ablagerung von Thrombozyten vor.

Symptome
- Schwellung, Rötung und Überwärmung der betroffenen Extremität
- Glänzende, gespannte Haut, leichte Zyanose, Knöchel- und Unterschenkelödem
- Schwere- und Spannungsgefühl im betroffenen Areal
- Belastungsabhängiger Fußsohlenschmerz, ziehender Schmerz entlang der Venen
- Wadendruckschmerz (Meyer-Zeichen)
- Wadenschmerz bei Beugung des Fußes (Homans-Zeichen)
- ! Muss sehr vorsichtig angewandt werden, weil sich dadurch der Thrombus lösen und eine Lungenembolie ausgelöst werden kann!
- Verstärkte Zeichnung durch Stauung oberflächlicher Venen, schmerzhaft tastbarer Venenstrang
- Bei Beckenvenenthrombosen ziehender Schmerz in der Leiste
- Schmerzen bei tiefer Palpation der Kniekehle (Pratt-Zeichen)
- Zeichen einer Lungenembolie (▶ 11.44)

Diagnostik
- Duplex und Doppler-Sonografie
- Phlebografie (röntgenologische Kontrastmitteluntersuchung)
- D-Dimer, Gerinnungsstatus, AT-III

Komplikationen
- Lungenembolie (▶ Kap. 11.44)
- Postthrombotisches Syndrom: Bildung sekundärer Krampfadern, Ödemneigung, trophische Hautstörungen (Stauungsdermatitis, braune Induration, Ulcus cruris)
- Thromboserezidiv

Spezifische medizinische Therapie
Die Therapie unterliegt zwei primären Zielen: Vermeiden von Komplikationen und Wiederherstellung des Blutflusses (nur in den ersten 10 Tagen erfolgreich möglich).
- Kompressionstherapie
- Antikoagulation

Intensivpflege

Beobachten und Monitoring
- Atmung, Kreislaufparameter
- Haut- und Schleimhautzustand
- Extremitäten nachmessen: 15 cm proximal des oberen Patellarands und 15 cm distal des unteren Patellarands sowie auf Knöchelhöhe zirkulär Beinumfänge beidseits messen und als Verlaufskontrolle in der Pflegedokumentation festhalten → Messstellen markieren und durchnummerieren
- Unter Lysetherapie und Antikoagulation: Bewusstseinslage, Pupillen- und neurologischen Status überwachen, auf Blutungen und Hämatome achten, ggf. Hämoccult®, Urinstatus durchführen
- Pflege bei Lysetherapie (▶ 8.2.8)

Prophylaxen und Bewegungsplan
- Pneumonie-, Dekubitus-, Intertrigo-, Obstipationsprophylaxe (▶ 3.3)
- Pflege bei Lysetherapie (▶ 8.2.8)
- Keine Vibrationstechniken anwenden
- Kein Durchbewegen der betroffenen Extremitäten

Körperpflege
- Betroffene Extremität zur Förderung des venösen Abflusses hochlagern und in einer Schiene fixieren
- Beide Beine mit elastischen Kurzzugbinden unter Ferseneinschluss bis in den Leistenbereich wickeln, alternativ MTS (▶ 3.3.3) anwenden
- Ödematös geschwollene Extremitäten vor Anlage des Kompressionsverbands eincremen, um spannungsbedingte Hautläsionen zu verhindern

Ernährung
- Keine blähenden Speisen verabreichen
- Bei enteraler Ernährung auf weiche Nahrung achten, um Verletzungen im Mundraum zu vermeiden, z. B. kein Zwieback.

11.81 Thyreotoxische Krise

Anja Lorenz

Abstract
Lebensbedrohliche Schilddrüsenüberfunktion (Hyperthyreose), Letalität bis 40 %. Die krisenhafte Verschlimmerung der (Hyperthyreose), ist aufgrund ihrer Symptome akut lebensgefährlich. Die Krise tritt oft unerwartet und rasch innerhalb weniger Stunden oder Tage auf. Auslöser sind meist größere Mengen von Jod, die vom Körper des Betroffenen zuvor aufgenommen wurden (Verabreichung jodhaltiger Röntgenkontrastmittel) oder durch andere Auslöser (Virusinfektion, Operation). Mit Schwere der Erkrankung nehmen die kardiovaskulären (Tachykardie, Herzrhythmusstörungen) und hepatogastrointestinalen Symptome (Diarrhö, Ikterus) zu. Es

kommt zu Hyperthermie, Muskelschwäche und Bewusstseinsstörungen bis zum Koma.
! Vorsicht bei Verabreichung jodhaltiger Röntgenkontrastmittel!

Auslöser
- Jodzufuhr, z. B. Kontrastmitteluntersuchungen
- Manipulationen an der Schilddrüse
- Unzureichende oder fälschlicherweise abgebrochene thyreostatische Behandlung
- Infektionen, Exsikkose

Symptome
- Gewichtsverlust, Abgeschlagenheit
- Tachykardie mit Herzfrequenz > 150/Min., Herzrhythmusstörungen
- Hohes Fieber bis 41 °C, Tachypnoe
- Hypotonie mit Gefahr des Kreislaufversagens
- Verwaschene Sprache, Schluck- und Atemstörungen, feinschlägiger Tremor
- Psychosyndrom:
  - Stadium 1: psychomotorische Erregung
  - Stadium 2: Verwirrtheit, Halluzinationen, Somnolenz
  - Stadium 3: Koma

Diagnostik
- Labor: fT_3, fT_4 und TSH
- Anamnese, Sonografie, Szintigrafie

Akute Komplikationen
- Psychosyndrom, Kreislaufversagen, Exsikkose

Spezifische medizinische Therapie

Sofortmaßnahmen
- Venenzugang legen
- Thyreostatikum, z. B. Thiamazol (Favistan®) 3 × 80 mg i. v.
- Glukokortikoid, z. B. Prednisolon (Solu-Decortin® H) 50–100 mg i. v.
- Sedierung, z. B. mit Diazepam (Valium®) 10 mg i. v. → Achtung: nicht bei Somnolenz!
- Evtl. β-Blocker

Weiterbehandlung
- Thyreostatika
- Lithium bei jodinduzierter Krise. Evtl. hoch dosierte Jodid-Gabe bei nicht durch Jod ausgelöster Krise (hemmt die TSH-Produktion und Schilddrüsenfunktion)
- Glukokortikoide (z. B. Hydrokortison), β-Blocker
- Volumensubstitution nach ZVD, Elektrolytsubstitution
- Sedierung
- Therapie der Herzinsuffizienz und der Rhythmusstörungen (Digitalisempfindlichkeit nimmt ab)
- O_2-Gabe, bei Bedarf intermittierende Beatmung
- Thromboseprophylaxe nach AO
- Evtl. Hämoperfusion über Filter (▶ 8.2.4), wenn nach 24 h keine Besserung

! Bei Therapieversagen ist eine notfallmäßige subtotale Schilddrüsenresektion innerhalb von 48 Std. indiziert!

Intensivpflege

Beobachten und Monitoring
- Herz-Kreislauf-Funktion: EKG-Monitoring, RR, Puls, Arrhythmien?, Vorhofflimmern?
- Atmung: auf Zeichen eines Lungenödems achten (Rasselgeräusche?), O_2-Gabe
- Schmerzen?
- Temperatur, Hyperthermie
- Labor: BB (Granulozytopenie als mögliche Nachwirkungen der Thyreostatika)
- Haut: Ikterus, Rachen (Angina als möglicher Hinweis auf Agranulozytose), Ödeme

Ausscheidungen
- Wasser- und Elektrolythaushalt
- Urinausscheidung kontrollieren
- Flüssigkeitsbilanz (Erbrechen, Diarrhö einbeziehen)

Neurologische Überwachung
- Bewusstsein
- Desorientiertheit, Agitation
- Krampfanfälle

Prophylaxen und Bewegungsplan
- Thrombose-, Pneumonie-, Dekubitus-, Intertrigo-, Obstipationsprophylaxe (▶ 3.3)
- Passives Durchbewegen
- Oberkörperhochlagerung zur Verbesserung der Atmung

Körperpflege und Ernährung
- Pflege bei Fieber (▶ 3.7.3)
- Physikalische Temperatursenkung (▶ 3.7.3)
- Hochkalorische parenterale Ernährung (▶ 6.2.2)

11.82 Tollwut (Rabies)

Christian Hoffmann

Abstract

In Industrieländern seltene, global jedoch häufige Erkrankung (Mehrzahl der Fälle in Indien). In der Regel erfolgt die Übertragung des Rabiesvirus durch den Biss eines infizierten Tieres, kann aber auch durch Kontakt mit infektiösem Material über Hautläsionen und Schleimhäute erfolgen. Speichel ist besonders infektiös. Der Ansteckung folgt eine Inkubationszeit von wenigen Wochen bis mehreren Monaten. Nach einem Prodromalstadium mit grippeähnlichen Symptomen tritt ein akutes neurologisches Syndrom auf. Es bildet sich eine Enzephalomyelitis mit neuronaler Dysfunktion des ZNS aus. Da der Nachweis von Tollwut schwierig ist, werden die Patienten u. U. zunächst symptomatisch intensivmedizinisch sowie mit Verdacht auf Enzephalitis unklarer Genese behandelt. Bei Verdacht auf Tollwut unbedingt die Schutzmaßnahmen einhalten! Die Pflege muss besonders auf die psychische bzw. psychotische Situation des Patienten abgestimmt werden (extrem ausgeprägte Phobien).

> Auf strikten Selbstschutz (▶ 1.3.4), achten, besonders Speichel ist sehr infektiös. Bei Ansteckungsgefahr unbedingt schnellstmöglich Postexpositionsprophylaxe durch den Betriebsarzt durchführen lassen!

Drei Hauptformen
- Klassische enzephalitische Rabies („rasende Wut")
- Klassische paralytische Rabies („stille Wut")
- Nichtklassische Rabies

Dem Befall des ZNS folgt eine Ausbreitung des Virus im gesamten Körper.
Die Letalität bei Tollwuterkrankung liegt bei nahezu 100 %. Nach definitivem Rabiesnachweis ist eine palliative Therapie in Erwägung zu ziehen. Vor Auftreten erster Symptome ist eine Postexpositionsprophylaxe (Impfung) möglich. Es besteht Meldepflicht beim Gesundheitsamt bei Berührung oder Verletzung eines Menschen durch ein tollwutkrankes, -verdächtiges oder -ansteckungsverdächtiges Tier.
Ebenfalls meldepflichtig ist der Nachweis des Rabiesvirus. Differenzialdiagnostisch ist Enzephalitis anderer Genese abzuklären; nichtklassische Rabies ähnelt zunächst symptomatisch einem Guillain-Barré-Syndrom (▶ 11.26).

Symptome
- **Symptome der klassischen enzephalitischen Rabies:**
  - Verwirrtheit, Wesensveränderung
  - Agitiertheit, evtl. durch äußere Reize wie Licht, Lärm verstärkt
  - Vigilanzstörungen, Halluzinationen, Hypersalivation
  - Schlundkrämpfe mit daraus resultierender Hydrophobie (= Angst vor Wasser)
  - Spasmen der Skelettmuskulatur, getriggert durch Luftzug, mit daraus resultierender Aerophobie (= Angst vor offenen Fenstern u. Ä.)
- **Symptome der klassischen paralytischen Rabies:** Paresen, autonome Störungen, z. B. Harnverhalt
- **Symptome der nichtklassischen Rabies:** verschiedene fokalneurologische Symptome, z. B.: epileptische Anfälle, Paresen, Bewegungsstörungen
- **Symptome im weiteren Verlauf:** Koma, epileptische Anfälle, Hypotonie, Herzrhythmusstörungen

Diagnostik
- Anamnese: Bei Auftreten von Symptomen, die an Tollwut denken lassen, ist abzuklären, ob der Patient in letzter Zeit von einem Tier gebissen worden ist (Hund, Fuchs, Fledermaus, Affe) bzw. sich kürzlich in Indien aufgehalten hat und ob ein Impfschutz besteht.
- Labordiagnostischer Nachweis des Virus, von Virusbestandteilen, Antikörper (nicht immer intra vitam erfolgreich, besonders wenn noch keine Symptome aufgetreten sind)
- CCT, MRT (unspezifisch, zeigt Hirndruck und Läsionen, aber keinen Rabiesnachweis)

Spezifische medizinische Therapie
- **!** Außer der Impfung scheint es keine wirksame ursächliche Therapie gegen Tollwut zu geben!
- Präexpositionsprophylaxe wird bei möglichem Kontakt zu infizierten Tieren empfohlen (Jäger, Förster), möglicherweise auch sinnvoll vor Reisen nach Indien.
- **!** Postexpositionsprophylaxe nur wirkungsvoll vor Auftreten erster Symptome!
- Bei Nachweis von Rabies ist eine Palliativtherapie zu überdenken

Intensivpflege
Es ist hier zu unterscheiden, ob Verdacht auf Rabies besteht oder der Nachweis gesichert ist.

Da in ersterem Fall die Prognose u. U. ungleich günstiger sein kann, gelten zunächst die Grundsätze der Pflege bei Enzephalitis (▶ 11.50) bzw. Hirndruck (▶ 11.31).

Das Auftreten der prägnanten Symptome der klassischen enzephalitischen Rabies erhärtet zwar die Verdachtsdiagnose, ist aber noch kein eindeutiger Nachweis. In diesem Fall sind strikte Schutzmaßnahmen einzuhalten und auf die pflegerischen Besonderheiten einzugehen. Ist die Diagnose gesichert und eine palliative Therapie indiziert, sind entsprechende pflegerischen Grundsätze zu berücksichtigen.

Patienten mit Symptomen der klassischen enzephalitischen Rabies

Beobachten und Monitoring
- Krankenbeobachtung auf Hirndruckzeichen
- Autonome Dysregulation:
  - Gefahr der Asystolie besonders beim Absaugen!
  - Abbrechen der Maßnahme, Gabe von Atropin nach AO
  - Evtl. Pflege bei Herzschrittmacher (▶ 8.2.9)

Schutzmaßnahmen

Bei der Pflege aller Patienten mit Verdacht auf Tollwut bzw. mit gesicherter Diagnose hat der Infektionsschutz oberste Priorität. Es sind folgende Sicherheitsmaßnahmen strikt einzuhalten:
- Isolierung des Patienten in Einzelzimmer (möglichst mit Schleuse)
- Eigenschutzmaßnahmen des Personals: Mundschutz, Haarschutz, Schutzbrille, Überschuhe, Schutzkittel, Verwenden von zwei Paar Handschuhen übereinander bei Kontakt mit Körpersekreten, besonders bei Kontakt mit Speichel!
- Häufiges Absaugen des Speichels, Einlegen saugfähiger Unterlagen im Bett zum besseren Aufsaugen des Speichels
- Verwenden eines geschlossenen endotrachealen Absaugsystems (▶ 4.5.4)
- Bei Hautkontakt mit Speichel und anderen Körperflüssigkeiten Postexpositionsprophylaxe durch Betriebsarzt vornehmen lassen
- Verwendung eines Bakterienfilters im Respiratorsystem
- Korrekter Umgang mit Untersuchungsmaterial: Kennzeichnung, keine Zwischenlagerung des Materials, absolut dichter Verschluss der Behälter, Ausschleusen des Materials
- Information anderer Berufsgruppen sowie Angehöriger über korrektes Verhalten in der Isolierung

> - Bei nötigen Transporten des Patienten außerhalb der Isolierung Patienten in frisches Bett legen, mit Haar- und Mundschutz versehen, gut abdecken. Transportdienst und weiteres Personal, das mit dem Patienten in Berührung kommt, informieren.

Körperpflege
- Vermeiden von Reizen, die Phobien auslösen
- Luftzug vermeiden (durch Isolierung automatisch gegeben)
- Wenig Einsatz von Wasser
- ! Bei ausgeprägter Phobie ganz auf fließendes Wasser verzichten, feuchte oder ölige Tücher zur Ganzwaschung verwenden.
- Ggf. nach AO sedieren bzw. per Bolusgabe bei Pflegemaßnahmen tiefer sedieren
- ! Besondere Instruktion des Reinigungspersonals über Hydrophobie des Patienten!
- Für ruhige Umgebung und gedämpftes Licht sorgen
- Beruhigend auf Patienten einwirken
- ! Ehrlicher Umgang mit den Angehörigen!

Ernährung
- Keine orale Nahrungs- oder Medikamentenaufnahme (Schluckkrämpfe, Angst)

11.83 Verbrauchskoagulopathie (DIC)
Micaela Schneider

Abstract
DIC = Disseminierte intravasale Koagulopathie
Pathologische intravasale Aktivierung des Gerinnungssystems mit Verbrauch und daraus resultierendem Mangel von Gerinnungsfaktoren und Thrombozyten mit nachfolgender hämorrhagischer Diathese.
! *Patienten mit Verbrauchskoagulopathie bedürfen in Anhängigkeit ihrer Grunderkrankung eine umfassende Unterstützung bei allen Tätigkeiten durch die Pflegenden. Besondere Überwachung erfordern die Blutungsneigung und die Kreislaufparameter.*

Anamnese
Frage/Untersuchung nach Ursachen:
- Schock (▶ 12.2), Sepsis (▶ 11.75)
- Operative Eingriffe unter extrakorporaler Zirkulation (▶ 8.3.2)
- Polytrauma (▶ 11.69) mit starker Gewebezertrümmerung
- Transfusionsreaktion (▶ 8.2.1)
- Fruchtwasser- oder Fettembolie
- Maligne Erkrankungen
- Es gibt auch chronische Verlaufsformen, z. B. bei metastasierenden Karzinomen oder Gefäßanomalien

Symptome
Die Verbrauchskoagulopathie ist immer Folge einer schweren Grundkrankheit, entsprechend unterschiedlich stellt sich das klinische Bild dar. Gemeinsamkeiten trotz unterschiedlicher Grunderkrankung:
- Mikrothrombosierung im Kapillargebiet, Akrenzyanose, mögliche Nekrosen
- Erhöhte flächige, aber auch petechiale Blutungsneigung
- Mikrothrombosierung überall im Körper möglich, vor allem Einschränkung der Nieren- und Lungenfunktion, aber auch der Leber und des ZNS

Diagnostik
Ziel ist, die DIC rechtzeitig zu erkennen, um Folgeschäden an den Organen zu verhindern
- Anamnese (Grunderkrankung!)
- Labor:
    - Zunächst sind die Thrombozyten reduziert
    - Fibrinogen ↓, PTT ↑, Quick ↓
    - Bestimmung von Fibrinspaltprodukten

Spezifische medizinische Therapie
- Therapie der auslösenden Grunderkrankung
- Substitution von Gerinnungsfaktoren durch:
    - Fresh Frozen Plasma (FFP ▶ 8.2.1)
    - Thrombozytenkonzentrate oder Faktorenkonzentrate (▶ 8.2.1)
- Dauerapplikation von Heparin über Spritzenpumpe nach Therapieplan, um den Teufelskreis von Gerinnung und Fibrinolyse zu unterbrechen
- Überwachung des AT-III-Spiegels, da Heparin nur in Verbindung mit AT III seine Wirkung entfalten kann

Intensivpflege

Beobachten und Monitoring
- Haut-, Schleimhautbeobachtung im Hinblick auf Blutungen, Einblutungen und ihre Veränderungen
- Ziel ist, die Blutungen frühzeitig zu erkennen
- Ansonsten Krankenbeobachtung und Monitoring entsprechend der Grunderkrankung

Prophylaxen und Körperpflege
! Patienten mit Verbrauchskoagulopathie sind schwerstkranke Menschen, die eine umfassende Unterstützung bei allen Tätigkeiten durch Pflegende bedürfen.
- Pflege bei hämorrhagischer Diathese
- Evtl. Pflege des beatmeten Patienten (▶ 4.5)
- Maßnahmen bei Transfusionstherapie (▶ 8.2.1)

11.84 Verbrennungen und Verbrühungen
Eva Knipfer

Abstract
Die bei schweren Verbrennungen phasenhaft ablaufenden pathophysiologischen Prozesse können zu lebensbedrohlichen Störungen im Wasser- und Elektrolyt-

haushalt, Säure-Basen-Haushalt und in der Gerinnungskaskade führen. Zentral ist die Früherkennung von Komplikationen, z. B. Volumenmangelschock, Lungenödem und Niereninsuffizienz. Infektionen sind durch strengste Einhaltung der geltenden Hygienerichtlinien zu vermeiden. Therapeutische und pflegerische Interventionen sind unter optimaler Schmerztherapie durchzuführen. Um Kontrakturen bestmöglich zu vermeiden, ist eine frühzeitige und enge Zusammenarbeit mit den Physiotherapeuten durchzuführen. Psychologe oder Sozialarbeiter sind hinzuzuziehen.

Verbrennung und Verbrühung
- **Verbrennung:** Starke thermische Einflüsse verursachen schwere Schäden der Haut und der darunter liegenden Gewebe, deren Folgen Ödeme, Toxine und Infektionen zur Schädigung des gesamten Organismus führen.
- **Verbrühung:** Schädigung durch Wasserdampf, heißes oder kochendes Wasser. Die Dauer der Temperatureinwirkung auf den Körper bestimmt den Grad und die Tiefe der Schädigung. Erst 48 h nach dem Trauma ist das Schädigungsausmaß bestimmbar.

Diagnostik, Therapie und Pflege sind bei Verbrennung und Verbrühung gleich. Das Einatmen von heißen Dämpfen oder Gasen kann zu beatmungspflichtigen Verletzungen des Respirationstrakts führen (Inhalationstrauma).

Verbrennungsgrade
Grad 1: Schädigung der Oberhaut, trocken und schmerzhaft geschwollen, Hautrötung, keine Zerstörung des Epithels
Grad 2: Zusätzlich Blasenbildung, auch die Lederhaut (Korium) ist betroffen, starke Schmerzen
Grad 3: Zerstörung aller Hautschichten und Hautanhangsgebilde, flächige Koagulationsnekrose: Haut ist grau-fleckig bis weiß und trocken, Schmerzempfinden ist aufgehoben, Haare und Nägel fallen aus
Grad 4: Wie Grad 3, mit Zerstörung von Muskeln, Sehnen und Knochen

Symptome
Schwere Verbrennungen lösen phasenhaft ablaufende pathophysiologische Prozesse im gesamten Körper aus. Bei der Verbrennungskrankheit kommt es neben der Koagulationsnekrose in den ersten 24–48 h zu einem enormen Flüssigkeitsverlust. Die Ursache dafür ist eine Kapillarwandschädigung, die bei einer Schädigung von mehr als 20 % der Körperoberfläche (KOF) im ganzen Organismus auftritt.

Schock- oder Akutphase (ersten 48 Std.)
- Hypovolämie, RR ↓, Gefahr eines Volumenmangelschocks (▶ 12.2), Oligurie bis Anurie
- Azidose (▶ 6.4)
- Gefahr der Verbrauchskoagulopathie (▶ 11.83)
- Katabole Stoffwechsellage durch Abbau körpereigener Proteine

Intoxikations- oder Resorptionsphase (2.–7. Tag)
- Hypervolämie, Überlastung des Herzens und Polyurie durch Wiedereintritt von Ödemflüssigkeit in die Gefäße
- Organversagen (Niere und Lunge)

Infektionsphase (7. Tag bis zur Wundheilung)
- SIRS (systemisches inflammatorisches Response-Syndrom, ▶ 11.75)
- Wundinfektion, die bis zum septischen Schock (▶ 12.2.4) führen kann

Diagnostik
- Bei Verdacht auf ein Inhalationstrauma: Bronchoskopie (▶ 8.1.4) und BGA
- Bei Kohlenmonoxid-Vergiftungen kann die Pulsoxymetrie falsch hohe Werte liefern, da das Gerät nicht zwischen CO-Hb und oxygeniertem Hämoglobin unterscheiden kann.

Elektro-Unfall
- EKG schreiben, um Rhythmusstörungen zu erkennen
- Durchblutung kontrollieren (Gefäßkompartmentsyndrom mittels Pulsoxymetrie; Füllungszeit des Kapillarbetts, z. B. Fingernagel drücken)
- Auf Myoglobinurie achten (Hämolysezeichen)

Akute Komplikationen
- Verbrennungsschock durch Flüssigkeitsverlust und Toxinfreisetzung
- Akutes Nierenversagen (▶ 11.58.1)
- Reflektorischer Ileus, Stressulkus, Magenperforation
- Wundinfektion und Begleitinfektion, z. B. Sepsis
- Verbrauchskoagulopathie
- Respiratorische Insuffizienz durch ARDS, Aspiration, Pneumonie, Atelektasen
- Kompressionssyndrom (Unterarm, Unterschenkel, Thorax, Hals): frühzeitige und großzügige Inzision

Spezifische medizinische Therapie

Sofortmaßnahmen
- Atmung sichern, ggf. Intubation, Beatmung
- Lebensbedrohliche Begleitverletzungen versorgen
- Anlage großlumiger venöser Gefäßzugänge, arterieller Kanüle, ggf. PiCCO
- Wunde mit Leitungswasser kühlen (verhindert Nachbrennen, vermindert Wundtiefe):
  – Kleinflächigere Wunden mit ca. 15 °C, bis der Schmerz nachlässt
  – Für größere Verbrennungen, insbesondere am Körperstamm (Rumpf), ca. mit 25–30 °C für 3–5 Minuten, handwarmes Wasser verwenden
- ! Zu langes Kühlen großer Teile des Körpers, insbesondere mit kaltem Wasser, kann zur Unterkühlung und somit zu Komplikationen im Heilungsprozess führen.
- Nach dem Kühlen mit einer sterilen, nicht flusenden Wundauflage abdecken
- ! Kein Puder, Öl oder Salben auf die Wunde auftragen!
- Schmerzbekämpfung
- Bei Stromverletzung EKG schreiben, ggf. Defibrillation (▶ 12.1.2)
- Auf die Ausscheidung achten, ggf. BDK legen

Schmerzbekämpfung
Regelmäßig Analgetika verabreichen, Bolusgabe **vor** der Wundbehandlung, dem Betten oder Mobilisieren (▶ 9.1.3)

Kalkulierte Infusionstherapie

Verbrannte **K**örper**o**ber**f**läche mit der Neuner-Regel nach Wallace ermitteln: Ist wichtig zur Berechnung der Infusionstherapie (unten) und zur Abschätzung der Prognose.

- Kontrollierte Flüssigkeits- und Elektrolyttherapie (▶ 6.3)
- Hochkalorische parenterale Ernährung ab 2. Tag
- Eiweißsubstitution (Humanalbumin 20 %)
- Kolloidale Lösungen erst nach 12–24 h (erhöhte Gefäßpermeabilität!) (▶ 9.5.1)

Medikamente

- Low-dose-Heparinisierung zur Vermeidung der intravasalen Gerinnung und Erythrozytenaggregation
- Bei Rauchgasinhalation evtl. Auxiloson-Aerosol® alle 2 h 1–2 Hübe
- Tetanus-Simultanimpfung

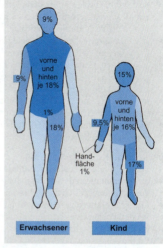

Abb. 11.39 Neunerregel nach Wallace. [A300]

Berechnungsformeln für die akute Flüssigkeitssubstitution (Baxter-Schema)
Das Baxter-Schema bezieht sich auf die ersten 24 h nach dem Unfall, danach folgt eine individuelle Anpassung an den aktuellen Flüssigkeitsbedarf.
Elektrolytlösung: Ringer-Laktat 4 ml/kg × verbrannte Körperoberfläche (in %); davon 50 % in den ersten 8 h und 50 % in den folgenden 16 h verabreichen.

Wundbehandlung und chirurgische Therapie

- **Aufnahmebad** steril zur manuellen Säuberung
- Bei Kompartmentsyndrom der Extremitäten oder des Stamms erfolgt eine rasche Escharotomie (Durchtrennung oberflächlicher, verbrannter Hautschichten) oder eine Fasziotomie (Durchtrennung einschließlich der Muskelfaszie)
- **Chirurgische Therapie**
  - Oberflächliche Verbrennungen: Einsatz von Hautersatzprodukten, z. B. Biobrane. Diese bleiben bis zur vollständigen Reepithelialisierung auf der verletzten Haut.
  - Tief verbrannte Areale werden nach der Säuberung zunächst steril verbunden und nach ca. drei bis vier Tage frühnekrektomiert mit möglichst zeitgerechter Wunddeckung.

Nekrektomie = tangentiale Abtragung nekrotischer Haut bis auf vitalen Wundgrund

Art der Wunddeckung wird nach Fläche, Textur und Dicke des Weichteildefekts ausgewählt.

- Spalthauttransplantation, deren Fläche durch eine Gitterung, den sogenannten Meshgraft, vergrößert werden kann. Kleine freie Hauttransplantate können so große Wundflächen decken.
- Die Entnahmestellen der für beide Techniken benötigten Spalthaut stehen nach Reepithelialisierung als Spenderareal erneut zur Verfügung.
- „Gezüchtete Haut" (Keratinozytentransplantation) bei zu kleinem Spenderareal, alternativ Leichen- oder Schweinehaut (kann später durch Eigenhauttransplantation versorgt werden)
- Je nach Tiefe und Lokalisation kommen auch gestielte oder freie Gewebetransplantate (Lappenplastiken) zum Einsatz.
- Bei der Notwendigkeit einer Amputation ist die Amputationshöhe abhängig vom Grad der Schädigung.

Infektionen der Wunden und SIRS
- Behandlung in semisterilen Lamina-Flow-Boxen
- Infektionen meist durch Staphylokokken, Streptokokken und Pseudomonaden, Enterococcus Gruppe E und multiresistente Bakterien
- Früher Einsatz von breit wirksamen Kombinationsantibiosen
! An den Folgen einer schweren Infektion versterben 75 % der Patienten mit großflächigen Verbrennungen.

> Patienten mit ausgedehnten Verbrennungen frühzeitig in ein Verbrennungszentrum verlegen!

Intensivpflege

Beobachten und Monitoring

Herz-Kreislauf-Funktion
- Vitalparameter: EKG, RR, Puls, ZVD
- Ggf. HZV, PiCCO, PAP (▶ 3.2.5)

Ausscheidungen
- Nierenfunktion hinsichtlich Schockniere überwachen
- BDK, Urinausscheidung kontinuierlich überwachen
- In der Stabilisierungsphase stündlich Bilanz durchführen
- Stundenurin > 1 ml/kg KG/h:
  - Spezifisches Gewicht (1.015–1.025) steigt bei großer Muskelzerstörung
  - Myoglobin verstopft bei unzureichender Urinproduktion die Nierentubuli
- Infusionstherapie überwachen, tgl. mehrere Zwischenbilanzen
- Anlage einer Magensonde zur Aspirationsprophylaxe wegen Magen-Darm-Atonie bei paralytischem Ileus u. a. durch Minderdurchblutung des Darms

Atmung
- Atmung: Inhalationstrauma, Lungenödem, ARDS, Atelektasenbildung, Pneumonie
- SaO_2 über Pulsoxymetrie, BGA
- Atemfrequenz, Atemqualität (flach?), Atemgeräusche
- Atmungsbedingte Schmerzen

- Sprache: Heiserkeit als Anzeichen für ein Anschwellen im Rachenraum
- Ggf. Pflege bei Tracheotomie

Neurologische Überwachung
- Bewusstseinslage kontrollieren
- Veränderungen bei O_2-Mangel, Hirnödem

Haut- und Körpertemperatur
- Hautdurchblutung und Sensibilität der Extremitäten und Akren überwachen, um Kompression von Nerven und Gefäßen bei beginnendem Kompartmentsyndrom frühzeitig zu erkennen.
- Körpertemperatur überwachen

Prophylaxen
Muskeln und Gelenkkapseln schrumpfen, überschießende Narbenbildung (Keloid)
- Kontrakturprophylaxe (aktives und passives Durchbewegen, Beweglichkeit der Gelenke erhalten), frühzeitig Zusammenarbeit mit Physiotherapie organisieren
- Pneumonie-, Thrombose-, Soor- und Parotitis-, Ulkus-, Intertrigo-, Dekubitusprophylaxe (▶ 3.3)
- Infektionsprophylaxe ▶ unten
- Hygienerichtlinien bei Wundbehandlung (▶ Kap. 7) streng einhalten

Bewegungsplan
- Luftkissenbett vorbereiten
- Spezielle sterile Schaumstoffkeile zum Lagern verwenden
- Verbrannte Extremitäten immer hochlagern, um weiteres Anschwellen zu verhindern
- Physiotherapie **so früh wie möglich** beginnen (aktives und passives Durchbewegen, Bewegungsbad) → rechtzeitig Schmerzmedikation verabreichen

Körperpflege
- Dem Patienten viel Sensibilität für eine individuelle Pflege entgegenbringen. Pflege dem aktuellen Zustand des Patienten anpassen:
  - Ruhe und Kompetenz ausstrahlen
  - Zeit nehmen für persönliche Gespräche
- Hygieneplan streng befolgen (alle Kontaktpersonen). Zusätzlich:
  - Sterile Bereichskleidung (evtl. Einmalwäsche) tragen
  - Haar- und Gesichtsschutz tragen (regelmäßig wechseln → Keimreservoir)
  - Sterile Handschuhe tragen und regelmäßig wechseln
- Streng aseptisch arbeiten, Gefahr der Auto- und Kreuzinfektion
- Isolierzimmer mit 28–36 °C Temperatur (Patient darf nicht auskühlen, hohe Temperaturen vermindern Hypermetabolismus) und einer relativen Luftfeuchtigkeit von 40–60 % vorbereiten (therapieabhängig, ob offene oder geschlossene Wundbehandlung, ▶ oben)
- Bett mit steriler Schaumstoffmatratze oder steriler metalliner Folie (täglich wechseln) versehen, keine Bettwäsche benutzen. Wird der Patient zugedeckt (leichte Decke oder Tücher), die Wunde mit Bettabweiser oder ggf. Bettbogen vor der Decke schützen

- Infektionsprophylaxe: Körperganzwaschung mit desinfizierenden Lösungen oder sterilem Aqua dest. und Einmalartikeln, aseptische Verbandswechsel (▶ 7.1), Katheterpflege, Keimverschleppung aus der Analregion vermeiden
- Sorgfältige Mund-, Lippen und Nasenpflege (▶ 3.5.5, ▶ 3.5.4) durchführen
- Augen vor dem Austrocknen mit Augensalbe schützen
- Bei Infektion der Augen Behandlung nach ärztl. AO

Jede Möglichkeit, den Patienten vor Infektionen zu schützen, muss konsequent genutzt werden. Auch bei Tätigkeiten der Mitarbeiter des therapeutischen Teams sind die besonderen Regeln der Hygiene und Infektionsprophylaxe zu befolgen.
Möglichst nur eine Pflegekraft pro Schicht pro Patienten einsetzen.

Ernährung
- Parenterale Ernährung nach ärztl. AO
- Frühzeitige enterale Ernährung über Duodenalsonde
- Stark erhöhter Energiebedarf und Ausgleich der Proteinverluste

Literatur
Deutsche Gesellschaft für Verbrennungsmedizin (DGV). www.verbrennungsmedizin.de (letzter Zugriff: 24.8.2011).
Spanholtz T, Theodorou P, Amini P, Spilker G. Versorgung von Schwerstverbrannten: Akuttherapie und Nachsorge Severe Burn Injuries – Acute and Long-Term Treatment. Dtsch Arztebl Int, 2009; 106 (38): 607–13.

11.85 Vergiftungen, inhalatorische
Frank Müller, Thomas Zilker

Kohlenmonoxid (CO)
- Wird an Hämoglobin gebunden und hat eine 250fach höhere Affinität als Sauerstoff
- Ist farb-, geruch- und geschmacklos (keine Warnhinweise)
- Verursacht keine Reizung der Atemwege
- Die Elimination erfolgt durch Exhalation

Symptome
- Ab 10–15 % CO-Hämoglobin (CO-Hb): Kopfschmerzen, Tachykardie, leichte Sehstörungen
- Ab 15–30 % CO-Hb: Bewusstseinstrübung, Schwindelgefühl
- Ab 30–40 % CO-Hb: Somnolenz, flache Atmung, hellrotes Hautkolorit
- Ab 50 % CO-Hb: Koma, Tod
- Ab 70 % CO-Hb: Tod innerhalb weniger Minuten

Spezifische medizinische Therapie
- Beatmung mit reinem Sauerstoff (▶ Kap. 4)
- Hyperbare Sauerstofftherapie (Druckkammer)

Intensivpflege
Abhängig vom Schweregrad der Vergiftung

Reizgase

> **Psychische Betreuung**
> Dem Patienten in seiner psychischen Situation zur Seite stehen, da dieser sich aufgrund eines misslungenen Suizidversuchs häufig in einer psychisch labilen Situation befindet. Aber auch Patienten, die durch einen Unfall, z. B. bei einem Wohnungsbrand, eine Rauchgasvergiftung erlitten haben, brauchen viel psychischen Beistand aufgrund der oft existenziellen Bedrohung

Es werden zwei Arten von Reizgasen unterschieden:

Gase vom Soforttyp
- Sind gut wasserlöslich, wie z. B. Schwefeldioxid, Ammoniak, Chlorverbindungen
- Verursachen Reizungen von Nasen-Rachen-Raum mit Tränenfluss, Husten, Atemnot, Laryngospasmus
- Brechreiz, Todesangst

Gase vom Latenztyp
- Zum Beispiel Nitrosegase oder Phosgen
- Nach anfänglicher Beschwerdefreiheit kommt es nach 3–24 h noch zu Atemnot und einem Lungenödem.

Spezifische medizinische Therapie
- Sauerstofftherapie (▶ Kap. 4)
- Sauerstoff über Maske oder Sonde applizieren
- Bronchospasmolytika (Salbutanol, z. B. Sultanol®)

Intensivpflege

Beobachtung und Monitoring
! Auch bei Beschwerdefreiheit ist für 24 h unbedingt eine Überwachung erforderlich!
- Engmaschige Kontrolle aller Vitalparameter, besonders Atemmechanik, -rhythmus und AF, SaO_2 über Pulsoxymetrie
- BGA-Kontrolle

Bewegungsplan
- Oberkörper hochlagern, Unterstützung der Atemhilfsmuskulatur, evtl. Herzbettlagerung
- Bettruhe für 24 h

Körperpflege
- Nach Einlieferung sind die Patienten, besonders nach Wohnungsbränden, stark verrußt. Wenn es der körperliche Zustand zulässt, Ganzkörperpflege (Dusche) durchführen.
- Angehörige verständigen, damit diese neue Kleidung bringen
- Evtl. ist das Schlafverhalten durch die psychische Belastung gestört
- Schlafmedikation nach ärztl. AO
- Ängste berücksichtigen, da die Patienten häufig durch das Brandereignis psychisch belastet sind.

11.86 Wachkoma
Christian Hoffmann

Wachkoma = Apallisches Syndrom, permanent vegetative state, Coma vigile

Abstract
Funktionsausfall bzw. schwerste Funktionsbeeinträchtigung der Großhirnrinde nach schwerer Schädigung des Gehirns. Es zeigt sich ein Zustand der Wachheit bei fehlenden kognitiven Funktionen, keinerlei zielgerichteten Handlungen und verbalen Äußerungen. Primitive Reflexe und Funktionen des Hirnstamms bleiben erhalten. Die Symptome können sich über Wochen bis Jahre hinziehen; Besserung ist möglich. Patienten im Wachkoma haben Gefühle und Bedürfnisse, die durch die Pflegenden berücksichtigt werden müssen. Bei insgesamt ungünstiger Prognose gibt es immer wieder Patienten, die sich relativ gut erholen. In jedem Fall kann durch geeignete Maßnahmen und menschliche Zuwendung die Lebensqualität der Betroffenen gesteigert werden.

Differenzialdiagnostische Unterscheidung
- **Locked-in-Syndrom:** Bewusstsein und kognitive Leistung bei beidseitiger Hemiplegie meist voll erhalten, Patient kann über vertikale Augenbewegungen kommunizieren
- **Prolongierte Hypersomnie:** verzögertes Aufwachen nach Schädigung des Thalamus
- Andere Grunderkrankungen, z. B. schwerster Verlauf eines Guillain-Barré-Syndroms (▶ 11.26)

Anamnese und Ursachen
- Nach schwerer Hirnschädigung mit entsprechender Symptomatik (▶ unten) ist an ein Wachkoma zu denken. Dabei ist jedoch eine differenzialdiagnostische Abklärung extrem wichtig.
- **Ursachen** sind schwerste Hirnschädigungen aller Art, z. B. traumatisch, hypoxisch, ischämisch, am häufigsten nach Reanimation, SHT, Intoxikationen, Schock, Beinahe-Ertrinken

Symptome
- Schlaf-Wach-Rhythmus erhalten, wenn auch häufig verschoben
- Patient hat die Augen geöffnet, fixiert aber nicht
- Optokinetischer Nystagmus nicht auslösbar
- „Schwimmende" Augenbewegungen (▶ 3.2.1)
- Fehlen kognitiver Funktionen
- Bewegungen auf Schmerzreiz (häufig Strecksynergismen)
- Oftmals erhöhter Muskeltonus
- Auftreten pathologischer Reflexe

Motorik
- Manchmal Öffnen der Augen auf Schmerzreiz, auch spontan mit Blick ins Leere
- Massenbewegungen, evtl. Myoklonien, Spastik
- Mimische Starre, Kau- und Schluckautomatismen

Vegetative Störungen
- Hypertonie, Tachykardie, Hyperventilation
- Starke Schweißproduktion, Hypersalivation
- Hyperthermie
- Harn- und Stuhlinkontinenz

Diagnostik
- Neurologische Untersuchung, Anamnese
- Abklärung der Schädigung durch CCT, MRT
- EEG

Spezifische medizinische Therapie
- Behandlung der Grunderkrankung, Komplikationen
- Medikamentöse Schmerztherapie (▶ Kap. 9)
- Physiotherapie, Ergotherapie, Musiktherapie
- Verlegung in eine geeignete, spezialisierte Langzeiteinrichtung

Intensivpflege

Prophylaxen und Bewegungsplan
- Dekubitus-, Pneumonie-, Aspirations-, Thrombose-, Kontraktur-, Intertrigo-, Soor- und Parotitisprophylaxe (▶ 3.3)
- Möglichst frühzeitige Mobilisation

Körperpflege
- Spastiken vorsichtig lösen, z. B. „gegenläufige Waschung", d. h. gegen das Muster der Spastik waschen, möglichst großflächige, wenig punktuelle Berührungen; alle Berührungen verbal ankündigen, langsam aufbauen, nicht abrupt abbrechen
- Durchführung aller Grundpflegemaßnahmen in möglichst gleicher Reihenfolge
- Möglichkeiten der Basalen Stimulation® (▶ 3.6.4) konsequent anwenden
- Erstellung eines pflegetherapeutischen Plans
- Pflege bei Tracheotomie (▶ 4.3.2)
- Patienten über alle Maßnahmen mit einfachen Worten informieren

Umwelt gestalten
- Musiktherapie:
  - Angehörige nach Musikgeschmack des Patienten befragen
  - Keine Kopfhörer verwenden, Patient muss die Möglichkeit haben wegzuhören
  - Patienten dabei nicht allein lassen, um emotionale Reaktion zu beobachten
  - Darauf achten, andere Patienten nicht zu stören
- Patientenplatz gestalten, z. B. Fotos und Poster aufhängen
- Angehörige einbeziehen, möglichst verlängerte Besuchszeiten gewähren
- Gewohnte Reize ausüben, z. B. gemeinsam mit Angehörigen überlegen, welche Düfte auf den Patienten positiv wirken

Kommunikation
- Bei Kontaktaufnahme Initialberührung
- Patienten deutlich mit Namen ansprechen
- Über sämtliche Maßnahmen informieren

- Reaktion des Patienten beobachten
- Einerseits sollte der Patient eine feste Bezugsperson haben, andererseits ist die psychische Belastung für das Pflegepersonal hoch, daher bei Bedarf abwechseln, evtl. Supervision

Ernährung
- Verhaltensweisen bei PEG (▶ 5.3.2)

Weiterführende Literatur und Internetadressen
Bundesverband Schädel-Hirnpatienten in Not e. V. www.schaedel-hirnpatienten.de (letzter Zugriff: 24.8.2011).
Deutsche Gesellschaft für Neurologie. www.dgn.org (letzter Zugriff: 24.8.2011)
Nydahl P. Wachkoma. 2. A. München: Elsevier, 2007.

11.87 Wirbelsäulentraumen
Therese Matt

Abstract
- *Verletzungen der Wirbelsäule (Fraktur oder Luxation) mit möglicher Schädigung des Rückenmarks durch direkte oder indirekte Gewalteinwirkung. Die meisten Wirbelsäulentraumen (ca. 60 %) befinden sich im zervikalen Bereich. Stabile Frakturen sind rein knöchern, z. B. Dornfortsatzfraktur, Wirbelkörper mit intakter Deckplatte und Hinterkante. Instabile Frakturen entstehen durch Zerreißung der Bänder (ligamentär) und/oder knöchern, z. B. Trümmerfraktur, Fraktur der Hinterkante.*

Erstversorgung im Schockraum
! Bei Verdacht auf Wirbelsäulenverletzung den Patienten bis zum Abschluss der Diagnostik auf der Vakuummatratze liegen lassen.
- Bei Verdacht auf HWS-Fraktur: HWS-Stütze, z. B. Stiff Neck anlegen
- ABCDE – Untersuchung, gemäß ATLS (Advanced trauma life support)
  - A – Airway (Atemwege sichern)
  - B – Breathing (Atmung)
  - C – Circulation (Kreislauf)
  - D – Disability (Neurostatus)
  - E – Exposure/Enviromental control/Ausziehen und Anschauen, Hypothermie vermeiden

> ! Bis zum Beweis des Gegenteils gilt jede Fraktur als instabil!
> - Patienten flach, achsengerecht lagern, schwingungs- und stoßarm transportieren und bis zur abgeschlossenen Diagnose z. B. auf Vakuummatratze belassen
> - Bei Verdacht auf HWS-Fraktur feste Halsstütze anlegen, z. B. Plexodurkrawatte®, Stiff Neck, wenn nicht am Unfallort geschehen → HWS nur unter Zug bewegen und Kopf dabei durch 2. Person abstützen
> - Patienten nur mit Arzt umlagern
> - Durch achsengerechtes Drehen Drehbewegungen der Wirbelsäule vermeiden
> - Fraktur beim Anheben des Patienten stabilisieren, z. B. durch Untergreifen der Hände im Frakturbereich von 2 sich gegenüberstehenden Personen
> - Fraktur an der Körpervorderseite markieren

Symptome
- HWS-Verletzung: Nacken- und Bewegungsschmerz, Hinterhaupt-, Schulter- und Armschmerz
- BWS-Verletzungen: Klopf- und Stauchungsschmerz, Schwellung und Hämatom, umschriebene Druckempfindlichkeit
- LWS-Verletzungen: umschriebener Klopfschmerz mit Ausstrahlung, reflektorische Bauchmuskelanspannung durch retroperitoneales Hämatom, Bild des akuten Abdomens (▶ 11.1) mit abnehmenden Darmgeräuschen und paralytischem Ileus

Diagnostik
- Weitere Verletzungen abklären
- Neurologische und klinische Untersuchung
- Röntgen der Wirbelsäule, CT-Wirbelsäule

Spezifische medizinische Therapie
- Bei notwendiger Intubation → fieberoptische Intubation (▶ 4.2.2)!
- Adäquate Schmerztherapie
- Bei stabilen Frakturen ohne Dislokation, neurologischen Ausfällen und Distorsionen konservative Behandlung mit Bettruhe und isometrischen Übungen
- Bei Wirbelfrakturen mit zunehmender Querschnittssymptomatik (▶ 11.70), Luxationsfrakturen, reponierbaren Deformierungen und instabilen Verletzungen OP, z. B. Zugschraubung, Spondylodese (Knochenspanverriegelung), Fixateur interne (▶ 8.3.7)
- HWS-Fraktur: Halskrawatte nach Schanz oder Plexodurkrawatte®, z. B. nach OP zur Stabilisierung oder bei Distorsion durch Schleudermechanismus. HWS nur unter Zug bewegen und Kopf dabei durch 2. Person abstützen:
  - Crutchfield-Klammer (▶ 8.3.7) für ca. 8 Wochen, verhindert Reluxation durch Dauerzug. Gewicht langsam steigern (bis 10 kg), z. B. bei Fraktur des 1. Halswirbels mit ligamentärer Beteiligung (Jefferson-Fraktur), bei Luxationen mit oder ohne Gelenksfortsatzfraktur
  - Densfraktur: Halo-Fixateur für 3–6 Mon. oder Verschraubung (▶ 8.3.7)
- BWS-Fraktur:
  - Wenn die Hinterkante intakt ist, wird konservativ behandelt
  - Bettruhe, bis akute Schmerzphase vorbei ist, dann mit Physiotherapie beginnen, um Rückenmuskulatur zu kräftigen, ggf. vor dem Aufstehen Korsett anlegen
- LWS-Fraktur: Patienten flach lagern, im LWS-Bereich nicht abknicken

Komplikationen
- Mitverletzung von Nervenwurzeln
- Einengung des Rückenmarks durch Knochenfragmente mit motorischen und sensiblen Ausfällen unterhalb der Verletzung
- Verletzungen der Bandscheibe
- Verletzungen des Rückenmarks mit Querschnittssymptomatik (Querschnittslähmung), Blasen- und Darmentleerungsstörungen mit Ileussymptomatik und Überlaufblase
- Einschießende Spastik in die Extremitäten

Intensivpflege
Erstmaßnahmen im Schockraum ▶ oben

Beobachten und Monitoring
- Herz-Kreislauf-Überwachung: EKG, RR
- Atembewegung, Atemfrequenz und -tiefe, SaO_2 über Pulsoxymetrie
- Bei der Ausscheidung darauf achten, ob Spontanmiktion möglich ist.

Neurologische Überwachung
- Bewusstseinslage: Ist der Patient ansprechbar, kann er gezielte Angaben machen? (▶ 3.2.1)
- Motorik und Sensibilität der Extremitäten:
  - Welche Extremität bewegt der Patient spontan, welche nicht?
  - Kann er seine Finger bewegen, wenn ja, welche?
  - Wie ist der Muskeltonus der Extremitäten?
  - Spürt der Patient einen Unterschied zwischen warm und kalt?
  - Wie ist die Hautdurchblutung der Extremitäten?

Für eine sichere Umgebung sorgen
- Wundverhältnisse beobachten
- Zugrichtung, Gewicht, Kopflagerung bei Crutchfield-Extension überprüfen (▶ 8.3.7)
- Sitz- und Hautverhältnisse bei Halsstützen und Korsett kontrollieren

Prophylaxen
▶ 3.3
- Pneumonieprophylaxe (▶ 3.3.4):
! Pneumoniegefahr ist stark erhöht wegen flacher Lagerung und schmerzbedingter Schonatmung!
  - Alle 1–2 h Atemtraining, z. B. NCPAP
  - Zur Kräftigung der Atemmuskulatur mit SMI-Trainer üben
  - Patienten zur Sekretolyse inhalieren lassen
  - Patienten beim Abhusten gezielt unterstützen
  - Bei hohen Frakturen kein Vibrationsgerät einsetzen wegen Gefahr der Frakturdislokation, Nachblutung
- Aspirations-, Dekubitus-, Intertrigoprophylaxe
- Obstipationsprophylaxe: Darmperistaltik anregen mit ballaststoffreicher Kost, ggf. Suppositorien, Klysma, Einläufe

Bewegungsplan
! Patienten nach ärztlicher Dokumentation und Anordnung bewegen!
- Lagerung, z. B. Schaumstoffmatratze, druckentlastende Matratze oder Spezialbetten mit Wechseldruck
- Bei flacher Lagerung Bett in Antitrendelenburg-Lage stellen, damit Oberkörper erhöht liegt (Aspirationsprophylaxe, bessere Belüftung der Lunge)
- Achsengerechtes Drehen, z. B. beim Betten, Lagern → En-bloc-Drehen zu dritt!
- Seitenlagerung nur nach Rücksprache mit dem Arzt
! Häufigkeit der Lagewechsel nach Bewegungsplan und bei Schmerzäußerungen!
- Bilden sich Spastiken der Extremitäten aus (nach Rücksprache mit dem Arzt und der Physiotherapie), mit Lagerung nach Bobath (▶ 3.6.1) beginnen

Verhaltensweise bei LWS-Fraktur
- Gerolltes Kissen unter die Lendenwirbelgegend platzieren
- Knierolle, um Wirbelsäule zu entlasten
- Nicht sitzend lagern, sondern Bettebene insgesamt verändern

Verhaltensweise bei Patientenlagerung
- Patienten zu dritt umlagern: En bloc, einer (der Arzt) hält den Kopf unter Zug, Anheben auf Kommando
- Mit Tragetuch oder Rollbrett umlagern. Den Patienten dabei anhalten, sich steif zu machen, damit die Wirbelsäule etwas stabilisiert ist.
- Mit Schaufeltrage und Lifter umlagern
! Vorteil: Patient wird nur angedreht, Rücken des Patienten kann durch Plexiglas beurteilt werden

Verhaltensweisen bei Mobilisation
- Frühzeitige Mobilisation bei stabilen Frakturen
- Isometrische Kräftigungsübungen der jeweiligen Muskulatur, z. B. Hals- und Schultermuskulatur bei HWS-Verletzungen, Bauchmuskulatur bei LWS-Verletzungen
- HWS-Fraktur: Nur mit Halskrawatte zur Stabilisierung aufsitzen lassen, wenn Patient seine Körperhaltung kontrollieren kann. Unterstützung der Körperhaltung, z. B. durch Korsett
- BWS-Fraktur: vor dem Aufsetzen und der Mobilisation Dreipunktstützkorsett anlegen
- LWS-Fraktur: Aufstehen aus dem Bett ohne Kyphosierung im „Vierfüßlerstand"

Nie ohne Stabilisierung der Fraktur Patienten mobilisieren, z. B. mit Schanz'scher Krawatte oder Korsett.

Körperpflege
- Bei Halsstützen den korrekten Sitz überprüfen und Haut auf Druckstellen beobachten, evtl. mit Watte oder Hautschutzplatten unterpolstern. Schanz'sche Krawatte mit Schlauchmullverband überziehen, bei Bedarf zusammen mit dem Arzt wechseln
- Mundpflege: Wenn möglich, putzen die Patienten selbstständig Zähne, Mundspülwasser über einen Strohhalm oder Schnabelbecher reichen und in die Nierenschale spucken lassen.

Haut
Durch eine Vielzahl gestörter Regulationsmechanismen ist die Haut sehr stark gefährdet.
- Haut beobachten hinsichtlich:
  - Temperatur, Durchblutung
  - Druckstellen, Sensibilität, Beschaffenheit
- Sorgfältige Hautpflege durchführen (▶ 3.5.3)
- Feuchte Kammern vermeiden; dünne Kompressen einlegen
! Starke Schmerzen und Missempfindungen durch einschießende Spastik und Lähmungen. Auf regelmäßige Analgetikagabe, z. B. Novalgin®, Dipidolor® oder PCA-Pumpe achten!

- Die Patienten haben Angst vor einer Querschnittslähmung, sind vielleicht ängstlicher als notwendig und müssen motiviert werden.
- Angehörige in die unterstützende Pflege des Patienten einbeziehen, z. B. Atemtraining, Hilfe beim Abhusten, Nahrung und Getränke reichen
- Fragen des Patienten ehrlich beantworten bzw. Patienten durch Arzt über Prognose aufklären lassen
- Gesprächsvermittlung mit anderen Berufsgruppen, z. B. Klinikseelsorge, Psychologen
- Pflegeplanung gemeinsam mit dem Patienten erstellen

Ernährung
- Normale Kost nach Einsetzen der Peristaltik
- Bei notwendiger Rückenlage Teller z. B. auf den Brustkorb stellen, damit der Patient allein essen kann.
- Getränke mit Strohhalm verabreichen, Trinkgefäß in Reichweite auf den Nachttisch stellen, damit der Patient selbstständig zugreifen kann. Dies verringert das Gefühl der völligen Abhängigkeit und Hilflosigkeit.
- Bei Lähmungserscheinungen der Arme und/oder Hände Selbstständigkeit bei der Nahrungsaufnahme fördern, z. B. mit Spezialbesteck, Arme unterstützend lagern.

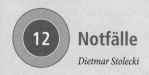

Notfälle

Dietmar Stolecki

12.1 Akuter Kreislaufstillstand 892
12.1.1 Basismaßnahmen – Basic Life Support 894
12.1.2 Erweiterte Maßnahmen – Advanced Life Support 897
12.1.3 Postreanimationsphase 904

12.2 Schock 907
12.2.1 Allgemeine Merkmale 907
12.2.2 Hypovolämischer Schock 913
12.2.3 Kardiogener Schock 916
12.2.4 Septischer Schock 918
12.2.5 Anaphylaktischer Schock 919
12.2.6 Neurogener Schock 921

12.1 Akuter Kreislaufstillstand

Zumeist verantwortlich für einen akuten Kreislaufstillstand, der in 40 % aller Fälle in Europa zum Tod führt, sind ischämisch-kardiologische Ursachen. An erster Stelle steht dabei die koronare Herzkrankheit (KHK ▶ 11.41). Die Inzidenz für einen Kreislaustillstand beträgt laut Braunecker et al. 35–40 pro 100.000 Einwohner im Jahr (vgl. Braunecker et. al. 2011). Maßgebend für das Überleben sind:
- Das frühzeitige Erkennen eines Kreislaufstillstands
- Das rechtzeitige Einleiten der Basismaßnahmen (▶ 12.1.1)
- Die schnelle Ergänzung durch erweiterte Maßnahmen (▶ 12.1.2)
- Die sich anschließende Postreanimationstherapie (▶ 12.1.3)
- Regelmäßige Schulungen des gesamten Personals mit Fallbesprechungen zur Optimierung der Reanimationsabläufe

> **Koordinierung Reanimation**
> Schulungen und Fallbesprechungen sollen neben dem Know-how immer auch den Ablauf einer Reanimation sowie die unterschiedlichen Rollen fokussieren. Maßgebend für eine koordinierte Reanimation ist, dass ein Teammitglied die Führung übernimmt und allen anderen Mitgliedern Aufgaben zuweist bzw. von ihnen zu bestimmten Zeiten Tätigkeiten abverlangt. Üblicherweise handelt es sich bei demjenigen, der sich am Kopf des Patienten befindet und die Beatmung durchführt (zumeist der Arzt). Er koordiniert z. B. mit dem 2. Helfer den Wechsel zur Herzdruckmassage, weist den 3. Helfer an zur Medikamentenapplikation sowie zur Defibrillation und beachtet notwendige Zeitintervalle. Jedoch sind alle Mitglieder des Teams aufgefordert, Rhythmus und Zeitabschnitte zu kontrollieren, da gerade in Notfallsituationen schnell die Übersicht verloren gehen kann.

In diesem Kontext stehen auch die Überprüfungen bestehender Algorithmen zur Reanimation, die im Rhythmus von 5 Jahren weltweit durch Experten vorgenommen werden, womit neue Empfehlungen ausgesprochen werden. Die Bundesärztekammer hat infolgedessen nach den Erkenntnissen des European Resuscitation Council (ERC) die Leitlinien von 2005 angepasst und mit einigen Änderungen in 2010 veröffentlicht.

> **Die Neuerungen der aktuellen Leitlinie in der Übersicht**
> - Die ABC-Regel für die Basisreanimation ist bereits mit dem Jahr 2005 in eine C-A-B-Regel verändert worden. Folglich beginnen Laien oder professionelle Helfer so früh wie möglich mit der Herzdruckmassage (Kompression), womit sie die No-Flow-Zeit minimieren und einen adäquaten Perfusionsdruck erzielen können.
> - **C:** Mit der Leitlinie 2010 wird die Kompression des Thorax noch mehr betont.
>   - Die zu erzielende Herzfrequenz liegt mindestens bei 100/Min. und max. bei 120/Min.
>   - Es erfolgen 30 Kompressionen.
>   - Die Drucktiefe beträgt mind. 5 cm bei Erwachsenen.

- Nach jeder Kompression ist auf eine ausreichende Druckentlastung zu achten.
- Die Druckmassage wird so wenig wie möglich unterbrochen (No-Flow-Zeit)
• **A:**
- Professionelle Helfer führen eine Kurzanalyse bzgl. der Atemwege durch, machen die Atemwege ggf. frei und sichern diese.
• **B:**
- Nach der Druckmassage folgen 2 Beatmungen.
- Insufflationszeit = 1 Sek.
- Rhythmus Kompression : Beatmung = 30:2

Ursachen und Symptome einer Asystolie
Die Ursachen eines Herz-Kreislauf-Stillstands lassen sich in zwei Kategorien einteilen. Diese sind in ▶ Tab. 12.1 aufgeführt.

Tab. 12.1 Mögliche Ursachen eines Herz-Kreislauf-Stillstands

Die 4 Hs	Die vier ‚HITS'
Hypoxie Hypovolämie Hypothermie Hypo-, Hyperkaliämie, Hypokalzämie	Herzbeuteltamponade, -infarkt Intoxikation Thrombembolie Spannungspneumothorax

Alle in ▶ Tab. 12.1 aufgezeigten Ursachen führen entweder direkt oder über einen vorangegangenen Atemstillstand (Apnoe) zum Herz-Kreislaufstillstand. Da das Gehirn nur eine sehr geringe Hypoxietoleranz (3–5 Min.) aufweist, muss nach Feststellung der Situation gezielt und schnell gehandelt werden.
In der Folge von Apnoe und Asystolie kommt es im zeitlichen Ablauf zu den in ▶ Tab. 12.2 aufgeführten Symptomen.

Tab. 12.2 Symptome, die nach Apnoe und Asystolie auftreten

Vergangene Zeit in Sekunden	Symptom
0 Sek.	Pulslosigkeit
6 Sek.	Bewusstlosigkeit
15–40 Sek.	Schnappatmung, Atemstillstand
15–40 Sek.	Zyanose, insbesondere an Schleimhäuten
Ca. 50 Sek.	Erweiterte Pupillen
90 Sek.	Reaktionslose, lichtstarre Pupillen
> 5 Min.	Eintritt des biologischen Todes
> 20 Min.	Erste Totenflecken zu beobachten

> **Achtung**
> Die Überlebenschance der Patienten erhöht sich um bis zu 75 %, wenn folgende Maßnahmen durchgeführt werden:
> - Innerhalb von 4 Min. Basismaßnahmen mit Thoraxkompression und Beatmung und
> - Innerhalb von 8 Min. v. a. die Defibrillation als erweiterte Maßnahme (▶ 12.1.2)

Intensivpflegende können klinisch mit zwei unterschiedlichen Situationen konfrontiert werden: der Reanimation unmittelbar auf der Intensivstation oder der Reanimation außerhalb der Abteilung. Während auf der Intensivstation ein vollständiges Equipment zur Verfügung steht, muss bei einer Reanimation auf einer peripheren Station das komplette Material vom Team mitgenommen werden.

12.1.1 Basismaßnahmen – Basic Life Support

Diagnostik

Bewusstsein überprüfen
- Nach Auffinden wird der Patient – falls notwendig – auf den Rücken gedreht und das Bewusstsein durch lautes und deutliches Ansprechen sowie Schütteln an Armen und Schultern kontrolliert.
- Reagiert der Patient, wird er zur weiteren Überwachung auf eine Intensivstation gebracht.
- Ist keine Reaktion festzustellen, aber der Patient atmet → stabile Seitenlage durchführen, Atemwege sichern und Hilfe herbeiholen sowie Transport zur Intensivstation organisieren

Hilfe veranlassen
Der Notruf sollte so schnell wie möglich erfolgen, um rechtzeitig professionelle Helfer und entsprechendes Equipment hinzuzuziehen.
- **Phone first** – ist Patient älter als 8 Jahre, geht man primär von einem kardialen Ereignis aus. Deswegen früh weitere Hilfe mit der Option zur frühen Defibrillation herbeiholen. Danach die Reanimation starten. Sind zwei Helfer vor Ort, kann beides parallel erfolgen.
- **Phone fast:** ist Patient jünger als 8 Jahre, geht man primär von einem respiratorischen Versagen aus, weswegen sofort mit der Reanimation begonnen wird und dann Hilfe hinzugezogen wird.

> Eine Nulllinie auf dem Überwachungsmonitor der Intensivstation sollte allein nicht dazu verleiten, umgehend eine Reanimation einzuleiten. Die Ansprache des vermeintlich reanimationspflichtigen Patienten hat schon für manche positive Überraschung gesorgt.

- Reagiert der Patient nicht und ist die Atmung des Patienten zweifelhaft, ist unmittelbar mit der Reanimation zu starten.

Durchführung von Thoraxkompression und Beatmung

Thoraxkompression
- Das Ziel ist die Wiederherstellung eines Minimalkreislaufs zur Sicherung der Oxygenierung lebenswichtiger Organe. Dabei sollte der MAP (mittlerer arterieller Blutdruck) > 60 mmHg betragen.
- Der Druckpunkt beim Erwachsenen wird von der Mitte des Sternums gebildet.

Durchführung
Die Kontrolle der Herz-Kreislauf-Funktion bleibt professionellen Helfern vorbehalten. Sie sollte nicht mehr als 10 Sek. Zeit in Anspruch nehmen. Der Ort der Kontrolle ist die A. carotis.
- Patienten flach auf harte Unterlage legen:
  - Bei Notfällen außerhalb der Intensivstation Patienten ggf. auf dem Boden reanimieren
  - Bei zu weichen Matratzen Reanimationsbrett oder Bettbrett verwenden
  - Bei Luftkissenbetten Umschalten auf CPR
- Zur Kompression werden beide Handballen übereinandergelegt.
- Das Sternum wird mit gestreckten Armen mindestens 5 cm nach unten in Richtung Wirbelsäule gedrückt.
- Ausgeführt werden 5 Zyklen zu 30 Kompressionen (2 Min. lang), womit deutlich höhere arterielle Mitteldrücke und enddiastolische Drücke erzielt werden als bei einer Frequenz von ehemals 15/Min.
- Die Kompressionsfrequenz beträgt mindestens 100/Min., max. 120/Min.
- Die Relation von Kompression zu Dekompression ist 1:1.
- Hände auf dem Thorax belassen
- Unterbrechungen der Herzdruckmassage vermeiden!
! Bei der Ein- und Zweihelfermethode wird der Rhythmus 30 Kompressionen und 2 Beatmungen beibehalten.
- Zweihelfermethode: Helferwechsel alle 2 Min. durchführen

> Es ist darauf zu achten, dass nach jeder Kompression eine ausreichende Entlastung des Thorax gewährleistet wird, da sonst der erhöhte intrathorakale Druck den venösen Rückfluss des Blutes zum Herzen vermindert und sich das Schlagvolumen sowie die koronare Perfusion noch weiter reduzieren.

Beatmung
Unmittelbar nach den 30 Thoraxkompressionen kontrollieren professionelle Helfer die Atemwege und machen sie ggf. frei, was innerhalb von 10 Sek. erfolgen sollte:
- Kopf reklinieren und Kinn anheben

Falls notwendig:
- Digitale Ausräumung des Hypopharynx, z. B. Zahnprothese. Dabei auf Eigenschutz achten: der eben noch bewusstlose Patient mit Atemstillstand könnte plötzlich beißen → Beißschutz einlegen
- Absaugen (Blut, Erbrochenes).

Hinweise auf komplett verlegte Atemwege sind:
- Paradoxe Bewegungen von Thorax und Abdomen bei Beatmung (schiffschaukelartige Bewegungen)
- Fehlendes Atemgeräusch.

Hinweise auf partielle Verlegung der Atemwege sind:
- Krächzendes Atemgeräusch (Laryngospasmus)
- Gurgelndes Atemgeräusch (flüssige oder halbfeste Bestandteile)
- Inspiratorischer Stridor.

> **Achtung**
> - Sind die Atemwege von möglichen Fremdkörpern befreit, sollten sie mittels Guedel- oder Wendl-Tubus (▶ 4.1) gesichert werden. In der Zeit der Atemwegskontrolle wird die Thoraxkompression durch den 2. Helfer fortgeführt.
> - Jede Unterbrechung der Thoraxkompression reduziert die Wahrscheinlichkeit des Überlebens.

Danach schließen sich 2 Beatmungen an. Dazu stehen verschiedene Techniken zur Verfügung:
- Mund zu Mund, Mund zu Nase
- Beatmungsbeutel mit Maske zu Mund/Nase
- Beatmungsbeutel zu Tubus.

Mund-zu-Mund/Nase
Die Beatmungsmethoden Mund-zu-Mund und Mund-zu-Nase stehen gleichwertig nebeneinander und erfordern eine Reklination des Kopfes (Esmarch-Handgriff, ▶ Abb. 12.1). Nach Inspektion und ggf. Freimachen der Atemwege eine Hand auf die Stirn des Patienten legen und Kopf leicht überstrecken. Parallel die Fingerspitzen der anderen Hand unterhalb des Kinns platzieren und Kinn anheben (▶ Abb. 12.2). Bei der Mund-zu-Mund-Beatmung verschließt der Helfer mit 2 Fingern die Nase des Patienten und öffnet parallel den Mund mit der anderen Hand. Es ist hier darauf zu achten, dass durch das Öffnen des Mundes der Unterkiefer nicht nach unten gedrückt und damit der Zugang zur Trachea blockiert wird.

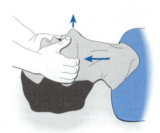

Abb. 12.1 Esmarch-Handgriff. [L106]

Bei der Mund-zu-Nasen-Beatmung wird der Mund des Patienten verschlossen und über die Nase beatmet. Wird der Mund nicht ausreichend verschlossen, besteht die Gefahr, dass das applizierte Tidalvolumen den Patienten nicht im vollen Umfang erreicht.

! Zur Kontrolle einer suffizienten Beatmung auf ausreichende Thoraxexkursionen achten!

Maskenbeatmung
Für diese Methode werden Handbeatmungsbeutel und passende Masken benötigt.

> **Faustregel**
> 2er-Maske für Frauen, 3er-Maske für Männer wählen. Bei Undichtigkeit ggf. 2. Helfer hinzuziehen und doppelten C-Griff (▶ Abb. 4.3) durchführen, um effektive Beatmung zu gewährleisten.

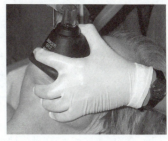

Abb. 12.2 C-Griff. [R161]

- Maske mit C-Griff (Daumen und Zeigefinger) dicht auf das Gesicht drücken, mit den anderen Fingern den Unterkiefer hochziehen
- Angestrebtes Tidalvolumen 500–600 ml → Effektivität anhand von ausreichenden Thoraxbewegungen des Patienten kontrollieren
- Da mit einer herkömmlichen Maske nur eine FiO_2 von maximal 0,5 (50 %) erreicht werden kann, sollte so früh wie möglich ein hoher Flow von 100 % Sauerstoff angeboten werden. → Erhöhung der Erfolgsaussichten (Flow > 10 l/Min.)
- Ein Reservoirbeutel erhöht die FiO_2 auf bis zu 0,85.
- Inspirationszeit: 1 Sek.
- Minimale Beatmungsdrücke anstreben, da bei Drücken > 20 mbar die Gefahr der Regurgitation bzw. der Aspiration besteht.
- Ziel: SaO_2 von 94–98 %

Wechselrhythmus Thoraxkompression – Beatmung
Thoraxkompressionen und Beatmung werden kontinuierlich in einem Wechselrhythmus von **30:2** fortgeführt, womit Ein- und Zweihelfermethode identisch sind.
Stehen 3 Personen zur Verfügung, können 3 Aufgaben parallel wahrgenommen werden:
- 1. Person: am Kopf, zuständig für Beatmung und Koordination
- 2. Person: Durchführung Herzdruckmassage und spätere Defibrillation
- 3. Person: Anlage von i. v.-Zugang und Applikation von Medikamenten
! Solange der Patient noch nicht intubiert ist, muss eine Synchronisation von Herzdruckmassage und Beatmung erfolgen, also eine minimale Unterbrechung für die Beatmungszeit eingeräumt werden!

12.1.2 Erweiterte Maßnahmen – Advanced Life Support

Intubation
Sobald das technische Equipment zur Verfügung steht, sollte die Intubation (▶ 4.2) durchgeführt werden. Sie gilt weiterhin als „Goldstandard", da sie einige Vorteile bietet.

Vorteile der Intubation
- Gesicherter Atemweg
- Optimierte Beatmungsmöglichkeit bei reduzierter Gefahr von Regurgitation und Aspiration

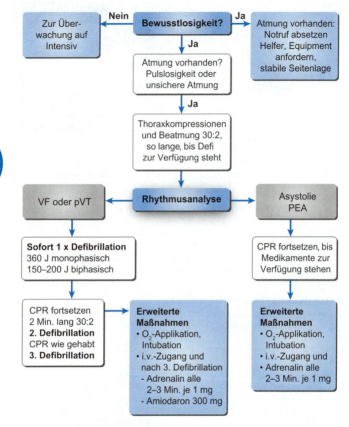

Abb. 12.3 Algorithmus zur kardiopulmonalen Reanimation des Erwachsenen nach ERC, 2010. [L157]

- Herzdruckmassage kann ohne Unterbrechung durchgeführt werden → führt zu deutlich höheren koronaren und zerebralen Perfusionsdrücken

Beachten
- Eine versehentliche Fehlintubation muss erkannt werden (Auskultation!) – sobald möglich, Anschluss einer Kapnografie – eine entsprechende CO_2-Kurve ist das sicherste Zeichen einer erfolgreichen Intubation!
! Eine intrabronchiale Applikation von Notfallmedikamenten (Adrenalin) bei nicht vorhandenem i. v.-Zugang wird nicht mehr empfohlen!

- Die Intubation sollte nur von geübten Helfern durchgeführt werden, um zu gewährleisten, dass die Zeit, in der die Perfusion unterbrochen wird, so kurz wie möglich sein wird.
- Materialien vollständig und funktionstüchtig bereitlegen
- Sichtverhältnisse optimieren, ggf. Kopflage ändern (Schnüffelposition ▶ Abb. 4.2)
- Wenn Intubation nicht sofort gelingt, an Alternativen (▶ 4.2.2) denken: Larynxmaske (▶ Abb. 4.12), ProSeal LMA, Combitubus (▶ Abb. 4.13), Laryngealtubus
- Sonst weiter mit herkömmlicher Beatmungsmethode
- Nach Intubation Tubuslage durch Auskultation prüfen und Tubus fixieren

Frühdefibrillation/EKG-Diagnostik

Um weitere Ursachen für den bestehenden Herz-Kreislauf-Stillstand zu generieren, ist eine Rhythmusanalyse notwendig, die mit Defibrillatoren durchgeführt werden kann. In rund 50 % aller reanimationspflichtigen Situationen handelt es sich um defibrillierbare Herzrhythmusstörungen (▶ Kap. 11.29). Hier besteht das Ziel einerseits darin, den hohen Energie- und Sauerstoffverbrauch zu stoppen, und andererseits darin, die für das Outcome prognostisch günstige Phase zu erkennen.

Formen des Kreislaufstillstands und Indikationen zur Defibrillation

Mit dem Anschluss eines Defibrillators können unterschieden werden:
- Ventrikuläres Flimmern (VF), das gekennzeichnet ist durch eine unkoordinierte und ineffektive Kammertätigkeit mit einer Frequenz von > 300/Min. (▶ 11.29)
- Pulslose ventrikuläre Tachykardie (pVT), charakterisiert durch schnelle regelmäßige Rhythmen ohne Auswurfleistung (▶ 11.29)

Beide Rhythmen sind defibrillationsfähig.

! Die Defibrillation sollte so schnell wie möglich erfolgen.

> **Achtung**
> Nicht erkanntes Kammerflimmern/-flattern bzw. jede Minute, um die die Defibrillation bei bestehendem Kammerflimmern verzögert wird, reduziert die Chance des Überlebens um ca. 10 %!

Ein hypodynamer Kreislaufstillstand weist fehlende Kontraktionen des Herzens auf wie bei Asystolie und pulsloser elektrischer Aktivität (PEA, synonym: elektromechanische Entkopplung) und wird nicht defibrilliert.

> **Präkordialer Faustschlag**
> Dem präkordialen Faustschlag wird eine nur geringe Erfolgschance zur Kardioversion eines defibrillierbaren Herzrhythmus eingeräumt. Folglich sollte er nur bei unmittelbar beobachtetem Einsetzen des Rhythmus angewendet werden und wenn nicht unmittelbar defibrilliert werden kann. Die Erfolgschance ist größer bei einer pulslosen VT als bei VF.
> Durchführung: Mit geballter Faust wird ein Schlag auf die untere Hälfte des Sternums ausgeführt. Es sollte aber keine unnötige Zeit damit vergeudet werden, da der Effektivität eine mindere Bedeutung zugeordnet wird.

Geräte und Energie
- Zur Verfügung stehen manuell zu bedienende und automatisch funktionierende Geräte (AED: automatische externe Defibrillatoren), die monophasische oder biphasische Energie abgeben.
- Die meisten Geräte arbeiten heute mit biphasischer Energie. Das bedeutet, dass der Stromfluss zwischen den Elektroden die Richtung wechselt, was für den Patienten aufgrund der erforderlichen niedrigeren Energie schonender ist.
- Monophasisch bedeutet, dass der Stromfluss zwischen den Elektroden nur in eine Richtung geleitet wird.

Vorbereiten zur Defibrillation
- Sobald ein Defibrillator/AED zur Verfügung steht, erfolgt nach dem Anbringen der Elektroden (auf der zuvor getrockneten Haut des Patienten) die Rhythmusanalyse.
- Zur Senkung des transthorakalen Widerstands und zur Vermeidung von Verbrennungen werden idealerweise selbstklebende Defibrillationselektroden auf die trockene Haut des Patienten geklebt. Stehen diese nicht zur Verfügung werden die Defi-Paddles unter Einsatz von Gel-Pads oder eines Elektrodengels verwendet.
- Eine Elektrode (Defipad) rechts parasternal unterhalb der Clavicula, die andere im Bereich des 5. ICR in der mittleren Axillarlinie fixieren (▶ Abb. 8.7).

Durchführung der Defibrillation
- Gerät einschalten und gewünschte Energie laden
- Sollte der Patient bereits an einem Monitor angeschlossen sein, müssen die EKG-Elektroden in ausreichender Entfernung zu den Defi-Paddeln angebracht werden, z. B. obere Extremitäten.
- Bei Patienten mit implantiertem Schrittmacher werden die Paddel mit einem Abstand von > 10 cm zum Implantat platziert.
  - Bei einem AED wird der Anwender via Display durch das Menü sowie sprachgesteuert geführt. Nach Anlage der Elektroden erfolgt eine automatische Analyse des EKG mit Darstellung, ob ein defibrillierbarer Rhythmus vorliegt.
  - Falls positiv, erscheint Anzeige: „Defibrillation" – Auslösen der Defibrillation
  - Defibrillation erfolgt immer biphasisch
- Laden des Defibrillators:
  - Monophasisch betriebene Geräte : 360 Joule
  - Biphasisch betriebene Geräte: 150–200 Joule
- Defi-Paddel fest auf Thoraxwand drücken (11 kg Anpressdruck)
- Schock auslösen: zugunsten der Herzdruckmassage wird jeweils nur noch ein Schock ausgelöst!

> - Es muss sichergestellt sein, dass keine Beteiligten während der Defibrillation Kontakt mit dem Patienten haben! Anweisung: „Achtung, weg vom Patienten, Defibrillation"
> - Es ist darauf zu achten, dass sich weder der Patient noch ein Helfer in einem feuchten Milieu befindet → Verbrennungsgefahr für Patient, Schockgefahr für Helfer!

- Nach der Defibrillation erfolgt die sofortige Aufnahme der kardiopulmonalen Reanimation mit 5 weiteren Zyklen von Thoraxkompression und Beatmung, ohne eine Analyse des Defibrillationsergebnisses vorzunehmen.
- Nach 2 Min. erfolgt eine zweite Rhythmusanalyse. Besteht weiterhin Kammerflimmern, wird ein 2. Schock abgegeben, danach für weitere 2 Minuten die CPR durchführen.
- Nun erfolgt der 3. Schock mit nachfolgender CPR.
- Das Aufladen des Defibrillators sollte parallel zur Thoraxkompression erfolgen, um die No-Flow-Phase kurz zu halten.

> Die Bedienung eines Defibrillators erfordert eine vorangegangene Einweisung des Anwenders im Sinne des Medizinproduktegesetzes (▶ 1.4.9).

Medikamentöse Therapie

Sauerstoff ist das wichtigste Medikament und sollte so früh wie möglich angeboten werden.
Zusätzlich ist nach der 3. Defibrillation der Einsatz von weiteren Medikamenten zu erwägen.

Applikationswege

Für die Gabe der Pharmaka sind die Applikationswege im Rahmen der neuen Richtlinien priorisiert worden:
- An erster Stelle steht der venöse Zugang, wozu eine periphere Venenverweilkanüle (▶ 5.1.1) ausreichend ist. Nach Anlage eines venösen Zugangs sollte sofort eine Infusion angeschlossen werden, um den Transport des Medikaments zum Herzen zu fördern.
- Als erste Alternative ist die intraossäre Applikation – nicht nur für Kinder, sondern auch für Erwachsene – in den Vordergrund gerückt. Nach Medikamentenapplikation ist die Plasmakonzentration ähnlich wie bei einer zentralvenösen Injektion. Auch können Blutproben gewonnen werden (venöse BGA).
- Die endobronchiale Applikation von Adrenalin wird nicht mehr empfohlen, da die Plasmakonzentrationen unzuverlässig sind und bessere Möglichkeiten zur Verfügung stehen.

Adrenalin
▶ 9.2.1

Auch wenn bisher keine Studie die Effektivität von Adrenalin während einer CPR belegen kann, wird der Einsatz des Katecholamins unverändert empfohlen.
- Adrenalin wirkt an α- und β-Rezeptoren. Durch die Stimulation der α-Rezeptoren kommt es zur peripheren Vasokonstriktion und damit zur Zunahme des zentralen Blutvolumens.
- Durch die Stimulation der β-Rezeptoren wirkt Adrenalin direkt am Herzen:
  - Positiv inotrop: Steigerung der Kontraktionskraft
  - Positiv chronotrop: Erhöhung der Herzfrequenz
  - Positiv bathmotrop: Herabsetzung der Reizschwelle
  - Positiv dromotrop: Steigerung der Reizleitung

- Die höhere koronare Perfusion optimiert durch die Erhöhung der Flimmerfrequenz die Ansprechbarkeit auf die Defibrillation.
- Adrenalin ist damit für jede Form des Kreislaufstillstands indiziert. Wird Adrenalin bei laufender Infusion intravenös appliziert, so ist keine Verdünnung auf 1:10 mit NaCl 0,9 % notwendig!

Dosierung/Applikation
Bei **Kreislaufstillstand infolge Kammerflimmerns** wird Adrenalin nach dreifacher erfolgloser Defibrillation empfohlen. Dosierung:
- Initial: 1 mg i. v. oder intraossär
- Repetitionsdosen: alle 3–5 Min. je 1 mg

Bei asystolem **Kreislaufstillstand** wird Adrenalin sofort und in gleicher Dosierung gegeben.

> Auf ausreichende Spülung nach Applikation von Adrenalin achten → Infusion anschließen oder 20 ml NaCl 0,9 % nachinjizieren!

Antiarrhythmika
Wegen ursächlicher oder eintretender Herzrhythmusstörungen (▶ 11.29) ist der Einsatz von Antiarrhythmika erforderlich.
- **Amiodaron** ist ein Antiarrhythmikum der Klasse III (Kalium-Kanal-Blocker) und das Medikament der 1. Wahl. Seine membranstabilisierende Wirkung besteht darin, dass Ektopien und Reentry-Mechanismen unterdrückt werden. Gleichzeitig wird die Refraktärzeit verlängert, die Leitungsgeschwindigkeit reduziert und die Automatie im Schrittmachergewebe unterdrückt, sodass es zu einer Reduktion der Herzfrequenz kommt.
- Empfohlen wird die Substanz bei refraktärem VF bzw. pVT und der 3. erfolglosen Defibrillation (trotz fehlender Beweise für die Wirksamkeit unter diesen Bedingungen).

Dosierung
- 300 mg, gelöst in 20 ml Glukose 5 % (auch als Fertigspritze verfügbar), intravenös als Bolus (auch periphervenös möglich)
- Nach erfolgreicher Reanimation und weiterhin bestehenden therapiepflichtigen Herzrhythmusstörungen wird eine weitere Applikation von 150 mg Amiodaron in 20 ml Glukose 5 % über einen Zeitraum von 10 Min. empfohlen.
- Zur weiteren Stabilisierung auf der Intensivstation sollen noch mal 900 mg/24 h via Infusion appliziert werden.

Lidocain
Als Natriumantagonist wird Lidocain nur als Ersatz empfohlen, wenn kein Amiodaron vorhanden ist. Die Dosierung liegt bei 1 bis 1,5 mg/kg KG (Maximaldosis: 3 mg/kg KG).
Lidocain sollte nach dem Einsatz von Amiodaron nicht mehr appliziert werden.

Magnesium
Bei Verdacht auf einen bestehenden Magnesiummangel oder dem Vorliegen einer Torsades-de-Pointes-Tachykardie (▶ 11.29) kann Magnesium in einer Dosierung von 2 g über 1–2 Min. verabreicht werden.

Natriumbikarbonat 8,4 % (NaHCO₃)
Säure-Basen-Haushalt ▶ 6.4
- Durch eine Asystolie kommt es zu einer kombinierten metabolischen und respiratorischen Azidose (▶ 6.4), die zu einer Erniedrigung der Flimmerschwelle und verminderten Kontraktilität des Herzens führt.
- Dennoch wird die Routineinjektion von Natriumbikarbonat während oder nach der CPR nicht empfohlen, da während des Kreislaufstillstands einerseits die arteriellen Blutgaswerte nicht den tatsächlichen Säure-Basen-Status der Gewebe widerspiegeln (i. d. R. ist der pH-Wert im Gewebe niedriger als im arteriellen Blut). Andererseits produziert Natriumbikarbonat CO_2, das schnell in die Zellen diffundiert und
  - Zu einer Steigerung der intrazellulären Azidose führt sowie
  - Negativ inotrop auf das ischämische Myokard wirkt.
- Zu beachten ist auch, dass sich durch eine nicht BGA-gesteuerte Pufferung mit NaHCO₃ eine Alkalose ergibt, woraus eine Linksverschiebung der Sauerstoffbindungskurve resultiert und Sauerstoff schlechter ins Gewebe freigesetzt werden kann.

> Da diese ausgeprägte metabolische Alkalose schwer zu therapieren ist, wird eine initiale Pufferung während einer CPR nicht mehr empfohlen.

- Indiziert ist NaHCO₃ nur bei:
  - Hyperkaliämie
  - Metabolischer Azidose (nach BGA)
  - Intoxikation mit trizyklischen Antidepressiva
- Die empfohlene Dosierung beträgt 50 ml 8,4 %

> Bei der Gabe von NaHCO₃ ist zu beachten, dass es nicht mit Adrenalin über den gleichen venösen Zugang appliziert wird, da durch das saure Milieu die Wirkung des Adrenalins beeinträchtigt werden kann. Sonst auf ausreichende Spülung zwischen beiden Applikationen achten.

Atropin
- Wegen fehlender wissenschaftlicher Evidenz und mangelnden Vorteilen wird auf den Routineeinsatz von Atropin bei einer Asystolie oder pulslosen elektrischen Aktivität (PEA) verzichtet. Demnach wird der Einsatz von Atropin bei der CPR nicht mehr empfohlen.

Beendigung der Reanimation
Abbruchkriterien
Nicht jede Reanimation verläuft erfolgreich, sodass sie abgebrochen werden muss. Als Orientierungshilfe dienen zwei Fragen (bei Reanimation eines Erwachsenen):
- Beträgt die Zeit zwischen Asystolie und Reanimationsbeginn mehr als 30 Min.? Wenn ja → Abbruch
- Konnte nach 20–30 Min. optimaler CPR eine elektromechanische Aktivität erzielt werden? Wenn nicht → Abbruch

Ausnahme: Bei Patienten mit Hypothermie besteht die Möglichkeit, dass aufgrund des reduzierten Stoffwechsels und Sauerstoffverbrauchs eine Reanimation auch noch nach der Zeit von 30 Min. Leben zurückbringen kann.

! Die Entscheidung zum Abbruch einer Reanimation obliegt ausschließlich einem Arzt!

Nachbereiten
- Auffüllen des gebrauchten Notfallzubehörs, um für einen evtl. nächsten Notfall bereit zu sein
- Unmittelbare Dokumentation der Reanimationsmaßnahmen
- Evtl. Einbindung eines Geistlichen
- Benachrichtigung der Angehörigen.
- Nachbesprechung des Ablaufs (Prozessoptimierung und Fehlermanagement)

> Nach erfolgreicher Reanimation wird die Behandlung des Patienten auf der Intensivstation fortgesetzt. Hier erfolgen nach sorgfältiger Übergabe des Patienten eine Stabilisierung der Vitalfunktionen und eine Hypothermie (▶ 8.2.3).

12.1.3 Postreanimationsphase

Durch die während der Reanimation aufgetretene Ischämie können schwerwiegende Komplikationen resultieren, die allesamt unter dem Begriff Post-cardiac-arrest-Syndrom zusammengefasst sind. Hämodynamische Instabilität, Herzinsuffizienz sowie Multiorganversagen können die Folge sein und müssen rechtzeitig erkannt werden.

Die Stabilisierung der Vitalwerte des Patienten steht im Vordergrund. Grundsätzlich gilt: in Reanimationsbereitschaft bleiben, Notfallzubehör in Reichweite halten.

Kreislauf
- Engmaschige Kontrolle von RR systolisch, diastolisch und MAP mittels invasiver arterieller Blutdruckmessung (▶ 3.2.5) – Anlage einer invasiven Blutdruckmessung
- Normotonie anstreben
- Die weitere, den Kreislauf unterstützende Therapie mit Katecholaminen, Volumen und Vasopressoren richtet sich nach den Parametern: RR, Herzfrequenz, zentralvenöse SaO_2, Urinausscheidung (1 ml/kg KG/h) und Laktatspiegel.
- Ggf. Anlage einer intraaortalen Ballonpumpe (IABP) (▶ Kap. 8.2.12)
- Aus der Gabe von Katecholaminen (Anhebung des MAP und des systolischen RR > 90 mmHg) und der positiven Inotropie resultiert ein Anstieg des Sauerstoffbedarfs am Herzen – Sauerstoffsättigung (SaO_2) und zentralvenöse Sauerstoffsättigung beachten
- Alarme am Überwachungsmonitor adaptieren

Atmung
Sicherung der Oxygenierung:
- Nachbeatmung nach Situation des Patienten (lungenprotektiv mit 6–7 ml/kg KG)

12.1 Akuter Kreislaufstillstand

- Normoventilation: Vermeidung einer Hypokapnie (führt zu einer zerebralen Vasokonstriktion mit reduziertem zerebralem Blutfluss)
- Kapnografie anschließen, BGA-Kontrollen durchführen
- $SaO_2 > 94\,\%$
- Obligates respiratorisches Monitoring (▶ 3.2.4)

Temperatur regulieren

Trotz einer erfolgreichen Reanimation erleidet das Gehirn eine direkte hypoxische Hirnschädigung von unbekanntem Ausmaß. Darüber hinaus kommt es durch die nachfolgende Reperfusionsphase zu einem sogenannten Postreanimationssyndrom. Darunter versteht man eine Schädigung des Gehirns, für die vier Ursachen bekannt sind:

- Zerebrale Perfusionsstörungen
- Schäden durch Reoxygenierung
- Störungen der Bluthomöostase
- Organstörungen

Die direkte hypoxische Schädigung sowie das Postreanimationssyndrom wirken sich ungünstig auf das zerebrale Outcome des Patienten aus, sodass neuroprotektive Maßnahmen notwendig sind.

Therapeutische Hypothermie

Anhand zahlreicher Studien sowie klinischer Daten konnte nachgewiesen werden, dass eine leichte Hypothermie nach Kreislaufstillstand eine neuroprotektive Wirkung hat und das Outcome der Patienten verbessert. Durch die Kühlung gelingt es, den Zelltod zu verlangsamen und der Apoptose entgegenzuwirken. Für die induzierte Hypothermie wird eine Temperatur zwischen 32 und 34 °C über 12–24 h aufrechterhalten. Dadurch wird die zerebrale Stoffwechselrate für Sauerstoff bei jedem Grad der Temperatursenkung um etwa 6 % gesenkt. Je früher damit nach Rückkehr der spontanen Kreislaufzirkulation (ROSC = return of spontaneous circulation) begonnen wird, desto besser sind die neurologischen Ergebnisse.

Die Hypothermie gliedert sich in 3 Phasen: Einleitung, Erhaltung und Wiedererwärmung (▶ 8.2.3)

Metabolismus

- Regelmäßige Laborkontrollen: BGA, Herzfermente, Thrombozyten
- Blutglukose: angestrebter BZ-Wert < 180 mg/dl, da hohe BZ-Werte und schlechte Outcomes korrelieren
- Kalium: Durch Freisetzung von Katecholaminen kommt es zu einer intrazellulären Verschiebung von Kalium und damit zu einer Hypokaliämie (Herzrhythmusstörungen, ▶ 11.29).
  - Aufrechterhaltung einer Serumkaliumkonzentration zwischen 4,0 und 4,5 mmol/l
- 1–2-stdl. Urinausscheidung kontrollieren

Bewusstsein

- Neurologische Überwachung (▶ 3.2.1) anhand der Glasgow-Koma-Skala (▶ Tab. 3.3) mit Kontrolle von motorischer Reaktion, verbaler Kommunikation und Augenöffnung
- Pupillenkontrolle

- Krampfpotenziale kontrollieren: Krämpfe und/oder Myoklonien sind bei 5–15 % der reanimierten Patienten nach Stabilisierung des Kreislaufs zu beobachten. Da Krämpfe den zerebralen Metabolismus erhöhen und Hirnschäden verursachen können, müssen zur Protektion Antikonvulsiva (Benzodiazepine, Barbiturate) in Griffbereitschaft sein.

Weitere Betreuung des Patienten und seiner Angehörigen
- Angehörige sollten frühzeitig informiert und in den Pflegeprozess eingebunden werden.
- Einheitliches Auftreten im Team bzgl. weiterer Informationen gegenüber Angehörigen
- Beachtung von Patientenverfügungen und dem möglichen Hinweis auf DNR (do not resuscitate – keine weitere Reanimation)
- Offene Besuchszeitenregelung einräumen (wenn nicht obligat)
- Maßnahmen der Basalen Stimulation® (▶ 3.6.4) implementieren

Literatur
Bieker C, Diekmann N, Grünewald M. Die neuen ERC-Leitlinien zur kardiopulmonalen Reanimation 2010 – Teil I. intensiv, 2011; 19(2): 68–73.
Braunecker S, Baubin M, Böttiger BW. Die neuen Leitlinien zur kardiopulmonalen Reanimation. Up2date 7, 2011; 1: 45–60.
Bundesärztekammer Berlin: Eckpunkte der Bundesärztekammer für die Reanimation 2010 im Vergleich zu den Eckpunkten 2006 basierend auf den ERC-Leitlinien für die Wiederbelebung vom 18.10.2010 (Stand 10.11.2010).
Deakin CD, Nolan JP, Soar J, SundeK, Koster RW, Smith GB, Perkins GD. Erweiterte Reanimationsmaßnahmen für Erwachsene („advanced life support") Sektion 4 der Leitlinien zur Reanimation 2010 des European Resuscitation Council. Notfall Rettungsmed, 2010;·13: 559–620 (Online publiziert: 16.11.2010).
Deakin CD, Nolan2 JP, Sunde K, Koster RW. Elektrotherapie: automatisierte externe Defibrillatoren, Defibrillation, Kardioversion und Schrittmachertherapie. Sektion 3 der Leitlinien zur Reanimation 2010 des European Resuscitation Council. Notfall Rettungsmed, 2010; 13: 543–558 (Online publiziert: 16.11.2010).
European Resuscitation Cuncil. Guidelines for Resuscitation 2010, www.erc.edu (letzter Zugriff: 6.8.2011).
Gässler H, Helm M, Hossfeld B. Aktuelle Reanimationsleitlinien 2010. Unterschiede zwischen ERC, AHA und ILCOR. Notarzt, 2011; 27: 10–13.
Hazinski MF, Dr. med. Leon Chameides L, Hemphill R, Samson R, Schexnayder S, Sinz E. Zusammenfassung der American Heart Association Leitlinien 2010 für Herz-Lungen-Wiederbelebung und kardiovaskuläre Notfallmedizin. American Heart Association, 2010, www.american-heart.at/startseite/neue_guidelines_2010/ (letzter Zugriff: 6.8.2011).
Kill C, Wulf H. Update Reanimation 2010 – Die wichtigsten Neuerungen aus den Leitlinien. Anästhesiol Intensivmed Notfallmed Schmerzther, 2010; 45: 756–759.
Koster RW, Baubin MA, Bossaert LL, Caballero A, Cassan P, Castrén M, Granja C, Handley AJ, Monsieurs KG, Perkins GD, Raffay V, Sandroni C. Basismaßnahmen zur Wiederbelebung Erwachsener und Verwendung automatisierter externer Defibrillatoren. Sektion 2 der Leitlinien zur Reanimation 2010 des European Resuscitation Council. Notfall + Rettungsmedizin 7–2010, Online publiziert: 16.11.2010.
Möckel M, Koppenberg J, Moecke H. Zusammenfassung der American Heart Association Leitlinien 2010 für Herz-Lungen-Wiederbelebung und kardiovaskuläre Notfallmedizin. www.heart.org/idc/groups/heart-public/@wcm/@ecc/documents/downloadable/ucm_317338.pdf (letzter Zugriff: 6.8.2011).
Sefrin P. Die neuen Leitlinien der Wiederbelebung bei Erwachsenen. New Guidelines for the Reanimation of Adults. Notarzt, 2011; 27: 73–86.

Sefrin P, Kraus M, Wurmb T. Die intrahospitale Notfallversorgung unter besonderer Berücksichtigung der kardiopulmonalen Reanimation – Organisatorische und qualitative Voraussetzungen. Klinikarzt, 2009; 38: 33–38.

Soar J, Perkins GD, Abbas G, Alfonzo A, Barelli A, Bierens M, Brugger N, Deakin CD, Dunning J, Georgiou M, Handley AJ, Lockey DJ, Paal P, Sandroni C, Thies KC, Zideman DA, Nolan JP. Kreislaufstillstand unter besonderen Umständen: Elektrolytstörungen, Vergiftungen, Ertrinken, Unterkühlung, Hitzekrankheit, Asthma, Anaphylaxie, Herzchirurgie, Trauma, Schwangerschaft, Stromunfall. Sektion 8 der Leitlinien zur Reanimation 2010 des European Resuscitation Council. Notfall Rettungsmed, 2010; 13: 559–620. (Online publiziert: 16.11.2010)

Stolecki D. Neue Reanimationsrichtlinien. DGF-Mitteilungen. Intensiv, 2006; 4: 208–209.

12.2 Schock

12.2.1 Allgemeine Merkmale

Abstract

Unter dem Begriff „Schock" versteht man einen pathophysiologischen Zustand mit einer primären oder sekundären Störung der Hämodynamik und der Mikrozirkulation, wobei es gleichzeitig in mehreren Organen zu einem Missverhältnis zwischen Sauerstoffangebot (DO_2) und Sauerstoffverbrauch (VO_2) kommt.

> **Achtung**
> Das Schockgeschehen betrifft primär die Mikrozirkulation!

Kompensationsmechanismen

Unabhängig von den Ursachen versucht der Organismus zunächst die Auswirkungen selbstständig zu kompensieren.

Durch die Reduktion des Blutdrucks werden die Druckrezeptoren im Glomus caroticum und im Aortenbogen aktiviert.

Gleichzeitig kommt es zu einer Aktivierung von Chemorezeptoren im Glomus caroticum und im ZNS, was durch den Abfall des pO_2 und durch den Anstieg des pCO_2 sowie der H_2-Ionen induziert wird.

Dann folgen:

- Versuch der Volumenerhöhung durch Volumenumverteilung mittels:
  - Steigerung des peripheren Gesamtwiderstands durch Konstriktion der Arteriolen (vermehrter Wasserrückfluss aus dem Interstitium in das venöse System). Daraus resultiert eine Perfusionsumverteilung zugunsten lebenswichtiger Organe.
  - Zentralisation mit Konstriktion der Venen (Umverteilung von Volumen in das arterielle System) und Abnahme der venösen Kapazität sowie Zunahme des venösen Rückstroms zum Herzen (Erhöhung der Vorlast)
- Erhöhte Ausschüttung von ADH (antidiuretisches Hormon), womit durch erhöhte Wasserrückresorption in den Nieren ein weiterer Volumengewinn erfolgt
- Sympathikusaktivierung mit erhöhtem Auswurf von Adrenalin und Noradrenalin, dadurch: Steigerung der Herzfrequenz, der Kontraktilität des Herzens

und des HZV. Im Zuge der Zentralisation erhöht sich der periphere Widerstand und der Blutdruck nimmt zu.
- Bei Sinken des Blutdrucks Registrierung des Abfalls im juxtaglomerulären Apparat der Nieren, dadurch: Ausschüttung von Renin, was ebenfalls eine Vasokonstriktion mit Blutdruckanstieg und eine erhöhte Natrium- und Wasserrückresorption bewirkt – das Körperwasservolumen steigt.

Wird dieser Zyklus nicht rechtzeitig therapeutisch unterstützt, ergeben sich die im Folgenden dargestellten Konsequenzen.

Folgen des Schocks

Neben einer Gewebehypoxie mit Laktatazidose resultieren funktionelle und letztlich strukturelle Organveränderungen. Zu Beginn des Schocks stehen reversible Organdysfunktionen und Organveränderungen, die unbehandelt in einem Multiorganversagen (MOV ▶ 11.55) mit hoher Letalität münden können. Das ergibt sich daraus, dass die regulativen Mechanismen zur Aufrechterhaltung eines stabilen Kreislaufs sowie einer adäquaten Organperfusion nicht mehr konstant gehalten werden können.

Störungen an den Organen

- **Herz:** Durch den Abfall des MAP wird die Koronarperfusion in der Diastole gesenkt → myokardiale O_2-Versorgung nimmt ab
- **Niere:** Reduktion der glomerulären Filtrationsrate durch MAP-Reduktion (die Autoregulation des Nierenperfusionsdrucks liegt bei 90 mmHg systolisch) → Oligurie, Anurie und ggf. akutes Nierenversagen (▶ 11.58)
- **Gastrointestinaltrakt:** Durch Minderperfusion und Hypoxie des Splanchnikusgebiets degenerieren die Schleimhautzellen → die Mukosabarriere wird durchlässig → Translokation von intestinalen Erregern in den Bauchraum mit Peritonitis oder systemisch (Einschwemmung von Erregern in den Blutkreislauf) → Sepsis (▶ 11.75). Auch der Entstehung von Ulzera im Gastrointestinaltrakt wird durch die Hypoxie Vorschub geleistet.
- **Leber:** Die regulative Funktion der Leber nimmt ab → durch Absterben von Zellen Anstieg der Transaminasen (GOT/GPT) und des Bilirubins (Ikterus).
- Die Hypoxie beeinträchtigt die Clearancefunktion der Leber für Toxine und Stoffwechselendprodukte.
  - Die Synthese von Gerinnungsfaktoren ist gestört → Gefahr der disseminierten intravasalen Gerinnung (DIC = Verbrauchskoagulopathie ▶ 11.83)
  - Synthese von Albuminen gestört → kolloidosmotischer Druck im Plasma ↓ → der Flüssigkeitsverlust in das Interstitium wird verstärkt
- **Lunge:** Durch die Verschiebung der West Zonen kommt es im Bereich der Lunge zu zahlreichen weiteren Veränderungen:
  - Durch erhöhte Totraumventilation minimiert sich die O_2-Aufnahme → Reduktion der Pneumozyten II (notwendig für Surfactant-Produktion) → Abnahme der Elastizität, Bildung von Mikroatelektasen und Zunahme des Shuntvolumens
  - Durch erhöhte Gefäßpermeabilität → interstitielles Lungenödem (Verlängerung der Diffusionsstrecke → Gasaustauschstörungen)
  - Entwicklung einer akuten respiratorischen Insuffizienz (ARI bzw. ARDS ▶ 11.8)

- **ZNS:** Verlust der Autoregulation durch hypoxiebedingten Abfall des pO_2 sowie Anstieg des pCO_2

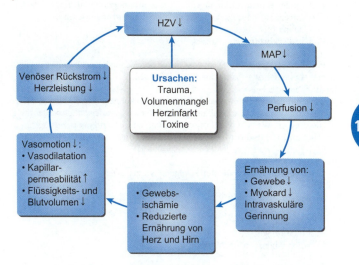

Abb. 12.4 Circulus vitiosus des Schocks. [A300]

Differenzierung von Schockformen
An Schockformen werden unterschieden:
- Hypovolämischer Schock (Sonderform: hämorrhagischer Schock)
- Kardiogener Schock
- Septischer Schock
- Anaphylaktischer Schock
- Neurogener Schock

Symptome
Hämodynamik
- Kreislaufzentralisation:
    - Tachykardie mit schwach palpablem Puls
    - Arterielle Hypotonie (syst. < 80–90 mmHg, MAP < 50 mmHg) mit kleiner Blutdruckamplitude
    - HZV ↓ → Ausnahme septischer Schock in hyperdynamer Phase
- Schlechte Venenfüllung an Hals, Hand, Fuß → Ausnahme kardiogener Schock
- Hautfarbe und Temperatur: blasses, marmoriertes Hautkolorit; periphere Zyanose v. a. an Akren; kühle, feuchte Haut („kalter Schweiß") → Ausnahme septischer Schock in hyperdynamer Phase
- Mitunter eingefallenes Gesicht des Patienten

Atmung
- Kompensatorische Tachypnoe

Bewusstsein/Verhalten
- Zunehmender Sauerstoffmangel führt zu zentralnervösen Störungen, da das ZNS extrem auf ständige Versorgung mit Sauerstoff angewiesen ist:
  - Unruhe
  - Übelkeit/Erbrechen
  - Somnolenz/Koma
- Polydipsie (starker Durst) entsteht durch den Versuch des Organismus, vermehrt Flüssigkeit aufzunehmen und damit sein Volumen aufzufüllen.

Renale Situation
- Um eine adäquate Filtration aufrechterhalten zu können, sind die Nieren auf einen minimalen systolischen Blutdruck angewiesen (*Autoregulation* > 90 mmHg).
- Niedrige RR-Werte führen konsekutiv zu Oligurie (Urinausscheidung < 500 ml/24 h) und zur Anurie (Urinausscheidung < 100 ml/24 h).

Diagnostik

Mit der Übernahme des Patienten erfolgt ein kurzer diagnostischer Block:

Klinik
- Klinische Untersuchung bzgl.
  - Bewusstsein
  - Neurologischen Status
- Auskultation von Thorax und Abdomen
- Palpation Abdomen – Schwellung?
- Hautkolorit
- Verletzungen: offene Blutverluste/Wunden?
- Schmerzen (ausstrahlend in den linken Arm?)

EKG
- Herzinfarkt
- Hämodynamisch relevante Herzrhythmusstörungen (▶ 11.29)?

Bildgebende Verfahren
- Röntgen-Thorax, CT, MRT: Pneumothorax, Hämatothorax, Lungenödem?
- Abdomen-Röntgenleeraufnahme:
  - freie Luft im Bauchraum als Perforationszeichen?
  - Luftspiegel als Ileuszeichen?
- Sonografie: Aortenaneurysma, Abszesse, Milzvergrößerung, Cholezystitis, Harnstau, Perikardtamponade, dilatierter rechter Ventrikel (Lungenembolie)?

ZVD
- Lungenembolie?
- Linksherz- oder Rechtsherzversagen, Volumenmangel?

Laboruntersuchung
- Großes BB; Blutgruppe mit Kreuzblut
- Nierenwerte: Kreatinin, Harnstoff, Harnsäure
- Elektrolyte
- Pankreasenzyme (Lipase, Amylase)
- Leberwerte (Bili, GPT, GOT, CK, LDH)
- Blutgerinnung
- BGA mit Laktat (pH-Wert), Blutzucker
- Herzfermente, Troponine

12.2 Schock

Liquorpunktion
- Erregernachweis?

Spezifische medizinische Therapie

Akutversorgung
Jede Form des Schocks stellt eine vitale Bedrohung dar und muss schnellstens behandelt werden.

> **Ziele**
> Frühestmöglicher Ausgleich des Defizits zwischen Sauerstoffangebot und Sauerstoffverbrauch
> Wiederherstellung einer adäquaten Kreislauffunktion mit entsprechendem Perfusionsdruck, um eine suffiziente Organ- und Gewebeoxygenierung zu erreichen.

Allgemeine Therapieprinzipien
- **Ziele** sind:
  - Erhaltung bzw. Wiederherstellung einer adäquaten Lungen- und Kreislauffunktion und Homöostase
  - Erhöhung des Sauerstoffangebots bei gleichzeitiger Reduktion des Verbrauchs
- Patienten beruhigen, ihm Sicherheit vermitteln und eine kompetente Versorgung verdeutlichen
- O_2-Applikation: > 4–6 l/Min. via Maske oder Sonde
- Frühzeitige Indikation zur Intubation und Beatmung mit Erhalt der Lungenfunktion durch geeignete Beatmungsstrategie
- Invasive Maßnahmen:
  - Anlage einer großlumigen Venenverweilkanüle (▶ 5.1.1) und eines mehrlumigen ZVK (▶ 5.1.2)
  - Anlage einer invasiven Blutdruckmessung (▶ 3.2.5)
- Erhalt der Kreislauffunktion mittels Volumensubstitution unter enger Bilanzierung unter Monitoring von ZVD und mittels PICCO-System sowie durch Katecholamingabe (siehe einzelne Schockformen)
- Analgosedierung bei Trauma, Myokardinfarkt (▶ 11.57) und auch bei Intubation, da der Intubationsreiz enorm stark ist. Reduktion des Sauerstoffverbrauchs im ZNS
- Ausgleich des Säure-Basen-Haushalts (▶ 6.4) durch Applikation von Natriumbikarbonat bzw. Tris-Puffern: Azidose verursacht verminderte Kontraktilität des Herzens, Katecholamine (▶ 9.2.1) zeigen bei niedrigem pH-Wert kaum Wirksamkeit
- Fokussuche: klinische Untersuchung (Bewusstsein, Verletzungen, Auskultation Herz/Lunge, Palpation Abdomen), Rö-Thorax, CT, MRT, Labor
- Kausale Therapie, z. B. Behandlung der Blutung, des Traumas oder Sanierung von Infektionen
- Übernahme ausgefallener Organfunktionen mittels Dialyse (▶ 8.2.4) sowie Diäten (Leber)
- Reanimationsbereitschaft

Ergänzende Therapiemöglichkeiten
- Optimierung des O_2-Angebots durch Applikation von Prostazyklin (Vasodilatator und Thrombozytenaggregationshemmer) zur Eröffnung von durch Mediatoren verschlossenen Kapillaren
- Gabe von N-Acetylcystein (Radikalenfänger) zur vermehrten Freisetzung von Stickstoffmonoxid (Vasodilatation)
- Intraaortale Ballonpumpe (▶ 8.2.12) zur Stabilisierung des Blutdrucks

Intensivpflege

Monitoring
Hämodynamisches Monitoring
- 12-Kanal-EKG zur Erfassung von Herzfrequenz und zur Detektion von Herzrhythmusstörungen sowie zur Beurteilung von Myokardischämien
- Konsequente Beurteilung der arteriellen Blutdruckwerte (▶ 3.2.5),
- Ermittlung des Herzzeitvolumens (HZV ▶ 3.1.5) mittels PiCCO-System oder Pulmonalarterienkatheter (PAK)
- Bei PAK (▶ 5.1.4, ▶ 3.2.5):
  - Pulmonalarterielle Drücke, mittlerer PAP
  - Erhöhte Werte bei: beginnender Lungeninsuffizienz, Lungenembolie (▶ 11.44), Linksherzinsuffizienz
  - Erniedrigte Werte bei Volumenmangel
  - PCWP (▶ 3.2.5): zur Ermittlung der Vorlast des linken Ventrikels und des ZVD
- ZVD (▶ 3.2.5) zur Erfassung des Volumenstatus

Bei Verwendung einer IABP (▶ 8.2.12)
- Zu- und Ableitungen sichern
- EKG-Ableitung und Augmentation kontrollieren
- Einstichstellen, z. B. A. femoralis, engmaschig wegen Blutungs- und Infektionsgefahr kontrollieren
- Bein gestreckt lagern, notfalls in Schiene fixieren (Perforationsgefahr)
- Fußpulse und Hautkolorit beachten (Ischämiegefahr)
- Inhalt der Heliumflasche kontrollieren

Respiratorisches Monitoring
- Regelmäßige BGA zur Beurteilung des Säure-Basen-Haushalts
- Gemischt-venöse BGA: zur Berechnung der arterio-venösen Sauerstoffdifferenz und des Gesamtsauerstoffverbrauchs
- Messung des Laktats als Maß für Gewebehypoxie und anaerobe Energiegewinnung
- Pulsoxymetrie, unterstützt durch BGA zur Kontrolle der Oxygenierung

Monitoring von Diurese und Körpertemperatur
- Stündliche Kontrolle der Urinausscheidung, u. a. zum rechtzeitigen Erfassen eines Nierenversagens (▶ 11.58)
- Laborkontrolle: Elektrolyte, Kreatinin, Harnstoff im Blut, Osmolarität, Kreatinin und Elektrolyte im Urin
- Messen der Haut- und Körperkerntemperatur (Differenz im Schock bis > 1 °C durch Vasokonstriktion)
- Bei Hyperthermie: fiebersenkende Maßnahmen (▶ 3.7.3) pharmakologisch oder physikalisch

Prophylaxen
! Die schockbedingte Immobilisation muss zur Beachtung zahlreicher Prophylaxen führen.
- Aus der verminderten Hämodynamik resultiert eine Orthostase mit Gefahr von Thromboembolien → Thromboseprophylaxe (▶ 3.3.3)
- Minimierte Hämodynamik und Immobilität sorgen für Harnstau und erhöhte Infektanfälligkeit → Infektprophylaxe
- Die Darmmotilität nimmt ab, es kommt zur verminderten Resorption, zu Obstipation und ggf. zu paralytischem Ileus → Obstipationsprophylaxe (▶ 3.3.7)
- Parallel besteht die Gefahr der Translokation von gastrointestinalen Keimen durch Immobilisation und Minderperfusion → Pneumonieprophylaxe (▶ 3.3.4)
- Die Muskulatur baut ab, die Haut erfährt eine Minderperfusion (Schock und Katecholamine), es drohen Muskelatrophie, Kontrakturen und Dekubitus → Dekubitus- und Kontrakturenprophylaxe (▶ 3.3.1, ▶ 3.3.2)
- Volumenmangel führt zu trockenen (Mund-)Schleimhäuten und Durstgefühl, mangelnde orale Ernährung zur Gefahr von Infekten → Soor- und Parotitisprophylaxe (▶ 3.3.5)

Körper- und Hautpflege
- Hautpflege: gute Hautbeobachtung, Hautschutz → Verzicht auf Seifen und fetthaltige Emulsionen (W/O), hautschonende Pflaster und Elektroden verwenden (▶ 3.5.3)
- Mund- und Nasenpflege (▶ 3.5.5, ▶ 3.5.4): Vorsicht bei Gerinnungsstörungen (Blutungsgefahr), Schleimhaut geschmeidig halten, frühzeitiger Einsatz von Antimykotika (nach Rücksprache mit Arzt), da durch Antibiotika die physiologische Mundflora gestört und erhöhte Sensibilität für Pilzbefall besteht
- Verbandswechsel bei Gerinnungsstörungen evtl. in kürzeren Zeitintervallen → Gefahr von Hautdefekten

Labor
Regelmäßige Kontrollen von:
- Hb, Hk, Elektrolyte
- Gerinnung und Thrombozyten
- CK-NAC und CK-MB
- Blutzuckerspiegel
- Entzündungsparameter

12.2.2 Hypovolämischer Schock

Abstract
Mangelnder Sauerstofftransport durch akute Verminderung des Herzzeitvolumens nach Reduktion des intravasalen Volumens durch:
- *Blutverlust (hämorrhagischer Schock durch Trauma, Operation)*
- *Wasserverlust (Ileus, Peritonitis, Fieber, Diarrhö)*
- *Plasmaverlust (Verbrennung)*

Der hämorrhagische Schock durch akute innere oder äußere Blutung ist ein häufig anzutreffender Schock und die häufigste der hypovolämen Formen. Während der Blutverlust durch äußere Blutungen relativ gut abschätzbar ist, lassen sich Blutverluste bei stumpfen Traumen nur schwer einschätzen.

> **Kritische Grenze**
> Die kritische Grenze des hämorrhagischen Schocks liegt in Abhängigkeit von der Geschwindigkeit und dem Hydrationszustand des Patienten bei einem Verlust von 15–20 % des Blutvolumens. Für den Verlauf eines sich entwickelnden hypovolämischen Schocks ist neben der verlorenen Menge ebenfalls die Geschwindigkeit des Flüssigkeitsverlustes maßgebend.
> **Kalkulierbare Blutverluste**
> - Oberschenkelfraktur: bis zu 2 Liter
> - Unterschenkelfraktur: bis zu 1 Liter
> - Beckenfraktur: bis zu 5 Liter

Zu den häufigsten nicht traumatischen Blutungsursachen zählen:
- Gefäßrupturen (z. B. Aortenaneurysma), Varizenblutungen
- Gastrointestinale Blutungen, z. B. Ulcus ventriculi und duodeni, Ösophagusvarizen
- Gynäkologische Blutungen, z. B. postpartal oder bei extrauteriner Schwangerschaft
- Nasenbluten, Blutungen durch Tumoren oder chronische Entzündungen

Der hämorrhagische Schock kann in 4 Grade eingeteilt werden:
- Grad 1: Blutverlust ca. 750 ml (15 %)
- Grad 2: Blutverlust 750–1.500 ml (15–30 %)
- Grad 3: Blutverlust ca. 2.000 ml (30–40 %)
- Grad 4: Blutverlust > 2.000 ml (> 40 %)

Bis Grad 2 ist der Schock kompensiert, bei einem Blutverlust > 50 % besteht eine absolute Lebensgefahr: Als Handlungsmaxime gilt: So früh wie möglich mit der Volumensubstitution beginnen und nicht erst den Patienten in einer Stufe klassifizieren.

Spezielle Symptome
- Haut: Hautturgor ↓, trockene Schleimhaut, starker Durst
- Kreislauf: ZVD ↓, PAP ↓, PCWP ↓, kollabierte Halsvenen
- Oligurie bis Anurie
- Labor: proportionaler HK-Anstieg, Hb ↓
- Temperaturanstieg möglich

Spezifische medizinische Therapie
- Unterbrechung der Blutung; Flüssigkeitsverluste vermeiden (Blutung nach außen/innen?)
- ! Autotransfusionslagerung (Trendelenburg-Lagerung)
   - Kontraindikationen: Blutungen an Kopf, Lunge und Gastrointestinaltrakt, SHT (▶ 11.74)

Volumensubstitution
Mittels Volumensubstitution soll den Auswirkungen von absolutem und relativem Volumenmangel entgegengewirkt (Abnahme der kardialen Vorlast, Reduktion von HZV und Mikrozirkulation sowie Gewebeoxygenierung) werden. Die Normovolämie soll durch Hämodilution erzielt werden.
- Großlumige Venenverweilkanülen und ggf. später ZVK legen, ggf. Druckinfusion

12.2 Schock

- Evtl. intraossäre Nadel insertieren
- Kristalloide Lösungen: isotone Vollelektrolytlösungen (NaCl 0,9 %)
  - Vorteile: Ersatz auch extrazellulärer Flüssigkeitsverluste, keine Allergiegefahr
  - Nachteile: hämodynamische Wirksamkeit nur von kurzer Dauer (nur ca. 25 % bleiben intravasal) → Volumeneffekt gering; Senkung des kolloidosmotischen Drucks und damit Begünstigung von Plasmaverlusten in das Interstitium (Ödembildung)

> Keine laktathaltigen Infusionen (Ringer-Laktat) bei Laktatazidose verabreichen, da sie den O_2-Verbrauch erhöhen!

- Kolloidale Lösungen:
  - Gelatine: keine rheologischen Fähigkeiten, allergische Reaktion möglich
  - Hydroxyethylstärke (HAES): freie Flüssigkeit diffundiert von extra- nach intravasal, senkt die Blutviskosität und fördert die Durchblutung in der Mikrozirkulation. Positive rheologische Eigenschaften: wirkt aggregationshemmend auf Thrombozyten und Erythrozyten; Nachteil: anaphylaktische Reaktion möglich, z. T. lang anhaltender Juckreiz (Pruritus). In hohen Dosen können Gerinnungsprobleme auftreten (durch Polymerisation), damit auch Nierenschädigungen.
  - Transfusion von Erythrozyten- und ggf. Thrombozytenkonzentraten sowie Frischplasmen
- Volumenersatz unter ZVD-Kontrolle, Ziel: ZVD 10–12 mmHg bzw. PCWP 12–18 mmHg

> **! Achtung**
> Elektrolytlösungen und Hydroxyethylstärke nicht gemeinsam über einen venösen Zugang infundieren – Wirkungsverlust!

Als allgemeine Faustregel ist gültig, dass ein Blutverlust im Verhältnis 1:3 durch Kristalloide ersetzt werden sollte. Jedoch besteht hier keine einheitliche Meinung, da die Studienlage noch zu lückenhaft ist.

Volumensubstitution bei Verbrennung
Bei ausgedehnten Verbrennungen (> 25 % bei Erwachsenen) kommt es zur Verbrennungskrankheit. Die erste Phase gilt als Schockphase (Dauer 36–48 h), in der es bedingt durch massive Volumenverschiebungen und Verlust von Blutbestandteilen zur Kreislaufinstabilität kommt.
Dieser Volumenverlust muss anhand der sogenannten Baxter- oder Parkland-Formel ausgeglichen werden. Demnach erhalten erwachsene Patienten:
- 4–6 ml Ringer (o. ä. Lösung) × kg KG × verbrannte Körperoberfläche (KOF)

Ein Patient mit 60 % verbrannter KOF und 80 kg Gewicht erhält somit:
- 6 ml Ringer × 60 % × 80 kg = 28.800 ml/24 h
- 50 % der Tagesmenge werden innerhalb der ersten 8 h, die restlichen 50 % innerhalb weiterer 16 h appliziert (▶ Kap. 11.84).

Kolloidale Lösungen sind in den ersten 24 h nicht indiziert, da keine Stabilisierung der intravasalen Situation erfolgt.

Transfusion von Blut und Blutbestandteilen

Die Indikation zur Transfusion richtet sich nach den individuellen Voraussetzungen des Patienten. Berücksichtigt werden hierbei: der Blutverlust (Hb, Hk, Thrombozytenzahl), Sauerstoffstatus (Hypoxie), Herzfrequenz, Laktatanstieg, EKG-Veränderungen, Abfall der gemischt-venösen SaO_2 sowie die Blutgerinnung.

- Zumeist wird ein Hb-Wert von 7 g/dl als Grenzwert für die Transfusion von **Erythrozytenkonzentraten** angesehen (einen allgemeinen Trigger-Hb für die Gabe gibt es aber nicht). Mittels eines Erythrozytenkonzentrats wird der Hb-Wert um ca. 1–1,5 g/dl angehoben, womit der Hk-Wert parallel um ca. 3 % steigt.
- **Thrombozytenkonzentrate** werden bei massiven Verlusten appliziert (Thrombos < 50.000).
- Frischplasmen sollen bei massiven Blutungen dem Verlust von Gerinnungsfaktoren entgegenwirken. Empfohlen ist dabei die Substitution von einem Frischplasma pro Erythrozytenkonzentrat.
- Treten weitere Gerinnungsprobleme auf, werden spezifische Dosen von **Gerinnungsfaktoren** wie PPSB und Fibrinogen substituiert (erfordert weiterführende Gerinnungsdiagnostik).

Weitere Maßnahmen

- Nach erfolgter Volumensubstitution kann eine weitere Kreislaufstabilisierung mit Katecholaminen (▶ 9.2.1) erfolgen → Achtung: immer nur nach vorab erfolgter Volumensubstitution!
- Elektrolytverluste ausgleichen: Kaliumverschiebungen führen zu malignen Herzrhythmusstörungen (Gefahr des ventrikulären Flimmerns, der pulslosen ventrikulären Tachykardie ▶ 11.29)
- Regelmäßige Mundpflege, Mund feucht halten

12.2.3 Kardiogener Schock

Abstract

Als Folge eines primären Pumpversagens des Herzens kommt es durch einen kritischen Abfall des HZV zum Kreislaufversagen. Durch die reduzierte Perfusion der Peripherie kommt es über eine Aktivierung des Renin-Angiotensin-Aldosteron-Mechanismus zur Vasokonstriktion und damit zu einer vorübergehenden Aufrechterhaltung eines suffizienten Kreislaufs. Das bedingt allerdings eine Erhöhung von Vor- und Nachlast des Herzens (Vorwärts- und Rückwärtsversagen), wodurch das bereits insuffiziente Herz vermehrt belastet wird.

Ursachen und Symptome

Intrakardiale Ursachen

- Myokardinfarkt 40 % Anteil am kardiogenen Schock (▶ 11.57),
- Dekompensierte Rechtsherz- oder Linksherzinsuffizienz (▶ 11.28)
- Herzrhythmusstörungen (Bradykardie oder Tachykardie, ▶ 11.29)
- Dilatative Kardiomyopathie, Endokarditis, Myokardruptur
- Klappenvitien (Aorten-, Trikuspidal- und Mitralstenose bzw. -insuffizienz)
- Papillarmuskelabriss, Ventrikelseptumdefekt
- Myokardkontusion
- Aortendissektion (▶ 11.7)
- Myxödem

Extrakardiale Ursachen
- Akute Lungenembolie (▶ 11.44) mit primärem Rechtsherzversagen
- Perikardtamponade (▶ Kap. 11.64)
- Perikarditis

Symptome
- Hämodynamik: arterielle Hypotonie (< 90 mmHg syst., MAP < 60 mmHg), HZV ↓, Anstieg von PAP, PCWP > 20 mmHg und SVR (Widerstand), linksventrikulärer enddiastolischer Druck ↑
- Herzrhythmusstörungen (▶ 11.29): Tachykardie (Ausnahme: bradykarde Herzrhythmusstörung als Schockursache), Vorhofflimmern, ventrikuläres Flimmern oder pulslose ventrikuläre Tachykardie
- Dyspnoe, Orthopnoe und Lungenödem (▶ 11.46), ZVD normal oder ↓, (Linksherzinsuffizienz)
- Halsvenenstauung bei Rechtsherzinsuffizienz und Lungenembolie
- Periphere Ödeme, Schmerzen im Abdomen, Hepatomegalie, ZVD ↑ (Rechtsherzinsuffizienz und/oder Rechtsherzversagen)
- Retrosternale Schmerzen mit Ausstrahlung, Todesangst (Myokardinfarkt)
- Oligurie, Anurie treten frühzeitig bei Linksherzversagen auf

Spezifische medizinische Therapie
Im Vordergrund steht die Wiederherstellung und Aufrechterhaltung einer suffizienten Pumpfunktion. Die Versorgung richtet sich dabei nach den zugrunde liegenden Ursachen.

Symptomatische Therapie
- Durchbrechung möglicher Schmerzen (Analgosedierung), damit Senkung des Sauerstoffverbrauchs
- Optimierung der Oxygenierung durch Anheben des Sauerstoffpartialdrucks (BGA) durch erhöhte FiO_2 und/oder PEEP
- Optimierung der Vorlast durch vorsichtige Gabe von Volumen (PCWP-Kontrolle) und Diuretika
- Gabe von Katecholaminen zur Steigerung des Herzindex ohne Erhöhung der Sauerstoffschuld:
  - Dobutamin: 2,5–20 µg/kg KG/Min.
  - Noradrenalin: 0,02–0,1–0,5 µg/kg KG/Min. (beide scheinen hier die wirksamsten Katecholamine zu sein)
- Senkung der Vorlast durch Nitroglyzerin, Diurese und Hämofiltration (▶ 8.2.4)
- Senkung der Nachlast mit Nitroprussidnatrium (▶ 9.2.2), Phosphodiesterasehemmer (▶ 9.2.2), NO und Prostanoiden
- Zielwerte: MAP > 65 mmHg, PCWP < 18 mmHg, Herzindex > 2,2 l/Min./m^2

> **Achtung**
> Volumenrestriktion → Volumenüberlastung unbedingt vermeiden!

- „Herzbettlagerung": Oberkörper ↑, Beine tief (nur bei RR-Werten > 100 mmHg systolisch)

> **Achtung**
> Keine Autotransfusionslagerung!

! Immer Reanimationsbereitschaft
- Ggf. Einsatz von Kunstherzpumpen (▶ 8.2.12)
- Evtl. mechanische Unterstützung mittels intraaortaler Ballonpumpe (IABP ▶ 8.2.12) zur Optimierung der diastolischen Myokardperfusion und zur Senkung der systolischen Nachlast

Kausale Therapie
- Myokardinfarkt (▶ 11.57): PTCA (▶ 8.2.7) ggf. mit Stenteinlage, Lysetherapie (▶ 8.2.8), Antikoagulantien zur Vermeidung von Appositionsthromben
- Herzrhythmusstörungen: Gabe von Antiarrhythmika, Defibrillation (▶ 12.1.2), Kardioversion (▶ 8.2.10), evtl. Schrittmacherimplantation (▶ 8.2.9)
- Lungenembolie (▶ 11.44): Lysetherapie, Operation (Cavaschirm)
- Klappenvitien: positive Inotropika, Diurese, Kreislaufentlastung

12.2.4 Septischer Schock

Abstract
Der septische Schock ist die Folge einer schweren Sepsis mit hypotensiver Kreislaufsituation, die trotz adäquater Flüssigkeitssubstitution persistiert und mit klinischen Perfusionsstörungen einhergeht.

Folgen des septischen Schocks
Durch die Aktivierung immunkompetenter Zellen wie Makrophagen, Granulozyten und Endothelzellen sowie des Kallikrein-Kininsystems und des Gerinnungssystems kommt es zu einer gestörten Vasoregulation und Endotheldysfunktion mit Verteilungsstörungen in der Makro- und Mikrozirkulation. Eine zentrale Rolle spielt dabei das Stickstoffmonoxid (NO), das eine ausgeprägte Vasodilatation im gesamten Organismus verursacht. Dazu gesellen sich weitere Mediatoren, die v. a. direkt kardiodepressiv wirken, womit beim septischen Schock ein kombiniertes distributives und kardiogenes Geschehen vorliegt.
- Neben der Kreislaufdepression kommt es zusätzlich zu einer gesteigerten Gerinnung bis hin zu DIC (▶ 11.83) und einer erhöhten Kapillarpermeabilität
- Der Nachweis von Keimen im Blut gelingt meist nur bei ca. 30 % aller Patienten

Formen
Beim septischen Schock werden zwei unterschiedliche hämodynamische Phasen unterschieden: hyperdyname Phase und hypodyname Phase (Spätphase).

Hyperdyname Phase
Zunächst versucht das Herz, den Abfall der Organperfusion durch Erhöhung des HZV (▶ 3.2.5, PAK u. PiCCO) zu kompensieren.

Symptome
- Haut: warm, trocken, rosiges Gesicht, da gut durchblutet
- Hämodynamik: Tachykardie, RR und ZVD normal oder leicht erniedrigt, erniedrigter peripherer Widerstand

- Körpertemperatur: rektale Temperatur > 38,5 °C, ggf. Schüttelfrost
- Labor: früher Anstieg von Serum-Procalcitonin, Leukozytose oder Leukozytopenie, Thrombopenie, Laktatazidose

Hypodyname Phase (Spätphase)
Durch die Toxine kommt es jetzt z. T. zu heftigen Funktionseinschränkungen des Herzens und zu einer gesteigerten Kapillarpermeabilität.

Symptome
- Haut: zyanotisch, kalt, marmoriert, periphere Ödeme
- Hämodynamik: ausgeprägte Hypotonie, Tachykardie, HZV ↓ und ZVD ↓, peripherer Widerstand ↑
- Körpertemperatur: rektale Temperatur > 38,5 °C, ggf. Schüttelfrost
- Zunehmende Ödeme (capillary leaks)
- Verbrauchskoagulopathie (▶ 11.83) mit Verbrauch von Gerinnungseiweißen und fibrinolytischem Eiweiß (Gefahr innerer und äußerer Blutungen)

Spezifische medizinische Therapie
- Notfallmaßnahmen analog zum hypovolämischen Schock (▶ 12.2.2)
- Klinische und apparative Überwachung, um Progredienz frühzeitig zu erkennen
- Fokussuche, wenn möglich, chirurgische Sanierung
- Antibiotikatherapie (▶ 9.4) möglichst gezielt nach Erregernachweis (▶ 8.1.2), Untersuchung von:
  - Blutkulturen
  - Trachealsekret
  - Wundabstrichen
  - Uricult
  - Katheterspitzen (ZVK, Urinableitung)
- Hydrocortisontherapie in der hyperdynamen Phase zur Reduktion von Mediatoren → Abschwächung der Leukozytenreaktion und Verkürzung der Zeit der Katecholamintherapie
- Kreislaufstabilisierung mit Noradrenalin bei erhöhtem HZV und erniedrigtem SVR, in hypodynamer Phase in Kombination mit Dobutamin und ggf. Phosphodiesterasehemmern
- Substitution von Gerinnungsfaktoren/Frischplasmen (▶ 9.3.3), ggf. PPSB; Gabe von aktiviertem Protein C bei DIC – antithrombotisch, antiinflammatorisch und profibrinolytisch
- Druckkontrollierte Beatmung mit niedrigem Tidalvolumen (6 ml/kg) und einer Atemfrequenz bis zu 35/Min., hohem positivem endexspiratorischem Druck (PEEP; 15–20 cmH$_2$O) im Sinne einer permissiven Hyperkapnie

12.2.5 Anaphylaktischer Schock

Abstract
Lebensbedrohliche allergische IgE-vermittelte Antigen-Antikörper-Reaktion, die innerhalb weniger Minuten nach Kontakt mit dem Antigen eintritt und mit ausgeprägter Vasodilatation, erhöhter Gefäßpermeabilität und Bronchospasmus einhergeht. Durch die Freisetzung von Mediatorsubstanzen wie Histamin, Leukotrienen und Serotonin erhöht sich die Kapillarpermeabilität, daraus resultieren:

Tab. 12.3 Stadien und Symptome der anaphylaktischen und anaphylaktoiden Reaktion

Stadium	Allgemeinreaktion	Klinische Symptomatik
0	Keine Reaktion	Lokal begrenzte Haut- oder Schleimhautreaktion
I	Leicht	Pruritis, Flush, generalisierte Urtikaria, Konjunktivitis, Unruhe, Verwirrtheit, Kopfschmerzen
II	Ausgeprägt	Übelkeit, abdominelle Krämpfe, leichte Dyspnoe, beginnender Bronchospasmus, Heiserkeit, Globusgefühl, Rhinorrhoe, Kreislaufdysregulation (Tachykardie, Hypotension)
III	Bedrohlich	Erbrechen, Defäkation (Diarrhö), Zyanose, Larynxödem, Bronchospasmus, Schock
IV	Organversagen	Apnoe, Asystolie

- Vasodilatation mit Plasmaverlusten in das Gewebe (capillary leak)
- Intravasale Volumenverluste
- Interstitielle und zelluläre Ödeme insbesondere an Leber und Niere
- Erschwerter Gas- und Nährstoffaustausch im Gewebe und in der Lunge
- Entwicklung einer kardialen und einer respiratorischen Insuffizienz

Auslösende Substanzen und Symptome

Auslösende Substanzen
- Medikamente wie β-Lactam-Antibiotika, jodhaltige Röntgenkontrastmittel, ASS, Lokalanästhetika, Analgetika, Gelatine, Muskelrelaxanzien, Blutprodukte und Plasmaersatzmittel, NSAR
- Insekten-/Schlangengifte
- Latex, Metalle
- Nahrungsmittel, z. B. Fisch, Hühnerei, Nüsse
- Allergenextrakte für Hauttests(!)

Symptome
Anaphylaktische Reaktionen treten nicht immer in gleicher Weise auf. Bei Menschen mit prädisponierenden Faktoren (Atopiker: Menschen mit gesteigerter Überempfindlichkeit, Einnahme von ACE-Hemmern, nach Virusinfektion) verläuft die Anaphylaxie oft ungleich schneller.
Das klinische Bild ist abhängig von der Menge der freigesetzten Mediatoren, dem Ort der Freisetzung und dem Zielorgan. Zu den in ▶ Tab. 12.3 abgebildeten Symptomen kann sich ab Stadium 1 auch das Bild eines Angioödems hinzugesellen (nicht obligat).

Spezifische medizinische Therapie

Therapieschema in Anlehnung an die Stadien (▶ Tab. 12.3)
Bei V.a. eine anaphylaktische Reaktion sofort mit der Notfallbehandlung beginnen!

Stadium 0
- Unterbrechen der Allergenzufuhr, venöser Zugang (▶ 5.1.1) und Beobachtung des Patienten, sonst keine weiteren Maßnahmen

Stadium I
- Ggf. Minimierung der weiteren Absorption durch Anlage eines Torniquets (Eintrittspforte = Extremität)
- Venöser Zugang
  - Antihistaminikum: Dimetinden (Fenistil®) und Clemastin (Tavegil®)
  - Glukokortikosteroid: Prednisolon® 50–125 mg i. v.
- Evtl. O_2-Applikation

Stadium II
- Unbedingt O_2-Applikation
- Intubation erwägen, da durch drohendes Larynxödem Situation kritischer wird
- Steigerung des Glukokortikosteroids (Prednisolon® 250–500 mg i. v.)
- Antihistaminikum: Dimetinden (Fenistil®) und Clemastin (Tavegil®)
- Infusion von kristalloiden (> 500 ml) bzw. kolloidalen Lösungen (▶ 9.5.1)
- Langsame Applikation von Adrenalin i. v. 0,1 mg/Min. in 10 ml NaCl 0,9 % bei zunehmender Kreislaufproblematik

Stadium III
- Intubation (▶ 4.2)
- Zusätzlich β-Mimetika und Theophyllin 5 mg/kg KG
- Dosiserhöhung: 1 g Prednisolon
- Fortsetzung der Infusionstherapie mit kolloidalen Lösungen
- Adrenalin (▶ 9.2.1) via Spritzenpumpe, Unterstützung ggf. durch Noradrenalin 0,05–0,1 mg

Stadium IV
- Reanimation (▶ 12.1)

12.2.6 Neurogener Schock

Abstract
Versagen der sympathischen Gefäßinnervation durch mechanische, entzündliche oder toxische Schädigung des neurovegetativen Systems oder reflektorisch bei Beteiligung des N. vagus mit generalisierter Vasodilatation und relativer Hypovolämie.

Ursachen
- Hirnstamm- bzw. Rückenmarksverletzungen
- Entzündliche/toxische Prozesse
- Neurogene Reflexe durch z. B. stärksten Schmerz
- PDA/Spinalanästhesie
- Intoxikationen (Barbiturate)
- Sonnenstich

Symptome
- Hypotonie durch ↓ des arteriellen Strömungswiderstands bei Vasodilatation
- Reflextachykardie, Bradykardie bei Rückenmarksschädigungen
- Schwindel, Übelkeit, Erbrechen, Verwirrtheit, Synkope

> **Sonderform**
> Spinaler Schock, hervorgerufen durch Querschnittsverletzung oder totaler Spinalanästhesie: Sensibilitätsstörungen in Armen und Beinen, Schmerzlosigkeit

Spezifische medizinische Therapie
Der Verlust sympathischer Innervation entspricht einem relativen Volumenmangel des Körpers.
- Ursache klären und ausschalten
- Kreislaufstabilisierung: Autotransfusion, Volumensubstitution mit elektrolythaltigen Infusionen oder Plasmaexpandern, Katecholamingabe (Noradrenalin ▶ 9.2.1)
- Sicherung der Atemwege, Sauerstoffgabe, ggf. Intubation und Beatmung (▶ 4.5)
- Reanimation (▶ 12.1)

Literatur
Bone HG. Sepsis, was ist gesichert, was ist neu? Intensivmedizin up2date 6, 2010: 257–268:
www.awmf.org/uploads/tx_szleitlinien/019-013l.pdf (letzter Zugriff: 6.8.2011).
Burchardi H, Larsen R, Marx G, Muhl E, Schölmerich J. Intensivmedizin. 11. A. Berlin: Springer, 2011.
Büttner R, Thomas C: Allgemeine Pathologie. 3. A. Stuttgart: Schattauer Verlag, 2003.
Eichhorn V, Reuter D. A., Goetz A. E. Volumenersatztherapie – Pharmakotherapie. Intensivmedizin up2date 2, 2006: 9–27
Eichhorn V, Reuter D. A., Goetz A. E. Volumenersatztherapie – Ziele. Intensivmedizin up2date 2, 2006: 29–40
Ellger B, Westphal M. Differenzierter Einsatz kardio-vaskulär aktiver Substanzen. Intensivmedizin up2date 2, 2006: 391–316
Heck M, Fresenius M: Klinikmanual Anästhesie. Heidelberg: Springer Verlag, 2008.
Kloeters O, Germann G. Erstversorgung Schwerbrandverletzter. Intensivmedizin up2date 3, 2007:145–161
Knaebel H.-P, Büchler, M. W. Gastrointestinale Auswirkungen des (septischen) Schocks. Intensivmedizin up2date 3, 2007: 297–310
Larsen R. Praxisbuch Anästhesie. München: Elsevier, 2009.
Roewer N, Thiel H.: Taschenatlas der Anästhesie, 3. Aufl. Stuttgart: Thieme, 2008.
Ruß M, Buerke M, Werdan K. Infarktbedingter kardiogener Schock. Intensivmedizin up2date 3, 2007: 93–104
Schulte am Esch J., Bause H, Kochs E, Scholz J, Standl T, Werner C. Anästhesie – Intensivmedizin, Notfallmedizin, Schmerztherapie, Duale Reihe, 3. Aufl. Stuttgart: Thieme 2007
Sielenkämper A, Prien T, Van Aken H. Der Patient im Schock – Pathophysiologie, Ursachen und therapeutische Grundsätze. Hessisches Ärzteblatt 9/2001
Striebel H. Anästhesie – Intensivmedizin – Notfallmedizin für Studium und Pflege. 7. A. Stuttgart: Schattauer, 2009.
Ullrich L, Stolecki D, Grünewald M. Intensivpflege und Anästhesie. 2. A. Stuttgart: Thieme, 2010.
Van Aken H, Reinhart K, Zipfer M, Welte T (Hrsg.) Intensivmedizin. 2. A. Stuttgart: Thieme, 2007.
Werdan K, Ruß M. S3 Leitlinie „Infarktbedingter kardiogener Schock – Diagnose, Monitoring und Therapie". Überarbeitung LL KS V.10.0, 200510. http://www.awmf.org/uploads/tx_szleitlinien/019-013l.pdf (Zugriff: 12.3.2011)

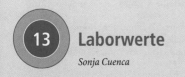

13 Laborwerte

Sonja Cuenca

- Die Gliederung ist alphabetisch (griechische Buchstaben und Ziffern ignorierend)
- Berücksichtigt werden auch Parameter, die einen 24-Stunden-Sammelurin erfordern
- Angaben zu Probemenge und -transport; bei Sammelurin immer 24-Stunden-Menge dokumentieren und mitteilen
- Normwerte nach: Thomas L: Labor und Diagnose, 7. A., Frankfurt am Main: TH-Books, 2007.
- Achtung: Mitunter gelten alters- und laborabhängig etwas andere Werte.

ACT (Activated Clotting Time)	
Normwerte	120–140 Sek.
Funktion	Es wird die Zeit gemessen, in der frisches Blut in Anwesenheit von einem Kontaktaktivator, in diesem Fall Silicea (Kieselerde), gerinnt Vereinfachte Testmethode vor Ort, z. B. im OP, zur Abschätzung der Heparinwirkung, falls PTT nicht zur Hand
↑	In Kombination mit Thrombozytenzahl Aussage über die Funktion des endogenen Gerinnungssystems, z. B. dissiminierte intravasale Koagulopathie (DIC)

2 ml Blut ACT-Röhrchen
ACT-Röhrchen auf 37 °C erwärmen (ggf. in der Hand anwärmen), die ersten 0,25–0,5 ml Blut verwerfen, 2 ml Blut in das ACT-Röhrchen füllen, Start der Stoppuhr, vorsichtig das Röhrchen schwenken, in 10 Sekundenintervallen ablesen, bis es zur ersten Agglutination kommt.

ALAT (Alaninaminotransferase), früher GPT (Glutamat-Pyruvat-Transaminase)	
Normwerte	♀ < 34 IE/l; ♂ < 45 IE/l
Funktion	Enzym im Aminosäurestoffwechsel, kommt fast nur in der Leber vor
↑	**Führend erhöht** zusammen mit ASAT bei akuter und chronischer Hepatitis und jedem akuten Leberzellluntergang anderer Ursache **Mit erhöht** zusammen mit γ-GT bei Schub einer Leberzirrhose, Verschlussikterus, toxischen Leberschäden

1–2 ml Serum/Plasma

Albumin	
Normwerte	Serum: 35,2–50,4 % des Serumeiweißes bzw. 36–53 g/l Liquor: < 0,7 % des Serumalbumins Sammelurin: < 20 mg/g Kreatinin
Funktion	Mengenmäßig bedeutendstes Bluteiweiß, erzeugt 80 % des kolloidosmotischen Drucks im Gefäßsystem
Stark ↓	Hypoproteinämie
Stark ↑	Hyperproteinämie Urin: Nierenschaden (beweisend)

2 ml Serum, 10 ml Sammelurin (24-Std.-Menge mitteilen und dokumentieren) oder 1 ml Liquor

Alkalische Phosphatase (AP)

Normwerte	30–120 U/l Im Wachstumsalter bis 390 U/l
Funktion	Enzym für Reaktionen mit organischen Phosphaten, besonders wichtig für Knochen, Leber und Gallenwege (> 90 % der Gesamt-AP). Plazenta-Isoenzym (PLAP) kommt in Tumoren vor und ist Tumormarker
↑	**Cholestase** jeder Ursache (z. B. Hepatitis, Verschlussikterus) **Knochenerkrankungen, verstärktes Knochenwachstum** (z. B. Knochentumoren, Hyperparathyreoidismus, Frakturen)

1–2 ml Serum/Plasma

Ammoniak

Normwert	27–90 µg/dl
Funktion	Für das Gehirn hochgiftiges Zwischenprodukt des Eiweißabbau-Stoffwechsels, wird schnellstmöglich in der Leber weiter abgebaut
↑	Leberversagen jeglicher Ursache

2–3 ml EDTA-Blut (eisgekühlt) sofort ins Labor

α-Amylase (Alpha-Amylase)

Normwert	Stark methodenabhängig, z. B. < 100 U/l
Funktion	Stärkespaltendes Enzym, das in Mund- und Bauchspeicheldrüse vorkommt
↑	Akute Pankreatitis, Pankreasgangverschluss, Speicheldrüsenerkrankungen, nach ERCP; viele Störfaktoren (z. B. Niereninsuffizienz)!

1–2 ml Serum/Plasma (es geht auch 2 ml Spontanurin)

Antinukleäre Antikörper (ANA)

Häufigster **Autoantikörper**; weitere häufige Autoantikörper z. B. ANCA, AMA, TRAK, ASL

Normwert	< 1:80 (Titerstufe)
Vorkommen	Autoantikörper entstehen, wenn der Körper körpereigenes Gewebe als „fremd" einstuft und dagegen Antikörper bildet, z. B. nach Infekten, oft aber ohne erkennbare Ursache bei eigenständigen Krankheitsbildern
↑	ANA: Lupus erythematodes, Autoimmunhepatitis, kann bei fast allen Autoimmunkrankheiten vorkommen (niedrigtitrig bei vielen Gesunden)

1–2 ml Serum/Plasma

ASAT (Aspartataminotransferase), früher GOT (Glutamat-Oxalazetat-Transaminase)	
Normwerte	♀ < 31 IE/l; ♂ < 35 IE/l
Funktion	Stoffwechselenzym mit Verbreitung im ganzen Körper, das v. a. tief in der Zelle in den Mitochondrien lokalisiert ist, d. h., Erhöhung zeigt besonders schweren Zellschaden an
↑	Hepatitis, Leberzirrhose, Verschlussikterus, toxische Leberschäden Myokardinfarkt u. a. Herzmuskelschäden: nach 4 h nachweisbar, Gipfel nach 16–48 h, Normalisierung nach 3–6 Tagen
1–2 ml Serum/Plasma	

AT III (Antithrombin III)	
Normwert	80–130 % der Norm = 0,74–1,26 IE/ml bzw. 220–350 mg/l
Funktion	Natürliche gerinnungshemmende Substanz, die unter Mitwirkung von Heparin Thrombin inaktiviert
↓ (erhöhtes Thromboserisiko)	Familiärer AT-III-Mangel und fortgeschrittener Leberzellschaden, zudem bei Sepsis, nephrotischem Syndrom, nach großer OP oder Trauma, zu Beginn der Heparintherapie
↑	Kumarintherapie, Cholestase
3–4 ml Zitratblut	

Bilirubin im Blut	
Normwerte	**Direktes Bilirubin:** < 0,1 mg/dl = < 1,7 µmol/l **Indirektes Bilirubin:** (= B gesamt – B direkt): < 1,1 mg/dl (< 18,8 µmol/l) **Gesamt-Bilirubin:** < 1,2 mg/dl (< 20,5 µmol/l)
Funktion	**Direktes Bilirubin** (= konjugiertes Bili): durch Umwandlung (Konjugation) in der Leber wasserlösliches Abbauprodukt des Hämoglobins, wird sodann mit der Galle in den Darm ausgeschieden **Indirektes Bilirubin** (= unkonjugiertes Bili): wasserunlösliches Abbauprodukt des Hämoglobins, liegt im Blut an Albumin gebunden vor (bevor es in der Leber konjugiert wird)
Ikterus sichtbar, wenn Gesamt-Bili > 2 mg/dl (34 µmol/l)	
↑	**Hämolytische Ursachen:** hämolytische Anämie, Hämatomresorption **Hepatozelluläre Ursachen:** Hepatitis, Laberzirrhose, toxische Schädigung, schwere Infektion, Rechtsherzinsuffizienz **Cholestatische Ursachen:** Fettleber, Leberabszess, Lebertumoren, Schwangerschaft, idiopathisch, Verschlussikterus **Medikamentös:** z. B. Östrogene, Glukokortikoide, Röntgen-Kontrastmittel
1–2 ml Serum	

Blutbild (klein)

(Werte der Maschinenzählung; weitere Differenzierung einzelner Zelltypen Diff-BB, Retis)

Normwerte		Funktion/diagnostische Bedeutung
Erythrozyten	♂ 4,5–6,0 T/l; ♀ 4,1–5,4 T/l	Sauerstoff-Transportzellen des Blutes
Hämoglobin (Hb)	♂ 14–18 g/dl; ♀ 12–16 g/dl	Protein, das den Sauerstoff im Ery bindet
Hämatokrit (Hk)	♂ 40–48 %; ♀ 37–43 %	Prozentualer Anteil fester Bestandteile am Gesamt-Blutvolumen

Hb, Erythrozyten und Hämatokrit verhalten sich normalerweise gleichsinnig; wenn nicht Abweichungen/Erythrozyten-Indizes

Leukozyten	4,0–9,0 G/l	Zellen der Immunabwehr
Thrombozyten	150–450 G/l	Zellen mit wichtiger Funktion bei der Blutgerinnung
Erythrozyten-Indizes	MCV = 80–96 fl MCH = 27–33 pg MCHC = 33–36 g/dl Ery	Errechnete Größen zur morphologischen Klassifizierung von Anämien: **MCV** = mittleres korpuskuläres Volumen **MCH** = mittleres korpuskuläres Hb **MCHC** = mittlere Hb-Konzentration der Erys

Pathologische Abweichungen

↓	**Erythrozyten, Hämoglobin (Hb) und Hämatokrit (Hk):** 6 h nach akuter Blutung, alle Ursachen der Anämie **Leukozyten:** Radiochemotherapie, toxisch, manchmal bei Leukämien, selten bei Infektionen (Sepsis, best. Erreger) **Thrombozyten:** Leukämie, toxisch (Alkohol, Medikamente, z. B. Zytostatika), Verbrauchskoagulopathie, autoimmun
↑	**Erythrozyten, Hb, Hk:** Dehydratation, chron. respiratorische Insuffizienz, Höhenkrankheit, Polyglobulie und Polyzythämie **Leukozyten:** Infektionen (v. a. bakteriell), Leukämien; Schwangerschaft, Cortisolgabe, schwere Stresszustände (z. B. Koma, Intensivtherapie) **Thrombozyten:** nach Infektionen, Blutungen oder Milzentfernung; bei Tumorerkrankungen des Blutes (myeloproliferative Erkrankungen)
Erythrozyten-Indizes	**Normozytäre und normochrome Anämie** (MCV und MCH normal): akuter Blutverlust und Hämolyse, Knochenmarkhypoplasie, Niereninsuffizienz **Mikrozytäre und hypochrome Anämie** (MCV ↓ und MCH ↓): Eisenmangel und -verwertungsstörungen **Makrozytäre und hyperchrome Anämie** (MCV ↑, MCH ↑): Vit.-B_{12}- und Folsäuremangel

2 ml EDTA-Blut

Blutgasanalyse (BGA)

Normwerte	pH	7,36–7,44
	p_aO_2 (altersabhängig)	70–100 mmHg (altersabhängig)
	p_aCO_2	35–45 mmHg
	Bikarbonat (HCO_3^-)	36–44 mmHg 22–26 mmol/l
	BE (Base Excess, Basenüberschuss)	-2 bis +2 mmol/l
Diagnostische Funktion	Bestimmung von Sauerstoffpartialdruck (p_aO_2), Kohlendioxidpartialdruck (p_aCO_2) und Pufferkapazität (Bikarbonat) im arteriellen bzw. arterialisiert-kapillären Blut zur Klärung, ob Störungen der Lungen-, Nieren- und/oder Stoffwechselleistungen vorliegen, ferner zur Kontrolle bei allen maschinell beatmeten Patienten	

Arterialisiertes Kapillarblut oder 1–2 ml arterielles Blut („blasenfrei" gewonnen!), aufgezogen in zuvor mit Heparin benetzter Spritze oder speziellem Entnahmeröhrchen.

Blutzucker (BZ) → Glukose
Calcium → Kalzium

Cholinesterase (CHE)

Normwerte	5.320–12.920 U/l
Funktion	Abbau des Neurotransmitters Acetylcholin
↓	Schwere Leberparenchymschäden; atypische Enzymvarianten der Acetylcholinesterase; Organophosphatvergiftungen

1–2 ml Serum/Plasma

C-reaktives Protein (CRP)

Normwerte	< 5 mg/l (< 0,5 mg/dl)
Funktion	Sogenannte „Akute-Phase-Protein", bei fast allen systemischen Entzündungen erhöht
Diagnostische Funktion	Verlaufskontrolle entzündlicher Erkrankungen. Normaler CRP-Wert macht systemische bakterielle Infektion sehr unwahrscheinlich

1–2 ml Serum/Plasma

Creatinphosphokinase (Kreatinkinase, CK)

Normwerte	Gesamt: ♂ bis 170 U/l; ♀ bis 145 U/l Anteil CK-MB an Gesamt-CK: < 6 %
Funktion	Wichtiges Enzym im Muskelstoffwechsel. Mehrere Isoenzyme mit den Untereinheiten „M" und „B": CK-MM (M = muscle; v. a. im Muskel vorkommend); CK-BB (B = brain, v. a. im Gehirn); CK-MB (v. a. im Herzmuskel)

Creatinphosphokinase (Kreatinkinase, CK) *(Forts.)*	
↑	**Herz:** Infarkt (Anstieg nach 4–8 h, Anteil Isoenzym CK-MB an Ges.-CK mind. 6 %), entzündliche Herzerkrankung, Herzoperation, Herzmassage **Muskulatur:** i. m.-Injektion, schwere körperliche Anstrengung, Operationen und Verletzungen, Muskelkrämpfe, epileptischer Anfall, Muskelentzündungen, toxische Muskelschädigungen
1–2 ml Serum/Plasma	

D-Dimer (Fibrin-Spaltprodukte)	
Normwert	(Schwankt je nach Test) < 150 µg/l
Funktion	D-Dimere entstehen, wenn Blutgerinnsel aufgelöst werden, d. h. bei Fibrinolyse durch körpereigene oder therapeutisch zugeführte Substanzen.
↑	Thrombosen und Lungenembolien mit und ohne Lysetherapie; disseminierte intravasale Gerinnung (DIC), z. B. bei Sepsis oder nach OPs an Prostata, Lunge und in der Geburtshilfe
3–4 ml Zitratblut	

Differentialblutbild		
Normwerte und Funktion	Normwert in %	Funktion
Neutrophile Granulozyten (Neutrophile)	ca. 60 % d. Leukos (1.600–7.500/µl)	V. a. Phagozytose („Auffressen") von Mikroorganismen, Fremdantigenen und Zellschrott. Veränderung der Gesamtleukozyten und der neutrophilen Granulozytenzahl i. d. R. gleichsinnig
Lymphozyten (Lymphos)	20–50 % d. Leukos (1.500–4.000/µl)	Zweitgrößte Fraktion der Leukozyten mit Schlüsselstellung bei der spezifischen Abwehr. Antikörperbildung (B-Lymphos) und direkte Bekämpfung von Viren, Pilzen und intrazell. Erregern (T-Lymphos)
Eosinophile Granulozyten (Eos)	2–4 % d. Leukos	An Parasitenbekämpfung und bei allergischen Prozessen beteiligt
Basophile Granulozyten (Basos)	< 2 % d. Leukos	Leukozytenuntergruppe, die rasch die Blutbahn verlässt und sich im Gewebe als Mastzellen (enthalten große Mengen Histamin) ansiedelt
Monozyten (Monos)	4–10 % d. Leukos	Zur Phagozytose befähigte Untergruppe der Leukozyten, die nach 14 h ins Gewebe abwandert und sich dort in Gewebemakrophagen umwandelt

Differentialblutbild *(Forts.)*	
Abweichungen	
↑	**Neutrophilie:** bakterielle Infektionen, Kortisontherapie, Gewebenekrosen **Lymphozytose:** virale Infekte, einige andere Infekte (z. B. Toxoplasmose, Typhus), best. Lymphome/Leukämien **Eosinophilie:** Parasitenbefall, Allergien; Morbus Hodgkin **Basophilie:** manchmal bei Allergien und best. Lymphomen/Leukämien (selten, nicht richtungsweisend) **Monozytose:** Infekte, Autoimmunerkrankungen, Monozytenleukämie (selten); oft isoliert betrachtet nicht richtungsweisend
↓	**Neutropenie:** relativ bei Lymphozytose (→ dort); relativ und absolut bei einigen Infekten (Typhus, viral) und nach Bestrahlungen/Chemotherapie, toxisch **Lymphozytopenie:** relativ bei Neutrophilie (→ dort); relativ und absolut bei HIV-Infektion, Tb, nach Bestrahlungen/Chemotherapie, bei systemischem Lupus Andere **Zytopenien** sind isoliert betrachtet diagnostisch nicht richtungsweisend

Eiweiß → Gesamteiweiß
Erythrozyten, Erythrozyten-Indizes → Blutbild (klein)

Fibrinogen	
Normwert	1,8–3,5 g/l (stark methodenabhängig)
Funktion	Eiweißstoff, wird in der Gerinnungsreaktion durch Thrombin zu Fibrin umgewandelt
↓	Schwere Lebererkrankungen (verminderte Synthese), Verbrauchskoagulopathie (erhöhter Verbrauch), fibrinolytische Therapie (erhöhter Abbau)
↑	z. B. postoperativ, nach Trauma, Akute-Phase-Protein
2–3 ml Zitratblut	

Faktor XIII	
Normwert	70–130 % der Norm
Funktion	Natürliche Substanz, sorgt durch Quervernetzung des Fibrins für die Stabilität von bereits gebildeten Blutgerinnseln und verhindert so Sicker-/Nachblutungen (Platzbauch)
↓	Eingeschränkte Leberfunktion, erhöhter Verbrauch (große Wunden, Verbrennungen)
3–4 ml Zitratblut	

Gesamteiweiß

Normwert (methodenabhängig)	Serum: 66–83 g/l Liquor: 0,2–0,4 g/l Sammelurin: < 0,15 g/l
↓	Nur Serum: Mangelernährung, Malabsorption/Maldigestion, schwere konsumierende Erkrankungen, Nierenerkrankung mit großer Proteinurie (z. B. nephrotisches Syndrom), starke Blutungen
↑	Serum: Chronisch-entzündliche Erkrankungen (γ-Globulinerhöhung), Sarkoidose, Paraproteinämien (dort) Liquor: Entzündungen, Zirkulationsstörung, MS, Tumoren/Metastasen Urin: Nierenschaden (Hinweis), Harnwegsinfekt

1–2 ml Serum/Plasma oder 2–3 ml frischer Liquor oder 10 ml Sammelurin (24-Std.-Menge mitteilen und dokumentieren)

γ-GT (Gamma-Glutamyl-Transferase)

Normwerte	♀ < 38 IE/l; ♂ < 55 IE/l
Funktion	Enzym im Aminosäurestoffwechsel, kommt nur in Leber und Gallenwegen vor, ist an Zellmembran (oberflächlich) lokalisiert
↑	**Führend erhöhtes** Leberenzym bei toxischer Leberschädigung (Alkohol, Medikamente) und – zusammen mit AP – bei extrahepatischer Cholestase **Mit AST/ALAT zusammen erhöht** bei (viraler und anderer) Hepatitis

1–2 ml Serum/Plasma

Glukose in Blut, Urin, Liquor

Normwerte	Blut: 55–110 mg/dl = 3,0–6,0 mmol/l (Plasma nüchtern) Urin: < 15 mg/dl = < 0,84 mmol/l Liquor: 74–106 mg/dl (4,1–5,9 mmol/l)
Funktion	Wichtigster Energieträger des Körpers Urinmessung: Screening und Therapiekontrolle des Diabetes mellitus, Selbstkontrolle des Diabetikers Liquormessung: Unterscheidung bakterieller von viraler Meningitis
↓	Blut: Alkohol, Überdosierung von Antidiabetika, Hunger; bei Neugeborenen angeborene Stoffwechselstörungen und Unreife; selten Tumoren (Insulinom) Liquor: Hinweis auf bakterielle Genese einer Meningitis (Quotient Blutwert/Liquorwert < 0,5) Falsch niedrig bei Verwendung von Blutröhrchen ohne NaFl-Zusatz → Erys verstoffwechseln Glukose!
↑	Blut: Diabetes mellitus; Kortisongabe/endogenes Cushing-Syndrom Urin mit Hyperglykämie: Diabetes mellitus und andere Hyperglykämien, wenn die Nierenschwelle (ca. 180 mg/dl) überschritten wird Urin ohne Hyperglykämie: Nierenerkrankungen (z. B. Glomerulonephritis), Schwangerschaft

1–2 ml Serum/Plasma (Natriumfluorid-Röhrchen) oder 0,01–0,1 ml Kapillarblut
5 ml Spontanurin bzw. Urin definierter Sammelperioden
Ca. 0,5 ml Liquor im Natriumfluorid-Röhrchen

GOT (Glutamat-Oxalazetat-Transaminase) → ASAT
GPT (Glutamat-Pyruvat-Transaminase) → ALAT

Harnstoff (Urea)	
Normwert	17–43 mg/dl = 2,8–7,2 mmol/l
Funktion	Harnpflichtiges Endprodukt des Eiweißstoffwechsels
↑	Alle Ursachen der Kreatininerhöhung, erhöhter Eiweißabbau
1–2 ml Serum/Plasma	

INR (international normalized ratio) → Quick

Kalium (K⁺)	
Normwert	3,6–4,8 mmol/l
Funktion	Häufigstes Mengenelement in den Zellen; wichtigstes Ion bei der Entstehung von Ruhe- und Aktionspotenzialen in Nervenzellen, entscheidend bei der Insulinaufnahme in die Zelle
↓	Renale Verluste: Diuretika, Glukokortikoide, Cushing-Syndrom, Hyperaldosteronismus Enterale Verluste: Diarrhö, Erbrechen, Fisteln, Laxanzien Verteilungsstörungen: Alkalose, Initialbehandlung des diabetischen Komas
↑	Verminderte renale Ausscheidung: Niereninsuffizienz, kaliumsparende Diuretika, Nebennierenrindeninsuffizienz Verteilungsstörung: Azidose, massive Hämolyse, Zellzerfall
1–2 ml Serum/Plasma (hämolysefrei)	

Kalzium (Ca^{2+})	
Normwert	Serum: Gesamt-Ca^{2+} 2,2–2,6 mmol/l = 8,8–10,2 mg/dl bzw. ionisiertes Ca^{2+} 1,16–1,32 mmol/l = 4,6–5,3 mg/l (z. B. am Blutgasgerät) Urin: 7,5 mmol/24h = < 300 mg/24 h (auch kostabhängig)
Funktion	Wichtiges Mengenelement, entscheidendes Kation beim Zahn- und Knochenaufbau, Schlüsselstellung bei neuromuskulärer Erregungsübertragung Nur das ionisierte (nicht an Bluteiweiße gebundene) Ca^{2+} ist biologisch aktiv (diese Bindung ist u. a. pH-abhängig)
↓	Gesamt- und ionisiertes Ca: Niereninsuffizienz, Hypoparathyreoidismus, akute nekrotisierende Pankreatitis, Diuretika Nur Gesamt-Ca: schwerer Eiweißmangel, z. B. nephrotisches Syndrom, Leberzirrhose Nur ionisiertes Ca: Ansteigen des Blut-pH, z. B. bei Hyperventilation
↑	Tumoren (besonders bei Knochenmetastasen) Endokrin, v. a. primärer Hyperparathyreoidismus; Vit.-D- oder Vit.-A-Überdosierung, Sarkoidose (selten)
Gesamt-Ca^{2+}: 1–2 ml Serum/Plasma oder 5 ml Sammelurin (24-Std.-Menge mitteilen und dokumentieren). Ionisiertes Ca^{2+}: 2–3 ml Heparinblut (eisgekühlt) sofort ins Labor und bestimmen	

Kreatinin (Krea)	
Normwerte (methoden-abhängig)	♀ 0,5–0,9 mg/dl = 44–80 µmol/l ♂ 0,6–1,2 mg/dl = 49–106 µmol/l
Funktion	Harnpflichtiges Endprodukt des Muskelstoffwechsels
↑	Chronische Niereninsuffizienz, jedoch erst ab 50-prozentiger Reduktion der Nierenleistung, akutes Nierenversagen, akuter Muskelzerfall (Trauma, Verbrennung) Aus dem Serum-Kreatininwert kann über Formeln (Cockcroft-Gault oder MDRD) die GFR (glomeruläre Filtrationsrate) errechnet werden

1–2 ml Serum/Plasma

Kreatinphosphokinase → CK

Laktat (Milchsäure)	
Normwert	Plasma/Vollblut: < 16 mg/dl = < 1,8 mmol/l (arteriell) bzw. 4,5–20 mg/dl (venös) Liquor: 11–19 mg/dl (1,2–2,1 mmol/l)
Funktion	Endprodukt des anaeroben Glukoseabbaus; Anreicherung bei Gewebehypoxien (Sauerstoff-Unterversorgung)
↑	Blut: Hypoxie, z. B. beim Schock; diabetische Ketoazidose; als NW bei best. Medikamenten. Laktaterhöhung ohne Azidose auch nach körperlicher Anstrengung Liquor: bei bakterieller (nicht viraler) Meningitis, nach epileptischen Anfällen

2 ml Vollblut (venös o. arteriell) in Natriumfluoridröhrchen gekühlt ins Labor senden; 0,5 ml Liquor nativ einsenden

LDH (Laktatdehydrogenase)	
Normwert	< 248 U/l
Funktion	Wichtiges Enzym bei der Glukoseverwertung; kommt in allen Körperzellen vor. Mehrere Isoenzyme: LDH_1 (= HBDH) und LDH_2 v. a. in Herzmuskel und Erythrozyten, LDH_5 v. a. in Leber und Skelettmuskulatur
↑	Hämolyse; Tumoren (v. a. Monitoring von Lymphomen und Keimzelltumoren), Myokardinfarkt (steigt > 36 h nach Ereignis an) Tritt bereits bei leichteren Zellschäden ins Blut über, ist daher oft als Mitreaktion bei Muskel-, Lungen-, Herz- und Lebererkrankungen erhöht

1–2 ml Serum/Plasma

Lipase	
Normwert (methoden-abhängig!)	7,7–56 µg/l (Vitros-Gerät 221 U/l bis < 375 U/l)
Funktion	Triglyzeride spaltendes Enzym des Pankreas

Lipase *(Forts.)*	
↑	Pankreatitis, Z. n. ERCP; Niereninsuffizienz
1–2 ml Serum/Plasma	

Leukozyten → Blutbild, Differenzialblutbild
Lymphozyten → Differenzialblutbild

Medikamentenspiegel			
Unvollständige Liste der häufigsten Medikamente, bei denen (meist wegen geringer therapeutischer Breite) Spiegel bestimmt werden können. Werte stets methodenabhängig			
Name	Wirkung	Beachten	Normwert
Gentamycin	Antibiotikum	Serum; Berg- (max.) und Talspiegel (min.)	Min. < 2 mg/l Max. 5–10 mg/l
Digoxin	Gegen Herzinsuffizienz	Serum; frühestens 8 h nach letzter Gabe abnehmen	10–25 ng/ml
Tacrolimus	Immunsuppressivum	EDTA-Blut; unmittelbar vor der nächsten Dosis abnehmen	Abh. von Art und Datum der Transplantation
Ciclosporin	Immunsuppressivum	EDTA-Blut; unmittelbar vor der nächsten Dosis abnehmen	Abh. von Art und Datum der Transplantation
Vancomycin	Antibiotikum	Serum; Berg- (max.) und Talspiegel (min.)	Min. 5–10 mg/l Max. 20–40 mg/l
Blutentnahme nicht aus dem Zugang, über den das Medikament verabreicht wurde (u. U. hat sich das Medikament sogar im Plastik des Katheters eingelagert) Datum und Uhrzeit von letzter Medikamentengabe und Blutabnahme notieren und dem Labor mitteilen			

Monozyten → Differenzialblutbild
Neutrophile Granulozyten → Differenzialblutbild

Partielle Thromboplastinzeit (PTT)	
Normwert	Bis 40 Sek.
Diagnostische Funktion	Maß für das endogene Gerinnungssystem
↑	Überwachung der Heparintherapie (bei Vollheparinisierung mit unfraktioniertem Heparin ca. 1,5–2-fache Verlängerung angestrebt); auch bei Therapie mit anderen Gerinnungshemmern (z. B. Hirudin); PTT ist auch bei Gabe von Vit.-K-Antagonisten wie Marcumar® verlängert, hier aber Therapiekontrolle mit Quick Hämophilie A und B
3–5 ml Zitratblut	

Procalcitonin (PCT)	
Normwert	< 0,5 µg/l
Funktion	Noch unklar (spiegelt die Intensität der Entzündungsreaktion im Körper wider)
↑	Schwere bakterielle Infektionen, Sepsis
1–2 ml Serum/Plasma	

PSA → Tumormarker

Quick (Prothrombinzeit, Thromboplastinzeit, TPZ)	
Normwert	70–120 %
Diagnostische Funktion	Maß für das exogene System der Gerinnung
↓	Lebererkrankungen, Verbrauchskoagulopathie, Vit.-K-Mangel, AT-III-Überschuss, Therapie mit Vit.-K-Antagonisten (z. B. Marcumar®, therapeutischer Bereich ca. 15–25 %). Aufgrund fehlender Standardisierung in der Kontrolle der Marcumar®-Therapie zunehmend abgelöst durch die Rechengröße **INR** (international normalized ratio). Normwert der INR = 1,0; therapeutischer Bereich je nach Indikation 2,0–4,5
5 ml Zitratblut	

Thrombinzeit (Plasmathrombinzeit, PTZ, TZ)	
Normwert	17–24 Sek.
Diagnostische Funktion	Maß für „gemeinsame Endstrecke" der Gerinnung
↑	Fibrinmangel, Fibrinolysetherapie, Heparintherapie (Ziel: 2–3fach verlängerte TZ)
3–5 ml Zitratblut	

Sauerstoffsättigung (O_{2sat}, S_aO_2) → Blutgasanalyse
Thrombozyten → Blutbild (klein)

Thyroxin (T_4)/freies Thyroxin (fT_4) und Trijodthyronin (T_3)/freies Trijodthyronin (fT_3)	
Normwert (methodenabhängig)	Freies T_4: 0,8–1,8 ng/dl = 10–23 pmol/l (gesamt: 55–119 µg/l) Freies T_3: 3,5–5,7 pg/ml = 5,4–8,8 pmol/l (gesamt: 0,9–1,4 µg/l)
Funktion	Schilddrüsenhormone regen Stoffwechsel und Grundumsatz an. T_3 wird im peripheren Blut durch Abspaltung eines Jodanteils aus T_4 gebildet und ist schneller und stärker wirksam als T_4
↓	Hypothyreose, z. B. bei (oft autoimmuner) Thyreoiditis, Zustand nach Schilddrüsenresektion, Medikation mit Thyreostatika; zentrale Störung (d. h. TSH-Mangel ist Ursache); außerdem Umwandlungshemmung von T_4 in T_3, z. B. bei Schwerkranken

Thyroxin (T$_4$)/freies Thyroxin (fT$_4$) und Trijodthyronin (T$_3$)/freies Trijodthyronin (fT$_3$)
(Forts.)

↑	Hyperthyreose, z. B. durch TSH-Rezeptor-Autoantikörper oder bei Schilddrüsen-Autonomie (z. B. Jodmangel-Struma, die plötzlich viel Jod bekommt, etwa bei KM-Gabe); Einnahme von SD-Hormonen (L-Thyroxin = T$_4$)

1–2 ml Serum/Plasma

Thyreoidea-stimulierendes Hormon (TSH)

Normwert	Basal 0,4–4,0 mU/l
Funktion	Von der Hypophyse ausgeschüttetes Hormon, das die Schilddrüse stimuliert
↓	Primäre Hyperthyreose (Hypophyse reagiert auf kranke Schilddrüse); sekundäre Hypothyreose (Hypophyse krank); Schilddrüsenhormonüberdosierung
↑	Primäre Hypothyreose

1–2 ml Serum/Plasma

Troponin T, kardial (TNT)

Normwert	< 0,01 µg/l (= ng/ml)
Funktion	Herzmuskelspezifisches Protein, wird wie TNI (kardiales Troponin I) bei jeder schweren Herzmuskelschädigung freigesetzt
↑	Myokardinfarkt (4 h–10 Tage); andere Herzmuskelschäden (Trauma, Entzündung)

1–2 ml Serum/Plasma

Tumormarker

Normwert (methodenabhängig)	PSA < 3 (–10) µg/l CEA < 1,5–5 µg/l
Diagnostische Funktion	PSA: Tumormarker des Prostatakarzinoms CEA: Tumormarker aller Karzinome, die von Zylinderepithelien abstammen (z. B. Brust, Lunge, Magen, Darm, Haut, Speiseröhre, Harnblase) HCG, AFP, PLAP: Tumormarker für Hodentumoren CA 125: Ovarial-Ca; CA 15–3: Brustkrebs (u. v. m.)
↑	Tumormarker-Erhöhung alleine (bis auf Einzelfälle und extreme Werte) **niemals** beweisend für eine Tumorerkrankung! Nur zur Verlaufsbeobachtung

1–2 ml Serum/Plasma

Index

Sachregister

A

α-Amylase 924
AB0-Bedside-Test 405
Abciximab 552
Abdomen, akutes 576
Abhängigkeit
- Folgen 232
- Pflege 231
- Umgang 61
Abklopfen 151
Absaugen, endotracheales 281
Absaugsystem, geschlossenes 282
Absencen 91
Acetabulumfraktur 618
ACT 924
Activated Clotting Time 924
Adalat® 546
Adam-Stokes-Anfall 676
Addison-Krise 581
Adenoviren 240
Adjuvante Pharmaka 539
Adrenalin 543
- Kreislaufstillstand 901
Adsorption, physikalische 428
Advanced Life Support 897
Aggressivität 59
Agranulozytose 583
AICD 458
AIDS 704
Air Fluidised System 174
Airway Pressure Release Ventilation 277
Aktivkohleauflage mit Silber 381
Aktivkohlekompressen 381
Akustikusneurinom 699
Akuter Arterienverschluss 600
Akutes Abdomen 576
- Pflege 580
- Therapie 579
Akutes Koronarsyndrom 734
Alaninaminotransferase 924
Alarme
- arterielle Blutdruckmessung 117
- Beatmung 271
- Blutdruck, noninvasiv 115
- Dialyse 416
- EKG 110
- Infusionspumpen 304
ALAT 924
Alginate 379
ALI 597
Alkalische Phosphatase 924
Alkalose 358
- metabolisch 359
- respiratorisch 359
Alkoholentzugssymptome 586

Alkoholvergiftung 584
Alkylphosphatvergiftung 587
Allen-Test 396
Allergieanamnese 606
Allogene KMT 407
Alpha²-Adrenozeptor-Agonisten 539
Alpha-Amylase 924
Aminosäuren 333
- parenterale Ernährung 346
Ammoniak 924
Amnesie 852
ANA 924
Analgetika 528
- Erfolgskontrolle 571
- nicht opioide 533
Analgosedierung 528
- Nebenwirkungen 530
- Ziele 529
Anämie 589
- Labor 924
Anaphylaktischer Schock 919
Anfälle
- epileptische 640
- fokale 640
- generalisiert 641
Angehörige 67
- Beratung 70
- Hirntod 80
- Hygiene 18
- Sterbende 74
- Umgang 69
Angina pectoris 732
Angst 45
- Umgang 57
Anhydrosis 96
Anordnung, mündliche 28
Antiarrhythmika, Kreislaufstillstand 902
Antibiotika 556
Anti-DC-3 Antikörper 514
Antidepressivaintoxikation 760
Antidottherapie 429
Antifibrinolytika 553
Antihämorrhagika 553
Antihypertensiva 544
Antikoagulantien 548
Antikörper, antinukleäre 924
Antilymphozytenglobulin 513
Antinukleäre Antikörper 924
Antiseptika 370
Antithrombin III 924
Antithymozytenglobulin 513
Aortenaneurysma 591
Aortendissektion 592
Aortenrupturzeichen 592
Apallisches Syndrom 884
AP 924
Aphten 189
Apnoe 893
Apoplektischer Insult 716

Aprotinin 554
APRV 277
Arbeitsschutzgesetz 39
Arbeitssicherheitsgesetz 40
ARDS 596
Arrhythmie 670
Arterenol® 544
Arterielle Blutentnahme 395
Arterielle Verweilkanüle 299
Arterienverschluss, akuter 600
Arzneimittelgesetz 29
ASAT 924
ASB 277
A-Schiffchen-Lagerung 153
Aspartataminotransferase 924
Aspiration 602
- akute 603
- Fremdkörper 603
- Prophylaxe 160
- stille 602
- Süß-/Salzwasser 643
- Syndrom 602
Aspirationsprophylaxe 160
Aspirationssyndrom 602
Assistent Spontaneous Breathing 277
Astrozytom 699
Asystolie 677
- Erstmaßnahmen 893
Aszitespunktion 311
ATC 277
Atelektasenprophylaxe 148
Atemfrequenz 99, 270
Atemgeräusch 99
Atemgeruch 99
Atemhubvolumen 270
Atemminutenvolumen 270
Atemnot
- Hämodialyse 416
- Respiratorische Insuffizienz 844
- Status asthmaticus 605
Atemqualität 99
Atemrhythmus 99
Atemskala 100
Atemwegsobstruktion 605
Atemzeitverhältnis 270
AT III 924
Atmung, Beobachtung 99
Atrioventrikuläre Überleitungstörungen 673, 677
Atropin 903
Atypische Keilresektion 491
Aufnahme 11, 84
- Erstmaßnahmen 85
Augenpflege 182
Autologe KMT 407
Automatic Implanted Cardioverter Defibrillator 458

Sachregister

Automatic Tube Compensation 271
AV-Blöcke 673
AV-nodale Reentry-Tachykardie 686
Azathioprin 514
Azetylsalizylsäure 552
Azidose 358
– metabolisch 359
– respiratorisch 359

B

Ballondilatation 437
Barbiturate 538
Barotrauma 280
Basale Stimulation 211
– Anamnese 213
– auditiv 216
– oral-gustatorisch-olfaktorisch 217
– somatisch 214
– taktil-haptisch 218
– vestibulär 215
– vibratorisch 216
– visuell 218
– zentrale Ziele 212
Base excess (BE) 924
Basenüberschuss 924
Basic Life Support 894
Basophile Granulozyten 928
Bauchaortenaneurysma 591, 595
Bauchlagerung 170
Bauchtrauma 612
– Komplikationen 614
Baxter-Schema 879
Beatmung 244
– Alarme 271
– assistierte 275
– Asystolie 895
– Befeuchtung 272
– Entwöhnung 284
– Formen 274
– Funktionsprüfung 272
– Geräte 269
– kontrollierte 274
– maschinelle 269
– Monitoring 102
– nicht invasive 266
– Parameter 270
– Pneumonie 829
– Probleme 279
Beatmungsbeutel 244
Beatmungsformen 274
Beatmungsgeräte 269
Beatmungsmaske 244
Beckenringfraktur 616
Behavioral Pain Scale 569
Beinvenenkompression 146
Belastungsfaktoren 46
Bellocq-Tamponade 660, 768
Benommenheit 91
Benzodiazepine 538
– Analgosedierung 530

Beratung, Angehörige 70
Bereichskleidung 18
Beschäftigung 50
Beschichtete Wundgaze 375
Besuchszeiten 69
Betäubungsmittelgesetz 29
Bettplatz 49
Bewegen, passives 168
Bewegungsplan 142
Bewusstlosigkeit, Kommunikation 53
Bewusstsein 90
– Kontrolle 92
– Störungen 90
– Überwachung 93
Bewusstseinsstörungen 90
BGA
– Blutentnahme 395
– Normwerte 287
– respiratorische Insuffizienz 845
– Störungen 358
– Werte 924
Bikarbonat 924
Bilirubin 924
Biobag 369
BIPAP 276
Biventrikulärer Schrittmacher 451
Blasenkatheter
– suprapubisch 328
– transurethraler 325
Blutaustauschtransfusion 429
Blutbild
– groß 928
– klein 924
Blutdruck
– arterielle Messung 116
– Hämodialyse 416
– hypertensive Krise 709
– Messfehler 115
– Messung 112
– nicht-invasiv 112
– Normwerte 112
Blutdruckmessung 112
– arterielle 116
Bluteiweiß 924
Blutentnahme 394
– BGA 396
Bluterbrechen 645
Blutgasanalyse
– Blutentnahme 396
– Normwerte 287
– Störungen 358
– Werte 924
Blutgerinnung 549
– beeinflussende Medikamente 548
– Störungen 657
Blutkulturen 397
Blutreinigung 412
Blutung 646
– gastrointestinale 644
– Hämodialyse 416
– intrazerebrale 721
Blutzucker 930

Bobath-Konzept 191
Botulismus 618
Bradykarde Rhythmusstörungen 672
Brandschutz 35
Bronchiallavage 284
Bronchitis 621
Bronchoskopie 401
Bronchospasmus 606
Brugada-Syndrom 689
Buddhismus 65
Bülau-Drainage 312
Bulbärhirnsyndrom 694
Bulbusstellung 94
Buprenorphin 537
BWS-Fraktur 887
Bypass 488

C

CAPD 421
Cardiohelp-System 473
Cavakatheter 291
Cavity-Polyurethanschäume 382
CDC-Klassifikation 705
CeVOX 124
Charrière 249
CHE
Chlorhexiditin 187
Cholinesterase 928
Ciaglia Blue Rhino 261
Ciclosporinspiegel 934
Circulus vitiosus 909
CK 928
CK-MB 928
Clamping 595
Clini-Jet® 156
Clopidogrel 552
Clostridium difficile 21
Codeinphosphat 535
COLD 620
Colitis ulcerosa 770
Coma hepaticum 737
Coma vigile 884
Combitubus 256
Commotio cerebri 852
Compressio cerebri 852
Computertomografie 399
Continuous Positive Airway Pressure 278
Contusio cerebri 852
Coping 47
CPAP 278
– Haube 267
CPP 127
C-reaktives Protein 928
Creatininphosphokinase 928
Crohn-Erkrankung 770
CRP 928
Crutchfield-Extension 504
CT 399
Cuff 250
CVVH 419
Cyclosporin 513

D

Dämmerzustand 91
Darmresektionen 626
Darmspülung, perorale 427
Darmtumor 623
Datenschutz 26
D-Dimer 928
Debridement 368
Declamping 595
Defibrillation 899
– AICD 458
– Kreislaufstillstand 900
Dehydratation 355
Dekanülierung 288
Dekubitus
– Gradeinteilung 135
– Prophylaxe 133
Delir 91
Deming-Kreis 9
Dennis-Sonde 322
Diabetes insipidus 499
Diabetes mellitus 628
– Intensivpflege 629
– Labor 931
– Sondennahrung 342
Diagnostik 394
– mikrobiologische 396
Dialyse 413
– Beobachtung 416
– Druckalarme 416
– Durchführung 415
– Geräteprobleme 417
Dialyseshunt 298
Diarrhö 222
– Intensivpflege 223
– Ursachen 222
Diathese, hämorrhagische 657
DIC 875
Differentialblutbild 928
Digoxinspiegel 934
Dihydralazin 546
Dilatationstracheotomie, perkutane 261
Dipidolor® 537
Disseminierte intravasale Koagulopathie 875
Dobutamin 542
Dokumentation 10
– Entzugssymptome 235
Dopamin 541
Doppellumentuben 248
Drainageformen 315
– Liquor 130
– operativ eingelegte 315
Dreh-Dehnlage 153
Drogen
– Entzug 233
– Umgang 231
– Screening 232
Drop attacks 718
Drucheinstellung 270
Drucksteuerung 270
Drug monitoring 934
Düfte 49

Dünndarmsonden 322
Durchbewegen, aktives und passives 139
Durchfall 222
Durchgangssyndrom 91

E

ECMO 469
EDH 638
EHEC-Infektion 635
– Pflege 239
Einklemmung 694
Eiweiß 333
– Gesamt 930
EKG
– Elektroden 106
– Fehlerquellen 110
– Kurve 105
– Monitoreinstellung 109
– Monitoring 103
– Myokardinfarkt 785
EKG-Ableitungen 107
Eklampsie 650
EKZ 480
Elektrolytentgleisung 354
Elektronische Medien 50
Eltern 69
– sterbende Kinder 75
Embolektomie 488
Embolie
– Lunge 743
– periphere arterielle 600
EMMV 277
Endotrachealtubus 248
Energie
– Bedarf Intensivstation 336
– Zufuhr 332
Enterohämorrhagischen E.-coli-Stämme 635
Entzug, Alkohol 586
Enzephalitis 762
Enzephalopathie, hepatische 738
Ependymom 699
Epidurales Hämatom 638
Epileptische Anfälle 640
Epimyokardiale Schrittmacherdrähte 449
Erbrechen 224
– Blut 645
– Diagnose 225
– Hämodialyse 416
– induziertes 424
– Maßnahmen 226
Erfrierungen 725
Ergebnisqualität 7
Ernährung 333, 337
– Darmresektion 627
– Defizitanzeichen 335
– enterale 338
– Fehl- 334
– parenterale 345
– Wundversorgung 391
Ernährungssonden 322
Ernährungszustand 333

Erreger, multiresistente 21
Erregerreservoire 14
Erregungsbildungsstörungen, nomotope 672
Ertrinkungsunfall 642
Erweiterungspatch 488
Erythrozyten 924
Erythrozyten-Indizes 924
Erythrozytenkonzentrate 404
Esmarch Handgriff 896
Ess- und Schluckstörungen 208
Ethanolvergiftung 584
Evangelismus 63
– Sterben 77
Eventerationssyndrom 595
Exsudat 309
Extended Mandatory Minute Ventilation 277
Extensionen 504
Extrakorporale Lungenunterstützung 469
Extrakorporale Membranoxygenierung 279, 474
Extrakorporale Zirkulation 480
Extrasystolen 678
– supraventrikuläre 678
– ventrikuläre 679
Extremitätenfrakturen 501
Extubation 286

F

Faces Pain Scale 568
Faktor XIII 930
Fehlernährung 334
Feinporige Polyurethanschaumverbände 383
Femurfraktur, proximale 799
Femurnagel 800
Fentanyl 536
Fett 333
– parenterale Ernährung 347
FFP 404, 554
Fiberoptische Intubation 257
Fibrinogen 930
Fibrinolytika 551
Fibrin-Spaltprodukte 928
Fieber 227
– Phasen 228
– Symptome 228
Filter, Beatmung 273
Fixateur externe 506
Flächendesinfektion 22
Flachlagerung 170
Flexi-Seal 224
Fliegenpilz 821
Flow 270
Forrest 644
Frakturen 501
– Beckenring 616
– Komplikationen 506
– Mittelgesicht 767
– Proximale Femurfraktur 799
– Rippen 847

Sachregister 941

- Schenkelhalsfraktur 799
- Wirbelsäule 887
- Wundversorgung 502

Freiheitsentziehende Maßnahmen 25
Fremdkörperaspiration 603
Fresh Frozen Plasma 404
Führungsverantwortung 27
Fünf-Kissen-Lagerung 170
Funktionsstellung, physiologische 141

G

Gamma-GT 930
Ganzkörperwaschung 177
- basale Stimulation 214
- wahrnehmungsfördernde 179
- Wasserzusätze 179

Gastrointestinalchirurgie 494
Gastrointestinale Blutung 644
Gastrointestinale Erreger 239
Gastrointestinaltrakt, Schock 908
Gastroskopie 402
Gastrostomie, perkutane endoskopische 325
G-CSF 584
Geborgenheit 55
Gefäßchirurgie, Postoperative Pflege 487
Gefäßverletzungen 646
Gehirnerschütterung 852
Gentamycinspiegel 934
Gerinnungsfaktoren, Medikamente 554
Gerinnungsstörungen, plasmatische 663
Gesamteiweiß 930
Gesichterskala 568
Gestosen 648
Gewebeprobe, Mikrobiologie 397
Giftelimination 422
- primäre 424
- sekundäre 428
Gipsverbände 503
GIT-Blutungen 644
Glasgow-Koma-Skala 93
Glioblastom 699
Glukokortikosteroide 607
Glukose 930
Glutamat-Oxalazetat-Transaminase 924
Glutamat-Pyruvat-Transanimase 924
Glyzerin 186
Glyzeroltrinitrat 544
GOT 924
GPT 924
Grand-mal-Anfall 641
Granulozyten 928
Großhirninfarkt 718
Guedeltubus 246
Guillain-Barré-Syndrom 655

H

Halbgesichtsmaske 268
Halbmondlagerung 153
Hämatokrit 924
Hämatothorax 826
Hämodialyse 413
Hämofiltration 419
Hämoglobin 924
Hämoperfusion 421
- Vergiftung 429
Hämophilie 663
Hämorrhagische Diathese 657
Hämotherapie 404
Handbeatmungssystem 244
Händehygiene 15
Handlungsverantwortung 27
Handschuhe 18
Harnstoff 932
Hartwassersyndrom 798
Haut
- Beobachtung 95
- Fehlernährung 335
- Pflege 180
- Transplantation 523
- Wasserzusätze Waschung 178
Hautpflege 180
- Besonderheiten 182
- Stoma 319
- Wundversorgung 390
Hautschutz 16
Hauttransplantation 523
HCO_3 924
HELLP-Syndrom 653
Hemihyperhidrosis 97
Heparin 549
Hepatitis, Personalschutz 22
Herpes labialis 189
Herz
- Beatmung 279
- Postoperative Pflege 480
- Schock 908
- Transplantation 517
Herzbeuteltamponade 815
Herzinfarkt 783
- Sofortmaßnahmen 785
Herzinsuffizienz 664
- akute 668
- Kompensationsmechanismen 665
Herz-Lungen-Maschine 480
Herzrhythmusstörungen 669
- bradykarde 672
- Hämodialyse 416
- tachykarde 677
Herzschrittmacher 446
- Legen 448
- passagerer 446
- permanenter 449
Herztransplantation 517
Herzzeitvolumen, Messung über PAK 122
Hexetidin 186
Hickmann-Katheter 297
High Frequency Ventilation 278

High-volume-low-pressure Cuff 250
Hilflosigkeit 57
Hinduismus 65
Hirnabszess 690
Hirndruck
- Beatmung 279
- Erhöhung 692
- Hämodialyse 416
- Messung 126
Hirndruckerhöhung 691
- Intensivpflege 696
Hirndruckmessung 126
Hirndruckzeichen 693
Hirninsult 716
Hirnmetastasen 699
Hirnödem 693
Hirnstamminfarkt 718
Hirntod 80
Hirntumor 699
HIV 704
- Personalschutz 22
Hochfrequenzluftinjektor 156
Hochmolekulare Sondennahrung 341
Hoffnungslosigkeit 57
Hunt und Hess 865
Hyaluronsäure 387
HydroBalance Wundauflage 387
Hydrofaser 382
Hydrogele in Gelform 378
Hydrogelkompressen 385
Hydrokapillarverband 384
Hydrokolloide 385
Hydropolymerverbände 383
Hygiene 13
- Intensivstation 19
- Präventionsmaßnahmen 15
Hygieneverordnung 41
Hyperglykämie 630
Hyperhydratation 355
Hyperhydrosis 97
Hyperkaliämie 356
Hyperkalzämie 356
Hypernatriämie 356
Hyperosmolares Koma 631
Hypertensive Krise 709
Hypertonie
- Hämodialyse 416
- hypertensive Krise 709
- Vasodilatatoren 544
Hyperventilation 844
Hypnotika 538
- Intoxikation 757
Hypoglykämie 633
Hypohydrosis 96
Hypokaliämie 356
Hypokalzämie 356
Hyponatriämie 356
Hypophysenadenom 699
Hypothermie 722
- Symptome 723
- therapeutische 408
Hypothyreote Krise 711

Sachregister

Hypoventilation 844
Hypovolämischer Schock 913
Hypoxie 845

I
IABP 459
ICP-Messung 126
Ikterus 924
I-Lagerung 153
Ileostomie 318
Ileumconduit 318
Ileus 713
Ileuseinleitung 254
Immunglobuline, Transfusion 404
Immunsuppression 513
Impfungen, Personal 23
Infektion
– Beatmung 280
– EHEC 635
– nosokomiale 14
– Pneumonie 829
– Sepsisprophylaxe 858
Infusionen
– Hygiene 19
– Lösungen 557
– Umgang 305
Infusionslösungen 557
Infusionspumpen 302
– sicherer Betrieb 306
Infusionsspritzenpumpen 303
Inhalation 151
– medikamentöse 157
Inhalatorische Vergiftungen 882
Inhibitoren 554
Inkompatibilitäten 560
Inkontinenz, Hautpflege 181
Innenohrthermometer 98
Insektizidvergiftung 587
Insuffizienz
– respiratorische 844
– zerebrovaskuläre 728
Intensivbetten 173
– Air Fluidised System 174
– kinetische Therapie 175
Intensivbettplatz 84
Intensivpflegetagebuch 218
Intensivstation
– Aufnahme 84
– Hygiene 19
– Tagebuch 218
– Transfer 85
Intensivtransfer 86
Interdisziplinäre Visite 12
Interhospitaler Transfer 89
Interposition 488
Intertrigo
– Hautpflege 181
– Prophylaxe 164
Intoxikation 423
Intraaortale Ballongegenpulsation 459
Intraarterielles Blutdruckmonitoring 116
Intrazerebrale Blutung 721

Intubation 247
– fiberoptische 257
– Ileuseinleitung 254
– Herzkreislaufstillstand 897
– Komplikationen 258
– Mundpflege 188
– Nachsorge 259
– nasale 253
– Nebenwirkungen 258
– orale 251
– perkutane 261
– Pneumonie 830
– Risikopatienten 252
– schwierige 254
– Tubus 248
Invasives Blutdruckmonitoring 116
Inversed Ratio Ventilation 271
Ipecacuanha-Sirup 424
Ischämiesyndrom, akutes 600
Ischämischer Schlaganfall 716
Islam 64
– Sterben 77

J
Jod 371
Judentum 64
– Sterben 77

K
Kalium 932
– Störung 357
– Verteilung 354
Kältetrauma 722
Kältezittern 723
Kalzium 932
– Störung 357
– Verteilung 354
Kalziumantagonisten 546
Kamille 186
Kammerflattern 689
Kammerflimmern 690
Kapilläre Blutentnahme 395
Kardiochirurgie 480
– Drainagen 485
– Monitoring 485
Kardiogener Schock 916
Kardioversion 453
– Durchführung 456
– Vorbereitung 455
Karotisoperationen 729
Karotisstenose 727
Katecholamine 540
Katheter
– arteriell 299
– Blase 325
– Hygiene 20
– peripher 290
– suprapubisch 328
– zentralvenös 291
Katholizismus 63
– Sterben 76
Kautraining 210
Kavakatheter 291

Keilresektion 491
Ketoazidotisches Koma 630
KHK 731
Kieferkontrollgriff 209
Kinaesthetics 199
– Bewegungsmuster 204
– Grundpositionen 205
– Konzepte 200
Kinder
– bewusstseinsbeeinträchtigte 55
– Eltern 69
– Sterbende 74
Kinetische Therapie 175
Kirche 63
Kirschner-Draht 504
KMT 406
Knochenmarktransplantation 406
Knollenblätterpilzintoxikation 822
Koagulopathie, disseminierte intravasale 875
Kohlenhydrate 332
– parenterale Ernährung 346
Kohlenmonoxidvergiftung 882
Kollagenwundauflagen 386
Kolliquationsnekrose 610
Kolloide 558
Kolorektales Karzinom 623
Kolostomie 317
Koma 91
– Hyperglykämie 630
– Kommunikation 53
– Leber 737
– Myxödem 711
– Wach 884
– Wahrnehmungsfähigkeit 54
Kommunikation 51
– Basale Stimulation 213
– beeinträchtigt 51
– Bewusstlose 53
– Hilfsmittel 52
– Suchterkrankungen 235
Kompartmentsyndrom 506
Kompetenzstreitigkeiten 59
Kompressionsstrümpfe 146
Kompressionsverband 146
Kontinuierliche arterio-venöse Hämofiltration 420
Kontinuierliche veno-venöse Hämofiltration 419
Kontrakturenprophylaxe 139
Koronarangiografie 436
– Komplikationen 438
Koronare Herzkrankheit 731
Koronarsyndrom, akutes 734
Körperpflege 177
– Basale Stimulation 214
– Bobath-Konzept 198
– Fieber 230
Körpertemperatur
– Fieber 227
– Hirndruckerhöhung 696
– Überwachung 99

Sachregister

Krampfanfall 640
Krankenpflegegesetz 2
Krankheitsbewältigung 47
Kreatinin 933
Kreatininphosphokinase 928
Kreislauf
– Beatmung 279
– Überwachung 103
Kreislaufstillstand 892
– Basismaßnahmen 894
– Erweiterte Maßnahmen 897
– Medikamente 901
Kreuzprobe 405
Krise
– hypertensive 709
– hypothyreote 711
– thyreotoxische 870
Kristalloide 558
Kübler-Ross 71

L

Laborwerte 924
Lagerung
– Arten 169
– atemerleichternde 153
– Bobath-Konzept 195
Lagerungsdrainagen 155
Laktat 933
Laktatdehydrogenase 934
Lappenresektion 491
Laryngoskop 247
Larynxmaske 255
Latexallergie 38
Laugenverätzungen 610
Lautstärke 48
Lavasept 371
LDH 934
Leber
– Schock 908
– Beatmung 280
– Sondennahrung 342
– Transplantation 522
Leberersatzverfahren 433
Leberkoma 737
Leberruptur 613
Lebertransplantation 522
Leberversagen 737
LeFort-Einteilung 767
Leichenschauschein 79
Leitlinien 5
Lesen 50
Leukämie 740
Leukozyten 924
Licht 49
Lidocain 902
Lifebridge 463
– Überwachung 467
Linksherzinsuffizienz 666
Linksschenkelblock 677
Linton-Nachlas-Sonde 807
Liquor, Mikrobiologie 397
Liquordruckmessung 130
Lobektomie 491
Locked-in-Syndrom 718
Low Air Loss System 173

Low-Cardiac-Output-Syndrom 482
Low-volume-high-pressure Cuff 250
Lumbalpunktion 309
Lunge
– Schock 908
– Transplantation 519
Lungenbelüftung, Verbesserung 149
Lungenembolie 743
Lungenemphysem 621
Lungenentzündung 828
Lungenerkrankung, chron. obstruktive 620
Lungenkontusion 747
Lungenödem 750
Lungenoperation
– Monitoring 493
– postoperative Pflege 491
Lungentransplantation 519
Lungenunterstützung, pumpengestütze 472
Lungenversagen, akutes 596
LWS-Fraktur 887
Lymphozyten 928
Lysetherapie 440
– Lungenembolie 745
– Medikamentendosierung 442

M

Macintoshspatel 247
Magen-Darmtraktverletzungen 613
Magenkarzinom 752
Magensonden 321
Magenspülung 424
Magill-Tubus 250
Magnesium 902
Magnetresonanztomografie 400
Makroangiopathie 629
Malaria 755
Mandatory Minute Ventilation 277
MARS 433
Maske
– Beatmung 245, 896
– Hygiene 17
– nicht-invasive Beatmung 266
Maßnahmen, freiheitsentziehende 25
Matratzen 137
Matthes-Katheter 312
MCH 924
MCHC 924
MCV 924
Mechanischer Ileus 713
Medikamente 528
– beeinflussende Medikamente 548
– Hygiene 19
– Intoxikation 757
– kardiovaskuläre 540
– Kreislaufstillstand 901
– Lysetherapie 442

– parenterale Verabreichung 349
– Schmerz 528
– über Sonde 343
– Wechselwirkungen 560
Medikamentenintoxikationen 757
Medikamentenspiegel 934
Medizinische Thrombosestrümpfe 146
Medizinprodukte-Betreiberverordnung 33
Medizinproduktegesetz 33
Membranoxygenierung, extrakorporale 474
Meningeom 699
Meningitis 762
Mesenterialinfarkt 764
Metabolisches Syndrom 629
Metabolische Störungen 358
Metamizol 533
Methanolintoxikation 766
Methylprednisolon 515
Migrationshintergrund 66
Mikroangiopathie 629
Mikrobiologische Diagnostik 396
Mikrolagerung 170
Mikronährstoffe 349
Mikropositionswechsel 169
Milchsäure 933
Miller-Abbot-Sonde 322
Milzruptur 613
Milzverletzungen 613
Mittelgesichtsfrakturen 767
Mittelhirnsyndrom 694
MMV 277
Mobilisation 168
– aktives und passives Durchbewegen 139
– Traumatologie 505
– Wundversorgung 391
Mobitz AV-Block II. Grad 675
MODS 772
Molecular Adsorbents Recirculating System 433
Monaldi-Drainage 312
Monitoring 90
– Atmung 99
– Bewusstseinszustände 90
– CeVOX 124
– Dialyse 415
– Diarrhö 223
– Herz-Kreislauf 103
– Herzzeitvolumen/PAK 120
– Hirndruck 128
– Kardiochirurgie 485
– Körpertemperatur 99
– Lysetherapie 444
– Neurochirurgie 498
– Nierenfunktion 132
– parenterale Ernährung 352
– PiCCO 123
– PTCA 438
– Schock 912

– Traumatologie 502
– Vergiftung 430
– ZVD 118
Monozyten 929
Morbus Addison 581
Morbus Crohn 770
Motorik 94
MOV 772
– SOFA-Score 774
– Therapie 775
MRE 21
MRSA 21
– Mikrobiologie 397
– Pflege 236
MRT 400
Mullkompressen 373
Multiorgandysfunktionssyndrom 772
Multiorganversagen 772
Multiresistente Erreger 21
– Pflege 236
Mundgeruch 189
Mund-Nasen-Schutz 17
Mundpflege 184
– Intubierter 188
– Materialien 185
Mundpflegemittel 186
Musik 49
Muskelatrophieprophylaxe 139
Myasthenia gravis 780
Mycophenolatemofetil 514
Myokardinfarkt 783
– Bewegungsplan 789
Myxödemkoma 711

N
Nachttisch 49
Nasenbluten 660
Nasenmaske 268
Nasenpflege 183
Nasentamponade 660
Nasentamponaden 768
Nasstherapie 379
Natriumbikarbonat 903
NAVA® 278
NBG-Code 452
Neglect-Symptomatik 193
Nekrosen 378
Nepresol® 546
Neurally Adjusted Ventilatory Assist 278
Neurochirurgie, Postoperative Pflege 497
Neurogener Schock 921
Neutrophile Granulozyten 928
NIBP 112
Nicht steroidale antiinflammatorische Substanzen 534
Niedermolekulare Sondennahrung 341
Niere
– Beatmung 280
– Dialyse 412
– Funktionsüberwachung 132
– Gestosen 652

– Schock 908
– Sondennahrung 342
– Transplantation 515
Nierenersatztherapie 412
Nierenfistel 329
Nierentransplantation 515
Nierenversagen
– akutes 790
– chronisches 795
Nifedipin 546
Nitrolingual® 544
Nitroprussidnatrium 545
Non-touch-Prinzip 364
Noradrenalin 544
Noroviren 240
Nosokomiale Infektionen 14
Nottaufe 75
Novalung 470
Novoseven® 555
NRS 567
NSAID 534
Numerische Rangskala 567

O
OAG 184
Oberkörperhochlagerung 153
Oberschenkelhalsfraktur 799
Obstipationsprophylaxe 161
– medikamentöse 164
Octenisept 371
Ödem 96
Oligodendrogliom 699
Operationen 478
Opiate, Intoxikation 758
Opioide 531, 778
– Analgosedierung 530
– schwach wirksame 534
– starke 535
Oral-Assessment-Guide 184, 184
Organempfänger 507
Organophosphatvergiftung 587
Organspende 508
Orthodoxe Kirche 63
Ösophaguskarzinom 801
Ösophaguskompressionssonden 807
Ösophagusvarizenblutung 805
Osteomyelitis 507
Oxygenierungsversagen 845

P
Pacemaker 446
$paCO_2$ 924
Palpation, Abdomen 579
Pankreaskarzinom 810
Pankreasnekrose 813
Pankreatitis, akute 813
Pantherpilz 821
paO_2 924
Paracetamol 533
Parallelinfusionen 304
Paralytischer Ileus 713

Paraplegie 840
Parenterale Ernährung 345
– Applikationssysteme 347
– Monitoring 352
– Verabreichung 348
Parese 840
Parotitisprophylaxe 158
– Oral-Assessment-Guide 184
Partielle Thromboplastinzeit 934
Passagere Herzschrittmacher 446
Patienten
– Aufnahme 84
– Tagebuch 218
– Transfer 85
PCT 935
PCWP 121
PDCA-Zyklus 9
PEEP 271
PEG 325
– Sondennahrung 342
Perfusionsdruck, cerebraler 127
Perfusor 305
Perikarderguss 815
Perikardpunktion 817
Perikardtamponade 484, 815
Peripherer Zugang 290
Peritonealdialyse 421
Peritonitis 819
Perkutane Dilatationstracheotomie 261
Perkutane endoskopische Gastrostomie 325
Perkutane Punktionstracheotomie 262
Permanente Herzschrittmacher 449
Personalschutz, Hygiene 22
Persönliche Schutzausrüstung 17
Pertrochantärer Femurnagel 800
Pethidin 535
Pflegedokumentation 10
Pflegevisite 12
Phosphodiesterase-III-Hemmer 547
Physikalische Adsorption 428
PiCCO, Messparameter 123
Pigtail-Katheter 818
Pilz, Hautpflege 181
Pilzvergiftungen 821
Piritramid 536
Plaqueentfernung 188
Plasmapherese 421
Plasmathrombinzeit 935
Plasmatische Gerinnungsstörungen 663
Pleuradrainage 312
Pleurapunktion 307
– Mikrobiologie 397
– Punktate 309

Sachregister

Pneumektomie 491
Pneumonie 828
– beatmungsassoziierte 20
Pneumonieprophylaxe 148
Pneumothorax 824
Polytoxikomanie 234
Polytrauma 831
– 5-Stufen-Plan 832
– Erstversorgung 835
– Rehabilitationsphase 838
– Stabilisierungsphase 837
Polyurethanschaumverband 383
– Ibuprofen 388
Port-System 298
Positive Endexpiratory Pressure 271
Postaggressionsstoffwechsel 337
Postoperative Pflege 479
– Gastrointestinaltrakt 494
– Gefäßeingriffe 487
– Kardiochirurgie 480
– Lunge 491
– Neurochirurgie 497
– Transplantation 510
Postreanimationsphase 904
PPS 277
Präeklampsie 649
Präkardialer Faustschlag 899
Präoperative Versorgung 478
Präventionsmaßnahmen 15
Pressure Controlled Ventilation 274
Prinzmetal-Angina 735
Procalcitonin 935
Prophylaxen 133
– Aspiration 160
– Atelektase 148
– Dekubitus 133
– Intertrigo 164
– Kontrakturen 139
– Muskelatrophie 139
– Obstipation 161
– Pneumonie 148
– Schock 913
– Soor und Parotitis 158
– Spitzfuß 139
– Thrombose 143
– Zystitis 165
Propofol 538
Proportional Pressure Support 277
Proteasen-modulierender Salbenverband 386
Prothrombinzeit 935
Proximale Femurfraktur 799
Prozessqualität 7
PSA 17
Pseudothrombopenie 660
PTA 516
PTCA 436
PTT 935
PTZ 935

Pulmonalarterienkatheter 120
– Herzzeitvolumenmessung 122
– Messgrößen 120
Pulmonaliskatheter 294
– Versorgung 296
Pulsoxymetrie 100
Pumpengestützte extrakorporale Lungenunterstützung 472
Pumpenlose extrakorporale Membranoxygenation 279
Punktionstracheotomie, perkutane 262
Pupillenkontrolle 93
Pupillenveränderungen 94
Pusher-Symptomatik 193
PVP-Jod 371

Q

Qualität 4
– Beschreibung 4
– Dimensionen 7
Qualitätsmanagement 8
Qualitätssicherung 7
Querschnittslähmung 839
– Komplikationen 840
– Lähmungsformen 840
Quick 935

R

Rabies 872
RAMSAY-Sedation-Scale 539
Rapid Sequence Induction 254
Reanimation 895
– Abruch 903
– Koordination 892
Recht 23
Rechtsherzinsuffizienz 666
Rechtsschenkelblock 677
Redon-Drainage 316
Reentry-Tachykardie 686
Reflexe 94
Reiterversorgung 320
Reizbildung 104
Reizgase 883
Religion 63
– Sterben 76
Respiration, Überwachung 102
Respiratoren 269
Respiratorische Insuffizienz 844
– Sondennahrung 342
Reuther-Tubus 768
Rhagaden 189
Richtlinien 5
Riesenrötlung 821
Rippenfraktur 847
Risspilz 821
Robertshaw-Tubus 248
Robinson-Drainage 316
Römisch-katholische Kirche 63
– Sterben 76
Röntgen 398
Rotationstherapie 172
Rotaviren 240

RotoRest 175
rtPA 552
Rückenlagerung 170
– Bobath-Konzept 197
Rückenmarksoperationen 500
Ruhe 53

S

SAB 865
SA-Block 673
Salbei 186
Salem-Sump-Sonde 322
Salmonellose 849
Salviathymol® 187
Salzwasseraspiration 643
Sammelurin
– Gesamteiweiß 930
– Kalzium 932
Sandimmun 513
Satanspilz 821
Sauerstoff, Unfallverhütung 37
Sauerstofftoxizität 281
Saugkompressen 374
Säure-Basen-Haushalt
– Diagnostik 358
– Grundlagen 358
Säureverletzungen 610
Schädel-Hirn-Trauma 851
Schaumstoffmatratzen 137
Schlaf 53
Schlafmittelvergiftung 757
Schlaganfall 716
Schlucktraining 207
Schmerzassessment 566
– Fremdeinschätzung 569
– Prinzipien 567
– sedierter/komatöser/deliranter Patient 569
– Skalen 567
– wacher Patient 567
Schmerzen 566
– Fremdeinschätzung 569
– Patientenedukation 573
– Wundversorgung 391
Schmerzprävention 570
Schmerzskalen 567
Schmerztherapie 533
– Medikamente 570
– nicht medikamentöse Verfahren 572
– Verfahrensregelung 571
Schnittverletzungen 39
Schock 907
– anaphylaktischer 919
– Folgen 908
– hypovolämischer 913
– kardiogener 916
– neurogener 921
– Pflege 912
– septischer 918
– Symptome 909
– Therapie 911
Schrittmachersysteme, temporäre 446
Schulterschmerz 198

946 Sachregister

Schüttelfrost 228
Schutzbrillen 18
Schutzkittel 18
Schutzkleidung, Unfallverhütung 35
Schwangerschaftsinduzierte Hypertonie 648
Schweigepflicht 26
Schweißbeobachtung 96
Scoringsysteme 529
SDD 189
Sedierung 528
– Beurteilung Tiefe 539
– Kommunikation 53
– Medikamente 537
– Wahrnehmungsfähigkeit 54
Segmentresektion 491
Seitenlagerung 170
– atemerleichternd 153
Sekretolyse 607
Sekretverflüssigung 150
Selbstbestimmung 23
Seldingertechnik 293
Selektive digestive Dekontamination 189
Selektive orale Dekontamination 189
Sengstaken-Blakemore-Sonde 808
Sensibilität 94
Sepsis 854
Septischer Schock 918
Serumbilirubin 924
Shaldon-Katheter 298
– Dialyse 414
– Umgang 419
Shivering 228, 723
SHT 851
– Schweregrade 852
Shunt 419
Sicherheit 55
Silberhaltige Wundauflagen 380
SIMV 276
Single-Needle-Betrieb 420
Sinuatrialer Block 673
Sinusbradykardie 672
Sinusknotenstillstand 673
Sinustachykardie 680
Sinusvenenthrombose 860
SOD 189
Somnolenz 91
Sonden, Verdauungstrakt 321
Sondenernährung 338
– Arten 340
– Arzneimittelgabe 343
– Indikation 339
– Kontraindikation 340
– Nahrung 340
– Verabreichung 342
Soor 189
Soorprophylaxe 158
– Oral-Assessment-Guide 184
Sopor 91
Spannungspneumothorax 825
Spastikvermeidung 193

Spatel 247
Spiraltubus 248
Spitzfußprophylaxe 139
Sprechhilfen 53
Standard 5
Status asthmatikus 605
Status epilepticus 641
Steinmann-Nagel 504
Stent 437
– Aortenaneurysma 595
– Protheseneinsatz 488
Sterbebegleitung 71
Sterben 71
– Betreuung 73
– Kinder 74
– Pflege 73
– Religionen 76
– Umgang mit Verstorbenen 78
Stichverletzungen 39
Stiff-neck® 886
Stomapflege 317
– Haut 319
– Reiterversorgung 320
– Versorgungswechsel 319
Stomatitis 189
Streptokinase 442, 552
Stroke 716
Strom, Unfallverhütung 36
Stromunfall 862
Strukturqualität 7
Stufentherapie, analgetische 533
Stuhl, Mikrobiologie 397
Stuhldrainagesystem 224
Subarachnoidalblutung 865
Subdurales Hämatom 867
Subkapsuläres Hämatom 613
Sucht, Umgang 61
Suchterkrankung 231
Sufentanil 536
Suizidalität 62
Suprapubischer Blasenkatheter 328
Supraventrikuläre Tachykardie 684
Süßwasseraspiration 643
Swan-Ganz-Katheter 294
Sympathektomie, luminale 488
Synchronized Intermittent Mandatory Ventilation 276

T
T3/4 935
Tachykarde Rhythmusstörungen 677
Tachykardie 680
– supraventrikuläre 684
– ventrikuläre 687
Tacrolimusspiegel 934
Tagebuch 218
Tagesablauf 50
Tapping 209
T-Drain 316
TEA 488
Temgesic® 537

Temperaturmessung 99
Tetraplegie 840
Theophyllin 607
Therapeutische Hypothermie 408
Thermometer 98
Thoraxdrainage 312
Thoraxkompression 895
Thoraxtrauma 747, 824
Thrombendarteriektomie 488
Thrombinzeit 935
Thrombolysetherapie 443
Thrombopenie 742
Thromboplastinzeit 935
Thrombose 868
Thromboseprophylaxe 143
– Beutel 146
– Venenkompression 146
Thrombosestrümpfe 146
Thrombozytenaggregationshemmer 552
Thrombozyten 924
Thrombozytenkonzentrate 404
Thrombozytenstörungen 658
Thrombozytopathie 659
Thrombozytopenie 659
Thyreoidea stimulierendes Hormon 935
Thyreotoxische Krise 870
Thyroxin 935
Ticlopidin 552
Tigerrittling 821
TNT 924
Tollwut 872
Torsade de Pointes Tachykardie 688
Totenbescheinigung 79
Toxikokinetik 423
TPZ 935
Trachealkanülen
– Übersicht 265
– Wechsel 264
Trachealsekret, Mikrobiologie 397
Tracheostomapflege 263
Tracheotomie 260
– Dekanülierung 288
– Kanülenwechsel 264
– operative 260
– Pflege 263
Tragbares Herz-Lungen-Unterstützungssystem 463
Tramadol 535
Tranexamsäure 554
Transfer 85
Transfusion 404
– Komplikationen 406
Transfusionsgesetz 31
Transkutaner Schrittmacher 446
Transösophagealer Schrittmacher 447
Transparenter Hydroaktivverband 384

Sachregister

Transplantation 507
- Abstoßung 513
- Haut 523
- Herz 517
- Komplikationen 512
- Leber 522
- Lunge 519
- Nachsorgediagnostik 512
- Niere 515
Transplantationsgesetz 32
Transporteinheit 87
Transsudat 309
Transvenöser Schrittmacher 447
Transversostomie 317
Trapanal® 538
Traumatologie 501
Trichterlinge 821
Triggereinstellung 271
Trijodthyronin 935
Trinktraining 210
Trockengewicht 798
Troponin T 936
T-Schiffchen-Lagerung 153
TSH 936
Tubing 595
Tubus, Größen 250
Tumore, intrakranielle 699
Tumormarker 924
Typhus 849
TZ 935

U
Übergabe 11
Überlaufblase 840
Übernahme 84
Überwachung 90
- neurologische 93
Ulkusblutung 644
Umgebung 48
- Basale Stimulation 218
- Bobath-Konzept 194
Unfallverhütung 35
Unterdrucktherapie 388
Unterstützung, Angehörige 70
Unzufriedenheit 58
Urea 932
Ureterfistel 317
Urin, Mikrobiologie 397
Urokinase 442, 552
Urostomie 318

V
Vakuumtherapie 388
Vancomycinspiegel 934
VAP 148
Vario-Resistance-Pressure 155
VAS 568
Vasodilatatoren 544
Venenverweilkanüle 290
Venöse Blutentnahme 394
Ventilationsversagen 845

Ventilator assoziierte Pneumonie 148
Ventrikeldrainage 126
Verbale Rangskala 568
Verbandswechsel 362
- Hauttransplantation 525
- hygienischer 363
- septischer 365
- Wundspülung 370
Verbrauchskoagulopathie 875
Verbrennungen 876
Verbrühungen 876
Vergiftung 422
- Alkohol 584
- Alkyhlphosphat 587
- Ätzgifte 610
- inhalatorische 882
- Kohlenmonoxid 882
- Medikamente 757
- Methanol 766
- Pilze 821
- Reizgase 883
- Symptome 425
Vergiftungssyndrome 423
Verletzungen, Gefäße 646
Verweilkanüle
- arterielle 299
- periphere 290
- zentralvenöse 291
Verwirrtheit, Umgang 60
Vibrationsmassage 151
Virchow Trias
- Thromboseprophylaxe 144
- Thrombose 869
Visite, interdisziplinäre 12
Visuelle Analogskala 568
Vlieskompresse 374
- Superabsorber 386
Vollgesichtsmaske 267
Volume Controlled Ventilation 274
Volumensteuerung 270
Vorhofflattern 683
Vorhofflimmern 681
Vorsorge, arbeitsmedizinische 35
VRP 155
VRS 568
V-Schiffchen-Lagerung 153

W
Wachkoma 884
Wadenwickel 230
Wahrnehmung, Basale Stimulation 213
Wallenberg-Syndrom 718
Wasser 353
Wasserschlosssystem 312
Weaning 284
Wechseldruckmatratzen 138
Wechselfieber 755
Wechselwirkungen 560
Wedgedruck 121

Wedgeposition 297
Weiterbildung 3
Wenckebach AV-Block II. Grad 675
Wendltubus 247
Wiedererwärmung 725
Wirbelsäulentrauma 886
Wirkstofffreie Wundauflage 381
Wolff-Parkinson-White-Syndrom 685
Woodbridgetubus 248
Wundanamnese 365
Wundassessment 366
Wundauflage
- Nasstherapie 379
- silberhaltige 380
- wirkstofffreie 381
Wunddebridement 368
Wunddistanzgitter 375
Wunddokumentation 365
- Foto 367
Wunde
- epithelisierende 384
- granulierende 382
- infiziert 363
- infizierte, Versorgung 380
- unterminierte 382
Wundgaze, beschichtete 375
Wundschnellverbände 374
Wundsekret, Mikrobiologie 397
Wundspülung 370
- Lösungen 370
- unzeitgemäße 371
Wundverbände 373
Wundversorgung
- epithelisierende Wunde 384
- Geruchsbekämpfung 381
- granulierende Wunden 382
- infizierte Wunde 380
- moderne 376
- unterminierte Wunden 382
- Zusatzmaßnahmen 390

Z
Zahnfleischbluten 189
Zeitgestaltung 50
Zeitsteuerung 270
Zeitungspapiertest 822
Zentraler Venenkatheter 291
- Versorgung 293
Zentralvenöser Druck 118
Zerebrale Krampfanfälle 640
Zeugen Jehovas 66
- Sterben 78
Zugang
- arterieller 299
- peripherer 290
- zentralvenöser 291
Zunge 96
Zungenbelag 189
ZVD 118
ZVK 291
Zystitisprophylaxe 165

Erkrankungen von A–Z

Abdomen, akutes	576
Addison-Krise	581
Agranulozytose	583
Alkoholvergiftung	584
Alkylphosphatvergiftung/Organophosphate	587
Anämie	589
Aortenaneurysma	591
ARDS (akutes Lungenversagen)	596
Arterienverschluss, akuter	600
Aspirationssyndrom	602
Atemwegsobstruktion, akute/Status asthmaticus	605
Ätzgifte: Säure- und Laugenverätzungen	610
Bauchtrauma	612
Beckenringfraktur	616
Botulismus	618
Chronisch obstruktive Lungenerkrankung (COLD/COPD)	620
Darmtumor	623
Diabetes mellitus	628
EHEC-Infektion (enterohämorrhagische E. coli-Stämme)	635
Epidurales Hämatom (EDH)	638
Epileptische Anfälle	640
Ertrinkungsunfall	642
Gastrointestinale Blutung, obere	644
Gefäßverletzungen	646
Gestosen	648
Guillain-Barré-Syndrom (GBS)	655
Hämorrhagische Diathese	657
Herzinsuffizienz	664
Herzrhythmusstörungen	669
Hirnabszess	690
Hirndruckerhöhung	691
Hirntumoren	699
HIV/AIDS	704
Hypertensive Krise	709
Hypothyreote Krise (Myxödemkoma)	711
Ileus	713
Ischämischer Schlaganfall	716
Intrazerebrale Blutung	721
Kältetrauma	722
Karotisstenose	727
Koronare Herzkrankheit	731
Leberversagen, Coma hepaticum	737
Leukämie	740
Lungenembolie	743
Lungenkontusion	747